天然药物化学史话

主　编　史清文　顾玉诚
副主编　付　炎　张嫚丽　霍长虹　李力更
编　者　（以姓氏笔画为序）
于盼盼　王　金　王　磊　王于方
史清文　付　炎　李力更　李韶静
吴一兵　张嫚丽　赵　陆　顾玉诚
郭瑞霞　霍长虹

科学出版社
北　京

内 容 简 介

本书从天然药物化学专业与学科史的角度，围绕天然药物化学学科诞生发展的历程，主要介绍吗啡、奎宁、阿司匹林、青霉素、链霉素、紫杉醇、青蒿素等数十个经典天然药物及天然产物衍生为药物的研发历史，并回顾了 Robert Burns Woodward、Robert Robinson、赵承嘏、张昌绍、屠呦呦、中西香尔等杰出科学家的科研事迹，以期为大众普及天然药物化学这一学科的发展概况，使其了解天然药物研发的过程与历史，也希望能够帮助药学相关专业学生理解掌握相应学科知识，亦希望能对医药行业从业者的专业思维有所启迪。

本书可作为药学相关专业的教师、学生、科研人员的参考用书，也可供对天然药物及天然药物化学感兴趣的读者阅读。

图书在版编目（CIP）数据

天然药物化学史话 / 史清文，顾玉诚主编. —北京：科学出版社，2019.11

ISBN 978-7-03-061611-1

Ⅰ. ①天… Ⅱ. ①史… ②顾… Ⅲ. ①生物药–药物化学–化学史 Ⅳ. ①R284-09

中国版本图书馆 CIP 数据核字(2019)第 115183 号

责任编辑：王 超 李国红 / 责任校对：郭瑞芝
责任印制：赵 博 / 封面设计：陈 敬

科学出版社 出版
北京东黄城根北街 16 号
邮政编码：100717
http://www.sciencep.com
天津市新科印刷有限公司印刷
科学出版社发行 各地新华书店经销
*
2019 年 11 月第 一 版 开本：787×1092 1/16
2025 年 3 月第四次印刷 印张：27 1/4
字数：731 000
定价：258.00 元
（如有印装质量问题，我社负责调换）

主编简介

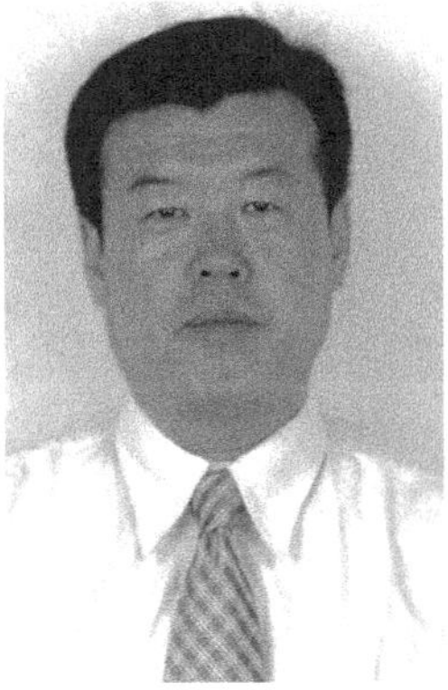

史清文，1964 年生，河北省沧县人。

现为河北医科大学药学院天然药物化学教研室教授。

1985 年毕业于河北医学院药学系，留校工作。

1987 年成为山东省医学科学院药物研究所和中国药科大学联合培养药物化学专业硕士研究生。

1996 年获得日本文部省奖学金赴日本东北大学攻读博士学位，2000 年毕业赴加拿大国家科学研究所（INRS）人类健康中心（魁北克大学）做博士后研究员并承担研究员助理工作。

2004 年回河北医科大学药学院天然药物化学教研室工作并晋升为教授。

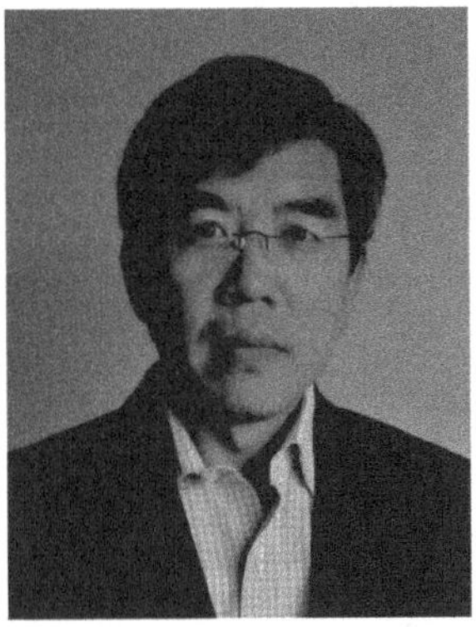

顾玉诚，1963 年生，河北省沧州市人。

现为先正达（Syngenta）集团首席科学家，国际合作项目总监。

先正达国际研讨会系列会议主席，集团博士基金会主席。

英国皇家化学会会士。

1980 年考入河北医学院药学系，毕业后留校任教。

1986 年考入中国中医研究院中药研究所，师从诺贝尔奖获得者屠呦呦研究员。

1989 年在卫生部中日友好医院临床医学研究所任助理研究员。

1994 年英国爱丁堡龙比亚大学博士研究生。

1997 年密德萨斯大学博士后。

1999 年哈德斯菲尔德大学研究科学家。

2002 年先正达集团天然产物部负责人。

2004 年至今先正达集团首席科学家，首席技术专家，国际合作项目总监。

先后被河北医科大学、武汉轻工大学等大学授予名誉教授称号；在南京农业大学、华中师范大学任兼职教授，在中国医学科学院、中国中医科学院、中国科学院、湖北省农业科学院、吉林大学等科研机构和大学任客座教授。在国家生物农药工程技术研究中心、上海南方农药研究中心，中国农药发展与应用协会农药制剂与助剂专业委员会等兼任顾问、委员等。

序　一

人有病患之苦，古今皆然。为缓解病痛，人们开始向自然界求医问药，因此，在各文明古国的早期历史上，不乏使用植物药、动物药、矿物药的记录，而作为文明古国的中国更是形成了较为完整的中医药体系，伴随着众多民族发展历史的民族医药，沿用至今，成为中国古代科学的瑰宝，在世界医药学林中独树一帜。

西方历史发展至近代，经过文艺复兴与地理大发现，科学思维得到了前所未有的解放，认识世界的视野为之一新。伴随天然产物的出现并经数百年萌芽生长，化学学科终于在 19 世纪长出天然产物化学这一脉新枝，并很快就与有机化学紧密结合，相互促进、共同发展。自发现吗啡开始，阿司匹林、奎宁等天然药物不断被发现，而青霉素的问世，则是天然药物改变世界的一个经典的范例，大量事实证明，天然产物始终是新药研发的重要的来源，作为药用的天然产物及其衍生物始终是化学家探索的一个重要方向。

还记得学生时代学习天然有机化学时，有感于各种天然产物结构复杂、来源广泛、数量众多，立志于从事天然产物化学的研究。史清文、顾玉诚等教授编写的《天然药物化学史话》一书，以 200 余年天然药物化学学科历史为纲，以经典天然化合物和在天然药物化学领域做出杰出贡献的伟大化学家为目，纲目并举，图文并茂。对于天然药物化学、医药学及相关专业的学习者来说，本书能够梳理天然药物化学学科历史逻辑、了解经典研究成就、开拓丰富专业视野，不失为一本出色的专业学习参考书籍。

开始科研工作之时，对某一课题的研究历程与最新进展做一概览是一项基本的工作，这也是每位科研工作者都要进行的“科学历史研究”。《天然药物化学史话》一书收集整理了大量的原始科研文献，作为史实叙述的参考资料，网罗浩繁，言之有据。书中许多篇目，详细回顾了多个经典天然药物的完整研发历程，前辈杰作，至今看来，仍有启迪。因此，对于相关专业的科研工作者来说，本书所述内容，说不定也能激发下一个伟大的科学灵感。

天然药物治病救人，造福万世；化学研究者的探索精神，薪火相传，希望天然药物化学这门学科永远充满惊喜与活力，生生不息，繁荣昌盛！

郝小江
中国科学院昆明植物研究所
2019 年 4 月

序　二

《天然药物化学史话》编写时间长达十年之久，从最初零星发表在作者教研室网站和《中草药》杂志上的科普文章——介绍著名天然药物研究背景的小想法，到日积月累逐渐成册的水到渠成，凝结了作者数十年的专业知识和对天然药物化学的热爱。我作为本书作者多年的合作者和朋友，有幸从最初就一直关注着这一篇篇的文章，见证着这本书成长的全过程，所以我也算是《天然药物化学史话》这本书最早的读者了。该书集专业性、科普性、趣味性于一身，特别适合医药学专业的教师、学生、研究人员，以及对天然药物和天然药物化学感兴趣的读者群。

受益最大的应该还是药学专业学生。由于天然药物化学这门学科的综合性很强，与之直接相关的学科就有生药学、分析化学、有机化学、药物化学及波谱学，同学们在学习的时候往往会产生畏难心理，虽然也很清楚这门专业课的重要性，但真的是“想说爱你不容易”！难以亲近的主要原因之一就在于复杂的化学结构式和枯燥的药物名称，而这本书恰好完美地解决了这个问题。该书通过详细介绍天然药物从诞生到成药的全过程，赋予了一个个在教科书中孤立出现的名字和结构式鲜活的生命，使之跃然于纸上。特别是书中增加了大量科学家的事迹、图片和一些趣闻，弥补了教科书的单调和枯燥，使学生在了解这些天然药物的“前世今生”后，对这门学科产生浓厚的兴趣，而兴趣就是一切学习的驱动力！

作为一名多年从事天然药物化学专业教学和科研工作的老兵，在指导青年教师科研或给学生授课的过程中，我经常强调这门专业课的重要性，如它在新药研发中的重要性及对天然药物其他领域的推动作用等。但是每一门专业课在新药研发中都起着重要的作用，故而从学生的角度看似乎也就没有什么区分度了。闲暇时，我就想如果能有一本书，将天然药物化学的来历，还有那些人们耳熟能详的、一直活跃在临床用药一线的“著名”天然药物的来历，像讲故事那样娓娓道来，使其通俗易懂，那么这本书无疑将是对这个“重要性”最好的诠释，也将成为一本最好的教辅用书。我很欣慰，这本书终于出现了——《天然药物化学史话》。

读史明智，鉴往知来。该书，讲述了天然药物化学的历史，描述了紫杉醇、青蒿素、青霉素、链霉素、阿司匹林、他汀类药物等药物曲折艰辛的研发过程；描写了药物学家们对待科学研究的一丝不苟、持之以恒、不轻言放弃的精神，他们所舍弃的和他们毕生拼尽全力所坚持的，看完这本书，相信读者必有收获。

孔令义
中国药科大学
2019 年 4 月

前　言

天然药物化学（natural medicinal chemistry）是一门运用现代科学理论和方法研究天然药物及中药化学成分的学科，是以有机化学、药物化学、分析化学、药理学和生物（合成）化学为基础，同时包括植物学、植物分类学、基础医学和药物学等部分内容的综合性学科，是药学专业、中药学专业、药物制剂、制药工程和化学专业的必修课之一。天然药物化学研究的对象主要来源于植物、微生物、动物，既包括陆地生物，还包括海洋生物。研究的内容在传统基础上不断扩大，主要包括化合物的提取分离、结构鉴定、物理化学性质、结构修饰、生物活性及其作用机制、生物合成、生物转化、半合成和全合成等内容。目的是通过了解天然产物化学成分的结构、性质、体内形成过程、生物活性、不同天然产物之间的联系，发现新的先导化合物，为开发新药、寻找新的探索生命科学的工具分子、寻找新的药用资源及植物化学分类等研究奠定基础。

本着普及专业知识，开拓学生学术视野的初衷，通过对天然药物化学经典研究案例发展历程的回顾，使学生了解相关学科的发展和应用，激发药学专业学生学习天然药物化学这门课程的兴趣，帮助他们掌握天然药物的研发策略和规律，以达到使其更好地学习、了解和掌握天然药物化学这一专业学科的目的，利用业余时间，我们几位教师和部分学生整理、编写了这本小册子。

为了表示对科学家的尊重和增加文章的可读性，更好地向学生传播他们的感人事迹、科学精神、个人魅力，激发学生的学习热情，我们添加了大量科学家的照片。为了保持每篇文章的独立性，避免前后翻阅、查找麻烦，某些内容有一定的交叉，特别是一些著名的结构和科学家，这可以进一步加深学生对这些结构和科学家的印象。部分内容在《中草药》杂志发表过，我们又进行了一定的补充和修正。书中部分名词在国内暂时没有准确的中文译名，故保留原文，敬请读者谅解。

在本书编写过程中得到了河北医科大学有关领导和老师的大力支持与鼓励。本教研室研究生朱天慧、张召欣、周齐齐、刘国盛、纪彦南及药学院实习本科生高巧月、孙晓惠、赵倩华、李丽美、剧苗苗、蔡博文等同学帮助校稿、整理和绘图，在美国留学、工作的曹聪梅、程佳祎等同学帮助提供部分文献。本书在编写过程中引用了大量资料，在此向所引资料的作者们致以深切的谢意！

承蒙中国科学院昆明植物研究所郝小江研究员和中国药科大学孔令义教授阅读了部分内容并写序，在此一并由衷地感谢！

本书的出版得到了河北省自然科学基金的资助。感谢先正达集团多年来的大力支持。感谢《中草药》杂志社、各界朋友、老师们的支持和帮助，并对科学出版社的大力支持表示诚挚的谢意！

本书的编写源于我们的教学工作改革，参与编写的都是我们教研室的年轻教师和部分学生，由于我们学识和水平有限，书中难免存在不足之处，恳请广大读者批评指正。

编　者

2019 年 1 月

前言

目 录

第1章 概 述

——天然药物是什么？

——天然药物化学是什么时候产生的？

——天然药物和我们人类的发展及现实生活有什么关系？

——天然药物化学和有机化学、药物化学、药理学、毒理学有什么联系？天然药物化学和药物的研发有什么关系？

——青霉素、链霉素、青蒿素、吗啡、阿司匹林、紫杉醇、避孕药、维生素等天然药物或与天然药物密切相关的药物是在什么背景下发现的？

——为什么青霉素不能口服，而它的衍生物氨苄西林（ampicillin）和阿莫西林（amoxicillin）却可以口服？为什么含有皂苷的药物不宜静脉给药？

——哪些水果富含维生素？为什么大豆富含的大豆异黄酮有雌激素样作用？

——为什么路边的夹竹桃很少有虫害，牲畜也避而远之？为什么有些蘑菇我们吃了会中毒？为什么发了芽的土豆和变绿的土豆都不能吃？

——为什么在吃棉籽油的地区生育力偏低？为什么我们皮肤不能触碰毒葛等植物？驱蚊草为什么能驱蚊？

——为什么柑橘会呈现橘红色？为什么柠檬和葡萄是酸的？为什么甜菜和甜叶菊是甜的？为什么柠檬的皮和苦瓜是苦的？为什么辣椒是辣的？为什么河豚的内脏是有毒的？为什么梨和苹果会有不同的味道?为什么玫瑰花和茉莉花会有不同的芳香？为什么红茶和绿茶会有不同的口感，而薄荷则有清凉的感觉？为什么加海带的汤味道鲜美？

——为什么一些植物要合成能让地球人上瘾了数千年的咖啡因？为什么罂粟要合成毒品吗啡？吗啡对于植物本身有什么好处？为什么不合成海洛因？为什么服用了含有麻黄和马钱子等中药的药物会遭到国际奥林匹克委员会禁赛？

——为什么银杏叶内酯、紫杉醇、虎皮楠生物碱、乌头生物碱只存在于极少数植物？为什么向日葵旁、核桃树下和烟草 *Nicotiana tabacum L.* 附近很少长有杂草？

——印第安人狩猎时涂抹在飞镖上的箭毒含有哪些成分？为什么炮制后的乌头毒性会降低？为什么久储的黄芩会发绿？

——为什么甘草在复方中药中出现的频率最高？

……

万物始于分子。上面这些问题，在学习了天然药物化学这门课程以后，我们就能从分子水平找到它们的答案。天然产物是指自然界的生物如植物、动物（包括昆虫）、微生物（包括陆地生物和海洋生物）体内的化学成分或其代谢产物，是历经千百万年进化后的结果，包括人和动物体内许许多多内源性的化学物质。在没有特别说明条件下，天然产物指来自天然的有机化合物，当天然产物作为药用则称为天然药物。

大自然是最伟大的化学家，光合作用是最具魅力的化学反应——一片树叶可以把太阳能转化成化学能，并且把空气中的二氧化碳转化成生命必需的基础物质葡萄糖，而葡萄糖则成为合成一切生物大分子和小分子的原料。所有植物都能利用有限的葡萄糖的代谢产物合成出成千上万、五彩缤纷的天然小分子（图 1-1），人类在实验室发明的瓦格纳-米尔文（Wagner–Meerwein）重排和第尔斯–阿尔德（Diels–Alder）反应其实早已在生物体内存在了，生物体利用这些反应合成了不计其数结构复杂的天然小分子（图 1-2）。

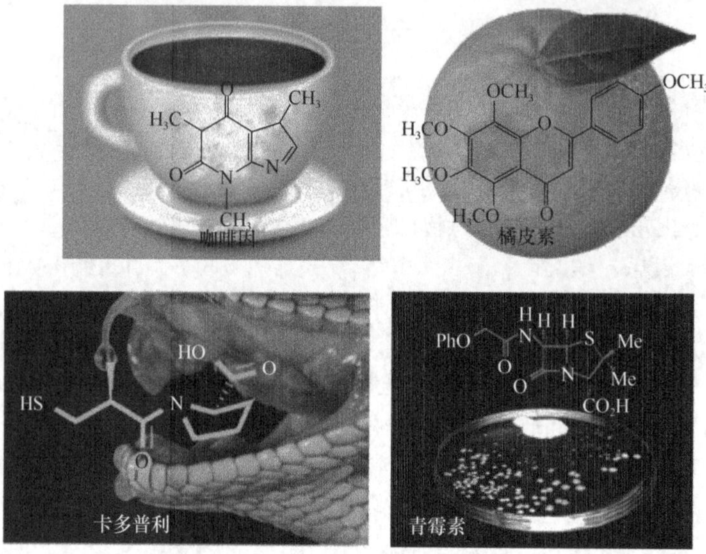

图 1-1 来自大自然的各种天然产物

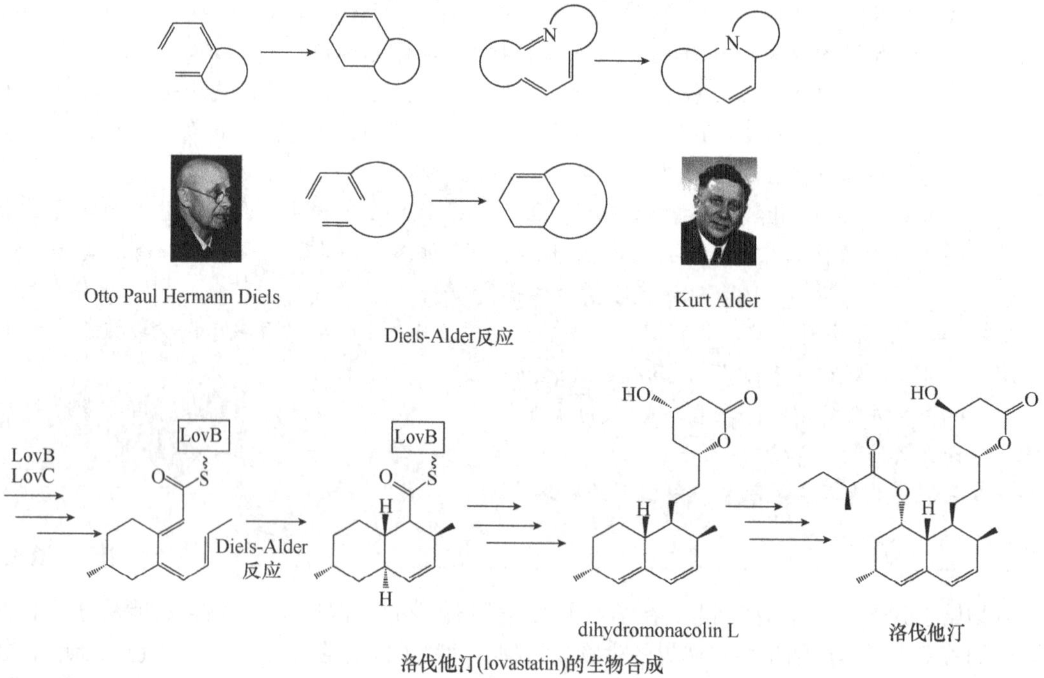

图 1-2 自然界中的 Diels–Alder 反应

天然产物无处不在，我们的日常生活一刻也离不开天然产物。我们吃的水果很多都含有一类被称为槲皮素（quercetin）的黄酮类（flavonoids）天然产物（图 1-3），它们把大自然打扮得五彩缤纷，吸引蜜蜂授粉，还具有防紫外线、抗氧化、防癌等多种生物活性。大自然就是人类最好的导师，进化是这个世界上最伟大的工程，千万年的生物进化成就了五彩缤纷的生物世界，也使天然产物化学的成果遍布我们生活的各个角落，我们应该好好学习、努力探索、充分发掘并加以利用，以便解决我们当前所面临的新问题。如果想更多地认识形形色色的天然产物，真正地理解天然药物化学这一学科，最好还是从它的历史讲起。

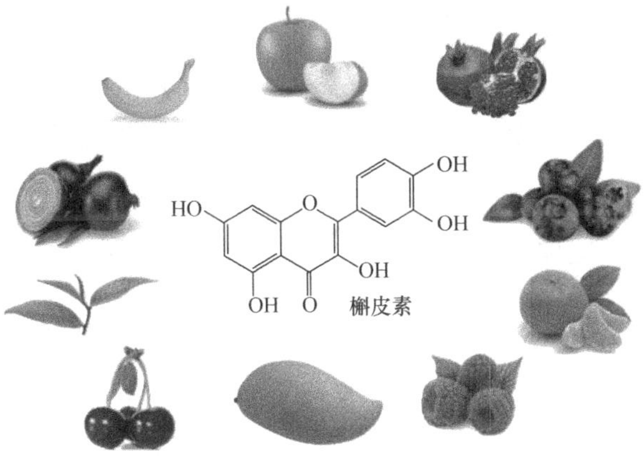

图 1-3 食物中含有丰富的槲皮素

植物是人类最古老的朋友，在人类历史开始以前，植物就已经存在并进化很久了。其不仅给我们提供赖以生存的氧气和衣食住行的原料，还是人类最早的医疗保健的源泉。将达尔文“用进废退”的理论套用在植物界同样有效，那就是经过几百万甚至上亿年不断地进化和自然选择，植物已经进化得非常完美。经济性（economic）是自然界的普遍法则，植物总能用最简单的原料、最温和的条件、最低廉的成本合成自身所需的各种化学成分。它们用有限的几个构造单位（building blocks）合成了大量的天然产物。天然产物具有的超乎人们想象力的新颖化学分子结构，令科学家叹为观止，从专业角度看主要化学分类有糖类、蛋白质类、苯丙素类、有机酸类、酚类、醌类、黄酮类、萜类、甾体类、鞣酸类、维生素类、抗生素类、脂肪类等。天然产物无处不在，人类生活更是离不开天然产物。目前分离得到大约有 200 000 个天然产物，其中萜类化合物就达 50 000 多个，都来源于同一个原始单元异戊二烯（图 1-4），目前已知萜类化合物的生物合成途径仅有两条。天然产物具有超乎人类想象的结构多样性（chemical diversity），结构多样性赋予了天然产物的生物活性多样性（biodiversity）；生物进化则赋予了天然产物很好的生物相容性（fitness）；共同的生命起源使得天然产物的化学结构能够很好地匹配人体各类靶标的空间需求，使之具有很好的类（成）药性（drug like properties）。

天然药物发展的历史，可以说就是人类的文明史。我们的祖先在最初的生产实践活动中，因窘迫的生活条件和有限的经验知识，在食物的选择上处于随机、无序甚至是饥不择食的状态，因此难免会误食一些对人身体有剧烈生理作用的动植物，以致无意中引起一些症状，如呕吐、腹泻、昏迷甚至中毒。在这种情况下，人类祖先们就开始认识、了解和利用自然资源的过程。根据生活经验所积累的知识，人们试图从观察和亲自体验到的现象中总结出一些规律，在自然界中寻找可利用的

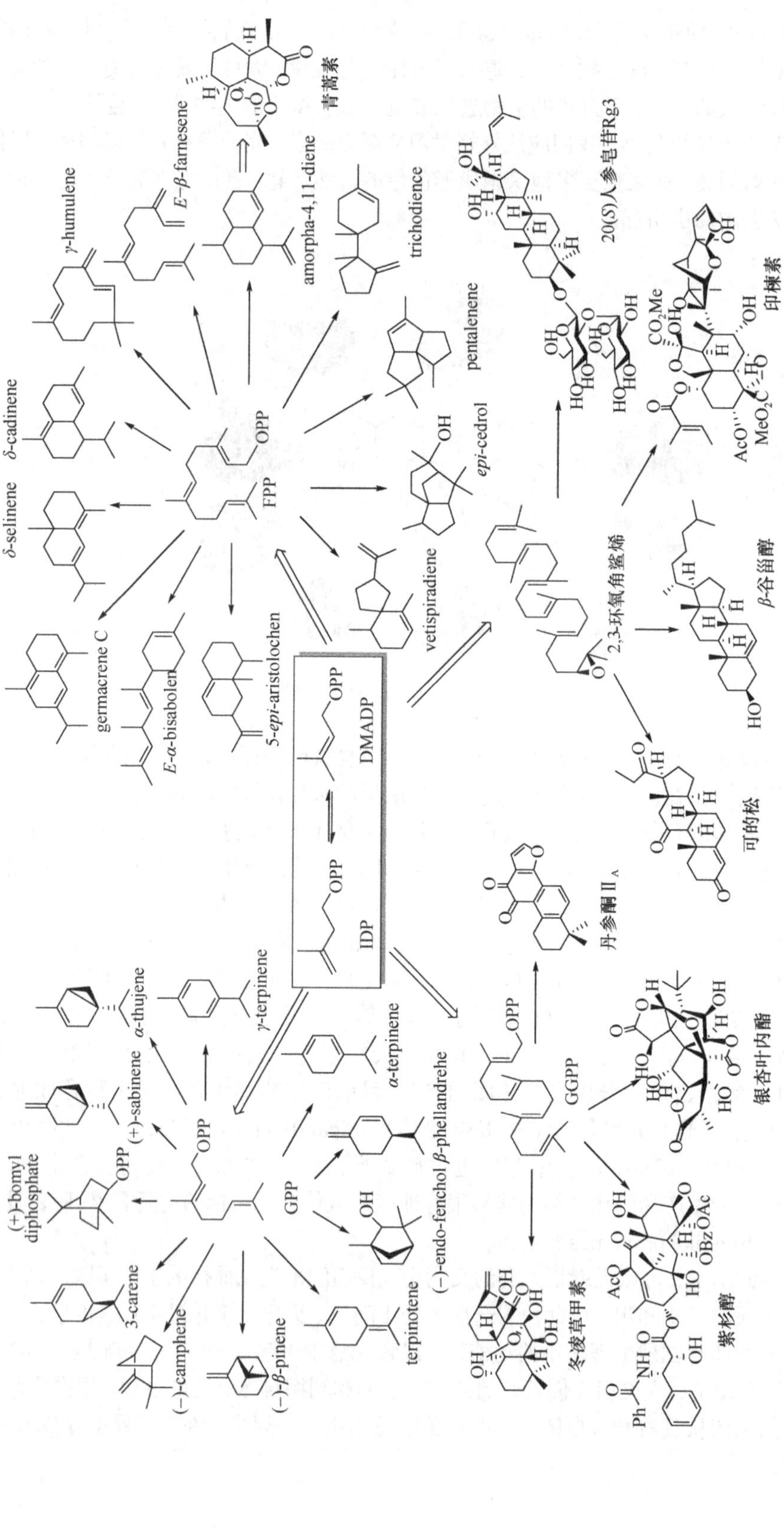

图 1-4 萜类化合物的生物合成途径简图

被称为“药”的天然物质来缓解和解除人们所受疾病的折磨与痛苦。这种来自天然的能治病的“物质”就被称为“天然药物”，并通过不同的方式流传下来。经过无数次反复实践，人类将积累的经验慢慢地从口耳相传到结绳契刻，最后到文字记载，逐渐形成了药的知识。这样就有了许多的传说，如中国的“神农尝百草”，世界上其他文明发展较早的国家，如古埃及、古印度和古希腊亦是如此。这些古老的天然药物的故事不仅出现在民间传说中，在古书籍中也有记载，甚至体现在艺术品中(图1-5)。在还没有“科学”概念的时代，生活在南美洲的人类祖先就已经开始愉快地咀嚼着可可树叶来提神了，古希腊医师希波克拉底(Hippocrates)也已经开着用柳树皮磨成粉的药方来缓解发热和疼痛了。在阿尔及利亚北部的山洞中曾经发现了古老的迷幻蘑菇的壁画；在美洲中部和南部的玛雅文明还曾经建造了迷幻蘑菇的寺庙并雕刻了蘑菇石，这种蘑菇中含有一种迷幻药裸头草碱(psilocybin)。

A　　B　　C　　D　　E

图 1-5　人类祖先使用天然药物的历史遗迹

A.《埃伯斯草纸》; B. 古埃及罂粟形象的头冠; C. 古埃及咀嚼可可的雕像; D. 埃及女神(头上的大麻); E. 危地马拉玛雅人的蘑菇石

在我们的汉字中，藥=艹+樂：藥就是使人快乐(解除痛苦)的草。在西方国家，药(drug)源于中古时期的荷兰语 droog、法语 drogue 和古德语 drög，都是指 dry barrels，意指晒干的用于治病的草(dry herb)，可见最初的药物都是来源于“草”。植物作为人类忠实的老朋友，为各个民族的生息繁衍都做出了贡献。在 20 世纪 50 年代以前，人类的医疗保健药品大部分来源于天然产物，甚至到目前为止，大约也有 40%的药物直接或者间接来源于天然产物。

人类对于天然药物的应用，随着科学知识的不断发展发生了相应的变化与改进。最初应用的药物都是比较原始的植物或简单的植物压榨物，后来逐渐发展到以浸泡、水煮、酒提取等多种形式来获取有效的治病物质；或进一步经过一些适当的调配，配制成药膏、药丸、药酒，以便于储藏、运输和服用。一直到 19 世纪初叶，随着化学科学的出现和知识的积累，人们开始探索天然药物中具有医疗效果的物质，这一时期成为天然药物化学的孕育阶段。

19 世纪初，年轻的德国药剂师 Friedrich Wilhelm Adam Sertürner(1783—1841，图 1-6)在罂粟 *Papaver somniferum* 种子制得的鸦片提取液中加入氨水，得到了一种结晶物质，因为这种物质有导致嗜睡的作用，所以他参照古希腊睡神 Morpheus 的名字，将其命名为吗啡(morphine，图 1-6)。

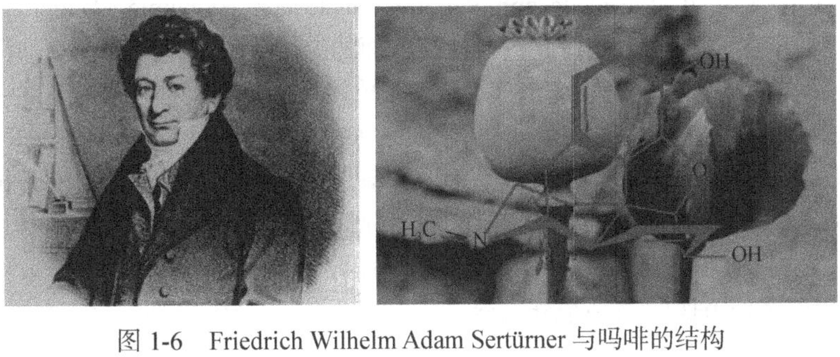

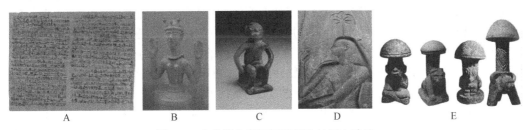

图 1-6　Friedrich Wilhelm Adam Sertürner 与吗啡的结构

这一结晶物质的获得引起社会各界的轰动，也由此开创了利用单一天然药物有效成分的先河，奠定了人类利用化学科学的知识来提取纯化单体化合物作为药物的基石，从植物中提取活性成分成为当时研究的热点，标志着天然药物化学初级阶段的开始，其本人也成了开创现代药物科学的先锋。与植物的粗提取物相比，这些以结晶或者粉末形式存在的单体化合物，可以配成具有精确浓度的溶液，因此成为当时进行药物科学、药理学研究的最好对象。

单体与植物的粗提物或压榨物相比，其最大的优点是可以进行定量研究，这就使得实验结果具有了可重复性，而可重复性是开展科学实验的最重要因素。这可能是精准医疗的开始，不仅对药物的发现有深远的影响，而且为研究药物的作用机制奠定了基础，最突出的实例就是发现了鸦片受体及其亚型——内啡肽（endorphin）和脑啡肽（enkephalin）路径。

1827 年，药学家和化学家出身的 Heinrich Emanuel Merck（1794—1855）把吗啡商业化，使之成为第一个真正意义上的现代药物，也成就了如今著名的制药企业——默克公司。吗啡的分离成功使得人们认识到：天然药物如鸦片的药理作用，是由其含有的一种或几种化学成分起的作用；有效成分是可以分离出来的；自然界存在的有机物不仅有酸性的（以前认为有机物都是酸性的），也有碱性的。吗啡的成功分离迅速带动了其他生物碱的分离，可以说一部生物碱的研究史就是天然产物化学的研究史。以后的 150 年间众多天然产物的分离带动了分析化学（analytical chemistry）、有机合成化学（synthetic chemistry）、药物化学（pharmaceutical chemistry）和药理学（pharmacology）等多个学科的发展。但是，在色谱技术发展起来以前，天然产物的分离还是比较烦琐和单调的，主要依靠结晶（crystallizations）、重结晶（re-crystallizations）、蒸馏（distillation）、液-液萃取（liquid-liquid differential extraction）等分离手段。这些简单的分离手段只能分离出一些含量大的成分，特别是一些有机酸和生物碱或者一些挥发性的成分，因为这些成分易于通过酸碱处理得到纯品。

1807 年有机化学的奠基人、瑞典化学之父雅各布·贝尔塞柳斯（Jakob Berzelius，1779—1848）提出了有机物“organic”和无机物“inorganic”的概念，1810 年提出了著名的“生命力学说”（vitalism）。随后科学家们又从植物中分离到了一系列活性化合物：1817 年法国化学家 Joseph Bienaimé Caventou（1795—1877）和 Pierre Joseph Pelletier（1788—1842）提取出了不纯的依米丁（emetine，又称吐根碱），直到 1887 年才得到纯的吐根碱。1948 年 Robert Robinson 确定了其结构，1952 年 R. P. Evstigneeva 合成了吐根碱。1817 年分离出的黄嘌呤（xanthine），1882 年才确定其结构，黄嘌呤是第一个确定结构的生物碱。1818 年 Joseph Bienaimé Caventou 和 Pierre Joseph Pelletier 分离出士的宁（strychnine）；1819 年又分离出毒性较小的马钱子碱（brucine）。1819 年丹麦科学家 Hans Christian Ørsted（1777—1851）在父亲的药房工作时分离出胡椒碱（piperine），胡椒碱也是早期被阐明了化学结构的生物碱之一；1827 年分离出的毒芹碱（coniine）也是较早就被确定结构并被合成的生物碱。

1819 年德国化学家 Friedlieb Ferdinand Runge（1794—1867）从咖啡树中分离出一种碱性物质咖啡因（caffeine）；1820 年 Pierre Joseph Pelletier 和 Joseph Bienaimé Caventou 分离出了奎宁（quinine，图 1-7），并敦促医生们对此进行治疗方面的应用研究。这一要求立即得到医生们的响应，这也是第一个单体化合物用于临床治疗，标志着单体化合物药物应用于临床的一个新起点。第二年西班牙巴塞罗那暴发疟疾，Pierre Joseph Pelletier 将药送到巴塞罗那，并在那开设了制药工厂，成为现代制药工业的鼻祖。奎宁的发现、成功提取和应用为欧洲在南美洲和非洲开拓殖民地做出贡献，奎宁因此改变了历史。在此之前，虽然西医的解剖学、生理学已超前于中医，但单就治疗而言，西医并不比中医更有办法，除了放血，很多疾病的治疗效果还不如中医。用奎宁取代金鸡纳树皮的应用也成了 19 世纪东西方医学的一个分水岭。

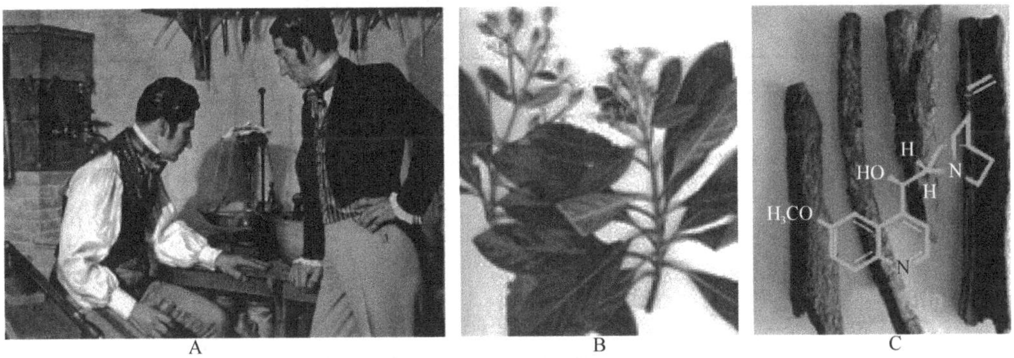

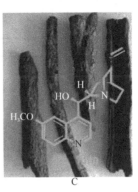

图 1-7 Pierre Joseph Pelletier 和 Joseph Bienaimé Caventou 及金鸡纳树与奎宁的结构

A. Pierre Joseph Pelletier 和 Joseph Bienaimé Caventou；B. 金鸡纳树；C. 奎宁

1828 年，从烟草中提取出烟碱；1832 年分离出可待因（甲基吗啡）；1833 年分离出阿托品；1855～1856 年从古柯树叶中分离出可卡因（cocaine，又称古柯碱）；1871 年从山道年蒿中得到山道年碱；1885 年从麻黄中提取出麻黄碱和伪麻黄碱；1897 年从箭毒中分离出筒箭毒碱。到 19 世纪末，一大批活性显著的天然产物被分离出来。这个时期研究的主要是生物碱（表 1-1），生物碱在历史上的功绩简直可以和抗生素媲美。1819 年德国药剂师 Carl Friedrich Wilhelm Meissner（1792—1853）提出了生物碱（alkaloid）的概念。一些毒性生物碱的发现（士的宁、毒芹碱、吐根碱、阿托品、毒扁豆碱等），为法医毒理学（forensic toxicology）的诞生奠定了基础。西班牙裔法国化学家 Mathieu Joseph Bonaventure Orfila（1787—1853）在毒物分析方面做出了开创性工作，因此被称为"法医毒理学之父"。随着单体化合物的不断分离，在 19 世纪后半叶药理学也得到了迅速发展。德国药理学家 Rudolf Buchheim（1820—1879）首次引进了定量生物学评价（bioassay），把药理学由经验医学转向纯粹科学，而他的学生化学家 Oswald Schmiedeberg（1838—1921）则研究了化学结构和药理作用的关系，成为现代药理学的奠基者。

表 1-1 早期分离得到的生物碱

发现年份	化合物	发现者
1817	那可汀（narcotine）	Robert Robinson
1817	吐根碱（emetine）	Pierre Joseph Pelletier & Joseph Bienaimé Caventou
1818	士的宁（strychnine）	Joseph Bienaimé Caventou & Pierre Joseph Pelletier
1818	藜芦碱（veratrine）	Vladimir Prelog
1819	马钱子碱（brucine）	Joseph Bienaimé Caventou & Pierre Joseph Pelletier
1819	咖啡因（caffeine）	Friedlied Ferdinand Runge
1820	秋水仙碱（colchicine）	Pierre Joseph Pelletier & Joseph Bienaimé Caventou
1820	奎宁（quinine）	Joseph Bienaimé Caventou & Pierre Joseph Pelletier
1820	辛可宁（cinchonine）	Joseph Bienaimé Caventou & Pierre Joseph Pelletier
1826	小檗碱（berberine）	Johann Andreas Buchner
1827	毒芹碱（coniine）	A. L. Giseke

续表

发现年份	化合物	发现者
1828	尼古丁（nicotine）	Wilhelm Heinrich Posselt & Karl Ludwig Reimann
1831	阿托品（atropine）	Heinrich F. G. Mein
1832	可待因（codeine）	Pierre Jean Robiquet
1833	乌头碱（aconitine）	Philipp Lorenz Geiger & Germain Henri Hess
1833	蒂巴因（thebaine）	Pierre Jean Robiquet
1841	可可碱（theobromine）	Alexander Voskresensky
1846	毒扁豆碱（physostigmine）	Robert Christison
1848	罂粟碱（papaverine）	Georg Merck
1856	毒芹羟碱（conhydrine）	Oswald Schmiedeberg
1859	可卡因（cocaine）	Albert Friedrich Emil Niemann
1862	胆碱（choline）	Adolph Strecker
1869	毒蕈碱（muscarine）	Oswald Schmiedeberg
1880	东莨菪碱（hyoscine）	Albert Ladenburg
1885	麻黄碱（ephedrine）	长井长义（Nagai Nagayoshi）

1828 年德国慕尼黑大学的 Johann Andreas Buchner（1783—1852）发现柳树皮磨成的粉之所以能缓解发热和疼痛，是因为其中所含的大量水杨苷（salicin），于是经过意大利化学家 Raffaele Piria（1814—1865）的努力，把水杨苷水解成水杨醇（salicyl alcohol-saligenin），后者很容易氧化成水杨酸（salicylic acid，SA）。1853 年法国化学家 Charles Frédéric Gerhardt（1816—1856）确定了水杨酸的结构并合成了不纯的阿司匹林，即乙酰水杨酸（acetylsalicylic acid）。1897 年拜耳（Bayer）公司青年化学家 Felix Hoffmann（1868—1946）合成阿司匹林，阿司匹林在生物体内可以很快地转化为水杨酸发挥药效，就这样第一个畅销药诞生了（图 1-8）。就像吗啡作为第一个现代药物成就

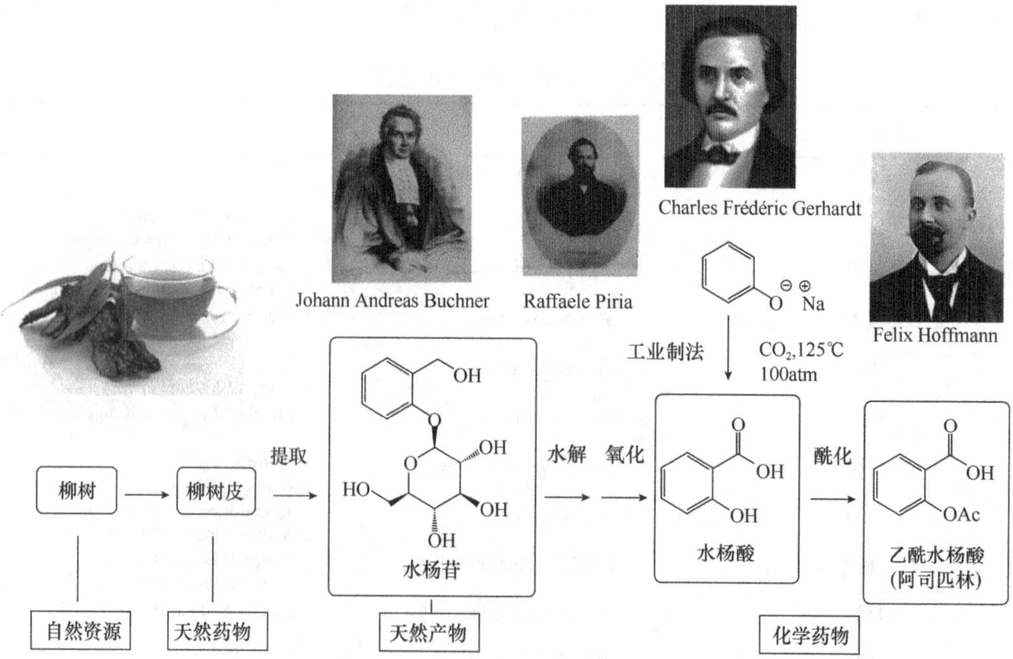

图 1-8　阿司匹林的诞生

1atm=1.013 25×10^5Pa

默克公司一样，阿司匹林作为一个“世纪之药”也成就了拜耳公司，加上随后创造出来被称为“魔鬼的杰作”的海洛因（二乙酰吗啡），拜耳公司也由一个生产和销售合成染料的小公司，华丽转身成为著名的制药公司，并确立了自己在全球医药市场的霸主地位，从此，也开始了制药公司主导药物研发的新时代（图 1-9）。

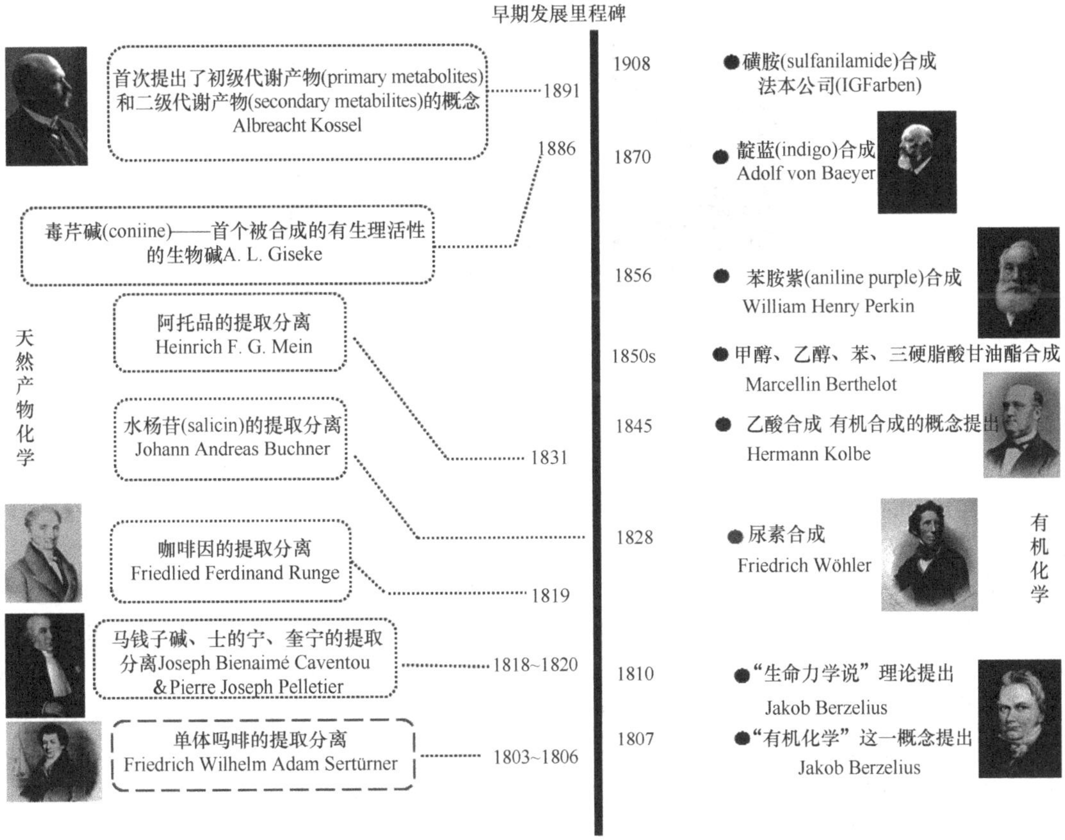

图 1-9　天然药物化学早期发展的里程碑

随着有机化学的发展，在得到单体化合物的基础上，人们开始探索这些化合物的组成及结构，这在天然产物化学发展的中早期是一个非常艰难的工作：主要依靠样品-樟脑混合熔点下降法（瑞斯脱法）估算分子量，再结合 Fritz Pregl（1869—1930）发明的元素微量分析法（micro-analysis）或衍生化推断分子式，利用各种官能团实验判断羟基、羰基、氨基的存在与否。经典的结构分析法费力、费时、需要大量样品，并且需要深厚的化学功底，导致这一时期天然产物的结构鉴定进展缓慢。

1848 年，26 岁的法国微生物学家、化学家，微生物学泰斗、近代微生物学的奠基人之一的路易·巴斯德（Louis Pasteur，1822—1895）在显微镜下观察外消旋（racemic）的酒石酸（tartaric acid）时发现了手性（chirality）现象（图 1-10），开创了对物质光学性质的研究。酒石酸是瑞典化学家 Carl Wilhelm Scheele 在 1769 年发现的，1832 年法国物理学家 Jean Baptiste Biot（1774—1862）观察到了其旋光性（optical activity）。酒石酸手性现象的发现对后来立体化学的建立具有重要影响。Louis Pasteur 将显微镜的观察结果与化学分析的精确结果历史性地相互结合，使得化学与生物学的奇妙融合就此拉开序幕，最终开创了今日被称为“生物化学”这一新领域的先河。Louis Pasteur 的发现震撼了当时的化学界。25 年后，荷兰化学家 Jacobus Henricus van’t Hoff（1852—1911）创立了“碳元素四面体”结构学说，解释了 Louis Pasteur 的对映体的现象（enantiomeric behavior）。

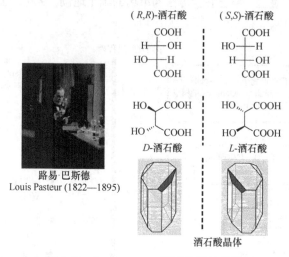

路易·巴斯德
Louis Pasteur (1822—1895)

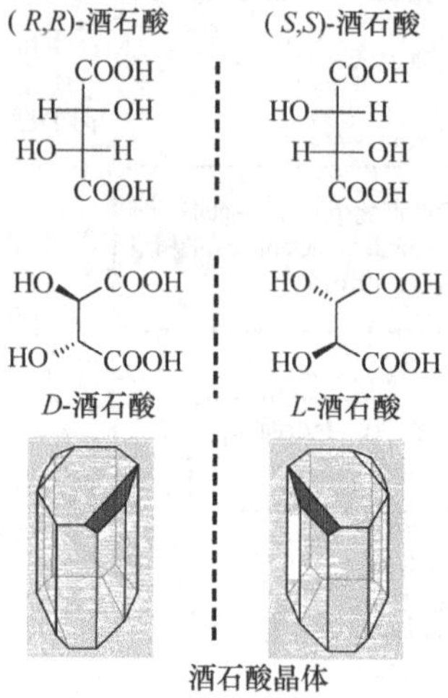

图 1-10 Louis Pasteur 酒石酸手性现象

虽然在这个时期，如何分离出更多具有新化学结构的化合物成了化学家研究的主要内容，但也有化学家一直对天然产物的结构充满好奇。某种程度上，人们试图解开吗啡和奎宁之谜的努力成了有机化学发展的一个重要动力，也推动了整个药物化学的发展。首先是奎宁的发现和应用引起了化学家们的极大兴趣，带动了燃料工业和药物化学的发展。1856 年德国化学家 August Wilhelm von Hofmann（1818—1892）让他的学生 William Henry Perkin（1838—1907）去合成奎宁（尽管当时只知道其分子式并不知其确切结构），18 岁的 William Henry Perkin 无意间获得了第一个人工合成染料苯胺紫（mauveine，木槿紫），催生了染料工业并促进其发展。1883 年德国另一个化学家 Ludwig Knorr（1859—1921）在研究奎宁时偶然合成了镇痛药安替比林（antipyrine），进而美国化学家 Harmon Northrop Morse（1848—1920）于 1887 年合成了退热镇痛药非那西丁（phenacetin）。就这样，在研究天然产物的过程中有意或无意地发现了一些自然界没有的新药物和染料，这些结构新颖、活性较高的化合物如同被推倒的第一个多米诺骨牌一样，触发了一系列连锁反应，促进了药物化学的形成和染料工业的诞生。20 世纪 40 年代，罗伯特·伯恩斯·伍德沃德（Robert Burns Woodward，1917—1979）对复杂天然药物奎宁的成功合成，结束了对其合成长达 100 年的探索，开创了有机合成的一个新纪元，接着，Robert Burns Woodward 又合成了胆固醇、可的松、士的宁、利血平、四环素、维生素 B_{12} 等一系列结构复杂的天然产物，使化学家克服了对复杂天然产物全合成的畏惧心理，大大推动了有机化学的发展，成就了今天天然产物全合成的繁荣局面。

19 世纪末期，天然药物化学的一个重要的发展阶段是对挥发油的研究。德国化学家 Friedrich August Kekulé（1829—1896）交给 Otto Wallach（1847—1931）一瓶挥发油，让他研究挥发油的成分。经过几年的研究，Otto Wallach 分离并确定了一些化合物的结构，并将它们命名为萜类“terpenes”。虽然在今天看来，这些化合物很常见，结构也很简单，但在当时的实验条件下，分离方法只有反复蒸馏，结构鉴定手段只有燃烧分析、化学降解和简单化学反应等十分有限的手段，十分困难。Otto Wallach 于 1887 年提出了“异戊二烯规则”（isoprene rule），即“经验的异戊二烯规则”（empirical isoprene rule），为萜类化合物的发展和在香料工业上的应用做出了奠基性贡献，他也因此获得了 1910 年的诺贝尔化学奖。

到了 1953 年，瑞士苏黎世联邦理工学院的化学家 Leopold Ružička（1887—1976）在 Otto Wallach 的研究基础上，进一步对萜类化合物进行深入研究，提出了“生源的异戊二烯规则”（biogenetic isoprene rule），由于 Leopold Ružička 在萜类化合物、麝香酮和灵猫香酮、甾体激素、植物杀虫剂等方面的巨大成就，1939 年被授予诺贝尔化学奖，他所在的实验室也成为当时世界天然有机化学的研究中心。

总的来说，在这个时期的结构鉴定不仅费时、费力，进展也很缓慢。例如，1817 年分离得到的黄嘌呤（xanthine）直到 1882 年才完成结构鉴定。1827 年首次分离得到的毒芹碱（coniine）直到 1886 年才完成化学合成，这也是第一个合成的生物碱。早在 1785 年，英国植物学家兼医生和化学家的 William Withering（1741—1799）就开始应用洋地黄提取物治疗心力衰竭和心颤，但直到 1930 年，其主要成分地高辛（digoxin）才被宝来威康（Burroughs Wellcome）制药公司的研究人员 Sydney Smith 分离出来，并弄清楚它的作用机制，成为从民间传统药物中开发新的治疗药物的一个范例。而结构复杂的士的宁早在 1818 年就分离得到，直到 1946 年才由诺贝尔化学奖得主牛津大学的 Robert Robinson（1886—1975）确定了其结构，同年，Robert Burns Woodward 修正了其结构，并于 1954 年完成士的宁的全合成，这也成为有机化学史上最经典的全合成之一。虽然早在 1804 年就已经得到吗啡晶体，历经 120 多年，经数位著名化学家致力于探索其分子式和分子结构，直到 1924～1925 年才由 Robert Robinson 通过一系列的降解实验得出结果，其推导过程跌宕起伏的程度，堪比一部侦探小说，也让世人见证了 Robert Robinson 深厚的有机化学功底，牛津大学也因此成为当时世界生物碱研究中心。1955 年，吗啡的立体结构最终被 Dorothy May Hodgkin 等用 X 射线衍射法证实。而在这以前，关于吗啡结构的研究论文已经超过了 500 篇。1952 年，美国罗切斯特大学的化学教授 Marshall D. Gates（1915—2003）以一条优美的 20 步合成路线首先实现了吗啡的全合成。天然有机化学的目的之一就是弄清生物体所含化学成分的结构，但在 20 世纪 50 年代以前，天然产物结构鉴定异常艰难，正是在这个时期，一批化学家因为在结构鉴定方面的突出成就而获得诺贝尔奖（图 1-11）。

古柯树（图 1-12）原产于南美洲秘鲁、玻利维亚及哥伦比亚等地。南美洲原住民嚼食古柯叶的历史可以回溯到 5000 年前。在南美洲，古柯叶被称为“圣草”或“绿色的金子”，既神奇又神秘。1855 年，德国化学家 Friedrich Gaedcke（1828—1890）首次从古柯叶中提取出具有麻醉作用的成分，并命名其为 erythroxylon。1859～1860 年，弗里德里希·维勒（Friedrich Wöhler，1800—1882）的学生奥地利化学家 Albert Friedrich Emil Niemann（1834—1861）分离得到一种生物碱晶体，并将其命名为古柯碱（即可卡因，cocaine）。1865 年，德国化学家 Wilhelm C. Lossen（1838—1906，图 1-12）将可卡因完全水解，得到托品环、苯甲酸和甲醇三个部分，但是单独的三个部分均没有像可卡因一样的麻醉作用。用其他羧酸代替苯甲酸与托品环成酯，麻醉作用减低甚至完全消失，由此推断苯甲酸部分在可卡因的局部麻醉（局麻）作用中起着重要的作用，而羧酸甲酯则与麻醉作用无关。根据这一发现，人们对可卡因的结构进行了各种改造。1880 年，有“现代外科学之父”之称的 William Steward Halsted（1852—1922，图 1-12）将可卡因制成局麻药。1884 年，奥地利著名神经学家与精神分析的奠基人 Sigmand Frend（1856—1939）首先推荐用可卡因作局麻药和抗抑郁剂，之后奥地利眼科医生 Karl Koller（1857—1944，图 1-12）首次将可卡因作为局麻药用于眼科手术中。1890 年，化学家制得结构较为简单的苯佐卡因（对氨基苯甲酸乙酯），发现它也具有局麻作用，将其称作麻因。1897 年，化学家 L. C. Harris 合成了优卡因（eucaine），发现其麻醉作用优于可卡因。1905 年，

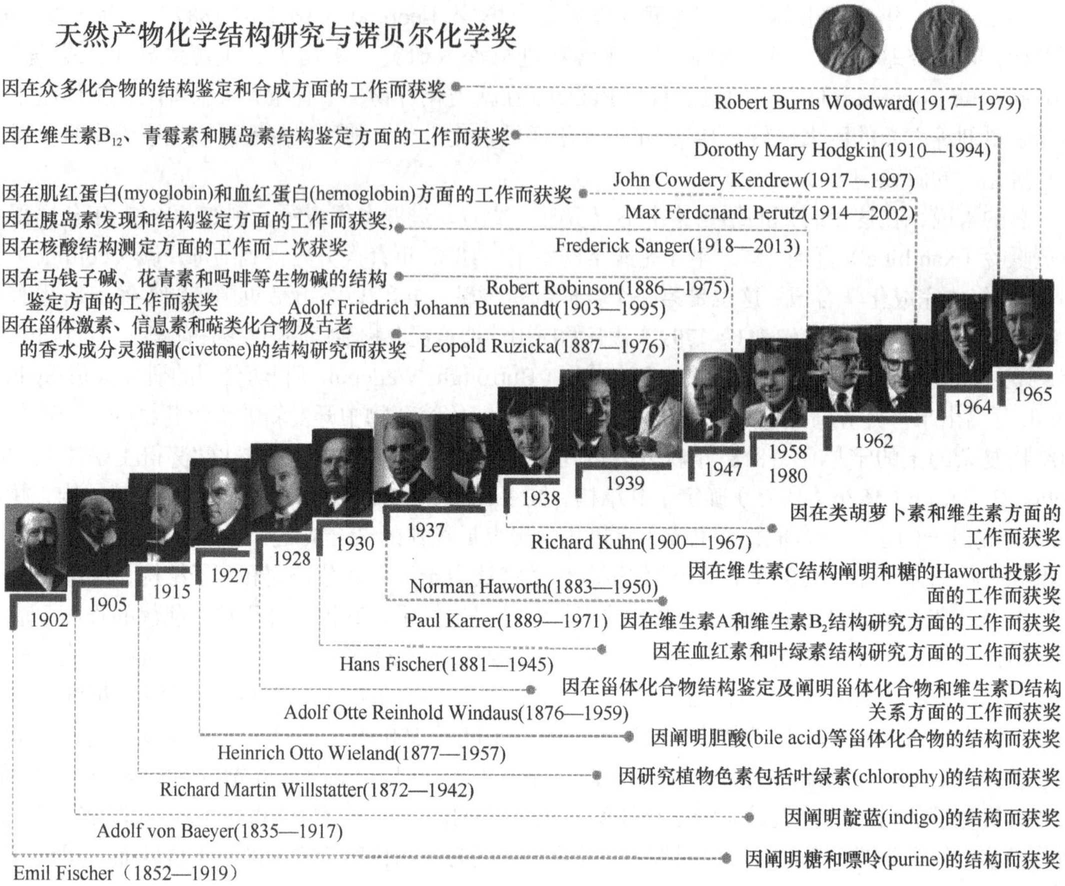
天然产物化学结构研究与诺贝尔化学奖
因在众多化合物的结构鉴定和合成方面的工作而获奖
Robert Burns Woodward(1917—1979)
因在维生素B12、青霉素和胰岛素结构鉴定方面的工作而获奖
Dorothy Mary Hodgkin(1910—1994)
因在肌红蛋白(myoglobin)和血红蛋白(hemoglobin)方面的工作而获奖
John Cowdery Kendrew(1917—1997)
Max Ferdcnand Perutz(1914—2002)
因在胰岛素发现和结构鉴定方面的工作而获奖，
因在核酸结构测定方面的工作而二次获奖
Frederick Sanger(1918—2013)
因在马钱子碱、花青素和吗啡等生物碱的结构
鉴定方面的工作而获奖
Robert Robinson(1886—1975)
Adolf Friedrich Johann Butenandt(1903—1995)
因在甾体激素、信息素和萜类化合物及古老
的香水成分灵猫酮(civetone)的结构研究而获奖
Leopold Ruzicka(1887—1976)
1902
1905
1915
1927
1928
1930
1937
1938
1939
1947
1958
1980
1962
1964
1965
因在类胡萝卜素和维生素方面的
工作而获奖
Richard Kuhn(1900—1967)
因在维生素C结构阐明和糖的Haworth投影方
面的工作而获奖
Norman Haworth(1883—1950)
Paul Karrer(1889—1971) 因在维生素A和维生素B2结构研究方面的工作而获奖
因在血红素和叶绿素结构研究方面的工作而获奖
Hans Fischer(1881—1945)
因在甾体化合物结构鉴定及阐明甾体化合物和维生素D结构
关系方面的工作而获奖
Adolf Otte Reinhold Windaus(1876—1959)
因阐明胆酸(bile acid)等甾体化合物的结构而获奖
Heinrich Otto Wieland(1877—1957)
因研究植物色素包括叶绿素(chlorophy)的结构而获奖
Richard Martin Willstatter(1872—1942)
因阐明靛蓝(indigo)的结构而获奖
Adolf von Baeyer(1835—1917)
因阐明糖和嘌呤(purine)的结构而获奖
Emil Fischer（1852—1919）

图 1-11　因天然产物结构鉴定获得诺贝尔奖的成就

德国化学家 Alfred Einhorn（1856—1917，图 1-12）进一步合成了优良的局麻药——普鲁卡因（procaine）。正是在上述这些局麻药的发展过程中，化学家意识到：药物分子中有一些特殊的结构是发挥药效必需的，由此产生了构效关系（structure-activity relationship）和药效团（pharmacophore）概念的雏形。从天然的可卡因到开发合成出局麻药普鲁卡因也成为药物化学研究的一个经典案例（图 1-13），从此局麻药的研究开始了一个新的历程，也推动了整个天然药物化学和药物化学的发展。据此，科学家们认识到天然产物是发现新药或者新的先导化合物的重要源泉。

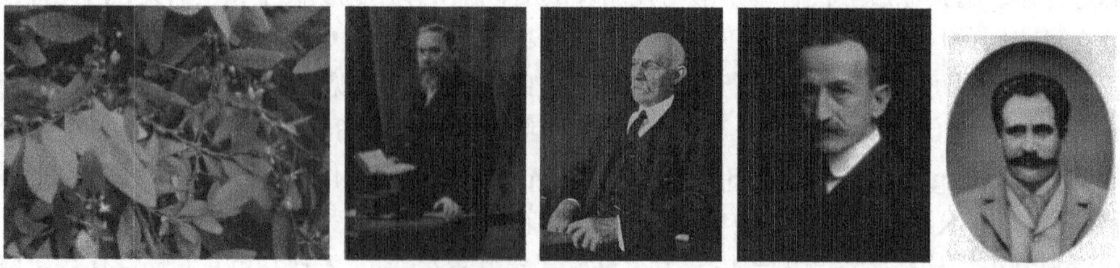

图 1-12　古柯树与 Wilhelm C. Lossen、William Steward Halsted、Karl Koller、Alfred Einhorn（从左至右）

1856 年被誉为“实验医学之父”的法国生理学家 Claude Bernard（1813—1878）证实箭毒的作用部位在神经肌肉接头，这是关于药物作用机制的最早研究。这个时期，已经积累了零星的植物化学、解剖学、生理学的知识和成果，这些知识之间的相互结合为零散的以功能指标为主的药物作用

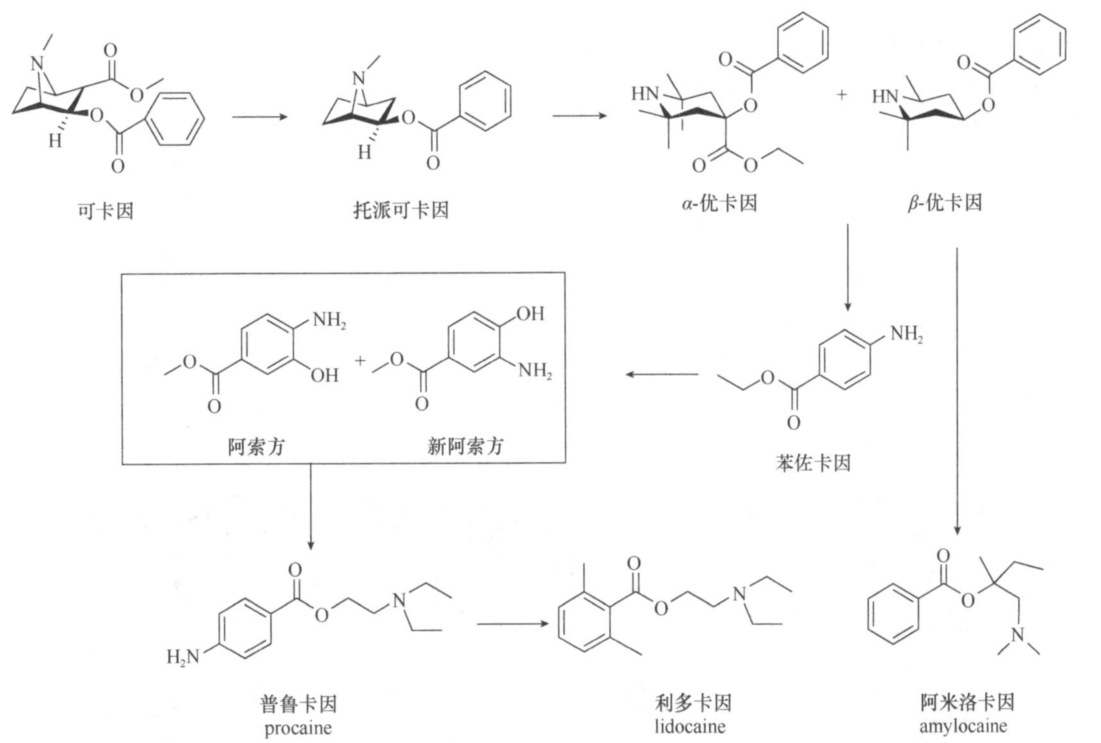

图 1-13 简化可卡因的结构发现普鲁卡因和利多卡因的过程

研究逐渐成为一门独立的药理学科奠定了基础。现代药理学之父、德国首位化学家、药理学教授 Oswald Schmiedeberg（1838—1921）开始在离体组织和麻醉动物上进行药理研究工作，先后提出了药物的构效关系、药物受体、选择性毒性等一系列药理学概念。1878 年英国生理学家 John Newport Langley（1852—1925，图 1-14）根据阿托品与毛果芸香碱对猫唾液分泌的拮抗作用研究，提出化学受体（chemical receptor）概念，为受体学说的建立奠定了基础。20 世纪初，化学治疗法之父、德国科学家 Paul Ehrlich（1854—1915，图 1-14）进行砷类化合物抗真菌的研究[1907 年合成 606（砷凡纳明），1909 年发现其活性，1910 年 606 上市]，开创了化学治疗学的新纪元，并进一步完善了化学受体学说。Paul Ehrlich 继 1908 年获得诺贝尔生理学或医学奖之后，于 1912 年和 1913 年，因对化学治疗法的贡献两次获诺贝尔化学奖的提名。

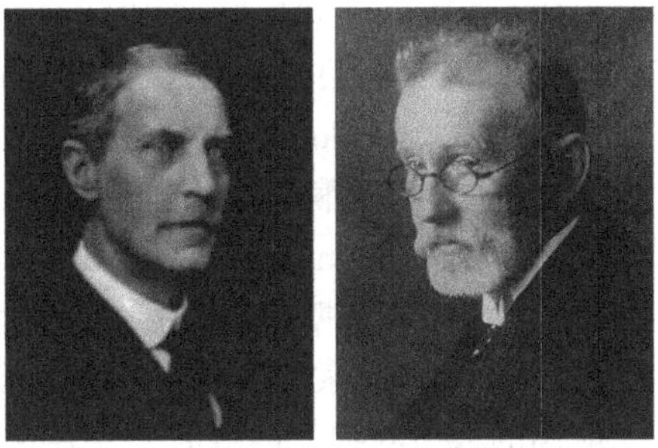

图 1-14 John Newport Langley 与 Paul Ehrlich

20 世纪上半叶，天然产物化学一个重要的发展是维生素和甾体激素的发现。20 世纪之初，科学家们认为人体内的所有控制信号都是由电沿着神经纤维传递的。1902 年，英国伦敦大学学院 40

岁的生理学家 William Maddock Bayliss（1860—1924，图 1-15）和他的妻弟、34 岁的 Ernest Henry Starling（1866—1927，图 1-15）在研究消化液时，发现了化学传递物质分泌素（secretin）。1905 年，Ernest Henry Starling 为这一组化学信使取名为“激素”（hormones，音译为“荷尔蒙”），希腊语中是“激发活动”的意思，他们发现化学信使和电信号一起引发身体器官发挥作用。这一惊人的发现开创了医学的一个全新领域：内分泌学。它使生理学发生了重大变革，被称为有史以来与人体有关的最伟大的发现之一：化学语言才是连接基础医学与生物学的纽带。德国化学家 Adolf Friedrich Johann Butenandt（1903—1995）因为发现性激素在 36 岁就获得了诺贝尔化学奖；而瑞士籍波兰化学家 Tadeusz Reichstein（1897—1996，图 1-15）、美国化学家 Edward Calvin Kendall（1886—1972，图 1-15）、美国医生 Philip Showalter Hench（1896—1965，图 1-15）因 1935 年分离得到糖皮质激素可的松（cortisone）而获得了 1950 年诺贝尔生理学或医学奖。20 世纪 50 年代，甾体药物的研究也成为制药工业史中前所未有的最大、最集中的研究。

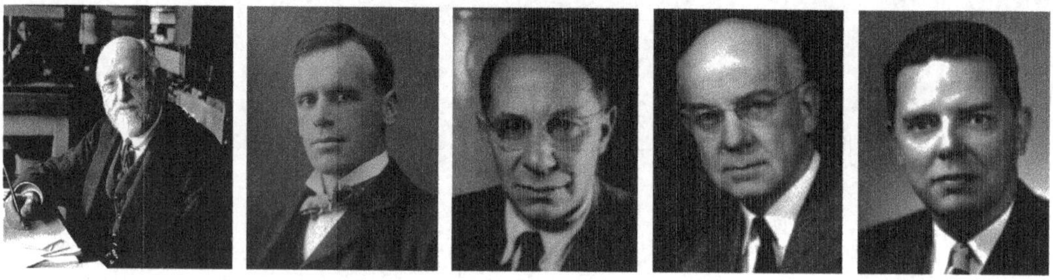

图 1-15　William Maddock Bayliss、Ernest Henry Starling、Tadeusz Reichstein、Edward Calvin Kendall、Philip Showalter Hench（从左至右）

维生素的发现彻底揭示了饮食和健康的关系，也成为获得诺贝尔奖最多的一个领域，1928～1967 年先后有十几位科学家因研究维生素获诺贝尔奖。匈牙利科学家 Albert Szent-Györgyi（1893—1986）因发现维生素 C 获得了 1937 年诺贝尔生理学或医学奖，而英国化学家 Norman Haworth（1883—1950）因为合成了维生素 C 获得了 1937 年诺贝尔化学奖，其实 1933 年瑞士科学家 Tadeusz Reichstein 也同时合成了维生素 C。美国生物化学家 Edward Adelbert Doisy（1893—1986）虽然早在 1930 年就发现了雌酚酮（estrone），却因为发现维生素 K 而获得 1943 年诺贝尔化学奖。20 世纪 40 年代开始，天然产物化学发展迎来了抗生素的黄金时期，从微生物中分离出一大批结构独特的新型天然产物。澳大利亚病理学家 Howard Florey（1898—1968）及英国生物化学家 Ernst Boris Chain（1906—1979）、Norman Heatley（1911—2004）和化学家 Edward Abraham（1913—1999）等，把 10 多年前亚历山大・弗莱明（Alexander Fleming，1881—1955）发现的青霉素推向了临床，Alexander Fleming、Howard Florey 和 Ernst Boris Chain 三人因此获得了 1945 年的诺贝尔生理学或医学奖。紧接着乌克兰裔美国科学家 Selman Abraham Waksman 和他的博士生 Albert Schatz（1920—2005）发现了链霉素，Selman Abraham Waksman 博士也因此获得了 1952 年的诺贝尔生理学或医学奖。链霉素是第一个氨基糖苷类抗生素，是第一个用于肺结核治疗的药物，在当时，结核相当于现在的癌症，青霉素和链霉素的发现极大地改变了现代医学的进程。它们都是没经任何结构修饰直接推向临床应用的天然药物，也是未进行结构改造就获得诺贝尔奖的天然药物。在此之前只有 1935 年德国病理学家 Gerhard Johannes Paul Domagk（1895—1964）因发现百浪多息（prontosil）对实验动物的某些细菌性感染有良好的治疗作用而获得 1939 年的诺贝尔生理学或医学奖。

20 世纪 80 年代开始，又迎来了海洋天然产物化学的高潮，特别是 Paul J. Scheuer 博士（1915—2003，图 1-16）1950 年在著名有机化学家 Robert Burns Woodward 指导下从哈佛大学毕业，随后去夏威夷大学任教，从此开始了海洋天然产物的研究，为全世界培养了大批海洋天然产物专家，如世界著名的日本海洋毒素专家安元健教授等，也使默默无闻的夏威夷大学成了世界海洋天然产物研究中心。John Faulkner（图 1-16）博士对海洋天然产物的发展也做出了极大的贡献。

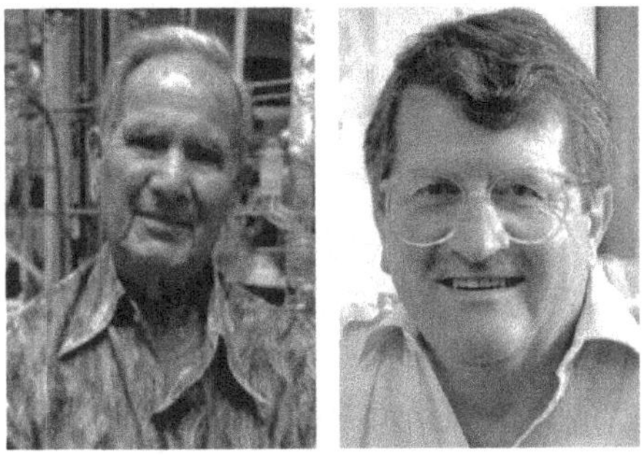

图 1-16　Paul J. Scheuer 与 John Faulkner

药物的发展史就是一部人类进步的文明史。药物不仅可以解除痛苦、拯救生命，改变医学的发展进程，还可以改变历史，如青霉素、链霉素、奎宁、胰岛素、避孕药等。奎宁的发现使得欧洲殖民者在非洲、南美洲和印度站稳脚跟，鸦片改变了中英两个帝国的命运，阿司匹林的大量使用间接改变了第一次世界大战（简称一战）的进程，而青霉素的发现则直接影响了第二次世界大战（简称二战）的战局。在现代药物研究中，每一次具有轰动效应的药物的出现一般都伴随着一种新类型天然药物里程碑式的发现（如吗啡、奎宁、可卡因、地高辛、华法林、青蒿素、紫杉醇、青霉素、链霉素、环孢霉素、西罗莫司、他汀类药物等），不但推动了科学的发展，也推动了人类健康的进步（图 1-17）。

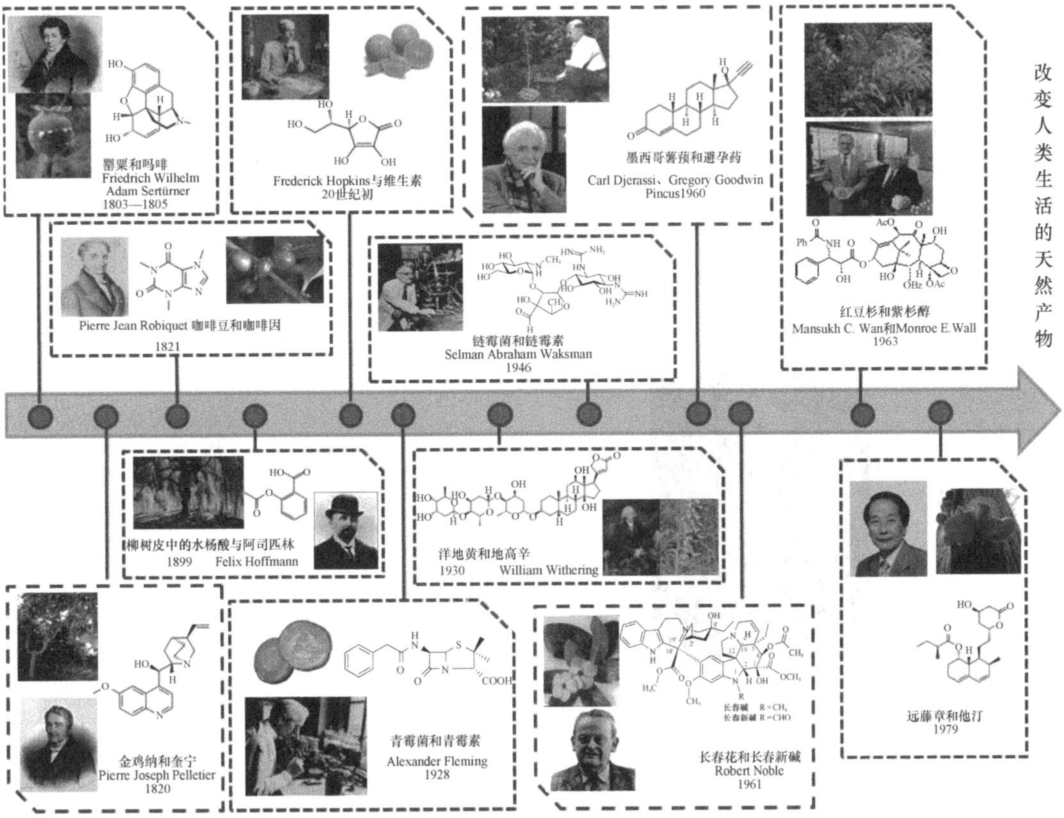

图 1-17　改变人类生活的天然产物

纵观天然药物的发展历程，20 世纪 50 年代以前，基本是以发现新化合物为主，但发展较为缓慢。以生物碱为例，1805～1935年这30年间，发现了30个生物碱，在1952年前，发现的生物碱总数才950个，而在1952～1962年的10年间，发现新生物碱就达1107个；在1962～1972年的10年间，发现新生物碱数目更是高达3443个。20世纪50年代以后，随着生物学的快速发展，人们开始了解更多的疾病发病的生物学机制，提出了更合理地针对受体的治疗干预方法，再加上有机化学的发展，科学家可以设计、合成更加理想的药物分子，所以到了20世纪50年代，有机合成药物和天然药物才开始达到了并驾齐驱的地位。在20世纪50年代以前，天然药物的发展需要克服两个因素：一是必须获得足够的化合物的量和纯度供临床研究和应用；二是必须弄清其化学结构。特别是后者，在20世纪前半期一些物理手段还没有普及以前，进展相当缓慢，一些结构复杂的天然产物，不仅研究过程烦琐、需要的样品量大，还常常出现错误，一个结构的研究可能需要一代又一代化学家用一生的时间去完成，如吗啡、胆固醇和士的宁等。从自然界发现天然药物的方法也是从最初的在民间应用的植物着手研究，如吗啡、奎宁、阿托品、士的宁、秋水仙碱、尼古丁、毒芹碱、乌头碱、吐根碱、藜芦碱、可可碱等毒性成分或含量大的酸性、碱性成分。有的是偶然发现（青霉素），有的是大规模筛选（链霉素、紫杉醇和喜树碱），有的是根据民间线索（地高辛、长春碱、长春新碱、西罗莫司、青蒿素），有的则是根据天然药物进一步简化、设计合成的药物，如根据筒箭毒碱合成了伴库溴铵（pancuronium），根据双香豆素合成了华法林，从软海绵素B（halichondrin B）到艾日布林，从替普罗肽（teprotide）到卡托普利（captopril）等。

20世纪也涌现出一批杰出的天然产物化学家，有些没有在文章中提及。例如，20世纪上半叶颇负盛名的有机化学家 Roger Adams（1889—1971，图1-18），他在千里光生物碱（crotalaria alkaloids）、环戊烯十一烷酸（hydnocarpic acid，图1-18）、dehydroacetic acid、棉酚（gossypol，图1-18）、大麻酚（cannabinol）、四氢大麻酚（tetrahydrocannabinol，THC，图1-18）、晁模醇（chaulmoogric acid）等方面的研究取得了大量的成果。Roger Adams 也是一位杰出的化学教育家，他在伊利诺伊大学（University of Illinois）担任了28年系主任，并于1946年获得普利斯·特里奖（priestley Medal），于1964年获首届美国国家化学奖（National Medal of Chemistry）。Ferdinand Bohlmann（1921—1991，图1-19），在菊科倍半萜及其化学分类等方面发表了约1453篇研究论文，有时一年超过70篇（1984年），在他那个时代可能只有 Robert Robinson 有过这样的高产纪录；Jeffrey Barry Harborne（1928—2002，图1-19）在黄酮类化合物（特别是花青素）及化学分类领域做出了很大贡献。

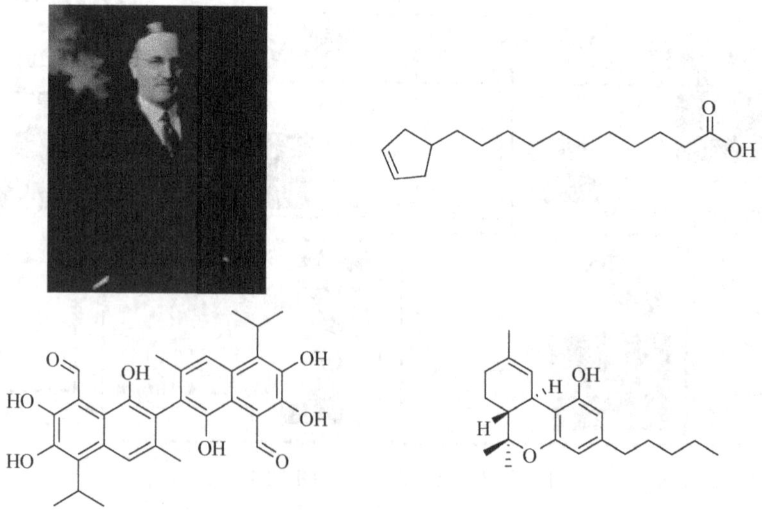

图1-18 Roger Adams（左上）与环戊烯十一烷酸（右上）、棉酚（左下）、四氢大麻酚（右下）

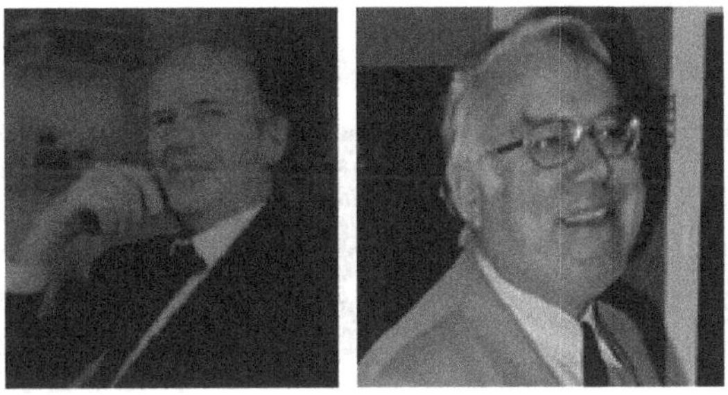

图 1-19 Ferdinand Bohlmann（左）和 Jeffrey Barry Harborne（右）

20 世纪 50 年代以后，各种物理手段迅速发展，大大加速了天然产物结构鉴定的进程。Carl Djerassi（1923—2015，图 1-20）、L. Viluz、M. Legrand 和 Gűnther Snatzke（1928—1992）等将手性光谱技术如旋光色散（optical rotatory dispersion，ORD）和圆二色谱（circular dichroism）引入有机化学进行结构鉴定。20 世纪 60 年代瑞士科学家 Richard Robert Ernst（生于 1933，图 1-20）将傅里叶变化技术引入核磁共振研究，大大提高了核磁共振仪的灵敏度，并为发展二维核磁共振（2DNMR）和核磁共振成像奠定了基础。中西香尔（Nakanishi Koji，生于 1927，图 1-20）在银杏叶内酯、蜕化类固醇（ecdysteroid）、梯状聚醚类海洋毒素的发现，以及在圆二色谱激子手性法、红外光谱、核欧沃豪斯反应（nuclear Overhauser effect，NOE）的应用等多个方面都做出了开拓性工作。

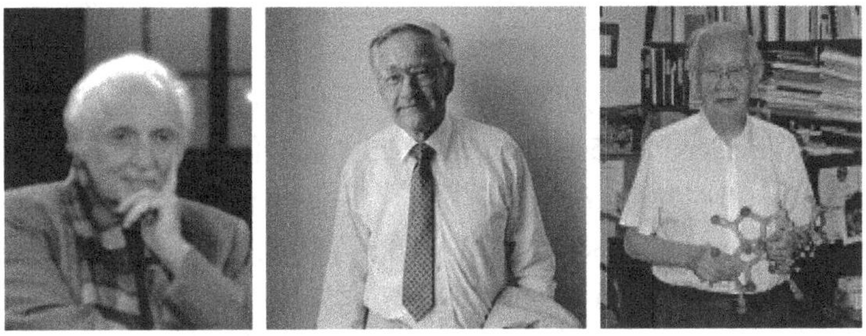

图 1-20 Carl Djerassi、Richard Robert Ernst、中西香尔（从左至右）

尽管早在 1891 年，细胞化学的奠基人、曾兼任过国际生理学会会长的诺贝尔奖得主、德国著名生物化学家 Albrecht Kossel（1853—1927，图 1-21）就提出了初级代谢（primary metabolism）和次级代谢（secondary metabolism）、初级代谢产物（primary metabolites）和次级代谢产物（secondary metabolites=natural products）的概念。但在 20 世纪 50 年代以前，普遍认为次级代谢产物是初级代谢过程中产生的废物（metabolic waste）或排毒物（detoxification products），如德国著名植物学家、植物生理学之父 Julius von Sachs（1832—1897，图 1-21）就认为，天然产物是新陈代谢过程中产生的副产物（by-products）。这种观点直到 20 世纪 70 年代才发生变化。20 世纪 70 年代初，*Phytochemistry* 主编 Jeffrey Barry Harborne（1928—2002）等提出了化学生态学“chemical ecology”的概念，认为天然产物在植物体本身的防御、拒食、通过颜色和气味吸引昆虫授粉等方面发挥着重要作用。共生现象最早是由德国真菌学和植物病理学先驱 Heinrich Anton de Bary（1831—1888，图 1-21）于 1879 年提出来的。20 世纪 50 年代末 60 年代初，欧洲植物化学会首任主席 E. C. Bate-Smith（1900—1989，图 1-21）提出了用植物的化学成分进行分类的思路。天然产物化学研究成为揭示自然界的生态现象（ecosystem）、亲缘关系（relationship）、共生关系（symbiosis）和相生相克（allelopathy）现象的重要手段（图 1-22）。

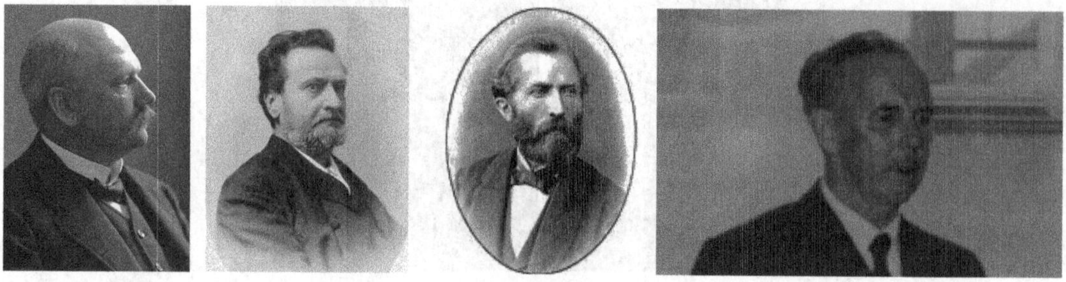

图 1-21 Albrecht Kossel、Julius von Sachs、Heinrich Anton de Bary、E. C. Bate-Smith（从左至右）

初级代谢形成的化合物中只有少数几个是次级代谢产物的“原料”，由这些简单的原料进一步在生物体内转化构成数目庞大、结构各异的天然化合物。如何发现其形成的原理、涉及反应的类型及机制引起了科学家们的极大兴趣。阐明一个生物合成的每个步骤，已不是仅认识一个天然产物，而是在探索天然产物的形成规律，科学家们关注的重点逐渐转移到天然化合物结构之间的联系及初级代谢和次级代谢产生的生源关系上。生物合成的理论同样有助于天然产物合成的设计和结构的推导，如仿生合成（biomimetic synthesis）的概念。迄今为止，生物合成研究已经发展成为颇具生命力的学科，其研究范围几乎涉及所有类型的天然产物。在生物合成研究领域还有大量的研究工作期待科学家们完成，如自然界不同生物体内中都存在哪些特异的生物化学反应？这些生物化学反应的酶学机制是什么？如何控制生物体内的代谢途径，以达到提高某些特定天然产物的产量或发现更具有临床应用价值天然产物的目的？

在 19 世纪有机化学和生物化学的研究非常密切，可以说是不可分离的两个交叉学科。例如，德国科学家 Felix Hoppe-Seyler（1825—1895，图 1-23）就是化学家兼生理学家，同时还是生物化学和分子生物学的奠基人。1844 年，法国药剂师、化学家 Theodore Gobley（图 1-23）从蛋黄中分离出卵磷脂（lecithin）。Felix Hoppe-Seyler 是第一个分离出纯的卵磷脂并确定其组成的化学家。被称为现代生物学之父的 Carl Alexander Neuberg（1877—1956，图 1-23）在 19 世纪末主要是研究乙醇的发酵，并于 1903 年引入“生物化学”这一名词（也有人认为是 Felix Hoppe-Seyler 引入），使其成为一门独立的学科，1911 年发现了羧化酶（carboxylase），他是《欧洲生物化学学会联盟》（*Federation of European Biochemical Societies*，FEBS）杂志的创始人。被誉为“农民出身的天才化学家”、获得 1907 年诺贝尔化学奖的德国化学家 Eduard Buchner（1860—1917，图 1-23）虽然是化学和植物学出身，最大成就则是在发酵领域。前文提到的法国化学家 Louis Pasteur 除了在化学领域的成就外，更大的贡献则是在微生物学领域，其创立了一整套独特的微生物学基本研究方法，成为近代微生物学的奠基人。最早提出受体（receptor）概念的著名细菌学家 Paul Ehrlich（1854—1915）是近代化学治疗的奠基人。德国化学家 Emil Fischer（1852—1919）也是现代生物化学的奠基人之一。

20 世纪 60 年代以后的天然产物化学取得了突飞猛进的发展，化学和生物学相互交融，彼此利用对方学科的新发展研究本学科的新问题，取得了一些突破性进展。纵观 20 世纪天然产物化学的发展主要体现在以下两个方面。

一是方法学的发展，各种色谱技术和鉴定技术的出现和完善，特别是制备型高效液相色谱和二维核磁共振技术的发展，拓展了天然产物化学的研究领域和对象，研究主体由植物，扩展到了昆虫、微生物、藻类和海洋生物。一些以前无法得到和鉴定的微量成分得以提取，如从 50 万头雌性蚕蛾中分离 12mg 的微量成分蚕蛾醇（bombykol，图 1-24），从 500kg 蚕蛹中分离出 25mg 的蜕皮激素（ecdysone），从数千升孕妇的尿液中提取微量雌酚酮（estrone，图 1-24）；一些结构更复杂化合物

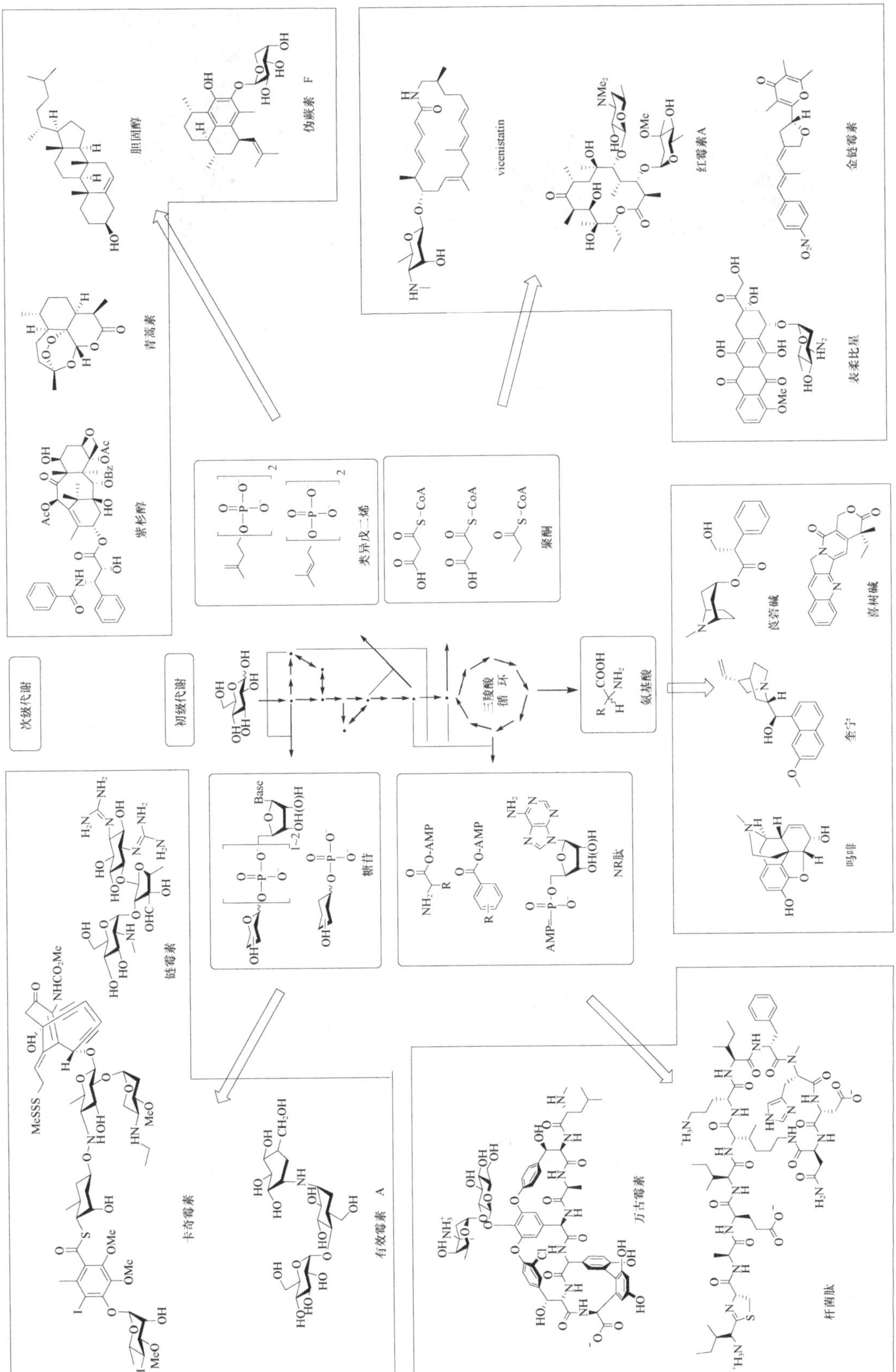

图1-22 次级代谢和次级代谢产物

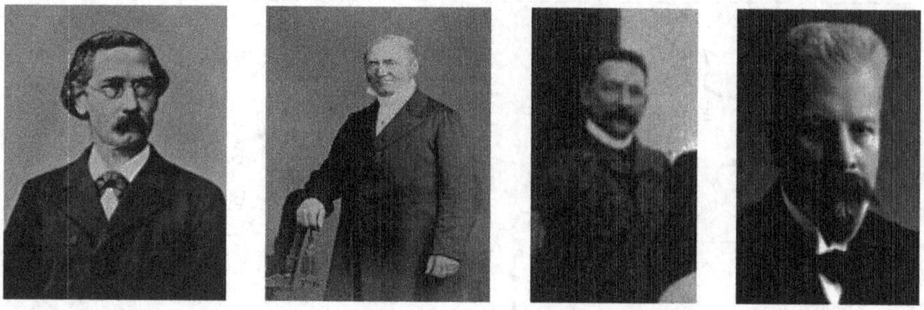

图 1-23 Felix Hoppe-Seyler、Theodore Gobley、Carl Alexander Neuberg 与 Eduard Buchner（从左至右）

得以分离和鉴定，如岩沙海葵毒素（palytoxin）和刺尾鱼毒素（maitotoxin），1989 年从 4000kg 鳗鱼中纯化出 0.35mg 西加毒素（ciguatoxin，CTX），主要依靠核磁共振波谱（nuclear magnetic resonance，NMR）技术搞清了 CTX 的结构。这一研究成果标志着海洋天然产物化学研究进入了快速发展期。

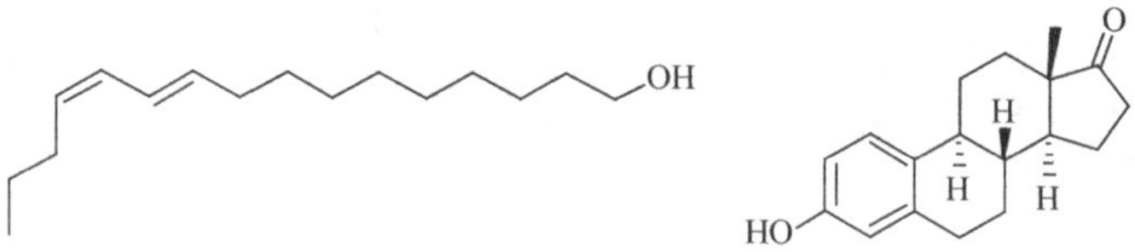

图 1-24 蚕蛾醇（左）与雌酚酮（右）

二是随着生物化学的发展促进了合成次生代谢产物研究，也促进了其与生物科学的交叉融合。例如，1964 年的诺贝尔生理学或医学奖获得者，美国哥伦比亚大学的 Konrad Emil Bloch（1912—2000）阐明了胆固醇的合成机制，发现羟甲戊二酰辅酶 A 还原酶（HMA-CoA reductase）是胆固醇合成过程中的关键酶。英国科学家、1975 年的诺贝尔化学奖获得者 John Warcup Cornforth（1917—2013）阐明了胆固醇的酶催化生物合成过程中的立体化学细节。远在日本、后来被称为他汀药物之父的远藤章（Endō Akira，生于 1933）受到启发，并从桔青霉 *Penicillium citrinum* 的培养液提取物中发现了能够有效地抑制胆固醇合成的美伐他汀（mevastatin），成就了后来的超重磅级降脂药他汀类药物。瑞士化学家 Duilio Arigoni（生于 1928）和英国化学家 Alan Rushton Battersby（1925—2018）则在酶催化萜类化合物和生物碱及叶绿素等方面做出杰出成就，并与美国化学家 Alastair Ian Scott（1928—2007）在维生素 B_{12} 的生物合成方面做出了杰出成就。

20 世纪 80 年代以后还出现了以生物活性独特的天然药物作为生命科学发展的工具药或分子探针（如秋水仙碱、喜树碱、紫杉醇、河豚毒素、西罗莫司、大田软海绵酸等）进行化学生物学研究，从而探明、确定新的药物靶点，阐明新的生物学功能、发病机制和作用、治疗机制的方法，并由此催生了一门新的学科——（天然产物）化学生物学。具有生物活性的小分子都是通过漫长的自然进化和选择的天然产物，没有这些生物活性独特的天然小分子药物，就不可能有今天生命科学日新月异的发展。现在和未来，生命科学都需要更新颖的天然小分子去帮助解决一些重大的医学难题。

大自然就像一个非常奇妙的高效绿色的天然产物“化工厂”，不仅为我们人类的衣食住行提供了所需的基本原料，也为自然界其他生物提供了生存基础。大自然是真正的化学合成大师，用最简单有限的原料，在温和条件下合成了自然界中具有新颖奇特结构的天然产物。研究表明，即使在生物合成途径中起始于同一前体，也可以通过氧化态升降、骨架重排、阳离子环化、缩合反应及周环反应等错综复杂的不同过程，产生具有高度结构多样性，特别是具有高度的立体选择性的天然产物（图 1-25）。

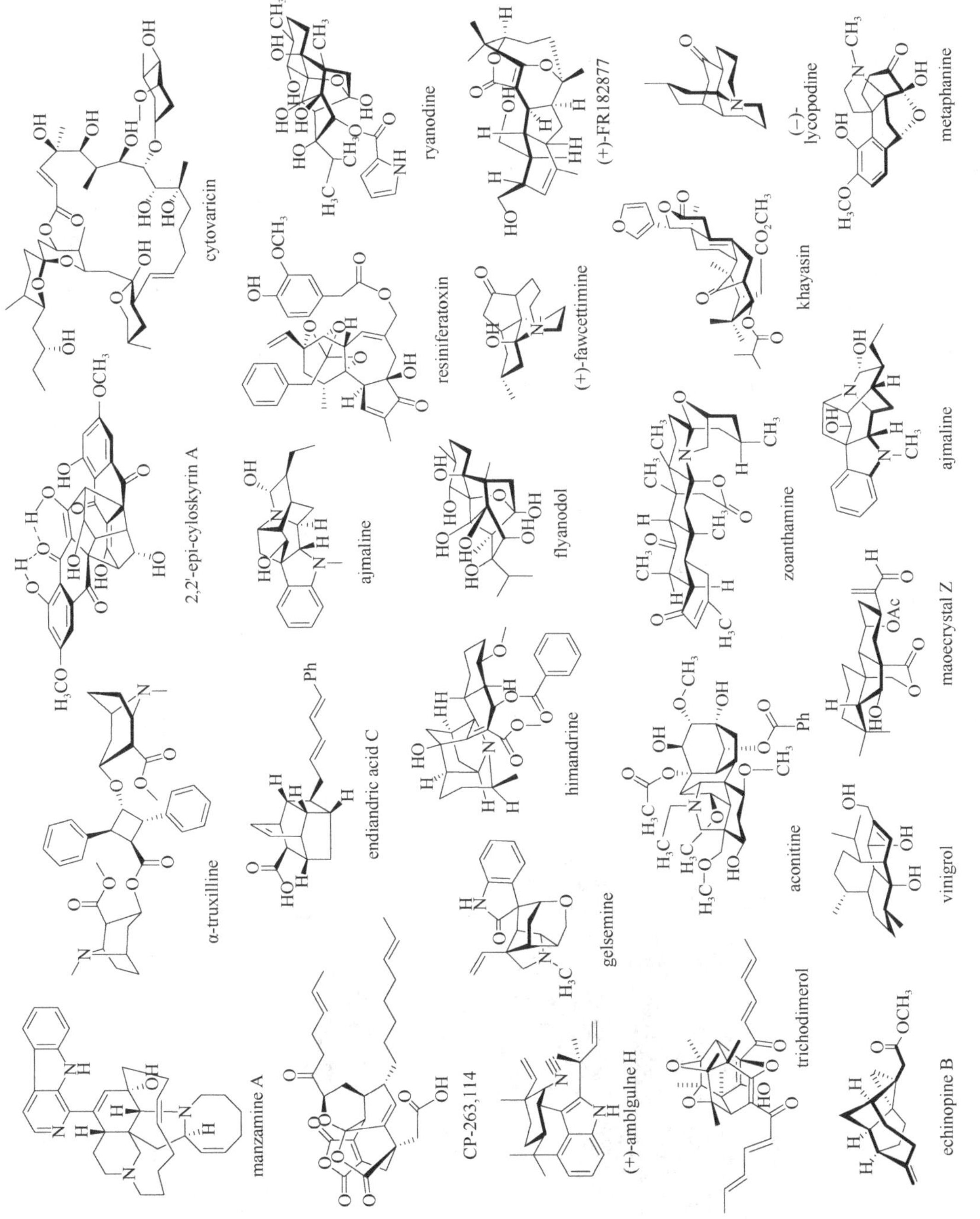
manzamine A
α-truxilline
2,2'-epi-cyloskyrin A
cytovaricin
CP-263,114
endiandric acid C
ajmaline
resiniferatoxin
ryanodine
(+)-amblgulne H
gelsemine
himandrine
flyanodol
(+)-fawcettimine
(+)-FR182877
trichodimerol
aconitine
zoanthamine
khayasin
(−)-lycopodine
echinopine B
vinigrol
maoecrystal Z
ajmaline
metaphanine

图 1-25 结构优美的天然产物

天然产物新颖独特的化学结构和生物活性吸引着无数有机化学家的目光（图 1-25）。天然产物的全合成研究也成为推动有机化学发展的主要动力之一。它从思想与方法、策略与技巧、毅力与意志等方面不断对有机化学家提出新的挑战。纵观百年诺贝尔化学奖获奖者，因为在天然产物全合成方面的突出成就而获奖者人数众多，代表人物如 1902 年获奖者 Emil Fischer（1852—1919），合成了糖类及嘌呤衍生物；1905 年 Adolf Von Baeyer（1835—1917），合成靛蓝，对有机染料和芳香族化合物的研究做出重要贡献；1930 年 Hans Fischer（1881—1945），合成血红素；1947 年 Robert Robinson（1886—1975），从事生物碱结构和合成研究（图 1-26）；1950 年 Otto Paul Hermann Diels 和 Kurt Alder，发现了双烯合成反应及其应用，即 Diels-Alder 反应；1965 年 Robert Burns Woodward（图 1-26），合成了胆甾醇、皮质酮、马钱子碱等多种复杂有机化合物；1990 年 Elias James Corey，合成了银杏内酯、前列腺素、Et743 等众多复杂的天然有机化合物，创建了一种独特的有机合成理论即逆合成分析，等等。20 世纪 60 年代以前，全世界有勇气从事复杂天然产物研究的科学家不足 10 人，其中最为杰出的当属美国的 Robert Burns Woodward、Elias James Corey 和 Gilbert Stork（图 1-26）等大师级化学家。正是由于这些科学家的开拓性工作，70 年代以后，涌现出了大批优秀的有机合成化学家（图 1-26），他们也培养了一大批承上启下的天然产物全合成大师，如美国哈佛大学的岸义人（Yoshito Kishi）、Kyriacos Costa Nicolaou、Samuel J. Danishefsky 和英国的 Steven V. Ley 等，他们合成了大量复杂的天然产物。同期大师还有美国有机化学家 David A. Evans（生于 1941），其代表性合成天然产物为 pectenotoxin-4 和 pectenotoxin-8；Larry E. Overman（生于 1943），代表性合成天然产物士的宁、batzelladine、crambescidin、briarellin；Paul Wender（生于 1947），代表性合成天然产物紫杉醇、phorbal、apoptolidin、RTX、HIV Tat、bryostatin；Barry Martin Trost（生于 1941）代表性合成天然产物 bryostatin 16；年轻的有机合成化学新星 Phil S. Baran（生于 1977）代表性合成天然产物 palau amine、ingenol、ambiguine H、welwitindolinone A、fischerindole I。1939 年，美国化学家 Russell E. Marker（图 1-27），从植物洋菝葜中提取出皂苷元，只用一个简单的工艺步骤就将其转化为孕酮，再进一步将其转化为睾酮和雌酮也很简便。随后，

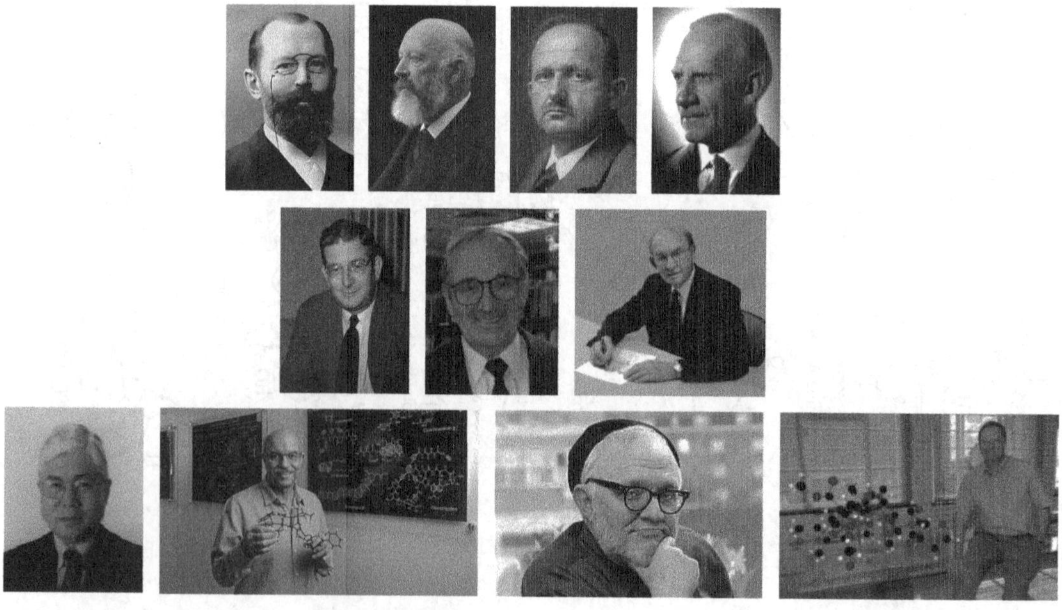

图 1-26 Emil Fischer、Adolf Von Baeyer、Hans Fischer、Robert Robinson、Robert Burns Woodward、Elias James Corey、Gilber Stork、岸义人、Kyriacos Costa Nicolaou、Samuel J. Danishefsky 和 Steve V. Ley（从上至下，从左到右）

Russell E. Marker 又发现薯蓣皂苷元也是理想的合成甾体化合物的原料。这类方法被称为半合成法。著名抗肿瘤药物紫杉醇目前还是采用半合成法生产，这一方法于 1988 年由法国科学院院士、欧洲科学院院士 Pierre Potier（图 1-27）发明，1989 年美国佛罗里达州立大学化学家 Robert A. Holton（图 1-27）加以改进，完成工业化应用，从可再生的针叶中提取母核 10-deacetyl baccatin Ⅲ，然后通过人工加上 13-位侧链。

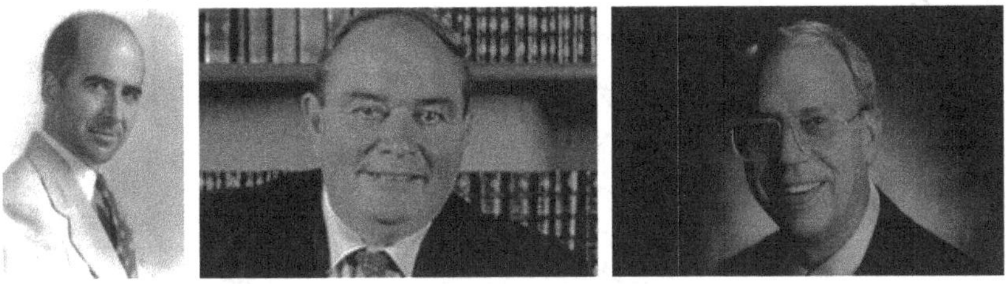

图 1-27 Russell E. Marker、Pierre Potier 和 Robert A. Holton

复杂天然产物的化学全合成（图 1-28）已经成为有机化学领域中最为活跃的一个分支，并提出了原子经济性（atom economy）、步骤经济性（step economy）和氧化还原经济性（redox economy）等全合成新理念，大大推动了有机化学的发展。通过全合成、半合成、制备衍生物来获得自然界稀有的天然产物，对于天然资源的可持续利用、环境生态保护，尤其是对珍稀特种生物资源的保护，都具有长远的战略意义。

近年来仿生合成（biomimetic synthesis）越来越受到科学家们的重视。1917 年，英国化学家 Robert Robinson（1886—1975）超时代地提出仿生合成（biomimetic synthesis）的观点并完成了托品酮（tropinone）的仿生合成。托品酮仿生合成的成功，不但开创了仿生合成的先河，也促成了有机合成化学的分支仿生合成学科的诞生（图 1-29）。同时该合成也被称作合成美学的萌芽和最早逆合成分析的启蒙，也是串联反应方法学的开端。斯坦福大学的 William Summer Johnson（1913—1995）博士把甾体化合物的全合成推向了极致。William Summer Johnson 博士采用巧妙的仿生合成方法完成了孕甾酮（progesterone）的全合成，这是天然产物全合成历史上的一个里程碑（图 1-30）。Clayton Heathcock（生于 1936）博士仿生合成的虎皮楠生物碱前体化合物 *proto*-daphniphyllin 又是一个新的里程碑（图 1-31）。

尽管天然产物结构新颖多样、生物活性广泛，但是，我们也应知道，不管是植物还是微生物，它们合成这些小分子的目的是为了自身生存的需要，并不是为了我们开发新药，因此要作为药用，这些小分子更多的时候会存在活性不够强、毒副作用较大、体内药动学参数不理想等问题，这就需要用化学家和生物学家的智慧和专业知识对它们进行修饰、改造，甚至根据活性基团重新进行设计，从而更好地为我们人类健康服务。

其实，生命的过程就是一系列精密的化学反应的过程，如光合作用、葡萄糖的代谢和三羧酸循环、各种激素从合成到发挥作用等（图 1-31）。1933 年美国科学家 George David Wald（1906—1997，图 1-32）在视网膜中发现维生素 A_1[视黄醇，retinol，又称视网醇，是我们眼睛的感光材料（the molecule of vision），β-胡萝卜素在人体肝脏中也可以转换成视黄醇，进而保护眼睛，图 1-33]的存在，并在 1955 年通过研究发现视觉是由三种分子完成：视网膜紫质（rhodopsin）、维生素 A_1 和视黄醛，对视觉产生的机制进行了阐明并因此获得了 1967 年的诺贝尔生理学或医学奖（图 1-33）。

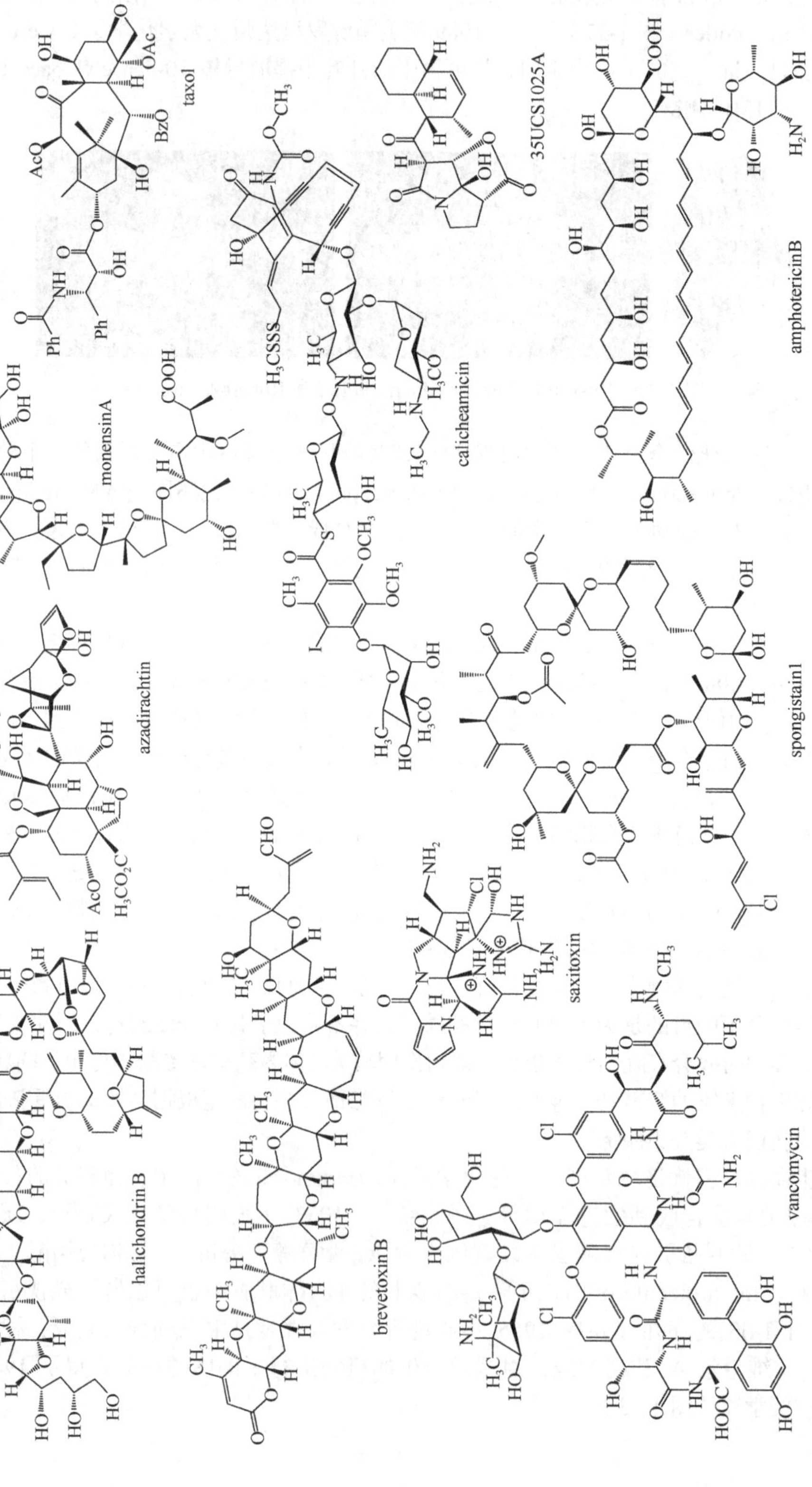

图 1-28 已完成化学全合成的具代表性的复杂天然产物

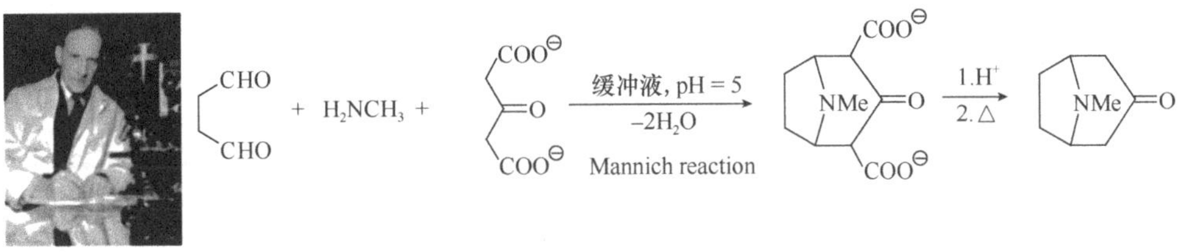

图 1-29 Robert Robinson 教授的托品酮的仿生合成反应路线示意图

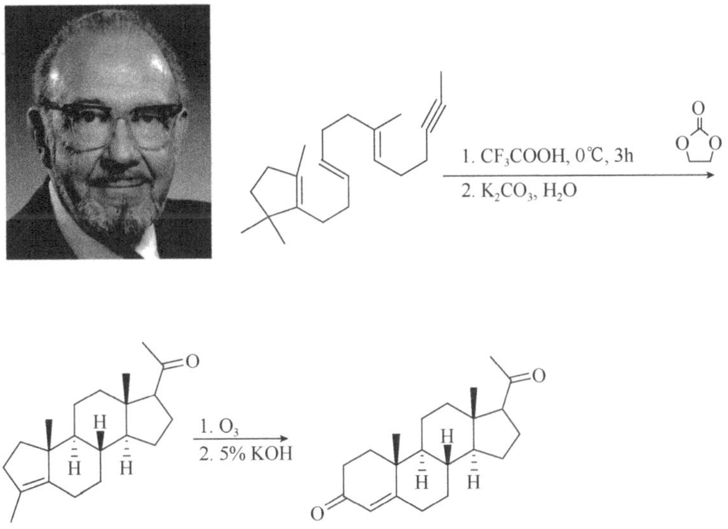

图 1-30 William Summer Johnson 博士的黄体酮的仿生合成反应路线示意图

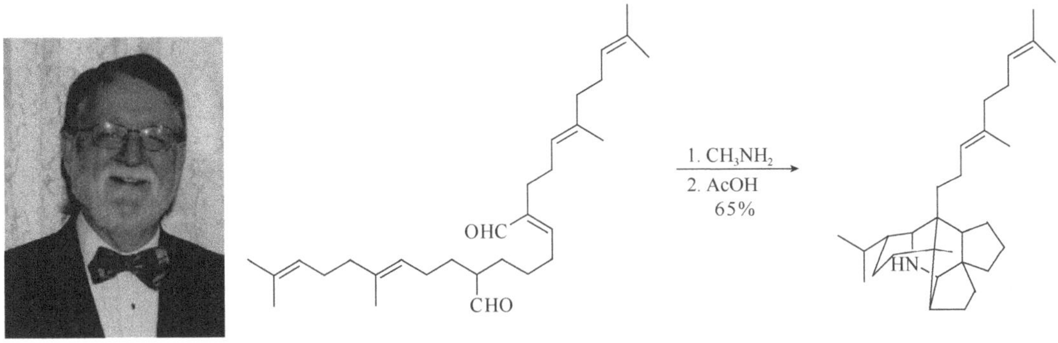

图 1-31 Clayton Heathcock 博士的虎皮楠生物碱前体化合物 *proto*-daphniphylline 的仿生合成反应路线示意图

本书没有专门关于提取分离方面的文章。在实验室，除了最常用的普通柱色谱、高效液相色谱等常用方法外，最常用的就是闪柱色谱（flash column chromatography，图 1-34）。它是美国有机化学家、原哥伦比亚大学教授 W. Clark Still（生于 1946，图 1-34）博士的发明，与之相关的一篇论文（*J Org Chem*，1978，43：2923-2925）是美国化学会引用率最高的文章之一，1981 年闪柱色谱取得美国专利(United States Patent 1981 October 6：4293422)。闪柱色谱可以应用更细的硅胶(300～400 目)，通过加压大大提高了分离效率。

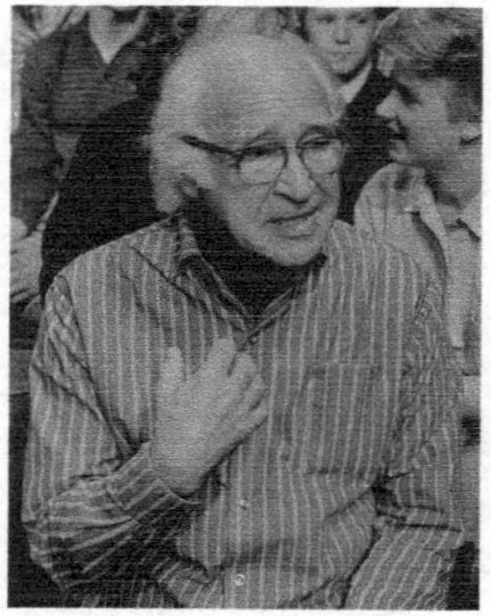

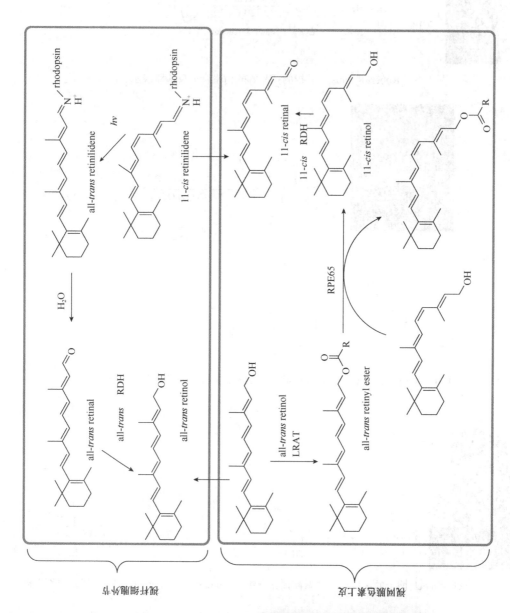

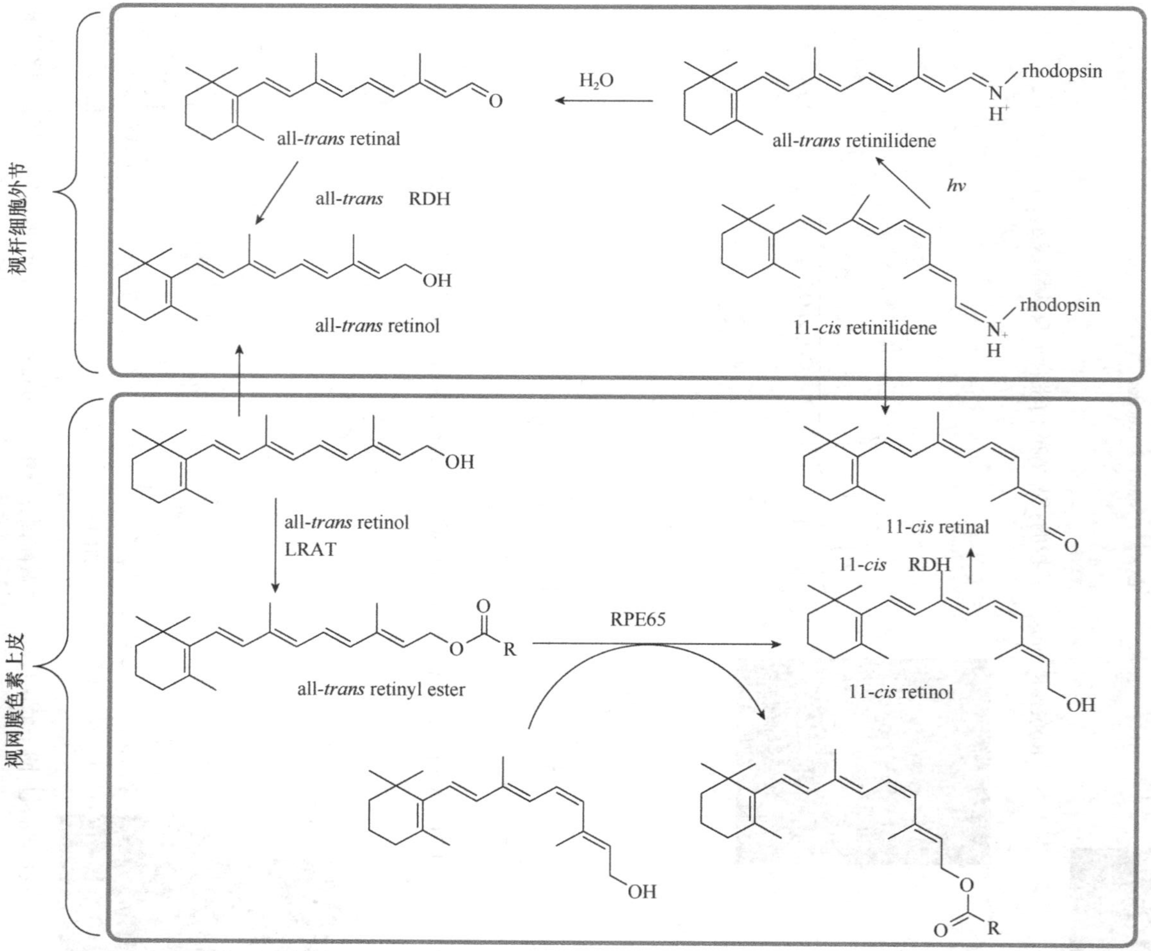

图 1-32 George David Wald 和眼睛视觉过程的化学机制

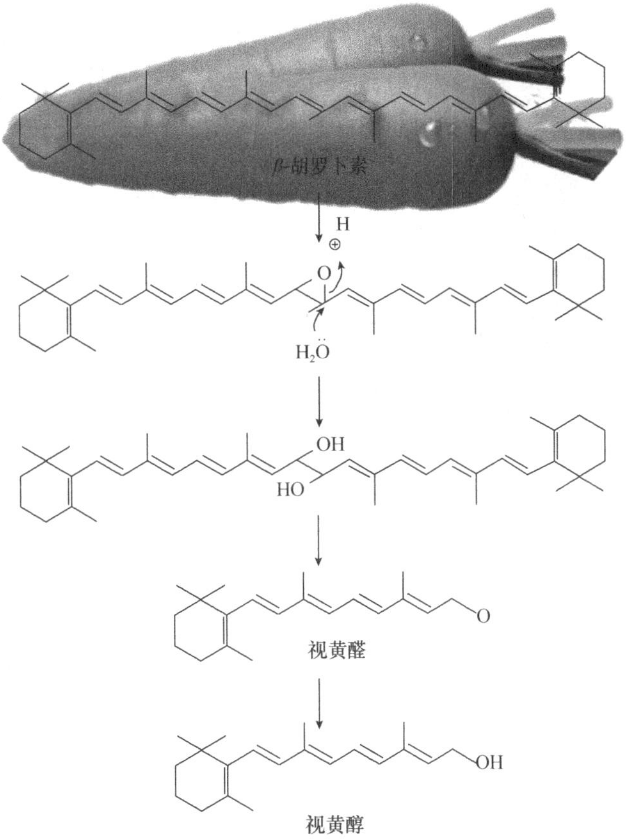

图 1-33 肝脏把 β-胡萝卜素转化成视黄醛和视黄醇的过程

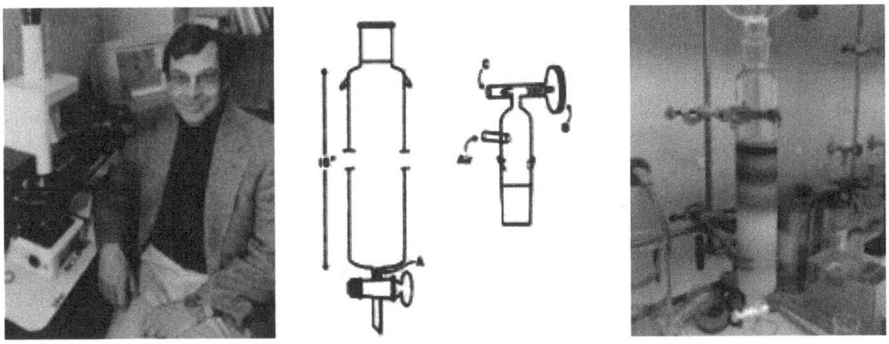

图 1-34 W. Clark Still 和闪柱色谱

天然产物化学经历了两个多世纪的发展，先是法国比较领先，然后转移到德国，英国和瑞士也曾成为天然产物化学的研究中心，进而转移到美国。和西方形成对比的是东方在天然产物化学研究方面还比较落后。日本现代药学的鼻祖，日本药学会的创始人长井长义（Nagayoshi Nagai，1845—1929，图 1-35）是在明治维新后第一批派去德国学习的留学生，1871 年他进入德国化学家 August Wilhelm von Hofmann（1818—1892）的实验室学习，1883 年回国担任东京大学教授，1887 年分离出麻黄碱（ephedrine）；1902 年他从毛鱼藤（*Derris elliptica*）中分离出纯的鱼藤酮（rotenone）。我国天然药物化学的创始人赵承嘏（1885—1966，图 1-35）早年也是留学欧洲，导师分别是化学家 William Henry Perkin Jr.（1860—1929，小柏琴）和著名的天然产物化学家 Amé Pictet

（1857—1937）；William Henry Perkin Jr.就是著名的Perkin反应的发现者，也是William Henry Perkin教授的长子。William Henry Perkin Jr.和他的硕士研究生Norman Haworth（1883—1950）确定了小檗碱的结构，和他的学生Robert Robinson研究了士的宁。赵承嘏的留学经历与长井长义颇为相似，只是长井长义早了30年。

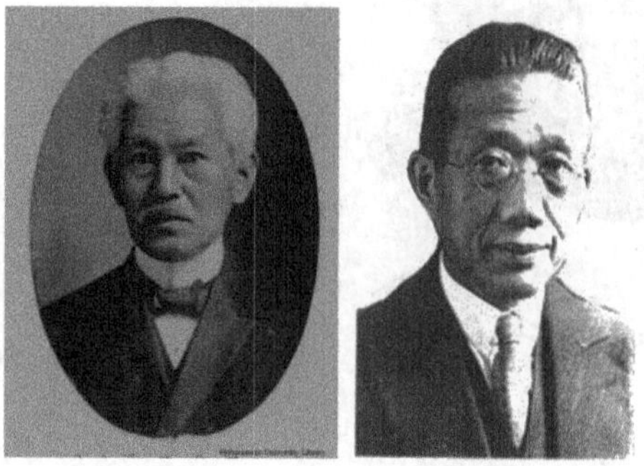

图 1-35 长井长义（左）与赵承嘏（右）

我国现代天然产物化学的研究起步较晚，但自20世纪上半叶起，在赵承嘏、陈克恢、刘绍光、朱子清、张昌绍、曾广方等老一辈科学家的努力下也取得了举世瞩目的成绩，如延胡索、贝母、常山、麻黄、补骨脂等的研究成果。他们从传统中药和民间草药中开发出一系列新药（图 1-36），如罗通定、常咯林、丙戊酸钠（抗癫灵）、樟柳碱、山莨菪碱（654-1，654-2）、亮菌甲素、生育酚、冬凌草乙素、丁苯酞（恩必普）、石杉碱甲、联苯双酯（后来继续结构改造得到的双环醇）、关附甲素等。经过几代人的努力，在天然产物化学领域，从20世纪90年代末期开始赶上了世界先进水平，某些领域已居世界领先水平，如二萜生物碱、紫杉烷二萜、番荔枝内酯、香茶菜对映-贝壳杉烷类二萜化合物、虎皮楠生物碱、植物环肽、柠檬苦素类化合物、五味子科植物降三萜、倍半萜和二萜类化合物的二聚体等。2015年屠呦呦研究员因发现青蒿素获得诺贝尔生理学或医学奖，这是具有重要治疗作用的植物来源天然药物首次获得诺贝尔奖。

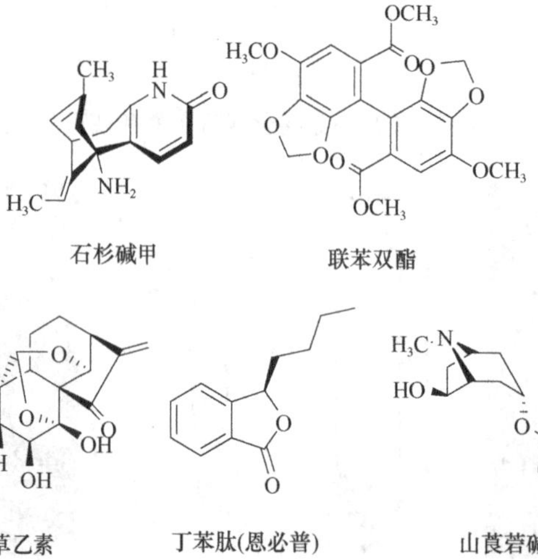

图 1-36 我国科学家研发的一部分药用天然产物

化学是连接物理学与生物学的一个桥梁（图 1-37）。天然产物更是连接化学和生物学的一个天然的通道和不同生物个体之间的化学语言。结构新颖、生物活性独特的天然产物不仅是推动有机化学发展的动力，也是推动生命科学发展的动力。学习好天然产物化学这门课程、了解天然产物的结构与功能，对于新药研究与开发、对于探索药物作用机制、对于加深对生命科学的认识和开展现代分子生物学研究都具有十分重要的科学意义。

大自然是最好的合成化学家，它更像一个取之不竭用之不尽的超级化学工厂，创造了许多令人难以置信的小分子，如河豚毒素、保罗碱和化学家认为不可能存在的原子组合——青霉素和青蒿素。所以，大自然才是我们最好的老师，我们也应当以谦逊的态度勤于并善于去请教大自然。作为

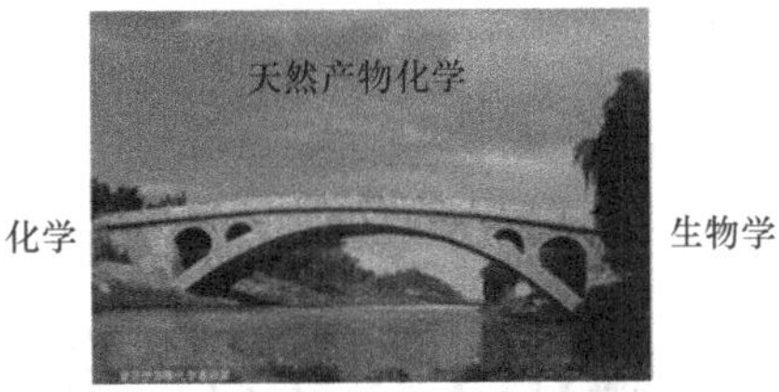

图 1-37　天然产物化学是连接化学和生物学的桥梁（赵州桥）

科研工作者，我们在向大自然学习的同时，也需要不断探索并拓展研究的边际，去努力尝试超越大自然，这不仅仅能从大自然中发现天然药物，还能在实验室或工厂以更高的效率合成生产它们，摆脱对大自然资源的依赖才是最终目的。目前，我们还不能做到用全合成的方法生产在大自然发现的青霉素、紫杉醇、青蒿素、奎宁等天然药物，天然药物化学研究任重而道远。我们相信天然产物化学研究会吸引越来越多研究者的兴趣，也必将继续为人类做出更大的贡献。

第2章 早期的天然产物化学研究

一、从近代化学的萌芽到有机化学的诞生

化学（chemistry）是一门古老的学科之一，最早的化学活动来自于人类祖先对各种天然物质的探索与应用。数千年前，人类从自然界发现糖，糖经发酵可酿制成酒，酒能够进一步变成醋，虽然当时技术原始且产物纯度有限，但这几乎就是最早的“天然产物提取”与“有机化学反应”了。文艺复兴之后，西方科学开始发展，1661年英国化学家罗伯特·威廉·波义耳（Robert William Boyle，1627—1691，图2-1）出版了一本对化学发展产生重大影响的著作《怀疑派化学家》（*The Skeptical Chemist*），对古希腊以来统治欧洲数千年的四元素说（the four element theory）提出质疑，Robert William Boyle认为，只有那些不能用化学方法再分解的简单物质才是元素，他由此建立了燃素学说（the phlogiston theory）并把化学确立为一门独立的科学，后世也将1661年作为近代化学诞生的元年。

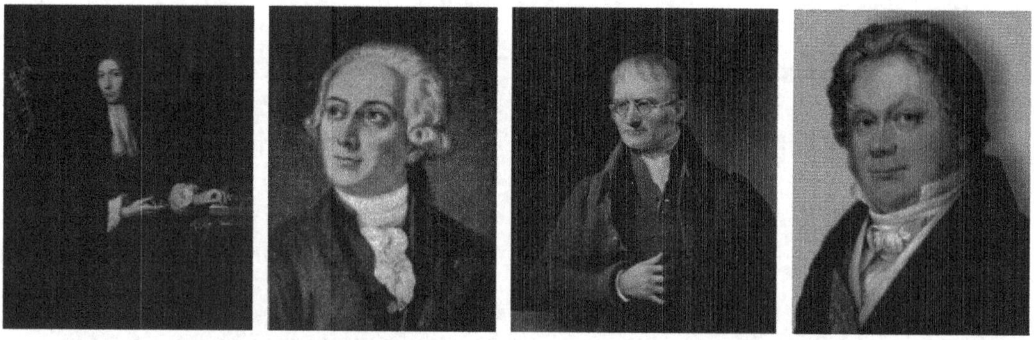

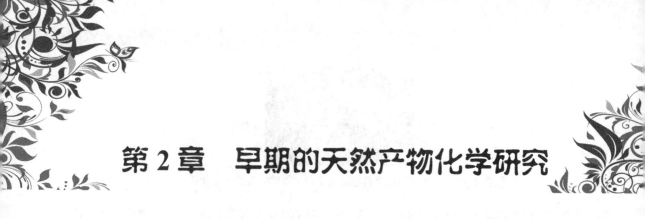

图2-1 Robert William Boyle、Antoine-Laurent de Lavoisier、John Dalton与Jakob Berzelius（从左至右）

此后，又经过百余年发展，法国化学家安托万·劳伦特·德·拉瓦锡（Antoine-Laurent de Lavoisier，1743—1794，图2-1）于1777年首次用定量化学（from a qualitative to a quantitative science）阐明了燃烧理论，发表了《燃烧概论》，不仅提出了燃烧作用的氧化学说，也发现大多数有机化合物都是由碳、氢、氧及氮组成，为化学定量分析的建立奠定了基础。1789年又发表了《化学基本论述》（*Traité Élémentaire de Chimie*）这部化学史上划时代的著作，Antoine-Laurent de Lavoisier也被后世尊称为“化学之父”（the father of chemistry）。

1808年英国化学家、物理学家约翰·道尔顿（John Dalton，1766—1844，图2-1）出版了《化学哲学的新体系》（*A New System of Chemical Philosophy*），提出了近代系统原子理论（atomic theory），为化学的发展奠定了基础。John Dalton也因此被称为“近代化学之父”（father of modern chemistry）。为纪念这位化学家，人们以他的名字道尔顿作为原子量的单位。

1806年瑞典化学大师Jakob Berzelius（1779—1848，图2-1）首先提出“有机化学”（organic chemistry）这一概念，以区别于“无机化学”（inorganic chemistry）。他也是第一位倡议使用化学元

素拉丁名的首字母来代表化学元素的科学家，还在 1836 年提出了“催化”（catalysis）的概念。1810 年，Jakob Berzelius 提出了著名的“生命力学说”（vitalist hypothesis，vitalism），他认为生命以外的物质都属于无机物，无机物没有“生命”，所以可以被人工合成出来，但有机化合物是由一种神奇的力量——生命力（vital force）创造出来，只能从动植物等生命体中提取得到，并不是经人力所能够合成的。由于“生命力”这一概念符合当时的宗教观念，因此在社会上深入人心，并统治了主流化学界近半个世纪，虽然“生命力学说”所认为的“有机物只能从生命体中提取”这一观点也引导着大批科学家从自然界中寻找各类天然产物，但这一学说却从根本上歪曲了有机化学的本质，也极大阻碍了化学的正确发展。

然而，科学的探索最终会指向真理的方向。曾在 Jakob Berzelius 实验室工作过的德国化学家维勒（Friedrich Wöhler，1800—1882，图 2-2）使用氰酸和氨水合成氰酸铵（ammonium cyanate）时，加热蒸干溶剂后得到的产物并不是铵盐而是尿素（urea，图 2-3），这首次证明了有机物是可以从无机物合成的，1828 年他将这一惊人结论进行了发表，这对生命力学说而言无疑是一个沉重打击。

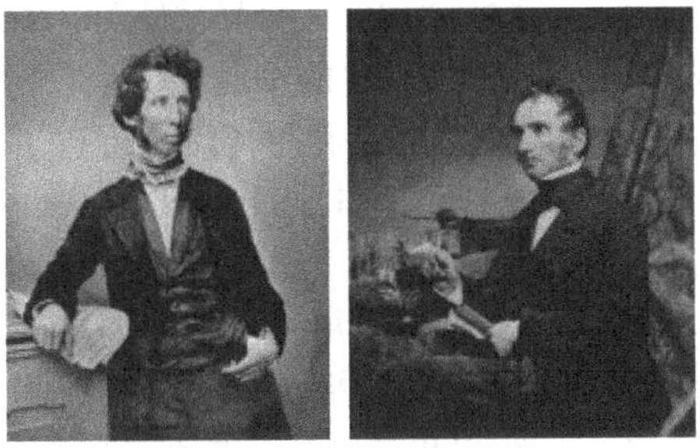

图 2-2　Friedrich Wöhler 与 Justus Freiherr von Liebig

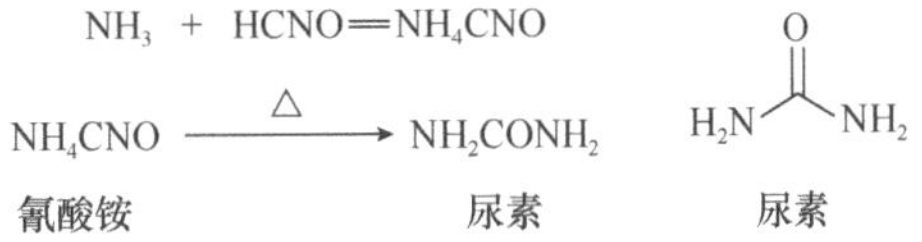

图 2-3　Friedrich Wöhler 的尿素合成与尿素的化学结构

1845 年，Friedrich Wöhler 的学生、德国化学家 Hermann Kolbe（1818—1884，图 2-4），通过二硫化碳（carbon disulfide）合成了乙酸，再次证明有机物可以人工合成。Hermann Kolbe 还首先提出了“有机合成”（synthesis）的概念，发明了著名的 Kolbe–Schmitt 反应（Kolbe-Schmitt process），为乙酸水杨酸（salicylic acid）和阿司匹林（aspirin）的合成奠定了基础，为现代有机化学做出了诸多开创性贡献。Friedrich Wöhler 和 Hermann Kolbe 之后，多位著名的化学家，如法国的 Marcellin Berthelot（1827—1907，图 2-4）、Michel Eugène Chevreu 等都通过自己的研究成果变成了赋予无机物“生命力”的“魔术师”，一系列的有机化合物在实验室中被合成出来，根深蒂固的生命力学说终于被彻底推翻，有机化学进入到了合成的新阶段。

Friedrich Wöhler 自幼就对化学抱有浓厚兴趣，1820 年考入马尔堡大学（Philipps University of Marburg）学习医科，期间坚持自学化学并开展实验，他的化学研究成果发表后还引起了 Jakob Berzelius 等学术权威的注意。1821 年 Friedrich Wöhler 转入鲁普莱希特-卡尔斯-海德堡大学（Ruprecht-Karls-Universitaet Heidelberg），在化学家 Leopold Gmelin 的实验室进行学习，1823 年取得医学博士学位。在海德堡大学学习时，Friedrich Wöhler 在 Leopold Gmelin 指导下进行氰酸银（silver cyanate）研究，确定了它的化学组成。毕业后，Friedrich Wöhler 前往瑞典在 Jakob Berzelius 的实验室工作一年，1825 年回国。

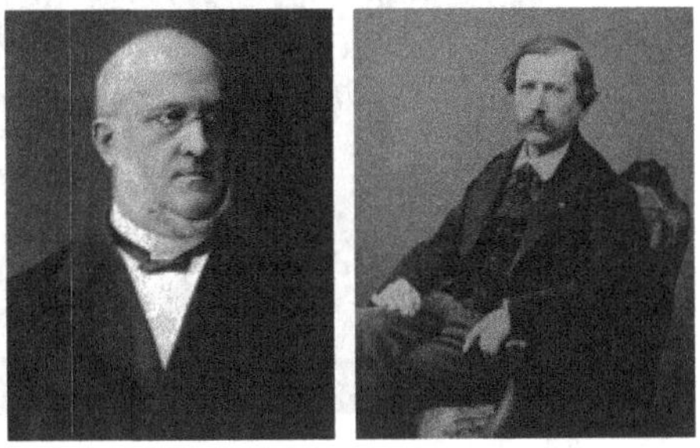

图 2-4　Hermann Kolbe 与 Marcellin Berthelot

在法国巴黎 Joseph Louis Gay-Lussac 研究室学习的另一位德国化学天才 Justus von Liebig 注意到了 Friedrich Wöhler 关于氰酸银的论文，Justus von Liebig 正在进行雷酸银（silver fulminate）的化学组成分析研究，他发现自己测得的雷酸银的化学组成与 Friedrich Wöhler 报道氰酸银的化学组成几乎完全相同，而这两个化合物化学性质却截然不同——雷酸银极易爆炸，氰酸银却十分稳定。针对这一问题，两位年轻的化学家展开了激烈的学术讨论，并重复了自己的实验，两人均未发现自己的测定存在错误。

在瑞典学习时，Friedrich Wöhler 曾向老师 Jakob Berzelius 请教过氰酸银与雷酸银的问题，当时 Jakob Berzelius 只是认为两个测定结果中存在实验失误，并未继续深究下去。数年后，当 Friedrich Wöhler 使用氰酸铵制备尿素轰动学界时，虽然起初 Jakob Berzelius 一度极力维护“生命力学说”，但是很快他就开始客观认识 Friedrich Wöhler 的实验结果，并从中获得启发。Jakob Berzelius 注意到氰酸铵与尿素相同的化学组成，想起了氰酸银与雷酸银这对分子式相同的化合物，于是开始留心研究这一问题。之后，Jakob Berzelius 又发现酒石酸和葡萄酸也有类似情况，终于意识到这是在有机化合物中普遍存在的现象，他由此建议把组成相同而性质不同的物质称为“同分异构体”（isomer），而氰酸银与雷酸银就是化学史上首对被发现的同分异构体。同分异构现象的发现及其理论上的阐明，是在物质组成和结构理论发展中迈出的重要一步，它开始了分子结构问题的研究，促进了有机化学的发展。作为一位伟大的化学家和杰出的教育家，Jakob Berzelius 与 Robert William Boyle、Antoine-Laurent de Lavoisier、John Dalton 并称为近代化学的奠基者。

Friedrich Wöhler 成名之后，仍旧工作勤勉、为人谦和，曾在法兰克福、柏林等地任教。Friedrich Wöhler 翻译了许多 Jakob Berzelius 的文章，自己也写了教科书《无机化学平面图》（1831）和《有机化学平面图》（1840）等，他一生发表过 270 多篇化学论文，获得世界各国给予的荣誉纪念达 300 余种。

尤斯图斯·冯·李比希（Justus von Liebig，1803—1873，图 2-2）是德国最著名的化学家之一，他在农业和生物化学方面也做出非常重要的贡献。Justus von Liebig 创造了一种全新的有机元素燃烧分析方法，主要用于化合物中碳和氢的检测，不仅精确度很高，而且实验快速，大大提升了有机分析的工作效率，后来这种分析方法被称为“李比希法”（Liebig method）。Justus von Liebig 发明并推广了许多精巧实用的分析仪器，如李比希五球仪（Liebig's five-bulb apparatus，Kaliapparat，图 2-5），这一仪器是李比希法中一个关键的设备，美国化学会的标志（图 2-5）上就绘有它的图案；著名的“李比希冷凝器”（Liebig condenser，图 2-5）也是经由 Justus von Liebig 的大力推介而得到广泛使用的，至今仍是化学实验室中的一种常见玻璃仪器。这一冷凝器虽然冠以 Justus von Liebig 的姓氏，实际上它是由德国化学家 Christian Ehrenfried Weigel（1748—1831）在 1771 年发明的。

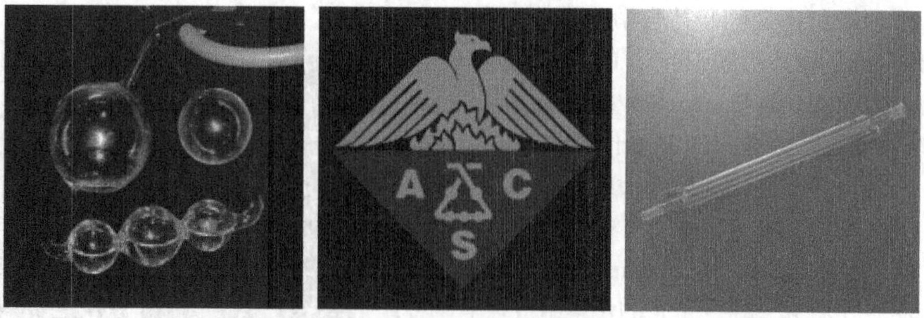

图 2-5　李比希五球仪、美国化学会的标志和李比希冷凝器

Justus von Liebig 的另一伟大创举是首先将实验教学引入化学课程，他在吉森大学（University

of Giessen)创建了人类历史上第一个化学教学实验室（图 2-6），发明了面向学生的化学实验室的教学方法，把化学教育抽象的理论教学转化为实验教学，因为这一创新他被誉为历史上最伟大的化学教育家之一，为纪念 Justus von Liebig 的伟大成就，吉森大学后更名为李比希大学（Justus Liebig University Giessen）。

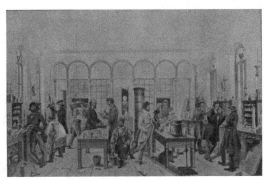

图 2-6　Justus von Liebig 创建的化学教学实验室

Justus von Liebig 培养了一大批世界著名的化学家，如德国的 August Wilhelm von Hofmann、Friedrich August Kekulé、Robert Wilhelm Bunsen，英国的 Alexander William Williamson、Edward Frankland，法国的 Charles Adolph Wurtz、Joseph Achille Le Bel、Charles Frédéric Gerhardt，俄国的 A. Woskresensky 等，这些化学家不仅在各自领域做出了杰出贡献，他们很多人回到祖国后按照李比希大学实验室的模式，建立了一批面向学生的教学实验室，培养出大量优秀的化学人才，从此化学界诞生了著名的“Liebig 学派”（亦称为吉森学派），李比希大学成为世界化学的“圣地”，德国也取代法国成为世界化学研究中心，Justus von Liebig 因此被尊称为“有机化学之父”。据统计，1960 年以前，获得诺贝尔化学奖的 60 人中有 44 人是出自 Liebig 学派，Justus von Liebig 对世界上有机化学的科学发展具有深远影响。

Justus von Liebig 与 Friedrich Wöhler 因雷酸银与氰酸银的学术争论相识，从此建立起长达数十年的深厚友谊，并开始了深入的学术合作。1832 年，他们从苦杏仁（bitter almonds）中得到苦杏仁油，并制备得到苯甲醛、苯甲酸、苯酰氯、苯酰胺等一系列衍生物，Justus von Liebig 与 Friedrich Wöhler 研究发现这些衍生物中都存在分子组成为 C_6H_5—CO—的相同基团，即苯甲酰基（benzoyl），他们由此建立起了“基团理论”，Justus von Liebig 认为“有机化学就是复杂基团的化学”。Justus von Liebig 与 Friedrich Wöhler 还曾合编《纯粹与应用化学词典》一书。

虽然 Jakob Berzelius 提出了“有机化学”的概念，但是，直到 Friedrich Wöhler 合成尿素，人们才开始逐渐真正认识到有机化学的本质，因此有科学史学家将 Friedrich Wöhler 合成尿素称为“Wöhler 神话”（Wöhler myth），这一事件也常被认为是有机化学学科真正诞生的标志。在这一时期，经过以 Friedrich Wöhler 和 Justus von Liebig 为代表的化学家们努力探索、不断完善，使有机化学学科进入到了快速发展的正轨。

二、各类天然产物的提取分离

随着近代化学萌芽发展，天然产物成为早期化学研究的主要课题。18 世纪中叶到 19 世纪末的天然产物化学主要集中在有活性、易提取化合物的分离纯化与理化性质研究上，主要包括食品（糖）、酸性成分（有机酸）、碱性成分（生物碱）、色素（黄酮类化合物、靛蓝）、香料（萜类化合物）、生理活性物质（维生素、激素）及一些生物化学物质等。

1747 年德国化学家 Andreas Sigismund Marggraf（1709—1782，图 2-7）用乙醇从甜菜中提取出了糖，开天然产物提取分离的先河，他还提纯了樟脑（campor，图 2-8）并著有《制糖的化学实验》（1747）。随后 Andreas Sigismund Marggraf 的学生 Franz Karl Achard（1753—1821，图 2-7）设计出适合工业生产的从甜菜中提取糖的方法，这一发现为甜菜制糖这一欧洲的重要工业打下了基础。1771 年德国化学家 Hieronymus David Gaubius（1705—1780，图 2-7）从薄荷中分离出薄荷醇（menthol，图 2-8），只是一直到了 1861 年这一产物才被 F. L. Alphons Oppenheim（1833—1877）

正式命名为薄荷醇。

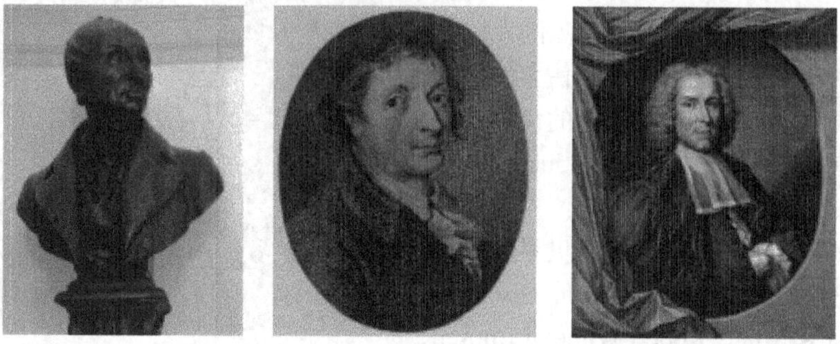

图 2-7　Andreas Sigismund Marggraf、Franz Karl Achard、Hieronymus David Gaubius（从左至右）

1. 天然有机酸的提取

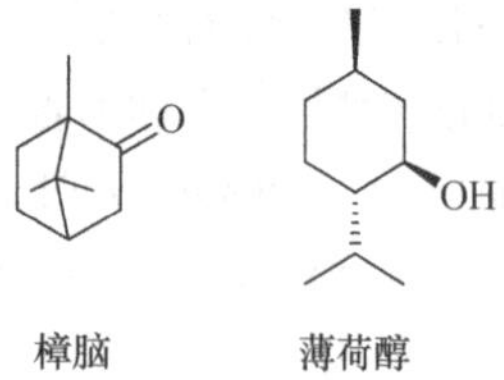

图 2-8　樟脑与薄荷醇的化学结构

18 世纪后期，瑞典传奇化学家卡尔·威廉·舍勒（Carl Wilhelm Scheele，1742—1786，图 2-9）登上了科学史的舞台。1769 年，他从酿酒副产物酒石中分离出酒石酸（2，3-二羟基丁二酸，tartaric acid，图 2-10），之后又从尿中分离出尿酸（uric acid，1776，图 2-10），从酢浆草中分离出草酸（乙二酸，oxalic acid，1776，图 2-10），从酸牛乳中得到乳酸（2-羟基丙酸，lactic acid，1780，图 2-10）与酪蛋白（casein）。Carl Wilhelm Scheele 发现了甘油（glycerol，1783，图 2-10），从柠檬中分离出柠檬酸（citric acid，1784，图 2-10），从苹果中得到苹果酸（malic acid，1785，图 2-10），从五倍子中得到没食子酸（五倍子酸，gallic acid，1786，图 2-10），他将没食子酸加热又得到焦性没食子酸（pyrogallic acid，pyrogallol，图 2-10）。

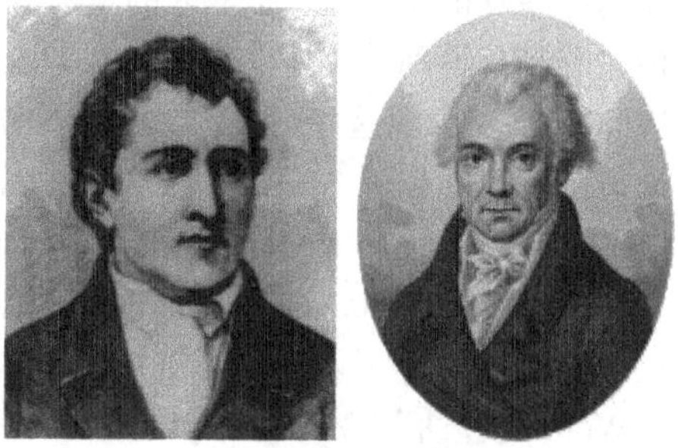

图 2-9　Carl Wilhelm Scheele

Carl Wilhelm Scheele 主要从天然有机酸着手对大量天然产物开始了系统的分离，他可能是最早集中开展这项工作的化学家。作为天然产物化学发展早期的一位重要先驱，Carl Wilhelm Scheele 的探索开启了近现代化学研究。

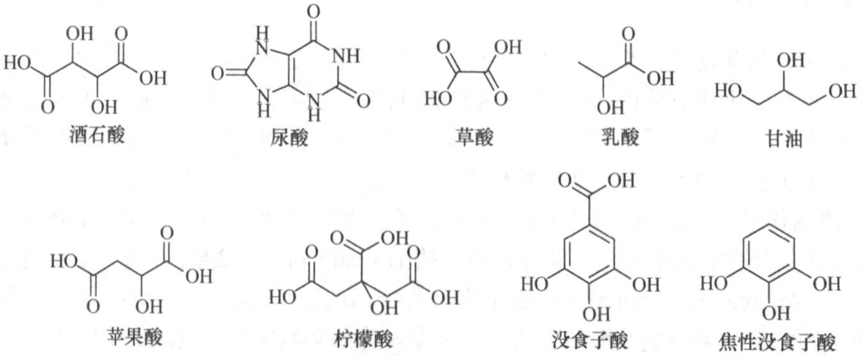

图 2-10　Carl Wilhelm Scheele 分离得到的部分天然产物

1775 年，只有小学学历的 Carl Wilhelm Scheele 被选为瑞典的科学院院士，年仅 35 岁。在瑞典斯德哥尔摩市中心建有 Carl Wilhelm Scheele 的塑像（图 2-11），以纪念这位传奇化学家和他为科学发展做出的杰出贡献。

1816 年，法国科学家 Michel Eugène Chevreul（1786—1889，图 2-12）开始脂类（lipids）的研究，他将不同的动物脂肪皂化，然后加入盐酸，通过这种方法分离提纯了多种脂肪酸（fatty acids）。例如，从羊脂中获得硬脂酸（stearic acid，十八烷酸）、从猪的脂肪中获得油酸[oleic acid，（*Z*）-9-十八（碳）烯酸]和十九酸（nonadecanoic acid），从母牛和山羊的脂肪中提取了丁酸（butyric acid）与己酸（hexanoic acid）。1815 年，他分离得到胆固醇，并将其命名为 cholesterine，之后变为 cholesterol，但 Michel Eugène Chevreul 并不是最早发现胆固醇的人，1769 年法国医生 François-Poulletier de la Salle（1719—1788）首先报道了从胆结石中分离出胆固醇的实验结果。此外 Michel Eugène Chevreul 还发现了十七酸（margaric acid）、缬草酸（valeric）、羊蜡酸（癸酸，decanoic acids）、十六醇（hexadecanol）和肌氨酸（creatine）等。

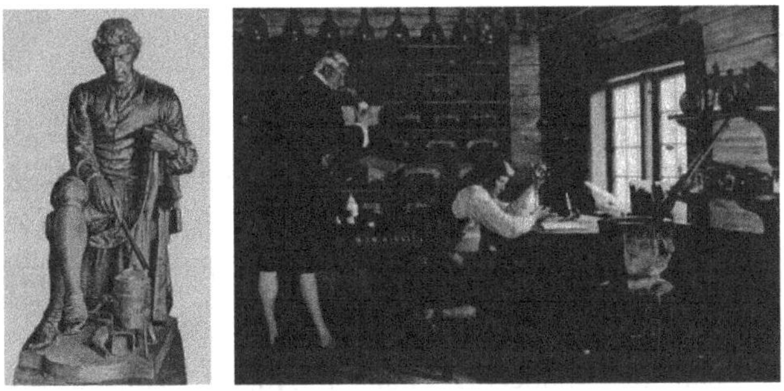

图 2-11　位于斯德哥尔摩市中心的 Carl Wilhelm Scheele 塑像和表现 Carl Wilhelm Scheele 在做实验的绘画

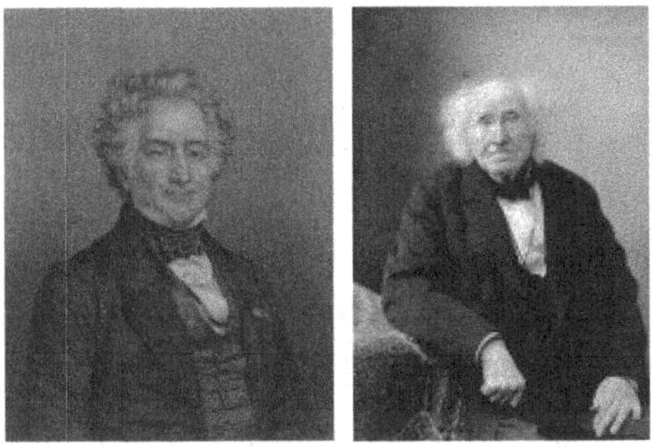

图 2-12　Michel Eugène Chevreul
左. 中年；右. 老年

Michel Eugène Chevreul 通过实验发现脂肪可以水解成甘油（glycerol）和脂肪酸（fatty acid）这些独立的有机化合物，这也成为反驳生命力学说的一个有力实证。他建立了系统提取、分离、纯化脂肪酸盐的方法，并开创了早期肥皂工业（图 2-13），1825 年他又和 Joseph Louis Gay-Lussac（1778—1850）一起申请了十九酸蜡烛的生产专利，促进了蜡烛工业的发展。

$$\begin{array}{l} CH_2OOCR \\ | \\ CHOOCR \\ | \\ CH_2OOCR \end{array} + 3\ NaOH \xrightarrow{\triangle} 3\ RCOONa + \begin{array}{l} CH_2OH \\ | \\ CHOH \\ | \\ CH_2OH \end{array}$$

图 2-13　皂化反应

1827 年，德国海德堡大学（University of Heidelberg）的两位教授——生理学家 Friedrich Tiedemann（1781—1861，图 2-14）与化学家 Leopold Gmelin（1788—1853，图 2-14）从牛胆汁中首次分离出牛磺酸（taurine，*β*-氨基乙磺酸，图 2-14）。

法国化学家、药剂学家 Henri Braconnot（1780—1855，图 2-15）于 1831 年第一次分离出鞣花酸（ellagic acid，图 2-15）；他曾发明了一种没食子酸（gallic acid）的简便提取分离方法，还曾分离出杂多糖（heteropolysaccharide）和胶质（pectin）。

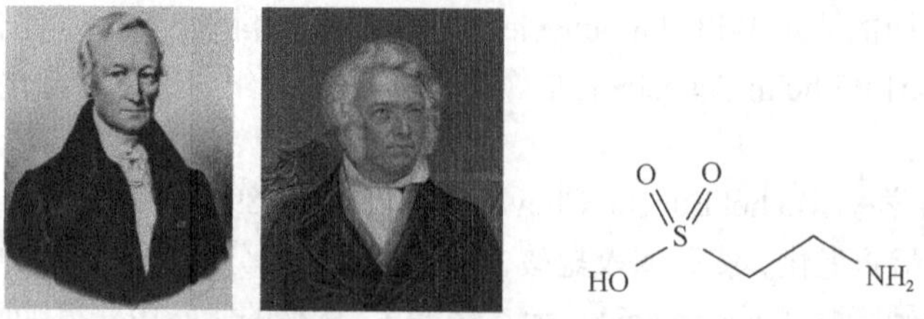

图 2-14 Friedrich Tiedemann（左）与 Leopold Gmelin（右）及牛磺酸的化学结构

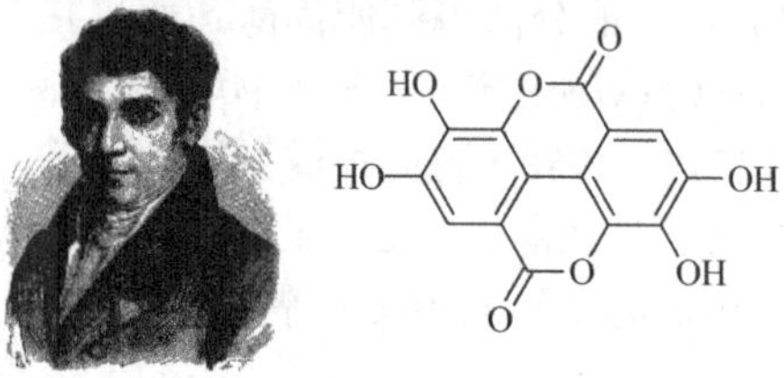

图 2-15 Henri Braconnot 与鞣花酸的化学结构

1859 年，德国化学家奥古斯特·冯·霍夫曼（August Wilhelm von Hofmann，1818—1892，图 2-16）从欧洲花椒中蒸馏出山梨酸（sorbic acid，图 2-16）。August Wilhelm von Hofmann 早年师从 Justus von Liebig，从李比希大学毕业后前往英国，利用自己丰富的化学知识创立了英国焦油染料工业，在工业革命历史上留下了浓墨重彩的一笔，多年的工业化学实践也有助于他在有机合成与有机化学理论方面做出卓越的贡献，成为有机化学发展早期一位重要的里程碑式人物。最为大众所熟知的就是他所提出的化学分子球棍模型（ball-and-stick models），1868 年 August Wilhelm von Hofmann 创立了德国化学学会，并担任会长多年。

1885 年，常年在日本工作生活的荷兰化学家 Johann Frederik Eijkman（1851—1915，图 2-17）从当地的香料八角分离出莽草酸（shikimic acid，图 2-17）。同时，Johann Frederik Eijkman 也是以发现维生素 B_1 而闻名的荷兰化学家、诺贝尔奖得主 Christiaan Eijkman 的哥哥。

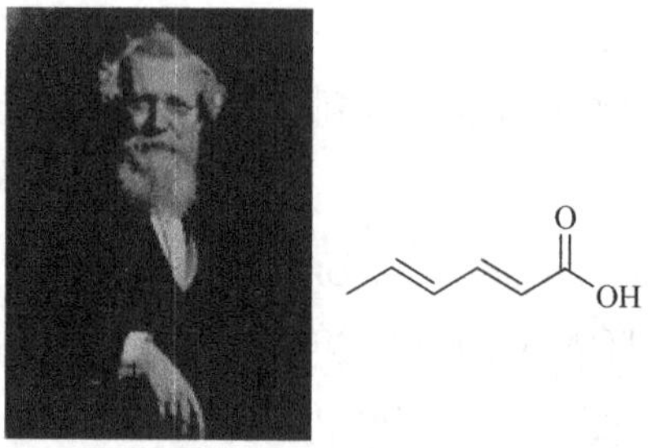

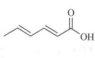

图 2-16 August Wilhelm von Hofmann 与山梨酸的化学结构

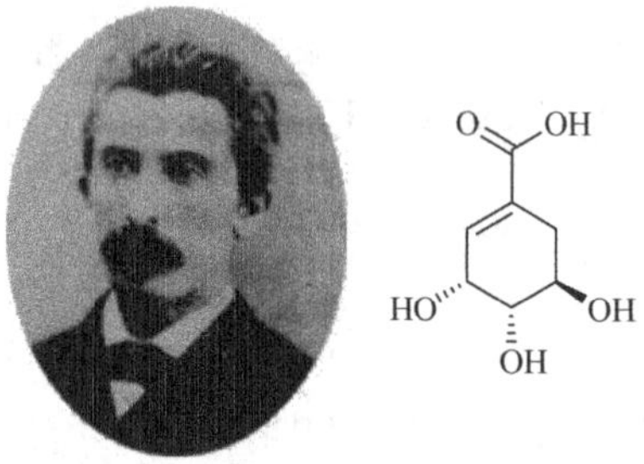

图 2-17 Johann Frederik Eijkman 与莽草酸的化学结构

Carl Wilhelm Scheele 发现酒石酸后，1832 年法国物理学家 Jean Baptiste Biot（1774—1862）观察到了这一化合物的旋光性（optical activity）。1848 年，年仅 26 岁的 Louis Pasteur（1822—1895，图 2-18）在显微镜下观察外消旋（racemic）的酒石酸时发现了手性（chirality，图 2-19）现象，开创了对物质光学性质的研究。这一震撼化学界的发现对后来的立体化学的建立具有重要影响。Louis Pasteur 将显微镜的观察结果与化学分析的精确结果历史性地相互结合，使得化学与生物学的奇妙综合就此拉开序幕，开创了“生物化学”这一新领域的先河。25 年后，荷兰化学家 Jacobus Henricus van’t Hoff（1852—1911，第一届诺贝尔化学奖得主）与年轻的法国化学家 Joseph Achille Le Bel

（1847—1930）分别独立提出了“碳元素四面体结构学说”（the theory of the tetrahedral carbon atom），解释了 Louis Pasteur 发现的对映体现象（enantiomeric behavior），总结出来 Le Bel-van’t Hoff 规则（Le Bel-van’t Hoff rule），奠定了立体化学的基础，使人类对物质结构的认识向前跨了一大步。

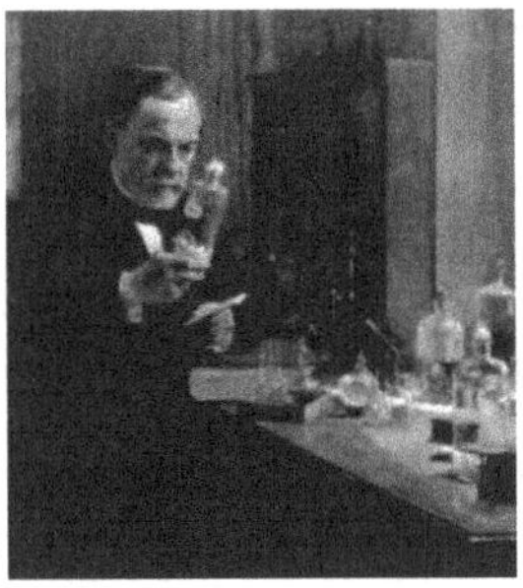

图 2-18　Louis Pasteur

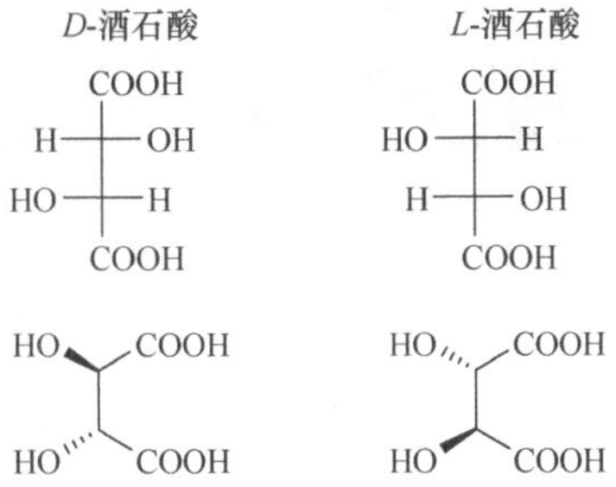

图 2-19　不同构型酒石酸的立体结构

2. 天然染料的提取

靛蓝（indigo）是 19 世纪化学界的一个研究热点，它也是人类所知最古老的色素之一。2009 年的一项考古研究表明，至少在 6000 年前，秘鲁地区已将靛蓝作为织物染料，在古埃及木乃伊身上也有以靛蓝染色的服装。在我国，马王堆出土了靛蓝染色的麻织物，而《荀子·劝学》中则有“青取之于蓝而青于蓝”的名句，其中“蓝”指的就是从植物蓼蓝中提取炮制得到的靛蓝染料，这说明在秦汉以前靛蓝的应用就已经相当普遍了。如今风靡世界的牛仔裤最初也是由靛蓝染制而成（图 2-20）。

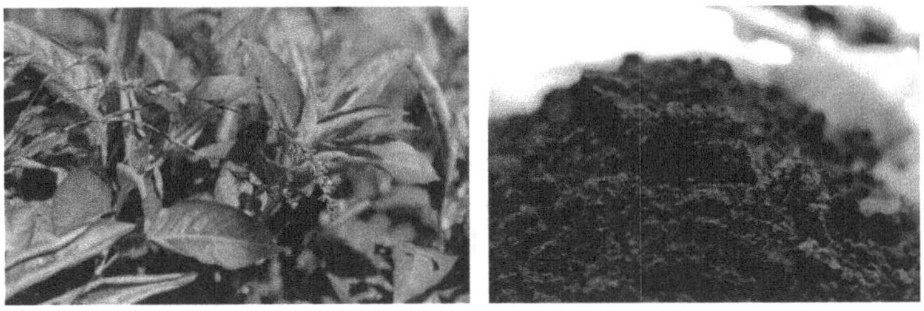

图 2-20　靛蓝染料（右）与其来源植物之一——蓼蓝（左）

19 世纪初，欧洲科学家已经确定了靛蓝的分子式。1865 年德国著名化学家 Adolf von Baeyer（1835—1917，图 2-21）开始对靛蓝进行系统研究。1870 年，Adolf von Baeyer 与学生 Adolph Emmerling（1842—1906）首先报道了靛红（isatin，图 2-22）用三氯化磷处理后再以锌粉-盐酸还原得到靛蓝的反应路线；但因为当时靛红不易获取，用于大规模合成成本较高，1878 年，Adolf von Baeyer 又开发出由苯乙酸制备靛蓝的合成路线；1879～1880 年，Adolf von Baeyer 与丹麦化学家 Viggo Drewsen（1830—1888）实现了以邻硝基苯甲醛（2-nitrobenzaldehyde）作为起始原料的靛蓝合成路线（Baeyer–Drewson indigo synthesis），在 1880 年 3 月 19 日，Adolf von Baeyer 将这一发明申请专利，这也是历史上首个关于合成靛蓝的专利。1883 年，Adolf von Baeyer 确定了靛蓝的化学结构（图 2-22）。

在自然界中有多种植物可用于制备靛蓝，古人称这些植物为“蓝草”，除了上文提到的蓼蓝外，还有菘蓝、马蓝、木蓝等，按照系统分类法，多种蓝草其实分属于不同科属，如蓼蓝为蓼科植物，菘蓝为十字花科，马蓝为爵床科，木蓝为豆科。

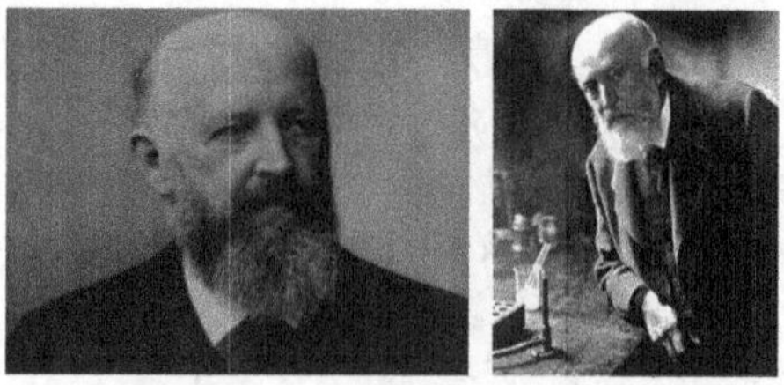

图 2-21 Adolf von Baeyer

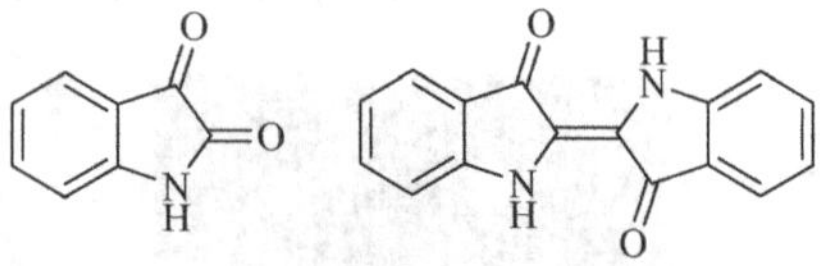

图 2-22 靛红（左）与靛蓝（右）的化学结构

其实，靛蓝并非直接存在于这些植物当中，在蓝草富含的天然产物中，主要有两类靛蓝的前体物质——靛红烷类（isatans）和吲哚苷（indican）。前体物质可分离产生吲哚酚，一方面，吲哚酚及其自由基会反应成为靛蓝的一种无色同分异构体——靛白（leuco-indigo，white indigo），进而生成靛蓝；另一方面，在适当反应条件下，吲哚酚还会生成靛玉红（indirubin），这一化合物具有抗肿瘤活性，可用于治疗慢性粒细胞白血病（图 2-23）。

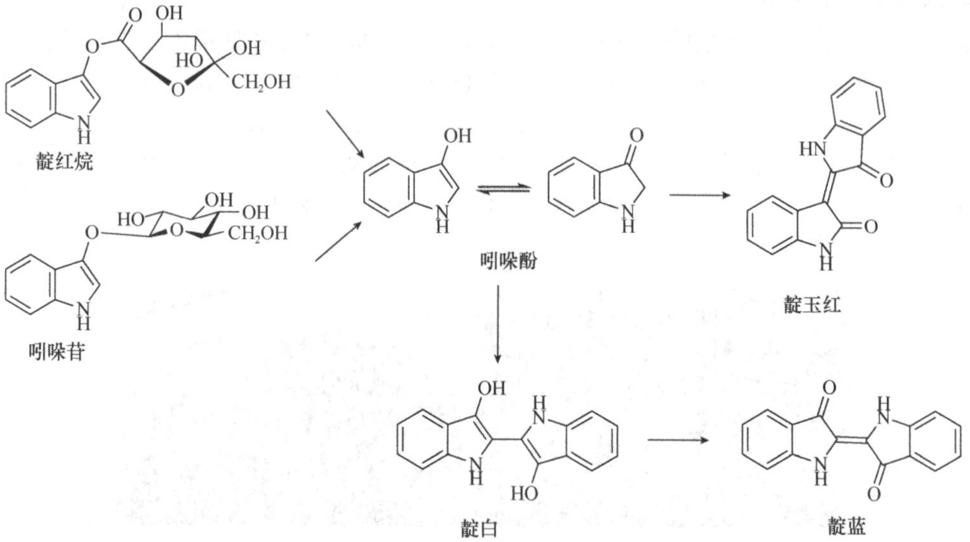

图 2-23 靛蓝类衍生物的形成过程

Adolf von Baeyer 早年曾在海德堡大学跟随德国著名化学家、“本生灯”的发明者 Robert Wilhelm Bunsen（1811—1899）教授学习，后跟随 Friedrich August Kekulé（1829—1896）进行学习与合作研究，毕业后又一度在 August Wilhelm von Hofmann（1818—1892）的实验室工作。Robert Wilhelm Bunsen、Friedrich August Kekulé 与 August Wilhelm von Hofmann 都是 Justus von Liebig 的学生，因此 Adolf von Baeyer 也成为 Liebig 学派中一名杰出的代表人物。Justus von Liebig 去世后，Adolf von Baeyer 还在 1875 年接替他在慕尼黑大学的化学教授职位，成为 Justus von Liebig 的接班人。

除了靛蓝研究以外，Adolf von Baeyer 还曾研究尿酸（uric acid）及其衍生物，发现巴比妥酸（barbituric acid），发现并合成酚酞（phenolphthalein），确定吲哚（indole）的化学结构，对萜类挥发油化合物的结构进行研究，1885 年他还提出了“张力学说”，对有机化学理论发展也做出了贡献。1905 年 Adolf von Baeyer 获得了诺贝尔化学奖。

法国化学家、脂质化学之父 Michel Eugène Chevreul 不仅在脂类研究领域贡献卓著，他也是最早开始进行天然色素研究的科学家之一。19 世纪早期，Michel Eugène Chevreul 对树木中的色素进行了研究，分离出三种色素（图 2-24）——巴西木素（brazilin）、苏木精（hematoxylin）和槲皮素（quercetin）。他同时还是巴黎一家染织厂的染坊主管，能够及时将自己对天然染料的研究成果用于工业实践当中。1839 年，具有丰富染料及色彩研究经验的 Michel Eugène Chevreul 出版了《色彩的调谐和对比规则》（*The Principles of Harmony and Contrast of Colours*）一书，他还设计了一种标准色轮（图 2-25），用于色彩检测，并大力呼吁建立色彩的国际标准。Michel Eugène Chevreul 对于色彩的贡献对当时的印染工业、美术设计和艺术领域颇具指导价值，甚至对著名的“印象派”绘画都产生了深远的影响。

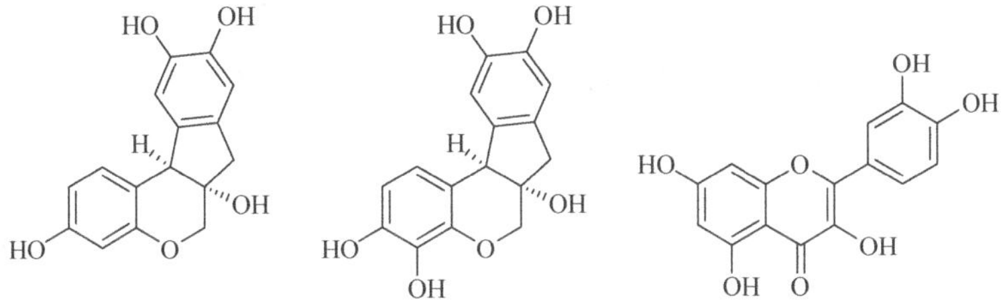

巴西木素　　苏木精　　槲皮素

图 2-24　Michel Eugène Chevreul 提取得到的几种天然色素

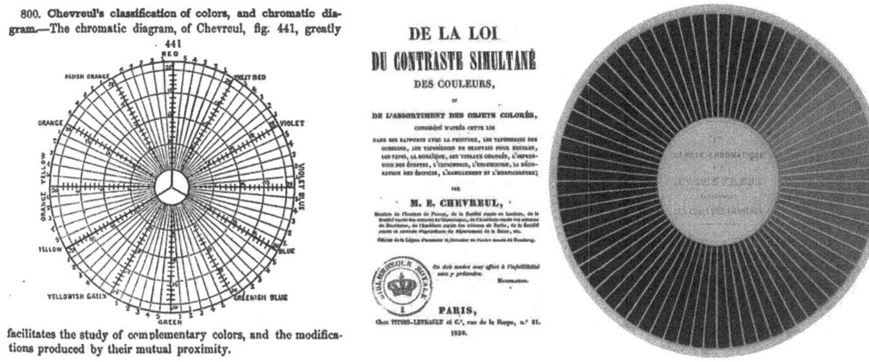

图 2-25　Michel Eugène Chevreul 发明的标准色轮

法国化学家 Pierre Joseph Pelletier 以从金鸡纳树中提取得到单体奎宁而闻名，在那之前他也曾对天然产物色素进行过研究。1815 年，Pierre Joseph Pelletier 与 A. Vogel 分离得到了姜黄素（curcumin，图 2-26），1817 年他又与法国著名药剂师 Joseph Bienaimé Caventou（1795—1877）分离得到叶绿素（chlorophyll）。

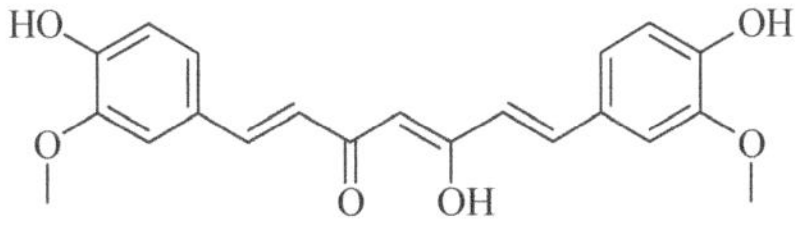

图 2-26　姜黄素的化学结构

1826 年，法国化学家、药剂师 Pierre Jean Robiquet 分离出了天然染料茜草素（alizarin，图 2-27）和吡啉（红紫素，羟基茜草素，purpurin，图 2-27）。1829 年，他又得到了单体苔黑素（地衣酚，orcinol，orcin，图 2-27）。苔黑素来源于多种苔藓（lichen），本身是无色的，但在空气中或有氨气存在时很容易聚合生成苔红素（地衣红，orcein），苔红素可用作染料，也能作为染色体着色剂用于科研。1893 年英国化学家 John Norman Collie（1859—1942）也提取得到苔黑素，并通过对它的研究形成了聚酮（polyketide）理论的雏形。

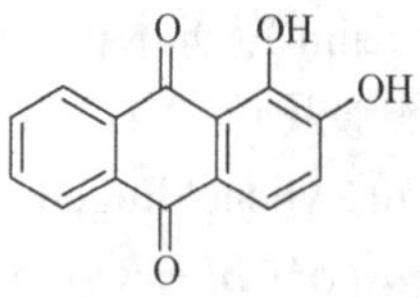
茜红素

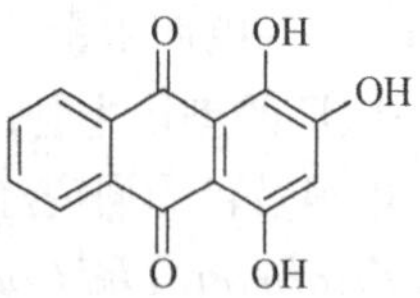
红紫素

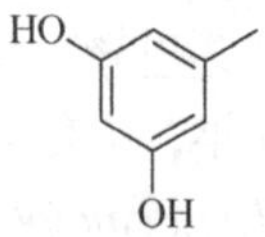
苔黑素

图 2-27　Pierre Jean Robiquet 分离得到的几种天然产物

奥地利化学家 Heinrich Hlasiwetz（1825—1875）在 1855 年从芒柄花 *Onosis arvensis* 的根中分离出芒柄花黄素（formononetin，图 2-28）和芒柄花苷（ononin，图 2-28），1863 年他还从美洲黑栎（quercitron）树皮中提取出了槲皮苷（栎素，quercitrin，图 2-28）。

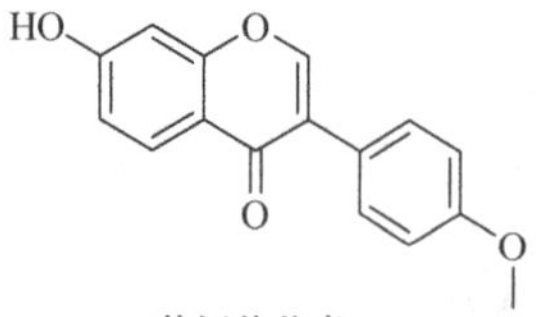
芒柄花黄素

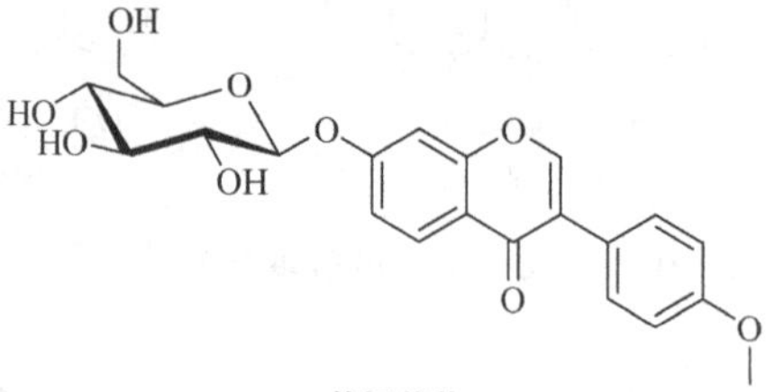
芒柄花苷

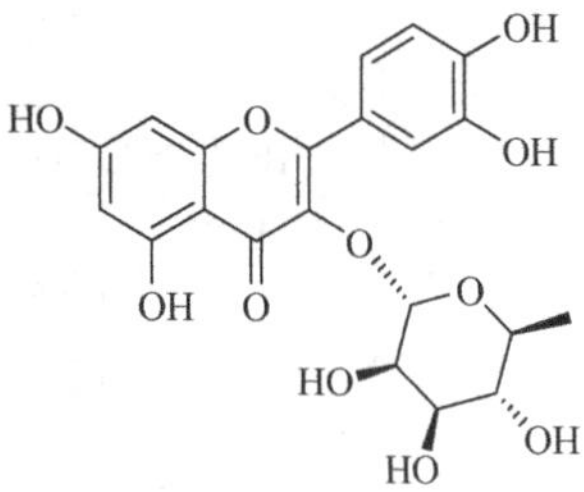
槲皮苷

图 2-28　Heinrich Hlasiwetz 分离得到的几种天然产物

3. 生物碱的研究

19 世纪初，Friedrich Wilhelm Adam Sertürner 分离得到单体吗啡，这标志了天然药物化学学科的建立。吗啡在市场上的成功掀起探索生物碱的热潮，诸多杰出的化学大师与不计其数的科研工作者投身其中，一系列著名的生物碱类化合物被发现，天然产物研究也由此进入了第一个快速发展的时期。

法国巴黎药物学校（法语：Faculté de pharmacie de Paris）教授、化学家 Pierre Joseph Pelletier（1788—1842，图 2-29）及其合作者 Joseph Bienaimé Caventou（1795—1877，图 2-29）是从植物中分离生物碱的先驱人物。他们于 1817 年分离得到吐根碱（emetine，图 2-30）；1818 年和 1819 年从马钱属 *Strychnos* 植物吕宋果 *Strychnos ignatii*（saint-ignatius bean）中分别得到了士的宁（strychnine，图 2-30）和马钱子碱（brucine，图 2-30）；1820 年从金鸡纳树皮（cinchona bark）中分离出奎宁（quinine，图 2-30）和辛可宁（cinchonine，图 2-30）；1820 年从百合科植物中分离出秋水仙碱（colchicine，图 2-30），秋水仙碱可用于治愈风湿病和痛风。后人很难再有机会能像他们那样，发现如此数量的重要天然药物，Pierre Joseph Pelletier 被誉为“生物碱之父”，这一称号当之无愧（图 2-31）。

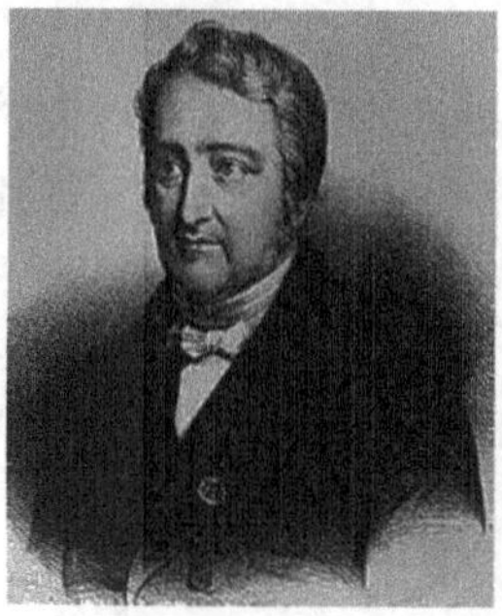
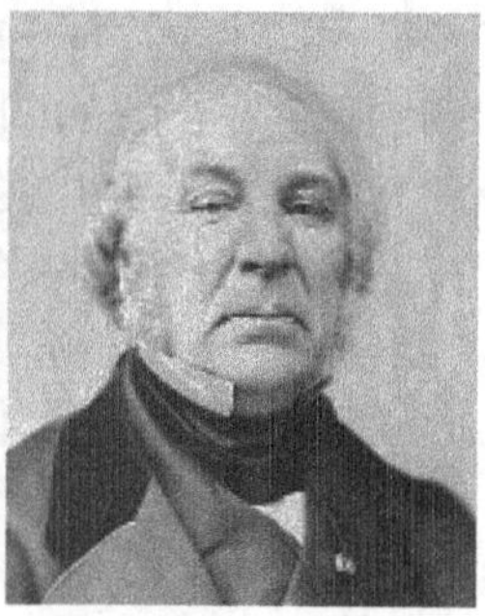

图 2-29　Pierre Joseph Pelletier（左）与 Joseph Bienaimé Caventou（右）

值得一提的是，士的宁作为一种重要的天然产物，在马钱属植物马钱子 *Strychnos nux-vomica* L. 和我国传统中药材马钱子（马钱子干燥成熟种子）中也能提取得到，而马钱子别名番木鳖，因此 strychnine 按音译被称为“士的宁”，也常被称为番木鳖碱。目前，由于翻译习惯和学名别名的混淆，在不同中文文献、教材及网络资源里，存在大量“番木鳖碱”和“马钱子碱”两个名称指代不清、使用混乱的问题。在本书中，士的宁指 strychnine，而马钱子碱指 brucine（图 2-30）。

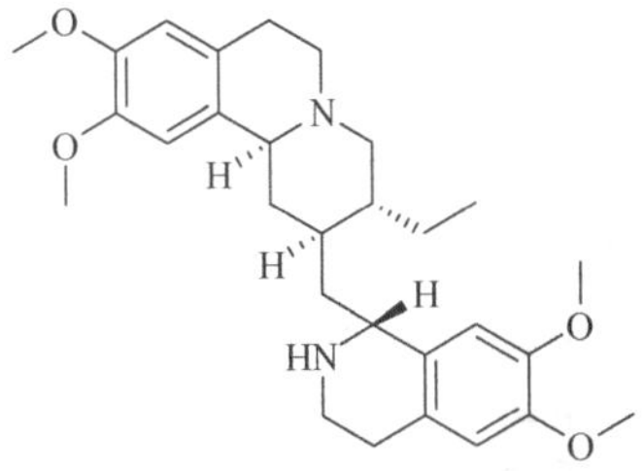
吐根碱

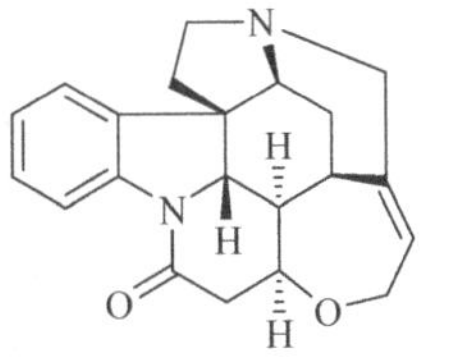
士的宁

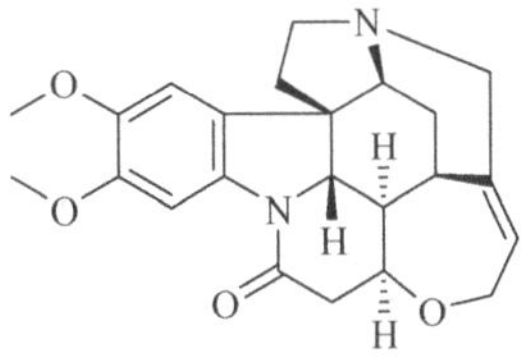
马钱子碱

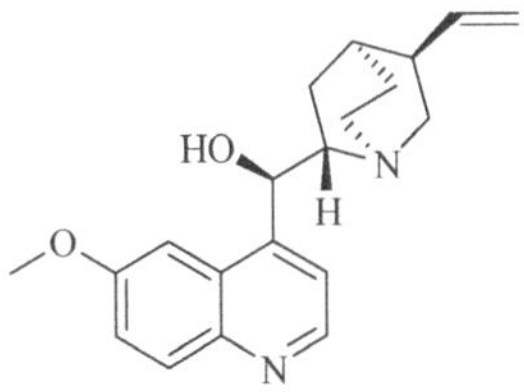
奎宁

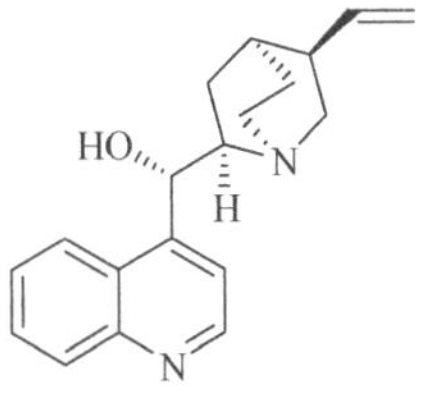
辛可宁

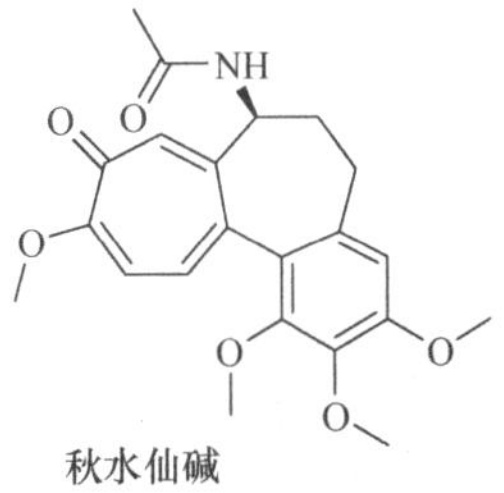
秋水仙碱

图 2-30　Pierre Joseph Pelletier 与 Joseph Bienaimé Caventou 提取得到的主要天然产物

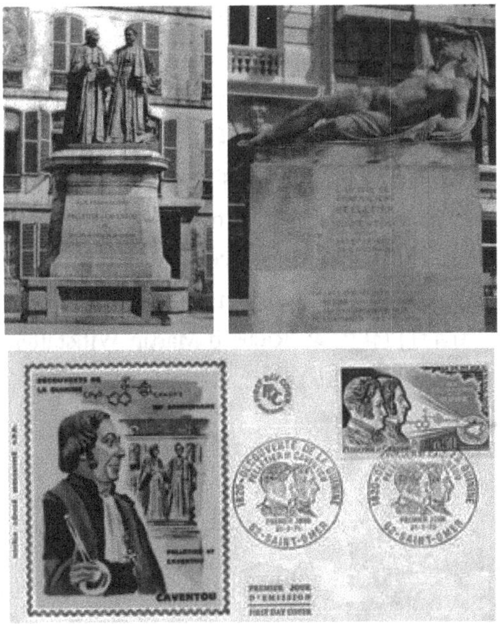

图 2-31　位于巴黎的 Pierre Joseph Pelletier 与 Joseph Bienaimé Caventou 雕像（上左）与纪念碑（上右），以及纪念他们的首日封（下）

1812 年法国药剂师 Pierre François Guillaume Boullay（1777—1869）从印防己 *Anamirta cocculus*

中分离得到印防己苦毒素（picrotoxinin，图 2-32），后来证明这一提取物并不是印防己苦毒素的纯品，其中还含有印防己素（picrotin，图 2-32）。

1819 年，丹麦物理学家、化学家 Hans Christian Ørsted（1777—1851，图 2-33）从胡椒 *Piper nigrum* 果实中发现了生物碱类成分胡椒碱（piperine，图 2-33）。Hans Christian Ørsted 在物理学领域做出的成就更为重要，他发现的电流磁效应，证明了电和磁能相互转化，这为电磁学的发展打下基础，开始了物理学史上的一个新纪元。

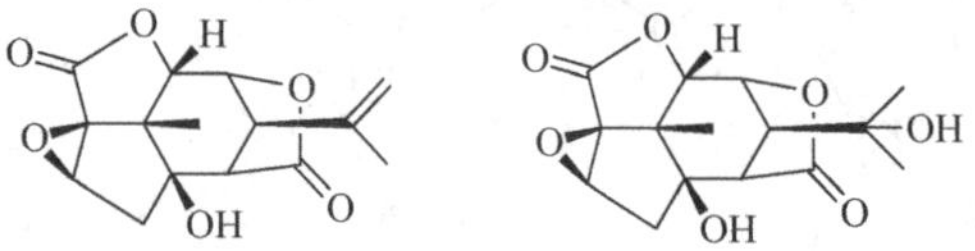

图 2-32 印防己苦毒素（左）与印防己素（右）

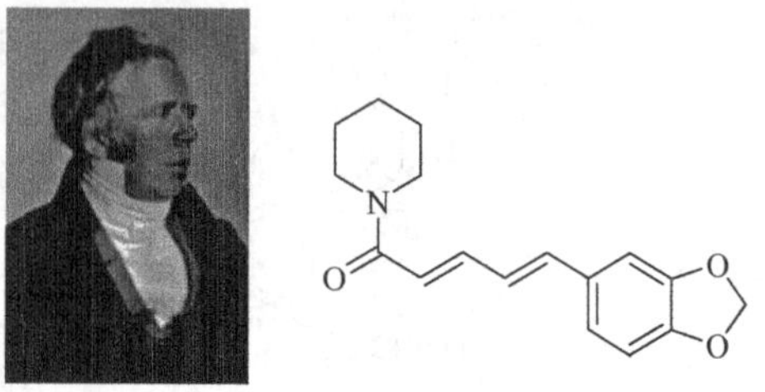

图 2-33 Hans Christian Ørsted 和胡椒碱

1819 年，德国分析化学家 Friedlieb Ferdinand Runge（1794—1867，图 2-34）首次分离出比较纯的咖啡因（caffeine，图 2-34）。作为风靡欧洲的一种饮料，咖啡的研究与其中天然产物的提取也是当时的一个热门课题，1821 年法国的 Pierre Jean Robiquet 与 Pierre Joseph Pelletier 几乎同时各自提取得到了咖啡因。

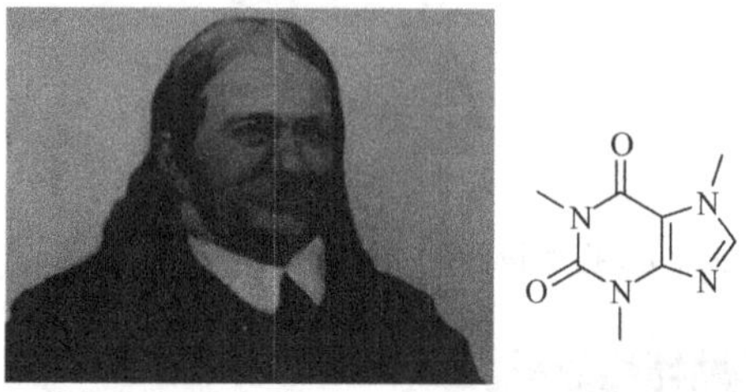

图 2-34 Friedlieb Ferdinand Runge 与咖啡因的化学结构

咖啡因用途广泛，已经人所共知，其实它还是植物的一个秘密武器。咖啡因被昆虫食入后会导致昆虫产生厌食症，剂量大时甚至能直接致昆虫死亡，这就成为植物的一个自我保护手段。咖啡因能吸引蜜蜂为其精确传粉，进入土壤还能抑制周围与之竞争的植物生长。

此后，Friedlieb Ferdinand Runge 对阿托品（atropine）的散瞳作用进行了研究。阿托品是莨菪碱（天仙子碱，hyoscyamine）的外消旋混合物（racemic mixture），名称来自命运女神阿特罗波斯（Atropos）。1831 年德国药剂师 Heinrich F. G. Mein（1799—1864）从颠茄的根中分离得到单体阿托品，并制得晶体。1901 年德国有机化学家 Richard Martin Willstätter（1872—1942，图 2-35）以环庚酮为起始原料合成了托品酮，进而合成了阿托品（图 2-35）。这是有机合成在当时的经典之作，标志着多步全合成的诞生。

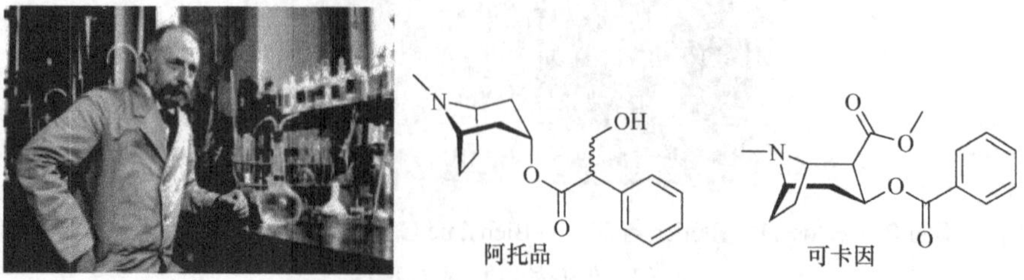

图 2-35 Richard Martin Willstätter 和他合成的天然产物

1859 年，Friedrich Wöhler 的学生 Albert Friedrich Emil Niemann（1834—1861）分离得到可卡

因（cocaine），1861 年 Albert Friedrich Emil Niemann 研究芥子气（sulfur mustard）时，因毒气伤害而英年早逝。他的同事 Wilhelm C. Lossen（1838—1906）于 1862 年确定了可卡因的分子式，1898 年 Richard Martin Willstätter 以托品酮为原料，首次成功地合成了可卡因（图 2-35），同时也确定了可卡因的结构。1915 年 Richard Martin Willstätter 因为对叶绿素结构的研究获得了诺贝尔化学奖。

1826 年德国化学家 Johann Andreas Buchner（1783—1852，图 2-36）从刺檗 *Berberis vulgaris* 的根皮中分离出小檗碱（berberine，图 2-36）。1910 年，小柏琴（William Henry Perkin Jr.，1860—1929，图 2-36）确定了小檗碱的结构。

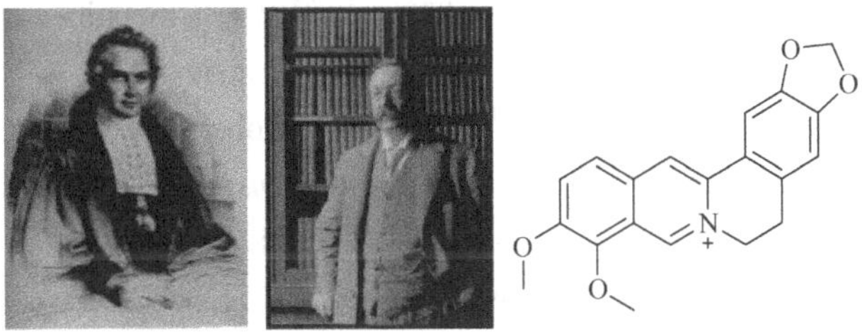

图 2-36　Johann Andreas Buchner（左）、William Henry Perkin Jr.（右）与小檗碱

1827 年，A. L. Giseke 从毒参 *Conium maculatum*（poison hemlock）中首次分离得到毒芹碱（coniine，图 2-37）。1856 年 August Wilhelm von Hofmann 提出了这一化合物的正确分子式。1886 年德国化学家 Albert Ladenburg（1842—1911）首次合成了毒芹碱，这是第一个被合成的有生理活性的生物碱，在化学史上有重要意义。毒芹碱被合成后，人们发现这一化合物结构并不复杂，虽然当时并未见主流学术杂志报道，但是它的结构可能已有前人研究过。远在 19 世纪，科学家之间的交流并不像今天这么便捷，进行学术文献检索也更为烦琐困难，经过一番查询终于发现英国化学家 J. Blyth 在 1849 年就已经报道过毒芹碱的化学结构。1856 年德国药理学家 Oswald Schmiedeberg（1838—1921）从毒参中分离得到另一种毒性成分——毒芹羟碱（conhydrine，图 2-37）。

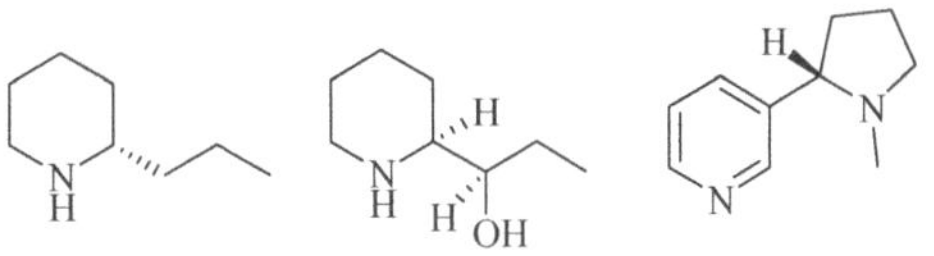

图 2-37　毒芹碱（左）、毒芹羟碱（中）与烟碱（右）

在结构上和药理作用方面，毒芹碱和人们俗称尼古丁的烟碱（nicotine，图 2-37）有所类似，1828 年德国医生 Wilhelm Heinrich Posselt（1806—1877）和化学家 Karl Ludwig Reimann（1804—1872）首次分离出烟碱。1893 年，两位德国化学家 Adolf Pinner（1842—1909）和 Richard Wolffenstein（1864—1926）确定了它的结构。

1833 年，德国化学家 Philipp Lounz Geiger（1785—1836，图 2-38）与合作者 Germain Henri Hess（1802—1850，图 2-38）分离得到乌头碱（aconitine），这一化合物属于 C_{19} 二萜生物碱，其来源乌

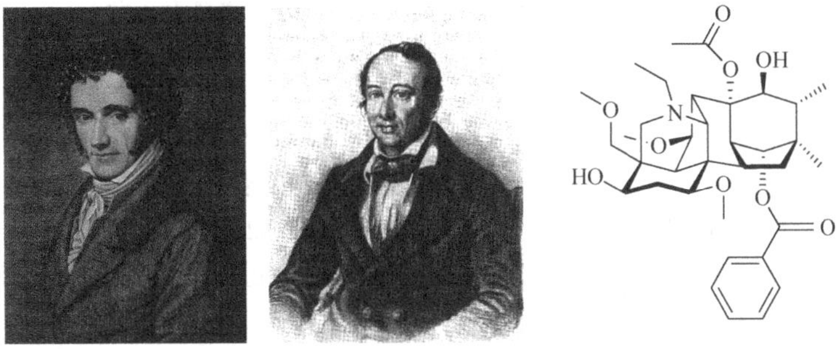

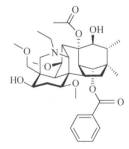

图 2-38　Philipp Lounz Geiger（左）、Germain Henri Hess（右）与乌头碱

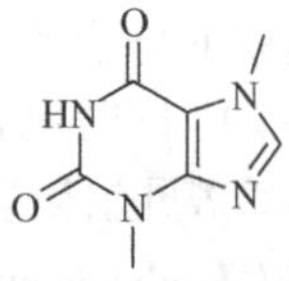
图 2-39 可可碱的化学结构

头属 *Aconitum* 植物以毒性剧烈著称，自古以来就常被用于投毒暗杀。Philipp Lounz Geiger 也曾分离获得阿托品，并于 1831 年提取得到了毒芹碱的纯品。

1841 年俄罗斯化学家 Alexander Voskresensky（1809—1880）从可可豆中分离出可可碱（theobromine，图 2-39），1882 年德国化学家 Emil Fischer（1852—1919）以黄嘌呤合成了可可碱。

在这一时期，罂粟中的多种生物碱被提取发现。法国化学家 Pierre Jean Robiquet 不仅在色素领域贡献卓著，他还分离出可待因（codeine，1832）和蒂巴因（thebaine，1835）。1848 年德国化学家 Georg Merck（1825—1873）从罂粟中分离出罂粟碱（papaverine）。

1846 年，苏格兰毒物学家、英国第一部药典的负责人 Robert Christison（1797—1882，图 2-40）从非洲出产的毒扁豆 *Physostigma venenosum，Strophanthus hispidus*（calabar bean）种子中提取得到毒扁豆碱（physostigmine，图 2-40），当时毒扁豆在肯尼亚和尼日利亚地区作为箭毒的毒物应用，后来英国医生、药物学家 Thomas Richard Fraser（1841—1920，图 2-40）发现了毒扁豆碱在临床上的应用——治疗青光眼。1935 年非裔美国化学家珀西·拉冯·于连（Percy Lavon Julian，1899—1975，图 2-40）首次进行了毒扁豆碱全合成。

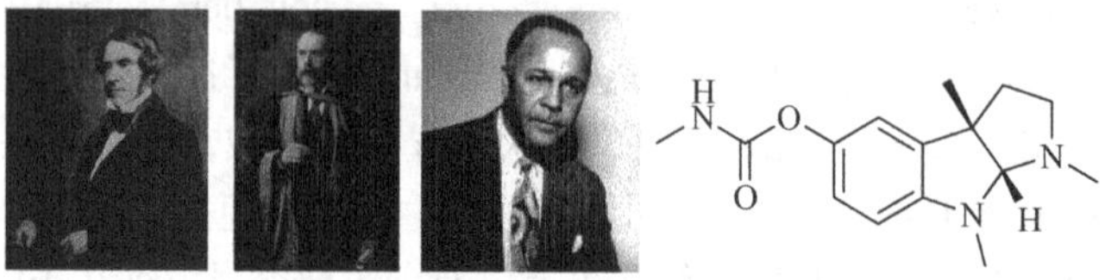
图 2-40 Robert Christison、Thomas Richard Fraser 和 Percy Lavon Julian（从左至右）及毒扁豆碱

1862 年德国化学家 Adolph Strecker（1822—1871）从猪和牛的胆汁中分离出胆碱（choline），1865 年德国药理学家 Matthias Eugen Oscar Liebreich（1839—1908）完成了胆碱的合成。1869 年，前文提到过的德国药理学家 Oswald Schmiedeberg 从捕蝇菌 *Amanita muscaria* 提出的经典 M 胆碱受体激动成分毒蕈碱（muscarine，图 2-41）。1874 年，巴西医生 Coutinhou 从南美丛林里的一种灌木——毛果芸香的叶子中提取分离出毛果芸香碱（pilocarpine，图 2-41），可用于治疗原发性青光眼，降低眼压。

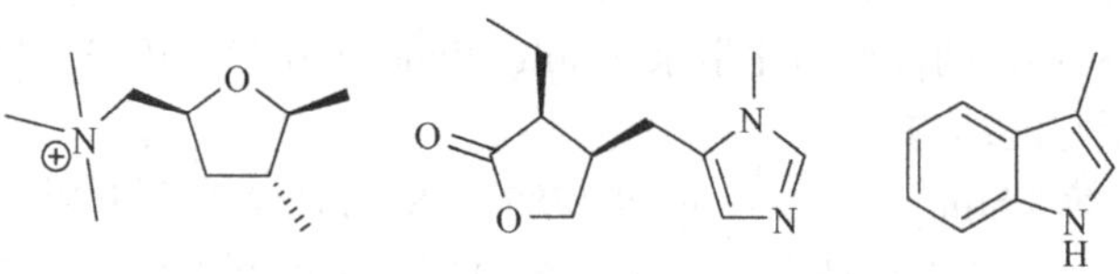
图 2-41 毒蕈碱（左）、毛果芸香碱（中）、粪臭素（右）

1877 年德国医生 Ludwig Brieger（1849—1919）首先发现了粪臭素（skatole，3-methylindole，图 2-41），接着又在 1885 年发现了尸胺（5-戊二胺，cadaverine）和腐胺（丁二胺，putrescine），尸体腐烂时散发的臭味就来自于此，Ludwig Brieger 还创造了毒素（toxin）一词。

1880 年德国化学家 Albert Ladenburg（1842—1911，图 2-42）从茄科植物莨菪 *Hyoscyamus niger*（又称天仙子）中提取分离出东莨菪碱（hyoscine，scopolamine，图 2-42），是较早用于临床的一种单体成分。

1885 年，日本化学家、近代药学鼻祖长井长义（Nagai Nagayoshi，1845—1929，图 2-43）从

麻黄中首次提取得到麻黄碱（ephedrine，图 2-43）。1871 年，日本明治维新之后首次派遣 11 名不同专业的留学生赴欧美学习，长井长义就是其中之一。他在德国先学习植物学，后跟随 August Wilhelm von Hofmann 进行化学学习与天然产物研究，并获博士学位。1883 年，长井长义返回日本，任东京帝国大学（现东京大学）教授，开始探索本土药材中的天然产物，麻黄碱的发现就是这一时期的重要成果。长井长义是日本药学会的首任会长，我国生药学创始人、药学前辈赵燏黄教授在日本留学时就曾跟随长井长义学习。

1888 年德国生物化学家、著名遗传学家 Albrecht Kossel（1853—1927，图 2-44）分离出了茶碱（theophylline，图 2-44），1895 年 Emil Fischer 合成了这一化合物。1891 年 Albrecht Kossel 首次提出了初级代谢产物和次级代谢产物的概念，1902 年，Albrecht Kossel 获得第二届诺贝尔化学奖。

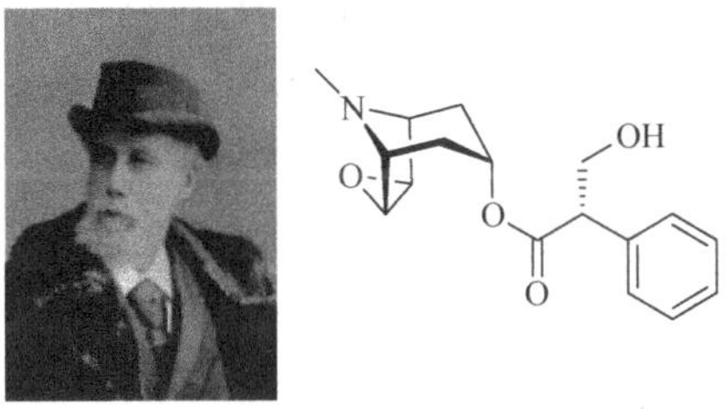

图 2-42　Albert Ladenburg 与东莨菪碱

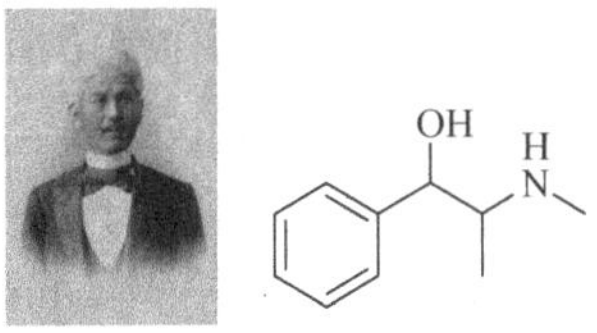

图 2-43　长井长义与麻黄碱

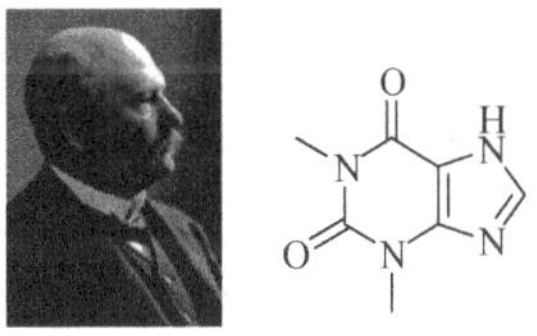

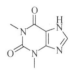

图 2-44　Albrecht Kossel 与茶碱

4. 挥发油和萜类化合物

早在 1719 年，德国化学家 Caspar Neumann（1683—1737）就分离得到了麝香草酚（百里香酚，thymol，图 2-45）。1820 年德国分析化学家 Friedlieb Ferdinand Runge 也提取获得了这一化合物，1853 年法国化学家 A. Lallemand 将其命名为 thymol，并测定了其分子组成。1882 年瑞典科学家 Oskar Widman 对其进行了合成。

1826 年，20 岁的德国化学家 Otto Unverdorben（1806—1873）从槐蓝属植物中分离出苯胺（aniline，图 2-46），当时称为 crystallin，苯胺是制作染料和杀虫剂及合成一些药物的重要原料。同年，他从愈创木 *Guaiacum officinale* 中分离出愈创木酚（邻甲氧基苯酚，guaiacol，图 2-46）。后来，意大利都灵大学（University of Turin）的化学家 Ascanio Sobrero（1812—1888）于 1843 年也提取到了愈创木酚，他还在 1847 年发现了一种著名的化合物——硝化甘油（nitroglycerine）。Ascanio Sobrero 是法国化学家 Théophile-Jules Pelouze（1807—1867）的学生，Théophile-Jules Pelouze 的另一个学生就是大名鼎鼎的阿尔弗雷德·诺贝尔（Alfred Nobel，1833—1896），Alfred Nobel 在 Ascanio Sobrero 发现的基础上，为不稳定的硝化甘油设计了可安全使用的引爆装置，使其成为能够用于工业的炸药。

1849 年，德国化学家 Franz Varrentrapp（1815—1877）在藏茴香 *Carum carvi* 及留兰香 *Mentha spicata* 的挥发油中提取得到香芹酮（carvone，图 2-47），Franz Varrentrapp 曾于 1840 年发明"Varrentrapp 反应"。1894 年 Georg Wagner（1849—1903）确定了香芹酮的结构。作为一种重要的香料，香芹酮被广泛应用于食品工业和化学工业中，特别是牙膏、硬糖、口香糖和各种饮料中，由于其在植物中含量较高（留兰香油中含量可高达 70%，香芹油中含量为 50%～60%），经济易得，因此（–）-香芹酮常作为复杂天然产物不对称全合成的起始原料。

1858 年法国化学家、药剂师 Theodore Gobley（1811—1876）从香荚兰 *Vanilla fragrans* 的挥发油中分离出香草醛（vanillin，图 2-48）。1874 年德国科学家 Ferdinand Tiemann（1848—1898）和 Wilhelm Haarmann（1847—1931）从松树皮中得到该成分，测定其结构并进行了合成。

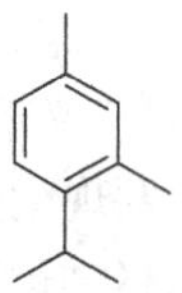

图 2-45 麝香草酚的化学结构

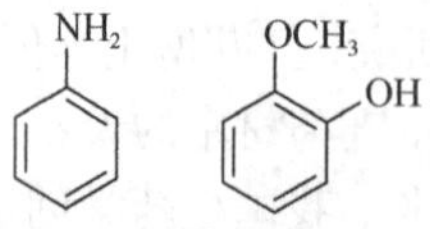

图 2-46 苯胺（左）与愈创木酚（右）的化学结构

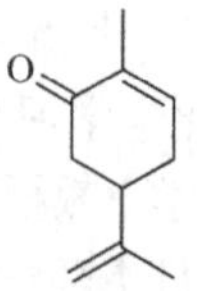

图 2-47 香芹酮的化学结构

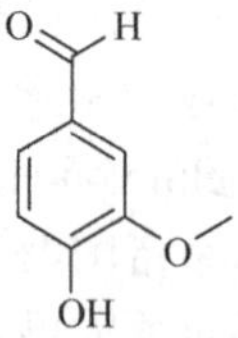

图 2-48 香草醛的化学结构

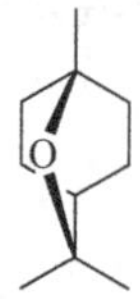

图 2-49 桉油精的化学结构

法国化学家 Francois Stanislas Cloez（1817—1883）曾致力于研究植物挥发油的组成与分类，并努力实现其在医药、化学工业上的应用。1870 年他从蓝桉树 *Eucalyptus cloeziana*（Gympie messmate）的挥发油中分离鉴定出了桉油精（桉树脑，eucalyptol，cineole，图 2-49）。Francois Stanislas Cloez 还曾担任过法国化学会主席。

Valentin Magnan（1835—1916）是 19 世纪中后期一位著名的英国精神病学家，他一度执着于研究苦艾酒的药理功效，并成功地从这种风靡欧洲的烈酒中提取得到一种单萜化合物——侧柏酮（thujone，图 2-50），但事实上，侧柏酮是苦艾酒中的有毒成分。1975 年 *Nature* 报道侧柏酮有类似四氢大麻酚（tetrahydrocannabinol，THC）的致幻作用（psychedelic effects）。

1860 年英国分析化学家 Charles H. Greville Williams（1829—1910）从天然橡胶中分离出橡胶的最基本单位异戊二烯（Isoprene）。德国化学家 Otto Wallach（1847—1931）在 19 世纪 70 年代开始研究挥发油，并提出了异戊二烯规则（isoprene rule），因在挥发油和萜类化合物研究中的成就，其获得了 1910 年诺贝尔化学奖。他的成就将在后面篇章中再做详细介绍。

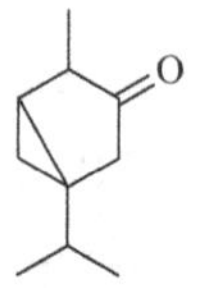

图 2-50 侧柏酮的化学结构

5. 生物化学分子

法国化学家 Louis Nicolas Vauquelin（1763—1829，图 2-51）和 Pierre Jean Robiquet 从芦笋汁（asparagus juice）中分离出首个人类发现的氨基酸——天冬酰胺（asparagine，图 2-52）。1800 年，他与意大利医生 Michele Francesco Buniva（1761—1834）共同发现了一种晶体物质，当时他错误地认为这一物质存在于羊水之中。1821 年法国化学家从尿囊液体（the fluid of the allantois）中也发现了相同的物质，并以法语称其为“l’acide allantoique”，也就是尿囊素（allantoin，图 2-52）。Louis Nicolas Vauquelin 曾于 1798 年出版了《植物液汁试验》一书，并于 1806 年从金鸡纳树皮分离得到奎宁酸（quinic acid，1806，图 2-52），从樟树中得到樟脑酸（camphoric acid，图 2-52）。他通过自己的教学科研活动，培养了不少科学家，为近代化学的发展做出了重要贡献。

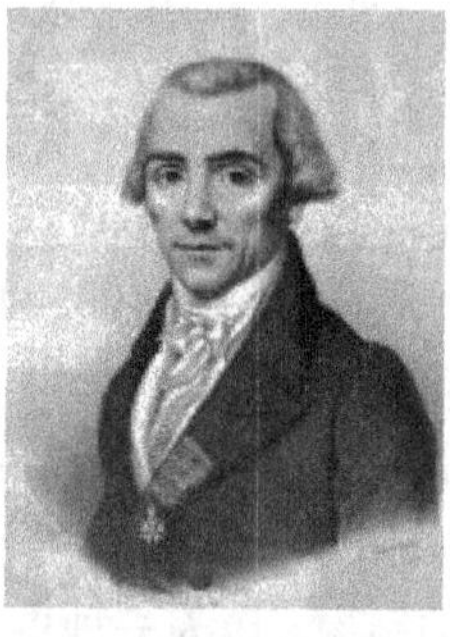

图 2-51 Louis Nicolas Vauquelin

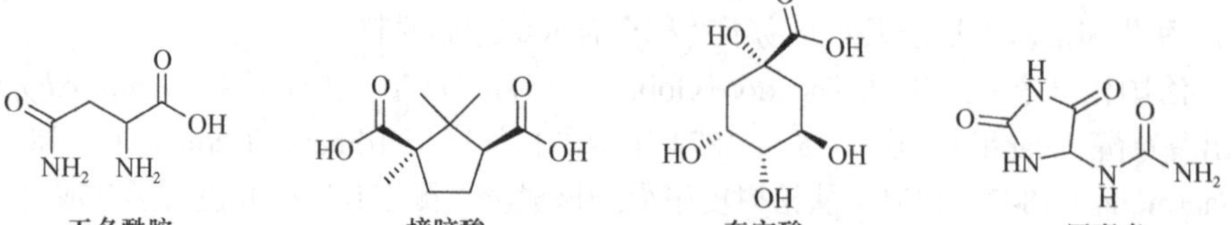

图 2-52 Louis Nicolas Vauquelin 分离得到的部分天然产物

1844年，法国药剂师、化学家Theodore Gobley从蛋黄中分离出卵磷脂（lecithin），德国科学家Felix Hoppe-Seyler（1825—1895，图2-53）首先将卵磷脂进行纯化，并确定其组成。Felix Hoppe-Seyler早年学医，1851年获医学博士学位，1862年他制备了血红蛋白（hemoglobin）的结晶，并确定其中含铁，从此对化学也产生了兴趣。1872年Felix Hoppe-Seyler将生理学与化学这两门传统学科结合起来，在斯特拉斯堡大学（University of Strasbourg）担任生理化学（physiological chemistry）教授，这一学科可以视为如今生物化学的前身。Felix Hoppe-Seyler建立了第一个专供生理化学研究使用的实验室，并于1877年主持创办了世界上第一本生物学与化学相结合的学术期刊——《生理化学杂志》（德语为 *Zeitschrift für Physiologische Chemie*，英语为 *Journal for Physiological Chemistry*）。Felix Hoppe-Seyler被认为是生物化学和分子生物学这两门学科的一位重要奠基人。

1896年，Albrecht Kossel首次分离出组氨酸（histidine，图2-54）这一碱性氨基酸，他还分离并描述了腺嘌呤（adenine）、胞嘧啶（cytosine）、鸟嘌呤（guanine）、胸腺嘧啶（thymine）和尿嘧啶（uracil）这5种重要的碱基（base，图2-54）结构，为遗传学的发展奠定下重要的化学基础。

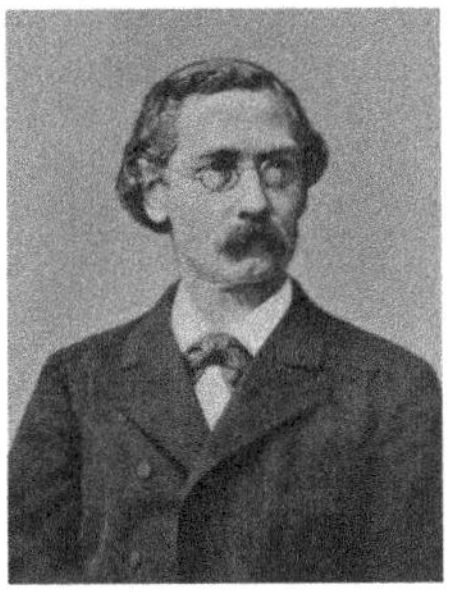

图2-53　Felix Hoppe-Seyler

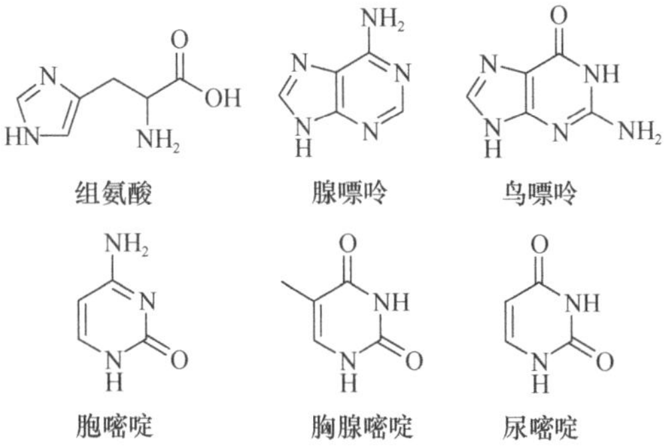

图2-54　Albrecht Kossel发现的组氨酸与5种核苷碱基

三、结语

按照今人的视角看来，20世纪之前的天然产物化学发展较为缓慢，其研究主要针对一些含量较大的酸性、碱性成分或具有强烈活性、毒性的成分，分离纯化手段也比较单一，但是考虑到当时的科学技术水平较低，200年前的科学家们提取得到的天然产物来源广泛、数量众多、活性各异，利用的研究思路与实验技术也十分巧妙，前辈们所展现出的伟大智慧与取得的杰出成就仍然能带给我们以启迪。

在天然产物研究的早期阶段，分离纯化手段主要是浓缩结晶与酸碱处理，因此分离得到的单体主要是酸性或碱性化合物，在18世纪后期以Carl Wilhelm Scheele为代表的有机酸研究，与19世纪以Friedrich Wilhelm Adam Sertürner为起点的生物碱研究，又使得这一时期天然产物的发现呈现出一种“由酸到碱”的大致趋势。

随着19世纪化学界的双星——Justus von Liebig与Friedrich Wöhler出现在历史的夜空，有机化学这一学科被开创出来，他们的不朽成就也将天然产物研究带入到了一个全新的境界。Justus von Liebig发明有机分析方法后，天然产物的化学组成能够被测定出来，从此一些单体化合物的描述中又多了分子式这一“化学名片”。Friedrich Wöhler合成尿素之后，人们对有机物和化学的认识发生了彻底的改变，一些简单的天然产物也能够在实验室中被人工合成得到，同时它们的分子结构也可以通过合成反应得到鉴别。

天然产物研究早期发展的时代背景是轰轰烈烈的欧洲工业革命。而天然产物在工业革命中也扮演了重要的角色：吗啡与阿司匹林的发现，孕育出近现代医药工业；天然染料的广泛应用则推动了染料工业的发展。即使在发展初期，天然产物化学研究也能很好地和现实应用相结合，展现出无限的活力。同时，19 世纪的天然产物研究发展历程也见证了一次欧洲化学学术中心的转移，Justus von Liebig 与 Liebig 学派的崛起无疑标志着法国的化学发展达到了顶峰，随着 August Wilhelm von Hofmann、Adolf von Baeyer 等几代科学家的努力，德国发展成为一个新的化学强国。

如今我们已经知道，有机化学和生物化学是不可分离的两个交叉学科。远在 19 世纪，这两门学科的密切关联已经有所展现，“生命力学说”其实也包含有早期科学家对有机化合物与生理功能之间关系的一种朴素理解，即使到了 21 世纪的今天，利用化学知识去解释生命问题，仍是化学研究者的终极目标之一。天然产物是化学与生物学之间一条自然存在的纽带，Louis Nicolas Vauquelin、Felix Hoppe-Seyler 与 Albrecht Kossel 等的研究已经将着眼点放在与生命本质相关的天然产物探索上，他们取得的成就成为 20 世纪生命科学飞速发展的重要基础。经过数百年的缓慢萌芽和一个世纪的真正发展，到了 19 世纪末，天然产物化学已经成为人类科学的一个重要组成部分，但是由于时代的限制，大自然留给化学家更多需要去探索与解决的问题，当人类文明进入了 20 世纪，随着科学理论的发展和科学技术的进步，天然产物化学才开始真正迈入自己的黄金时代。

第 3 章　天然产物研究与诺贝尔奖

Alfred Nobel（图 3-1）是瑞典化学家、工程师、发明家，以硝化甘油炸药的发明者而闻名世界，同时也是一位成功的军工装备制造商。根据 Alfred Nobel 生前在 1895 年所立遗嘱（图 3-2），其遗产的大部分（约 920 万美元）被作为基金设立诺贝尔奖（the Nobel prize，图 3-1），授予世界各国在物理（physics，图 3-3）、化学（chemistry，图 3-3）、生理学或医学（physiology or medicine，图 3-3）、文学（literature）、和平（peace）等领域对人类做出重大贡献的人，于 1901 年首次颁发。1968 年，瑞典国家银行在成立 300 周年之际，捐出大额资金给诺贝尔基金，增设“瑞典国家银行纪念诺贝尔经济科学奖”（the Sveriges Riksbank Prize in Economic Sciences in Memory of Alfred Nobel），该奖于 1969 年首次颁发，但人们习惯上称这个额外的奖项为诺贝尔经济学奖。每年的 12 月 10 日是 Alfred Nobel 逝世纪念日，在斯德哥尔摩和奥斯陆分别隆重举行诺贝尔奖颁发仪式，瑞典国王及王后出席并授奖。在世界范围内，诺贝尔奖研究成果代表科学领域的重大发现，因此，诺贝尔奖通常被认为是所颁奖的领域内最重要的奖项，对科学发展和人类社会进步具有重大影响和贡献，一直受到全世界科研工作者和相关人士的广泛关注，其官方网站为 http：//www.nobelprize.org。

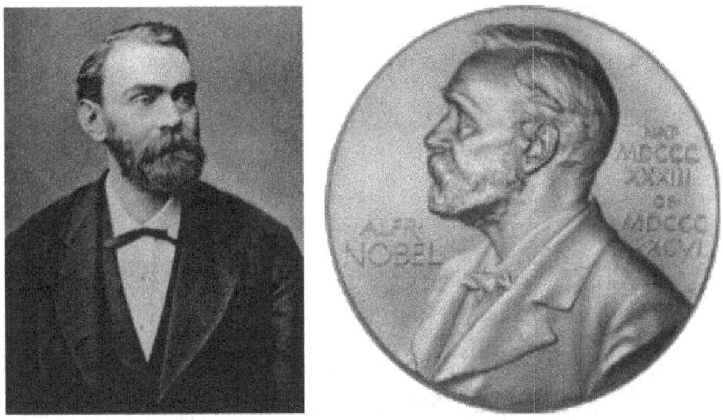

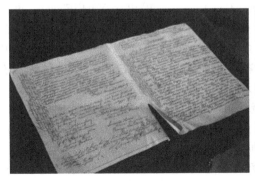

图 3-1　Alfred Nobel 与诺贝尔奖奖章正面

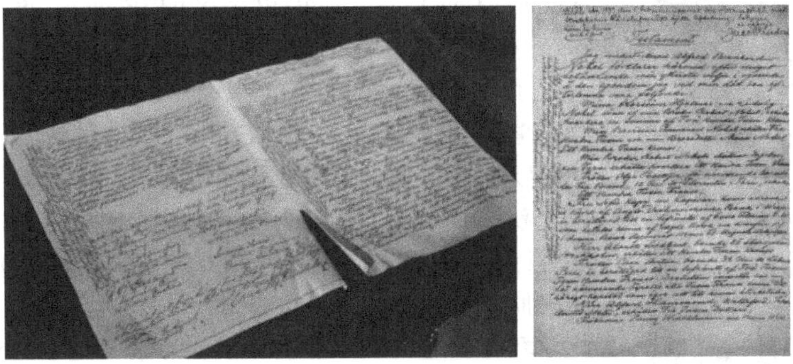

图 3-2　诺贝尔遗嘱手稿照片

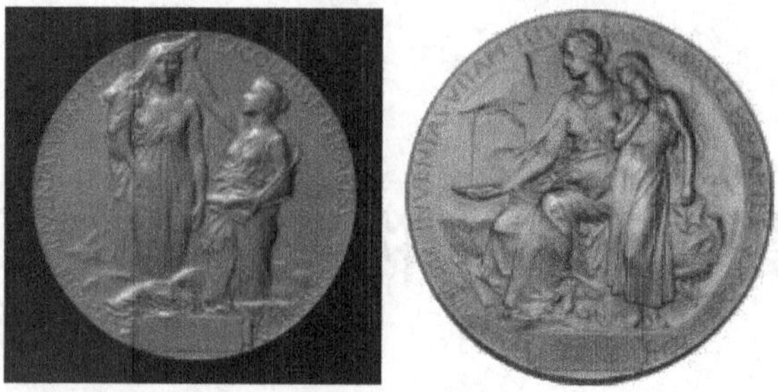

图 3-3 诺贝尔物理学、化学奖奖章背面图案（左）和生理学或医学奖（右）的奖章背面图案

与天然产物研究有关的奖项主要是诺贝尔化学奖及诺贝尔生理学或医学奖。就诺贝尔化学奖来说，自 1901 年诺贝尔奖设立至 2017 年，诺贝尔化学奖历经 117 载，除 1916 年、1917 年、1919 年、1924 年、1933 年、1940～1942 年这 8 年没有颁发奖项以外，每年 1 次，总共进行了 109 次颁奖，共有 181 人荣获诺贝尔化学奖（截至 2017 年）。早在 1902 年，德国化学家 Emil Fischer 就因其在天然产物糖类研究的成就而获此殊荣。天然产物化学研究者在化学奖获得者中始终占有相当比例，其中以与天然产物研究有着密切关系的有机化学作为研究领域的科学家有 54 位，直接在天然产物化学方面做出过杰出贡献的化学家超过 20 位，仅在近十年中就有 9 人获奖。即使到现在，天然产物化学仍是相当活跃的研究领域，这还不包括如生物化学、天然有机化学及生理学与医学等与有机化学密切相关的拓展领域。

单体吗啡的首次分离标志着现代天然药物化学开始形成，而实现尿素（urea）的人工合成则标志着有机化学学科的诞生，正是人类对天然产物的研究促成了有机化学学科的建立。从此，科学家对天然产物的研究开始从单体化合物性质到某一类具有相似骨架结构的化合物、从结构鉴定到全合成研究，在不断深入研究中创建了许多重要的化学理论，推动着整个有机化学学科发展至今，而历届诺贝尔奖获得者的相关成就，正是这条发展道路上一部分意义重大的里程碑。

一、第一届至 20 世纪 30 年代

第一届诺贝尔化学奖颁发于 1901 年，荷兰化学家 Jacobus Henricus van't Hoff（1852—1911）因在化学动力学及电解质理论研究的杰出贡献获此殊荣。其后 1902 年的第二届诺贝尔化学奖颁发给了德国化学家 Emil Fischer（1852—1919，图 3-4），他获奖的主要原因是在天然产物糖类的结构、合成研究及嘌呤合成等方面做出的杰出贡献。Emil Fischer 在糖类领域研究贡献颇丰，如发现了糖的异构现象（isomerism）、差向异构化（epimerization）等，还提出著名的 Fischer 投影式（Fischer's project）并对糖的立体结构进行了详细描述（图 3-5），Emil Fischer 还合成了葡萄糖（glucose）、果糖（fructose）等单糖，因此也被誉为“糖化学之父”。此外，Emil Fischer 的成就还包括：对嘌呤类化合物结构与合成的研究，如命名了嘌呤类化合物并合成了包括巴比妥（barbital）在内的一系列嘌呤衍生物与核苷；首先合成了咖啡因（caffeine）；对蛋白质、酶等的研究，如合成多肽并建立了多肽理论，提出酶化学中的“锁钥学说”；还有在化工生产和化学教育上的贡献。甚至有人认为是 Emil Fischer 开创了生物化学（biochemistry）这门学科，为生命所依托的物质的有机化学做出了奠基性的贡献。

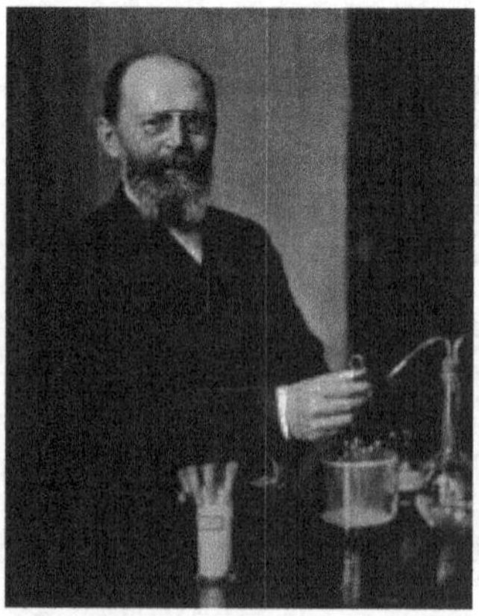

图 3-4 Emil Fischer

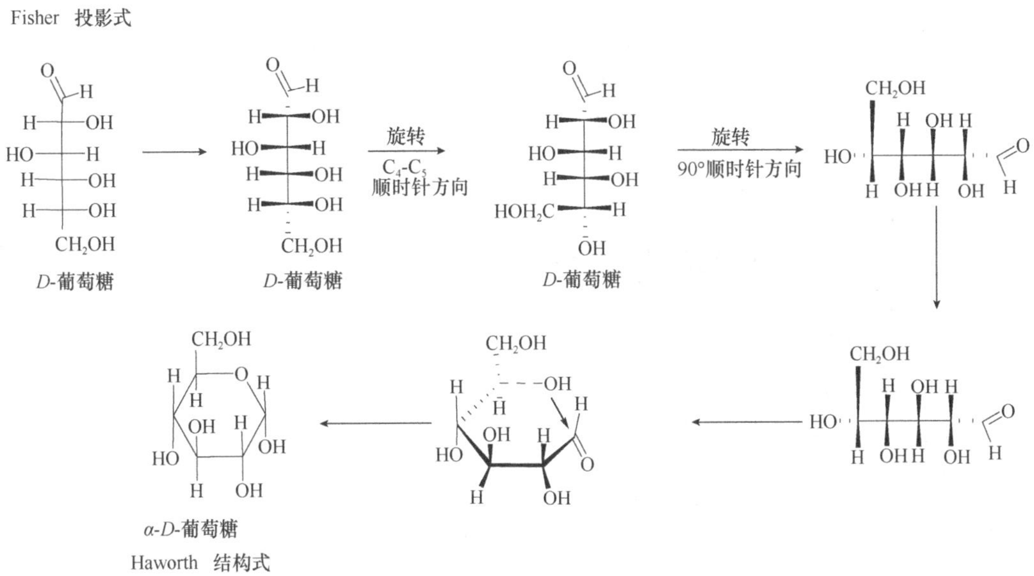

图 3-5　葡萄糖的 Fischer 结构式与 Haworth 结构式及其转化

1910 年，德国化学家 Otto Wallach（1847—1931，图 3-6）因在天然脂环族化合物领域的研究成果荣获诺贝尔化学奖。Otto Wallach 早年就学于哥廷根大学（University of Göttingen），师从曾合成尿素的德国化学大师 Friedrich Wöhler，1869 年获博士学位，次年去波恩大学（University of Bonn）与 Friedrich Kekule（1829—1896）合作并讲授药物学，1889—1915 年任哥廷根化工学院院长。Otto Wallach 在研究从天然植物中提取的挥发油过程中，发现其主要成分是低分子量、不饱和的有机分子，这些分子与以前认识的低分子量有机烃类化合物的性质大不相同，最后他终于发现，挥发油中主要含有的小分子有机化合物都是由 2 个或 2 个以上异戊二烯（isoprene，图 3-7）单位构成的含氧聚合物，其分子中大多具有六元环碳原子骨架，结构中含有不饱和化学键，他将这类化合物命名为萜烯（terpene）。其实，terpene 等名词是由 Friedrich Kekule 所创造。Otto Wallach 曾运用最简单的化学试剂如 HCl、HBr 等解析了许多天然精油中的 $C_{10}H_{16}$ 组分萜烯结构，并在 1909 年发表了长达 600 余页的学术著作《萜类与樟脑》(*Terpene und Campher*，图 3-8)。Otto Wallach 也被誉为脂环族有机化合物研究的奠基人，同时他也是通过合成进行萜类化合物系统化工作的奠基人。

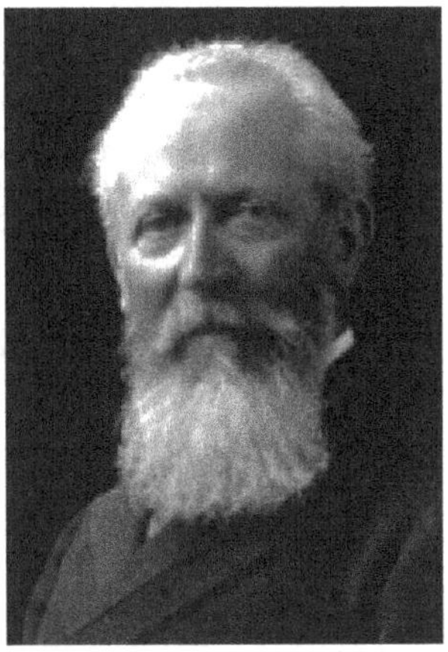

图 3-6　Otto Wallach

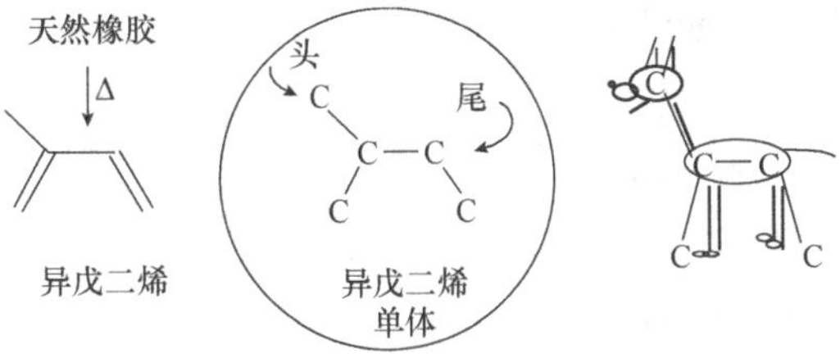

图 3-7　异戊二烯的结构

Otto Wallach 首先提出了异戊二烯规则（isoprene rule），亦称经验的异戊二烯规则（empirical isoprene rule）或者化学的异戊二烯规则（chemical isoprene rule），他认为自然界存在的萜类化合物都是由异戊二烯头尾相连聚合并衍变的，即所有的萜类都是异戊二烯的聚合体，并认为这是判断某些物质是否为萜类的一个重要原则（图 3-9）。

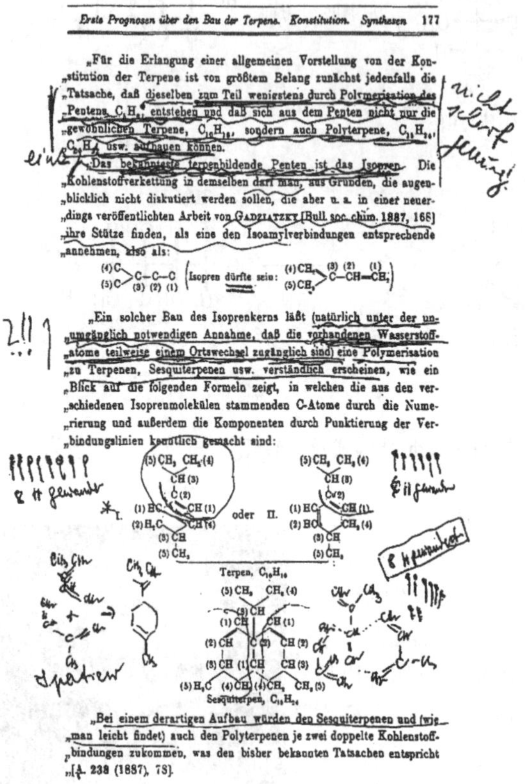
Erste Prognosen über den Bau der Terpene. Konstitution. Synthesen 177

„Für die Erlangung einer allgemeinen Vorstellung von der Konstitution der Terpene ist von größtem Belang zunächst jedenfalls die „Tatsache, daß dieselben zum Teil wenigstens durch Polymerisation des „Pentens C_5H_8 entstehen und daß sich aus dem Penten nicht nur die „gewöhnlichen Terpene, $C_{10}H_{16}$, sondern auch Polyterpene, $C_{15}H_{24}$, „$C_{20}H_{32}$ usw. aufbauen können.

„Das bekannteste terpenbildende Penten ist das Isopren. Die „Kohlenstoffverkettung in demselben darf man, aus Gründen, die augen„blicklich nicht diskutiert werden sollen, die aber u. a. in einer neuer„dings veröffentlichten Arbeit von Gadziatzky [Bull. soc. chim. 1887, 168] „ihre Stütze finden, als eine den Isoamylverbindungen entsprechende „annehmen, also als:

(Isopren dürfte sein: ...)

„Ein solcher Bau des Isoprenkerns läßt (natürlich unter der un„umgänglich notwendigen Annahme, daß die vorhandenen Wasserstoff„atome teilweise einem Ortswechsel zugänglich sind) eine Polymerisation „zu Terpenen, Sesquiterpenen usw. verständlich erscheinen, wie ein „Blick auf die folgenden Formeln zeigt, in welchen die aus den ver„schiedenen Isoprenmolekülen stammenden C-Atome durch die Nume„rierung und außerdem die Komponenten durch Punktierung der Ver„bindungslinien kenntlich gemacht sind:

I. oder II.

Terpen, $C_{10}H_{16}$

Sesquiterpen, $C_{15}H_{24}$

„Bei einem derartigen Aufbau würden den Sesquiterpenen und (wie „man leicht findet) auch den Polyterpenen je zwei doppelte Kohlenstoff„bindungen zukommen, was den bisher bekannten Tatsachen entspricht „[A. 238 (1887), 78].

图 3-8 Leopold Ruzicka 在《萜类与樟脑》一书中所做的笔记

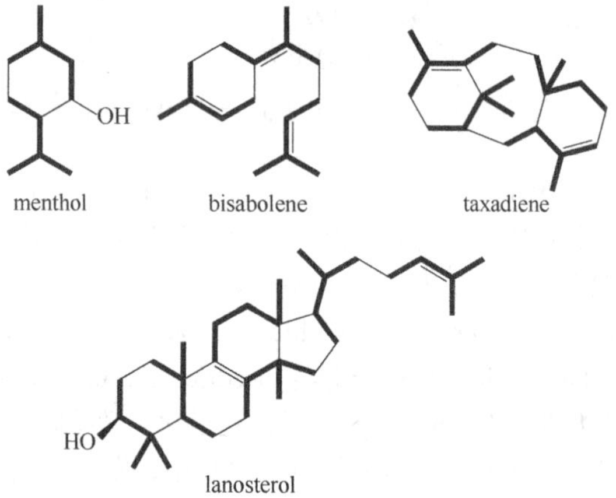

图 3-9 利用异戊二烯规则对几个化合物结构的分析

1915 年，德国化学家 Richard Martin Willstätter（1872—1942，图 3-10）因对植物中色素特别是叶绿素（chlorophyll）、花色素、黄酮、胡萝卜素等的研究成就荣获诺贝尔化学奖。1890 年，Richard Martin Willstätter 进入慕尼黑大学，在 Adolf von Baeyer 指导下学习化学。1894 年他因研究可卡因结构获博士学位。除植物色素外，Richard Martin Willstätter 在莨菪碱、可卡因和糖酶、蛋白酶、脂肪酶及催化剂的研究中均有所建树，一生中共 5 次获得不同大学授予的博士学位，还是许多国家科学院的名誉院士。

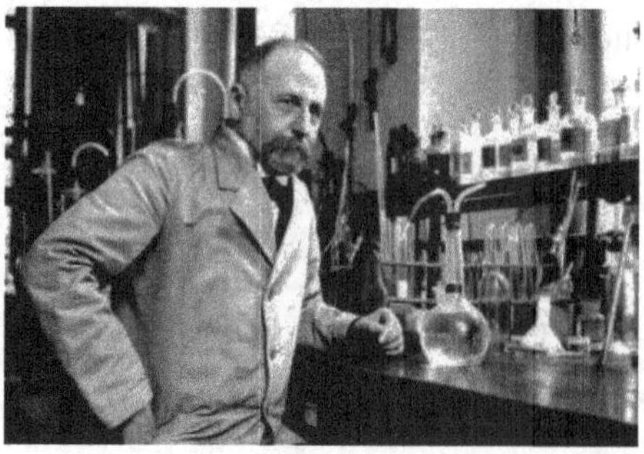

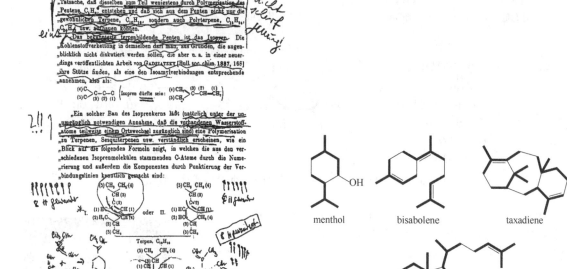

图 3-10 Richard Martin Willstätter

1927 年，德国化学家 Heinrich Otto Wieland（1877—1957，图 3-11）因研究从动物肝脏中提取的甾体化合物胆酸（cholic acid）及其相关化合物结构所取得的成就荣获诺贝尔化学奖，我国著名的有机化学家汪猷（1910—1997）在 20 世纪 30 年代曾经在 Heinrich Otto Wieland 指导下从事胆酸和甾醇的合成研究。

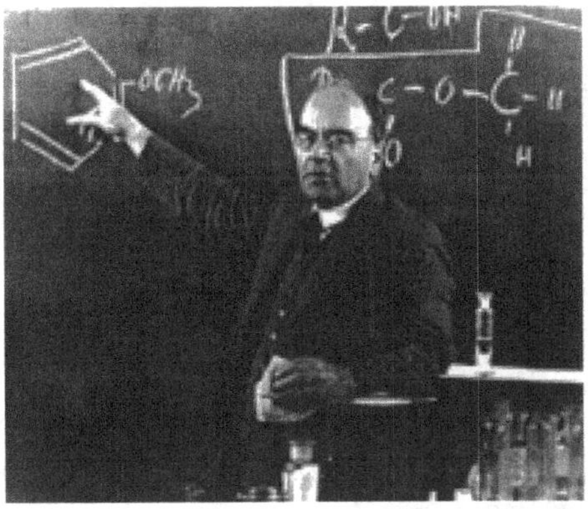

图 3-11　Heinrich Otto Wieland

1928 年，德国化学家 Adolf Otto Reinhold Windaus（1876—1959，图 3-12）因为研究甾体化合物中甾醇类（sterols）与维生素（vitamins）的结构及它们之间的关系时取得的成就而荣获诺贝尔化学奖。Adolf Otto Reinhold Windaus 通过对胆固醇的研究，最终确定出其结构，在 1903 年发表了研究论文 *Cholesterol*，后来又发现其他一些胆固醇的类似物，最终为甾体化学的建立奠定了基础。Adolf Otto Reinhold Windaus 在进一步对胆固醇的研究中，又发现了另一个甾体化合物麦角甾醇（ergosterol），进一步研究发现麦角甾醇经过光照后会转化为维生素 D_2（vitamin D_2，calciferol），并发现 7-去氢胆固醇（7-dehydrocholesterol）是其前体物。由于这一系列特殊贡献，Adolf Otto Reinhold Windaus 被认为是甾体化学（chemistry of steroids）的开创者之一。1932 年其还确定了维生素 B_1（thiamine）中的硫原子，成为解开维生素 B_1 结构的重要一环。1935 年，我国著名化学家萨本铁（1900—1987）曾在其研究室进修。

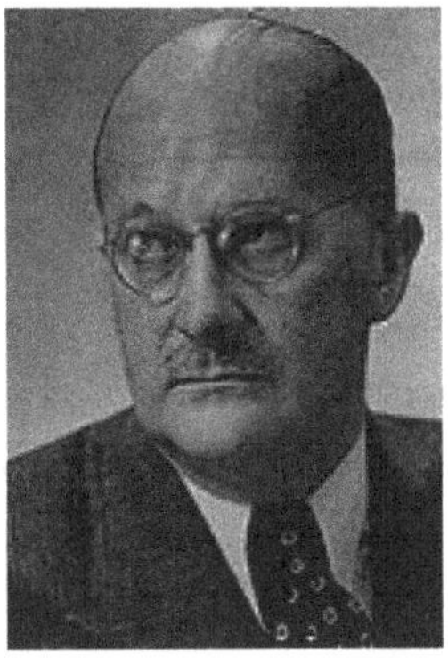

图 3-12　Adolf Otto Reinhold Windaus

1930 年，德国化学家 Hans Fischer（1881—1945，图 3-13）因致力于血红素（heme）和叶绿素（chlorophyll）的性质、结构，特别是血红素合成方面的研究并取得了特殊成就而荣获诺贝尔化学奖。Hans Fischer 继 1915 年诺贝尔化学奖获得者 Richard Martin Willstätter 之后，又进一步对叶绿素进行了结构研究，发现除了叶绿素分子外，在血红素分子中也含有卟啉结构单元，卟啉如果与镁离子络合即呈绿色、与铁离子络合即呈红色，经过研究他最终确定了这两种结构非常复杂且具有重要生理活性的复杂天然产物。Hans Fischer 是 1902 年第二届诺贝尔化学奖获得者 Emil Fischer 的学生。

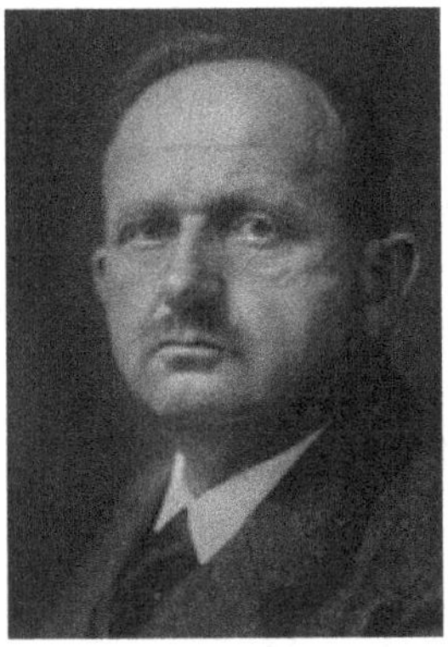

图 3-13　Hans Fischer

1923 年奥地利著名分析化学家 Fritz Pregl（1869—1930，图 3-14）因创立有机物微量分析法而荣获诺贝尔化学奖。作为有机化合物微量分析法创始人，Fritz Pregl 是第一位获得诺贝尔奖的分析化学家，也是历史上为数不多的以分析化学为研究领域的诺贝尔奖获得者之一，他的成就为以后无数的有机化学和天然有机化学的研究提供了必不可少的实验技术支持。

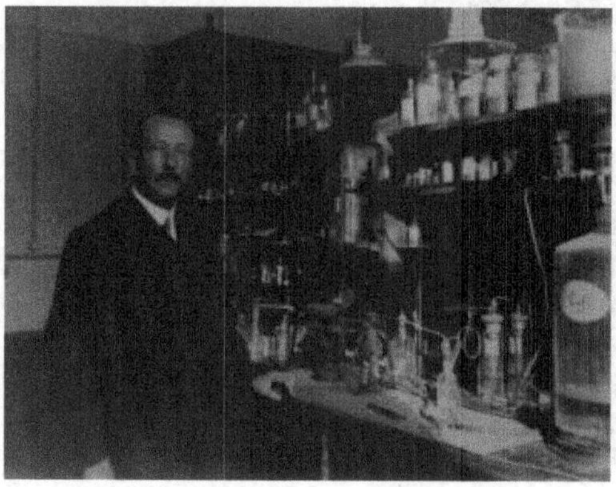

图 3-14 Fritz Pregl

为了寻找用于微量物质的定量分析的有效方法，在仪器制造工程师 W. H. F. Kuhlmann 设计的毫克级微量天平的启发下，Fritz Pregl 在 1912 年设计出一整套有机物碳、氢、氮、卤素、硫、羰基等有机微量分析实验装置和处理程序，经过不断改进，这种方法仅用 3～5mg 起始物料就能够得到准确的定量测定结果。Fritz Pregl 还著有《微量定量分析》（*Die quantitative Microanalyse*，1917）一书。我国著名有机化学家朱子清（1900—1989），师从德国化学家 Heinrich Otto Wieland 后，又跟随 Fritz Pregl 学习，并把微量分析引进中国。

二、20 世纪 30～60 年代

1937 年，英国化学家 Norman Haworth（1883—1950，图 3-15）与瑞士化学家 Paul Karrer（1889—1971，图 3-15）共同荣获这一年的诺贝尔化学奖。Norman Haworth 的主要成就是碳水化合物（carbohydrates）和维生素 C（vitamin C）的结构研究，Paul Karrer 的主要成就是类胡萝卜素（carotenoids）、核黄素（flavins）及维生素 A（Vitamin A）和维生素 B_2（vitamins B_2）的研究。

Norman Haworth 通过对单糖的研究，提出了著名的“哈沃斯结构式”（Haworth projection），这种独创的结构表达式恰好形象、准确地表达了糖的真实结构。Norman Haworth 还发现单糖不但能以六元环形式存在，也能以五元环形式存在，多糖如淀粉、纤维素可以在酸性等条件下水解成单糖，以及单糖的氧化还原等性质。1929 年，Norman Haworth 出版了专论《糖类的构成》（*The Constitution of Sugars*），对糖类的结构、性质等做了全面总结。Norman Haworth 还确证了维生素 C（vitamin C）的结构，并于 1933 年完成了维生素 C 的全合成。

瑞士化学家 Paul Karrer（图 3-15）成功地从胡萝卜中提取分离得到胡萝卜素（carotene）、维生素 A（vitamin A）并确定了结构，进一步研究发现 *β*-胡萝卜素（*β*-carotene）可以在生物体内降解为维生素 A，为其生理研究与应用奠定了化学基础。Paul Karrer 还完成了维生素 B_2 的全合成及确定了一些类胡萝卜素、维生素 E、维生素 A_2 的结构，为维生素化学的创立和发展做出了杰出贡献。

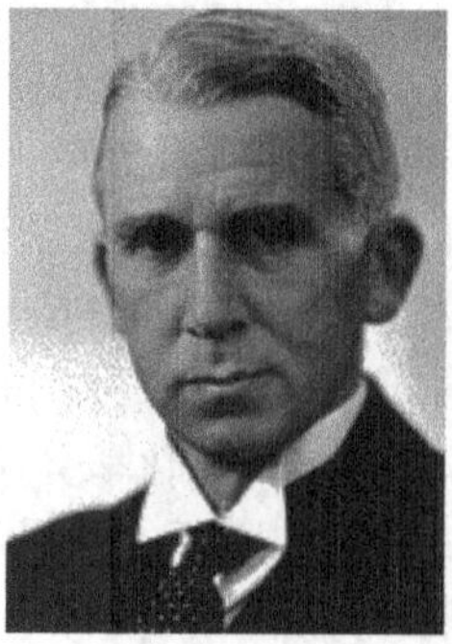

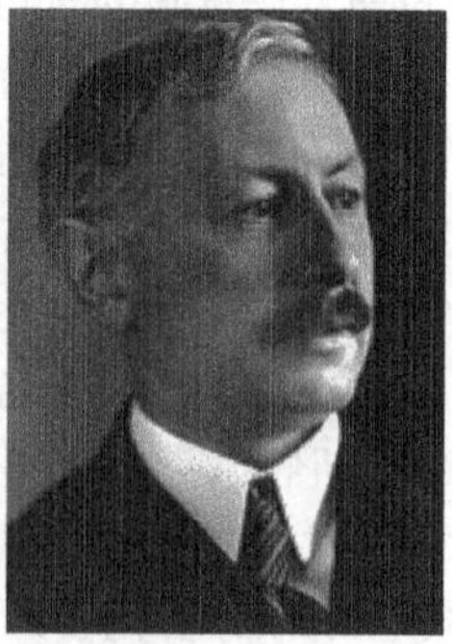

图 3-15 Norman Haworth（左）和 Paul Karrer（右）

1938 年，德国科学家 Richard Kuhn（1900—1967，图 3-16）因在天然类胡萝卜素（carotenoids）及维生素类（vitamins）的研究中取得的成就荣获当年诺贝尔化学奖。Richard Kuhn 应用柱色谱方法成功地分离得到了同分异构体 α-胡萝卜素（α-carotene）和 β-胡萝卜素（β-carotene），以及其他结构相似的类胡萝卜素成分，使得人们对二萜类胡萝卜素家族有了更多的认识。Richard Kuhn 还完成了对维生素 A、维生素 B_2、维生素 B_6 等结构的测定与全合成工作。

1939 年，德国化学家 Adolf Friedrich Johann Butenandt（1903—1995，图 3-17）与瑞士化学家 Leopold Ruzicka（1887—1976，图 3-18）共同分享了诺贝尔化学奖。Adolf Friedrich Johann Butenandt 的获奖原因是他对性激素（sex hormones）的研究成就，Leopold Ruzicka 则是因为在聚甲烯类化合物（polymethylene）及天然萜类化合物（terpene）研究中取得的成就而获奖。

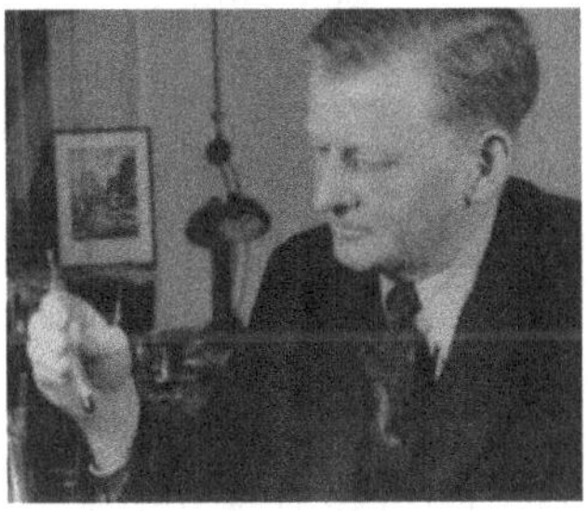

图 3-16　Richard Kuhn

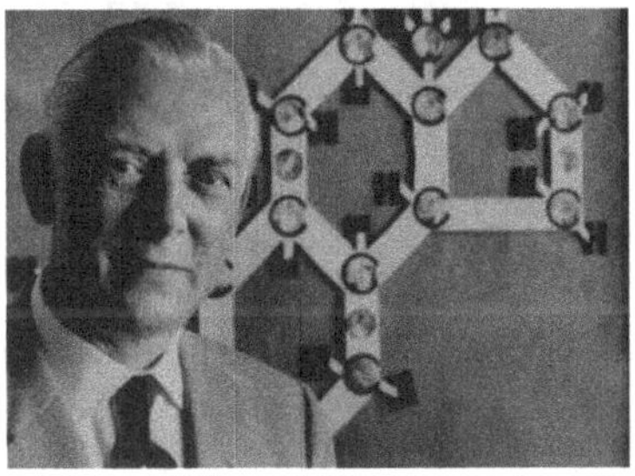

图 3-17　Adolf Friedrich Johann Butenandt

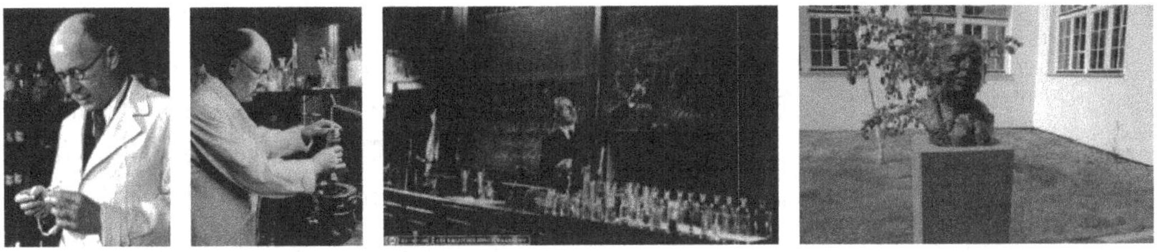

图 3-18　Leopold Ruzicka 进行实验（左一、左二）与讲座（右二）及他的纪念雕像（右一）

20 世纪 30 年代开始，许多化学家开始对性激素进行研究，Adolf Friedrich Johann Butenandt 首先从孕妇的尿液中提取分离得到了雌酚酮（estrone）、雌三醇（estriol）、孕甾酮（progesterone，黄体酮）的纯品并确定了它们属于甾体类物质。此后，Adolf Friedrich Johann Butenandt 又从男性尿液中分离得到了雄甾酮（androsterone）和睾酮（testosterone），并完成了孕甾酮、睾酮的合成。Adolf Friedrich Johann Butenandt 对这些性激素对生理的影响及相互转化关系也进行了较深入的研究，他的研究成果为后来甾体避孕药的研究开发打下了基础。

瑞士科学家 Leopold Ruzicka 发现德国化学家 Otto Wallach 提出的异戊二烯规则存在一定问题：若异戊二烯为萜类的前体化合物，则应该在自然界中大量存在，但事实上异戊二烯单体在自然界中分布甚少，某些天然萜类化合物也不能分解成异戊二烯碳骨架。Leopold Ruzicka 在 Otto Wallach 的研究基础上，进一步对萜类化合物研究，发现将萜类化合物碳骨架划分为若干个异戊二烯结构的方法，只能作为对萜类的结构和化学分类的一种认识方法，并不能代表萜类的生源途径。Leopold Ruzicka 提出了新的异戊二烯规则，也就是生源的异戊二烯规则（biogenetic isoprene rule）：所有天然萜类化合物都是经甲戊二羟酸（mevalonic acid，MVA）途径衍生出来的化合物，或者说萜类化合物都有一个活性的异戊二烯前体化合物（图 3-19）。

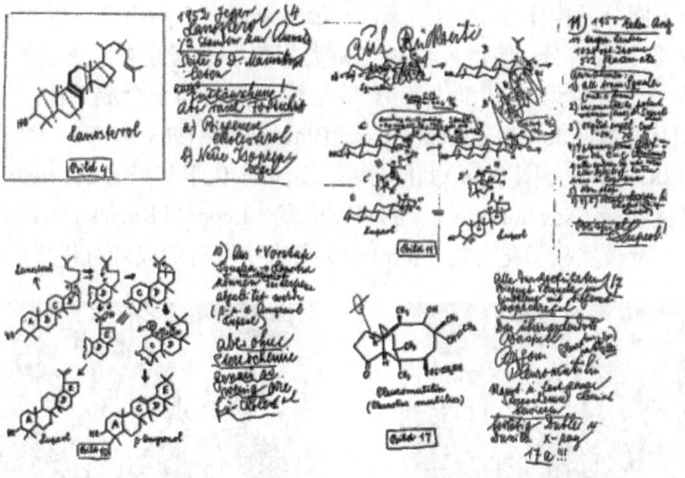

图 3-19 Leopold Ruzicka 关于生源异戊二烯规则的演讲手稿

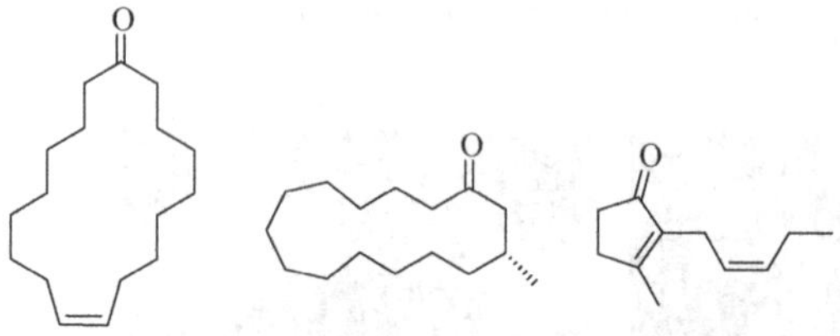

灵猫酮 麝香酮 茉莉酮

图 3-20 灵猫酮、麝香酮和茉莉酮的结构

Leopold Ruzicka 还成功地确定了一些倍半萜、二萜和三萜的化学结构，对性激素也做过一些研究工作，如进行过睾酮晶体的研究。此外，Leopold Ruzicka 还完成了橙花叔醇（nerolidol）和金合欢醇（farnesol）的全合成，分析鉴定了灵猫酮（civetone）与麝香酮（muscone）及雄甾酮（androsterone）、孕酮（progesterone）、睾酮（testosterone）等甾体化合物的化学结构，还从茉莉花中分离得到茉莉酮（jasmone）并对其化学结构进行了解析等（图 3-20）。

在 20 世纪 30 年代，Leopold Ruzicka 在苏黎世联邦理工学院（Swiss Federal Institute of Technology in Zurich；德语为 Eidgenössische Technische Hochschule Zürich，ETH Zurich）的实验室是世界天然产物研究的一个中心，他的周围曾经聚集了大批杰出的化学家，如 Leo Sternbach（1908—2005）、Tadeusz Reichstein（1897—1996）、Vladimir Prelog、Moses Wolf Goldberg（1905—1964）、Placidus Andreas Plattner（1904—1975）、George Joseph Popják（1914—1998）、John Warcup Cornforth、Albert Eschenmoser（生于 1925）、Oskar Jeger（1917—2002）、George Rosenkranz（生于 1916）、Duilio Arigoni（生于 1928）等，他们在天然产物领域都做出了骄人的成绩，其中也不乏在日后获得诺贝尔奖的大师。

Leopold Ruzicka 于 1954 年当选英国皇家学会会员，1970 年当选美国国家科学院外籍院士，1973 年当选法国科学院外籍院士，1972 年获得英国女王授予的皇家勋章，1994 年当选为中国科学院外籍院士。

1945 年，英国科学家 Alexander Fleming（1881—1955，图 3-21）、Ernst Boris Chain（1906—1979，图 3-21）和澳大利亚科学家 Howard Florey（1898—1968，图 3-21）因为发现了著名的抗生素药物青霉素（图 3-22）而共同荣获当年的诺贝尔生理学或医学奖。青霉素的发现很快就轰动了世界，它的应用拯救了千百万人的生命，堪称二战以来最重要、最伟大的科技成就之一，也是人类医药史上最伟大的发现之一。青霉素的发现和应用给医学及抗生素的研究带来了一次革命。

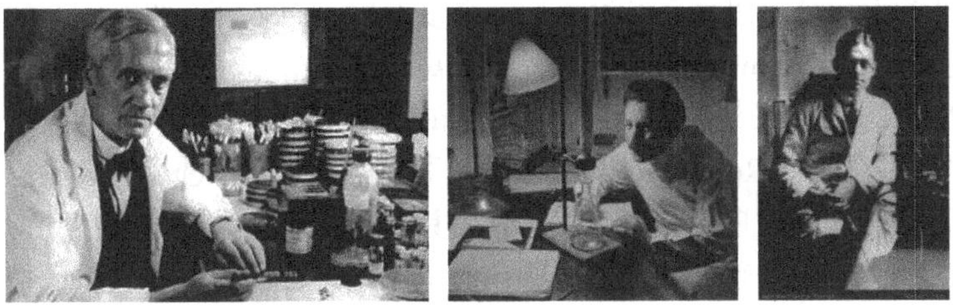

图 3-21　Alexander Fleming（左）、Ernst Boris Chain（中）和 Howard Florey（右）

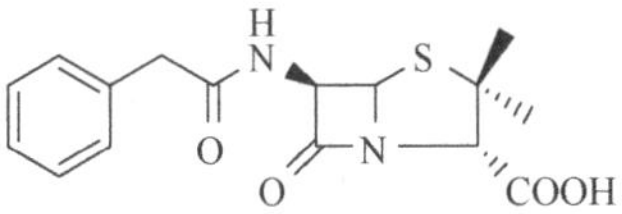

图 3-22　青霉素的化学结构

Alexander Fleming 偶然发现青霉素的故事已经家喻户晓，在此不多赘述（可详见本书“青霉素”一章），他获得诺贝尔奖是实至名归，而与之同时获奖的另外两位科学家却较少有人提及。在青霉素发现之前，医学上曾有全盘否定细菌病的化学疗法的观点，即使 1929 年 Alexander Fleming 发表了关于发现青霉素的论文，并预言青霉素很可能会有非常重要的作用，在当时也没有得到医学界的足够重视。虽然 Alexander Fleming 没有获得青霉素的纯品，但影响了研究的进一步深入。1939 年，在英国工作的德裔化学家 Ernst Boris Chain 和在英国工作的澳大利亚药理学家 Howard Florey 重复了 Alexander Fleming 的实验，得到青霉素纯品，并通过动物、人体等药理实验，证实了青霉素的特殊功效，最终在 1944 年将其应用于临床。

1947 年，英国化学家 Robert Robinson（1886—1975，图 3-23）因对天然植物化学（主要包括天然色素），特别是对生物碱（alkaloid）的研究成就荣获诺贝尔化学奖。生物碱指来源于生物界且具有一定碱性的含氮有机物，是最重要的天然产物之一，其大多数以含氮杂环形式存在，多数有旋光性及明显的生理活性。当时多种物理及光谱方法尚未建立，受提取分离技术及结构鉴定技术的限制，对于生物碱的研究具有相当大的难度，而 Robert Robinson 运用其渊博的有机化学知识及高超的实验技巧，把复杂的结构降解成一个个小的、结构简单的碎片，通过推导得到每个碎片的结构，再进一步将独立的小碎片组合还原为最初的复杂结构，这也成为当时经典的结构鉴定方法。

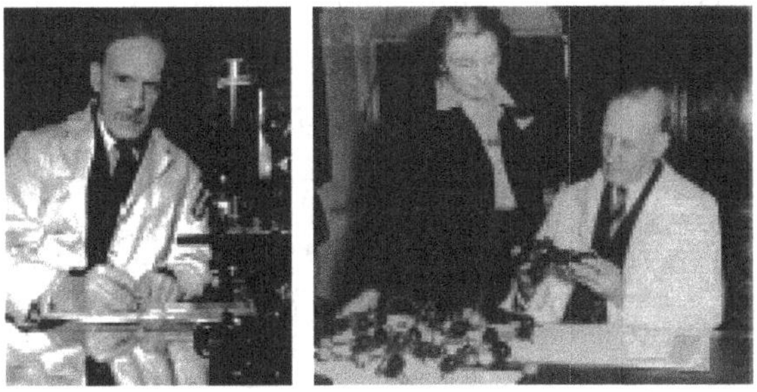

图 3-23　Robert Robinson 教授及他与妻子 Gertrude Maud Robinson，Robinson 夫人是一位出色的化学家，也是丈夫科研工作上的得力助手

Robert Robinson 曾分离并确定了罂粟碱（narceine）、尼古丁（nicotine）、吗啡（morphine）、那可汀（narcotine）、紫堇碱（corydaline）、毒扁豆碱（eserine）、小檗碱（berberine）、士的宁（strychnine）、长春碱（vinblastine）、秋水仙碱（colchicine）等几十种复杂天然生物碱，以及色素如巴西木素（brazilin）、苏木精（haematoxylin）等化合物的结构（图 3-24）。1925 年，时任牛津大学教授的 Robert Robinson 采用降解法确定吗啡具有一个核心为五元氮环与苄基异喹啉的环状

化学结构，此时距 1806 年单体吗啡首次被分离出来已经过去了一个多世纪。1955 年，吗啡的结构经 X 射线衍射法得到了证实。正是 Robert Robinson 对生物碱提取分离、结构确定及其应用的开创性工作，开拓了有机化学中的生物碱领域，此外他的成就还包括全合成青霉素、士的宁等复杂天然产物。据报道，在 1928～1947 年的 19 年间，Robert Robinson 曾经得到诺贝尔奖评选委员会多位专家共计 51 次提名，并最终获奖。作为这一时期诺贝尔奖获得者中具有代表意义的一位天然产物化学大师，Robert Robinson 教授被誉为“生物碱之父”，他所在的牛津大学也成为世界天然产物研究中心。

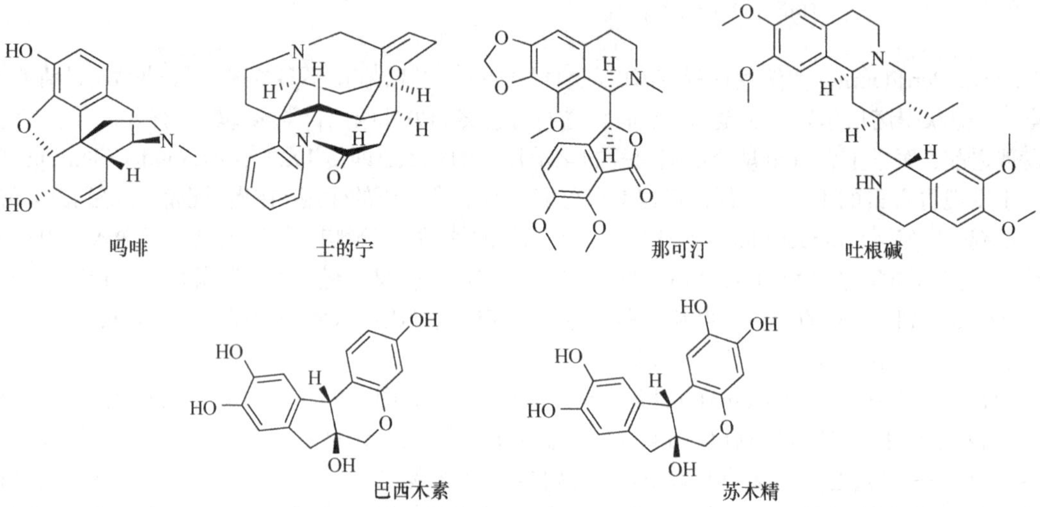

图 3-24　Robert Robinson 研究的多种天然产物的化学结构

Robert Robinson 经过对天然产物生物合成途径的深入研究，首先提出了仿生合成（biomimetic synthesis）和构建因子（building block）的概念，他通过对生物碱的结构推断和生物合成途径的进一步探索，于 1917 年巧妙地首次利用仿生合成方法，用丙酮二羧酸、丁二醛和甲胺仅一步就合成了托品酮（颠茄酮，tropinone）。这一反应成为合成托品酮的标准方法，被命名为罗宾逊托品酮合成法（图 3-25）。通过此法合成托品酮，开创了仿生合成的先河，促成了有机合成化学的分支仿生合成学科的诞生。目前在全合成领域普遍采用逆合成法受仿生合成启发而得，可以说 Robert Robinson 教授是这一实验设计思路的鼻祖。

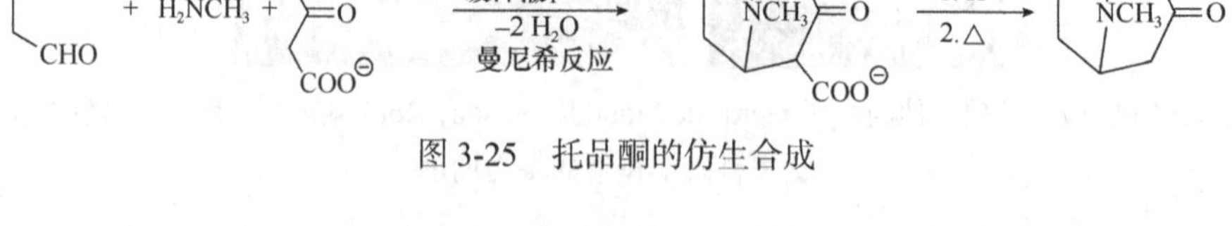

图 3-25　托品酮的仿生合成

Robert Robinson 还在有机合成反应上发现了著名的罗宾逊环化反应（Robinson annulation reaction，图 3-26），这是一种重要的构建六元环的反应。在当时，碳-碳键的构建和成环反应对于化学家来说是一个挑战，这个简便、快速的反应使科学家能够更容易完成复杂的萜类、甾体等天然产物的骨架构建，其最有代表性的应用就是合成维兰德-米歇尔酮（Wieland-Miescher ketone，图 3-26）。维兰德-米歇尔酮是人工合成甾体类化合物的一种基本原料，在现代天然产物全合成中也常作为起始原料使用，如 Samuel J. Danishefsky 的紫杉醇全合成和 Elias James Corey 的长叶烯全合成等。

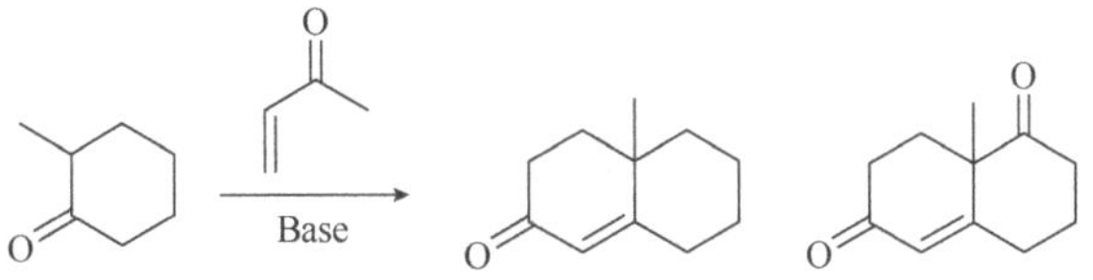

图 3-26　罗宾逊成环反应（左）与维兰德-米歇尔酮（右）

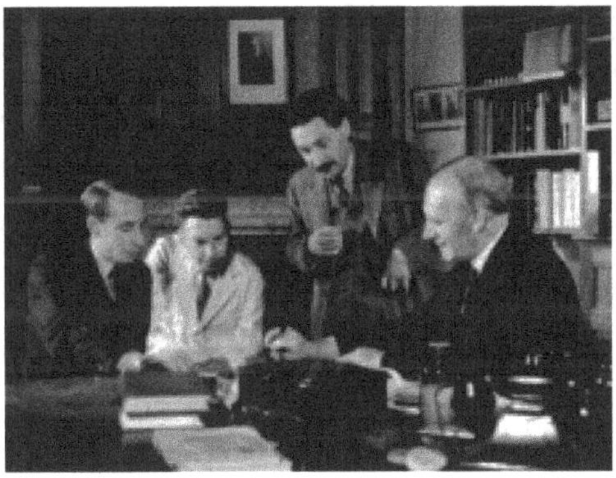

图 3-27　1944 年，Edward Abraham、Wilson Baker、Erns Boris Chain 与 Robert Robinson（从左至右）在解析青霉素的结构

Robert Robinson 曾经对青霉素的结构进行过研究（图 3-27）并发表了研究成果，但是其认定的青霉素分子结构中有一个小错误，后来被美国生化学家 Edward Abraham（1913—1999）和 Erns Boris Chain 及美国著名化学家 Robert Burns Woodward 进行了纠正，纠正后的青霉素分子结构后来被 Dorothy Hodgkin 用 X 射线衍射法进一步证实。图 3-28 是 Robert Robinson 设计全合成青霉素的手稿（左）和本人总结的 1906～1964 年的工作经历手稿（右）。

从 1926 年开始，Robert Robinson 和开创物理有机化学学科的英国化学家 Christopher Kelk Ingold（1893—1970，图 3-29）教授就有机反应机制的电子理论方法等进行辩论，当时 Christopher Kelk Ingold 的理论被认为是异端邪说（heresy），但后来逐渐被化学界接受。Christopher Kelk Ingold 以亲核试剂（nucleophile）、亲电试剂（electrophile）、诱导效应（inductive effects）、共振效应（resonance effect、mesomericeffect）等概念解释化学反应机制，并参与制定了“顺序规则”（the Cahn-Ingold-Prelog priority rules）。Christopher Kelk Ingold 曾得到 63 次诺贝尔化学奖提名，但最终抱憾未能获奖。

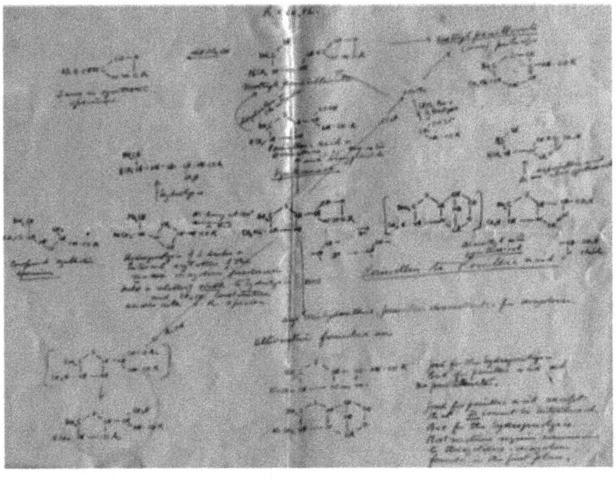

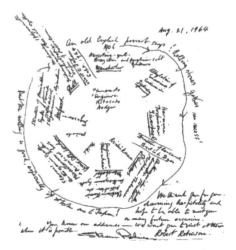

图 3-28　Robert Robinson 的工作笔记手稿

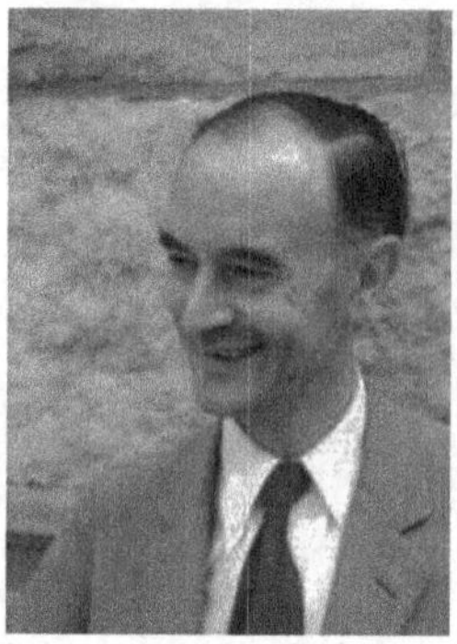
图 3-29 Christopher Kelk Ingold

Robert Robinson 对生物碱提取分离、结构确定及应用的开创性工作，开拓了有机化学中生物碱领域。此外他的成就还包括全合成青霉素、士的宁等复杂天然产物，Robert Robinson 教授是个勤奋的科学家，从 1905 年和其导师 William Henry Perkin Jr.（1860—1929）一起发表第一篇论文起，到 1974 年总共发表 700 多篇论文，在他们那个时代是很高产的科学家，其学术高峰是 1926～1940 年。我国著名天然药物化学家曾广方（1902—1979）曾师从 Robert Robinson 进行精细有机合成研究。Robert Robinson 爱好广泛，喜欢爬山、听音乐、欣赏歌剧，还是一位出色的业余国际象棋高手，曾率牛津大学参加比赛，1957 年还和其他化学家一起创办了四面体（*Tetrahedron*）杂志。

1950 年，波兰裔瑞士化学家、植物学家 Tadeus Reichstein（1897—1996，图 3-30）与美国化学家 Edward Calvin Kendall（1886—1972，图 3-30）、美国医生 Philip Showalter Hench（1896—1965，图 3-30）因一同发现并分离了肾上腺皮质激素（adreno cortico hormones，ACTH）可的松（cortisone，图 3-31）而获得诺贝尔生理学或医学奖。Tadeus Reichstein 曾于 1934 年研制出用化学与微生物转化相结合的方法生产维生素 C，在工业上称之为“莱氏化学合成法”（Reichstein process，图 3-32），这一方法至今还在应用，1967 年他又开始对蕨类植物进行深入研究。

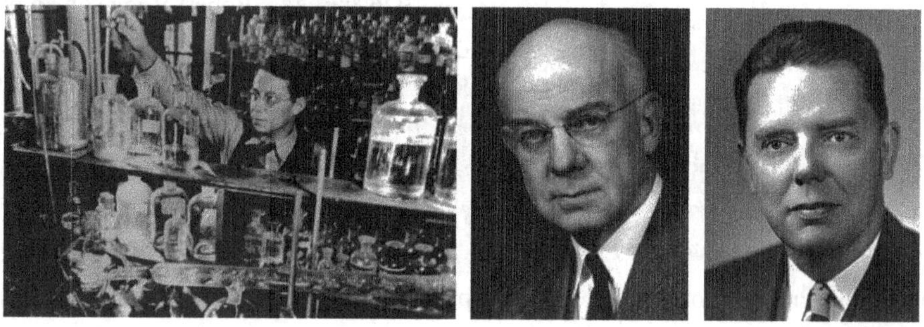
图 3-30 Tadeus Reichstein、Edward Calvin Kendall 与 Philip Showalter Hench（从左至右）

1952 年，美国科学家 Selman Abraham Waksman（1888—1973，图 3-33）因为发现第一个有效对抗结核病的抗生素链霉素（streptomycin，图 3-34）而荣获诺贝尔生理学或医学奖。Selman Abraham Waksman 与他的学生于 1943 年成功地从土壤中的放线菌 *Actinomycetes* 中分离出链霉素，这是第一个能够有效治疗肺结核的药物。链霉素的发现拯救了无数生命，也开辟了研究抗生素的新学术领域。Selman Abraham Waksman 毕生研究土壤细菌学，在抗生素研究方面获得了许多成果。除了发现链霉素，还陆续发现了放线菌素（actinomycin）、棒曲霉素（patulin）、链丝菌素（streptothricin）、新霉素（neomycin）和其他数种抗生物质。后来他建议把这些物质总命名为抗生素（antibiotics）。一般认为 Selman Abraham Waksman 获得诺贝尔奖不仅是由于发现链霉素，而是因为他发明了一系列分离抗生素的方法和技术，从而开启了人类发现、研究抗生素药物的大门，大大地推动了对于抗生素的研究，Selman Abraham Waksman 因此被称为“抗生素之父”。

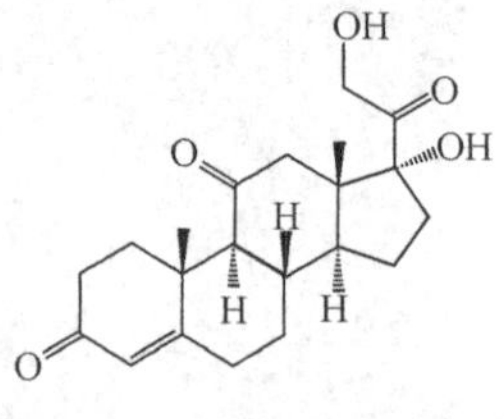

图 3-31 可的松的化学结构

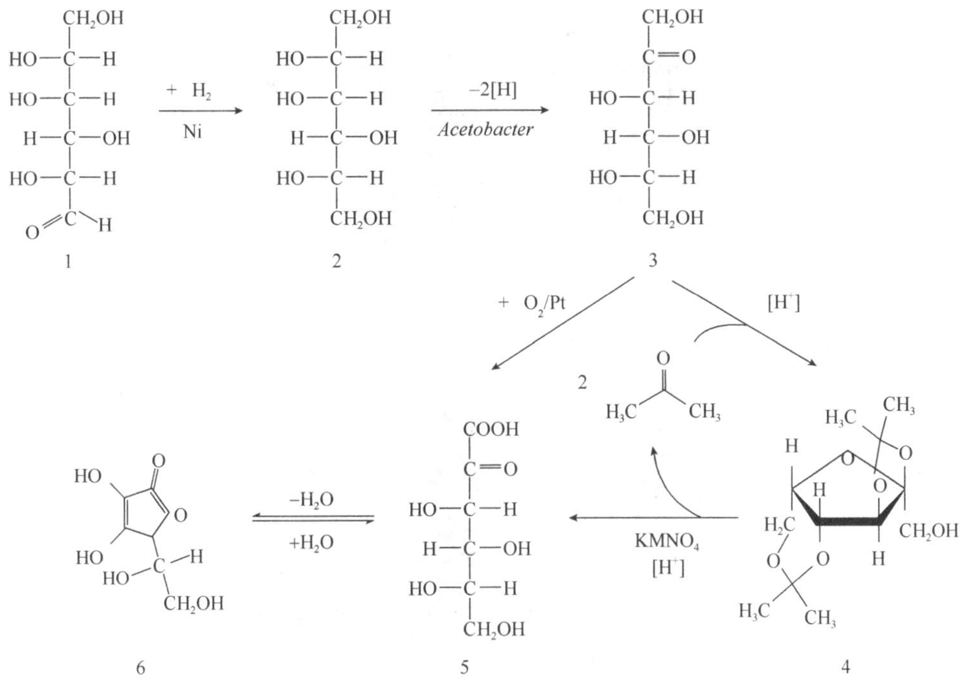

图 3-32　莱氏化学合成法

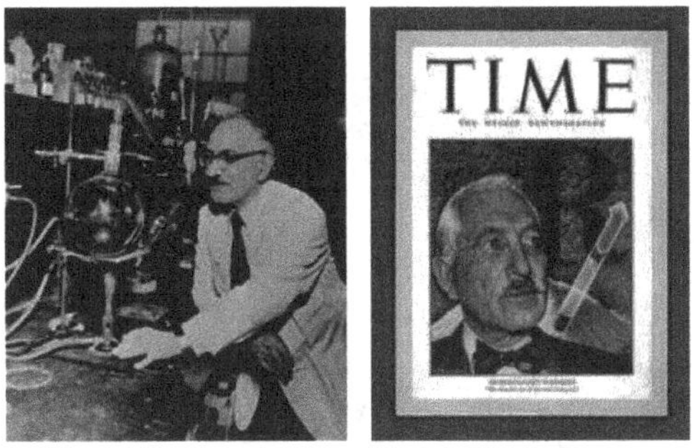

图 3-33　Selman Abraham Waksman

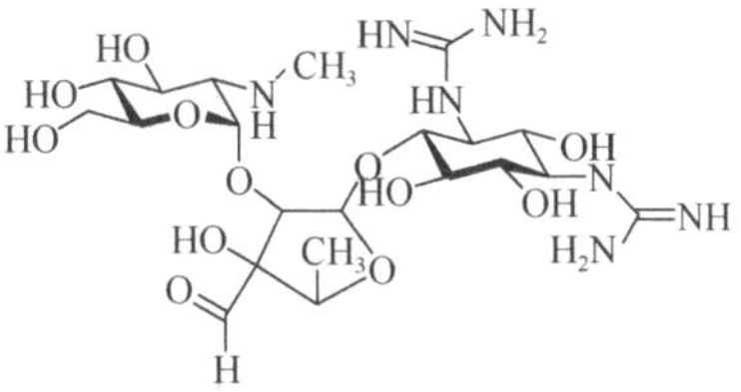

图 3-34　链霉素的化学结构

1952 年，英国生化与分析化学家 Archer John Porter Martin（1910—2002，图 3-35）和 Richard Laurence Millington Synge（1914—1994，图 3-35）因为发明了分配色谱技术而共同荣获诺贝尔化学奖。Archer John Porter Martin 在对维生素 E 的分离及维生素缺乏症的病理分析研究过程中，经常应用溶剂萃取和色谱分析，为色谱研究打下了坚实的基础。Archer John Porter Martin 和 Richard Laurence Millington Synge 在进行氨基酸分析过程中发明了分配色谱分析法（partition chromatography），他们用滤纸代替硅胶，成功地把各种氨基酸分离开来，这是一项分离技术的突破。分配色谱分析法的发明使得很多水溶性物质的分离更简便、快速，因为它不仅可以分离氨基酸，还可以分离和检验糖类、肽类、各种抗生素及几乎所有的无机物、有机物等。Archer John Porter Martin 还与 Anthony T. James 合作发明了气相色谱分析法。

1953 年，德裔英籍生物化学家 Hans Adolf Krebs（1900—1981，图 3-36）和生于德国的犹太裔美国籍生物化学家 Fritz Albert Lipmann（1899—1986，图 3-36）获得诺贝尔生理学或医学奖。Hans

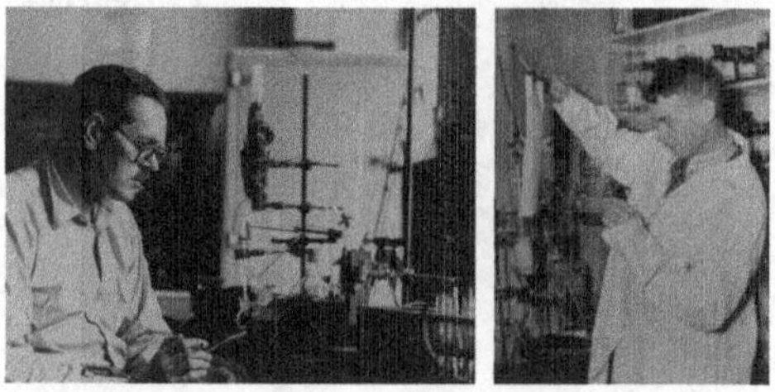

图 3-35　Archer John Porter Martin（左）和 Richard Laurence Millington Synge（右）

Adolf Krebs 的主要成就是阐明了需氧生物体内普遍存在的代谢途径——三羧酸循环（tricarboxylic acid cycle，或以发现者命名为“Krebs 循环”图 3-37）；Fritz Albert Lipmann 在哈佛大学医学院和

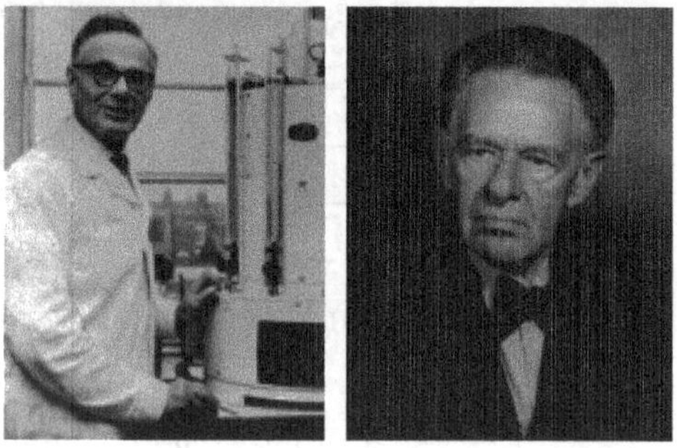

图 3-36　Hans Adolf Krebs（左）与 Fritz Albert Lipmann（右）

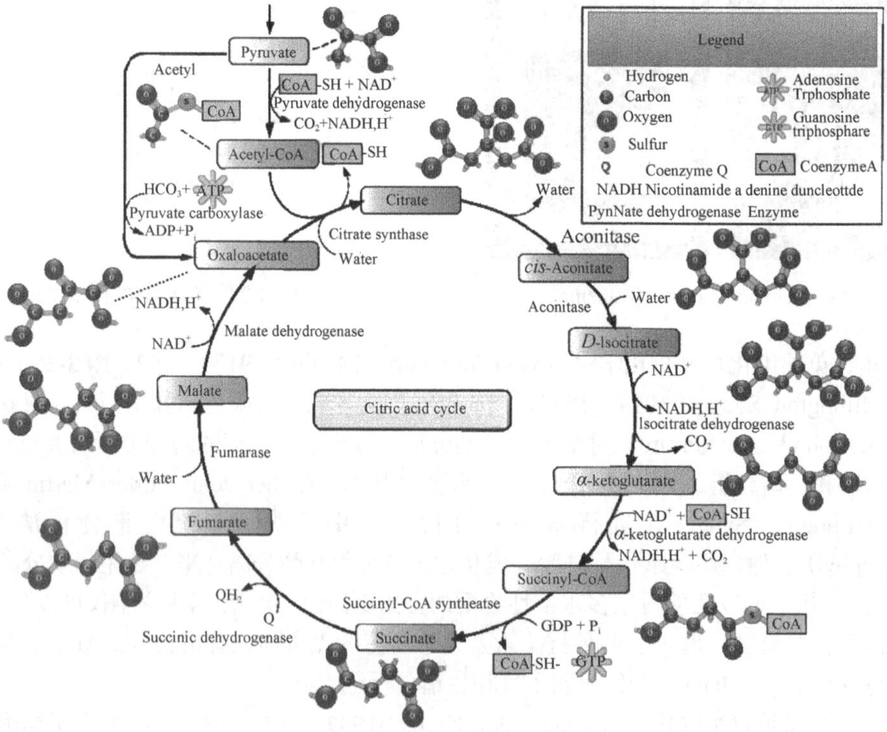

图 3-37　三羧酸循环

马萨诸塞州总医院（Massachusetts General Hospital）工作期间，和其他工作者共同发现了辅酶 A（coenzyme A，图 3-38），通过对其性质与功能进行研究，发现辅酶 A 在生物体中普遍存在，并作为中间体在代谢中发挥重要作用，此外他还证明了三磷酸腺苷（adenosine triphosphate，ATP）是生化能量的普遍载体。Hans Adolf Krebs 与 Fritz Albert Lipmann 的成果不仅对机体代谢研究做出了巨大贡献，也为探索天然产物化学生物合成途径提供了重要的理论支持。

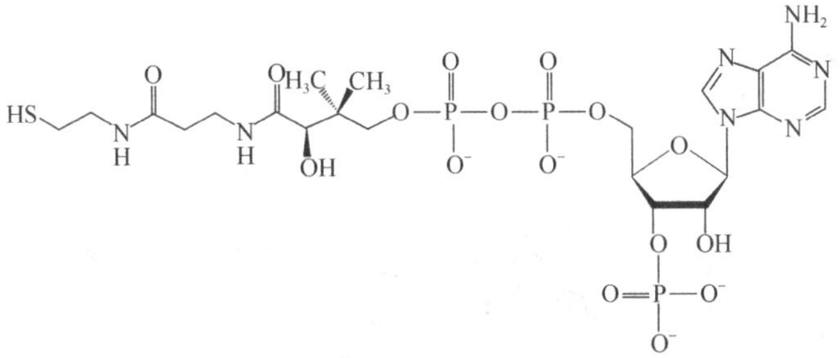

图 3-38　辅酶 A 的化学结构

1955 年，美国生物化学家 Vincent du Vigneaud（1901—1978，图 3-39）因阐明后叶催产素（oxytocin，图 3-40）和后叶加压素（vasopressin，图 3-40）的结构并合成了这两个激素而获得诺贝尔化学奖。

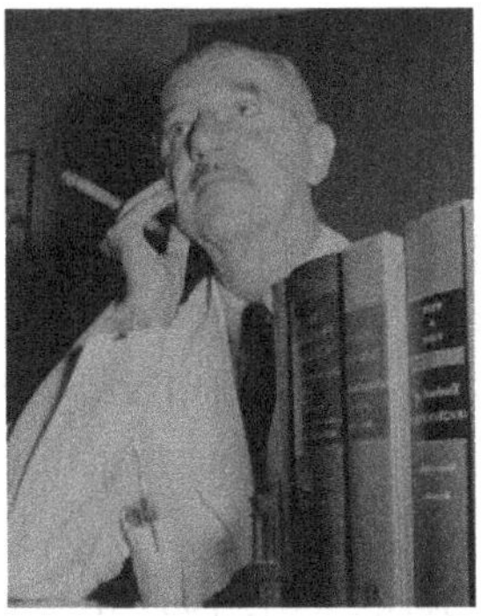

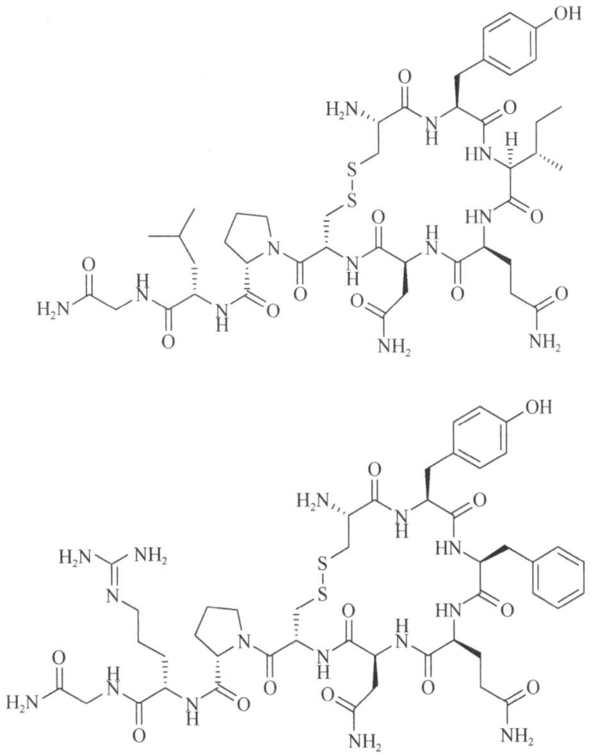

图 3-39　Vincent du Vigneaud

图 3-40　后叶催产素（上）和后叶加压素（下）的化学结构

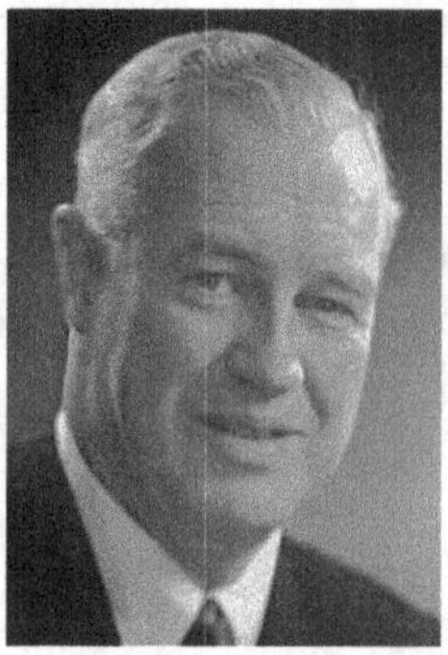

图 3-41 Alexander Robertus Todd

1957 年，苏格兰化学家 Alexander Robertus Todd（1907—1997，图 3-41）因在核苷酸、维生素 B_1、维生素 E、花色素和维生素 B_{12} 的结构研究方面的成就而荣获 1957 年诺贝尔化学奖。Alexander Robertus Todd 曾任英国皇家学会会长，被称为近代核酸化学的先驱。

1964 年，英国著名结构化学家 Dorothy Mary Hodgkin（1910—1994，图 3-42）因为在天然产物结构研究方面的卓越成就荣获诺贝尔化学奖，成为英国历史上第一个获得诺贝尔奖的女性科学家，也是国际上继居里夫人（Madame Curie）母女后第三位获得诺贝尔化学奖的女性科学家（图 3-43）。

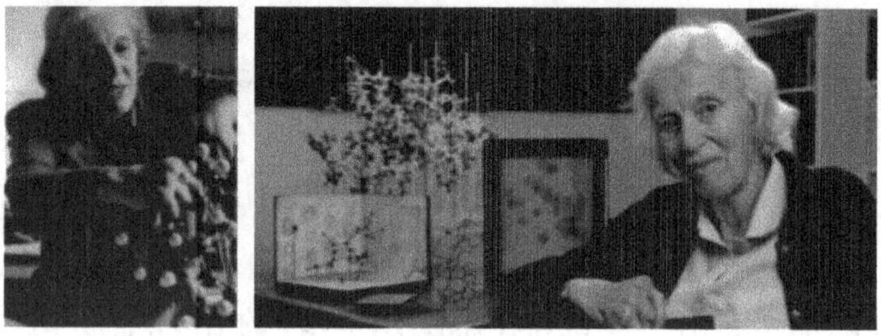

图 3-42 Dorothy Mary Hodgkin

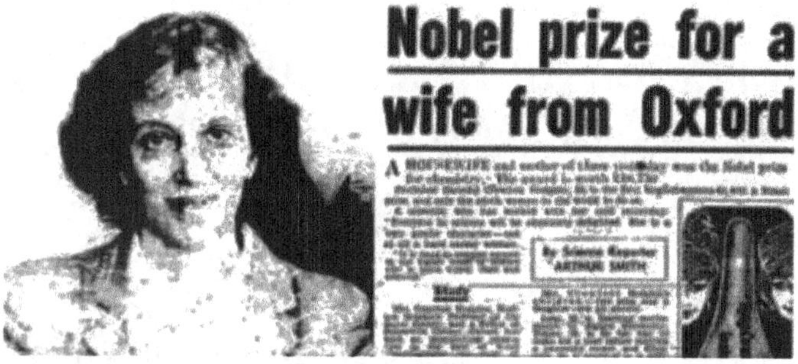

Nobel prize for a wife from Oxford

图 3-43 Dorothy Mary Hodgkin（左）获得诺贝尔奖时英国《每日电讯报》的相关报道（右）

Dorothy Mary Hodgkin 一生致力于重要生理活性天然产物的结构研究，她在剑桥大学学习时的导师是英国化学家、生物分子晶体学奠基人、科学学创始人，有“科学圣徒”（Sage of Science）之称的 John Desmond Bernal（1901—1971，图 3-44）。1934 年，Dorothy Mary Hodgkin 与老师一起首先将 X 射线衍射法用于化合物结构研究，对胃蛋白酶（pepsin）晶体结构进行了测定。此后，她还通过 5 年艰苦研究，利用复杂的数学推算与合理的想象，推断出青霉素的晶体结构，确定出青霉素分子内部确实存在由三个碳原子和一个氮原子组成的四元环——即内酰胺环，1949 年这一关于青霉素结构确定的研究成果得到发表。1956 年，Dorothy Mary Hodgkin 又完成了利用 X 射线衍射法对维生素 B_{12}（vitamin B_{12}，图 3-45）晶体结构的确定，这一研究历时 8 年，为实现维生素 B_{12} 的人工合成奠定了基础。1969 年，她又在胰岛素晶体的结构研究中取得重大进展。用 X 射线衍射法分析青霉素、维生素 B_{12} 的结构成为 20 世纪结构测定技术应用最有影响的范例。1947 年 Dorothy Mary Hodgkin 入选英国皇家学会，1970 年出任布里斯托尔大学（University of Bristol）名誉校长。在 Dorothy Mary Hodgkin 的学生中有一位叫玛格丽特·罗伯茨的学生，即是后来放弃了研究，驰骋 20 世纪世界政坛的撒切尔夫人（图 3-44）。

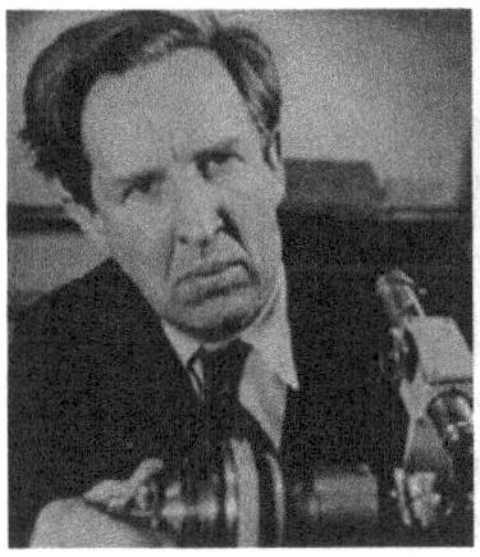
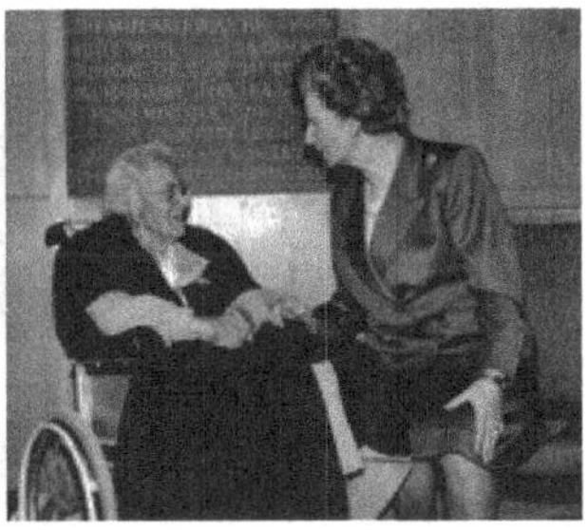

图 3-44　Dorothy Mary Hodgkin 的导师 John Desmond Bernal（左）及她与学生撒切尔夫人的合影（右）

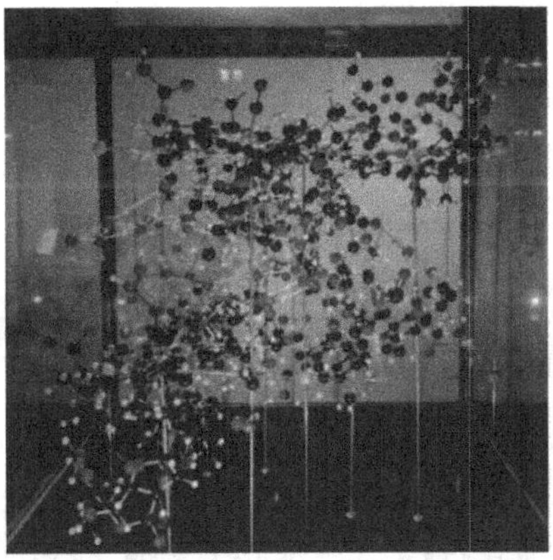

图 3-45　Dorothy Mary Hodgkin 确定的维生素 B_{12} 的 3D 分子结构

Dorothy Mary Hodgkin 对中国有着深厚的感情，曾经 8 次访问中国（图 3-46）。最后一次是在去世前一年即 1993 年的夏天，在其女儿 Elizabeth（Lizzie）陪伴下参加了在北京举行的国际晶体学大会并会见中国朋友。早在 1972 年的日本京都举行的国际晶体学大会上，Dorothy Mary Hodgkin 热情介绍了中国科学家的工作，首先向全世界宣告中国已经独立地分析出胰岛素结构。1975 年，她在英国 *Nature* 上发表了一篇题为中国的胰岛素研究的文章。正是 Dorothy Mary Hodgkin 的肯定和热情推荐，使中国科学家在当时那段几乎与外国隔绝的困难时期做出的成就获得了国际同行应有的承认。Dorothy Mary Hodgkin 对中国科学家于 1978 年正式加入晶体学的国际科研共同体也起到了重要作用，给予了我国晶体化学发展不遗余力的支持。我国著名物理化学家唐有祺院士（生于 1920）和梁栋材院士（生于 1932）及其他数名中国科学家都曾在 Dorothy Mary Hodgkin 领导的研究室学习过。

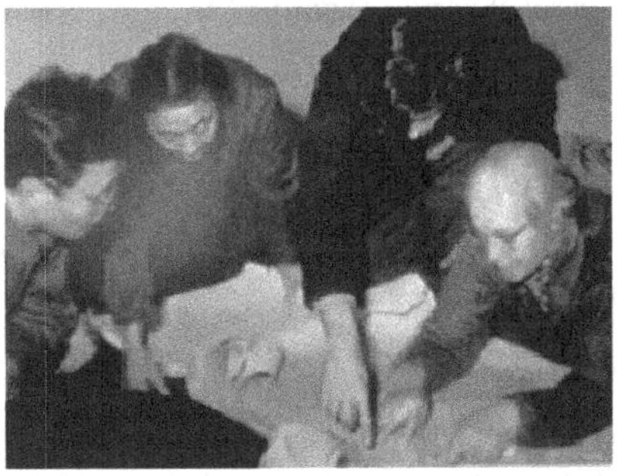

图 3-46　Dorothy Mary Hodgkin 与中国科学家

1964 年德裔美籍生物化学家 Konrad Emil Bloch（1912—2000，图 3-47）与 Feodor Felix Konrad Lynen（1911—1979，图 3-47）因在胆固醇和脂肪酸代谢及生物合成方面做出的贡献而共同获得诺贝尔生理学或医学奖。他们的这一成果直接指导了科学界关于降脂药物的探索，启发并促成了他汀类（statins）药物的发现。

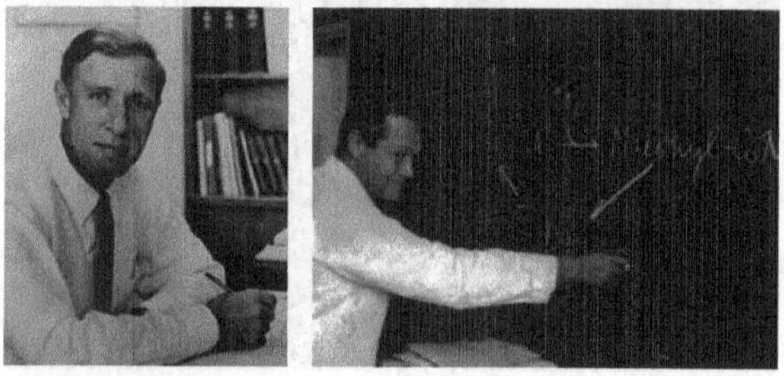

图 3-47 Konrad Emil Bloch（左）和 Feodor Felix Konrad Lynen（右）

三、1965 年诺贝尔化学奖获得者——Robert Burns Woodward

1965 年美国化学家 Robert Burns Woodward（1917—1979，图 3-48）因在有机合成特别是复杂天然产物全合成领域的成就荣获诺贝尔化学奖。Robert Burns Woodward 的成就却远不止于此，除了在有机合成方面，他在化合物结构鉴定、化学理论创立等多个领域均做出了卓越的贡献。

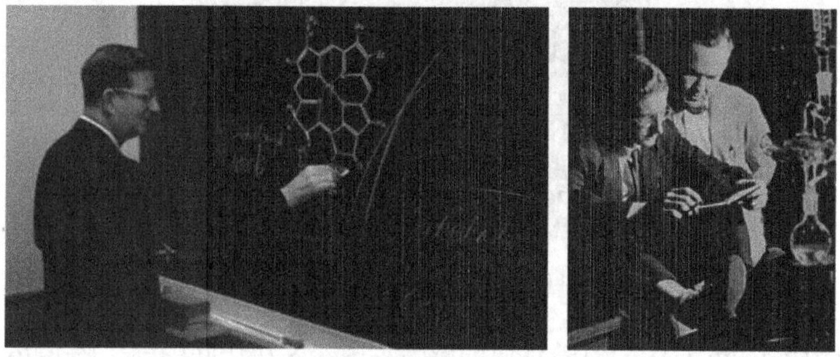

图 3-48 Robert Burns Woodward

Robert Burns Woodward 被誉为“现代有机合成之父”，一生中完成了众多令人瞩目的复杂天然产物全合成，如奎宁（quinine）、可的松（cortisone）、利血平（reserpine）、四环素（tetracycline）、维生素 B_{12}（vitamin B_{12}，cyanocobalamin）等（图 3-49）。1944 年，Robert Burns Woodward 和同事 William von Eggers Doering 宣布完成了奎宁的全合成，这一研究成果被认为是有机合成史上的一座里程碑，同时 Robert Burns Woodward 和 William von Eggers Doering 首次提出立体选择性反应（stereoselective reaction）的定义并在合成中应用，开创和引导了有机合成化学理论和实际应用的飞跃发展。Robert Burns Woodward 获得诺贝尔奖后完成了维生素 B_{12} 的全合成，这个复杂天然产物的全合成历经 11 年、超过 100 步反应，堪称 Robert Burns Woodward 全合成研究的最高杰作，被公认为代表着当代有机合成研究的最高水平和成就。

Robert Burns Woodward 在有机合成过程中应用红外光技术与化学降解方法来测定复杂分子的结构，因此在天然产物结构鉴定方面也取得了许多重要成就；在生物合成方面，Robert Burns Woodward 也卓有建树，他第一个提出甾体激素的正确生源途径，也对吲哚类生物碱和大环内酯类化合物的生物合成途径进行了研究；1941～1942 年，他描述了分子结构与紫外光谱间的关系，将紫外光谱用于鉴定共轭体系并提出了伍德沃德规则；在成功完成全合成维生素 B_{12} 的过程中，Robert Burns Woodward 偶然发现在[4+2]环合反应中在光或热条件下可以引发不同的立体化学反应、得到不同的立体构型产物，Robert Burns Woodward 与他的学生、著名量子化学家 Roald Hoffmann 还通过对这些反应规律的更深入研究和总结最终提出了有机化学理论中非常著名、非常重要的轨道对称守恒定律（the conservation of orbital symmetry），又称 Woodward-Hoffmann 规则（Woodward-

Hoffmann rules），这些成就是 Robert Burns Woodward 在有机化学理论方面做出的重大贡献。

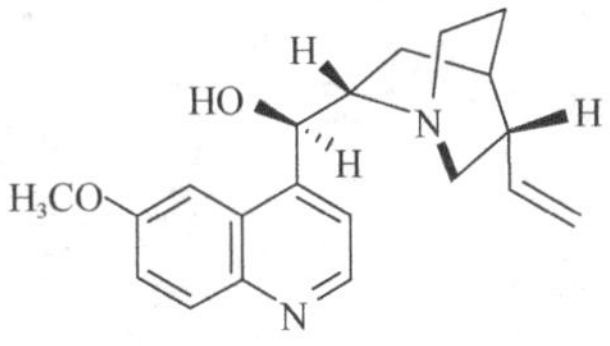

奎宁

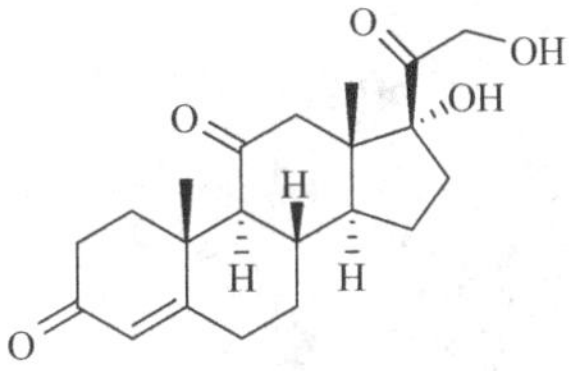

可的松

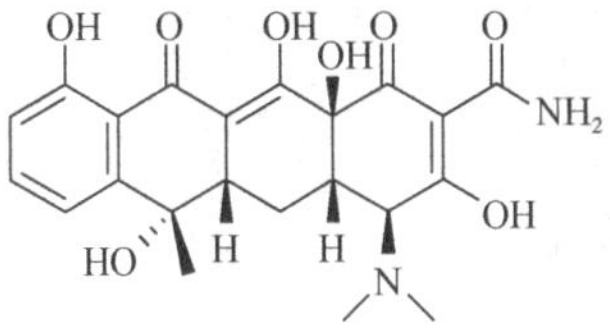

四环素

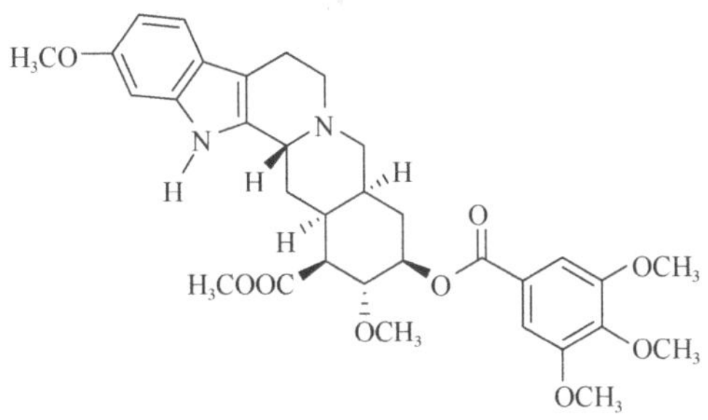

利血平

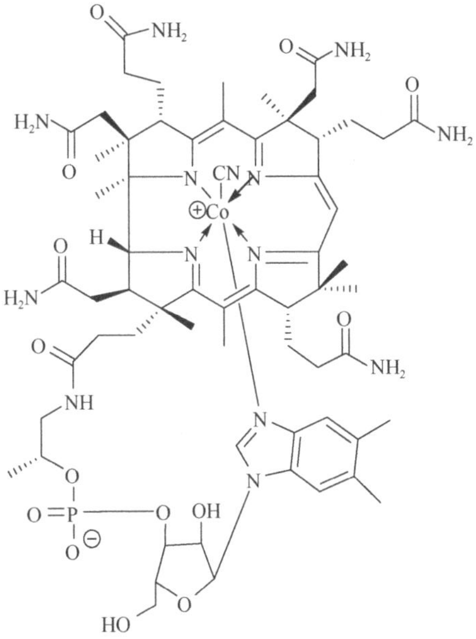

维生素B_{12}

图 3-49　Robert Burns Woodward 完成全合成的一些复杂天然产物的化学结构

Robert Burns Woodward 被誉为 20 世纪最伟大的有机化学家，也是因天然产物研究获得诺贝尔奖的大师中最杰出的典范。其学术成就众多、贡献巨大，本书将以独立章节进行全面介绍，故在此暂不赘述。

四、20 世纪 60 年代末至 80 年代

1969 年，挪威物理化学家 Odd Hassel（1897—1981，图 3-50）和英国化学家 Derek Harold Richard Barton（1918—1998，图 3-51）因为分别通过对环己烷、天然甾体（steroides）等化合物立体构型的研究发展了立体化学理论，共同荣获当年度诺贝尔化学奖。

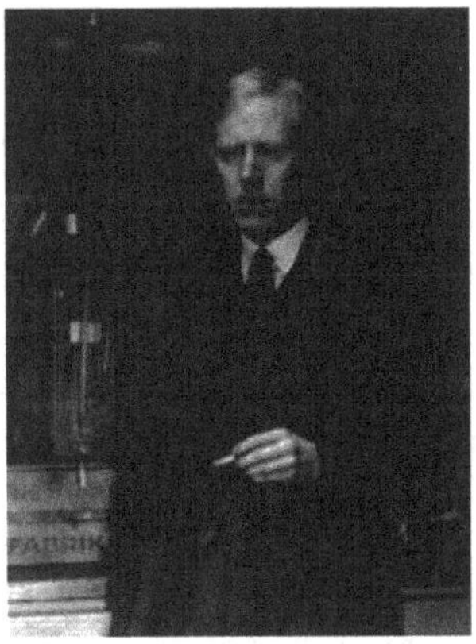

图 3-50　Odd Hassel

Odd Hassel 很早就已经成为一个有名的 X 射线衍射晶体学家，曾由环己烷入手，应用 X 射线衍射等技术对环己烷在不同状态条件下的立体结构进行了认真全面的研究，发现环己烷可以有两种构象存在：一种呈椅子型，一种呈船型。最终他提出了构象（conformation）、椅式构象（chair conformation）、船式构象（boat conformation）等概念。

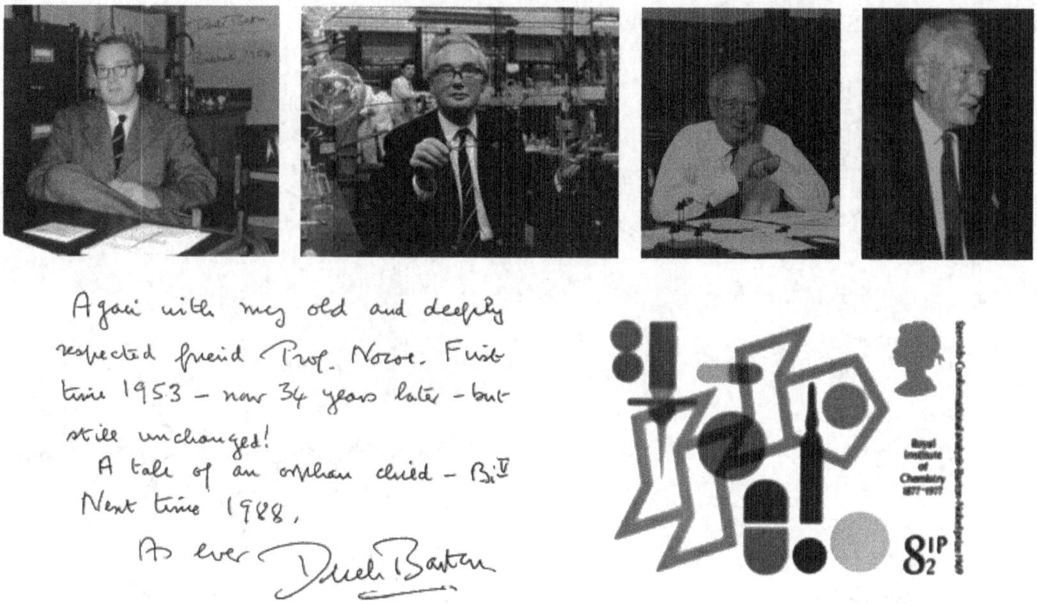
Again with my old and deeply
respected friend Prof. Nozoe. First
time 1953 – now 34 years later – but
still unchanged!
A tale of an orphan child – Bi V
Next time 1988,
As ever Derek Barton
Royal Institute of Chemistry

图 3-51　不同时期的 Derek Harold Richard Barton（上）；Derek Harold Richard Barton 的手迹和纪念他的邮票（下）

1943 年 Odd Hassel 又证明环己烷在气态时采取的是椅式构象，有两种化学键“standing”（axial，直立键）和“reclining”（equatorial，平伏键）的存在。Odd Hassel 所总结出的构象分析原理及建立的相关的分析方法，是对立体化学理论的重大贡献（图 3-52）。

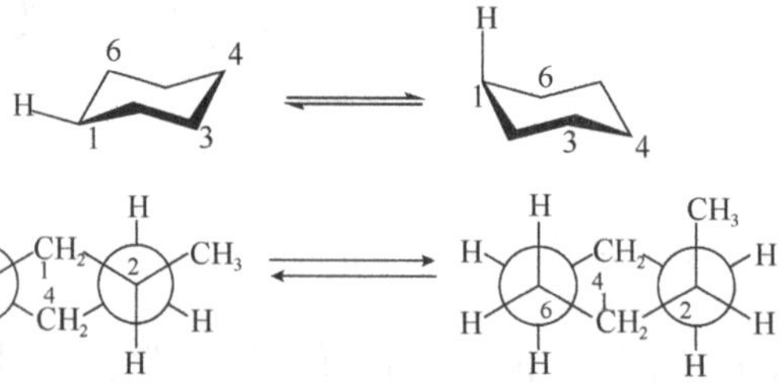

图 3-52　环己烷的立体构象

Derek Harold Richard Barton 将 Odd Hassel 提出的构象分析原理应用在甾体化合物立体结构中，明确地阐明了分子的特性和空间的构型（configuration）与构象（conformation）的关系，进一步发展了有机立体化学理论。年轻的 Derek Harold Richard Barton 受甾体化合物大师 Louis Frederick Fieser（1899—1977）教授的邀请，曾经于 1949～1950 年在美国哈佛大学担任天然产物化学客座讲师，代替正在休假的 Robert Burns Woodward。1949 年，在参加甾体化合物大师 Louis Frederick Fieser 组织的研讨会时，Louis Frederick Fieser 向 Derek Harold Richard Barton 介绍了自己在研究甾体化合物时遇到的困惑：甾体化合物母核上不同的羟基在氧化和酯化时反应速度不同，如何解释？Derek Harold Richard Barton 立刻想到了 Odd Hassel 的工作，意识到这些问题的答案应该从甾体化合物的构象上着手寻找，于是他撇开当时有机化学中传统的平面结构思维（two dimensional）从三维（three dimensional）立体构象上寻找其中的奥秘。为此他专门研究了胆酸的构象，论证了它具有的三个不同的羟基，由于处于不同的立体环境中而造成反应速度不同，Derek Harold Richard Barton 在 Odd Hassel 提出的环己烷构象基础上，利用 X 射线衍射技术对甾体化合物分子的结构进行分析，明确了甾体分子中三个骈联的环己烷骨架及骈联的一个环戊烷骨架的相互空间关系，并确定了一些甾体化合物的构象，提出构象分析（conformational analysis）的概念。

在 Louis Frederick Fieser 的建议下，Derek Harold Richard Barton 于 1950 年在 *Experientia* 杂志上发表了 4 页论文。Derek Harold Richard Barton 关于构象分析的著名论文公开发表，在科学界引起巨大反响，许多化学家认为，构象分析的引入是自 1874 年 Jacobus Henricus Van't Hoff，（1852—1911）和 Joseph Achille Le Bel（1847—1930）提出“碳元素四面体结构学说”以来，立体化学研究的第一个真的突破。构象分析思想的引入，极大地改变了立体化学研究方向，它也成为有机化学的一个不可分割的部分，并成为化学研究中一个强有力的工具。同时，甾体分子因其立体结构的特殊性在有机化学特别是有机化学理论发展史上占有极其重要的地位，而甾体物质因其特殊生理活性，在药物研究与应用中也有极其重要的作用。Derek Harold Richard Barton 对多种天然萜类、甾体及环状生物碱等天然产物分子的立体结构进行了研究，利用构象分析的一般规则，完美解释了甾体类化合物的立体结构及其反应特性。

Derek Harold Richard Barton 的成就还包括在合成甾醇类激素方面发明了著名的合成醛甾醇的一种简便方法，后被称为“巴顿反应”（Barton reaction）；有关合成青霉素和各种四环素类抗生素的重要研究；其后，他和 Monteath Robertson（1900—1989）合作研究了许多复杂化合物的结构，如柠檬苦素（limonin）、glauconic acid、byssochlamic acid、noradrides 及石竹烯（caryophyllene）、羊毛甾醇（lanosterol）等多种天然产物的结构鉴定等（图 3-53）。Derek Harold Richard Barton 曾任法国自然科学研究中心天然产物化学研究所所长，并于 1994 年当选为中国科学院外籍院士。

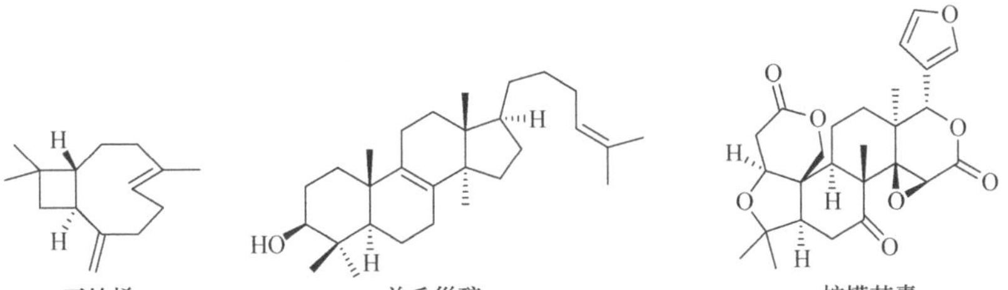

图 3-53　Derek Harold Richard Barton 确定的部分天然产物分子结构

1975 年，瑞士化学家 Vladimir Prelog（1906—1998，图 3-54）因为研究有机分子立体化学和反应取得的成就与英国化学家 John Warcup Cornforth（1917—2013，图 3-54）分享了当年的诺贝尔化学奖。

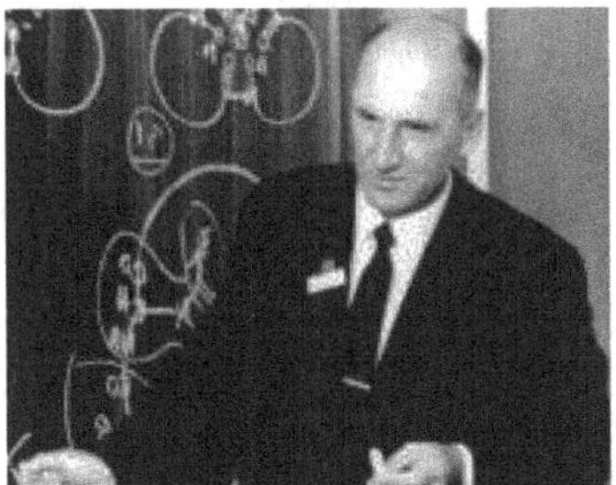

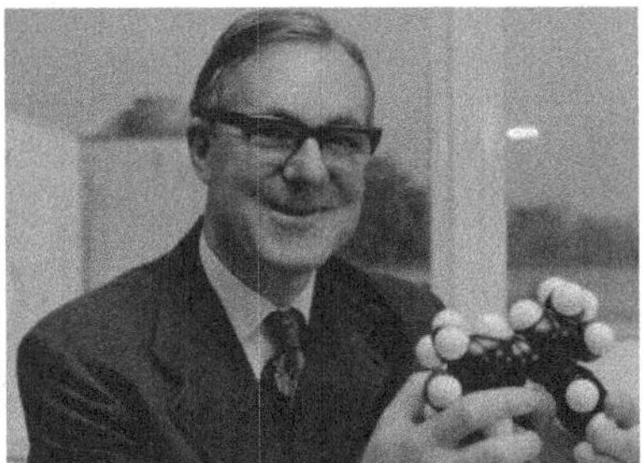

图 3-54　Vladimir Prelog 与 John Warcup Cornforth

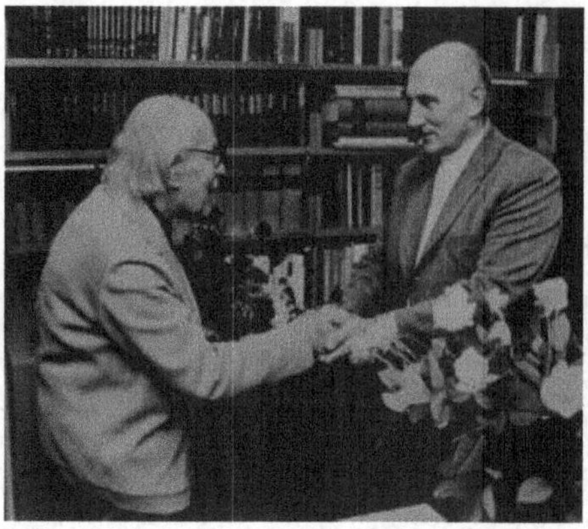

图 3-55　Vladimir Prelog 与 Leopold Ruzicka

作为瑞士著名化学家、1939 年诺贝尔化学奖得主 Leopold Ruzicka 的学生（图 3-55），Vladimir Prelog 早期研究的工作对象主要是天然产物生物碱分子，他曾与 Derek Harold Richard Barton、Oskar Jeger 和 Robert Burns Woodward 等合作阐明了刺桐属（*Erythrina* alkaloids）生物碱的结构；他还解决了奎宁的构型，校正了士的宁的分子式，阐明了其他诸如吲哚、甾体生物碱的结构，如藜芦碱（veratrine）、龙葵碱（solanine）的结构；阐明了一些大环内酯抗生素的结构，如无活菌素（nonactin）、硼霉素（boromycin）、ferrioxamins 和福霉素（rifamycins）等（图 3-56）。他确定了很多天然产物的立体构型（configuration），还早在 1944 年就应用手性底物层析法分离了 Tröger 碱的一对对映体，并发现氮原子也可以构成手性中心。Vladimir Prelog 深入研究了在 8～12 元环状结构中构象（conformation）和化学活性的关系，认为有机分子的构象会影响反应结果，即可能造成反应产物不同或使各种反应产物的比例发生改变，根据这项研究成果许多重要反应产物及其立体构型都可以预测。

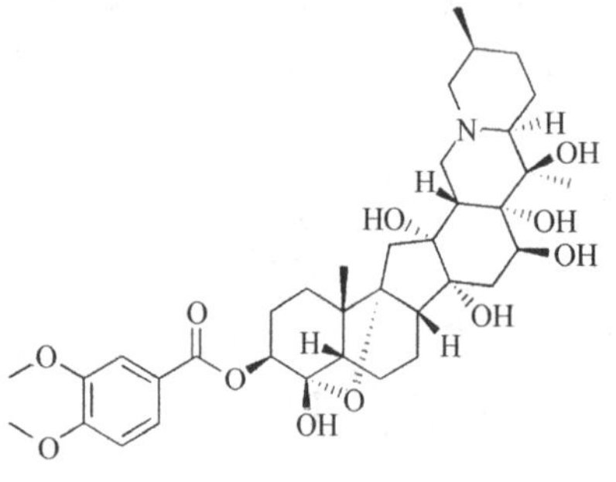

A

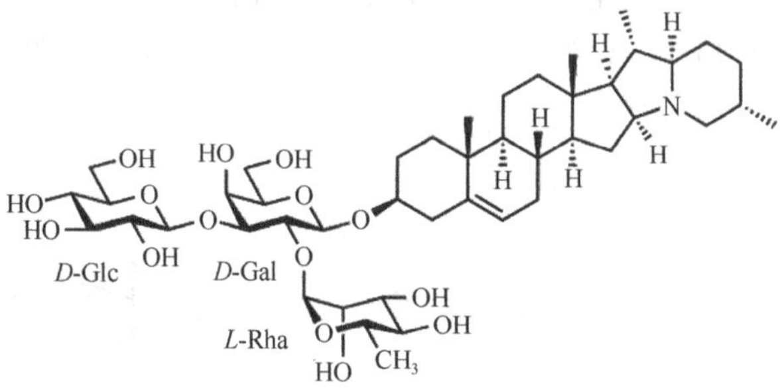

B

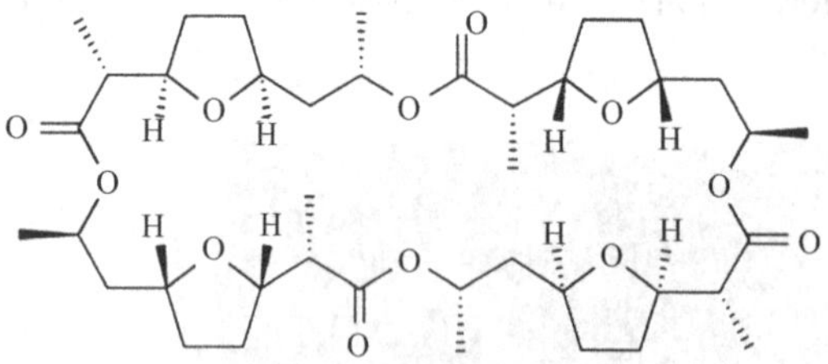

C

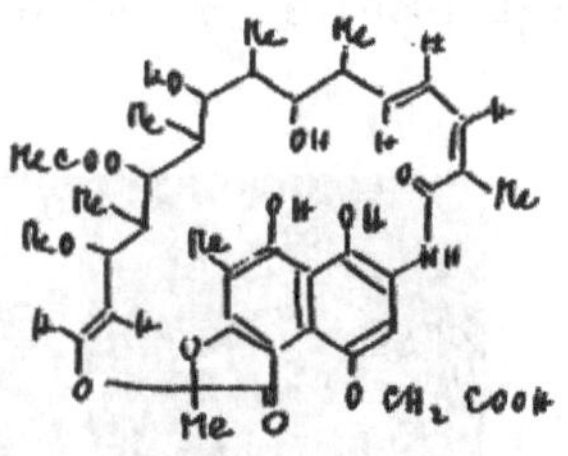

D

图 3-56　Vladimir Prelog 研究的部分天然产物结构

A. 藜芦碱；B. 龙葵碱；C. 无活菌素；D. 他的研究手迹

在 1956 年，Vladimil Prelog 与著名有机化学家 Christopher Kelk Ingold、Robert Sidney Cahn（1899—1981）等合作，将绝对构型的标记即 *R/S*（rectus/sinister，“右/左”的拉丁文，图 3-57）体系引入有机化学，首次使对映体或镜像体能够被清楚地描述出来。*R/S* 构型命名原则用于表达手性碳原子的构型，俗称“Cahn–Ingold–Prelog 顺序规则”（CIP sequence rules，CIP priority rules），并于 1970 年被国际纯粹与应用化学联合会（IUPAC）采用。为了清楚阐明“不对称”（asymmetry）这一立体化学名词的内涵，三位有机化学家建议用“手性”（chirality）表示分子与左右手类似的不相互重合但是互成实物与镜像关系的性质，这一词汇源于希腊语中的“手”（chiral），指左手与右手的差异特征。他们的观点为有机化学家广泛接受，从而为立体化学的发展奠定了新的基石。在生物系统中，很多内源性大分子物质如酶、受体、血浆蛋白、多糖和离子通道等都具有手性特征，这些生物大分子是由 *L*-氨基酸和 *D*-糖类构成的。药物与这些生物大分子都是以三维立体形式相互结合并发生作用的。当立体构型不同的两个对映体进入体内就会产生立体选择性差异，这就是手性识别。后来，Vladimir Prelog 开始研究微生物代谢产物，并发现了许多新的天然物质，如发现了第一个天然含硼化合物硼霉素（boromycin）。Vladimir Prelog 还把构象对反应产物的影响成果应用到酶、辅酶与底物之间的反应中，得到了关于微生物立体专一性的结论。

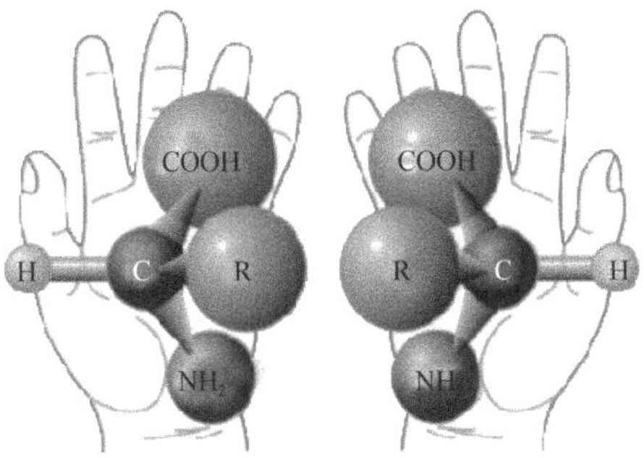

图 3-57　手性氨基酸的两个对映异构体

与 Vladimir Prelog 同时获得诺贝尔化学奖的是澳大利亚裔英国化学家 John Warcup Cornforth。John Warcup Cornforth 曾阐明了甾体化合物的生物合成途径，并与他的导师 Robert Robinson 合作，几乎和 Robert Burns Woodward 同时完成了非芳香甾体化合物的合成。他曾阐明多种萜类化合物的结构，参与了优化生产青霉素条件的研究，并参与编写了《青霉素的化学》（*The Chemistry of Penicillin*）一书。

五、20 世纪 90 年代至 21 世纪初

1990 年，美国化学家 Elias James Corey（生于 1928，图 3-58）因为在复杂天然有机化合物合成方面的成就而荣获诺贝尔化学奖，其最主要的贡献是发展了有机合成理论和方法学，创造性地提出“逆合成分析法”（retrosynthesis analysis）。Elias James Corey 也是继 Robert Burns Woodward 之后又一位获得诺贝尔化学奖的有机合成大师。

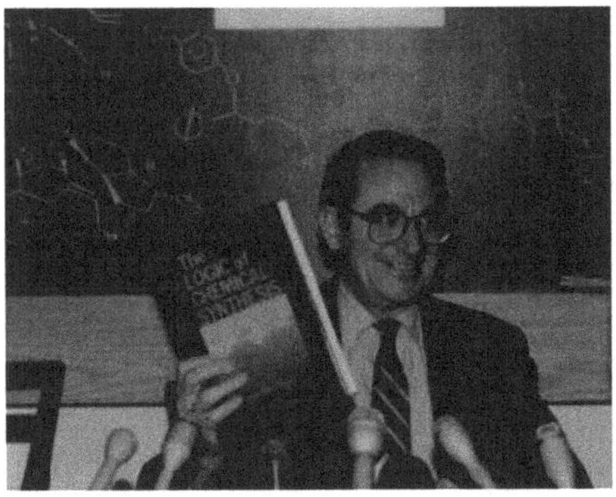

图 3-58　Elias James Corey

从 20 世纪 50 年代后期到荣获诺贝尔奖的三十多年时间里，Elias James Corey 与他的团队完成了上百个复杂天然产物的全合成（图 3-59），如长叶烯（longifolene）、前列腺素 E_1（prostaglandin E_1）前列腺素 $F_{2\alpha}$（图 3-60）、银杏内酯 B（ginkgolide B）、美登木素（maytansine）、Et 743（ecteinascidin 743，trabectedin）、喜树碱（camptothecin）、红霉素大环内酯 A（erythromycin macrocyclic lactone A）、白三烯 A_4（leukotriene A_4）等。

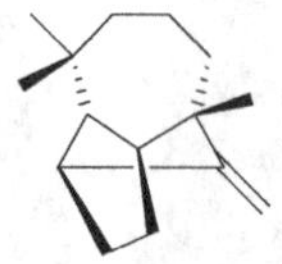
长叶烯

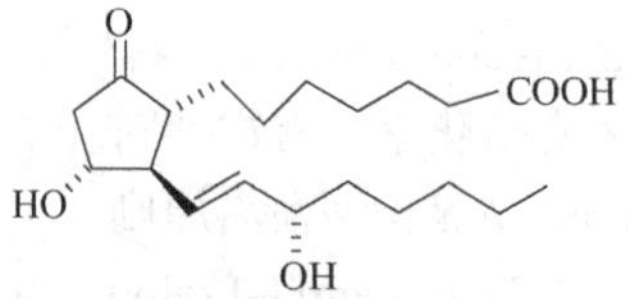

前列腺素E_1

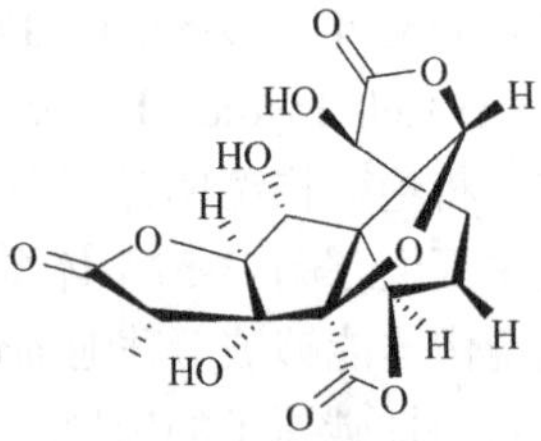

银杏内酯 B

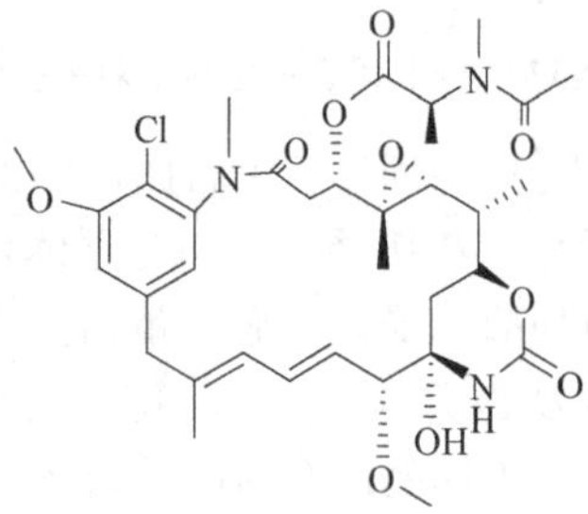

美登木素

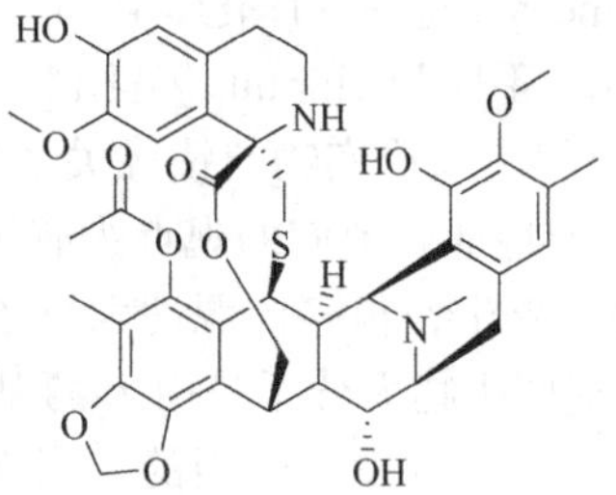

Et743

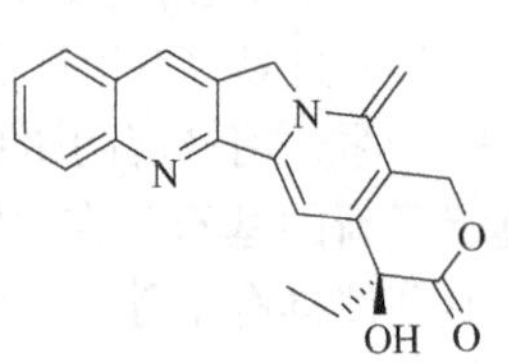

喜树碱

图 3-59 Elias James Corey 完成全合成的一些复杂天然产物化学结构

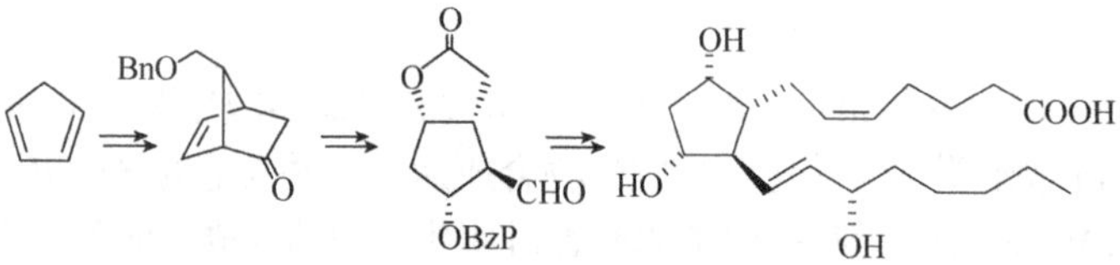

图 3-60 Elias James Corey 全合成前列腺素 $F_{2\alpha}$ 路线图

在完成复杂天然产物合成的同时，Elias James Corey 通过缜密的思考，创造性地提出了“逆合成分析法”（retrosynthesis analysis）。按以往常规全合成思路，是从起始原料开始考虑如何一步一步合成以达到最终目标产物，而 Elias James Corey 提出的逆合成分析是从目标产物开始分析，把目标产物进行合适的“断裂”或“切割”，逐步倒推成更小的分子组合，如此一步步切割分析，直至得到结构简单、易得、价廉的小分子起始原料，在真正全合成时，再从小分子起始原料开始，按逆合成分析倒推合成路线一步步合成下去，最终获得目标产物。Elias James Corey 结合自身研究经历，撰写了《化学合成的逻辑》（*The Logic of Chemical Synthesis*）一书，集中介绍他的逆合成分析法，出版后影响巨大。Elias James Corey 创建的“逆合成分析法”将复杂有机合成工作变成高深技巧与严格思维完美结合的逻辑艺术，促进几十年来有机合成化学的飞速发展。

Elias James Corey 还开创并大力倡导计算机辅助合成设计，如他与学生在 1969 年合作编制了第一个计算机辅助有机合成路线设计的程序 OCSS（organic chemical synthesis simulation）；又如他与他人合作将计算机图形处理技术引入有机化学信息系统管理，这些方法的逐步完善促成了后来著名化学图形软件 ChemDraw 及化学数据库软件 SciFinder 等的出现，给有机合成化学带来了一场革命。Elias James Corey 也发现了很多重要的有机合成试剂如 PCC（pyridinium chlorochromate）、PDC（pyridinium dichromate）、TBDMS（*t*-butyldimethylsilyl ether）、TIPS（*tri*-isopropylsilyl ether）、MEM（methoxyethoxymethyl）等，以及重要的有机化学反应如 Corey-Itsuno 还原反应、Corey-Fuchs 反应、Corey-Kim 氧化、Corey-Winter 烯化反应、Corey-House-Posner-Whitesides 反应、

Johnson-Corey-Chaykovsky 反应和 Corey-Seebach 反应等。

瑞士科学家 Richard Robert Ernst（生于 1933，图 3-61）因发明了傅里叶变换核磁共振分光法和二维核磁共振技术获得 1991 年诺贝尔化学奖。他在高分辨核磁共振波谱（high resolution NMR spectroscopy）方面也做出了杰出的贡献。2002 年，瑞士科学家 Kurt Wuethrich（生于 1938，图 3-61）因发明利用核磁共振技术测定溶液中生物大分子三维结构的方法，与发明了对生物大分子的质谱分析法的美国科学家 John Bennett Fenn（1917—2010，图 3-61）和日本科学家田中耕一（Koichi Tanaka，生于 1959，图 3-61）共同荣获诺贝尔化学奖。这几位科学家虽然没有对天然产物进行直接研究，但是他们的科研成果为复杂天然产物的结构鉴定提供了强有力的技术帮助，极大地促进了对天然产物特别是天然生物大分子研究的发展。

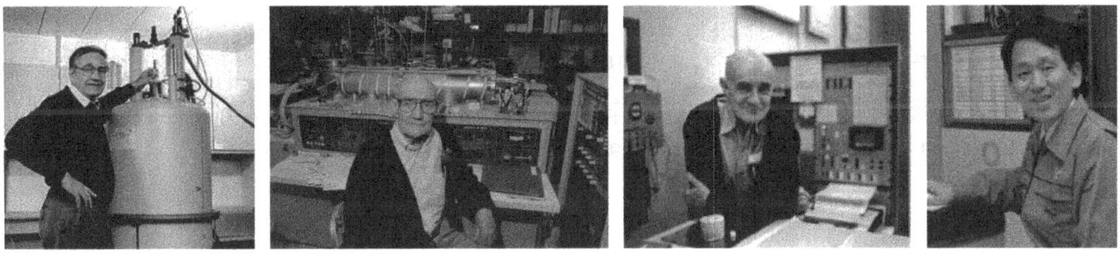

图 3-61　Richard Robert Ernst、Kurt Wuethrich、John Bennett Fenn 和田中耕一（从左至右）

2008 年，三位美国科学家下村修（Osamu Shimomura，1928—2018，图 3-62）、Martin Chalfie（生于 1947，图 3-62）和钱永健（Roger Y. Tsien，1952—2016，图 3-62）因发现海洋天然产物绿色荧光蛋白（green fluorescent protein，GFP）及其应用研究而获得当年诺贝尔化学奖。

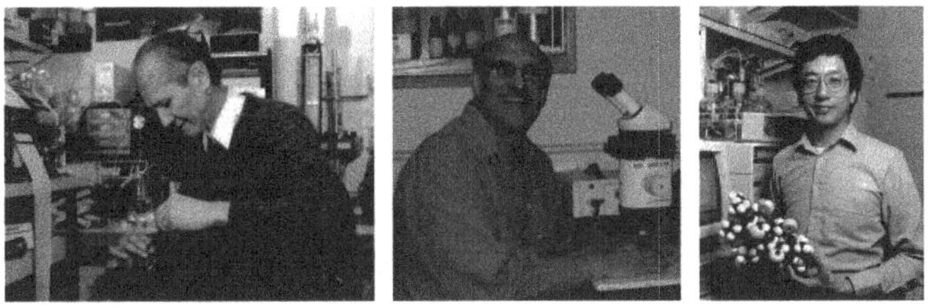

图 3-62　下村修、Martin Chalfie 和钱永健

荧光蛋白广泛应用于生物学研究，已经成为现代生物科学研究领域最重要的示踪标记工具之一，可用来在微观中观察蛋白质生物功能在时间、空间方面的变化及对生物各种功能的影响，如大脑神经细胞的发育过程、癌细胞的扩散方式等。荧光蛋白的发现及应用，使得以前在进行某些生物学研究中，必须将“生物”变成“死物”才能研究的一些现象和过程变成在活细胞中即可观察和研究，使“死物学”真正变成“生物学”，这在生物研究领域是一个非常大的进步。

六、2015 年诺贝尔生理或医学奖

2015 年对于中国来说是尤其值得纪念的一年，中国本土科学家屠呦呦（生于 1930，图 3-63）与日本科学家大村智（Satoshi Omura，生于 1935，图 3-63）、爱尔兰科学家 William C. Campbell（生于 1930，图 3-63）共同荣获诺贝尔生理学或医学奖。这也是我国科学家第一次荣获自然科学领域的诺贝尔奖。屠呦呦是因为发现抗疟疾特效药物青蒿素（qinghaosu，arteannuin，artemisinin，图 3-64）的伟大贡献而获奖，大村智和 William C. Campbell 是因为共同发现抗寄生虫特效药物阿维菌

素（avermectin，图 3-64）等杰出贡献而获奖。

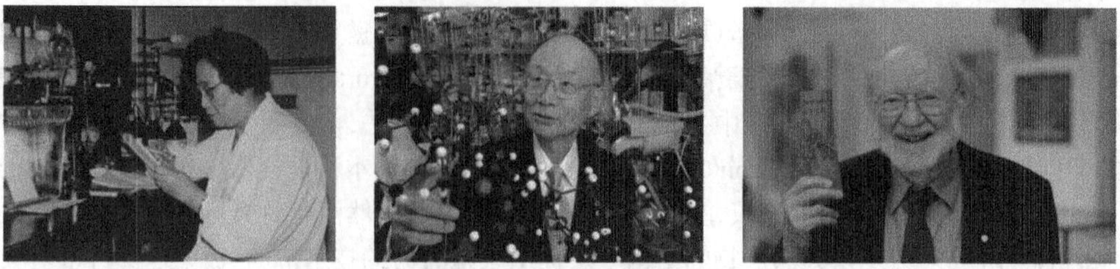

图 3-63　屠呦呦、大村智和 William C. Campbell

屠呦呦荣获诺贝尔奖应该是中国科学史上的一个伟大记录。在诺贝尔奖历史上，发现青霉素、磺胺类药物、胰岛素、链霉素及前列腺素、胆固醇的科学家都曾先后获奖，甚至因发现阿司匹林作用机制的科学家也获得过诺贝尔奖。青蒿素作为一个全新结构的天然药物发现，拯救了千万人的生命，在药物发展史上也是一座令人瞩目的丰碑。

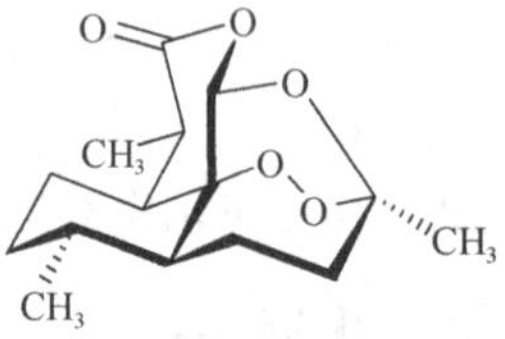

青蒿素

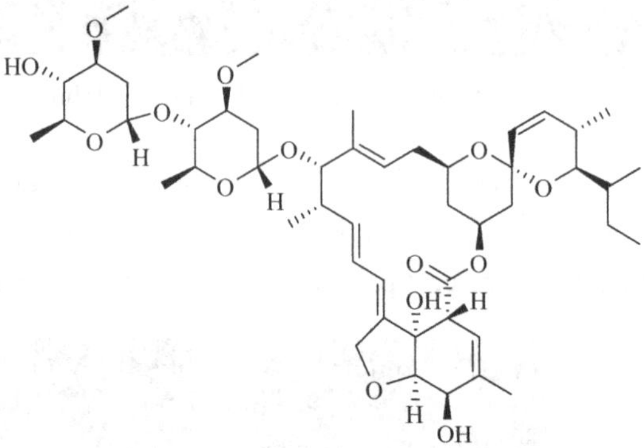

阿维菌素

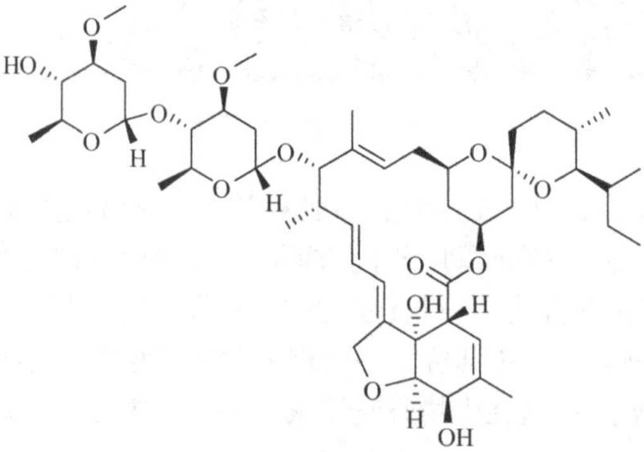

伊维菌素

图 3-64　青蒿素、阿维菌素、伊维菌素的化学结构

从土壤微生物中发现的阿维菌素同样被认为是自微生物中发现青霉素以来最重要的伟大发现之一。寄生虫引发的疾病对人类的健康是非常大的危害，阿维菌素可以降低河盲症（盘尾丝虫病，river blindness）、淋巴丝虫病（lymphatic filariasis）的发病率，同时也可以高效抵御其他寄生虫病，为人类抵御寄生虫病及改善机体带来极大的希望和帮助。从 20 世纪 70 年代开始，日本北里大学（Kitasato University）的大村智与美国默克治疗研究所（Merck Institute for Therapeutic Research）

的科学家 William C. Campbell 合作对生存在土壤里的微生物中活性成分进行研究，结果发现了阿维菌素——一种含十六元内酯环的化合物，其具有较强的杀死寄生虫活性。默克（Merck）公司又对阿维菌素进行了结构修饰，仅将结构中一个含氧六元环中的双键用氢原子进行了还原（饱和），就得到了杀虫活性更好的化合物伊维菌素（ivermectin，图 3-64），后来默克公司将伊维菌素作为药物投放市场。伊维菌素在治疗非洲地区寄生虫引起的河盲症中显示出明确的疗效，使数千万河盲症患者摆脱失明带来的痛苦，被世界卫生组织列为防治河盲症特效药，也被认为是自发现青霉素以来治疗人数最多和实用性最大的药物之一。大村智长期从事微生物活性成分研究，是该领域的世界级学科带头人，他已经发现了近 500 余种具有生物活性的微生物代谢产物，其中约 30 种被开发成药物或农药，不仅极大促进了新药的开发，同时也极大促进了有机合成化学和生物化学的发展。大村智在 2005 年当选为中国工程院外籍院士，是中国仅有的三名日籍院士之一。

七、结语

目前复杂天然产物的化学全合成已成为有机化学学科最为活跃的一个分支，不仅体现着一个国家的科技水平，也是诺贝尔化学奖提名的热门专业。据报道，近年已有多人因在天然产物全合成方面的成就获得了诺贝尔化学奖提名（图 3-65）。例如，美国加利福尼亚大学圣地亚哥分校 Scripps 研究所的 Kyriacos Costa Nicolaou，他带领的研究团队已经完成了包括紫杉醇（taxol）、卡奇霉素（calicheamicins）在内的 120 多个复杂天然产物的全合成，目前正在进行最复杂的海洋天然产物鱼尾素（maitotoxin）的全合成，据最新消息该项工作已接近完成，其著有专著《经典全合成 Ⅰ》和《经典全合成 Ⅱ》（*Classics in Total Synthesis Ⅰ，Ⅱ*）；美国哈佛大学的岸义人（Yoshito Kishi），其成名作是河豚毒素（tetrodotoxin）与代表性全合成天然产物岩沙海葵毒素（palytoxin）的全合成；英国剑桥大学的 Steven V. Ley 领导的研究团队已经完成了约 150 个复杂天然产物的全合成，包括 spongistatin 1、西罗莫司（sirolimus，又名雷帕霉素，rapamycin）等；美国哥伦比亚大学的 Samuel J. Danishefsky 领导的团队也独立完成了紫杉醇、埃博霉素（epothilone）及 UCS1025A 等复杂天然产物的全合成；美国哥伦比亚大学中西香尔（Koji Nakanishi）对银杏的起源、生物活性、活性成分银杏内酯（ginkgo lacton）的结构及其作用机制进行了深入而全面的研究。这些天然产物分子结构新颖，主要是作为化学防御和信息交流分子存在于生物体内，它们大多都具有特殊生物活性，能够成为发现治疗重大疾病的药物或重要先导物及作为分子探针为人们所用。

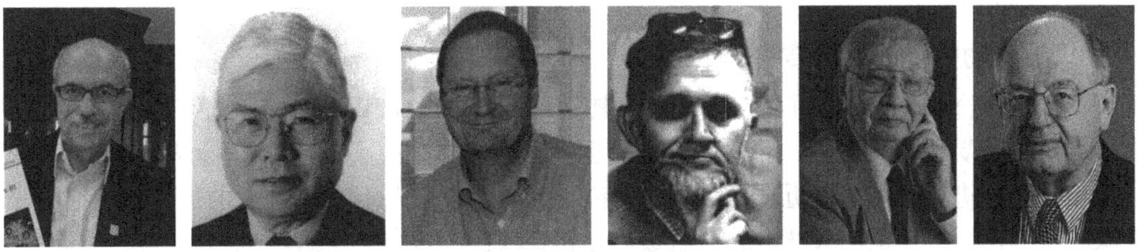

图 3-65　Kyriacos Costa Nicolaou、岸义人、StevenV. Ley、Samuel J. Danishefsky、中西香尔和 Albert Eschenmoser（从左到右）

还有很多曾获诺贝尔奖的科学家为天然产物的研究、应用及相关技术开发做出过突出贡献，如 1943 年诺贝尔生理学或医学奖获得者丹麦科学家 Henrik Carl Peter Dam 和美国科学家 Edward Adelbert Doisy 对维生素 K（vitamin K）的发现及研究，1950 年诺贝尔生理学或医学奖获得者美国科学家 Edward Calvin Kendall、Philip Showalter Hench 和瑞士科学家 Tadeus Reichstein 在肾上腺皮质激素（adreno cortico hormones，ACTH）及其结构与生物效应的研究等，限于篇幅在此不再做详细介绍。

早在 1931 年就获得诺贝尔生理学或医学奖的 Otto Heinrich Warburg（1883—1970，图 3-66），在获奖后孜孜不倦、继续科研，又取得重大成果，即发现了烟酰胺（nicotinamide、niacinamide，尼克酰胺，图 3-66）、黄素（flavin，图 3-66）等。他也因此曾被诺贝尔奖获得者 Albert Szent-Györgyi（1893—1986）提名为候选人，几乎再次获得诺贝尔奖。

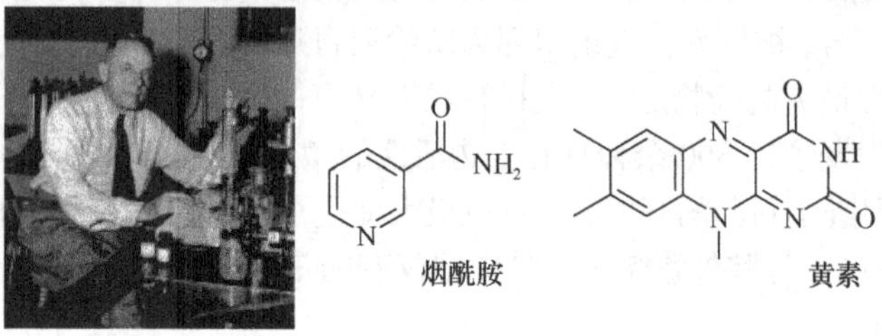

图 3-66　Otto Heinrich Warburg 与烟酰胺及黄素的化学结构

回顾百余年诺贝尔奖历程和获奖者们与天然产物相关的研究成果，我们发现这些伟大的贡献主要集中在以下几个方面。

1. 天然产物的发现

从浩如烟海的天然产物中发现目标，找到具有特殊药理活性或未知结构的新奇化合物，进而通过提取分离纯化得到化合物单体，往往是进行天然产物化学研究的第一步工作，虽然其技术含量有限，但是巨大的工作量及不确定性增加了取得成果的难度。同时，发现新化合物时所需的敏锐的直觉、专业的判断与不断求索的精神对研究者的科学素养也有着很高的要求，作为一切天然产物研究的基础，这项工作的意义极其重要。Selman Abraham Waksman 发现链霉素及对微生物的研究；Alexander Fleming 等对青霉素的发现与研究成果；屠呦呦发现青蒿素就是其中最重要的代表。其他的还有一些生理活性物质的发现，如维生素、激素等。

2. 天然产物的性质研究与结构鉴定

阐明化合物结构与性质是天然产物化学研究最主要的任务，绝大多数天然产物研究相关的获奖者也是因此得奖，如"糖化学之父"Emil Fischer、脂环族有机化合物研究的奠基人 Otto Wallach、"生物碱之父"Robert Robinson 等，正是他们所有人毕生的研究成果形成了天然产物化学这门学科的基本框架和主要内容。

3. 天然产物的全合成与结构修饰

天然产物全合成集中体现了有机化学，尤其是有机合成反应和设计思想的发展与成就，因此成为有机化学中备受瞩目的领域，而诺贝尔奖从诞生至今的百余年历史，也恰好是天然产物全合成从缓慢发展到飞速进步以至于接近巅峰的历程，随着合成化学思想的创新、技术的提升与理论的完善，一个又一个结构极为复杂的天然产物全合成问题正在或已经被科学家解决，对天然产物的研究在推动有机合成化学发展方面起了极为重要的作用，一些重要的天然产物全合成甚至成为有机化学发展的里程碑。在因从事天然产物全合成研究而获得诺贝尔奖的科学家当中，Robert Burns Woodward 与 Elias James Corey 的成就最为瞩目，有人曾如此评价，Elias James Corey 的全合成是一门严谨的科学，Robert Burns Woodward 的全合成则是一门伟大的艺术。

4. 有机化学理论的提出

天然产物种类的多样性与性质的复杂性极大地激发了科学家的思维，在研究过程中提出了许多重要的有机化学理论，而这些理论的应用与发展也进一步推动了对天然产物的研究，甚至对整个有机化学也产生了深远的影响。在诺贝尔奖获得者当中，这样的实例不胜枚举，如 Otto Wallach 通过对天然脂环式化合物研究提出的碳环张力理论，Norman Haworth 通过对糖的结构研究提出了著名结构表示方法（即 Haworth 结构式），Leopold Ruzicka 通过对天然萜类结构的研究提出了萜类的生源异戊二烯规则（biogenetic isoprene rule），Robert Burns Woodward 通过合成维生素 B_{12} 等复杂天然产物得到启发提出了著名的“轨道对称守恒定律”(conservation of orbital symmetry)，Derek Harold Richard Bartont 和 Odd Hassel 等通过对天然甾体化合物结构的研究提出环状化合物立体构型构象理论（the concept of conformation and its application in chemistry）等。

5. 天然产物分离和分析技术的发明

虽然在这个领域获得诺贝尔奖的科学家人数并不多，但是他们的贡献却不可或缺，每一次重大技术的突破都会带来一场革命和相关研究的重大突破，进而产生一批诺贝尔奖获得者。例如，质谱的发现和发展，以及核磁共振的发现和在各个行业的应用都产生了多个诺贝尔奖。又如 X 射线和 X 射线衍射的发现和应用也是获得诺贝尔奖较多的一个研究领域，一个多世纪以来，因研究 X 射线技术、使用 X 射线进行研究、与 X 射线有关的研究而获得诺贝尔奖的已有 29 人：13 人因在对 X 射线技术的研究中有突破性进展而获得了诺贝尔物理学奖；12 人借助 X 射线分析手段获得了诺贝尔化学奖；4 人借助 X 射线分析获得了诺贝尔生理学或医学奖。天然产物研究与技术的发明相辅相成，技术的革新往往能够推动对天然产物研究的进展，而随着研究的深入又对现有研究技术提出了新的要求，促使研究者在技术领域有所发展。2002 年诺贝尔化学奖的三名获奖者都是因在仪器分析技术领域的成就而获奖，这正是诺贝尔奖评委会乃至科学界对他们重要贡献的极大肯定。

同时，我们也应当认识到，诺贝尔奖在评选时会存在自身的一些“倾向”，它有时可能更注重表彰某一成果的社会贡献，因此仅以是否获得诺贝尔奖就来评判某位科学家的学术水平其实并不公允。在学术成就方面，除了诺贝尔奖外，还有一些专门学科的奖项，如拉斯克奖（Lasker Award）、沃尔夫化学奖（Wolf Prize in Chemistry）、普利斯特里奖（Priestley Medal）、Arthur Clay Cope 奖、Dan David Prize、Tetrahedron Prize 等，均可作为综合评价学术影响力的参考。

事实上，许多在天然产物化学及相关学科领域建树颇丰的科学家，因为种种原因最终与诺贝尔奖失之交臂，除了前文曾经介绍过的 Christopher Kelk Ingold，还有在维生素发现与研究领域做出贡献的 Joseph Goldberger（1874—1929）、Casimir Funk（1884—1967）等；日本细菌学之父、北里研究所的创始人北里柴三郎（1853—1931）、细菌学家秦佐八郎（1873—1938）、野口英世（1876—1928）也是仅获得提名，未曾获得诺贝尔奖，按照目前公认的观点，这与当时欧美学术界对亚洲科学家的不公正对待有关；此外还有全能型的天才科学家、“避孕药之父” Carl Djerassi（1923—2015），在核磁共振分析技术领域取得杰出成就的 John Dombrowski Roberts（1918—2016）、Erwin Louis Hahn（1921—2016）及 Robert Vivian Pound（1919—2010）等。这些伟大的科学家堪称学术界的“无冕大师”，他们的科研成果并不因为未曾获得诺贝尔奖而减色，或许没有机会为这些天才成就进行表彰才是当时的评选委员会成员们乃至整个诺贝尔奖评选历史上永远无法弥补的遗憾。

第4章 吗　啡

吗啡（morphine）是人们耳熟能详的天然药物之一。从植物草药罂粟到初级提取物鸦片，再到纯品吗啡，作为一种最古老的药物，因其能缓解无数患者体内剧烈的疼痛而被人类长期使用；作为毒品，因其成瘾性与滥用而恶名昭彰。作为人类历史上得到的第一个纯单体天然生物碱，吗啡的发现标志着天然药物化学学科的建立，具有重要的里程碑意义。从获得单体结晶到确定化学结构，再到实现全合成，关于吗啡的研究成为天然药物化学学科中的一个经典的范例，200余年的吗啡探索历程也在天然药物化学史上留下了浓墨重彩的一笔。

一、吗啡的来源

罂粟，可以作为罂粟属植物的通称，也可特指制作鸦片的罂粟 *Papaver somniferum* L.（图4-1），吗啡就是其中最主要的一种生物碱，含量可达10%～15%。罂粟为一年生草本植物，茎高30～80cm，开花绚烂华美，花果期为3～11月，极具观赏价值，其拉丁文学名中somniferurn一词有“睡眠使者”之意。数千年前人类就发现罂粟果有镇痛和致幻的药效，公元前5世纪左右，希腊人将罂粟汁称作opion；约公元前4世纪，苏美尔人就把罂粟果浆用作麻醉药；到公元前3400年，在两河流域的古巴比伦，人们已经大面积地种植这种作物了，并送给它“快乐植物”（joy plant）这一美名；到了古罗马时代，有关鸦片的使用和上瘾的记载就已经很普遍了，当时著名的希腊解剖学家、内科医生Claudius Galenus（约129—200，图4-2）就记录了鸦片可以治疗的疾病：头痛、目眩、支气管炎、气喘、咳嗽等；16世纪瑞士医生和炼金师Paracelsus（1493—1541）发明了鸦片酊——一种鸦片的酒精试剂，因此鸦片在欧洲被广泛使用。17世纪中叶，宫廷医生Daniel Ludwig（1625—1680）制备了粗提物鸦片草（magisterium opii）。法国药剂师Jean-François Derosne（1774—1855，图4-3）曾制备得到那可丁（noscapine，narcotine）与吗啡的混合物，并于1803年分离出那可丁（noscapine，narcotine）单体（图4-4）。同时代的法国科学家Armand Séquin（1767—1835）也在1803～1804年开展鸦片的活性组分分离，但直到1814年才将实验结果正式发表。

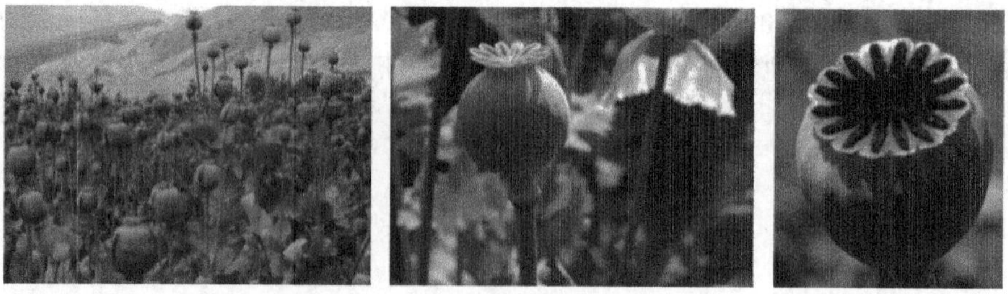

图4-1　罂粟

公元6世纪，阿拉伯人把罂粟传到了波斯（图4-5），随后传入中国，有关鸦片输入与医药应用的大量正式记载见于明代，其中“阿片”“鸦片”之称谓源于波斯语opium，而“阿芙蓉”的名称则是阿拉伯语中鸦片（afyun）一词的音译；对于中国人民而言，1840年的鸦片战争是中国近代

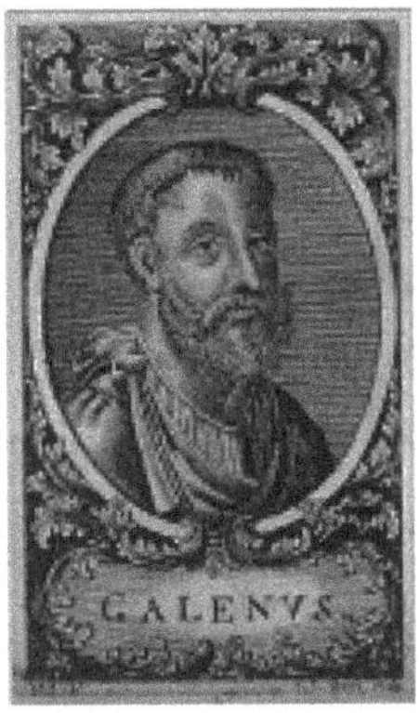

图 4-2　Claudius Galenus 的画像

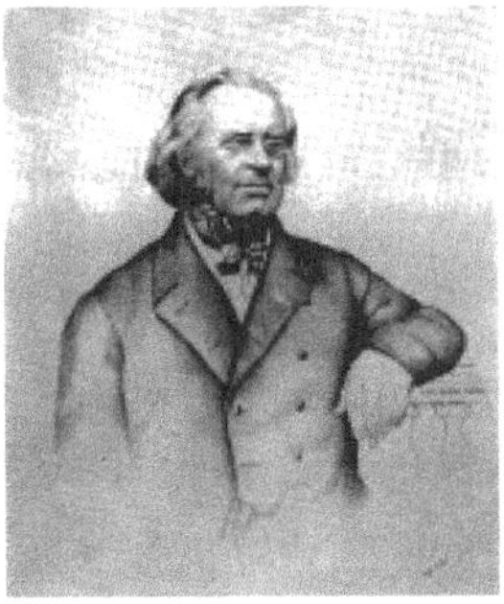

图 4-3　Jean-François Derosne

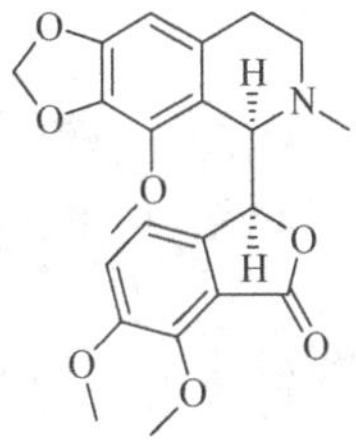

图 4-4　那可丁的化学结构

史的开端，同时也是中华民族百年屈辱史的发端，鸦片在中国历史上所扮演的丑恶形象也给我们留下了一段悲痛却深刻的民族记忆（图 4-6）。商业吗啡可以从鸦片等罂粟浓缩物中提取，罂粟的蒴果被小刀轻轻划破，流出的白色乳汁被搜集并暴晒（图 4-7），由于空气的氧化作用，乳汁干燥凝结形成了黄褐色黏状物，这就是鸦片（图 4-8）。即使在今天，世界范围内罂粟的非法种植与鸦片产出仍是一个严峻的问题。尤其值得关注的是，进入 21 世纪后阿富汗已成为全球罂粟种植面积最大的国家，其种植面积持续呈井喷式增长，根据联合国毒品和犯罪问题办公室 2018 年 5 月 21 日发布的报告，2017 年阿富汗罂粟种植面积达 32.8 万公顷，鸦片产量达到 9000 吨。

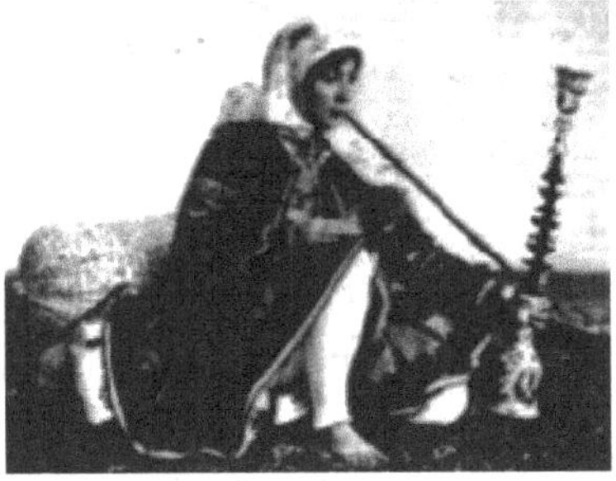

图 4-5　抽鸦片烟的波斯女孩

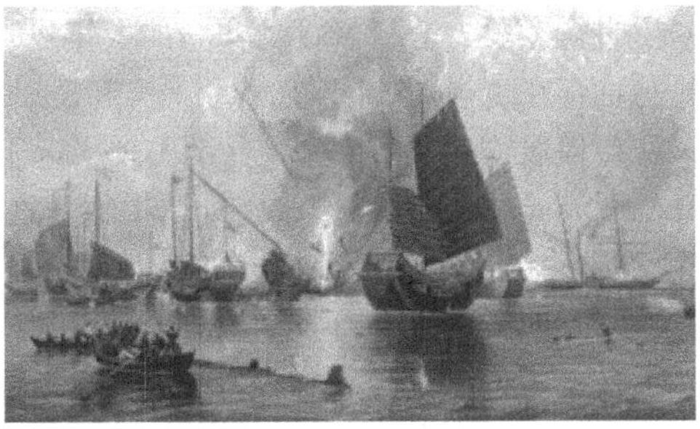

图 4-6　第一次鸦片战争

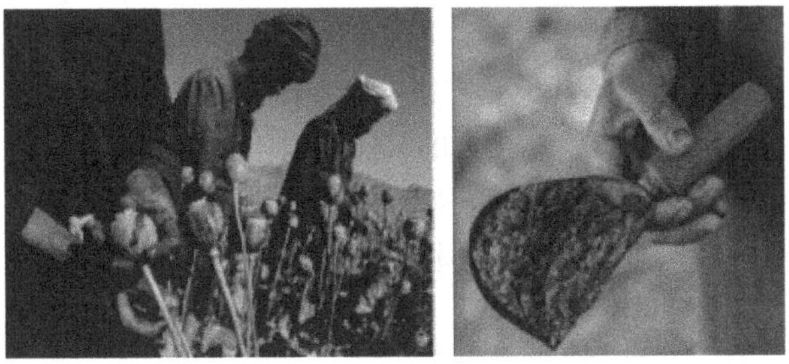

图 4-7　收割鸦片图

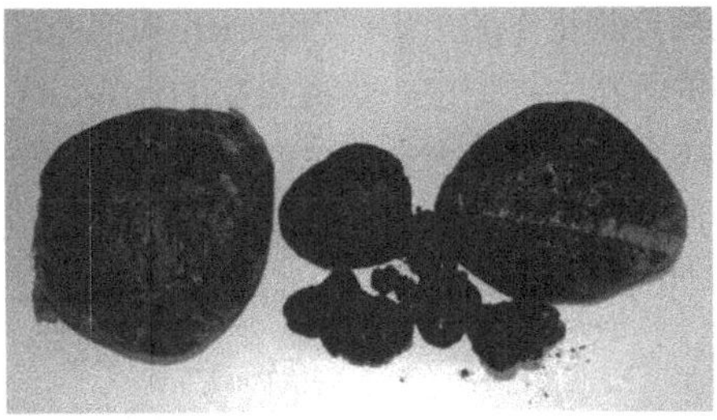

图 4-8　鸦片

二、吗啡的发现

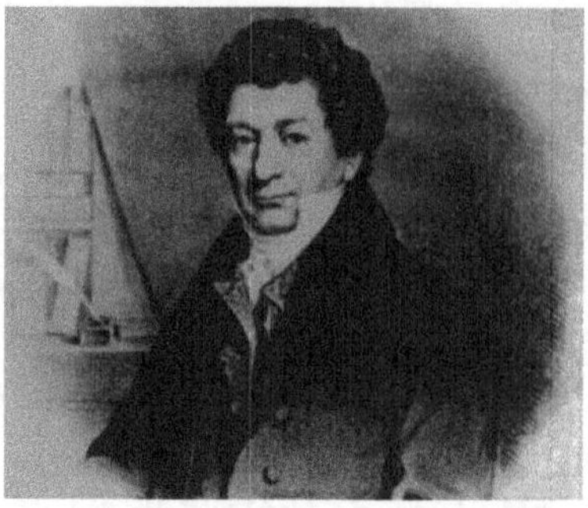
图 4-9 Friedrich Wilhelm Adam Sertürner

19 世纪早期，德国药剂师 Friedrich Wilhelm Adam Sertürner（1783—1841，图 4-9）首先分离得到了吗啡单体。年轻的 Friedrich Wilhelm Adam Sertürner 曾作为助手为当地药剂师工作，同时开始对罂粟进行研究。1805 年，他在一篇致编辑的无题通信中介绍了自己对罂粟的研究工作，并声称自己着手开展实验的时间要早于 Jean-François Derosne 论文的发表（即 1803 年），由此可以推断 Friedrich Wilhelm Adam Sertürner 早期开始对罂粟进行研究和提取分离的时间应为 1803～1805 年，这也是目前普遍认为的吗啡单体被发现的时间。

1806 年 Friedrich Wilhelm Adam Sertürner 发表了另一篇论文，他主要对罂粟酸（meconic acid）进行了探讨，这也许可以说明 Friedrich Wilhelm Adam Sertürner 当时的研究重点主要还在于罂粟中的酸性成分，他还制备了一种罂粟的酒精-水提取物，并使用四只犬与一只老鼠进行了动物实验，服用提取物的犬出现呕吐、痉挛、瞌睡的症状，还有一只犬死去，但均未出现引发昏睡的现象，这一实验结果也说明这时提取物的纯度似乎并不高。

1817 年，Friedrich Wilhelm Adam Sertürner 明确报道了吗啡单体的提取分离，并称其为自己的“早期研究”。他使用热水提取、氨水沉淀的办法从罂粟中得到了无色晶体，其难溶于水，溶于酸和乙醇，还有苦味。为了验证这一晶体的活性，Friedrich Wilhelm Adam Sertürner 在自己和三名少年身上进行实验，这三名接受实验的少年当时均未超过 17 岁，按照如今的观点，这一研究在实验伦理层面存在着极大的问题。

服用提取物后，几个人身上都出现了近于昏迷、犹如梦境一般的强烈麻醉效果。据此 Friedrich Wilhelm Adam Sertürner 用希腊神话中睡梦之神 Morpheus 的名字将这种物质命名为 morphium。事实上，这一成就在很长一段时间内被人们所忽视，在法国化学家 Joseph Louis Gay-Lussac（1778—1850）的帮助下 Friedrich Wilhelm Adam Sertürner 的工作才为人知晓，Joseph Louis Gay-Lussac 还将此化合物命名为 morphine。

1819 年，德国药剂师 Carl Friedrich Wilhelm Meissner（1792—1853）把像吗啡这样从植物中分离得到的化学结构中含氮原子的碱性成分称之为 alkaloids（生物碱），含义是 alkali-like（像碱一样）。此后，化学研究领域掀起了一阵提取分离发现各种生物碱的热潮，作为最重要的一类天然产物，生物碱至今仍是学术研究的热点，也是新药开发的一个重要来源，因此有人说生物碱的历史基本就是天然产物化学的历史。Friedrich Wilhelm Adam Sertürner 提取获得的吗啡单体是早期人类历史上得到的天然生物碱中一个最重要的代表，这一伟大功绩开创了从天然产物中寻找活性成分的先河，是人类利用纯单体天然化合物作为药物的一个标志，意味着现代意义上的天然药物化学初级阶段开始形成。吗啡的成功分离证明药材的治病成分是可以以单体的形式提取出来的。在之后直到 20 世纪中期的 150 年间，单体化合物的分离成了天然药物化学的主要研究内容。

三、几种罂粟生物碱

罂粟中含有两类生物碱，一类为菲类生物碱，包括吗啡、可待因（codeine，图 4-10）和蒂巴因（thebaine，图 4-10）等，这类生物碱在化学结构中以具有菲环母核为特征，代表了阿片的主要生物学特点，它们可以作用于体内的阿片受体，起到镇痛和产生欣快感的作用；另一类为含苄基异喹啉生物碱（benzylisoquinoline alkaloids，BIAs），包括那可丁和罂粟碱（papaverine，图 4-10）等，其主要生物学作用为松弛平滑肌。

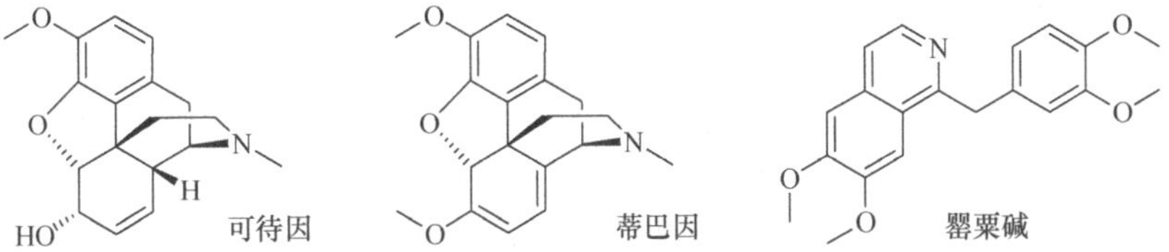

图 4-10 几种罂粟生物碱的化学结构

可待因是法国化学家 Pierre Jean Robiquet（1780—1840）在 1832 年分离得到的，相较吗啡它更为安全，因此很快成为当时流行的止咳止泻药物，即使到了今天其仍是使用最为广泛的一种阿片类药物。Pierre Jean Robiquet 是天然药物化学发展史早期的一位贡献卓著的科学家，他还曾参与从芦笋（asparagus）中提取得到天冬酰胺（asparagine，Asn）的研究，这是人类历史上首个发现的氨基酸，他的成就还包括提取得到咖啡因（caffeine）、发现茜草素（alizarin）等。

罂粟碱是在 1848 年由 Georg Merck（1825—1873）发现的。Georg Merck 出生在一个医药世家，家学渊源，他的祖父 Friedrich Jacob Merck（1621—1678）在 1668 年获得了小药房 Engel Apotheke 的所有权，从此开创了天使药房（Engel-Apotheke，英语：Angel Pharmacy），这就是如今在全球制药领域赫赫有名的默克（Merck）公司的前身。Georg Merck 的父亲 Heinrich Emanuel Merck（1794—1855）从 1816 年开始接管天使药房，他长期致力于吗啡等生物碱的分离，1827 年建立化学制药工厂以实现吗啡的大批量生产与市场推广。作为第一个商业化的生物碱，吗啡的巨大成功成为默克公司商业奇迹的起点。Georg Merck 成长起来之后，获得了很好的专业教育和学术传承，他的老师是两位德国著名的化学家—— Justus von Liebig（1803—1873）与 August Wilhelm von Hofmann（1818—1892）。1889 年，Georg Merck 接管德国默克在美国纽约的分部，并于 1891 年创立 Merck & Co.，这就是我们现在熟知的美国默克。

四、吗啡的结构鉴定

1820～1830 年，Joseph Louis Gay-Lussac（1778—1850）的两个学生——大名鼎鼎的德国化学家 Justus von Liebig（图 4-11）与法国化学家 Henri Victor Regnault（1810—1878，图 4-11）分别测定了吗啡的分子式 $C_{34}H_{36}N_2O_6$ 和 $C_{35}H_{40}N_2O_6$。Justus von Liebig 的结构和正确分子式仅差两个氢原子。1847 年，August Lauren（1809—1853）将分子式更正为 $C_{34}H_{38}N_2O_6$。在此后的数十年中，众

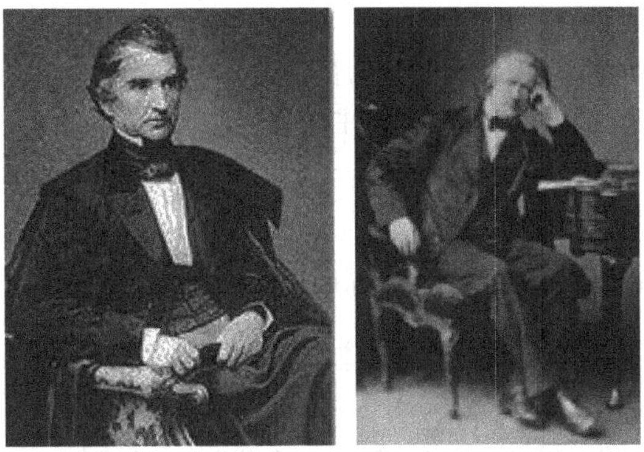

图 4-11 Justus von Liebig 与 Henri Victor Regnault

多著名化学家加入到探索吗啡结构的研究中，他们包括：Rpbert Pschorr、August Wilhelm von Hofmann、Ludwig Knorr、Julius von Braun、Clemens Scopf、Heinrich Otto Wieland 等，吗啡结构确定这一问题也堪称 19 世纪后半叶至 20 世纪中期,在天然药物化学乃至有机化学领域诸多大师竞相征服的一座学术高峰。

1923 年前后，当时已经在生物碱研究领域做出杰出成就的英国化学家 Robert Robinson（图 4-12）开始了对于吗啡类生物碱结构确定的挑战。他从证实 dihydrocodeine 的假想结构（图 4-13）入手，并推断这一结构会比 codeine 多出两个氢原子，这就意味着许多与 codeine 结构相似的罂粟生物碱存在双键或一个额外的环结构,然而化学鉴别实验的结果并没提供双键存在的证据,因此存在 C—C 连接的结构假设成为 Robert Robinson 进一步证实的方向，事实证明，这一推断正确命中了吗啡类生物碱结构问题的靶心，也成为 Robert Robinson 深厚化学功底与准确判断能力的集中体现。此后他和 J. Masson Gulland 通过一系列化学降解反应确定了吗啡、可待因、蒂巴因等一系列菲类罂粟生物碱的化学结构，Robert Robinson 还尝试完成吗啡的化学合成，也取得了一定的进展。对于化学家来说，吗啡的化学结构虽然复杂却充满趣味，Robert Robinson 也曾风趣地将吗啡称作“this veritable Proteus among molecules”，Proteus 是希腊神话中一位海神的名字，以变化莫测而著称。20 世纪 50 年代 Robert Robinson 的研究结论又被 Dorothy Mary Hodgkin 的 X 射线衍射与全合成的实验结果证实，Robert Robinson 提出的吗啡化学结构完全正确（图 4-14）。

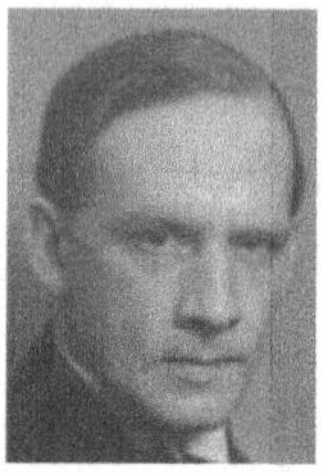

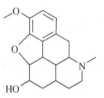

图 4-12 1922 年的 Robert Robinson 教授

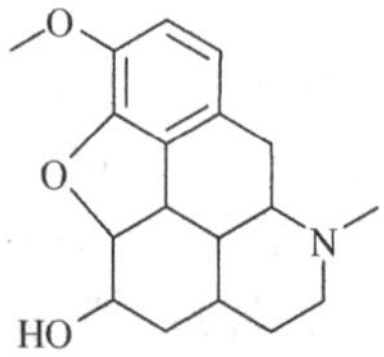

图 4-13 dihydrocodeine 的假想结构

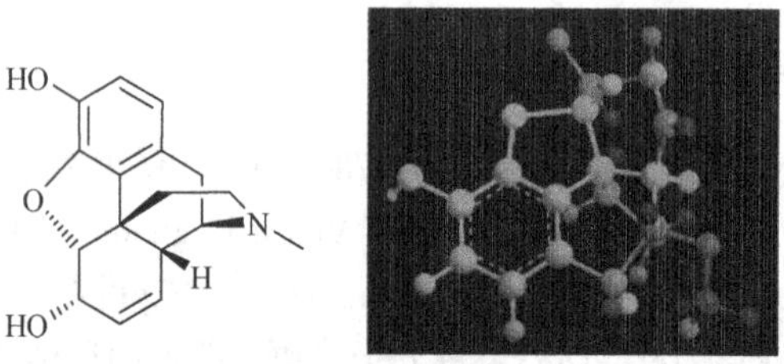

图 4-14 吗啡的结构

1947 年，Robert Robinson 因为在天然产物特别是生物碱方面研究的杰出贡献而荣获诺贝尔化学奖。吗啡的结构鉴定也是他的代表性研究与主要贡献之一。1987 年，天然产物化学研究领域权威期刊《天然产物报告》（*Natural Product Reports*）曾推出 Robert Robinson 纪念专刊，从多个领域回顾这位化学大师的学术成就（图 4-15）。

Centenary Tribute to Sir Robert Robinson (1886–1975)

This special issue of *Natural Product Reports* is produced in honour of Sir Robert Robinson, to mark the centenary of his birth on 13 September 1986. The contributions are based largely on lectures that were presented at the Annual Chemical Congress of The Royal Society of Chemistry, 1986, which was held at the University of Warwick. Lectures at the Symposium Tribute, which was organized by the Historical Group of the RSC, were presented by a mixture of historians of chemistry, chemists (both natural product and theoretical organic) who discussed their subjects in historical perspective, and chemists who, as young people, participated in some of the work of Robinson. It was especially pleasing that Professor A. R. Battersby was able to present his Robert Robinson Lecture to the Congress, and also that he kindly agreed to publish his lecture alongside this tribute.

In this centenary tribute to Robinson we have tried to cover all of his major contributions to organic chemistry, and to provide biography and the reminiscences of some of those who knew him and some of the places with which he was associated.

At the Chemical Congress in Warwick, the introductory lecture was given by Sir John Cornforth, under the title 'The Life and Work of Sir Robert Robinson'. In the time available, Sir John was only able to provide an outline biography, in addition to a very brief account of some of Robinson's work on steroids, in which he himself participated. For the published proceedings it seemed appropriate that both of these subjects that were so briefly covered by Professor Cornforth at the Congress should be dealt with at greater length. We are therefore most grateful to Lord Todd and Sir John Cornforth for the opportunity to include in the published proceedings both the 'Personal Biography' and the section on 'Steroids and Synthetic Oestrogens' from their Royal Society obituary notice of Robinson. These are reproduced, with appropriate adaptation for *Natural Product Reports*, by kind permission of The Royal Society from *Biogr. Mem. Fellows R. Soc.*, 1976, **22**, 415. It was disappointing that, due to a variety of commitments, Lord Todd was unable to accept an invitation to participate in the symposium at Warwick.

Following the Personal Biography of Sir Robert Robinson, some of his contributions to natural products chemistry are grouped next, in approximately chronological order of his interests in this area. These articles are followed by others on Robinson and Theoretical Chemistry, and finally by two articles on reminiscences of Robinson's days in Manchester and at the Dyson Perrins Laboratory, Oxford. The special issue is concluded, fittingly, with Professor Battersby's Robert Robinson Lecture, 'Nature's Pathways to the Pigments of Life'.

It is a pleasure to record the enormous help and advice I have had from Dr John Shorter, who is Honorary Secretary to the Historical Group of the RSC, in the preparation of this special issue of *Natural Product Reports*. Also, in addition to the acknowledgements in the captions of the photographs, thanks are due to Dr Mary Archer, Dr Stella Butler, Professor J. H. Ridd, and Professor J. S. Rowlinson for assistance in obtaining photographic material. We also acknowledge the help of the photographic services of the Brynmor Jones Library and the Chemistry Department, University of Hull, and of the Physical Chemistry Laboratory, University of Oxford.

G. Pattenden
December 1986

图 4-15 1987 年 *Natural Product Reports* 的 Robert Robinson 纪念专刊卷首语

五、吗啡的全合成

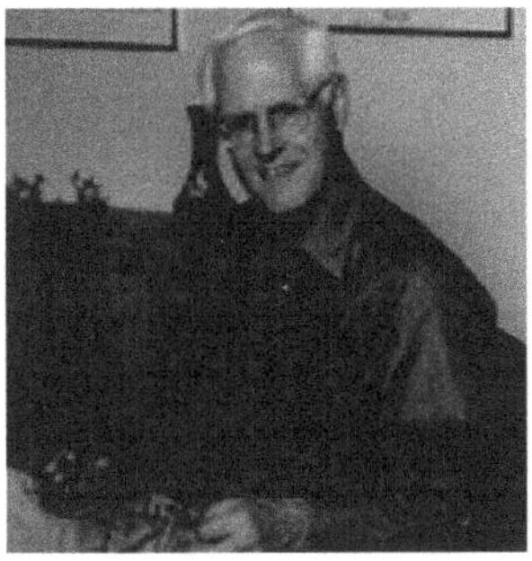

图 4-16 Marshall D. Gates

Robert Robinson 确定吗啡化学结构 27 年后，美国罗切斯特大学（University of Rochester）的化学教授 Marshall D. Gates（1915—2003，图 4-16）于 1952 年首先完成了吗啡的全合成（图 4-17）。这一合成以 2，6-萘二酚（**1**）为起始原料，经多步反应得到化合物 **2** 后，利用 Diels-Alder 反应构建氢菲环架结构形成化合物 **3** 是合成策略的一个重点，之后经 Cu-Cr 催化加氢反应获得关键中间体 **4**，但此时 C_{14} 上的 H 相对立体构型与天然产物相反。

为了实现分子立体结构改造，Marshall D. Gates 进行了复杂但缜密的设计，得到化合物 **5** 后，经溴代，再与 2，4-二硝基苯肼反应成腙后水解得到化合物 **6**，这被称为"Gates 中间体"（Gates Intermediate），C_{14} 的立体构型翻转，成为热力学稳定的正确天然产物构型，这也是 Marshall D. Gates 合成中的精妙一步。之后又经数步反应，得到了最终产物吗啡，这一全合成设计同时也证明了 Robert Robinson 所提出的吗啡化学结构。

此后，又有不少著名化学家完成了吗啡的化学全合成。例如，1980 年 Rice 基于 Grewe 环化反应，通过仿生合成（biomimetic synthesis）的方法，提出了一条精巧的合成途径。这个合成过程中无须柱色谱分离中间体，最终得到产物消旋 dihydrocodeinone，收率高达 29.7%，且反应得到的合成产物可以继续转变为另几种吗啡衍生物，在医学上有重要的用途，具有很高的实用价值。

又如，2002 年斯坦佛大学的（Stanford University）化学家 Barry Martin Trost 教授利用金属催化剂完成了（–）-吗啡的不对称全合成，在这条全合成线路中，Barry Martin Trost 通过不对称烯丙基烷基化反应引入立体中心，经过一系列的反应，得到了（–）-可待因和最终产物（–）-吗啡；2006 年的 *Organic Letters* 刊登了一篇有关吗啡消旋合成的文献报道，作者是来自日本东京大学合成天然产物化学实验室的福山透教授（Tohru Fukuyama）研究组，4 年后福山透教授发表了一条在此基础上改进得到的吗啡不对称全合成路线；2011 年，Metz 发表了他的吗啡合成路线，环己二烯酮结构化合物是这一系列反应中重要的中间体；2015 年，我国云南大学张洪彬研究组从商品化原料苯硼酸的衍生物出发，经 14 步反应完成了天然产物可待因（±）-codeine 的全合成；2016 年 Smith 研究组报道了一条较为简短且具有立体选择性的吗啡合成路线。从 1952 年 Marshall D. Gates 完成吗啡全合成至今，已有超过 30 个团队发表了吗啡不同的全合成路线。

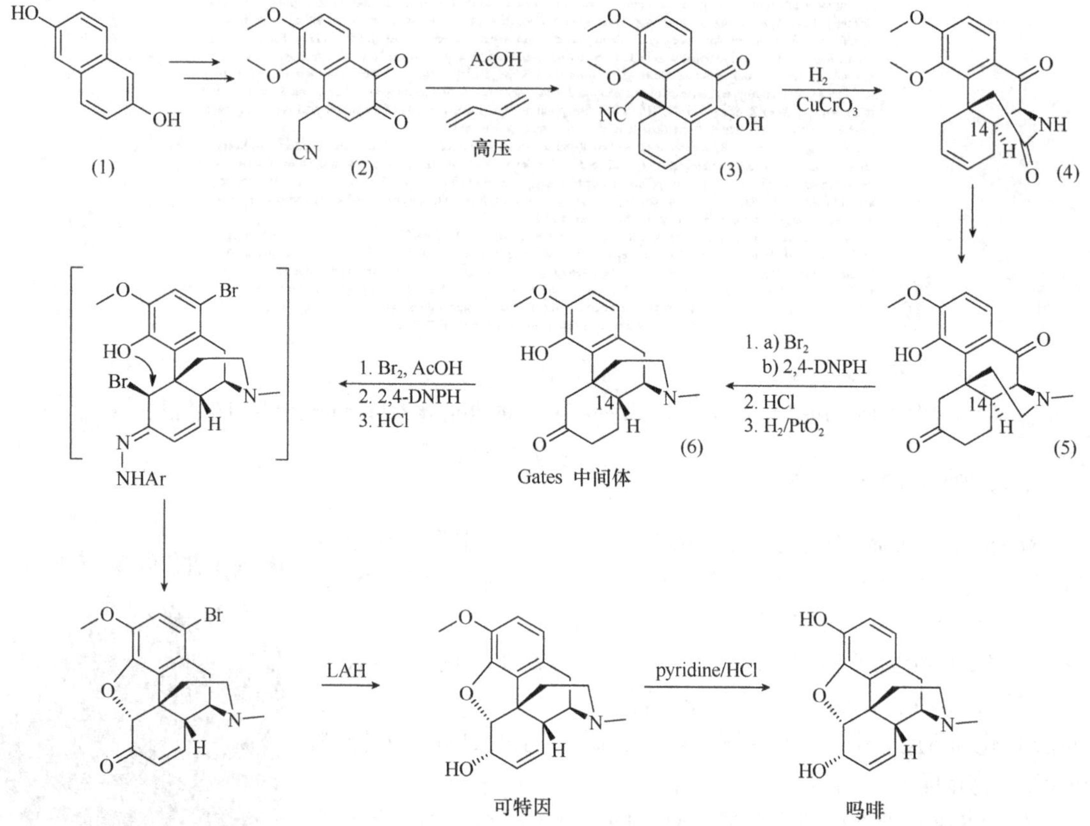

图 4-17 Marshall D. Gates 的吗啡全合成路线

虽然吗啡的分子并不大，但它拥有高度紧凑的五元环结构和五个连续的手性中心，立体化学极具特效，同时生物活性显著，因而从合成化学及药物化学的角度而言，吗啡及其类似物都是很有挑战性的合成目标，长期以来倍受合成化学家们的关注。但是因为化学全合成吗啡的成本较高，所以商业吗啡都是从鸦片或者罂粟浓缩物中提取得到的。此外，由于可待因在鸦片中的自然含量很低但在医药领域常用，因此约 95%以上的合法提取得来的吗啡都被用于可待因生产上。

六、吗啡的生物活性

吗啡主要具有强烈的麻醉镇痛、镇静、止咳、抑制呼吸、舒张平滑肌及减慢肠蠕动作用，临床主要用于麻醉、缓解剧烈疼痛等。由于吗啡的镇痛作用是自然存在的任何一种化合物无法比拟的，而且镇痛范围广泛，因此可适用于晚期癌症患者第三阶梯止痛，并且镇痛时能保持患者意识及其他感觉不受影响。此外，吗啡还有明显的镇静作用，能消除疼痛所引起的焦虑、紧张、恐惧等情绪反应，还能引起某种程度的欣快感。研究表明，吗啡通过作用于 μ 阿片受体发挥其药理功效。但是，吗啡的不良反应也是明显的，具体表现为抑制中枢神经系统、循环障碍和刺激胃肠道的中毒症状，还可造成人注意力、思维和记忆性能的衰退及严重的成瘾性。吗啡有很多药物形式，一般临床使用盐酸盐或硫酸盐，可口服、注射给药。基于吗啡化学结构研发得到哌替啶、美沙酮、喷他佐辛等一系列阿片类药物，镇痛效果得到调整，不良反应受到控制，已经成为临床上广泛使用的一类安全、有效的镇痛药物。

近年来，对吗啡活性作用的探索研究不断有新的进展。吗啡可以通过影响癌细胞的代谢与再生，可在癌细胞转移和血管新生等方面发挥作用，此外吗啡能够影响大脑中突触的神经可塑性，激活中枢系统内一种类内毒素式的神经炎症作用。

七、吗啡与海洛因

鸦片是从罂粟果实中提取浓缩后的膏状物质，其含有较高浓度的吗啡等生物碱。吸食鸦片后，最初会有欣快感，接着无法集中精神、产生梦幻，最后导致高度心理及生理依赖性，因此强烈危害到人体健康甚至动摇国家根本，故世界多个国家都将鸦片类药物列为一级管制药品。

世界上还有大量的非法种植生产的鸦片，全球非法鸦片的产量是合法鸦片的十倍。从这些鸦片里提取出来的吗啡大都被用来做成了海洛因。海洛因（heroin，图 4-18）是吗啡的著名衍生物，即二乙酰吗啡（diacetylmorphine）。1874 年，英国伦敦圣玛丽医院的化学家 C. R. Alder Wright 在吗啡中加入乙酸得到一种白色结晶粉末。当时他用这种粉末在犬身上试验，犬立即出现了虚脱、恐惧和困乏等症状（其实这些都是吸毒成瘾的部分表现）。曾经成功研制出阿司匹林的德国拜耳公司的化学家 Felix Hoffmann（1868—1946）发现，这种化合物比吗啡的镇痛作用要高 4～8 倍，而且迷幻欣快感更强，兼有非凡的提神作用。1898 年，在没有经过彻底临床检验的情况下，拜尔公司将它宣传为"非上瘾性吗啡"，并大批量生产投入市场，目的是为了治疗吗啡成瘾者并作为强度麻醉剂进行推销。这种新药被正式定名为 Heroin（海洛因），该名取自德文 heroisch 一字，意思是"英雄式的新发明"（图 4-19）。但是人们很快就发现海洛因对个人和社会所导致的危害后果已远远地超过了其医用价值。各国很快取消了海洛因在临床上的应用。1912 年在荷兰海牙召开的鸦片问题国际会议上，到会代表一致赞成管制鸦片、吗啡和海洛因的使用和贩运等。然而，海洛因并没有就此而消失，这种鸦片家族中的最纯精品因其效价高、用量少和走私方便，成为非法使用最多的毒品，从而吸引着越来越多的瘾君子（图 4-20），海洛因也成了危害人类的"白色瘟疫"。

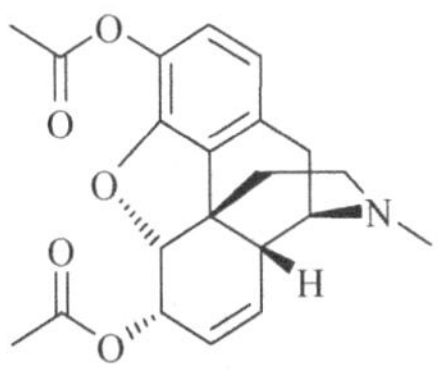

图 4-18 海洛因的结构

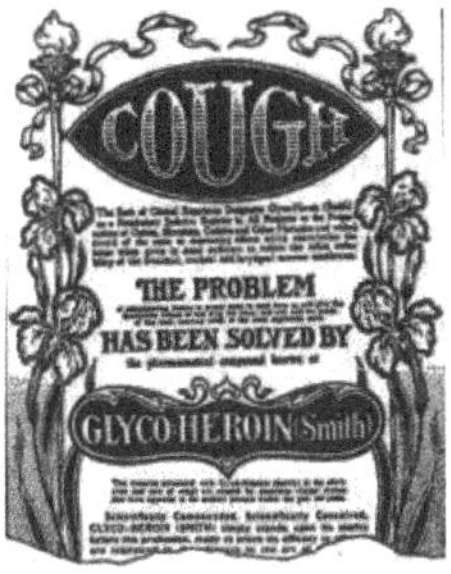

图 4-19 曾作为止咳药物的海洛因

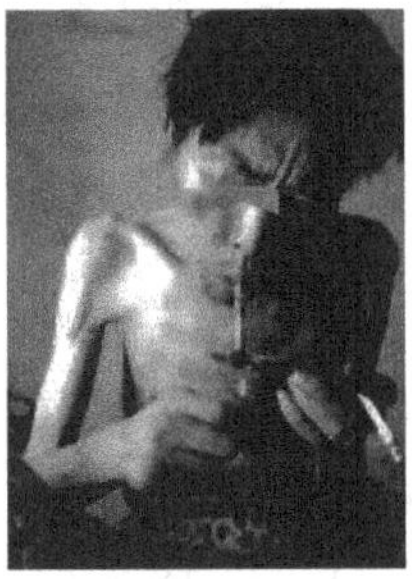

图 4-20 吸食海洛因毒品

八、结语

虽然吗啡和海洛因等衍生物被滥用后而产生的种种社会问题需要我们格外警惕与反思，但众多科学家对吗啡的研究成果无疑是天然药物史上受人瞩目的一座里程碑，以吗啡为先导化合物经过结构修饰和改造产生的阿片类药物也是基于天然产物进行新药研发的一个经典成功范例。19 世纪前期吗啡的发现与商业成功使天然产物成为当时科学界关注的焦点，也促进了天然药物化学和有机化学学科诞生。从吗啡单体获得到化学结构阐明，再到首次全合成完成，总共经历了一个半世纪的时间，人们为探索吗啡之谜所做出的努力及取得的成就成为推动有机化学发展的一个重要动力。

第5章 奎　宁

疟疾（malaria），中国古代称之为“瘴气”，意大利语中疟疾“mal'aria”的意思是“坏空气”（bad air），是一种名为疟原虫的原生动物引起的疾病。疟原虫以蚊子为媒介进入人体，侵入肝脏，并在肝细胞内繁殖、发育，释放出裂殖子进入血循环、侵入红细胞，在红细胞内繁殖，导致红细胞破裂，引起周期性或不定期高热寒战并发生贫血。一般认为疟疾出现在人类的发源地非洲，之后几乎传遍全世界，其历史与人类文明史一样漫长。到 2010 年，全球仍有 106 个国家和地区流行疟疾，患者 2.16 亿，约有 66 万人死于疟疾，大部分是 5 岁以下的儿童，其中 81%的疟疾病例和 91%的死亡发生在非洲区域（图 5-1）。历史学家和科学家一致认为，若以受害人数和受害程度来评估，疟疾堪称人类有史以来最具毁灭性的疾病，因疟疾而死亡的人数超过历次战争死亡人数。在氯喹发现以前，金鸡纳树皮和奎宁是唯一的有效治疗手段。2007 年，第 60 届世界卫生组织大会通过决议，从 2008 年起，将每年的 4 月 25 日设为国际疟疾日。中国将每年的 4 月 26 日定为全国疟疾日。

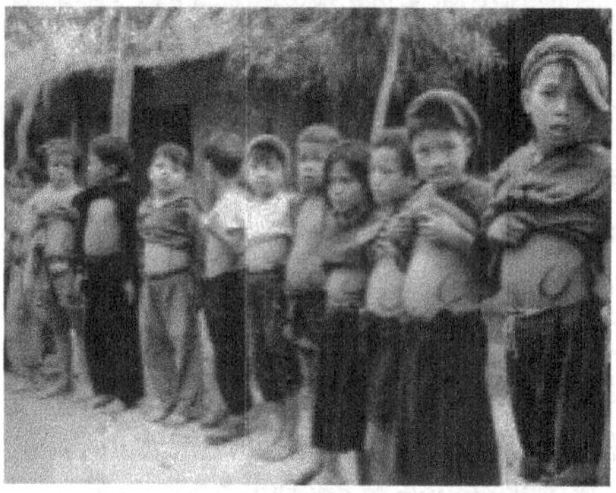
图 5-1　罹患疟疾的儿童

奎宁（quinine）之名来自印第安土著语——kinin，意为“树皮”，而英语、西班牙语则据 kinin 之音衍译为 quinine。奎宁是一个非常著名的天然药物，曾经挽救了无数人的生命，甚至被认为影响了人类的发展进程，是天然产物全合成进程的重大发现。对奎宁的研究在科学史上也留下了非常重要的记录，在 20 世纪，有 5 位科学家因在与疟疾相关的研究中做出杰出贡献而获得了诺贝尔化学奖或诺贝尔生理学或医学奖，他们分别是英国医生 Ronald Ross（1857—1932，图 5-2），因发现由蚊虫传播疟疾而获得了 1902 年诺贝尔生理学或医学奖；法国医生 Charles Louis Alphonse Laveran（1845—1922，图 5-2），发现疟原虫在疟疾中的作用，对疟疾传播途径和疟原虫生活史进行研究，为疟疾的防治创造了条件，从而获得了 1907 年诺贝尔生理学或医学奖；奥地利医生 Julius Wagner-Jauregg（1857—1940，图 5-2），因发现间日疟原虫引起的长期高热可治疗神经性梅毒导致的麻痹性痴呆而获得了 1927 年诺贝尔生理学或医学奖；瑞士化学家 Paul Hermann Müller（1899—1965，图 5-2），由于发明有效的杀灭蚊子的杀虫剂 DDT 获得了 1948 年的诺贝尔生理学或医学奖（DDT 因留下严重环境污染，引发了巨大的争议，在风行世界 60 年后黯然退出了农药的历史舞台）；美国化学家 Robert Burns Woodward（1917—1979，图 5-2），因合成奎宁等一系列复杂天然产物获得了 1965 年的诺贝尔化学奖。2015 年我国科学家屠呦呦（生于 1930，图 5-2）研究员因为发现新的抗疟药青蒿素而获得诺贝尔生理学或医学奖。奎宁的发现过程非常偶然和有趣，其立体结构的确定曾被认为是结构鉴定的一个经典范例，尤其是奎宁的全合成被认为是开创了立体选择性反应（stereoselective reaction）的先河。尽管二战期间合成了抗疟药物氯喹（chloroquine），以及 20 世纪 70 年代发现了更出色的天然抗疟药物青蒿素（artemisinin），但是奎宁的发现、应用及全合成，无论在人类发展史还是科学研究史上，都是一笔无法抹去的辉煌纪录。

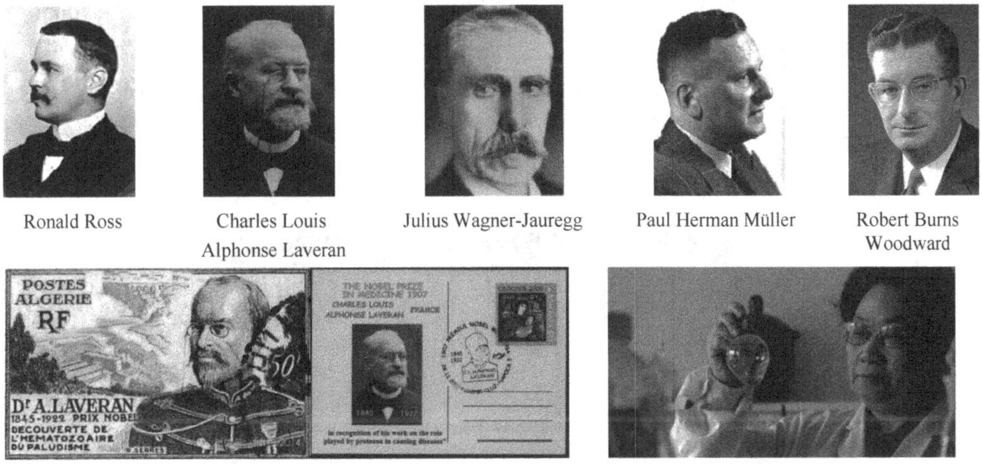

Ronald Ross　Charles Louis Alphonse Laveran　Julius Wagner-Jauregg　Paul Herman Müller　Robert Burns Woodward

纪念法国医生Charles Louis Alphonse Laveran的首日封明信片　屠呦呦

图 5-2　因在与疟疾、奎宁相关研究中取得杰出成就而获得诺贝尔奖的科学家

一、奎宁的发现

奎宁，俗称金鸡纳霜，从化学分类属于来自天然的生物碱类（alkaloids）化合物，最早是从茜草科植物金鸡纳树 *Cinchona ledgeriana*（Howard）Moens ex Trim.（图 5-3）及其同属植物的树皮中提取得到的。

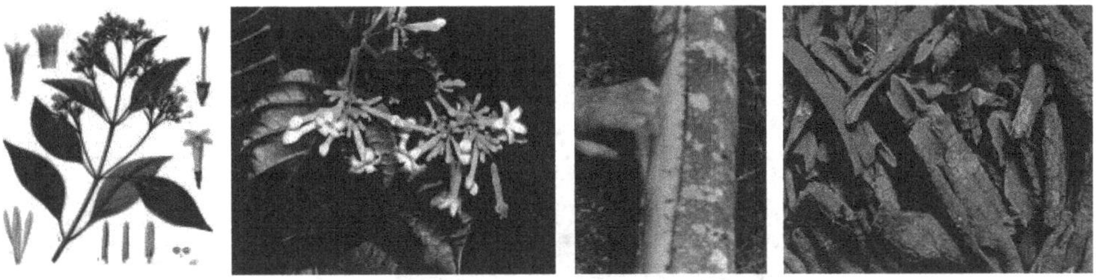

图 5-3　金鸡纳树

奎宁的真实起源目前并无实证，不过，关于奎宁的由来却有一个从印第安人中流传出来的传说。在 17 世纪，安第斯山脉中生长着大量金鸡纳树，一位发着高热的印第安小伙子在树林里迷了路，由于口渴难耐，他便在一个积满雨水的水塘中喝了几口浑水，小水塘中浸泡着很多金鸡纳树掉下的树枝，水很苦，小伙子喝完水后感觉病情好了很多。他回到村庄后，把自己的经历告诉了朋友，这件事很快在村庄里传开了，从此以后印第安人开始使用金鸡纳树皮泡水治疗可怕的发热高热，也就是现在的疟疾，而金鸡纳树皮中含有的能治疗疟疾的化学成分就是奎宁。19 世纪末，奎宁由欧洲传入我国，被称为“金鸡纳霜”。

这个神奇的传说后面还有更多的故事。四百多年前欧洲殖民者侵略美洲时，很多欧洲人不适应当地的气候条件，染上了严重的疟疾而死亡。但是当地的印第安人不愿意把用金鸡纳树皮泡水喝来治疗疟疾的秘方传给殖民者，并规定谁泄露了秘方就处以死罪。当时，西班牙驻秘鲁总督的夫人安娜也不幸染上了疟疾，病情很严重，这时一位接受过安娜夫人帮助的印第安姑娘冒着生命危险给安娜夫人偷偷送去了金鸡纳树皮制成的粉末，安娜夫人服用后，转危为安，这个消息也被传播了出去。

后来一位西班牙传教士将金鸡纳树皮带到了西班牙，并将树皮取名为 cincnona。1742 年，瑞典植物学家 Carl Linnaeus（1707—1778）将这种树以总督夫人的名字正式命名为 Cinchona，即金鸡纳树。后来据专家考证，在这个命名中有两处错误：首先，Carl Linnaeus 拼写错误，漏写了第一个“h”；其次，事实上伯爵夫人没有得过疟疾，也没有从秘鲁带回过金鸡纳树皮，而是在回西班牙的路上逝世。然而无论这个美丽的传说是否真实可靠，人们都愿意相信它。例如，在秘鲁国徽上就有金鸡纳树的图案，法国为了纪念奎宁发现 150 周年特别发行了纪念邮票（图 5-4）。

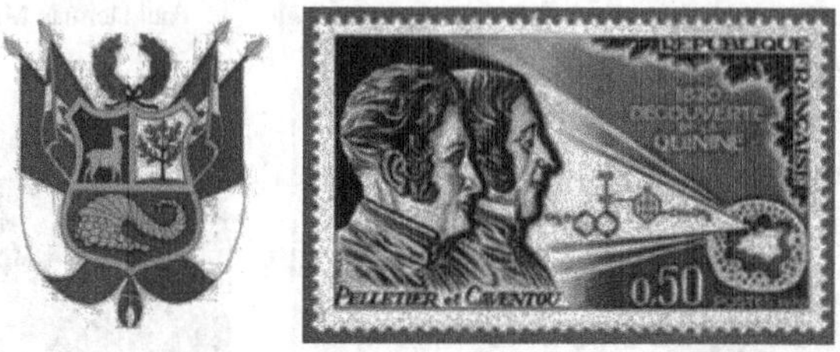

图 5-4　秘鲁国徽和法国纪念奎宁发现 150 周年的邮票

科学研究表明，金鸡纳树的树皮及根、枝、干中含有 25 种以上的生物碱，特别是树皮中生物碱的含量最高，干树皮中含有 7%～10%的生物碱，其中 70%是奎宁。1820 年，法国药剂师 Joseph Bienaimé Caventou 和 Pierre Joseph Pelletier（图 5-5）合作，首先从金鸡纳树皮中分离得到了奎宁的单体，这是一种结晶形态与霜相似的白色粉末，味苦、水溶性差。1821 年，Joseph Bienaimé Caventou 和 Pierre Joseph Pelletier 尝试用单体奎宁对疟疾进行治疗，证实奎宁就是存在于金鸡纳树皮中的抗疟疾有效成分，这是第一个用于实际治疗的纯净单体化合物。1822 年，Pierre Joseph Pelletier 开设工厂生产奎宁，也开创了天然化学药物生产之先河。

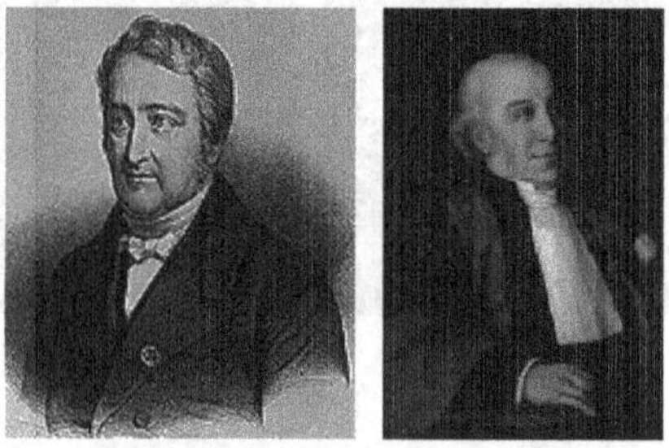

图 5-5　法国药剂师 Pierre Joseph Pelletier 和 Joseph Bienaimé Caventou

据专家调查，天然奎宁的来源有限，仅存在于南美和东南亚等地区的茜草科金鸡纳属 *Cinchona* 和铜色树属 *Remijia* DC. 植物中，远远不能满足民间治病所需。1854 年，德国探险家、植物学家 Justus Carl Hasskarl（1811—1894）把秘鲁和玻利维亚的金鸡纳树种子移植至印度尼西亚，并大规模种植。从此，奎宁开始大量生产和使用，全世界所需的奎宁大概 97%出自印度尼西亚。在 19 世纪末，奎宁由欧洲传入我国，被称为“金鸡纳霜”，在当时是非常罕见的药物。奎宁的发现和成功提取出单体，见证了 19 世纪中医学与西医学的划分。在此之前，虽然西医的解剖学、生理学已远远超前于中国，但单就治疗而言，西医并不比中医更见成效，反而是很多疾病中医更有办法，而奎宁的应用使得西医的治疗起到了立竿见影的效果。在战争中，含有奎宁的杜松子酒可以帮助欧洲军队免遭热带疟疾的传染，英军在入侵印度时并没有像当地人那样时常染上疟疾，拯救了不少战士的生命（图 5-6，图 5-7）。奎宁也成为改变了世界的药物。

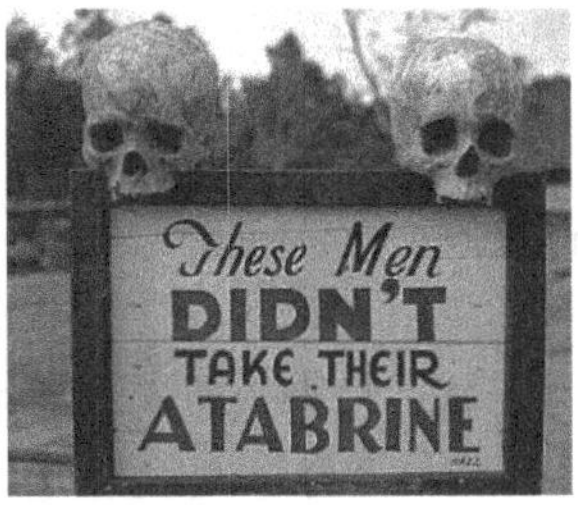

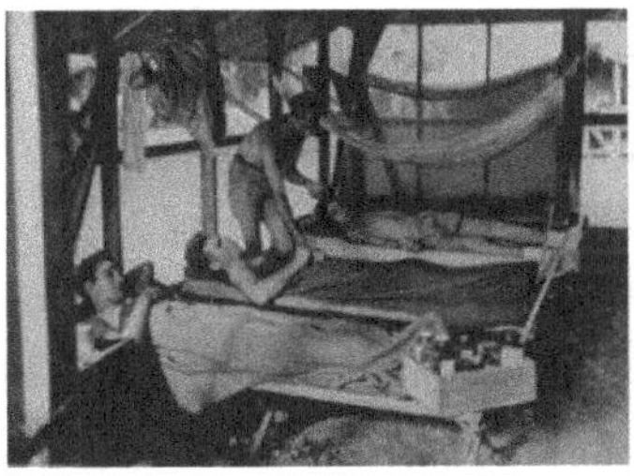

图 5-6 战争中患疟疾的士兵（左），提醒服用奎宁药物的恐怖警示牌（右）

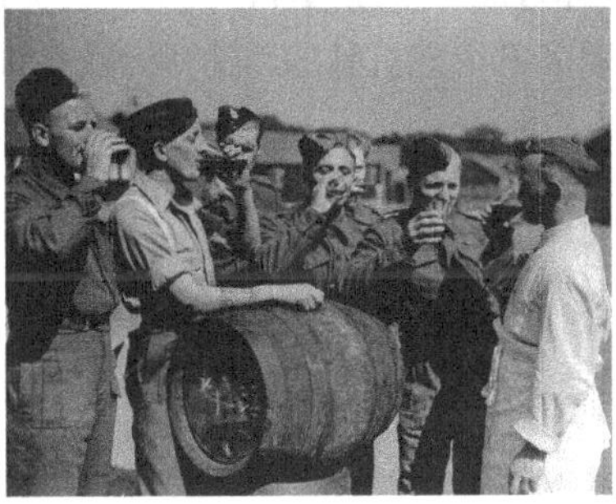

图 5-7 服用奎宁药剂的战士

二、奎宁的化学结构

在 1817 年得到奎宁的单体后，1852 年法国化学家、微生物学之父 Louis Pasteur（1822—1895，图 5-8）证明奎宁为左旋体，1854 年，德国化学家 Adolph Strecker（1822—1871，图 5-8）确定了奎宁的分子式，1907 年，德国化学家 Paul Rabe（图 5-8）用化学降解法得出了奎宁的平面结构。但是，奎宁的立体化学结构直到 20 世纪 40 年代才由 Vladimir Prelog（1906—1998）等确定（图 5-9）。

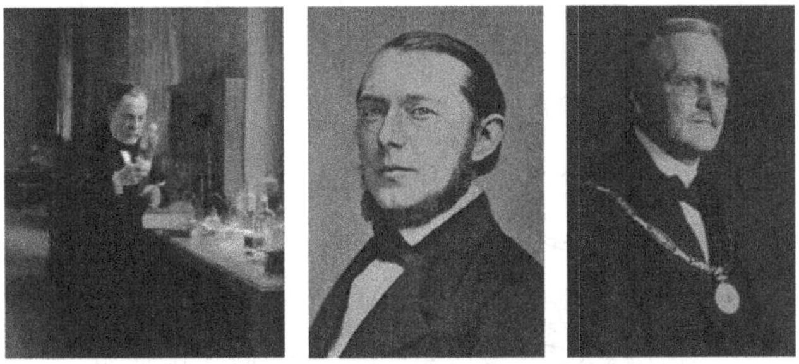

图 5-8 Louis Pasteur（左）、Adolph Strecker（中）、Paul Rabe（右）教授

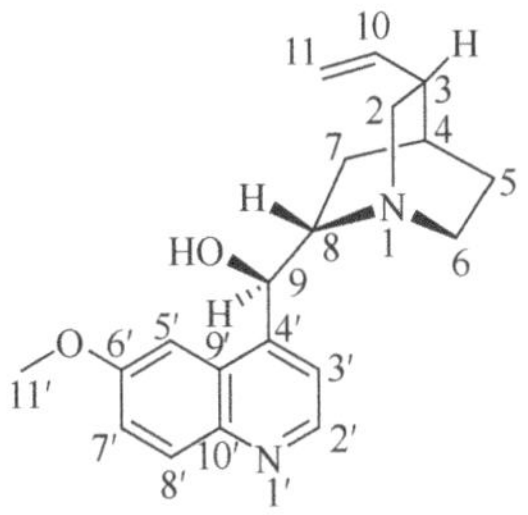

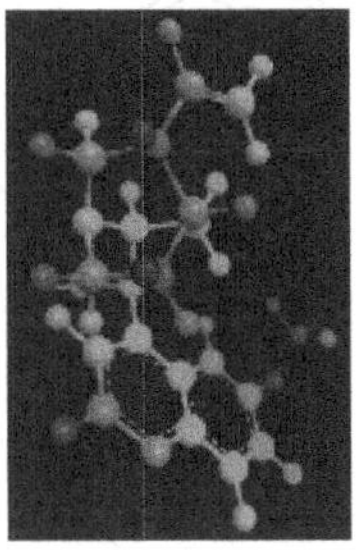

图 5-9 奎宁的化学结构

奎宁的分子式为 $C_{20}H_{24}N_2O_2$，分子中包含 20 个碳原子、2 个氮原子、2 个氧原子和 24 个氢原子（图 5-10）。母核结构中含有一个喹啉（quinoline）单元，一个氮原子在桥头的氮杂双环[2，2，2]，还有 4 个手性中心（C_3、C_4、C_8、C_9），其中最重要的手性中心有 2 个（C_8、C_9），绝对构型为 8*S*，9*R*。从生源上看，此类生物碱被认为是由邻-氨基苯甲酸（*o*-aminobenzoic acid）衍生而来。从化学结构分类来看，奎宁属于喹啉类生物碱（quinoline alkaloid）。喹啉类生物碱也是自然界中存在数量最多、结构最为复杂的一类生物碱，如同样分布在金鸡纳属 *Chinchona* 等植物中的辛可宁（金鸡宁，cinchonine）、辛可尼丁（金鸡宁丁，cinchondine）、奎尼丁（quinidine）等（图 5-11）。此类生物碱的分子组成、立体化学结构、立体合成、生物活性研究等，极大地吸引着众多的有机化学家和药物研究工作者。特别值得一提的是，著名的天然抗肿瘤药物喜树碱（camptothecin）也属于喹啉类生物碱。

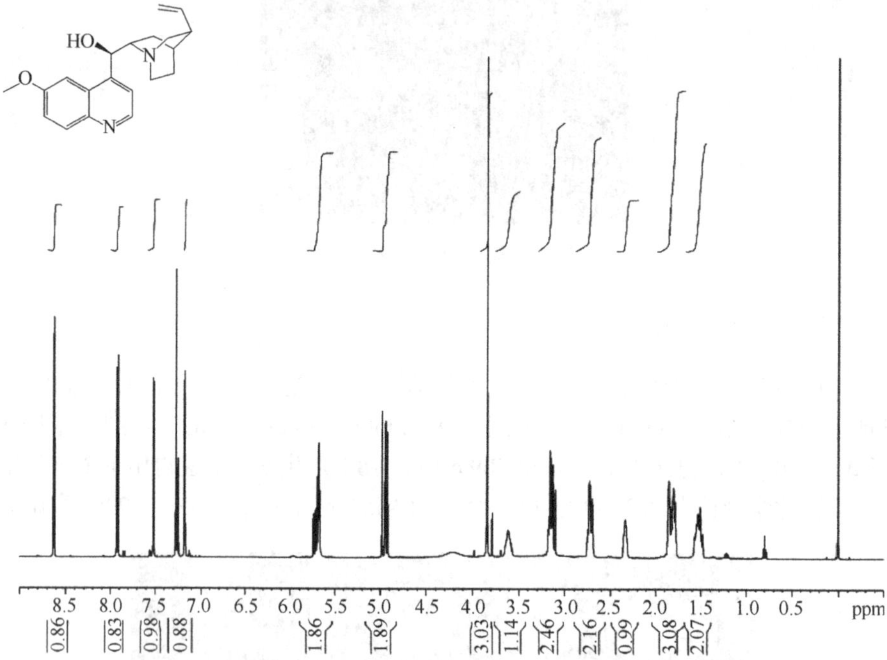

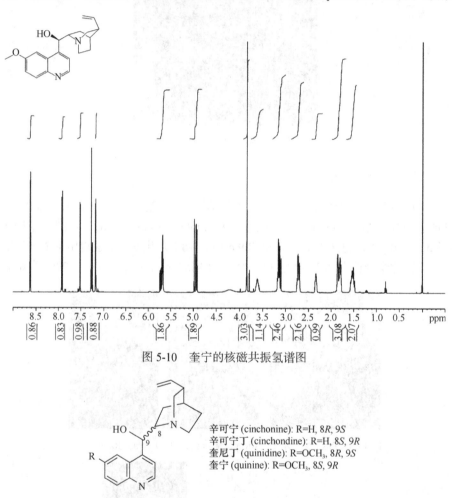

图 5-10 奎宁的核磁共振氢谱图

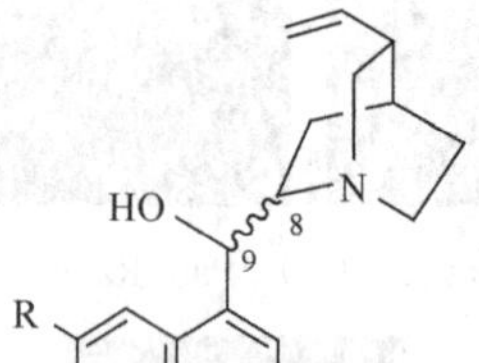

辛可宁 (cinchonine): R=H, 8*R*, 9*S*
辛可宁丁 (cinchondine): R=H, 8*S*, 9*R*
奎尼丁 (quinidine): R=OCH_3, 8*R*, 9*S*
奎宁 (quinine): R=OCH_3, 8*S*, 9*R*

图 5-11 来自于金鸡纳属植物树的几个喹啉类生物碱

三、奎宁的生物活性

尽管近些年发达国家通过使用杀虫剂消灭蚊子达到了基本消除疟疾的目标，但到目前为止，疟疾仍是全球最致命的疾病。

生物活性研究表明，奎宁主要作用于寄生虫生命周期中的红内期，能通过多种途径杀灭各种疟原虫红内期裂殖体，有效控制症状。例如，奎宁能聚集于疟原虫溶酶体内，结合 H^+使自身质子化，从而使溶酶体内 pH 升高，影响疟原虫的生长和繁殖；奎宁可以抑制血红素聚合酶作用，阻止血红素从溶酶体转移到细胞质，使血红素游离于疟原虫体内，并攻击膜系统，导致疟原虫死亡；奎宁能降低疟原虫氧耗量，抑制疟原虫内的磷酸化酶而干扰其糖代谢；奎宁能与疟原虫的 DNA 结合形成复合物，抑制 DNA 的复制和 RNA 的转录，从而抑制疟原虫的蛋白质合成。奎宁不能根治良性疟疾，虽然长疗程可根治恶性疟疾，但对恶性疟疾的配体无直接作用，故不能中断传播。

除了抗疟作用外，奎宁还被发现具有抑制免疫反应的作用，可用于治疗免疫失调类疾病，如红斑狼疮、类风湿性关节炎。有研究者发现奎宁可能对卡波西肉瘤（Kaposi sarcoma）等有一定疗效。如 2004 年美国食品药品监督管理局（Food and Drug Administration，FDA）批准奎宁用于治疗口腔和咽喉疾病及癌症。

四、奎宁的全合成

自 1854 年奎宁的分子式被确定以来，就有人开始尝试对奎宁的全合成，尽管已历经了 150 余年，但仍然有科学家乐此不疲。奎宁分子并不大、结构也不是特别复杂，但是因为其中有 4 个手性中心而且具有比较特殊复杂的立体结构，给当时的化学合成带来相当大的难度。

1856 年，德国著名化学家 August Wilhelm von Hofmann（1818—1892）让他 18 岁的学生 William Henry Perkin（1838—1907）合成奎宁（图 5-12），当时只知道奎宁的分子式是 $C_{20}H_{24}N_2O_2$，但并不知道确切的结构。William Henry Perkin 在合成奎宁的过程中，偶然合成了第一个人工合成染料苯胺紫（mauveine），也开创了人工合成染料的新时代。William Henry Perkin 不仅是化学染料工业的开创者，更是一个杰出的教育家，他的学生包括：1937 年诺贝尔化学奖获得者 Norman Haworth（1883—1950）、1947 年诺贝尔化学奖获得者 Robert Robinson（1886—1975）、曾因解决维生素 K 结构与合成问题而成为 20 世纪 40 年代初诺贝尔化学奖有力竞争者的哈佛大学资深甾体化学家——Louis Frederick Fieser（1899—1977）。

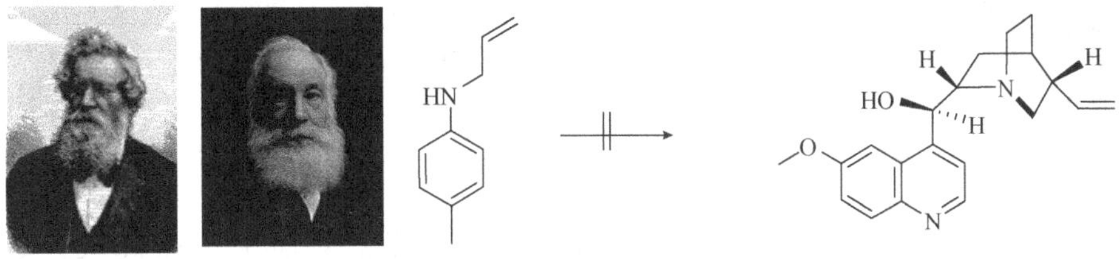

$$C_{10}H_{13}N \xrightarrow{[O]} C_{20}H_{24}N_2O_2 + H_2O$$

图 5-12　August Wilhelm von Hofmann（左）、William Henry Perkin（右）和设计合成奎宁的路线

目前已有较多关于奎宁全合成的记载或报道文献，在著名的 WIKIPEDIA 网站中也专门建立网页（http：//en.wikipedia.org/wiki/Quinine_total_synthesis）简明而且全面地介绍了有关奎宁全合成的历史和专业知识。这些文献从不同角度记录和分析了奎宁全合成的历史、合成者及合成方法特点，其中也存在一些矛盾甚至争议。

1918 年，德国化学家 Paul Rabe 和 Karl Kindler 宣布找到了从右旋奎宁辛（*d*-quinotoxine）通过三步化学反应转化成奎宁的方法（图 5-13）。这三步化学反应虽然相对简单，但是为后面的合成研究打下了良好的基础。1943 年，瑞士化学家 Vladimir Prelog 宣布找到了奎宁辛（quinotoxine）的合成办法，这个成果也为后来的研究提供了非常重要的帮助。

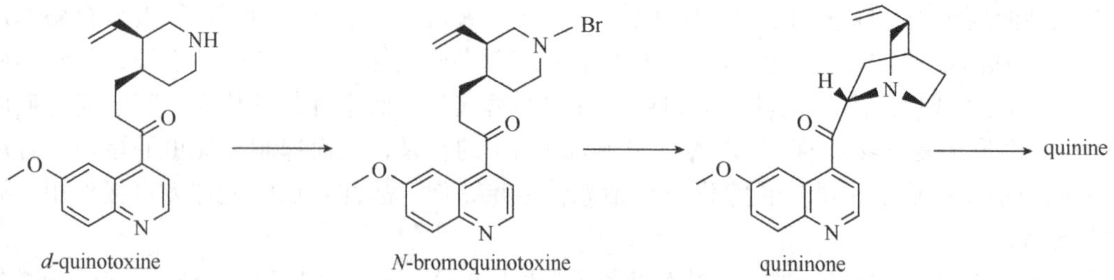

图 5-13　Paul Rabe 和 Karl Kindler 将 *d*-quinotoxine 转化成奎宁的路线

1944 年，美国化学家 Robert Burns Woodward 和 William von Eggers Doering（图 5-14）宣称完成了奎宁的全合成。Robert Burns Woodward 和 William von Eggers Doering 以 7-羟基异喹啉（7-hydroxyisoquinoline）为初始物，通过若干步反应，艰难地合成了（*d, l*）-quinotoxine，接下来的工作二人并没有完成，因为他们认为再利用前辈 Paul Rabe 和 Karl Kindler 的合成方法即可最终完成奎宁的全合成。此研究成果公开报道后，得到了化学界的高度赞誉，被认为是有机合成史上的里程碑式成果，并一致认为 Robert Burns Woodward 和 William von Eggers Doering 首次提出立体选择性反应（stereoselective reaction）的定义并在合成中应用，开创和引导了有机合成化学理论和实际应用的里程碑式的飞跃发展。但是这种奎宁的合成方法过于复杂，仅限于实验室，并不适用于工业化生产。

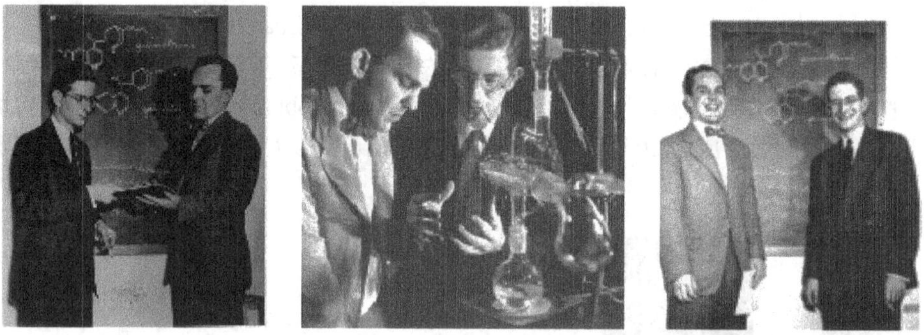

图 5-14　Robert Burns Woodward 和 Willian von Eggers Doering 在哈佛大学（1944）

1970 年，罗氏制药公司（Hoffman-La Roche Inc.）的化学家 Milan R. Uskokovic（图 5-15）领导的研究小组也宣布完成了奎宁的全合成，但是 Milan R. Uskokovic 全合成奎宁的方法对产物的立体选择性也没有完全控制。这一时期，也有几位化学家致力完成奎宁的合成并宣布成果。2001 年，美国哥伦比亚大学 Gilbert Stork 教授（1921—2017，图 5-15）领导的团队宣布完成了奎宁的全合成，Gilbert Stork 教授以手性化合物（*S*）-*β*-乙烯基-*γ*-丁内酯[（*S*）-4-vinylbutyrolactone]为初始物，随后的反应均围绕该手性中心进行，在反应中运用了硅基保护、亲电取代、亲核加成、Wittig 反应、Mitsunobu 反应及氧化还原反应等。Gilbert Stork 教授全合成奎宁的成果被化学界一致认为是真正第一个完全具有立体选择性反应的合成路线（图 5-16）。此后，又有科学家完成奎宁全合成的几例报道，如 2004 美国哈佛大学的 Eric Jacobsen 教授（图 5-15）宣布利用不对称催化反应完成了具有立体选择性即不对称合成奎宁的方法，这一合成方法也被认为是现代有机合成理论和技术与经典有机合成对象完美结合的应用，是与时俱进的典范。2004 年，日本的 Kobayashi Y.（图 5-15）也完成了立体选择性全合成。

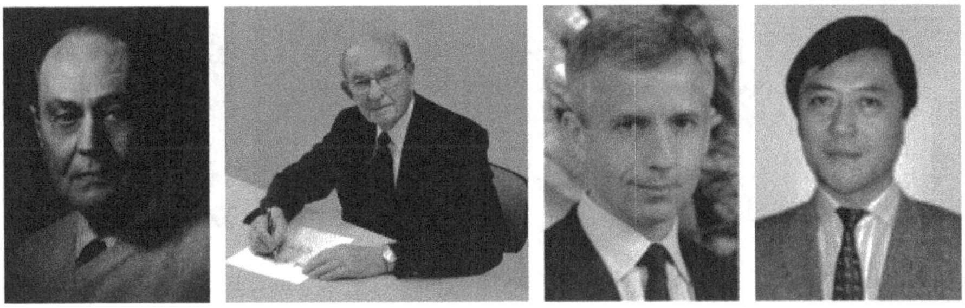

图 5-15 Milan R. Uskokovic、Gilbert Stork、Eric Jacobsen 和 Kobayashi Y.（从左到右）

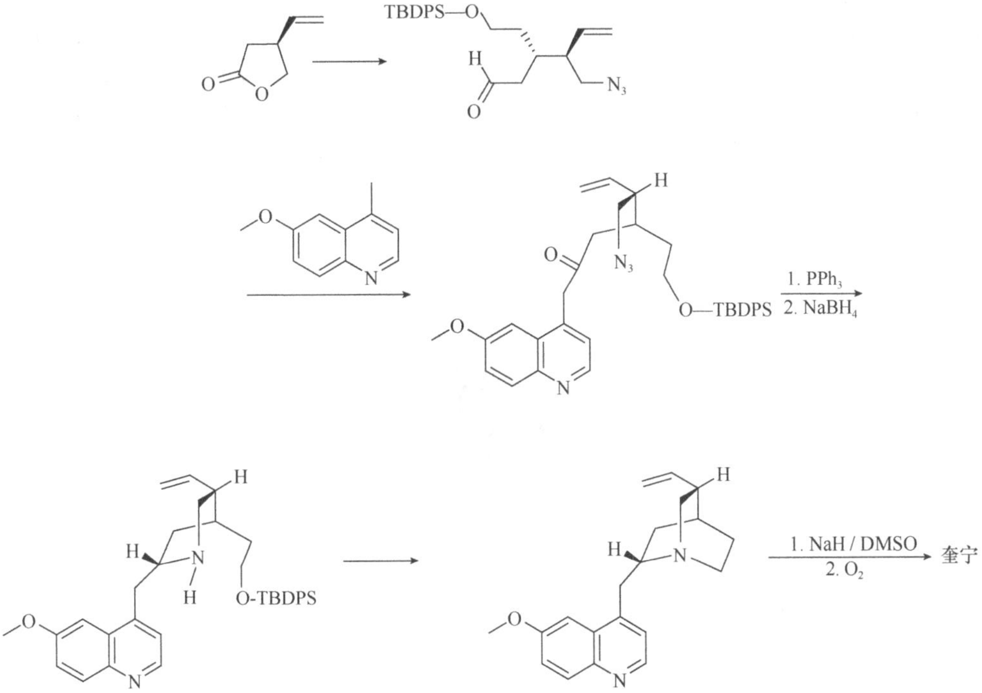

图 5-16 Gilbert Stork 奎宁全合成路线示意

出生于比利时的 Gilbert Stork 教授（图 5-17）是有机合成化学界的传奇人物，在威斯康星大学获得博士学位后，曾在哈佛大学工作了近 10 年，于 1953 年前往哥伦比亚大学任教，1955 年被聘为教授，是早期立体控制化学合成的开拓者之一。早在 20 世纪 50 年代初，他和他的博士生 Albert W. Burgstahler（1928—2013）就立体选择性地合成了斑蝥素（cantharidin）。1957 年，36 岁的 Gilbert Stork 就获得了美国化学会纯粹化学奖（1957 Award in Pure Chemistry, The American Chemical Society），1960 年当选美国国家科学院（National Academy of Sciences）院士，1962 年当选美国艺术与科学院（American Academy of Arts and Sciences）院士。Gilbert Stork 教授将哥伦比亚大学化学系建设成了全球有机化学的领袖之一，聚集了中西香尔（Koji Nakanishi）教授、Ronald Charles D. Breslow 教授、W. Clark Still 教授及 Samuel J. Danishefsky 教授（图 5-17）等世界著名科学家。Gilbert Stork 教授发明了以他姓氏命名的 Stork 烯胺反应、Stork-Eschenmoser 设想、Stork-Danheiser 合成、Stork-Ganem 试剂、Stork-Zhao 脱硫缩醛反应，以及 Stork Isoxazole 合成技术，成为 20 世纪天然有机全合成泰斗之一。

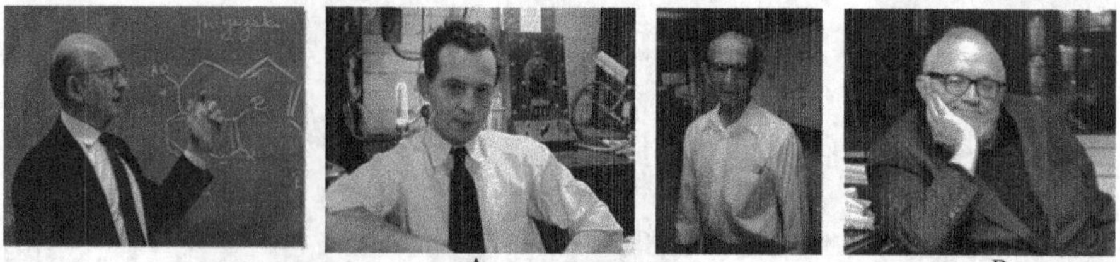

A B

图 5-17 Gilbert Stork 教授（A）和他的学生、著名有机化学家 Samuel J. Danishefsky 教授（B）

另外值得一提的是，关于奎宁的全合成还曾经出现过争议。约在 2001 年，Gilbert Stork 教授发文指出 Robert Burns Woodward 和 William von Eggers Doering 的奎宁全合成只是完成了从 7-羟基喹啉到 *d*-quinotoxine 的全合成，最终合成奎宁的反应自己并没有完成，只是引用了 Paul Rabe 和 Karl Kindler 的合成结果。Gilbert Stork 教授认为由于 Paul Rabe 和 Karl Kindler 没有发表过实验数据证明自己完成了从 *d*-quinotoxine 到奎宁的合成，因此真正的奎宁并没有被 Robert Burns Woodward 和 William von Eggers Doering 完整地合成出来。但是，美国化学家和化学史专家 Jeff I. Seeman 在 2007 年发表的一篇长篇论证文章中却认为当年 Paul Rabe 和 Karl Kindler 已经完成了从 *d*-quinotoxine 到奎宁的合成（图 5-18）。

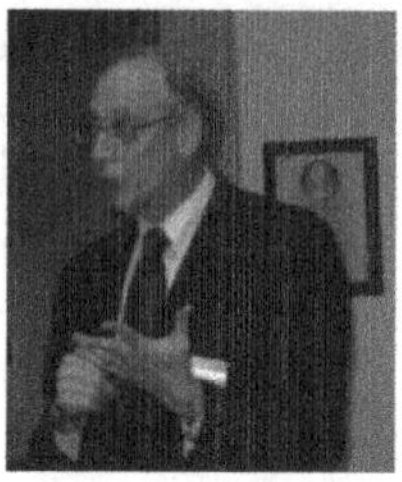

A

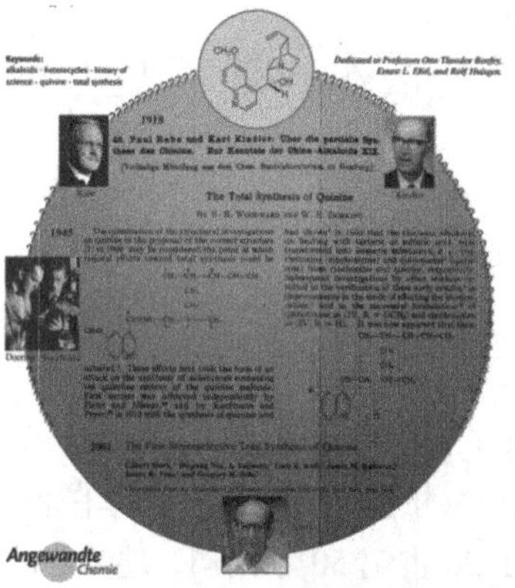

B

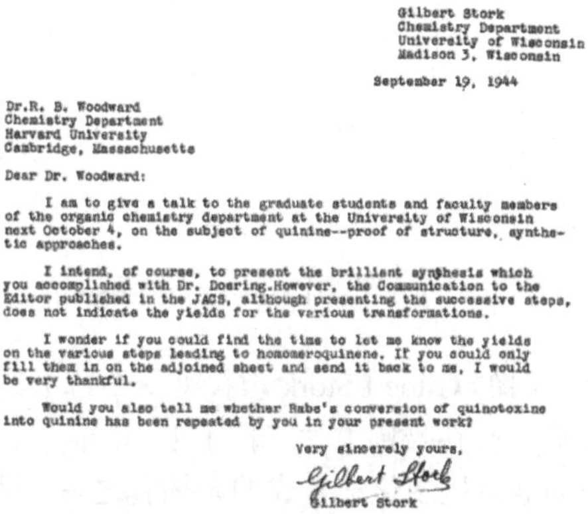

Gilbert Stork
Chemistry Department
University of Wisconsin
Madison 3, Wisconsin

September 19, 1944

Dr.R. B. Woodward
Chemistry Department
Harvard University
Cambridge, Massachusetts

Dear Dr. Woodward:

I am to give a talk to the graduate students and faculty members of the organic chemistry department at the University of Wisconsin next October 4, on the subject of quinine--proof of structure, synthetic approaches.

I intend, of course, to present the brilliant synthesis which you accomplished with Dr. Doering.However, the Communication to the Editor published in the JACS, although presenting the successive steps, does not indicate the yields for the various transformations.

I wonder if you could find the time to let me know the yields on the various steps leading to homomeroquinene. If you could only fill them in on the adjoined sheet and send it back to me, I would be very thankful.

Would you also tell me whether Rabe's conversion of quinotoxine into quinine has been repeated by you in your present work?

Very sincerely yours,
Gilbert Stork
Gilbert Stork

C

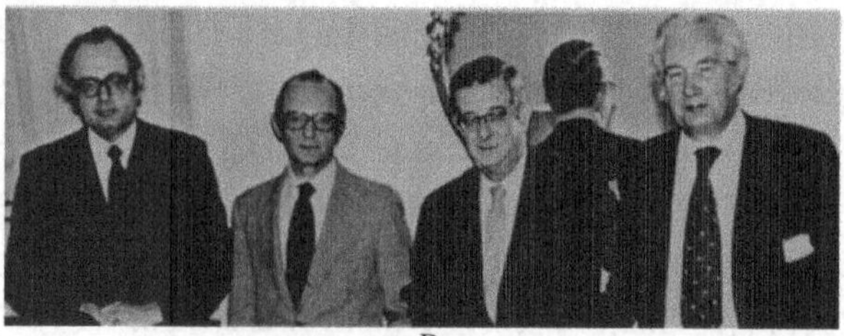

D

图 5-18 Jeff I. Seeman（A）和他发表关于奎宁全合成调查的文章（B）；1944 年 Gilbert Stork 给 Robert Burns Woodward 的信（C）；四位化学大师 Albert Eschenmoser、Gilbert Stork、Robert Burns Woodward 和 Derek H. R. 的罕见合影（D）

接着，2008年，美国化学家 Aaron C. Smith 和 Robert M. Williams 发文宣称：按照 Paul Rabe 和 Karl Kindler 的合成路线进行了重复实验，最后得到了奎宁。争议到此结束。目前，奎宁的主要来源还是从植物中提取或是半合成，并没有按照化学家们研究出来的全合成路线进行工业化生产。

William von Eggers Doering 教授（图 5-19）不仅是国际著名的化学家、卡宾化学（carbene chemistry）的开拓者之一，而且对中国抱有十分友好的感情，热衷于为中国培养化学人才，并终身关注中国化学的发展。1979年1月1日中美建立外交关系，1980年2月，William von Eggers Doering 教授利用假期来到中国（图 5-20），在复旦大学的讲台上为来自全国多所重点高校的近50位有机化学老师集中授课，倡导发起中美化学研究生项目（China-United States Chemistry Graduate Program，简称 CGP），CGP 是我国改革开放初期中国化学学科规模最大的公派留学项目。1982～1986年共有240多名来自复旦大学、北京大学、南京大学、南开大学、中国科学技术大学、兰州大学、四川大学、武汉大学、吉林大学、厦门大学、山东大学及中山大学的化学系本科毕业生或研究生通过 CGP 到美国、加拿大和英国等著名高校留学。

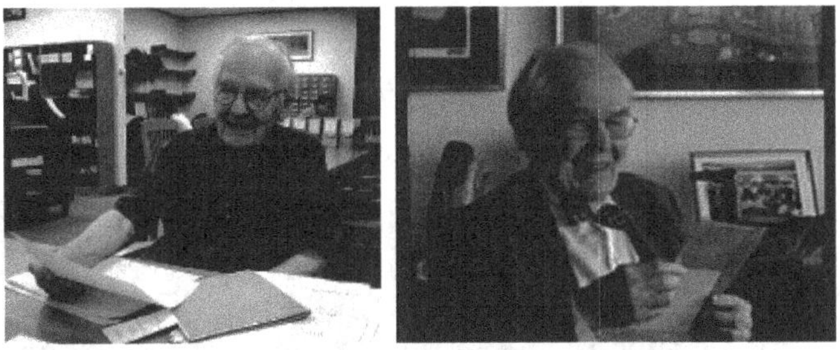

图 5-19 William von Eggers Doering 教授

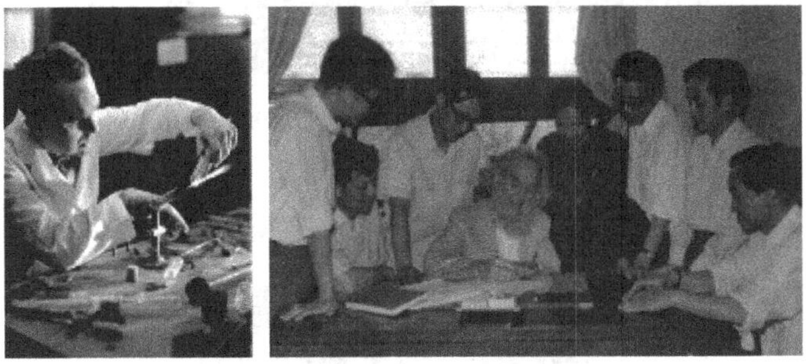

图 5-20 William von Eggers Doering 教授在实验室（1944）（左）和在中国（右）

从1944年 Robert Burns Woodward 和 William von Eggers Doering 通过全合成奎宁从而开创了立体选择性反应的先河到2014年，整整70年过去了，对于有机合成化学家在奎宁全合成方面的努力，Gilbert Stork 教授的话给了最好的解释："这些奎宁的全合成的价值其实和奎宁本身一点关系都没有。这就像数学家们努力解决数学里的猜想一样：它推进了一个学科（有机合成化学）的发展。"

第6章 青霉素背后的故事

1928年，英国圣玛丽医院（St Mary's Hospital）的微生物学家亚历山大·弗莱明（Alexander Fleming，1881—1955，图6-1）由于一次偶然过失，幸运地从青霉菌 *Penicillium notatum* 中（图6-2）发现了具有抗金黄色葡萄球菌活性的青霉素（penicillin），引领出开发及应用抗生素药物的新时代。在二战中，青霉素作为唯一的一线药用抗生素大大降低了伤口细菌感染所致的死亡率（初步估计将死亡率降为12%～15%），拯救了成千上万士兵的性命。被誉为"神药"（magic drug）的青霉素名声大噪，其价格曾一度比黄金还要昂贵，并成为二战期间与原子弹、雷达并列的三大发明之一，也被评为影响人类历史进程的重大发明。这一伟大发现使 Alexander Fleming 获得了1945年的诺贝尔奖及其他160余个荣誉称号。

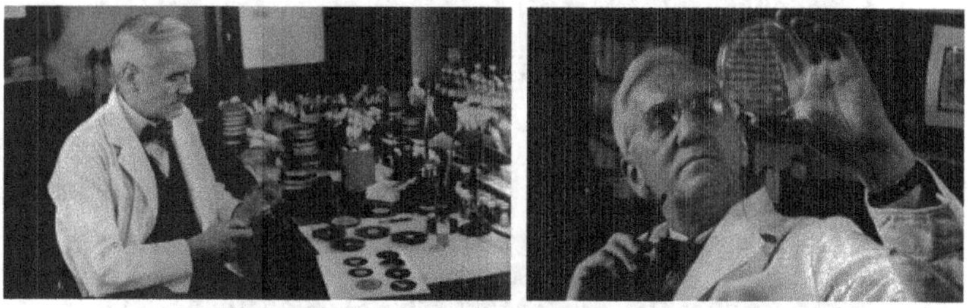

图6-1 Alexander Fleming

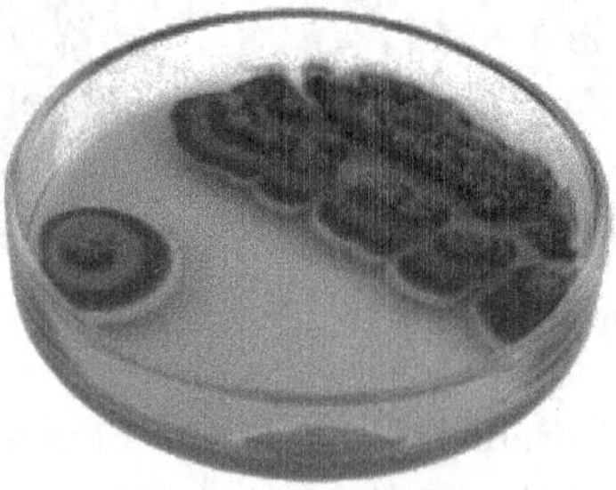

图6-2 含青霉素的青霉菌株

Alexander Fleming 发现青霉素的故事已经家喻户晓并有大量相关书籍出版（图6-3）。例如，英国出版的《大不列颠百科全书》仍然记载着关于这一传奇的大部分内容。其实像其他药物一样，青霉素的发现远没有如此简单，事实上青霉素可能是一个投入研究最多的单个化合物小分子，有数十个研究单位的上千名科学家参与了这个研发过程，从中不仅直接产生了三位诺贝尔奖获得者——Alexander Fleming、Howard Florey 和 Ernst Boris Chain，后来又有三位获得诺贝尔奖的科学大师——Robert Burns Woodward、Robert Robinson 和 Dorothy Mary Hodgkin 参与其中。

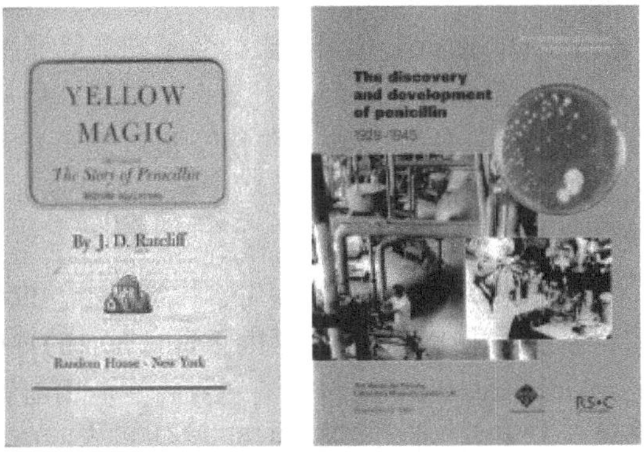

图 6-3　介绍青霉素发现的出版物

当大概知晓 Alexander Fleming 与青霉素的故事后，好奇者也会更进一步追问：Alexander Fleming 是不是第一个发现青霉菌具有抗菌作用的人呢？为什么 Alexander Fleming 没有把青霉素开发成药物？为什么在 Alexander Fleming 发表关于青霉素发现的论文 10 年以后青霉素才被开发成为药物？到底谁是这项研究的关键人物？如果以上三位科学家能因青霉素相关研究而获得诺贝尔奖，那么还会不会有接下来的第四位，他又会是谁？如果青霉素能提早 10 年发现，链霉素是否也会提早 10 年发现？

一、Alexander Fleming 的困惑

1928 年 9 月的一天早晨，度假回来的 Alexander Fleming 偶然发现贴有葡萄球菌标签的培养基发了霉，长出一团青色的霉花，在其周围还有一小圈空白的区域，原来生长的葡萄球菌消失了。Alexander Fleming 意识到这种青霉菌有可能就是葡萄球菌的克星。接下来他又做了一系列实验，证明这种青霉菌可以杀死葡萄球菌、白喉菌、肺炎菌、炭疽菌、链状球菌等，但是对伤寒菌和大肠杆菌却没有作用，同时这种霉菌对动物并无毒性。因为这种霉菌在显微镜下看来像刷子，因此 Alexander Fleming 根据英文 penicillate 一词（意为：有细毛的）将其命名为 *Penicillium*，这种青霉菌分泌的杀菌物质则被称为 penicillin。1929 年 8 月，Alexander Fleming 把他的发现写成论文发表于《英国实验病理学杂志》（*British Journal of Experimental Pathology*），当时这本杂志的编辑之一就是日后组织青霉素研发的 Howard Florey（图 6-4）。

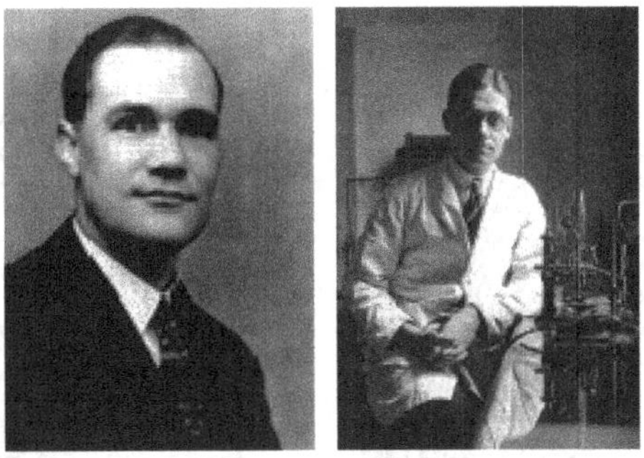

图 6-4　Cecil Paine（左）和 Howard Florey（右）

在此后长达 4 年的时间里，Alexander Fleming 对这种特异青霉菌进行了比较全面的专门研究并得出如下结论：青霉菌是单株真菌，与面包或奶酪里的霉菌没有什么不同，但是青霉素却对许多传

染病菌有显著的抑制作用而且杀菌作用极强。他给健康的兔子和老鼠都注射过细菌培养液的过滤液即进行青霉素的毒性试验，证明青霉素对动物的毒害极小。但是，他从未给患病的动物注射过。如果当时他做了这方面的试验，也许这种“神奇药物”很可能会提早 10 年问世。当时困扰 Alexander Fleming 的主要问题：青霉素的活性成分是什么？为什么不稳定？在多大量不会产生毒性？如何才能分离出这种成分？

Alexander Fleming 是个细菌专家，不太懂化学和生物化学技术，也不善于和其他人交流合作，他经过多次尝试也无法把青霉素提取出来。也许正是由于当时提取的青霉素粗提物含有杂质较多、性质不稳定、疗效也不确定，Alexander Fleming 才没有对青霉素应用前景予以足够的重视。如果当时能够及时得到一位天然药物化学家或生物化学家的帮助，青霉素的应用历史很可能会被改写。

据有关人士后来回忆，Alexander Fleming 的学生 Cecil Paine 是第一个用青霉菌培养液粗提物在人身上做实验的人，他受到 Alexander Fleming 发表的有关研究论文影响，在 1932 年用青霉菌培养液的粗提物对一个因葡萄球菌 *Staphylococus* 感染而患须疮（sycosis barbae）的患者进行了研究性治疗，但效果不是很理想。Cecil Paine 没有放弃，继续用青霉素的粗提物采用清洗法治疗了一位眼部感染的矿工和一位儿童患者，都取得了很好的效果。不过，Cecil Paine 医生认为使用青霉菌粗提物得到的初步研究结论还不值得发表，接着又由于个人工作和研究方向改变，他最终放弃了关于青霉素的研究。但是，在谢菲尔德大学（The University of Sheffield），Cecil Paine 和一位病理学教授 Howard Florey（1898—1968，图 6-4）讨论过有关用青霉素粗提物治疗的实验，虽然 Howard Florey 教授当时对此并没有兴趣，但 6 年后他却成为青霉素研究团队的带头人。特别值得一提的是，1929 年 Alexander Fleming 在《英国实验病理学杂志》发表关于发现青霉素的论文时，Howard Florey 恰好就是该杂志社的一名编辑。

二、青霉素的再发现

讲述青霉素再发现的故事还要从牛津大学威廉敦病理学院（Sir William Dunn School of Pathology at Oxford University，图 6-5）开始说起。英国大银行家、慈善家 William Dunn（威廉敦，1833—1912，图 6-5）爵士投资建立了两个著名的科学研究机构：一个是剑桥大学生物化学研究所（Sir William Dunn Institute of Biochemistry at Cambridge University），另一个就是牛津大学病理系（Sir William Dunn School of Pathology at Oxford University）。据统计，仅此两个研究机构就已经产生了 10 位诺贝尔奖获得者，其中包括因研究青霉素而获奖的 Howard Florey 和 Ernst Boris Chain（1906—1979，图 6-6）。

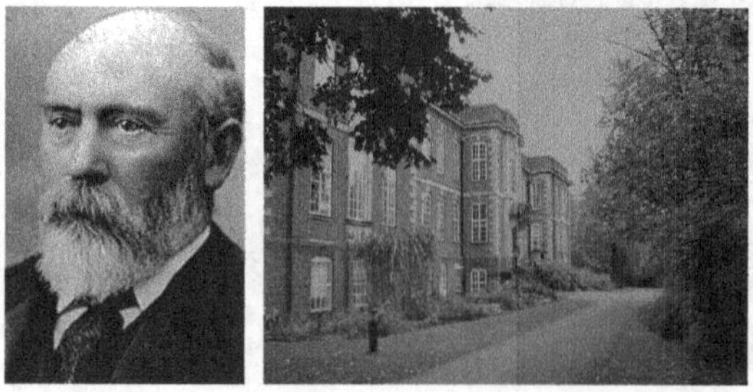

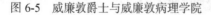

图 6-5　威廉敦爵士与威廉敦病理学院

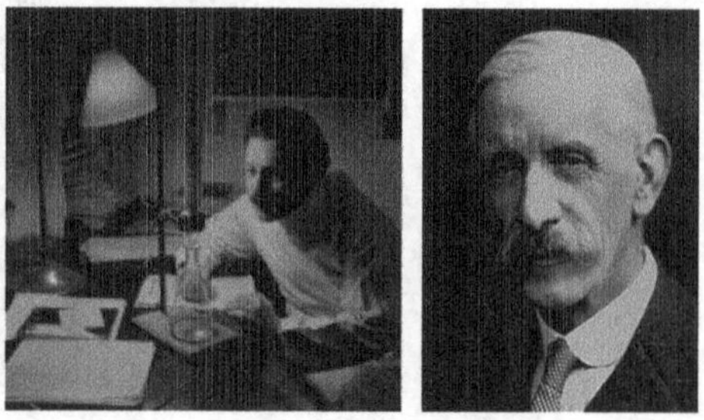

图 6-6　Ernst Boris Chain 爵士（左）和 Frederick Hopkins 爵士（右）

1934 年，牛津大学威廉敦病理学院首任病理学主任 Georges Dreyer 去世。1935 年，37 岁的 Howard Florey 从谢菲尔德大学来到牛津，成为威廉敦病理学院第二任主任，并开始招揽人才研究溶菌酶（lysozyme）的效用，为此他专程拜访了 1929 年的诺贝尔奖获得者、剑桥大学生物化学系主任 Frederick Hopkins（1861—1947，图 6-6）教授，请他为自己推荐一位顶尖的生物化学家开展研究，Frederick Hopkins 毫不犹豫地举荐了 Ernst Boris Chain，这位 29 岁的生物化学家从此加盟了 Howard Florey 的溶菌酶研究队伍。

在研究中，Ernst Boris Chain 接受了 Howard Florey 的建议，通过扩展自己的研究范围去更深入地探索溶菌酶的作用机制。在广泛阅读文献时，他偶然发现了 10 年前 Alexander Fleming 发表的论文中描述的具有抗菌性质的青霉素，Ernst Boris Chain 觉得青霉素可能像溶菌酶一样也是一种酶，认为有必要把青霉素和溶菌酶进行深入地比较研究。Ernst Boris Chain 不愧是一位天才的生物化学家，根据自己的专业背景，他极其敏锐地捕捉到发现一种抗菌活性物质的机会，而 Ernst Boris Chain 也是当时在牛津的 Howard Florey 团队中唯一意识到这点的人。

但是，作为团队带头人的 Howard Florey 当时只想专心于溶菌酶的研究，对于研发药物并没有太大兴趣。Ernst Boris Chain 极力说服 Howard Florey 去申请研究经费，并于 1939 年得到了美国洛克菲勒基金会（Rockefeller Foundation）提供的为期 5 年金额共计 25 000 美元的资助。不过直到此时，无论是 Howard Florey 还是 Ernst Boris Chain 都没有意识到青霉素能够成为特效药物和它真正的价值。

1939 年 9 月，Howard Florey 去美国纽约参加第三届国际微生物学大会，会上一个在纽约洛克菲勒医学研究所（Rockefeller Institute for Medical Research）工作的法国青年 René Jubos Dubos（1901—1982，图 6-7）宣布从土壤微生物中发现了抗菌物质短杆菌素（tyrothricin，图 6-7），该物质对于小鼠身上的链球菌有较好的杀灭效果。尽管短杆菌素因其毒副作用没有得到临床应用，但对于推动从微生物中寻找抗菌物质起到了很好的作用，René Jubos Dubos 也因此获得了 1948 年的阿尔伯特·拉斯克基础医学研究奖（Albert Lasker Basic Medical Research Award），并多次获得诺贝尔奖提名，当时和他一起获得阿尔伯特·拉斯克基础医学研究奖的科学家就包括抗生素之父、链霉素的发现者 Selman Abraham Waksman（1888—1973，图 6-7）。

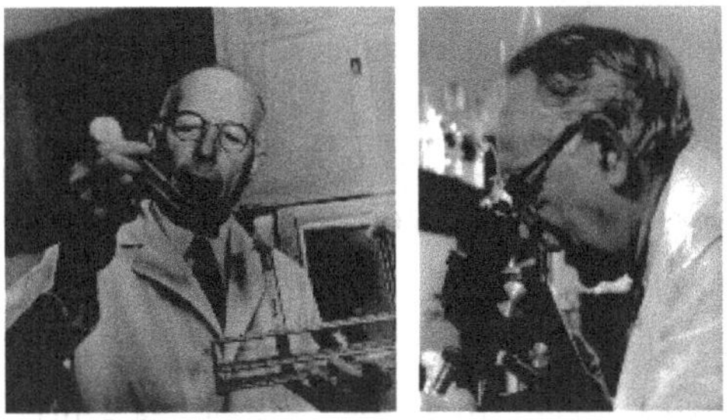

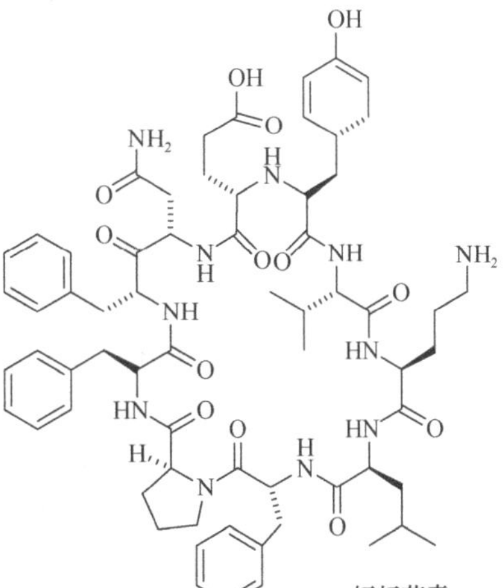

短杆菌素

图 6-7　René Jubos Dubos（左）Selman Abraham Waksman（右）与短杆菌素的化学结构

受到 René Jubos Dubos 从土壤微生物中发现抗菌物质短杆菌素的启发，加之二战爆发，Howard Florey 意识到研发抗菌药物的重要性，于是开始积极组织青霉素的研究。在研究团队中，生物化学家 Ernst Boris Chain 和 Robert Robinson 的博士生、化学家 Edward Abraham（1913—1999，图 6-8）

通过控制发酵液的 pH 和温度（低温处理）来提取青霉素，来自于剑桥大学的微生物技术领域的年轻的专家 Norman Heatley（1911—2004，图 6-8）又协助他们设计了纯化装置，这大大提高了青霉素的提取效率和纯度。此外，Norman Heatley 发明了一种判断青霉素单位数量的方法，同时还定义了青霉素的单位活性，如果缺少这两项重要指标依据，医生就根本无法确定在患者身上使用的青霉素单位数量。到了 1939 年底，Ernst Boris Chain（图 6-8）终于成功地分离出玉米淀粉似的黄色青霉素粉末（图 6-9），并进行了动物实验，结果证明它的抗菌活性比当时作用最强的磺胺类药物还大 9 倍，而且对于小鼠没有明显的毒性。

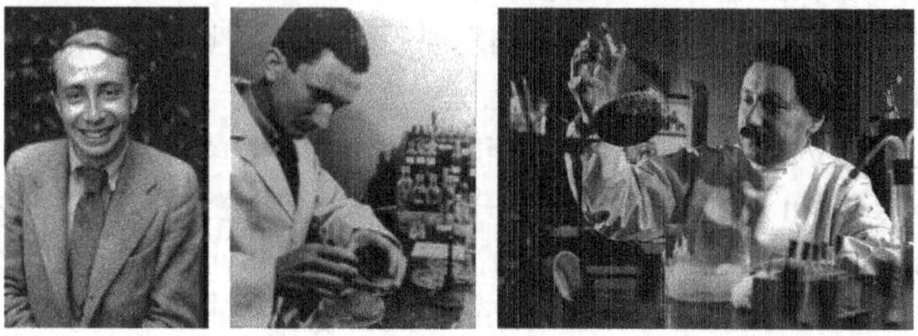

图 6-8 Edward Abraham（左）、Norman Heatley（中）与 Ernst Boris Chain（右）

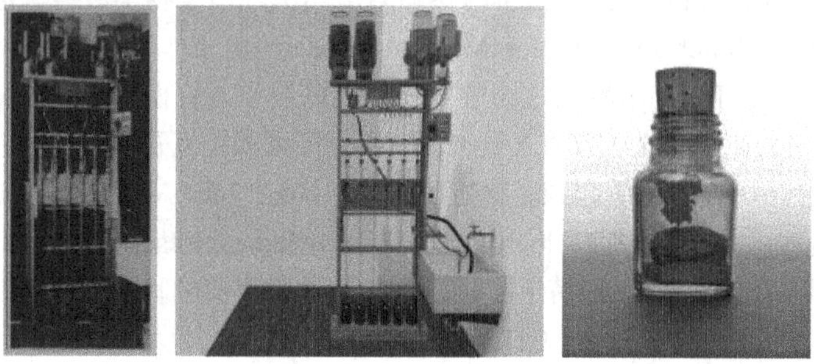

图 6-9 青霉素纯化装置与青霉素粗品

1940 年 3 月，Howard Florey 研究团队又对 50 只感染小鼠进行了实验，感染对照组全部死亡，而注射青霉素组几乎全部存活，结果令人非常满意，青霉素对于感染小鼠不但无毒而且有效这一结论是在 Alexander Fleming 发现青霉素的基础上实现的重大突破。1940 年 8 月 24 日，Ernst Boris Chain 和 Howard Florey 等将对青霉素重新进行研究后的全部成果刊登在著名医学杂志《柳叶刀》上。这篇论文的问世极大地震惊了一个人，那就是青霉素的发现者 Alexander Fleming 本人，Ernst Boris Chain 和 Howard Florey 的研究成果终于解开了他心中长期存在的困惑，很快 Alexander Fleming 就亲自前往牛津与两人见面，这对 Howard Florey 团队无疑也是一种激励。此后，Ernst Boris Chain 的团队又通过深入研究查明了青霉素不是一种酶而是一个不稳定的含氮小分子物质。与此同时，更多的科学家也开始关注青霉素，从培养提取条件改进、化学组成、相关衍生物研究等方面做出了系列研究。

作为一名伟大的科学家和杰出的科研团队组织者，Howard Florey 意识到青霉素可能成为一个有开发潜力的救命药物，这不仅对当时正在进行的二战至关重要，也将极大地影响此后整个人类的历史进程。1941 年 1 月，Howard Florey 开始准备进行青霉素临床试验。但是与动物实验相比，进行人体实验的青霉素用量要大大提高，如何获得足够的青霉素成为一个迫切的问题。在战争期间，生产环境极其简陋，每个人都面临被政府和军队征召的可能，Norman Heatley 再次发挥了他的天才，利用一切可以利用的条件，把威廉敦病理学院变成了青霉素生产工厂，并以每周 2 磅的酬金雇用了

6个女孩——Ruth Callow、Claire Inayat、Betty Cooke、Peggy Gardner、Megan Lankaster和Patricia McKegney帮助培养青霉素发酵液，最后终于获得了充足的青霉素。这几位姑娘也被称为“青霉素女孩”（penicillin girls，图6-10）。

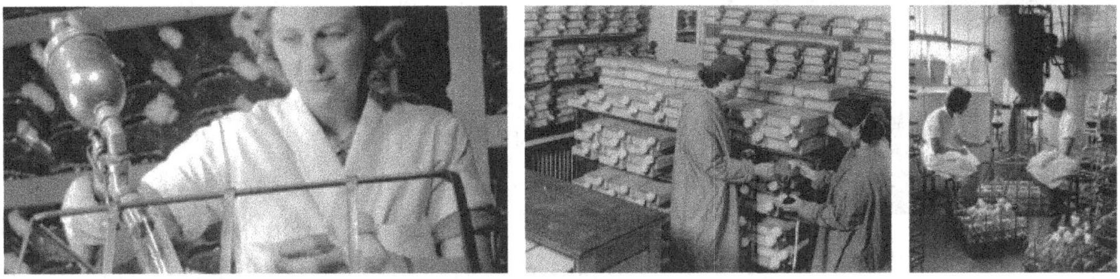

图6-10　“青霉素女孩”与早期青霉素培养设施

1941年2月，Howard Florey团队在一位因脸部伤口感染而患败血症的警察Albert Alexander身上使用了青霉素，当时患者全身脓肿，体温高达105℉（40.6℃），在使用当时最好的磺胺类药物后也无法阻止其感染的进一步恶化，而在注射青霉素后症状却明显好转，但最终因为没有足够的青霉素而死亡。1941年夏天，又有4名临床实验儿童经青霉素治疗全部痊愈。后来又在非洲战场上小规模试用了青霉素，结果再次表明青霉素能够治疗多种严重感染性疾病、控制伤口的继发性细菌感染，局部应用还可加快早期缝合伤口的愈合。经过多次实验，Howard Florey团队对青霉素的特性、用法和提取都有了更深刻的认识并积累了宝贵的经验。

一个小插曲：1942年8月Alexander Fleming用从牛津大学得到的青霉素提取物成功治愈了一例链球菌性脑膜炎（streptococcal meningitis）患者，这个新闻登上了英国泰晤士报，但Alexander Fleming并没有注意到青霉素的巨大潜力。他的老板、细菌学家和免疫学家Almroth Edward Wright（1861—1947，图6-11）爵士意识到了这一点，写信给报纸说明了Alexander Fleming的工作和在其中的重要性，为后来Alexander Fleming的工作得到应有的承认起了重要作用。

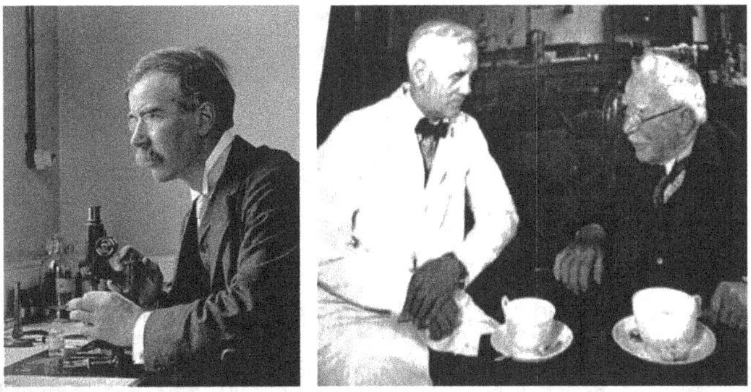

图6-11　Almroth Edward Wright（左）、Alexander Fleming与Almroth Edward Wright爵士（右）

接下来的问题是如何把青霉素工业化大规模生产。只有两个办法：一是进行化学合成；二是研究大规模发酵的方法。Howard Florey等从这两种途径同时入手，开始为实现青霉素的工业化生产而进行操作（图6-12）。

三、青霉素的结构鉴定与化学合成

实现青霉素化学合成的前提首先是明确其化学结构。为了解决这一问题，曾有数位一流的科学

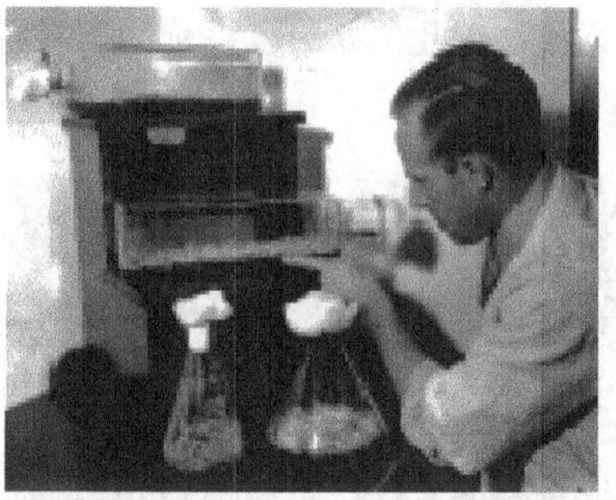

图 6-12 Andrew J. Moyer 在优化培养条件

家投入其中，除了 Howard Florey 团队中的 Edward Abraham、Ernst Boris Chain 等外，还包括两位世界顶级的化学大师 Robert Robinson（英国，1886—1975，1947 年诺贝尔化学奖得主）和 Robert Burns Woodward（美国，1917—1979，1965 年诺贝尔化学奖得主）。

1942～1945 年，来自英美的两位化学大师围绕青霉素的结构展开了著名的学术争论（图 6-13），产生分歧的核心问题是，青霉素分子内部是否存在由三个碳原子和一个氮原子组成的四元环（即内酰胺）结构，一般认为这样的四元环是不能稳定存在的。基于光谱学数据分析，Robert Burns Woodward（图 6-14）支持 Edward Abraham 和 Ernst Boris Chain 提出的含有四元环内酰胺（lactam）结构，而相对保守的 Robert Robinson（图 6-14）则不接受先进的光谱学证据，坚持认为四元环内酰胺结构不稳定，青霉素应该是稳定的五元环噁唑酮（oxazolone）结构，但是他们都没有将讨论的内容以论文形式公开发表。青霉素的最终的结构被英国牛津大学的女科学家 Dorothy Mary Hodgkin（1910—1994，图 6-15）在 1945 年通过 X 射线衍射确定，她通过确定青霉烷的分子结构从而证明 Robert Burns Woodward 等提出四元环不饱和内酰胺结构是正确的。Dorothy Mary Hodgkin 教授也最终因在晶体结构鉴定方面的伟大成就荣获 1964 年度诺贝尔化学奖。青霉素结构的确定为 12 年后麻省理工学院的 John C. Sheehan（1915—1992）教授实现青霉素的化学合成，以及设计新的高效、低毒、广谱抗生素奠定了基础。

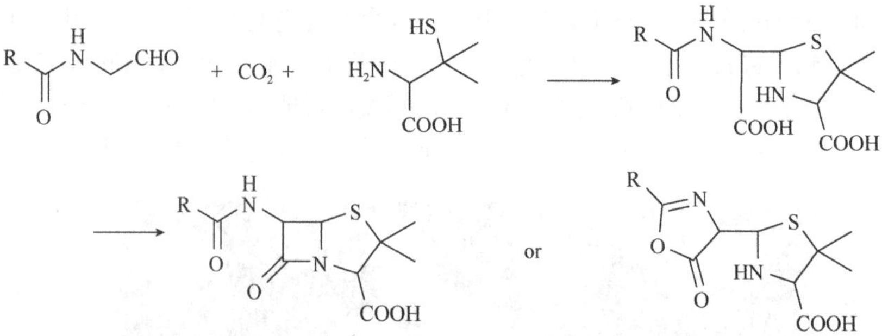

Edward Abraham 与Robert Burns Woodward 的正确结构　　Robert Robinson的错误结构

图 6-13 由降解产物推导出的青霉素结构设想

R=pent-2-enyl（英国牛津，Edward Abraham 的设想）；R=benzyl（美国，Robert Burns Woodward 的设想）这点分歧直到 1943 年才解决，但是对这次关于青霉素结构的讨论没有影响

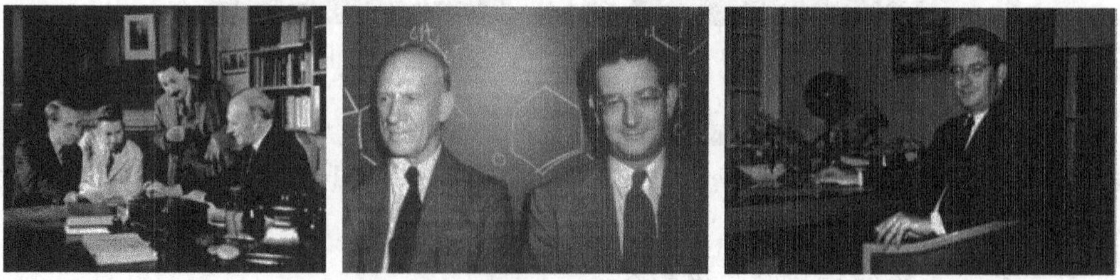

图 6-14 Robert Robinson 教授研究组（左）、Robert Robinson 与 Robert Burns Woodward（中）和 Robert Burns Woodward 教授（右）

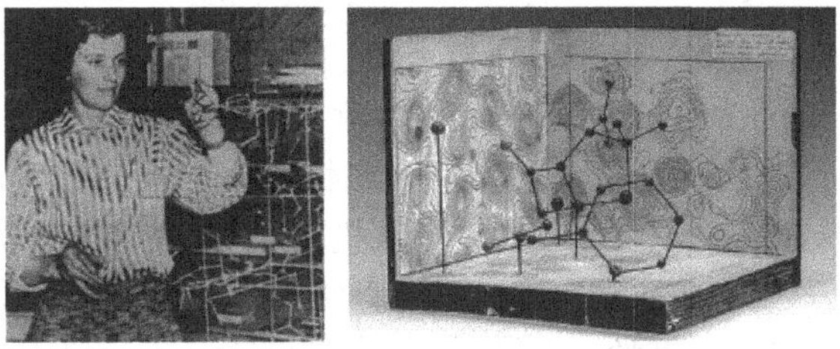

图 6-15　Dorothy Mary Hodgkin 教授（左）和她在 1945 年证明的青霉素分子结构模型（右）

青霉素的结构确定后，英美科学家开始全力进行化学合成工作，包括当时最为著名的 Robert Robinson 实验室，安排 Wilson Baker 博士（1900—2002，图 6-16）进行化学合成工作，Wilson Baker 曾经在 Robert Robinson 教授的指导下通过分解青霉素研究了其组成。虽然青霉素的结构不算太复杂，但是实现逆向化学合成也非易事。1957 年，经过 9 年的努力，美国麻省理工学院的 John C. Sheehan 教授（图 6-16）首先宣布完成了青霉素 V（penicillin V，图 6-17）的全合成。他的团队还设计合成了可口服的氨苄西林（ampicillin，图 6-17）。John C. Sheehan 教授 1995 年入选美国国家发明家名人堂（National Inventors Hall of Fame），其成就是“合成青霉素”。

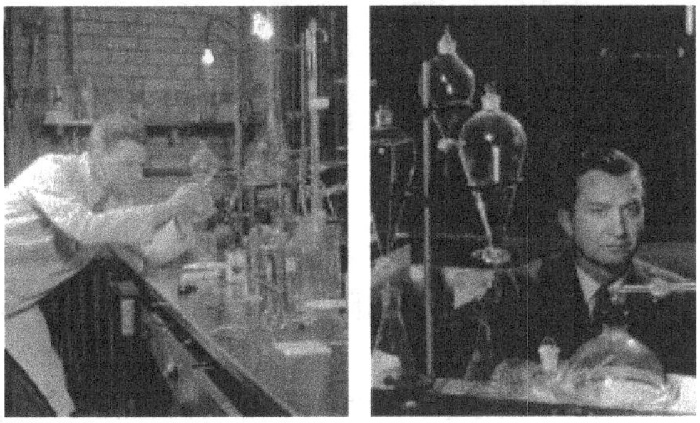

图 6-16　Wilson Baker（左）与 John C. Sheehan（右）

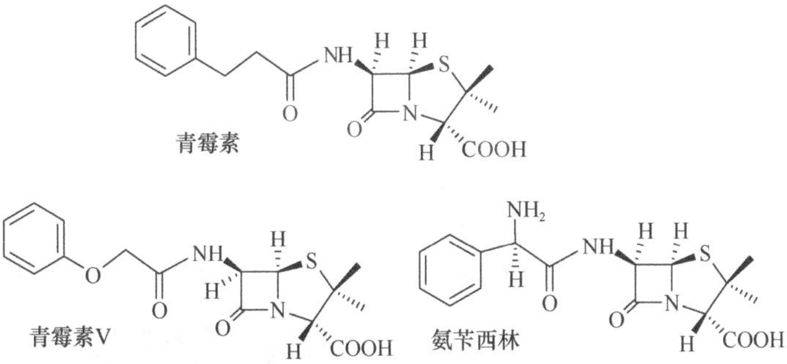

图 6-17　青霉素、青霉素 V 和氨苄西林的结构

四、青霉素的工业化生产

我们再把注意力回到 20 世纪 40 年代。鉴于当时青霉素结构研究进展缓慢，在英国本土完成工业生产希望渺茫，再加上当时二战中英国正在受到德国的轰炸，Howard Florey 决定远赴美国与加拿大，希望在大洋彼岸寻求帮助以解决青霉素工业化生产的问题。1941 年 6 月，Howard Florey 和 Norman Heatley 带着少量的青霉素和残存的希望来到了美国，经过 2 个月的多方游说却一无收获。

就在 Howard Florey 准备回国之前，他最后拜会了自己的老朋友、宾夕法尼亚大学副校长、美国医学研究委员会（Committee on Medical Research）主席 Alfred Richards（1876—1966，图 6-18）。Alfred Richards 领导的美国医学研究委员会是美国当时新成立的科学研究与发展办公室（Office of Scientific Research and Development，OSRD）的下属机构，当时的主要任务之一就是研究在未来战争中有用的技术与产品。这是一次非常富有成果的会见。Howard Florey 向 Alfred Richards 阐述了青霉素的重要性，Alfred Richards 开始向制药企业寻求合作并争取政府支持。不久之后，珍珠港事件（Pearl Harbor Event，1941 年 12 月 7 日）爆发，随即引发太平洋战争，青霉素研究立刻成为美国政府和军方重点发展项目，而青霉素也被美国军方宣布成为优先制造的军需品。Howard Florey 终于得到了自己需要的帮助。

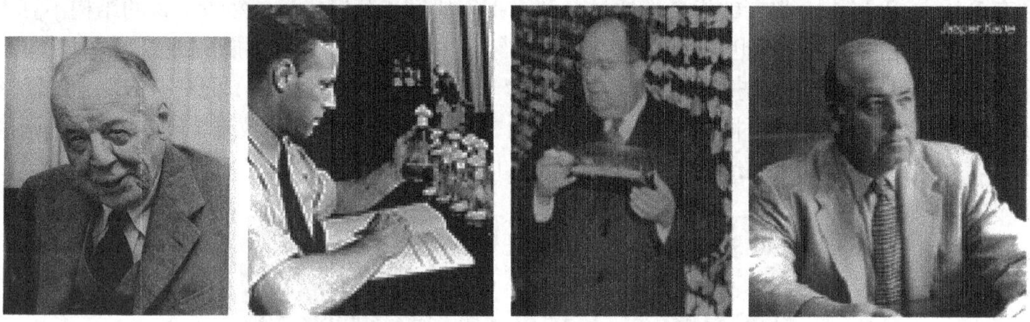

图 6-18 Alfred Richards、Andrew J. Moyer、Granville Rettew 和 Jasper Kane（从左至右）

很快，一家位于美国伊利诺伊州皮奥里亚（Peoria，Illinois）的工厂生产出第一批青霉素，但是由于青霉素生产工艺十分复杂，工厂条件又有限，因此当时青霉素的产量极低。伊利诺伊州的农业部北方研究所（Northern Regional Research Lab，NRRI）的 Andrew J. Moyer 博士（1899—1959，图 6-18）在 Norman Heatley 的帮助下改变了发酵营养液，提出在培养基中加入玉米浸泡液和乳糖的新方案，这样解决了大规模生产所需的深层发酵（deep-tank fermentation）培养问题，使得青霉素的产量提高了 10 倍。1942 年，青霉素的大规模生产终于得以实现。1987 年 Andrew J. Moyer 入选美国国家发明家名人堂（National Inventors Hall of Fame），其成就是 2，442，141/2，443，989 号专利“青霉素生产工艺”。

美国切斯特县蘑菇实验室（Chester County Mushroom Laboratoriy）的 Granville Rettew 博士（图 6-18）把自己培养蘑菇的技术应用到青霉菌的培养中，又发明了青霉菌表层培养技术（Rettew's surface culture technique）。1943 年夏天，美国皮奥利亚实验室霉菌专家 Kenneth Raper 从女助理 Mary Hunt 在市场上带回的发霉哈密瓜（moldy cantaloupe，图 6-19）上发现了生产青霉素的高产菌

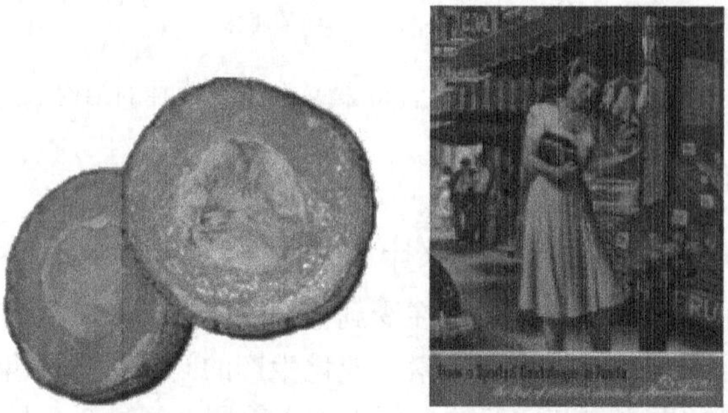

图 6-19 1943 年夏，Mary Hunt 从市场上带回了一个发霉的哈密瓜

株 *Penicillium chrysogeum*，这种霉菌生产速度很快，青霉素的产量也比用青霉葡萄球菌氧化霉高约 200 倍，再加上使用紫外线和 X 射线的照射，从而使青霉素的产率提高了千倍。后来，科学家们利用这个菌种又培养出一种产量更高的霉菌突变种。那位女助手也因此得了一个“霉菌玛丽”（Moldy Mary）的绰号。

实现青霉素的大规模工业化量产离不开大型制药公司的助力。1942 年，美国默克（Merck）公司制造出可供临床试验的青霉素药品，但是要稳定地成批量生产制造出足够供应军队大量使用的药品，还需要解决许多实际的工程难题。辉瑞（Pfizer）公司前副总裁、生物化学家 Jasper Kane（图 6-18）设计出了适合深罐（一种有两层楼高的巨大的容罐）发酵的青霉素生产工艺，实现了从实验室产出到大规模工业生产的技术飞跃。1944 年 1 月，辉瑞公司建成了世界上第一家青霉素工厂，紧接着包括礼来公司（Eli Lilly and Company）在内的 20 家药厂先后投入到青霉素的生产中，保证了在盟军诺曼底登陆前已经能够生产储备充足的青霉素供战场使用（图 6-20）。据估计，青霉素拯救了 12%～15%盟军士兵的生命。一战中，死于肺炎的人数占士兵总数的 18%，而因为青霉素的发明使这一数字在二战中降至 1%（图 6-21）。

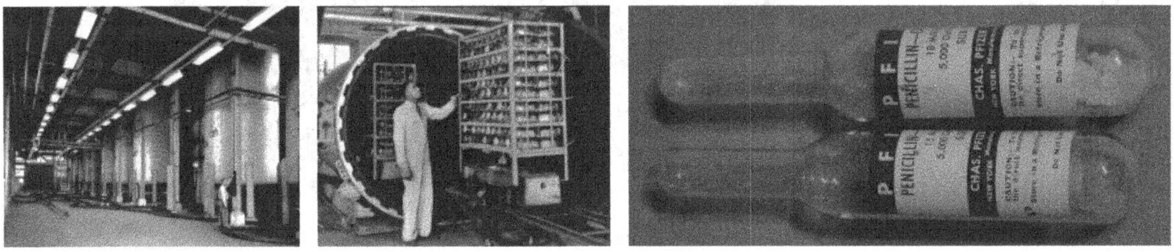

图 6-20　生产青霉素的大型设备（左），礼来公司生产青霉素（中），辉瑞公司在二战期间制造的青霉素（右）

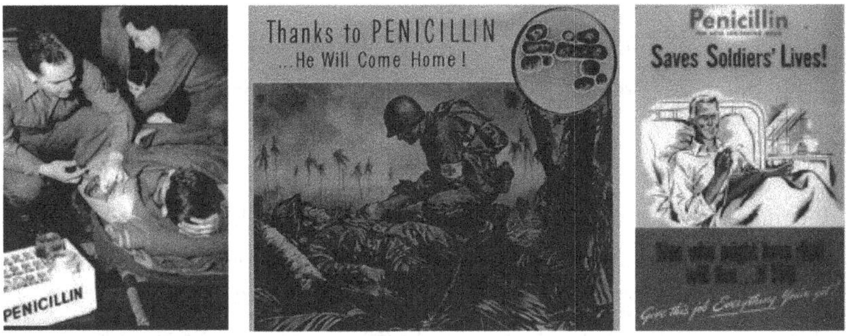

图 6-21　青霉素为二战期胜利做出了贡献

需特别指出的是，虽然 Alexander Fleming 是第一个发现青霉素的人，但他当初发现的菌株产量极低，而高产量青霉菌株的发现、青霉素的临床研究与一系列工业生产中关键技术的发明都是于二战期间在美国实现的。

五、青霉素在中国

1953 年，中国在苏联的帮助下，于石家庄市筹建了亚洲最大的抗生素生产基地——华北制药厂（图 6-22），但是由于苏联提供的设备和技术达不到要求，建成后初期并不能生产出合格的青霉素。1954 年，Ernst Boris Chain 亲自来到石家庄市帮助华北制药厂解决了生产中遇到的问题。1958 年 6 月，中国第一批国产青霉素在华北制药厂诞生，从此揭开了中国生产抗生素的历史。有文献记载，1961 年 Ernst Boris Chain 再次来华。目前，中国已成为世界上最大的青霉素生产国，青霉素潜

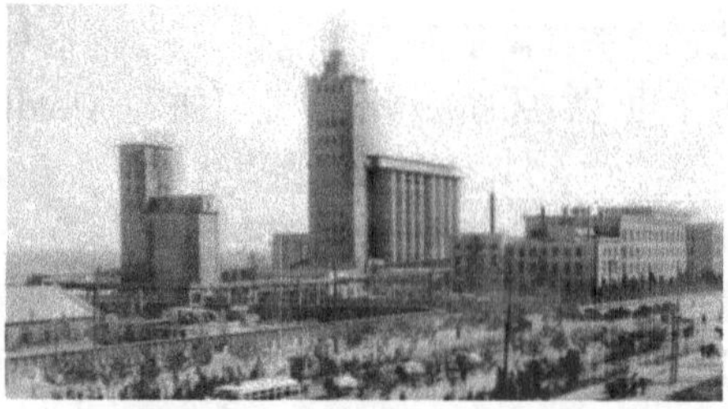

图 6-22 华北制药厂旧照

在产能为年产 10 万吨，全球市场占有率达到 80%以上。

其实早在 1944 年，我国老一辈科学家就在极其艰苦的条件下开始了青霉素的研制工作并取得了很大的进展。领导和参与这项工作的科学家有汤飞凡（1897—1958，医学病毒学家，微生物学家，“衣原体之父”，图 6-23）、朱既明（1917—1998，中国科学院院士，中国预防医学科学院病毒学研究所研究员、名誉所长，图 6-23）、樊庆笙（1911—1998，著名农业微生物学家，农业教育家，中国农业微生物学的开创者之一，图 6-23）和童村（1906—1994，医学家，微生物学家，图 6-23）等，这些为我国抗生素事业做出贡献的先驱者将被历史永远铭记。

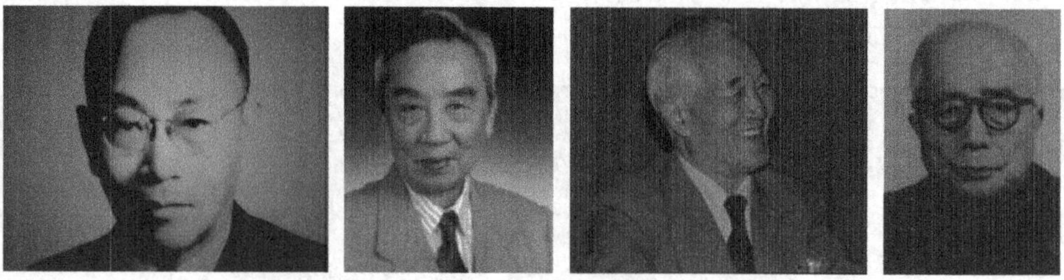

图 6-23 汤飞凡教授、朱既明教授、樊庆笙教授与童村教授（从左至右）

六、结语

通过各类文献回顾青霉素的发现、研究及开发的历程，许多容易被忽视但是却格外重要的历史细节引起了我们的兴趣。例如，再一次深入了解 Alexander Fleming 的研究事迹之后，我们发现他的伟大并不仅仅体现在“发现”青霉素这一工作成就上，而是他的敏锐的职业嗅觉和执着的工作精神。

Alexander Fleming 其实并不是第一个发现霉菌具有抗菌作用的人。早在 1870 年，同样在圣玛丽医院工作的 John Burdon-Sanderson（1828—1905）就已观察到细菌在被霉菌污染的培养液中无法生长，以后也有很多人观察到并有记载。早在 1874 年曼彻斯特的 William Roberts 医生（1830—1899，图 6-24）就发现灰绿青霉菌 *Penicillium glaucum* 培养液可以使奶酪免受细菌污染。1897 年，在读博士期间的法国医生 Ernest Duchesne（1874—1912，图 6-24）提交了论文 *Contribution to the study of*

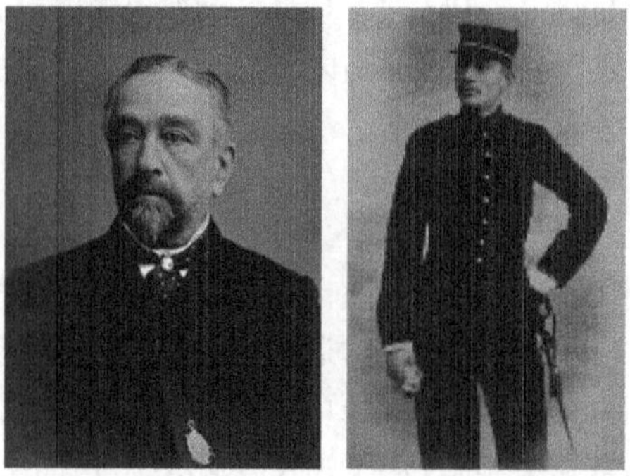

图 6-24 William Roberts（左）与 Ernest Duchesne（右）

vital competition in micro-organisms: antagonism between molds and microbes（法语原题目：*Contribution à l'étude de la concurrence vitale chez les micro-organismes: antagonisme entre les moisissures et les microbes*）。这是第一篇关于灰绿青霉菌 *Penicillium glaucum* 培养液能杀死细菌的正式论文。但是只有 Alexander Fleming 对这个现象进行了长达 4 年的研究并发表论文对其抗菌效果进行描述，这为以后的青霉素单体化合物的发现与研究提供了线索。在 1923 年，当时患重感冒鼻塞坚持工作的 Alexander Fleming 竟然想到取一点自己的黏液加到一个培养基中，从而发现溶菌现象，细究之下原来是鼻涕所致，并由此发现了溶菌酶，这个看似偶然的发现对于启发 Howard Florey、Ernst Boris Chain 等对青霉素更深入研究具有重要意义。

还有，早在青霉素的抗菌效果刚被发现之时，Alexander Fleming 就根据达尔文的进化论（Darwin's epoch-making work on evolution）最早提出了随着青霉素的应用细菌会产生耐药性。事实果然如此：在 20 世纪 50 年代，也就是青霉素开始大量在临床上使用时，一个患者每一次注射青霉素只需要 20 万单位；而到了 90 年代，虽然青霉素的质量提高了，但一个患者每一次注射的青霉素增加到了 80 万～100 万单位，青霉素用量几乎增加了近 5 倍。抗生素的滥用与耐药菌的不断出现已成为全人类面临的一个巨大难题。据统计，目前每年已有 70 万人死于抗生素耐药；预计到 2050 年，抗生素耐药会导致每年 1000 万人死亡；如果任其发展，预计可累计造成 100 万亿美元的经济损失。在 2016 年 9 月于杭州召开的 20 国集团（G20）领导人峰会上，已经将抗生素耐药问题提上议程并被写入大会公报。

另外，Edward Abraham 也是一位值得我们格外关注的人物。作为 Howard Florey 团队中的一员，Edward Abraham 是一位极其全面的天才科学家，他不仅为青霉素的纯化做出了贡献，还正确地提出了包括四元内酰胺环在内的青霉素部分结构，从而证明青霉素并非此前像 Alexander Fleming 和 Ernst Boris Chain 认为的那样是一种酶。1943 年，Edward Abraham 还阐明了青霉素杀菌的机制：主要通过抑制细菌细胞壁的形成发挥作用。还有，Edward Abraham 发现并主导研发的头孢菌素 C（cephalosporin C，图 6-25）于 1961 年上市，成为首个上市的头孢类抗生素（cephalosporin）。

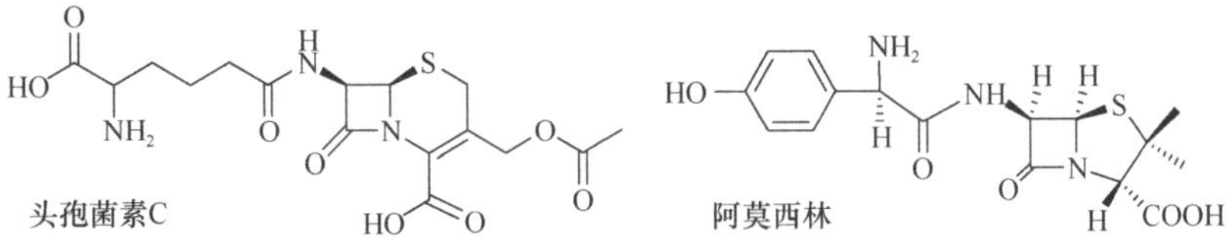

图 6-25　头孢菌素 C 与阿莫西林的结构

青霉素的发现具有划时代的意义。短杆菌素的发现促进了青霉素的发现，二战则加速了对青霉素的开发，青霉素的发现促进了链霉素（streptomycin）的发现，进而带动了一大批抗生素的问世。这一系列的工作使抗生素的黄金时代迅速到来，改变了药物研发的模式，也改变了人类医学发展进程。例如，在青霉素之后另一最为著名的抗生素药物就是由 1952 年的诺贝尔奖获得者 Selman Abraham Waksman 教授发现的治疗结核特效药链霉素（图 6-26）。

此外，在化学合成青霉素的过程中，科学家们发现如果让青霉素的结构略有不同，功效也会发生改变，从此各种各样的抗生素被合成出来。有的在青霉素母核接上一个新的侧链，就成为半合成青霉素（semi-synthetic penicillins）。例如，在 20 世纪 70 年代，有人发现青霉素酰化酶不仅可以催化青霉素水解产生母核，也可以催化母核与新的侧链反应合成半合成青霉素。现在利用青霉素酰化酶催化合成氨苄西林已经获得成功，但还不能像化学合成方法那样可以用于合成各种半合成青霉素。从 20 世纪 60～70 年代的第一代半合成青霉素开始，现在已发展到第四代。我国医院大量使用的氨苄西林、阿莫西林（amoxicillin）是第三代产品（图 6-25）。到目前为止从微生物中发现的抗生素有 2000 多种，

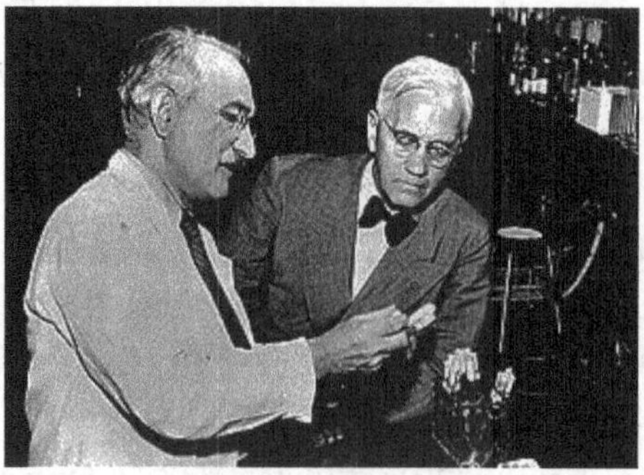

图 6-26 Selman Abraham Waksman 和 Alexander Fleming

在工业上生产并在临床上应用的抗生素有近 100 种。

作为医药史上单个药物中投入人力、物力最多的一个小分子，青霉素的发现、研究与开发利用是一个密切合作的过程。最初是以英国科学家 Howard Florey 为首的牛津团队（图 6-27），后来美国约 39 个研究单位和大学包括辉瑞、礼来、默克、施贵宝、惠氏（Wyeth）等 20 余家制药企业 1000 余人参与其中，通力开发，才使得青霉素在生产工艺日臻完善的同时，制造成本大幅下降。至 1949 年，美国的青霉素产量达到 1332 万亿单位，相当于 13.3 亿支 100 万单位的针剂，价格也从每针的 20 美元下降到了不足 10 美分。默克、辉瑞和礼来等一批公司对于抗生素的推广普及起到了极大的促进作用，这些企业也因为掌握了抗生素生产研发的技术在日后变成了世界上最主要的大型制药公司。

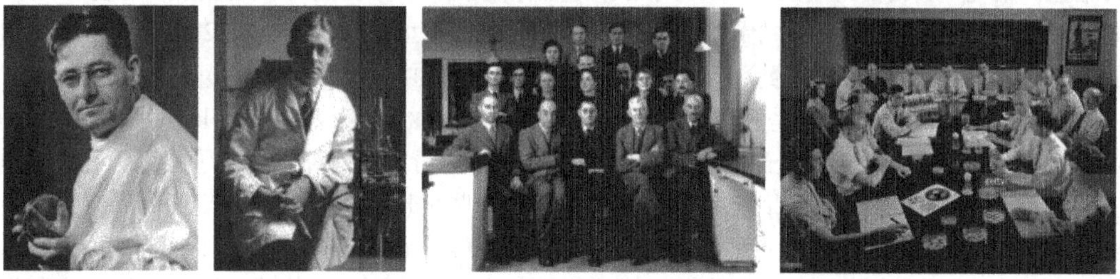

图 6-27 Howard Florey 和他的研究团队

青霉素的发现除了展示科学家们深厚的学术造诣外，还展示了他们高尚的情操。当初在确定了青霉素的疗效后，Ernst Boris Chain 曾建议 Howard Florey 对青霉素申请专利，Howard Florey 出于惠及普通民众的考虑没有对青霉素申请专利，否则他一定会是世界上最富有的人之一。作为医生出身的 Howard Florey 认为救死扶伤是医生的天职，拿发明的药物去赚钱是一件有违道德的事情。Howard Florey 出生于澳大利亚，因此他也被澳大利亚认为是自己国家历史上最伟大的科学家。在澳大利亚，有一个研究所和一所大学以 Howard Florey 的名字命名，并将他的头像印在 50 澳元的钱币上以示对他的纪念和尊重（图 6-28）。另外，Edward Abraham 在 Norman Heatley 的帮助下发明了头孢类抗生素，此项专利让他成为亿万富翁，Edward Abraham 将很多钱都捐给了母校牛津大学，也曾经要把一笔巨款分给 Norman Heatley，但是 Norman Heatley 并没有接收，他说自己在牛津大学得到的薪水已经足够生活了。

1945 年，诺贝尔奖委员会将诺贝尔生理学或医学奖颁发给了 Alexander Fleming、Howard Florey 与 Ernst Boris Chain 三人，以表彰他们在研制青霉素的工作中所取得的伟大成就。在授奖词中，评选委员会把青霉素的发现称为现代医学史上最有价值的贡献，并特别强调这是不同科学方法为了共同目标而协作的杰出范例。而对青霉素药品化做出重大贡献的 Edwaed Abraham 和 Norman Heatley 都与诺贝尔奖无缘。不过英国人没有忘记他们的贡献，Edward Abraham 后来被授予爵士并荣获了英国科学的最高奖皇家奖章（Royal Medal），Norman Heatley 被牛津大学授予了名誉医学博士，这是在牛津 900

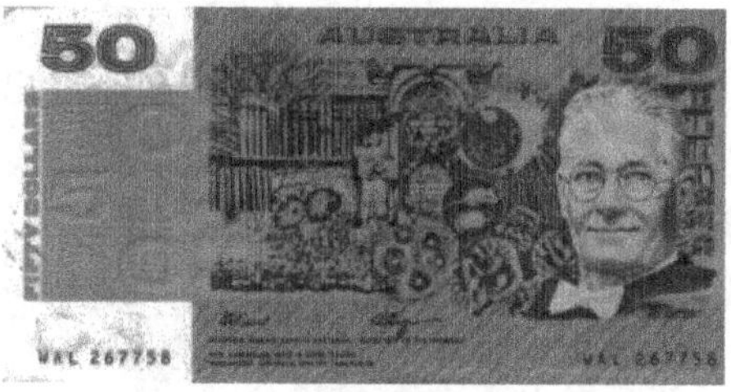

图 6-28 印有 Howard Florey 肖像的 50 澳元纸币

多年的历史上第一次给非医科的学者授予医学博士。牛津大学著名医学家、基因学和癌症研究的先驱、病理学系主任的 Henry Harris（1925—2014）对于青霉素的发现曾经给予出非常形象和准确的描述：如果没有 Alexander Fleming，就没有 Ernst Boris Chain 或者 Howard Florey；如果没有 Ernst Boris Chain，就没有 Howard Florey；如果没有 Howard Florey，就没有 Norman Heatley；如果没有 Norman Heatley，就没有青霉素（without Fleming，no Chain or Florey；without Chain，no Florey；without Florey，no Heatley；without Heatley，no penicillin）。除此之外，还包括很多其他科学家，如 Arthur Gordon Sanders（1908—1980，图 6-29）；Howard Florey 的第一任夫人、指导临床研究的 Mary Ethel Florey（1900—1966，图 6-29）；Howard Florey 的助手、第二任夫人、指导青霉素毒性研究的 Margaret Jennings（1904—1994，图 6-29）博士。

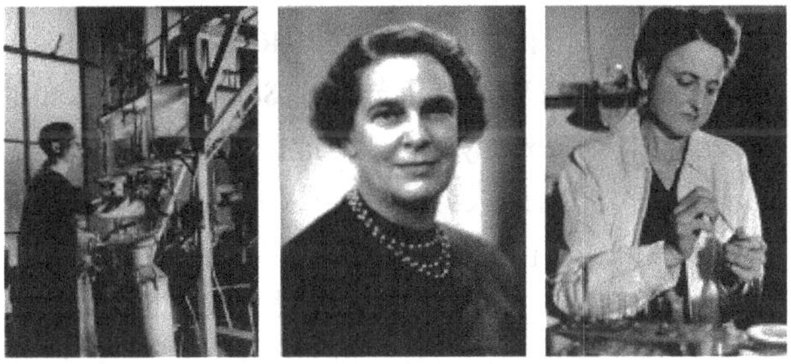

图 6-29　Arthur Gordon Sanders、Mary Ethel Florey 与 Margaret Jennings（从左至右）

青霉素——科学史上最伟大的发现，一个因实验污染而产生的偶然发现，一个被两次发现的发现，一个及时的发现，一个国际通力大合作的发现，一个被迅速商业化的发现，一个划时代的发现，也是改变医药开发史和改变医学发展进程的重大发现——开启了抗生素时代。如果 1928 年的夏天不是凉快潮湿的天气，如果某个青霉孢子没有幸运地落在 Alexander Fleming 的实验室（图 6-30）的那个培养皿上，如果没有产生足够的青霉素，如果 Alexander Fleming 对这个意外事件漠然置之，青霉素能否发现或者能否在 20 世纪 40 年代就造福人类，我们都无法假设。但青霉素走向临床又有一定的必然性：社会对抗生素的迫切需求，微生物学、病理学等基础学科的发展，多学科的配合等都加快了青霉素的开发应用过程。所以说，一个药物从实验室研究到临床应用存在很多关键因素和关键环节，缺了哪一个都可能会导致最终的失败。意料之外而又情理之中，青霉素的发现与应用确实是人类的一大幸事。青霉素的发现再次验证了——In the fields of observation chance favors only the prepared mind。

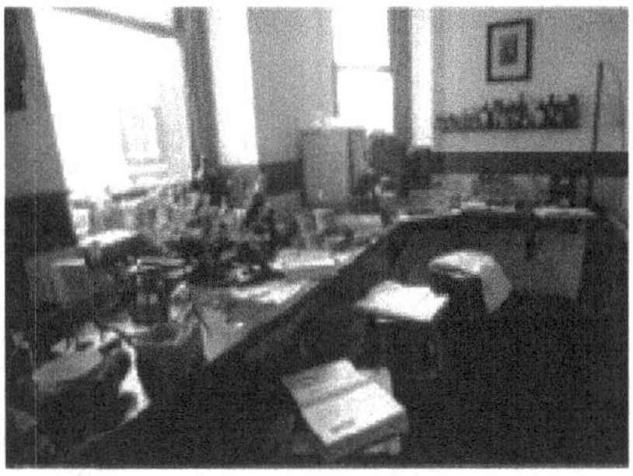

图 6-30　Alexander Fleming 的实验室

第7章 链 霉 素

1945年底，英国科学家Alexander Fleming、Ernst Boris Chain和Howard Florey因青霉素的发现获得了该年度诺贝尔生理学或医学奖。时隔2个月之后的1946年2月22日，美国新泽西州罗格斯大学（Rutgers University）的Selman Abraham Waksman教授（1888—1973）宣布他的实验室发现了第二种可应用于临床的抗生素——链霉素（streptomycin）。该抗生素是第一种氨基糖苷类抗生素，对结核杆菌*Mycobacterium tuberculosis*有特效。自此人类开始了战胜结核病（tuberculosis，TB）的新纪元。

结核病在中国俗称“痨病”，在20世纪初，由于其高度传染性且患病后基本上无药可救，因此也被称为“白色瘟疫”（the white plague，图7-1），人们对结核病的恐惧程度甚至超过了曾经肆虐人类的黑死病。在过去的19～20世纪，结核病曾在全世界范围内广泛流行，造成约10亿人死亡，超过历次战争、饥荒和其他流行病死亡人数的总和。像中国作家鲁迅和著名建筑师林徽因、波兰作曲家肖邦、英国诗人雪莱、印度历史上最著名的数学家之一Srinivasa Ramanujan等都是因为肺结核而过早去世。作为最为著名的疾病之一，结核病的存在对全人类的社会心理产生了深远的影响，美国作家、评论家苏珊·桑塔格（Susan Sontag，1933—2004）曾在她的《作为隐喻的疾病》一文中，对结核病的文化学意义进行了深入探讨。虽然人们尝试过许多种方法治疗肺结核，但是没有发现一种真正有效的治疗方法，即使在Robert Heinrich Hermann Koch于1882年发现结核杆菌之后，这种情形也没有得到改观，但链霉素的发现则结束了结核杆菌肆虐人类生命的几千年历史。

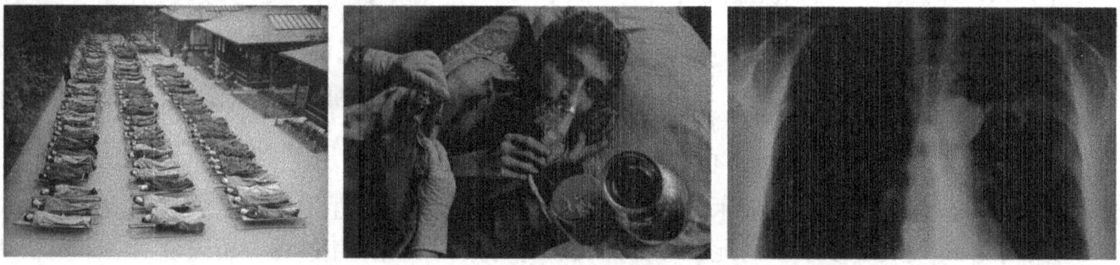

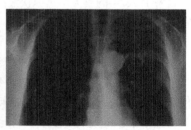

图7-1　“白色瘟疫”结核病

一、“土壤之人”——Selman Abraham Waksman教授

Selman Abraham Waksman教授（图7-2）是出生在乌克兰的犹太裔生物学家和微生物学家。1910年，年轻的Selman Abraham Waksman离开乌克兰来到美国罗格斯大学学习。由于从小就对万物生长所依靠的土壤非常感兴趣，他本科及硕士研究生学习阶段一直师从Jacob G. Lipman教授研究土壤中的微生物。在大学期间，Selman Abraham Waksman收集了许多放线菌，并与其他人共同发现了一种新的放线菌灰色放线菌*Actinomyces griseus*。1948年Selman Abraham Waksman与Arthur T. Henrici将这种放线菌更名为灰色链霉菌*Streptomyces griseus*，链霉素就是从这种放线菌中分离出来的。1916年在美国第17届细菌学会的年会上，Selman Abraham Waksman发表了第一篇研究论文*Bacteria，Actinomycetes and Fungi in Soil*。硕士毕业后，Selman Abraham Waksman去美国加利福尼

亚大学伯克利分校（University of California，Berkeley）攻读博士学位，博士毕业后又回到罗格斯大学继续从事土壤放线菌的研究。

从 1920 年开始，Selman Abraham Waksman 教授和他的第一个学生 Robert Starkey 教授及其研究团队一起开始了长达十几年的土壤微生物研究。虽然他在 1923 年的论文中曾经阐述了某些放线菌能产生杀死细菌的物质，但是其关注点仍在土壤里的微生物，而非能对抗疾病的微生物。1927 年 Selman Abraham Waksman 教授完成了 897 页的著作《土壤微生物学原理》（*Principles of Soil Microbiology*），这部作品是土壤微生物学领域的奠基性著作。后人将 Selman Abraham Waksman 教授赞誉为“土壤之人”（Man of the Soil）（图 7-3）。

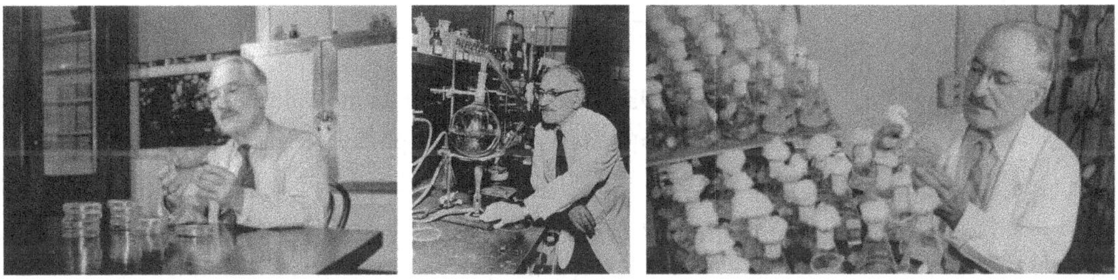

图 7-2　Selman Abraham Waksman 教授

1939 年是 Selman Abraham Waksman 教授研究生涯的一个转折点：一是二战爆发，急需控制传染病和流行病的药物；二是 1939 年 9 月 Selman Abraham Waksman 教授参加了在纽约举办的第 3 届国际微生物学大会。在大会上，任职于纽约洛克菲勒医学研究所（Rockefeller Institute for Medical Research）的 René Jules Dubos（1901—1982，图 7-4）宣布从土壤微生物中发现了芽孢杆菌分泌的、可以杀死或抑制革兰氏阳性菌，并且对由葡萄球菌引起的局部感染也有效的短杆菌素（tyrothricin，图 7-5）。尽管短杆菌素因其毒副作用没有得到临床应用，但在当时对于 Selman Abraham Waksman 教授来说是个很好的启发。René Jules Dubos 是 Selman Abraham Waksman 教授的博士生，1927 年博士毕业后便加入洛克菲勒医学研究所的 Oswald Theodore Avery（1877—1955，图 7-4）研究团队。后者因以实验证明遗传物质是 DNA 而非以前认为的染色体而闻名，被誉为“最应该获得诺贝尔奖而没有获奖的科学家”。短杆菌素是 René Jules Dubos 在生物化学家 Remembering Rollin Hotchkiss（1911—2004，图 7-4）的帮助下，于 1939 年从细菌 *Bacillus brevis* 中分离出来的。René Julbos Dubos 后来当选美国科学院院士，曾长期担任 *Journal of Experimental Medicine* 的主编，并因 *So Human An Animal* 一书而获得普利策文学

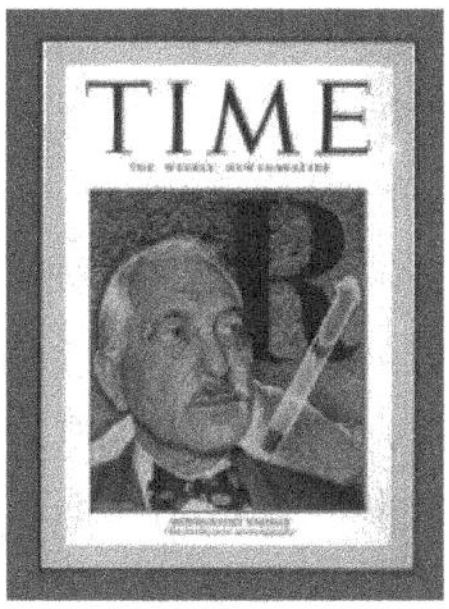

图 7-3　1949 年 4 月，Selman Abraham Waksman 教授登上美国时代周刊封面

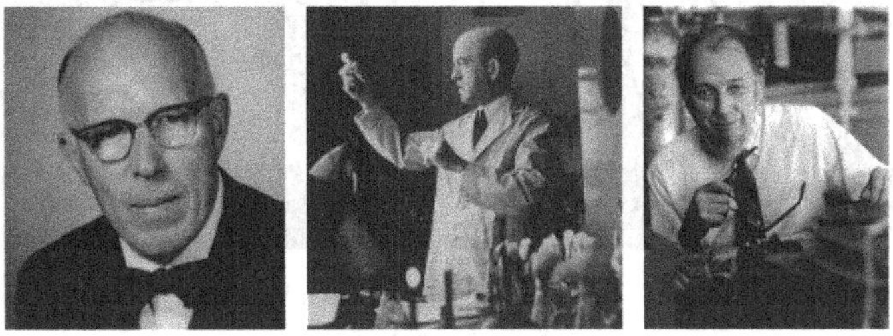

图 7-4　René Jubos Dubos、Oswald Theodore Avery 与 Remembering Rollin Hotchkiss（从左至右）

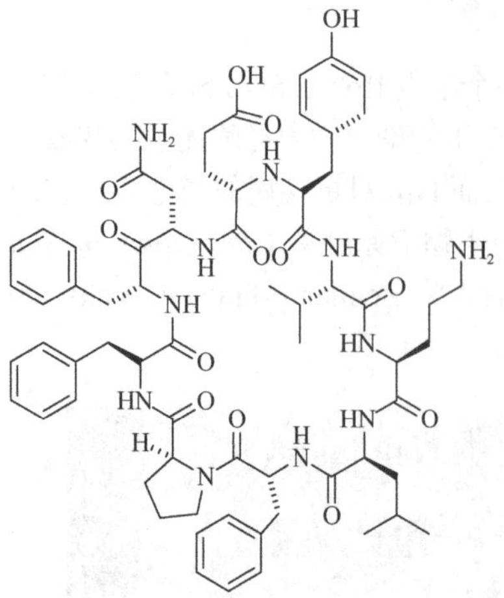

图 7-5 短杆菌素

奖非小说类奖（Pulitzer Prize for General Non-Fiction），他的关于保护环境的名言“Think globally，act locally”广受世人称道，也曾因对于抗生素的研究而获得过诺贝尔奖的提名。早在 1942 年，即抗生素被广泛应用以前，René Jubos Dubos 就曾超前意识到并提出学界应该关注细菌的耐药性的问题。有趣的是，Selman Abraham Waksman 教授与 René Jubos Dubos 师生二人同时获得了 1948 年度的拉斯克基础医学研究奖（Albert Lasker Basic Medical Research Award）。

二、链霉素的发现及开发

1932 年，Selman Abraham Waksman 教授受美国对抗结核病协会的委托研究结核杆菌落入土壤后为什么会被迅速杀死的问题，当时已有科学家意识到有可能是土壤中的其他微生物分泌了某种抗菌物质从而消灭了结核杆菌。受到 René Jubos Dubos 博士从土壤微生物中发现抗菌物质短杆菌素的启发，再加上 Alexander Fleming 从青霉菌中发现青霉素的启示，Selman Abraham Waksman 教授开始专注于从放线菌中发现抗菌物质。从这个思路入手，Selman Abraham Waksman 教授开始筛查土壤中可能存有的抗菌物质，此项研究内容单调，工作量却极其浩大，犹如大海捞针，绝非一人之力能够完成，但 Selman Abraham Waksman 教授坚信一定能找到有针对性的、能运用于人类医学治疗的抗生素。

1939 年 Selman Abraham Waksman 教授被任命为美国战时细菌委员会主席，他利用自己早年对土壤微生物的研究结果，研制出保护士兵与军事设备的杀菌剂，还帮助海军解决了细菌损害船体的问题。在药业巨头美国默克公司的资助下，Selman Abraham Waksman 教授团队开始系统地研究微生物，1939 年对 500 多种微生物进行了筛选，1940 年则完成了对超过 2000 种微生物的研究，这一年博士生 Harold Boyd Woodruff（1917—2017，图 7-6）发现了他们课题组的第一个抗生素即放线菌素（actinomycin，更生霉素），放线菌素对于包括结核杆菌在内的多种细菌有抗菌效果，但由于具有毒性而不能应用于临床。Harold Boyd Woodruff 后来成为美国土壤微生物学家，并当选美国科学院院士。到 1941 年，Selman Abraham Waksman 教授团队研究超过了 5000 种微生物；1942 年筛选的菌种达到了 8000 种，Harold Boyd Woodruff 又发现了链丝菌素（streptothricin）。链丝菌素对包括结核杆菌在内的许多种细菌都有很强的抵抗力，并且最初的实验表明其对于动物没有毒性，不过后来发现链丝菌素有滞后的毒性而没能进入临床应用。但上述发现也给了整个团队极大的信心去继续寻找活性好、毒性低的抗生素。在研究链丝菌素的过程中，Selman Abraham Waksman 教授及其学生、同事开发出了一系列测试方法，如至今还在应用的普筛（shotgun approach）对后来多种抗

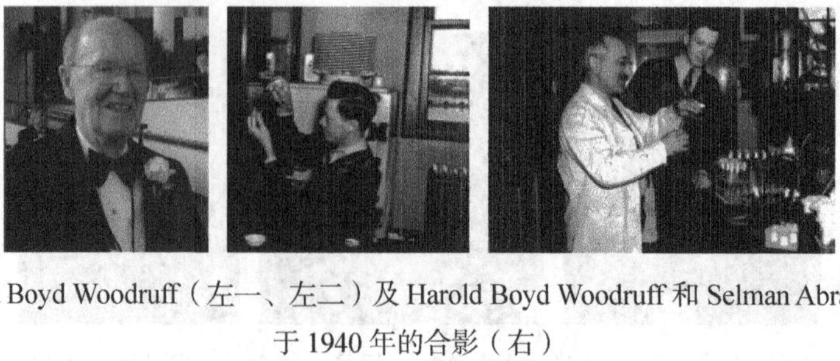

图 7-6 Harold Boyd Woodruff（左一、左二）及 Harold Boyd Woodruff 和 Selman Abraham Waksman 于 1940 年的合影（右）

生素的发现都起到了至关重要的作用，像 Selman Abraham Waksman 教授的女博士生 Elizabeth Horning 发现的棒曲霉素（clavacin）和烟曲霉酸（fumigacin），博士生 Albert Schatz 分离出的链霉素都是沿用了 Harold Boyd Woodruff 和 Selman Abraham Waksman 教授设计的研究方法的成功案例。Harold Boyd Woodruff 是生物化学工程学的先驱，在工业微生物领域做出了杰出贡献。

1942 年，Selman Abraham Waksman 教授将 anti 和 biotic 连在一起创造出 antibiotic（抗生素）这个词汇，同时对其进行了精确定义，专指由微生物产生的在稀释条件下即可抑制或杀死其他微生物的化学物质。1952 年，在美国细菌学会上，Selman Abraham Waksman 教授正式提议"antibiotic"，从此这个词在全世界被广泛应用。抗生素定义的提出将溶菌酶（lysozyme）及大肠杆菌素（colicin）等类物质排除在了抗生素的范围以外，为寻找和研究抗生素提供了一个清晰的理论基础。Selman Abraham Waksman 教授不仅提出了抗生素的概念，而且还制定了发现抗生素的系统方法，并在其他实验室也得到了应用，因此他又被称为"抗生素之父"（the father of antibiotics）。

1942 年 5 月，Albert Schatz（1920—2005，图 7-7）从罗格斯大学土壤学毕业后，来到 Selman Abraham Waksman 教授的实验室攻读博士学位，并参与了放线菌素、棒曲霉素及链丝菌素等的研究工作。1942 年 11 月 Albert Schatz 参军到美国佛罗里达空军医院服役，1943 年 6 月因背部受伤而结束了军队服役，重新回到 Selman Abraham Waksman 教授的实验室继续攻读他的博士学位（据他自己回忆，为了寻找新的抗生素，他拒绝了高薪工作，回到每月只有 40 美元补助金的实验室）。1943 年 7 月，梅奥医学中心（Mayo Clinic）的细菌学与病理学专家 William Hugh Feldman（1892—1974，图 7-8）和肺专科医师 Horton Corwin Hinshaw（1902—2000，图 7-8）要求与 Selman Abraham Waksman 教授合作开展抗结核药物的研究。Selman Abraham Waksman 教授这时已经通过细菌模型开展了抗结核药物的筛选，但只停留在体外试验水平，而 William Hugh Feldman 和 Horton Corwin Hinshaw 可以开展动物试验和临床研究。

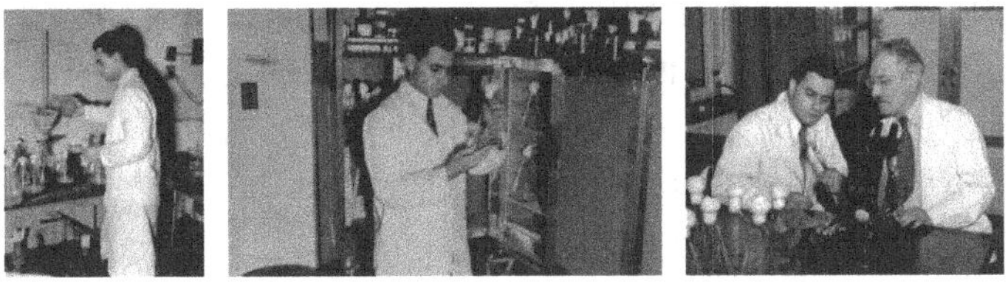

图 7-7 Albert Schatz（左一、右二）及 Albert Schatz 和 Selman Abraham Waksman 的合影（右一）

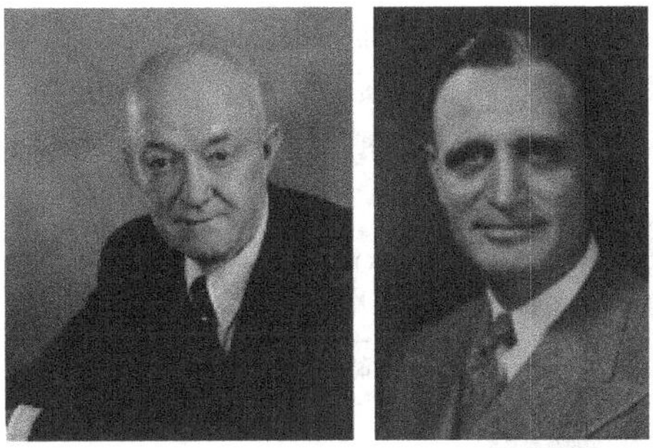

图 7-8 William Hugh Feldman（左）和 Horton Corwin Hinshaw（右）

1943 年 10 月 19 日，Albert Schatz 成功地从灰链霉菌 *Streptomyces griseus* 中提取出一种新的抗生素，Selman Abraham Waksman 教授将其命名为链霉素，研究成果发表在 1944 年 1 月的《实验生物学和医学协会会刊》（*Proceedings of the Society for Experimental Biology and Medicine*）上，引起

科学界的巨大轰动。在发现链霉素以后，Selman Abraham Waksman 教授的研究团队仍在不懈努力，先后发现了灰霉素（grisein）、弗氏菌素（fradicin）、杀念珠菌素（candicidin）、制假丝菌素（candidin）等一系列具有抗菌作用的活性物质。1949 年 Selman Abraham Waksman 和他的博士生 Hubert A. Lechevalier（1926—2015，图 7-9）从弗氏链霉菌 *Streptomyces fradiae* 中成功分离得到另一种应用比较广泛的氨基糖苷类抗生素新霉素（neomycin，图 7-9）。

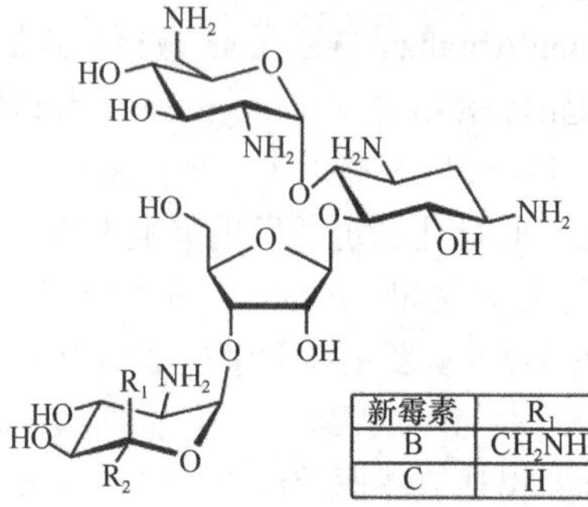

新霉素	R_1	R_2
B	CH_2NH_2	H
C	H	CH_2NH_2

图 7-9 新霉素及 Hubert A. Lechevalier 和 Selman Abraham Waksman 的合影

1944 年 3 月一批链霉素被送到梅奥医学中心，由 William Hugh Feldman 博士和 Horton Corwin Hinshaw 博士进行动物和人体试验。当时的试验结果非常惊人，链霉素不仅抗结核杆菌效果显著，对皮肤、骨、肺、脑膜、关节和泌尿道等不同形式的结核病均有疗效，对多种动物也并无毒性。这是 Selman Abraham Waksman 教授实验室发现的第一个没有毒性的抗生素，后来也成为第一个用来治疗结核病的药物，William Hugh Feldman 和 Horton Corwin Hinshaw 因此获得了 1952 年诺贝尔奖提名。尽管随后许多研究表明链霉素对人体并非完全无害，过度使用会对听觉、前庭神经和肾脏等产生不良影响，严重的甚至导致死亡，但在当时医药界对结核病束手无策的情况下，这种新发现的抗生素无疑成为许多结核患者的救命良药。随后链霉素也被证实对鼠疫、霍乱及伤寒等多种传染病也有效。作用机制研究表明，链霉素主要与细菌体内的核糖体 30S 亚单位结合，可抑制细菌蛋白质的合成，使细菌不能正常生长或者代谢而死亡。

尽管在 20 世纪 40 年代核磁共振技术尚未发展起来，化合物的结构仍需通过化学方法进行解析，但默克公司的 Karl August Folkers 博士（1906—1997，图 7-10）凭借着深厚的化学功底很快就确定了链霉素的平面结构：一个 *N*-甲基葡萄糖胺通过链霉糖和一个链霉胍相结合的大分子，结果发表在 1948 年的《美国化学会志》（*Journal of the American Chemical Society*，JACS）。随后科学家们受到链霉素的启示，开发了一大批和链霉素药理作用相似的抗菌药物，它们都具有类似的化

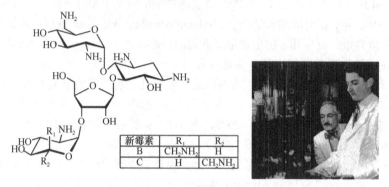

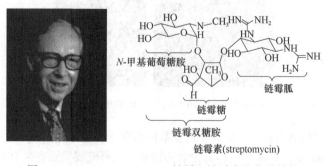

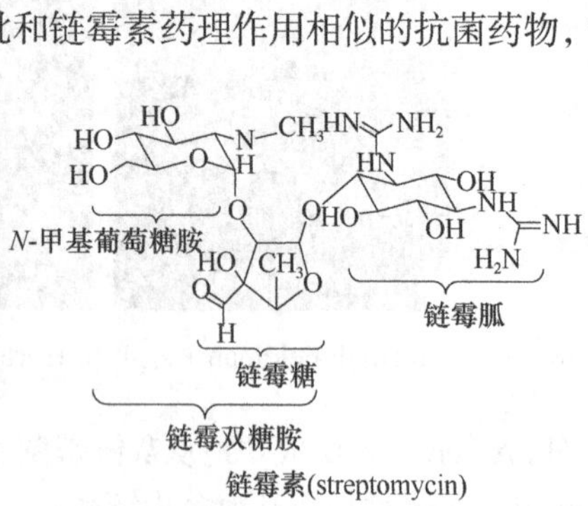

图 7-10 Karl August Folkers 教授和链霉素的化学结构

学结构，因此被统称为氨基糖苷类（aminoglycosides）抗生素。Karl August Folkers 教授还发现了新生霉素（cathomycin）和另一种结核菌抑制药——环丝氨酸（cycloserine），并领导了维生素 B_{12} 晶体的分离提纯工作。

1946 年默克公司投入 350 万美元建立了第一家制造链霉素的工厂，负责这项工作的正是美国化学界的传奇人物、曾担任美国化学会（The American Chemical Society）主席和《美国化学会志》主编的 Max Tishler 教授（1906—1989，图 7-11）。当时链霉素的工业制造大概可分成四个部分：第一步是把链霉菌在培养液中发酵得到含链霉素 0.005%的发酵液；第二步是通过多种方法包括过滤、活性炭吸附、沉淀等得到链霉素粗品；第三步是粗品的提纯，以除去其中有毒的化合物和杂质；第四步是把第三步的产品经过升华、磨碎等工序，完成包装出售。由于默克公司与 Selman Abraham Waksman 及罗格斯大学协商将专利权归属罗格斯大学，仅保留生产许可权，随后 8 家医药企业开始同时生产链霉素，使得这一抗生素迅速大量进入市场。值得一提的是，从发明到实现大规模工业生产，链霉素仅仅经历了短短 3 年的时间，成为新药研究与开发历史上的一个奇迹。《纽约时报》曾经把链霉素列为 20 世纪十大发明之一。2005 年 Selman Abraham Waksman 入选美国国家发明家名人堂，其成就是 2，443，485 号专利链霉素。

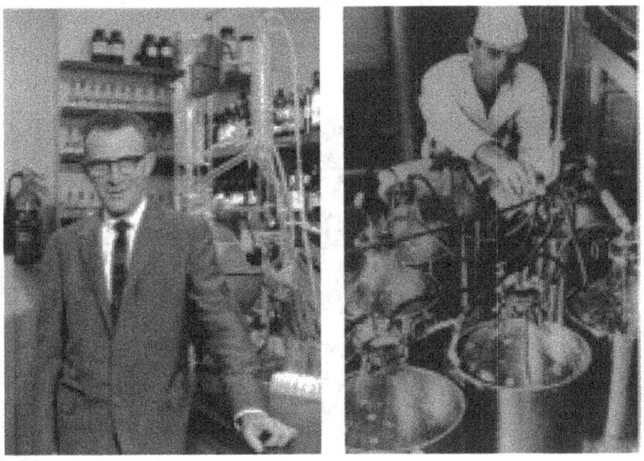

图 7-11　Max Tishler（左）及一位生产链霉素的药厂工人

三、科研成果归属权的“世纪之争”

1946 年，Albert Schatz 博士毕业后到纽约城市大学布鲁克林学院（Brooklyn College）任教。1950 年 3 月，随着链霉素效益的产生，围绕着链霉素知识产权的问题，Albert Schatz 将其导师和罗格斯大学告上了法庭，当时此事件震动了整个学术界。1950 年 12 月，案件获得庭外和解，罗格斯大学发明声明承认 Albert Schatz 是链霉素法律上和科学意义上的共同发现者，给予 Albert Schatz 12 万美元的外国专利收入，并将 3%的美国专利收入分给 Albert Schatz（相当于获得持续 7 年、每年 15 000 美元的收入）。1952 年 10 月，Albert Schatz 从他所在的学校那里得知 Selman Abraham Waksman 教授将要获得诺贝尔奖时，便和他的支持者上诉到诺贝尔奖委员会，要求委员会承认本人在链霉素发现中所做的贡献，遗憾的是，诺贝尔奖委员会并未接受。此外，负责链霉素临床试验的结核病专家 Horton Corwin Hinshaw 博士虽然与 Selman Abraham Waksman 教授同时获得诺贝尔奖提名，但最终也与诺贝尔奖失之交臂。

就在 Albert Schatz 对链霉素所做的贡献几乎被遗忘的时候，以怀疑达尔文进化论著称的英国谢菲尔德大学（Sheffield University）的微生物学家 Milton Wainwright 教授写了一本有关抗生素的著作，在为 Albert Schatz 被忽略而鸣不平的同时，也对 Selman Abraham Waksman 教授提出了诸多指责。2002 年英国 *Nature* 也公开发表了一篇评论文章，文中以链霉素的发现为例对科研成果归属权进行质疑，称 Albert Schatz 才是链霉素的真正发现者。2004 年，二战期间曾经在泰瑞辛（Terezin）集中营被关押了 3 年但是幸存下来并移民到美国的一位当年被链霉素拯救了生命的犹太裔女作家 Inge Auerbacher 与 Albert Schatz 合作出版了 *Finding Dr. Schatz - The Discovery of Streptomycin and A Life It Saved* 一书，把 Selman Abraham Waksman 教授描绘成了霸占其学生 Albert Schatz 的科研成果并独占链霉素发现全部荣耀的学霸。其实，Albert Schatz 博士并非像有些文章描述的那样因为与导师有纠纷而没有学术机构敢雇用他。1946 年，Albert Schatz 博士在纽约州卫生署（New York State Department of Health）工作时参与了抑制真菌和霉菌感染的抗生素制霉菌素（nystatin）的研发，曾分别在费城综合医院（Philadelphia General Hospital，1960—1962）和智利大学（University of Chile，1962—1965）工作，1981 年在 Temple University 退休，2005 年 1 月 17 日逝世。

在 1994 年纪念链霉素发现 50 周年时，Albert Schatz 博士被罗格斯大学授予荣誉奖章，他被称赞为“the worldwide impact of this discovery is now part of medical history”，Albert Schatz 发现链霉素时所使用的位于地下的实验室也被开辟成为纪念馆。2016 年罗格斯大学建校 250 周年校庆时，Selman Abraham Waksman 教授和 Albert Schatz 博士在一起工作的照片登上了纪念相册封面（图 7-12）。

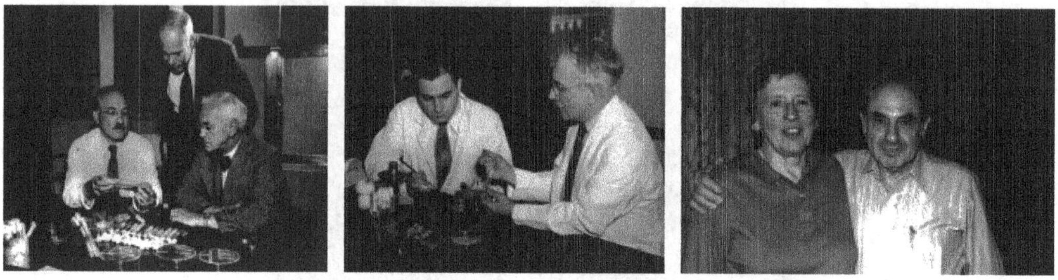

图 7-12 Selman Abraham Waksman 和 Alexander Fleming 及默克公司 Randolph Major（左），Albert Schatz 和 Selman Abraham Waksman（中），Albert Schatz 与妻子的合影（右）

纵观链霉素的整个开发过程，远没有像 Alexander Fleming 发现青霉素那么偶然和顺利。Selman Abraham Waksman 教授已经对土壤中微生物进行了 20 多年的系统研究，特别是从 1939 年起开始组织 8 名博士生把研究重点转移到从放线菌中寻找抗结核抗生素上来，实验室研究此课题人数最多时曾经超过 50 人，到 1943 年已经筛选了 10 000 余种微生物，发现了数种抗生素，建立起了一套完成的筛选方案。Albert Schatz 进入 Selman Abraham Waksman 教授实验室仅 3 个月就发现链霉素，这是在以前工作基础上的一个接力工作，当然这也与 Albert Schatz 博士不分昼夜地刻苦研究分不开。按照 Selman Abraham Waksman 教授的研究计划和方案，没有 Albert Schatz 的加入，Selman Abraham Waksman 实验室早晚也会发现链霉素的。Albert Schatz 博士只是具体执行 Selman Abraham Waksman 教授研究计划中部分工作的一个博士生而已。如果换上另一个研究生，可以肯定也能够发现链霉素，事实上后来其他学生也的确从其他菌株发现了链霉素。从论文发表和专利的署名看，1944 年 Selman Abraham Waksman 实验室发表了第一篇关于发现链霉素的论文，Albert Schatz 是论文第一作者，E. Bugie 是第二作者，Selman Abraham Waksman 教授作为组织者和指导者是最后作者，从这篇论文的作者排名顺序看，完全符合科学界的惯例；在专利中，导师 Selman Abraham Waksman 教授和学生 Albert Schatz 博士分别作为第一、第二申请人，这在科学界也不存在任何异议。令人欣慰的是，最后 Albert Schatz 似乎也释然了，在他的回忆录里最后写到“All's well that ends well"。

在诺贝尔奖历史上，导师和学生同时获奖的不乏其例，如发现 Diels-Alder 反应的 Otto Paul Hermann Diels 教授（1876—1954）和他的学生 Kurt Alder（1902—1958）分享了 1950 年诺贝尔化学奖；花费了毕生心血发现单克隆抗体的 César Milstein（1927—2002）和他的研究生 Georges Jean Franz Köhler（1946—1995）分享了 1984 年的诺贝尔生理学或医学奖。还有因在 1920 年发现胰岛素而获得 1923 年诺贝尔生理学或医学奖、历史上最年轻的科学家 Frederick G. Banting（1891—1941）和他的老师 John James R. Macleod（1876—1935）。2005 年美国化学会在"国家化学史里程碑"（National Historic Chemical Landmark）记载中专门有"Selman Waksman and Antibiotics"的描述，基本也是把 Albert Schatz 看成 Selman Abraham Waksman 教授发现链霉素过程中的一个助手，是 Selman Abraham Waksman 实验室的设备、资源和 20 多年积累的技术为 Albert Schatz 提供了发现链霉素的基础，而 Albert Schatz 的执着性格与忘我工作也是发现链霉素的一个关键因素。不过可以想象一下：如果 Selman Abraham Waksman 和 Albert Schatz 共同荣获诺贝尔奖，也许会皆大欢喜吧？

如果说 Alexander Fleming 等发现青霉素的过程多少有些偶然因素的话，那么链霉素的发现则是 Selman Abraham Waksman 教授倾其一生精力、持之以恒的结果，正如诺贝尔奖评审委员会评价的那样，他"巧妙地、系统地和成功地研究土壤微生物才导致了链霉素的发现"（ingenious, systematic and successful studies of the soil microbes that led to the discovery of streptomycin）。链霉素的发现主要应该归功于 Selman Abraham Waksman 教授设计的研究计划和已经完成的近万种微生物筛选工作的积累，这也正是为什么当年发现青霉素是 3 人获奖，而发现链霉素是 Selman Abraham Waksman 教授独自一人获奖的原因。但是不可否认，在链霉素成功发现的道路上，许多人都做出了重要的贡献，包括 Robert Heinrich Hermann Koch 发现了结核杆菌；René Jubos Dubos 从土壤微生物中发现具有抗菌作用的短杆菌素；病理学家 Beaudetet 提供给 Selman Abraham Waksman 放线菌菌株；Selman Abraham Waksman 及众多学生系统研究了土壤中多种微生物；Albert Schatz 从灰链霉菌中分离出链霉素；Karl August Folkers 确定了链霉素的结构；William Hugh Feldman 和 Horton Corwin Hinshaw 进行了大量动物和临床研究。也可以说，链霉素的发现是多个学科门类的许多科学家的智慧和艰辛劳动的结晶。

四、结语

Selman Abraham Waksman 教授在科学研究上最大的贡献是制定了发现抗生素的系统实验方法并被其他实验室所应用，当然也包括发现链霉素，他的这些贡献极大地推动了 20 世纪 40 年代抗生素的发展。Selman Abraham Waksman 教授一生中共发表了近 500 篇论文和 28 部著作，除了发现链霉素以外，还发现了 20 多种其他抗生素，建立了放线菌链霉菌属 *Streptomyces*，与 Arthur T. Henrici 共同合作重新划分了放射菌（actinomycete）的分类系统，他采用的深层培养方法（submerged culture approach）推广到了默克公司用来生产青霉素和链霉素。很多人认为 Selman Abraham Waksman 教授是真正的抗生素之父，而不是 Alexander Fleming。

1951 年，Selman Abraham Waksman 教授将链霉素的专利转让费的 80%用于创建罗格斯大学微生物研究所（Waksman Institute of Microbiology，图 7-13），剩余的 20%，一半用于成立微生物学基金（the Foundation for Microbiology），另一半用于其课题组研究工作。鉴于 Selman Abraham Waksman 教授的杰出成就，他于 1942 年当选美国科学院院士，一生中获得了 22 个荣誉学位和 66 个奖励。

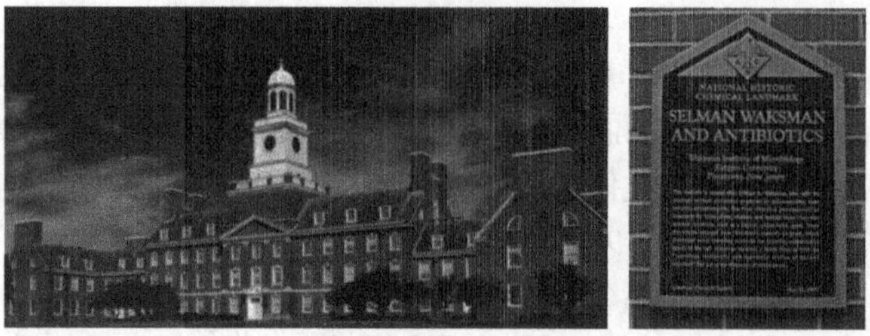

图 7-13 罗格斯大学微生物研究所外景与 Selman Abraham Waksman 教授纪念铭牌

20 世纪 40 年代青霉素和链霉素的发现可以说是在短时间内解决了许多困扰了人类数千年的各种外伤感染和肺结核等顽疾，大幅度地降低了人类的死亡率，明显提高了人类的平均寿命，甚至可以说改变了人类的发展进程；特别是极大地鼓舞了科学家研究抗生素的信心，从此迎来了抗生素研究与发展的黄金时代，抗生素的研究进入了有目的、有计划、系统化的阶段，为人类医学的突破指引了前进的方向。在短短的 10 余年间，又相继发现了金霉素（aureomycin，1947）、氯霉素（chloramphenicol，1948）、土霉素（terramycin，1950）、制霉菌素（nystatin，1950）、红霉素（erythromycin，1952）、卡那霉素（kanamycin，1958）等，同时还建立起了大规模的抗生素制药工业，使抗生素在人类与疾病做斗争的发展史上留下了辉煌的一页。

虽然抗生素的发现改变了 20 世纪的医学进程，但是非常遗憾的是抗生素的不合理应用甚至滥用导致了严重的耐药性。最近几年结核病又有抬头趋势，据世界卫生组织报道，2014 年全世界约有 960 万人患结核病，其中 150 万人死于该疾病。结核病还是艾滋病毒阳性患者的首要死因，2015 年 1/3 的艾滋病患者的死亡是由结核病引起的。我国是结核病发病人数较高的国家，仅次于印度。2016 年世界卫生组织世界防治结核病日的主题是联合起来消除结核病。但是新的抗生素的研发越来越困难，目前临床上应用的抗生素基本都是 20 世纪 80 年代以前发现的，近 30 年来抗生素的研究难有新的突破。

第 8 章　他汀类药物——史上第一畅销药物传奇

新药研发具有长周期、高投入的特点，近年来用于新药研发的资金与时间成本持续增长，尤其是在三期临床试验阶段投入的增加更是加剧了这一情况。根据德勤（Deloitte）会计事务所 2016 年的一份研究报告显示，现在研发一个新药的平均成本已经增长至 15.4 亿美元，而上市周期则长达 14 年。新药研发领域竞争激烈，堪称一场没有硝烟的战争，而如果一个新药最终能够获批上市并赢得巨大的市场，也会给制药企业带来丰厚的回报。业界将年销售额超过 10 亿美元的药物称为“重磅炸弹药物”（blockbuster drug），降胆固醇与心血管药物立普妥（lipitor）就是其中最负盛名的一个。

立普妥是一个他汀类（statins）药物，即羟甲基戊二酸单酰辅酶 A（HMG-CoA）还原酶抑制药，曾在 2004～2011 年连续 8 年年销售额超过 100 亿美元，2006 年最高，达到创纪录的 137 亿美元，也成为医药研发、销售史的一个奇迹，而他汀类药物最初的发现就是源于天然产物。我们在此将回顾他汀类药物与立普妥研发上市的成功案例，希望为药学工作者在天然药物研究领域，乃至制药与商业方面带来思考与启迪。

一、从胆固醇说起

胆固醇（cholesterol，图 8-1）是甾体化合物，对于构成我们生命是不可或缺的，它既是构成细胞膜的成分之一，也是人体内合成类固醇激素如醛固酮、皮质醇、性激素和维生素 D_3 的前体物质。从胆固醇的发现到结构确定，再到生物合成、化学全合成，以及细胞内合成的调节机制，这一化合物始终是学界关注的热点，在历史上有 13 次诺贝尔奖颁给了因胆固醇相关研究而取得成果的杰出科学家们。

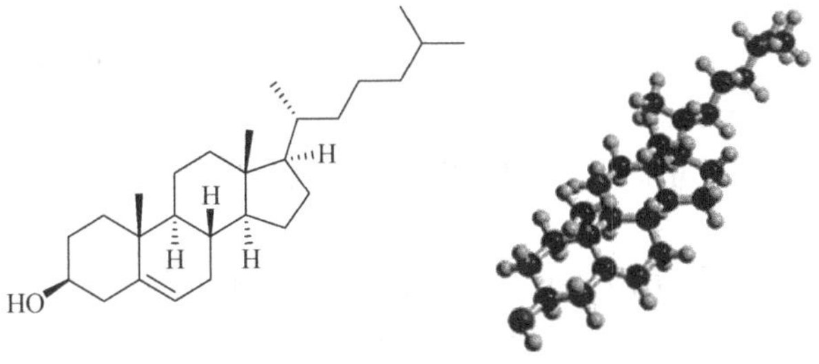

图 8-1　胆固醇的化学结构

1769 年法国医生 François-Poulletier de la Salle（1719—1788，图 8-2）首先从胆结石中分离得到胆固醇。直到 1815 年法国化学家 Michel Eugène Chevreul（1786—1889，图 8-2）将其命名为胆甾醇（cholesterine），随后改为胆固醇（cholesterol）。

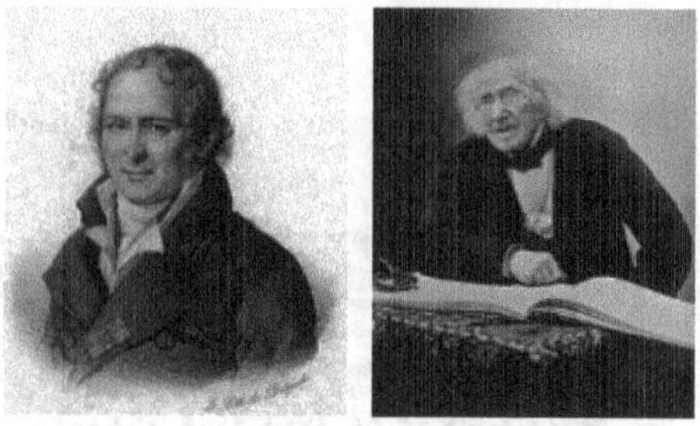

图 8-2 François-Poulletier de la Salle 与 Michel Eugène Chevreul

1904 年德国病理学家 Felix Marchand 首次提出“动脉粥样硬化”（atherosclerotic cardiovascular disease，ASCVD）的概念，这一名词来源于希腊语“athero”（意为粥）与“sclerosis”（意为硬化）。1910 年，德国化学家、“甾体化合物之父” Adolf Otto Reinhold Windaus（1876—1959，图 8-3）在冠心病患者尸体解剖中首次发现其主动脉壁的粥样斑块内含有大量胆固醇，含量为正常人的 20 倍以上。他立即报告了这一发现，并预测胆固醇的升高很可能是促使动脉粥样硬化斑块形成的一个潜在原因。胆固醇与动脉粥样硬化的循证研究之路就此开启。

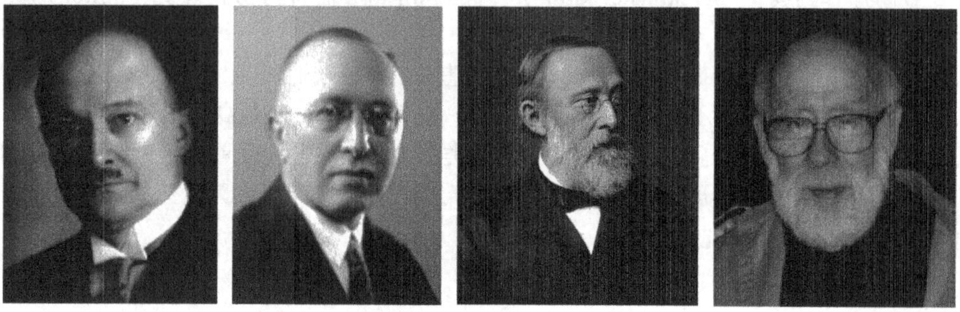

图 8-3 Adolf Otto Reinhold Windaus、Nikolaj Nikolajewitsch Anitschkow、Rudolf Ludwig Carl Virchow 与 John William Gofman（从左至右）

1913 年，著名病理学家 Nikolaj Nikolajewitsch Anitschkow（1885—1964，图 8-3）发现草食动物家兔进食含大量胆固醇和脂肪的食物后，可在短期内发生动脉粥样硬化。1948 年，Thomas Dawber 博士领导团队开始了著名的 Framingham 心脏研究（Framingham heart study，FHS），并于 20 世纪 50 年代发表了一篇具有重大影响的研究论文，明确指出了血液中的高胆固醇水平和冠心病有关。早在 19 世纪中期，现代病理学之父、细胞病理学创始人、社会医学鼻祖、德国医生 Rudolf Ludwig Carl Virchow（1821—1902，图 8-3）就提出了栓塞和血栓形成的概念。直到近一个世纪以后，人们才将血栓形成的主要因素进行概括，并以这位医学先驱的名字命名为 Virchow 三要素。

1955 年，临床脂代谢之父、美国分子生物学家 John William Gofman（1918—2007，图 8-3）进一步发现低密度脂蛋白（low density lipoprotein，LDL）是引起冠心病（coronary heart disease，CHD）的主要原因。20 世纪 50～60 年代，美国生理学家 Ancel Benjamin Keys 通过在多国进行的长期心血管疾病流行病学研究指出，血液胆固醇水平是心脏病冠状动脉粥样硬化（coronary atherosclerosis）的罪魁祸首之一。

根据世界卫生组织（WHO）发布的《2017 世界卫生统计报告》（*World Health Statistics 2017*），2015 年估计全球有 5600 万人死亡，其中 1770 万人死于心血管疾病，这类疾病堪称人类致死的“头号杀手”。

二、胆固醇的生物合成

20 世纪中期，美国哥伦比亚大学的 Konrad Emil Bloch（图 8-4）与 David Rittenberg 长期致力于胆固醇生物合成研究，也曾一度与“有机合成之父”Robert Burns Woodward 教授共同工作，并取得了一些成果。经过长期的积累与努力，Konrad Emil Bloch 团队成功阐明胆固醇合成的整套机制：胆固醇生物合成从原料乙酰辅酶 A 开始，全部反应途径有 36 步。研究表明胆固醇是体内合成性激素、胆酸等甾体激素的前体。在此期间，德国科学家 Feodor Felix Konrad Lynen（图 8-4）确定了合成胆固醇的原料乙酰辅酶 A 的结构，以及它和脂肪酸的关系。1964 年，Konrad Emil Bloch 与 Feodor Felix Konrad Lynen 分享了当年度的诺贝尔生理学或医学奖。在胆固醇生物合成和调节领域做出突出贡献的还有 1975 年诺贝尔化学奖获得者 John Warcup Cornforth（1917—2013，图 8-4）和英国科学家 George Joseph Popják，John Warcup Cornforth 早年就和他的导师、1947 年诺贝尔化学奖获得者 Robert Robinson（1886—1975）合作完成了胆固醇的合成，John Warcup Cornforth 与 George Joseph Popják 的团队在 20 世纪 50～60 年代发表了一系列以“胆固醇生物合成研究”（studies on the biosynthesis of cholesterol）为主题的研究论文。

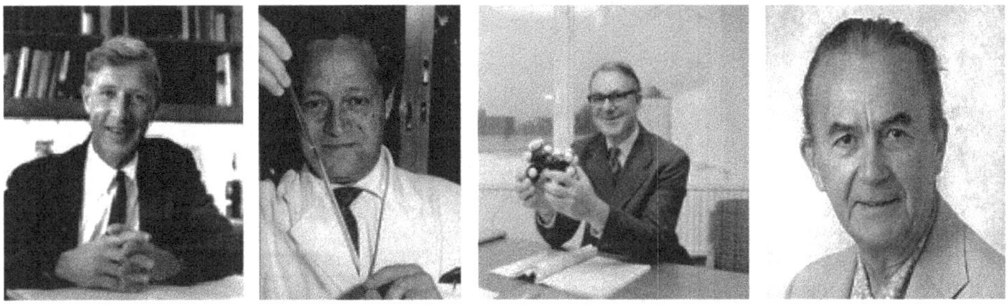

图 8-4　Konrad Emil Bloch、Feodor Felix Konrad Lynen、John Warcup Cornforth 与 George Joseph Popják（从左至右）

到 20 世纪 50 年代末，科学家们已经证明，胆固醇的生物合成（图 8-5）大致分为三个阶段：乙酰辅酶 A→甲羟戊酸→鲨烯→胆固醇，由 888 个氨基酸组成的羟甲戊二酰辅酶 A 还原酶（HMG-CoA reductase）则是胆固醇合成过程的关键酶（rate-controlling enzyme）。胆固醇的生物合成的研究成果，尤其是 HMA-CoA 还原酶功能的发现为降血脂药物的研发奠定了坚实基础。在 1964 年诺贝尔奖颁奖典礼上，瑞士生物化学家、1982 年的诺贝尔生理学或医学奖获得者 Karl Sune Detlof Bergström（1916—2004）在颁奖辞中对 Konrad Emil Bloch 等的发现做出了高度评价，并预言基于他们的科学贡献，随着研究的深入，一种用于对抗心血管疾病的特效疗法将会在不久的未来被人们发现。

三、远藤章的大发现

当关于胆固醇生物合成的一系列研究成果震惊学界时，另一位即将改变降脂药物研发历史的重要人物也开始崭露头角，他就是日后被称为“他汀药物之父”的远藤章（Endō Akira，图 8-6）。1933 年远藤章出生于日本东北地区的秋田县，自幼就对日本国宝级学者——细菌学家野口英世（Noguchi Hideyo，1876—1928）非常崇拜，并立志也成为一位科学家。

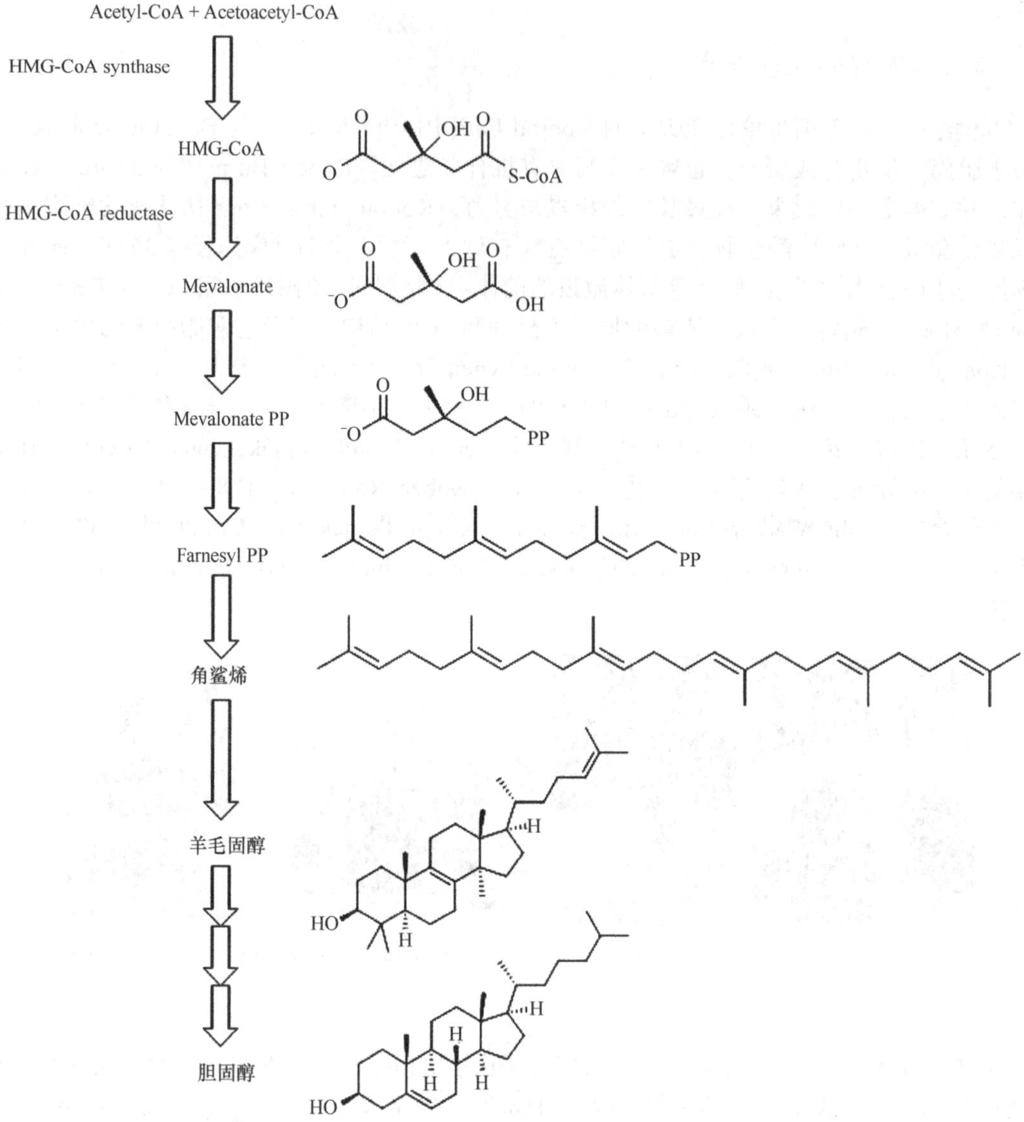

图 8-5 胆固醇的生物合成途径

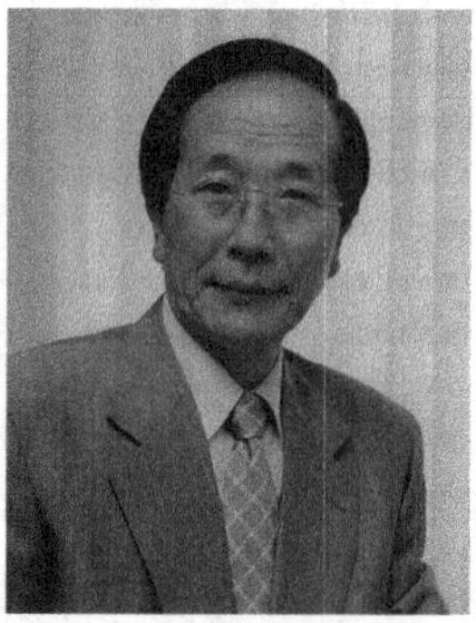

图 8-6 远藤章教授

1957 年远藤章从日本东北大学农学部毕业后加入久负盛名的日本三共（Sankyo）制药公司，因工作成绩突出，于 1966 年获得东北大学农学论文博士称号，并有机会赴美国进修。远藤章对胆固醇生物合成研究一直抱有兴趣，最初希望去 Konrad Emil Bloch 的实验室学习，因报名时名额已满，才改至纽约爱因斯坦医学院（Albert Einstein College of Medicine, New York）Bernard Horecker 的实验室学习，Bernard Horecker 教授也是一位学术大师，曾任美国生物化学和分子生物学主席，以阐明磷酸戊糖途径（pentose phosphate pathway）著称。

1966～1968 年的进修学习期间，远藤章留意到美国人不良生活习惯引起的健康问题，当时，冠心病是美国人最主要的致死原因，高胆固醇血症（hypercholesterolemia）患者超过 1000 万，而胆固醇过高与心血管疾病的联系也已经为人所知，胆固醇生物合成的机制更是学术的一个热点。远藤章由此获得灵感，又受到青霉素和链霉素两个成功案例的启发，提出了一个大胆、合理的设想：某种菌类可能会产生抑制 HMG-CoA 还原酶的代谢产物，从而抑制胆固醇的合成，这种物质将成为一种潜在的药物。

1968 年底，远藤章回到三共制药公司后立即开始着手从微生物代谢产物中寻找可以作为 HMG-CoA 还原酶抑制剂的活性成分。经过多次失败与不断重复，终于在 1972 年夏天，发现一种来自京都粮食店的桔青霉 *Penicillium citrinum* Thom.（图 8-7）的培养液提取物能够非常有效地抑制胆固醇的合成，巧合的是这种菌与最初发现青霉素的菌种属于同一属。又经过 1 年的努力，1973 年 7 月远藤章从提取物中成功纯化出三种活性物质，其中实验标号为 ML-236B 的化合物活性最强，后来称它为美伐他汀（mevastatin，图 8-7）。同时，远藤章等注意到 ML-236B 的部分结构与 HMG-CoA（即 HMG-CoA 还原酶的底物）结构的相似性（图 8-8），因此推断其作用机制为竞争性抑制（competitive inhibition）。1976 年开始，远藤章将这一系列研究发现整理发表，公之于众，史上首个 HMG-CoA 还原酶抑制剂开始为全世界的科学家所知晓。

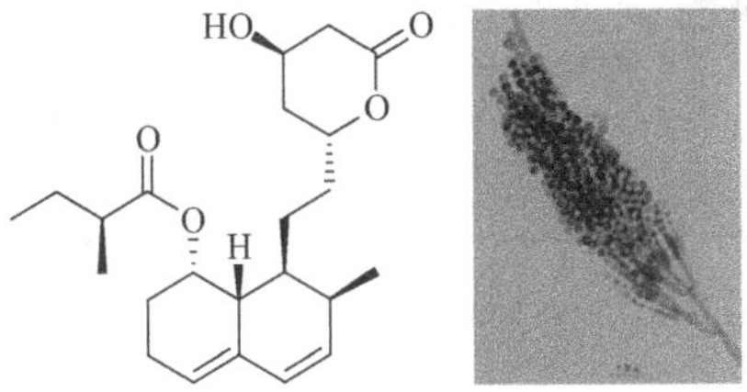

图 8-7　美伐他汀的化学结构及发现美伐他汀的桔青霉

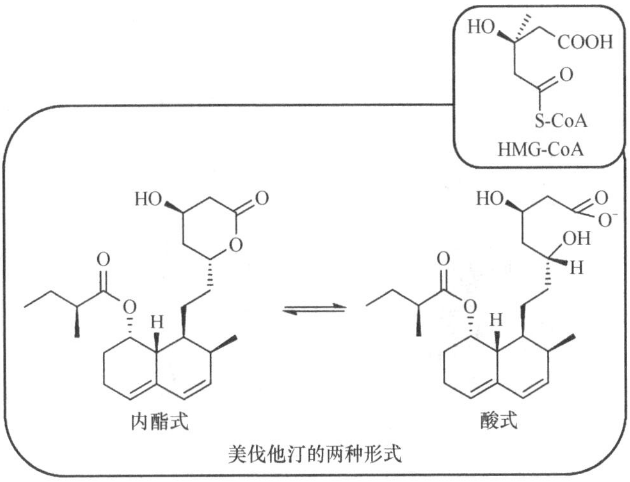

图 8-8　美伐他汀与 HMG-CoA 的结构相似性

同是在 1976 年，英国科学家 Allan Brown 等也从另一种短密青霉菌 *Penicillium brevicompactum* Dierckx. 中分离得到了与 ML-236B 相同的化合物，他们将之命名为 compactin。然而却只测定了抗菌活性，并没有对其对 HMG-CoA 还原酶的抑制活性进行研究。尽管如此，Allan Brown 无私地将提取得到的 compactin 化合物单体贡献出来，赠送给其他科研团队以支持他们的工作，依然为这项研究做出了贡献。

四、伟大的合作

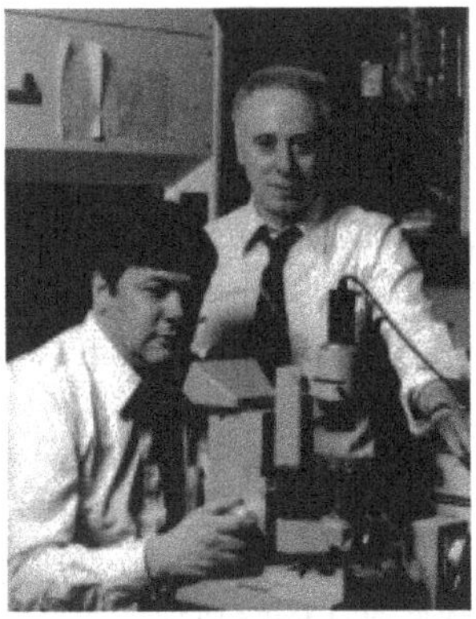

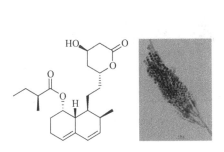

图 8-9　Michael Stuart Brown（左）与 Joseph Leonard Goldstein（右）

让我们将时间回溯几年，1972 年在美国得克萨斯大学西南医学中心，年轻的科学家 Joseph Leonard Goldstein（生于 1940，图 8-9）与 Michael Stuart Brown（生于 1941，图 8-9）组成搭档，开始研究胆固醇合成的调节机制。

很快 Joseph Leonard Goldstein 与 Michael Stuart Brown 就成功

设计了一种分析胆固醇合成速度的方法，他们选用来自于新生儿表皮的成纤维细胞（fibroblast），通过同位素标记测定 HMG-CoA 还原酶的活性，从而了解细胞合成胆固醇的能力。利用这一手段，他们对来自家族性高胆固醇血症（familial hypercholesterolemia，FH，图 8-10）患者的成纤维细胞进行检测，确定了血液中低密度脂蛋白就是抑制胆固醇合成的关键信号，当体内胆固醇过高时，低密度脂蛋白水平也会升高，并抑制胆固醇合成，从而使胆固醇水平回归正常。此后 Joseph Leonard Goldstein 和 Michael Stuart Brown 又证明低密度脂蛋白可于细胞表面被细胞吸收，并和学生们成功地分离纯化出位于细胞表面且可以结合低密度脂蛋白的物质，即低密度脂蛋白受体（LDL receptor），不久低密度脂蛋白受体的人类 cDNA 被克隆完成，有关的基因序列测定与提取分离也取得了成果。1973～1985 年，Joseph Leonard Goldstein 与 Michael Stuart Brown 这对黄金搭档所率领的团队围绕胆固醇代谢的调节机制与低密度脂蛋白受体发表了 100 多篇研究论文，也宣告了胆固醇的奥秘已经开始被人类揭开。此外，曾和他们一起工作过的斯坦福大学分子和细胞生理学教授 Thomas Christian Südhof（生于 1955，图 8-11）又进一步确定了低密度脂蛋白基因中负责产生甾醇介导终产物的序列，2013 年 Thomas Christian Südhof 荣获诺贝尔生理学或医学奖。这一系列关于低密度脂蛋白受体功能和甾醇调节序列的研究成果为他汀类药物的发现奠定下良好的基础。

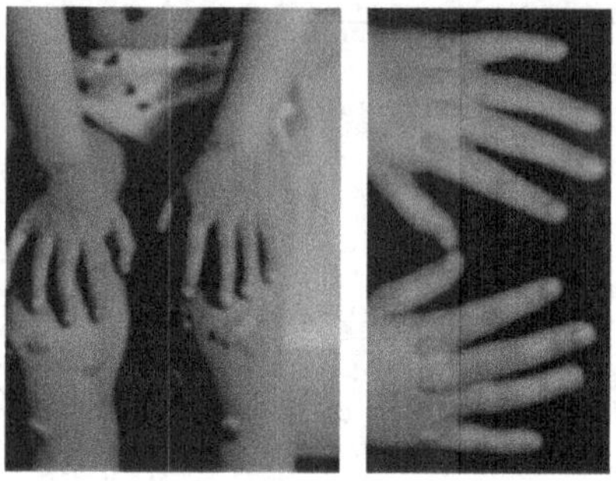

图 8-10　家族性高胆固醇血症患者

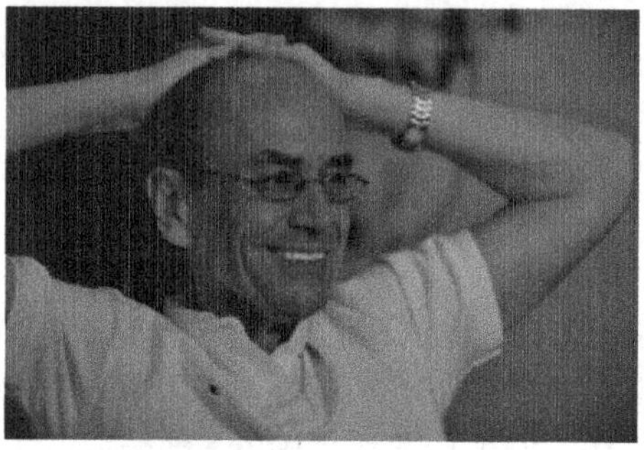

图 8-11　Thomas Christian Südhof

在这一时期，Joseph Leonard Goldstein 和 Michael Stuart Brown 注意到了远在大洋彼岸的远藤章和他的研究成果，经过联络，双方很快开始了科研合作。1977 年远藤章赴美参加第 6 届国际影响脂质代谢的药物研讨会（6th International Symposium on Drugs Affecting Lipid Metabolism，DALM）之际，他将多达 1g 的 ML-236B 样品慷慨地赠予 Joseph Leonard Goldstein 与 Michael Stuart Brown 用于学术研究，Joseph Leonard Goldstein 和 Michael Stuart Brown 也邀请远藤章于 1977 年 9 月 2 日访问了他们在达拉斯的实验室。1978 年，他们合作发表的论文刊登在《生物化学杂志》（*Journal of Biological Chemistry*）上，文章详细描述了 ML-236B 的生物来源、化学结构与作用机制，明确指出这一化合物具有抑制 HMG-CoA 还原酶活性的作用。至此，远藤章的伟大发现才获得了科学界应有的认可，而 Joseph Leonard Goldstein 和 Michael Stuart Brown 也因为对胆固醇代谢的调节机制研究取得的重大成就而共同获得 1985 年诺贝尔生理学或医学奖。

五、第一个他汀药物的诞生

1978 年 2 月，大阪大学医学院的山本亨（Yamamoto Akira）曾将远藤章的 ML-236B 用于治疗家族性高胆固醇血症的患者，并获得了很好的疗效，且几乎没有不良反应产生。1978 年 11 月，三共制药公司开始了 ML-236B 的一期临床试验，1979 年夏 ML-236B 二期临床试验开始。尽管如此，因为受到小鼠活性实验结果不佳与试验犬致癌等因素影响，这一活性分子的研发进程最终被终止，三共制药公司也与第一个现代降脂药物失之交臂。远藤章也在这一时期离开了三共制药公司，于1978 年 12 月赴东京农工大学农学部任教，1979 年他从红曲霉菌 *Monascus purpureus* Went.中也发现了 HMG-CoA 还原酶抑制剂，并将其中一个化合物命名为 monacolin K。

20 世纪 70 年代中期，美国科学院院士、脂代谢专家、华盛顿大学的生物化学系主任 Pindaros Roy Vagelos（生于 1929，图 8-12）教授应邀进入默克公司主持药物研发部门，上任伊始他就将寻找作用机制明确的 HMG-CoA 还原酶抑制剂作为研发的主要方向。当时，Michael Stuart Brown 正好是默克公司的顾问之一，在他的建议下公司于 1976 年开始筛选具有 HMG-CoA 还原酶抑制活性的天然产物。同年，默克公司与三共制药公司达成秘密协议，通过分享 ML-236B 的样品与实验数据，进行共同研发。在此期间，默克公司的 Alfred W. Alberts（图 8-12）博士设计出了一种高效筛选 HMG-CoA 还原酶抑制剂的方法，1978 年 11 月默克研发团队中的 Julie S. Chen（图 8-12）发现真菌微生物 *Aspergillus terreu* 的培养液具有活性，并于 1979 年 2 月从中分离得到单体化合物，鉴定为洛伐他汀（lovastatin，mevinolin，MK803，图 8-13）。

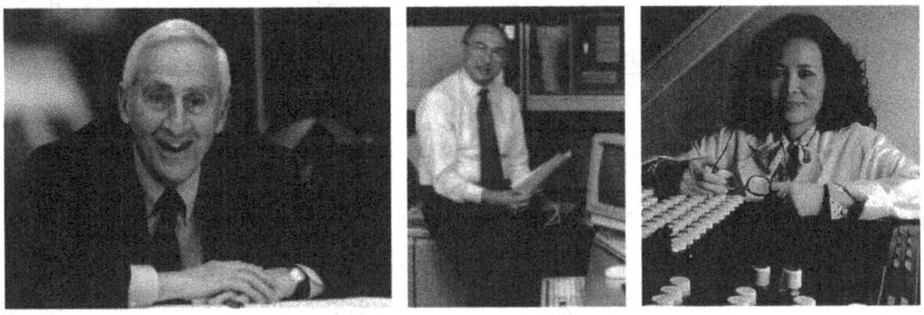

图 8-12　Pindaros Roy Vagelos、Alfred W. Alberts 与 Julie S. Chen（从左至右）

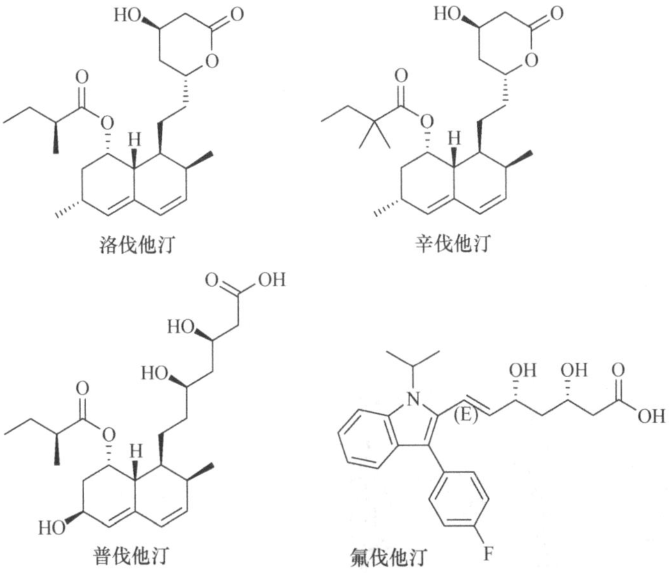

图 8-13　洛伐他汀、辛伐他汀、普伐他汀与氟伐他汀的化学结构

后来发现这与远藤章得到的 monacolin K 是同一种物质，工作完成的时间也仅比远藤章团队早 3 个月而已，不得不承认这是科学史上一次有趣的巧合，即便在 1979 年 4 月远藤章对美国新泽西州默克公司研究所（Merck Sharp and Dohme Research Laboratories，MSDRL）进行访问、发表演讲，并与 Pindaros Roy Vagelos、Alfred W. Alberts 讨论了学术问题，双方也都对自己的“最新发现”只

字未提。随之而来的问题是，因为双方均独立发现洛伐他汀，而远藤章较早就授权三共制药公司对其申请专利（三共制药公司因此支付给东京农工大学 3500 万日元），这使得三共制药公司在日本等 30 余个国家的专利申请提交均早于默克公司。

1980 年 4 月，默克公司开始进行洛伐他汀的临床研究，当时正值三共制药公司停止 ML-236B 研发，Pindaros Roy Vagelos 曾多次飞往东京与三共制药公司协商，希望得到有关其毒性的详情，但都被日方以“商业机密”为由婉拒。Pindaros Roy Vagelos 给予了药物安全性问题充分的重视，在同年 9 月宣布中止了洛伐他汀的临床试验，直到研究确认洛伐他汀并无致癌毒性后，默克公司立刻重启临床试验，终于在 1987 年洛伐他汀被美国 FDA 批准为降胆固醇的同类一期新药，商品名美伐克（Mevacor），成为第一个上市的他汀药物。就这样，默克公司创造了历史。

在洛伐他汀临床试验进行的同时，默克公司研发出另一个他汀药物 MK-733，后更名为辛伐他汀（simvastatin，图 8-13）。1994 年 4 月，默克公司资助了一项大规模的临床研究——斯堪的纳维亚辛伐他汀生存研究（Scandinavian Simvastatin Survival Study，简称 4S 研究），5 年中跟踪了斯堪的纳维亚地区的 4444 名冠心病患者，其中服用辛伐他汀的患者体内胆固醇减少了 35%，病死于心脏病的可能性减少了 42%。FDA 迅速批准将其以 Zocor 为商标名上市，辛伐他汀比洛伐他汀疗效更强，安全性和知名度也更高。

此后，一系列他汀类药物相继问世，如普伐他汀（pravastatin，图 8-13）、氟伐他汀（fluvastatin，图 8-13）。凭借默克公司强大的市场推广攻势，1992 年辛伐他汀的销售额达到惊人的 7 亿美元，刷新了由洛伐他汀创造的第一年度销售额记录，到 1995 年，辛伐他汀和洛伐他汀同时成为年销售额超过 10 亿的重磅炸弹药物。凭着主导市场的产品和开创性的研究，默克公司很快便成就了“胆固醇控制者”的美誉。

六、后来居上的立普妥

1985 年 8 月，Warner-Lambert 公司 32 岁的青年化学家 Bruce D. Roth（图 8-14）继氟伐他汀之后，成功地研发出第二个全人工合成的他汀类药物——阿托伐他汀（atorvastatin，图 8-14）。为了加速 FDA 的审批，公司选择了硬碰硬的临床研究——和已经上市的药物对比开展临床疗效和安全性评价。实际的临床研究显示，阿托伐他汀的疗效与安全性相当卓越，在人体上用到最低剂量 10mg 即可将“坏胆固醇”量减少 38%，比同类竞争药物 FDA 推荐剂量 20mg 还有效。Warner-Lambert 公司意识到了阿托伐他汀的市场潜力，但面对已经上市的其他四个他汀类药物，加之进入市场比洛伐他汀晚了整整十年，对自己子公司的市场开拓能力深为担忧。

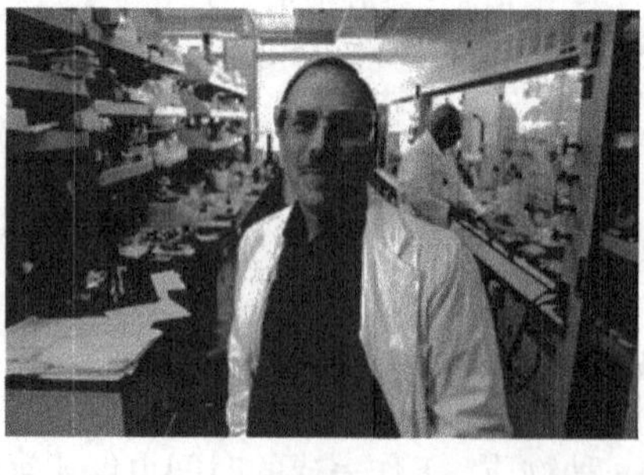

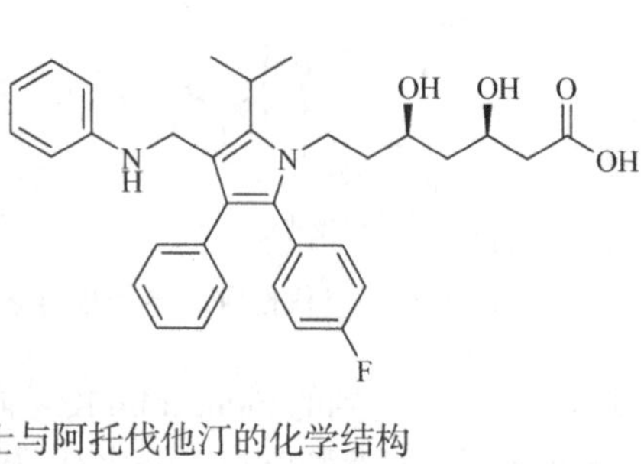

图 8-14 Bruce D. Roth 博士与阿托伐他汀的化学结构

这时，另一个制药行业巨头登上了降脂药物的舞台，这就是著名的辉瑞（Pfize）公司。当时，辉瑞公司没能研发自己的他汀类降血脂药物，因此对阿托伐他汀的市场潜力格外注意，而

Warner-Lambert 公司对辉瑞公司的市场营销能力也十分信任，于是两家公司于 1996 年达成共同推广这一药物的协议。1996 年底，FDA 批准了阿托伐他汀，商品名为立普妥（Lipitor）。

默克公司 4S 研究的进展大大提升了大众对高血脂疾病的危机意识，也增强了医疗工作者对降脂药的认知与信任。在这一利好形势下，辉瑞公司凭借其强大的市场推广能力与专业的营销队伍，使立普妥在上市仅一年后的 1998 年 6 月，就占领了 18%的市场，仅次于占 37%的辛伐他汀。这时的辉瑞公司已经不能满足于与 Warner-Lambert 公司的共同营销模式，于 2000 年以高达 900 多亿美元的代价赢得了这场制药行业有史以来金额最大的收购战，一段药品发展史上的商业传奇就此上演。自 1996 年上市以来，立普妥连续保持此销售冠军纪录达 10 年之久，在专利期内取得 1250 亿美元的销售成绩，它是第一个年销售额突破百亿大关的畅销药物，也是迄今药物史上销售额最大的药物。辉瑞公司的立普妥作为第五个上市的他汀类药物，却逆袭成为史上最成功的 Me-Best 药物。

随着 2011 年阿托伐他汀专利到期，其销售下滑趋势明显，尽管如此，它在 2016 年的全球销售额仍有 17.6 亿美元。在我国，阿托伐他汀的市场保持上扬态势，自 2006 年其销售额超过辛伐他汀以来一直处于榜首地位。目前他汀类仍是全球畅销药物，2005～2016 年世界范围内他汀类五个主要产品市场总额在 350 亿美元以上；在我国，样本医院数据显示他汀类药物年销售额从 2005 年的 2.4 亿元至 2016 年的 29.3 亿元，11 年整体市场增长 12 倍，并有逐年提高的趋势。

七、他汀类药物的临床研究

他汀类药物不仅是制药市场上的明星，也始终是临床研究的热点。目前关于他汀类药物的研究主要集中在不良反应与用药安全、药物多效性等领域。

他汀类药物最主要的不良反应为他汀类药物相关肌病（statins-associated myopathy，SAM）如肌炎、良性肌痛及罕见致死性横纹肌溶解症（rhabdomyolysis，RD）等；另外，使用他汀类药物可能引发肝酶增高，但目前为止的研究表明这并不会增加肝损伤风险。现在包括中国国家市场监督管理总局、美国 FDA、英国药品和健康产品管理局（MHRA）在内的多个国家相关机构均对他汀类药物的临床应用安全性做出了提醒。现有国内外多个团队对他汀类药物代谢的相关基因多态性与其药物不良反应（adverse drug reaction，ADR）发生风险的相关性进行研究，为预防其严重不良反应，以及临床个体化治疗和精准用药提供依据。

除通过调脂作用治疗心血管疾病外，近年有研究对他汀类药物的肿瘤抑制作用进行了探索，在肝癌、乳腺癌和前列腺癌等多种肿瘤中他汀类药物均显示出较好的抑制效果，但他汀类药物对肿瘤具有预防作用暂未得到证明；另外，对于他汀类药物用于治疗抑郁症，如卒中后抑郁，也取得了一定的研究进展，他汀类药物能够缓解抑郁程度，降低患病风险，对患者的预后也能有所改善。

八、结语

距远藤章教授发现美伐他汀与 Joseph Leonard Goldstein、Michael Stuart Brown 对胆固醇代谢调节机制进行研究已经过去 40 余年，他汀类药物也变成了人尽皆知的经典畅销药，如今回顾他汀类药物的研发历程，仍能给天然药物化学研究者与医药工作者带来诸多启示。

他汀类药物的发现得益于科学家对胆固醇及其生物合成机制数十年的探索，无数杰出的研究成果尤其是 HMG-CoA 还原酶的发现成为他汀类药物诞生的先决条件，因此它也是以生物活性为导向天然药物开发的一项经典案例。

在具体的实践过程中，远藤章与 Joseph Leonard Goldstein 和 Michael Stuart Brown 的科研工作有许多值得借鉴之处。因同位素标记的[^{14}C] HMG-CoA 价格昂贵，远藤章受实验室条件所限无法使用这一样品进行活性筛选，只好设计了另一套方案：用动物肝脏研磨后提纯以建立体外胆固醇合成系统，用同位素标记合成原料以追踪胆固醇合成，最后再将这套系统用于筛选。现在看来，这一系统设计并不巧妙，实验步骤也较为烦琐，但远藤章团队就是用这样的方法在从 1971 年 4 月起的 1 年时间里，对 3800 种真菌样品进行了筛选，并最终发现了美伐他汀。而在 Joseph Leonard Goldstein 和 Michael Stuart Brown 的科研成果中，无论是家族性高胆固醇血症患者表皮成纤维细胞样本的选择，还是对胆固醇调节机制全面深入的探索，各种研究设计均充满了科学的巧思，两位教授长达数十年的精诚合作也使他们像因发现 DNA 双螺旋结构而获得诺贝尔奖的 James Dewey Watson 和 Francis Harry Compton Crick、发现紫杉醇的 Mansukh C. Wani 和 Monroe E. Wall、杨振宁与李政道，以及居里夫妇等黄金搭档一样，将两个人的名字双双留在了科学史的里程碑上。2008 年，远藤章教授也因发现美伐他汀获得了美国拉斯克临床医学奖，颁奖人正是 Joseph Leonard Goldstein 博士（图 8-15）。

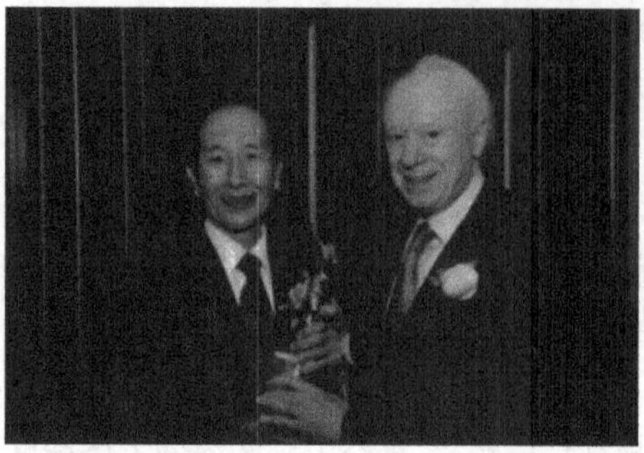
图 8-15 远藤章与 Joseph Leonard Goldstein

他汀类药物与我国传统中医药也有着重要关系，洛伐他汀从红曲霉菌中发现，而大米经红曲霉菌发酵就形成了红曲米，又称赤曲，在中国至少已有两千年以上药食两用的历史，有健脾、益气、温中的功效，记载见于《本草纲目》等典籍。随着他汀类药物尤其是洛伐他汀研发上市，我国学术界开始重视红曲米并进行研究，也推出了血脂康胶囊等一系列成果，这也是天然药物研究成果促进中医药发展的一个实例。

他汀类药物是基础研究与应用研究相结合的典范，也是药物研发由 Me-Too 向 Me-Better 跨越的典范，在市场推广的过程中三共制药公司、默克公司、Warner–Lambert 公司、辉瑞公司、诺华公司甚至英国的 Beecham Pharmaceuticals 等业界知名公司都参与其间，它们相互合作竞争，通过对科学前沿的把握和准确的市场判断，通过对时间的有效分配和对各种资源的冒险投入，打造了他汀类药物这一世界第一畅销药物的传奇，堪称防治心血管疾病的“他汀革命”和里程碑式的研究，也为我们提供了不计其数值得认真研究的医药行业成功案例。

第9章 阿维菌素和伊维菌素

微生物是天然产物的重要来源之一，许多从微生物中发现的天然产物已被开发为药物，如在20世纪40年代发现的青霉素、链霉素等。以青霉素、链霉素的发现及其应用为标志，开启了天然药物开发的第一个“黄金时代”（the golden age），从发现青霉素至今，超过2.3万个天然产物分子得到鉴别，其中微生物特别是放线菌科Actinomycetaceae微生物贡献了大量具有生物活性的分子。

2015年，日本科学家大村智教授（Satoshi Omura，生于1935，图9-1）、爱尔兰科学家William C. Campbell教授（生于1930，图9-1）因研发抗寄生虫特效药物阿维菌素（avermectin）和伊维菌素（ivermectin）做出的巨大贡献与发现青蒿素的我国科学家屠呦呦研究员共同分享了当年度的诺贝尔生理学或医学奖，这表明关于天然产物的研究依然是学术界与制药行业关注的热点。随着科学技术的发展，科学家对自然的认识越来越深刻，“回归自然”的呼声也越来越高，天然药物研发又将迎来新的黄金时代。

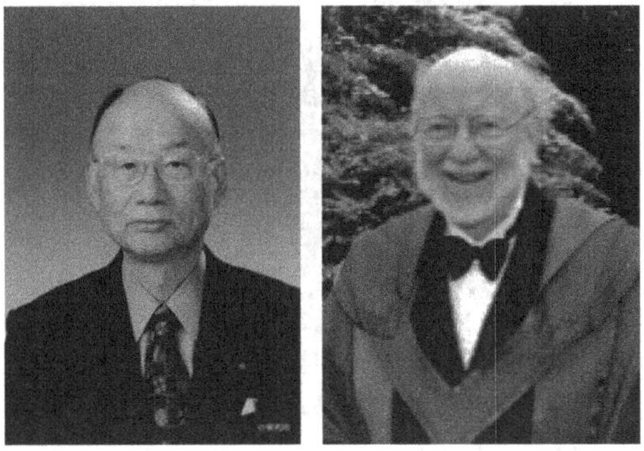

图9-1　大村智教授（左）和William C. Campbell教授（右）

一、阿维菌素的发现和伊维菌素的诞生

阿维菌素的发现者大村智（Satoshi Omura）教授生于1935年，1958年从山梨大学（University of Yamanashi）毕业后在东京都立墨田工业高中任教。大村智曾在日本筑波大学（University of Tsukuba）前身东京教育大学（Tokyo University of Education）的著名天然药物学家中西香尔教授（Nakanishi Koji，生于1925）门下学习，后经其推荐进入东京理工大学，1963年完成硕士课程，1965年进入北里研究所（Kitasato Institute）工作，1968年获东京大学药学博士学位，1970年又拿到东京理科大学的理学博士学位。1971年大村智赴美国卫斯理大学（Wesleyan University），在著名的Max Tishler教授（1906—1989，图9-2）门下开始了为期2年的进修学习，这成为大村智研究经历的一个重要转折点。

Max Tishler教授是美国化学界的传奇人物，于1933年、1934年在哈佛大学先后获得硕士学位和博士学位，1937年应邀进入默克公司（Merck & Co.）工作，曾作为默沙东研究所（Merck Sharp

Dohme Research Laboratories）的负责人和默克公司的高级副总裁，领导或参与了维生素 B_{12}、维生素 C 等多种维生素，以及青霉素（penicillin）、链霉素（streptomycin）和可的松（cortisone）等的研发与大规模生产，特别是二战期间青霉素的商业化生产，不仅拯救了数万盟军战士的生命，也为默克公司带来了巨大的利润，1969 年 Max Tishler 从默克公司退休，结束了他在这里 32 年（1937～1969 年）的传奇职业生涯。1970 年到逝世前 Max Tishler 一直在卫斯理大学担任教授。

Max Tishler 教授还曾担任美国化学会（American Chemical Society）主席和《美国化学会志》主编。1968 年获得美国化学先驱奖（Chemical Pioneer Award），1970 年获得美国化学会的最高奖普利斯特里奖（Priestley Medal）。1987 年被罗纳德・里根（Ronald Reagan）总统授予国家科学奖章（National Medal of Science），以表彰他过去 50 年间对化学和人类健康的贡献。Max Tishler 教授于 1982 年入选美国国家发明家名人堂（National Inventors Hall of Fame），其成就是"合成维生素 B_2"（riboflavin），另外，他还合成了维生素 B_6（pyridoxine）、维生素 B_5（pantothenic acid）、维生素 B_3（nicotinamide）、可的松（cortisone）等，还开发了维生素 B_{12}、青霉素、链霉素的发酵工艺。

在美国进修学习期间，大村智被 Max Tishler 教授引荐给默克公司负责微生物研究的土壤微生物学家、美国科学院院士 Harold Boyd Woodruff 博士（生于 1917，图 9-2）。Harold Boyd Woodruff 曾是抗生素之父 Selman Abraham Waksman（1888—1973）的学生，在攻读博士期间发现了放线菌素（actinomycin）。1971 年 Harold Boyd Woodruff 博士亲赴日本，代表默克公司与北里研究所签订了合作协议，资助大村智从土壤微生物中寻找抗生素的研究，这可能是最早的校企联合研究之一。

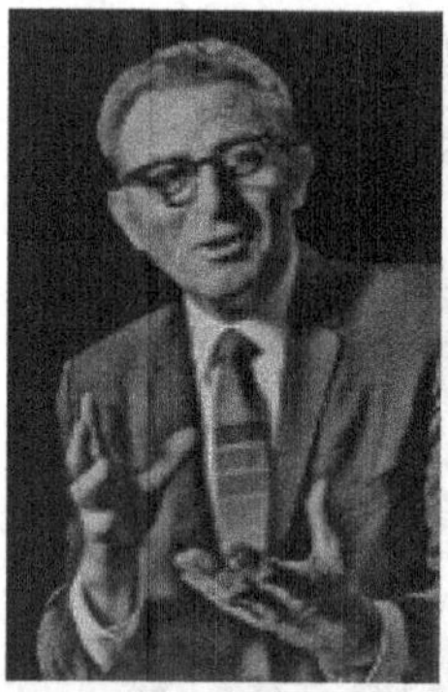

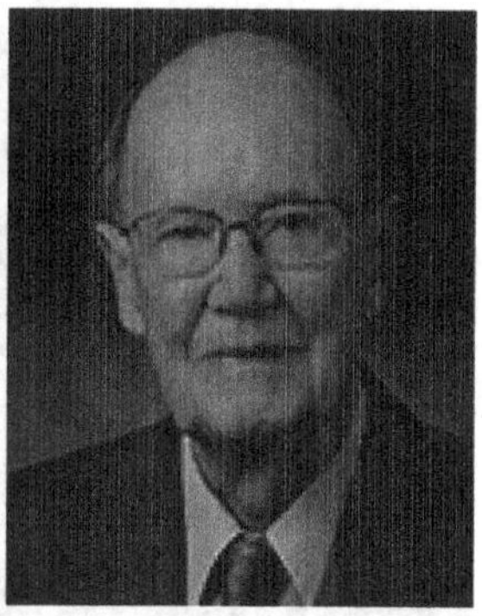

图 9-2 Max Tishler（左）与 Harold Boyd Woodruff（右）

北里研究所在日本微生物、天然产物等研究领域享有盛名，它是于 1914 年由日本细菌学之父北里柴三郎（Kitasato Shibasaburō，1852—1931）在日本著名教育家、近代重要启蒙思想家福泽谕吉（1835—1901）的帮助下创立的（图 9-3）。北里柴三郎师从微生物学奠基人，炭疽杆菌、结核杆菌、霍乱弧菌的发现者，1905 年诺贝尔生理学或医学奖得主，德国科学家 Robert Heinrich Hermann Koch（1843—1910）。1890 年北里柴三郎与同门师弟 Emil Adolf von Behring（1854—1917）发表了关于破伤风和白喉免疫的论文，并开创了血清学这一新的科学领域。Emil Adolf Von Behring 借此成就获得了 1901 年第一届诺贝尔生理学或医学奖，北里柴三郎也多次获得提名。

Robert Heinrich Hermann Koch 的学生还包括德国免疫学家、化学疗法奠基者之一、1908 年诺贝尔生理学或医学奖得主 Paul Ehrlich（1854—1915），培养皿（Petri dish，帕氏碟）的发明者 Julius Richard Petri（1852—1921），以及培养基琼脂的发明者 Fanny Hesse（1850—1934）等。同样，北里研究所也为日本培养了一大批微生物学家，包括细菌学家、志贺杆菌的发现者志贺洁（1871—1957），抗梅毒药物砷凡纳明（salvarsan、606）的发现者之一、1911～1913 年诺贝尔奖候选人秦佐八郎（Hata Sahachirō，1873—1938），以及梅毒螺旋菌发现者、曾三度被提名诺贝尔医学奖的细菌学家野口英世（1876—1928）等。

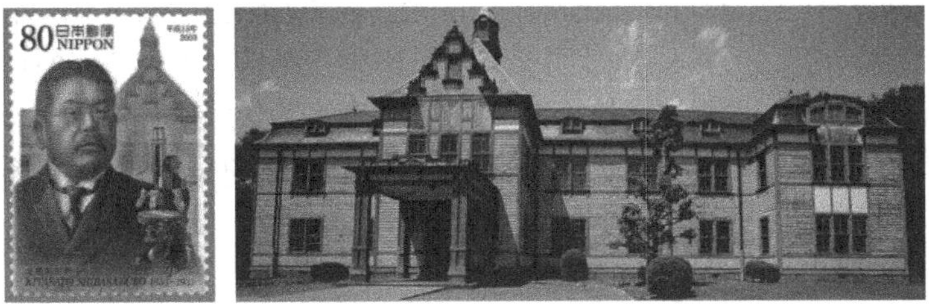

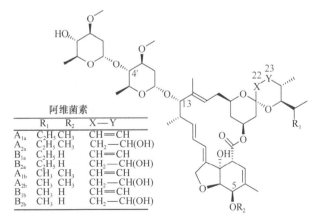

图 9-3　北里柴三郎纪念邮票和他创立的北里研究所

1973 年大村智回到日本，任日本北里研究所抗生物质研究室室长，专门进行从土壤微生物中寻找先导化合物的研究，同年北里研究所与美国默克研究所建立合作关系。1974 年，大村智从静冈县伊东市川奈（Kawana）高尔夫球场附近收集的土壤样本中分离出了一种新的链霉菌属放线菌，并将其与另外 53 个有活性潜力的菌株样本一同寄往默克研究所。1975 年，美国科研人员通过一系列活性筛选，发现这一菌株培养基对寄生虫 *Nematospiroides dubius* 感染大鼠表现出显著的活性作用，并将其鉴别定名为阿维链霉菌（*Streptomyces avermitilis* 除虫链霉菌、灰色链霉菌，图 9-4）。2002 年，大村智团队通过形态、生理、生物化学与分类学的系统研究，将其重新命名为 *Streptomyces avermectinius*（阿维链霉菌）。

在后续的研究中，默克研究所的 Thomas W. Miller 使用色谱方法从菌株培养基中分离得到了一类母体骨架含有 16 元环的大环内酯类化合物阿维菌素（avermectins，图 9-4），其中包含 8 个组分。同时，William C. Campbell 对其中含量最高、活性最强的 avermectin B_{1a} 进行了更加详细的实验，发现其对多种动物寄生虫及昆虫类、蛛形类生物均表现出很强的活性。1979 年，大村智团队、Thomas W. Miller 团队与 William C. Campbell 团队分别进行了从微生物分离、鉴别与培养，活性化合物的提取分离与色谱性质，以及 avermectin B_{1a} 的活性三方面的研究，同刊发表了以“Avermectins, New Family of Potent Anthelmintic Agent”为主题的 3 篇论文。阿维菌素的发现标志着全新的对人体内外寄生虫均有杀灭作用的一类“内外杀虫药”（endectocides）的诞生。2 年后，默克研究所的团队又报道了阿维菌素结构鉴定的结果。

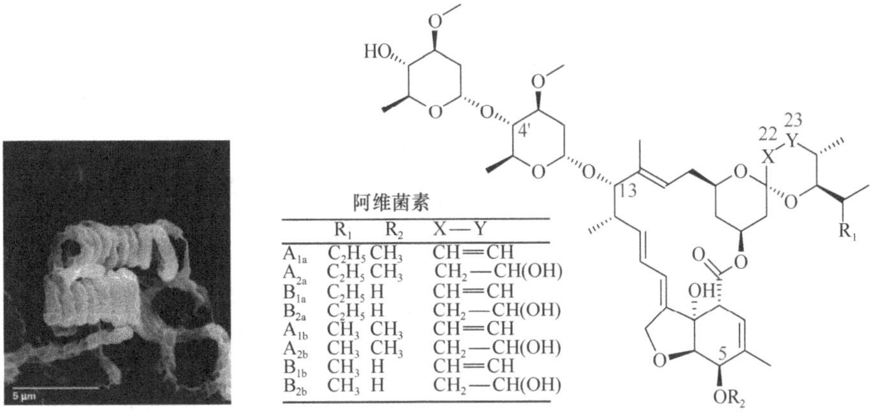

阿维菌素

	R_1	R_2	X—Y
A_{1a}	C_2H_5	CH_3	CH═CH
A_{2a}	C_2H_5	CH_3	CH_2—CH(OH)
B_{1a}	C_2H_5	H	CH═CH
B_{2a}	C_2H_5	H	CH_2—CH(OH)
A_{1b}	CH_3	CH_3	CH═CH
A_{2b}	CH_3	CH_3	CH_2—CH(OH)
B_{1b}	CH_3	H	CH═CH
B_{2b}	CH_3	H	CH_2—CH(OH)

图 9-4　阿维链霉菌的显微照片与 8 个阿维菌素的化学结构

接下来，William C. Campbell 团队继续对阿维菌素进行结构修饰与活性测定，团队中的 Jack

Chabala 博士将阿维菌素 B_{1a} 和阿维菌素 B_{1b} 的 $C_{22,23}$ 双键进行了还原，得到还原后的产物即 22，23-双氢阿维菌素 B_1 混合物（22，23-dihydroavermectin $B_{1a,b}$，其中，22，23-双氢阿维菌素 B_{1a} ≥80%，22，23-双氢阿维菌素 B_{1b}≤20%）。经过实验发现，还原产物具有更为广谱的抗虫活性与更高的安全性。William C. Campbell 将 22，23-双氢阿维菌素命名为伊维菌素（ivermectin，图 9-5）。1981 年，阿维菌素与伊维菌素被默克公司商品化并广泛应用于农业、畜牧业和医药行业，取得了巨大成功。

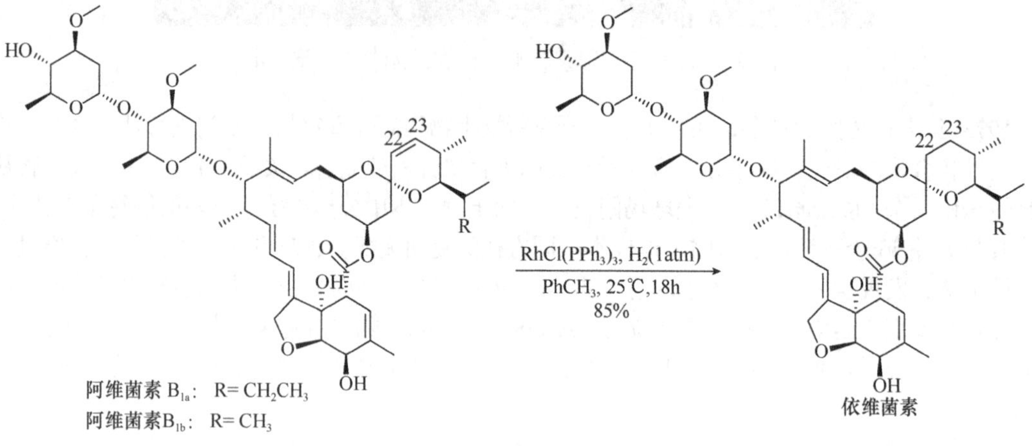

图 9-5 从阿维菌素 B_1 衍生成为伊维菌素的反应

二、作用机制与主要应用

药理实验研究表明，阿维菌素是神经递质 γ-氨基丁酸（gamma-amino butyric acid，GABA）激活剂，能够阻断寄生虫神经信号传递，使其麻痹致死；同时阿维菌素能够作用于寄生虫谷氨酸门控氯通道，通过阻碍其中枢神经系统的谷氨酸门控氯通道（glutamate-gated chloride channels），导致大量氯离子流入中枢神经细胞，影响中枢神经递质传递，引发麻痹最终致死（图 9-6）。因吸虫和

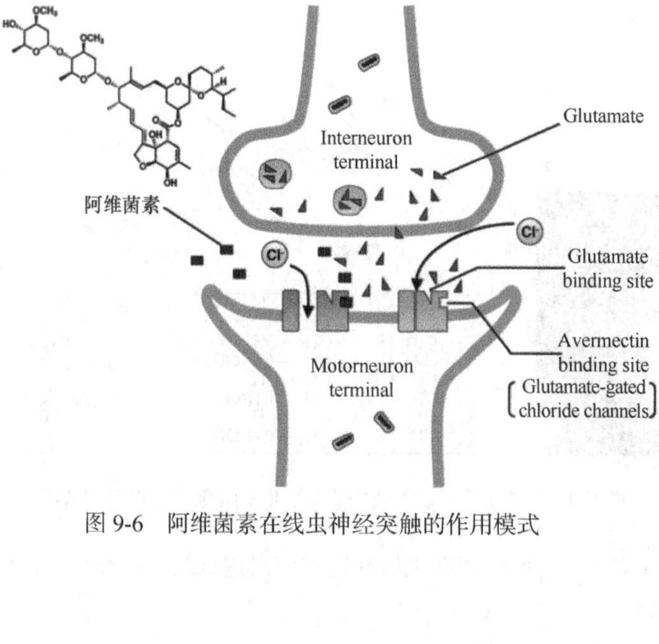

图 9-6 阿维菌素在线虫神经突触的作用模式

绦虫不具有 GABA 神经传导递质和谷氨酸门控氯通道，所以阿维菌素对其无杀灭作用。哺乳动物体内，GABA 存在于中枢神经系统，而血脑屏障能够阻止阿维菌素进入其中，因此其对于哺乳动物是相对安全的。阿维菌素的作用机制与一般杀虫剂不同，对常用农药产生耐药性和抗药性的害虫具有良好的功效，同时其效用时间长、使用量较少，在日光下能够迅速分解，因此对人、畜和生态环境有较高的安全性。

20 世纪 70 年代，世界卫生组织的工作人员在非洲统计流行病时，发现在西非一些地域有约 10%的人及近半数的 40 岁以上男性都是盲人，另外约 30%的人均有不同程度的视力问题，大多数年幼儿童存在剧烈的皮肤瘙痒、皮肤结节、脱色等症状。受影响的国家大约有 36 个，近 2 亿人口生活在此病流行地区。由于这种疾病多发在沿河两岸地域，因此被称为河盲症（river blindness，图 9-7）。经过研究发现，这一疾病是由一种被称为盘尾丝虫的寄生虫引发，又名盘尾丝虫病（onchocerciasis），这种寄生虫通过生活在非洲热带地区的吸血的黑蝇叮咬皮肤而传染，成虫可以在人体内存活 15 年之久，其产出的幼虫称为微丝蚴（microfilaria）。病原体微丝蚴能够寄生于人体皮下组织中淋巴管汇合处，会引起局部炎症反应和纤维组织增生。微丝蚴死亡时，感染者会产生剧烈的炎症反应，出现奇痒和各种皮肤病变。有些被感染者会出现眼睛病变，最终发展为视力受损直至永久失明。

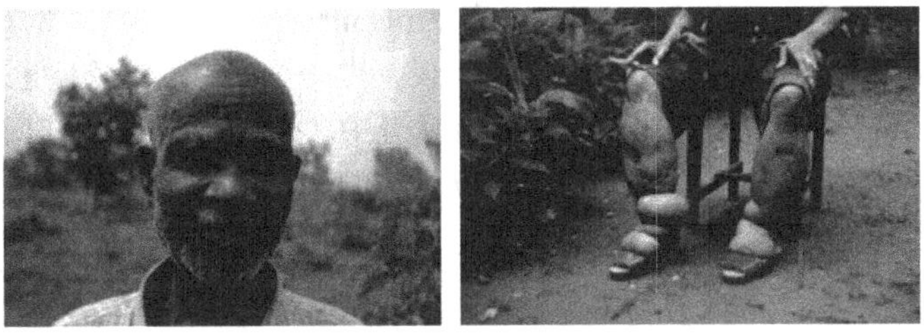

图 9-7 河盲症（左）与象皮病（右）患者

为了解决这一严重问题，世界卫生组织、世界银行（World Bank）、联合国开发计划署（the United Nations Development Programme，UNDP）与联合国粮食及农业组织（Food and Agriculture Organization，FAO）四个联合国机构于 1974 年在西非 11 国联合开展了盘尾丝虫病控制计划（Onchocerciasis Control Program），防治人口达 3000 万，涉及区域面积逾 120 万平方公里。

起初，工作人员期望通过在黑蝇繁殖地喷洒杀虫剂来控制河盲症的传播，但执行数年却收效甚微，有的地区还出现了对杀虫剂产生耐药性的黑蝇。与此同时，William C. Campbell 在进行伊维菌素活性研究过程中，发现其能够杀死马颈盘尾丝虫 *Onchocerca cervicalis* 幼虫，这是导致河盲症的盘尾丝虫 *Onchocerca volvulus* 的近亲。在当时默克研究所负责人 Pindaros Roy Vagelos（生于 1929，图 9-8）博士的支持下，默克公司的研究团队开始了伊维菌素是否能够用于治疗河盲症的研究。

1981～1982 年，默克研究所杰出的寄生虫学家 Mohammed Aziz（生于 1929）博士首先进行并成功完成了伊维菌素的人体实验，实验证明河盲症患者使用伊维菌素后症状痊愈，体内微丝蚴基本消除；对于感染淋巴丝虫病（lymphatic filariasis，又名象皮病，elephantiasis）的患者，伊维菌素也有明显的改善作用。由于此类寄生虫疾病主要发生在非洲和拉丁美洲的贫困国家，多数患者缺乏购买药品的能力，默克公司与大村智教授均同意放弃人用伊维菌素药销售中的专利收益。经过包括默克公司、世界卫生组织、卡特中心（The Carter Center，由美国前总统 Jimmy Carter 夫妇成立的非营利组织）在内的多方国际合作，人用伊维菌素终于在 1987 年于法国上市，商品名为 Mectizan（图 9-8）。同年，已成为默克公司 CEO 的 Pindaros Roy Vagelos 宣布开展伊维菌素捐赠计划（Mectizan Donation Program，MDP），自 1987 年以来，默克公司已在 30 多个国家捐赠了超过 25 亿片伊维菌素。截至 2015 年，已有近 15 亿人口通过使用伊维菌素治疗了河盲症。目前，非洲西部的盘尾丝虫已被根除；至 2016 年 9 月，拉丁美洲的危地马拉、墨西哥、厄瓜多尔与哥伦比亚四国也已经彻底消除了这一疾病。

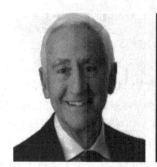

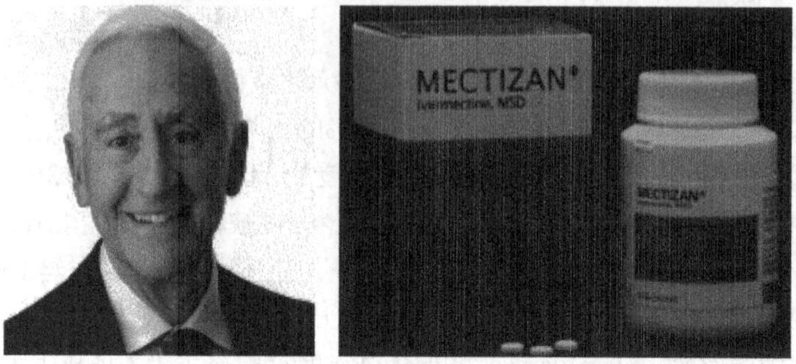

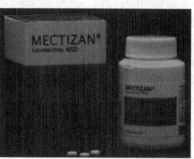

图 9-8　Pindaros Roy Vagelos 博士与 Mectizan

随着研究继续深入，伊维菌素的其他活性也不断被发现，如可用于治疗链尾线虫病（streptocerciasis）、蝇蛆病（myiasis）、旋毛虫病（trichinosis）等。伊维菌素对于疟疾、利什曼病（leishmaniasis）、锥体虫病（trypanosomiasis），以及臭虫等昆虫引发的疾病也有一定的治疗作用。目前伊维菌素的抗病毒、抗结核、抗肿瘤活性也在研究中。此外，伊维菌素对于白血病的治疗效果也有报道。这些研究成果有望进行临床实验，为人类健康做出更大的贡献。

三、阿维菌素衍生药物与全合成研究

阿维菌素是第一个大环内酯类（macrolides，MLs）的抗寄生虫药物。随着阿维菌素及其第二代衍生物伊维菌素的大获成功，更多的阿维菌素类衍生药物被研发出来。常用的配药方案是将两种阿维菌素类单体化合物在 80：20～90：10 的范围内进行配比混合，如默克公司开发的 abamectin 就是阿维菌素 B_1 的混合物（阿维菌素 B_{1a}＞80%，阿维菌素 B_{1b}＜20%），1985 年在澳大利亚用于牲畜（当时伊维菌素尚未在澳大利亚获准上市），商品名为 Vertimec 与 Agrimec（爱比菌素，齐螨素），现常被用作杀螨剂（acaricide）。后来，其他制药公司也开始重视这一领域，于是一系列大环内酯类杀虫药物上市。目前，大环内酯类抗寄生虫药由两大类组成，即阿维菌素类和米尔贝霉素类（milbemycins）。多拉菌素（doramectin，图 9-9）是 20 世纪 90 年代由美国辉瑞公司（Pfizer & Co.）与英国曼彻斯特大学（University of Manchester）的研究团队通过突变生物合成（mutational biosynthesis）研发的阿维菌素第三代衍生物。多拉菌素是以环己烷羧酸（cyclohexanecarboxylicacid）为前体，通过基因重组的 *Streptomyces avermectinius* 新菌株发酵后提取得到，结构上可认为是阿维菌素 B_1 的 C_{25} 短碳链的环己烷取代产物，是目前治疗和预防体内线虫和体外寄生虫（节肢动物）效果最好的抗寄生虫药物之一。塞拉菌素（selamectin，图 9-9）是辉瑞公司以防治犬心丝虫 *Dirofilaria immitis* 为目标筛选研发出的多拉菌素类衍生物，主要结构特点为 C_5 肟基化，商品名为 Revolution 与 Stronghold，目前属于全球最大动物保健企业 Zoetis（即硕腾公司，原为辉瑞动物保健部门）的产品。

在实际使用中，多种阿维菌素类药物存在着在动物乳汁中的残留量较高的严重问题，因此，此类药物禁止用于乳牛等产乳动物，用于肉用动物时也需要较长的休药期。基于这一原因，默克公司综合药物的乳血分配特性、药效学及药动学特征等因素，于 1994～1996 年从 60 余种阿维菌素类化合物的结构改造产物中筛选得到了埃普利诺菌素（eprinomectin，图 9-10），即阿维菌素 B_1 的 C_4' 上的羟基被乙酰氨基所取代后的衍生物，并于 1997 年获准上市，成为首个用于产乳畜类的大环内酯类抗寄生虫药物。

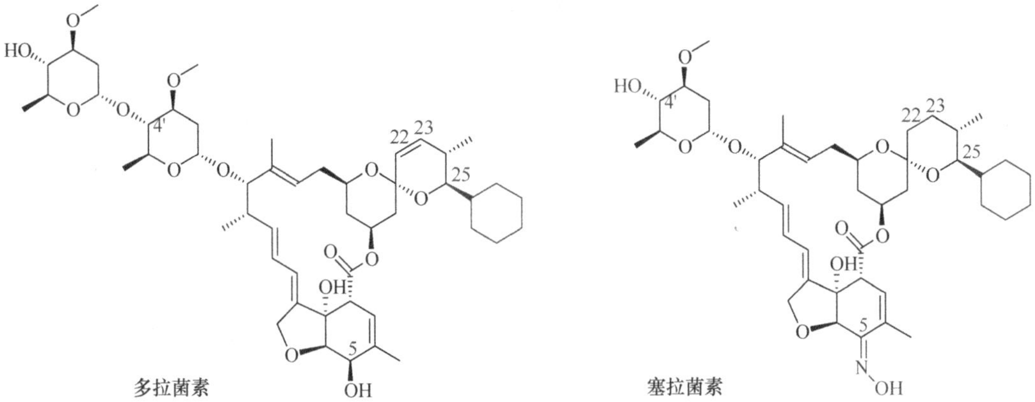

图 9-9　多拉菌素与塞拉菌素的结构

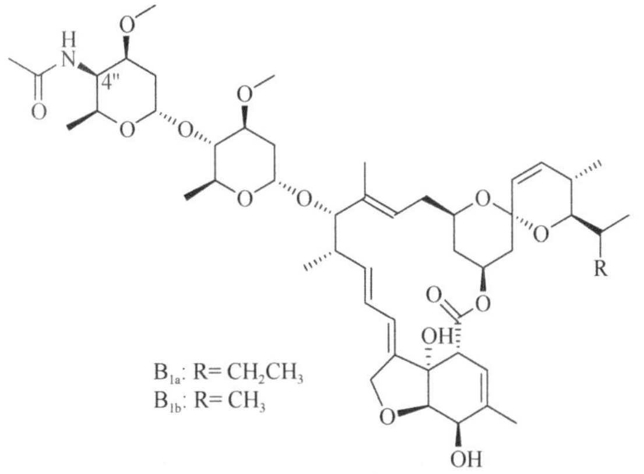

图 9-10　埃普利诺菌素的结构

米尔贝霉素（milbemycins）的发现甚至还早于阿维菌素。1967 年，日本三共（Sankyo）制药公司在 *Streptomyces hygroscopicus* sub sp. *aureolacrimosus* 发酵液中发现米尔贝霉素，其与阿维菌素相比仅在 C_{13} 上少了一个双糖基，根据化合物结构中是否具有氢化苯并呋喃结构，又将其分为 α-型和 β-型。1983 年，米尔贝霉素 A_3 和 A_4 组分的混合物（A_3 : A_4=3 : 7，图 9-11）被用作杀螨剂在日本上市。1986 年，又将米尔贝霉素 A_3、A_4 的 C_5 羟基变成肟基后得到的衍生物（米尔贝霉素 A_3 5-oxime≤20%，米尔贝霉素 A_4 5-oxime≥80%）正式以商品名米尔贝肟（milbemycin oxime，图 9-11）

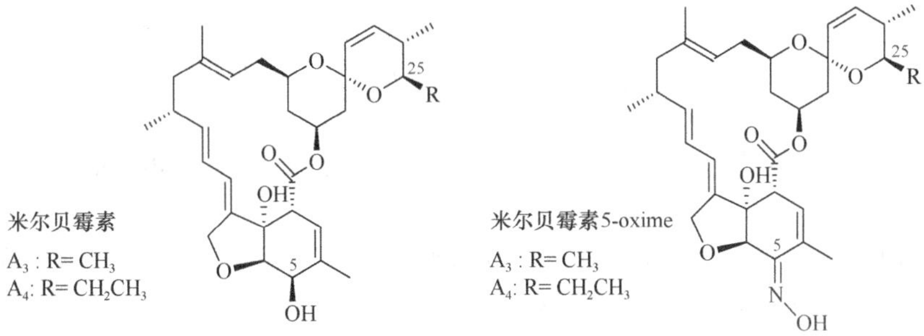

图 9-11　米尔贝霉素 A_3/A_4 与米尔贝霉素 A_3/A_4 5-oxime 的结构

在日本上市，主要用做犬的驱虫药；1990 年后，米尔贝肟在美国被批准上市，用于预防犬心丝虫感染和治疗成年犬犬钩虫 *Ancylostoma caninum* 感染。

尼莫克汀（nemadectin，图 9-12）是另一种米尔贝霉素类衍生产物，1983 年分别由英国葛兰素集团（Glaxo Group）和美国氰胺公司（American Cyanamid）的科学家各自独立从生长在澳大利亚的红砂中分离的放线菌 *Streptomyces cyaneogriseus noncyanogenus* 代谢物中提取得到，后经协商尼莫克汀的产权完全转移至美国氰胺公司，经过进一步开发，其 C_{23} 乙酰胺化衍生物莫西菌素（moxidectin，莫昔克丁，图 9-12）问世，并于 1990 年首先在阿根廷商品化，成为一种兽用注射药物。

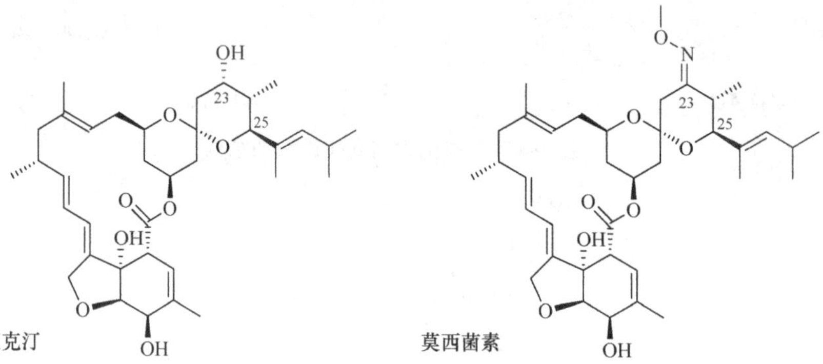

图 9-12　尼莫克汀与莫西菌素的结构

尽管阿维菌素分子结构复杂，如 16 元环大环内酯母核结构上含有 19 个手性中心、2 个糖基、多个碳碳双键与羟基等，但是其多种相关化合物的全合成工作已经完成。1986～1987 年，加拿大蒙特利尔大学（University of Montreal）的 Stephen Hanessian（生于 1925）团队首个报道了对阿维菌素 B_{1a} 的全合成，接着 Steven V. Ley、James D. White 和 Shuji Yamashita 等科学家又先后各自有特色地完成了阿维菌素 B_{1a} 的全合成。此外，耶鲁大学的 Samuel J. Danishefsky 团队于 1989 年报告了阿维菌素 A_{1a} 的全合成。阿维菌素衍生产物米尔贝霉素类化合物米尔贝霉素 β_3、D、E、G 等的全合成研究成果也有报道。

四、阿维菌素的生物合成

早在 20 世纪 80 年代，大村智团队便开始以阐明阿维菌素生物合成途径为目标对其来源菌 *Streptomyces avermectinius* 的基因进行深入探索，经过十余年研究，阿维菌素生物合成途径已基本阐明，与其功能相关基因簇的序列测定也已经完成。

阿维菌素的生物合成大致分为 4 个过程：①起始单元的合成；②在聚酮体合成酶（polyketide synthase，PKS）作用下合成起始糖苷配基，即 6，8a-开环-6，8a-脱氧-5-氧阿维菌素糖苷配基（6，8a-*seco*-6，8a-deoxy-5-oxoavermectin aglycons）；③聚酮体形成后的修饰，包括氧化、环化、还原、甲基化，形成阿维菌素糖苷配基；④脱氧胸苷二磷酸-*L*-齐墩果糖（dTDP-*L*-oleandrose）与阿维菌素糖苷配基的连接。

在 *Streptomyces avermectinius* 的基因簇序列（图 9-13）中，82kb 的连续区域是阿维菌素生物合成所必需，共包含 18 个开放式阅读框（open reading frame，ORF），其中 17 个直接负责阿维菌素的生物合成。在基因簇内部的 60kb 片段中，含有 4 个大阅读框：*aveA1-aveA2* 和 *aveA3-aveA4*，分别编码 4 个阿维菌素聚酮体合成酶 AVES1、AVES2、AVES3、AVES4，在这些聚酮体合成酶作用下形成了阿维菌素基本骨架糖苷内酯（aglycone lactone）结构；*aveE* 编码细胞色素 P450 单加氧酶（cytochrome P450 monooxygenase）催化 C_6 至 C_{8a} 呋喃环的闭合；*aveF* 编码酮基还原酶（*β*-ketoreductase，KD）用以还原 C_5 酮基；*aveB* 与齐墩果糖（oleandrose）合成有关，并通过糖基化（glycosylation）作用使齐墩果糖结合到阿维菌素糖苷配基上最终成为阿维菌素。研究还表明，C_{13} 和 $C_{4'}$ 的 2 个齐墩果糖的存在对于阿维菌素表现出来的强效抗寄生虫活性至关重要，而 C_{13} 位的羟基保证齐墩果糖能够与阿维菌素糖苷配基连接。AVES3 的模块 7（module 7）本应编码脱水酶（dehydratase，DH）“负责” C_{13} 羟基脱水反应，但这一催化活性中心的组氨酸（histidine，His）被酪氨酸（tyrosine，Tyr）代替，因而失去了功能，使得在后续的生物合成过程中 C_{13} 位的羟基能够保留，内酯结构也能够形成。所以，正是这一看似微不足道的小小突变令阿维菌素具备了超凡的抗寄生虫活性。

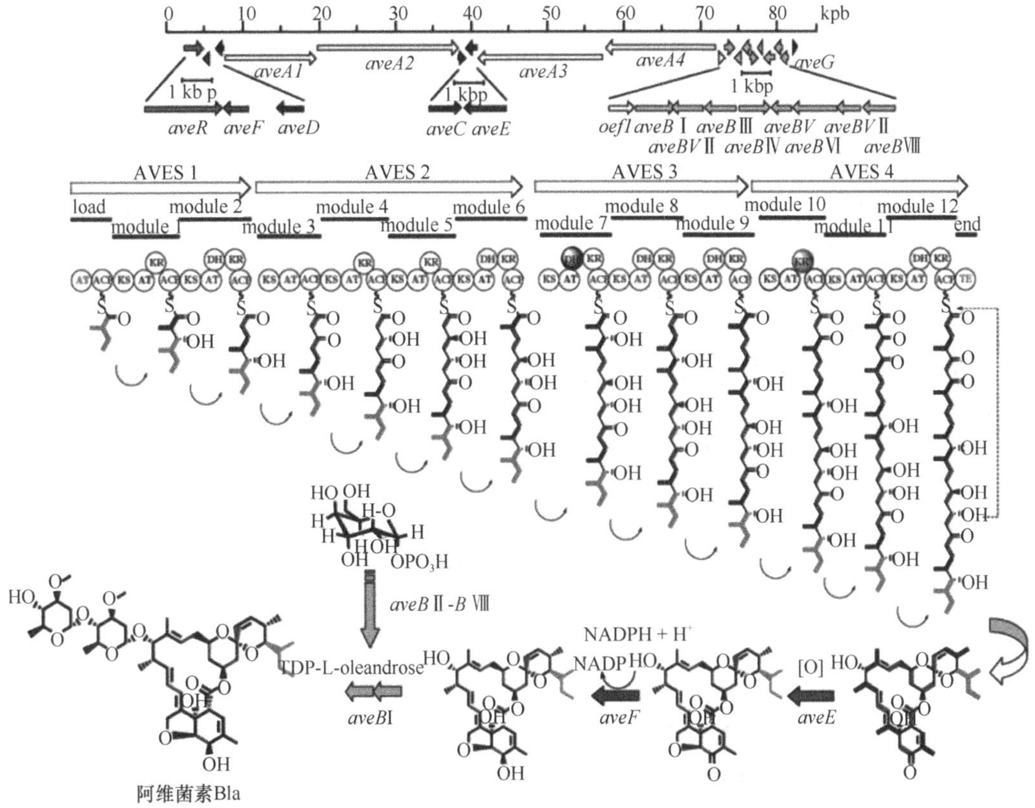

图 9-13　阿维菌素的生物合成

2001～2003 年，大村智团队完成了 *S. avermectinius* 全基因组序列（9 025 608 bases）的测定。这对深入研究 *S. avermectinius* 代谢的机制，进而通过代谢工程手段理性设计高产的菌株提高阿维菌素产量或是通过改变菌株次级代谢物类型从而发现更多的活性产物并开发新一代药物，具有重大的意义。

五、结语

阿维菌素是继青霉素、链霉素之后又一重要的来自于微生物的天然药物，其研究者也因此贡献而获得诺贝尔奖。回顾这段研究经历，我们发现其中的宝贵经验对今天的天然产物研究、新药研发乃至公共健康事业的推进，仍具有重要的启示意义。

首先，校企合作的模式能够很好地整合团队与资源，提高研发效率。20世纪70年代，美国默克公司与日本北里研究所的合作开启了校企合作之先河，在这一模式下，团队管理与技术分工的优势发挥近于极致，涉及阿维菌素不同领域的研究团队各司其职，又积极协作，在短时间内完成了对这一化合物的完整研究并实现上市。其工作效率之高、研究成果之多、经济效益之大，在此前几乎难以想象。

其次，成熟的研究策略是发现新天然药物的重要保证。从"抗生素之父"、链霉素的发现者、诺贝尔奖获得者 Selman Abraham Waksman 时代开始，经过几十年发展，从微生物中分离发现活性天然产物并进行后续研究的一整套策略已经日臻完善。早在1986年，大村智先生在获得1985年美国微生物学会 Hoechst-Roussel 奖（Hoechst-Roussel Award）后，就曾发表一篇以《新药开发的哲理》（*Philosophy of New Drug Discovery*）为题的论文作为自己当时的研究成就与心得的总结，其中也涉及部分阿维菌素的内容，即使在今天看来，这些研究思路与方法依然值得大部分天然药物研究者认真学习与借鉴。

最后，真正促进人类健康状况改善，是全社会合力的结果。从阿维菌素被发现，到成为治疗河盲症的特效药使亿万人远离病患，既需要科学家的发现与研究，也离不开制药企业的开发，同时也需要世界卫生组织等联合国机构与卡特中心等非政府慈善组织的基层工作者实施并推广治疗。阿维菌素的研发历程为如何建立完善、有效的治疗体系提供了一个较为成功的案例。

2015年诺贝尔奖除颁给中国的屠呦呦、日本的大村智与爱尔兰的 William C. Campbell 外，另有一人的贡献也被评选委员会在获奖者官方介绍资料中提及，他就是默克公司前 CEO Pindaros Roy Vagelos 博士，正是他的科学素养与远见卓识推动了阿维菌素和伊维菌素的研发推广计划。在 Pindaros Roy Vagelos 博士任职期间，默克公司和大村智先生放弃部分阿维菌素专利收益，并且开始实施伊维菌素捐赠计划，使得生活在发展中国家的贫困人口真正能够得到伊维菌素的有效救治。此外，Pindaros Roy Vagelos 为了抑制乙肝在中国的流行，曾于2005年决定将默克公司的基因工程乙肝疫苗技术和两个生产乙肝疫苗的工厂以700万美元的低价转让给了中国，并免费培训中方人员直到工厂开始投产。目前，中国拥有的两家现代化的重组乙肝疫苗生产厂，每年产量为2000万剂量。Pindaros Roy Vagelos 的商业视野与人道主义情怀，堪称制药企业领袖的楷模，也值得中国人民永远铭记。

在两位因阿维菌素研究而获得诺贝尔奖的获得者中，大村智先生于2005年当选为中国工程院外籍院士。大村智除了阿维菌素的相关研究，也在日本北里研究所建立起了许多筛选天然活性物质的原创性方法，发现了超过130种结构类型、330种新的活性化合物。2011年，大村智曾亲自撰写文章回顾了自己的研究生涯。2016年，William C. Campbell 也发表一篇题为 *Lessons from the History of Ivermectin and Other Antiparasitic Agents* 的文章，对伊维菌素及其他抗寄生虫药物研究的经验进行了总结和回顾。

据记载，中国的阿维菌素研究始于1984年，当时上海市农药研究所从广东省揭阳县土壤得到的菌株中分离得到与阿维菌素相同化学结构的活性产物，其中中国工程院院士沈寅初教授（生于1938，图9-14）与中国科学院院士李季伦教授（生于1925，图9-14）两位前辈为我国阿维菌素的研究做出了杰出的贡献。

随着我国阿维菌素的产业化生产不断发展壮大，目前国内已有4个相关产业的上市公司，形成了我国阿维菌素产业链。这些公司通过支持中国科学院微生物研究所等科研院所，采用合成生物学技术将阿维菌素 B_{1a} 的产量提高了1000倍，市场价格由过去每千克20 000元降低到500元，因此

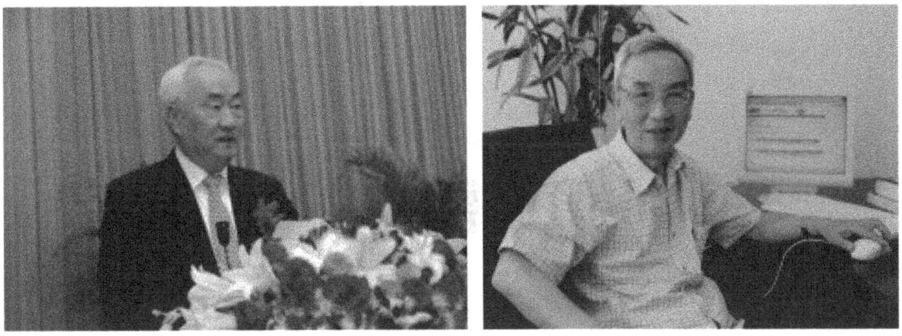

图 9-14　沈寅初教授（左）和李季伦教授（右）

美国默克公司停止生产阿维菌素，转而向中国采购。2010 年 4 月，13 家阿维菌素生产企业成立中国农业工业协会阿维菌素协作组。2013 年 1 月，国家重点基础研究发展“973 计划”项目“合成微生物体系的适配性研究”针对提高阿维菌素的单位产率立项。截至 2015 年 9 月，中国成为阿维菌素唯一生产国。阿维菌素是仅有的一个年产值达到 30 亿元的生物农药，为我国带来了巨大的社会和经济效益。

第 10 章　雷帕霉素

雷帕霉素（rapamycin，rapamune，图 10-1）又名西罗莫司（sirolimus），从结构上讲为大环内酯类化合物，来源于只存在于复活节岛上的一种微生物 *Streptomyces hygroscopicus*，是链霉素（streptomycin）来源微生物 *Streptomyces griseus* 的近亲，链霉菌属 *Streptomyces* 中产生了 2 个伟大的药物。1999 年 9 月，美国 FDA 批准将雷帕霉素作为免疫抑制剂用于肾移植抗排异治疗，商品名为 Rapamune。2015 年 5 月 FDA 批准雷帕霉素作为孤儿药用于治疗罕见的淋巴管肌瘤（lymphangioleiomyomatosis，LAM），这也是第一个获批准用于这类罕见病的药物。2016 年 7 月美国《化学与工程新闻杂志》（*Chemical & Engineering News*）在封面报道了这个神奇的药物（图 10-2）。2016 年 9 月 21 日汤森路透（Thomson Reuters）更是预测发现雷帕霉素作用靶点和作用机制的 3 位生物化学家可能获得 2016 年度诺贝尔化学奖。虽然最终 3 位科学家没有获得 2016 年诺贝尔奖，但他们对雷帕霉素的研究成果意义重大。而对发现雷帕霉素做出重要贡献的微生物学家 Georges L. Nógrady（1919—2013，图 10-3）与化学家 Surendra N. Sehgal（1932—2003，图 10-3）博士均已过世，本文对雷帕霉素进行简要介绍，并以此纪念这 2 位逝去的科学家。

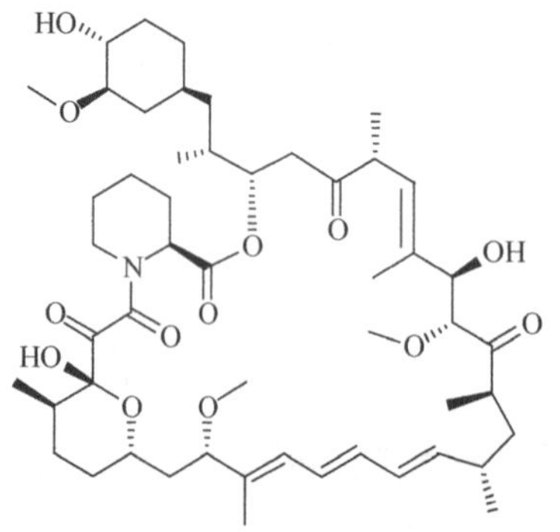

图 10-1　雷帕霉素的化学结构

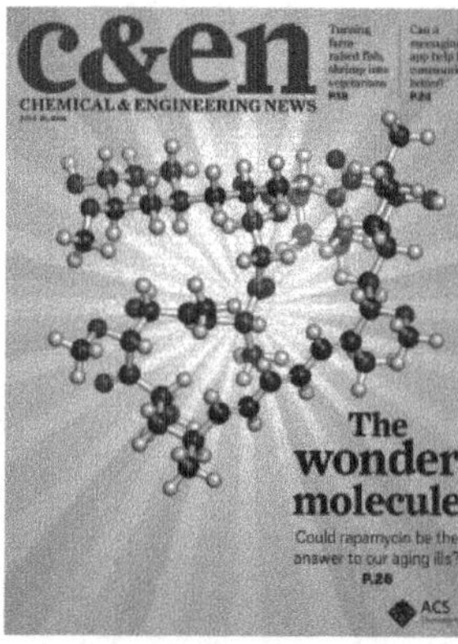

图 10-2　2016 年 7 月美国《化学与工程新闻杂志》封面

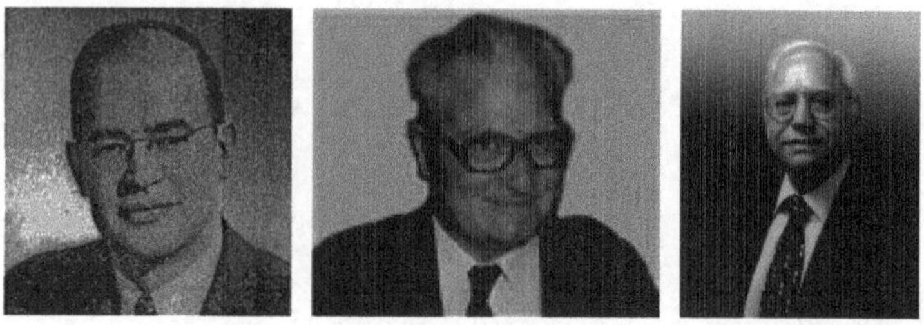

图 10-3　Stanley C. Skoryna 医生、Georges L. Nógrady 和 Surendra N. Sehgal 博士（从左至右）

一、雷帕霉素的发现与研发

遥远而神秘的复活节岛位于东南太平洋上，面积约117平方公里，形状近似三角形，由3座火山组成，距离最近的陆地约2000多公里，是一个与世隔绝的孤岛。当地居民将该岛称作Rapa Nui或Te Pito te Henua（意为“世界之脐”）。岛上矗立着1000余座古代巨石像“摩埃”（moai），复活节岛因此闻名于世，而雷帕霉素的故事也起源于这些巨人石像（图10-4）。

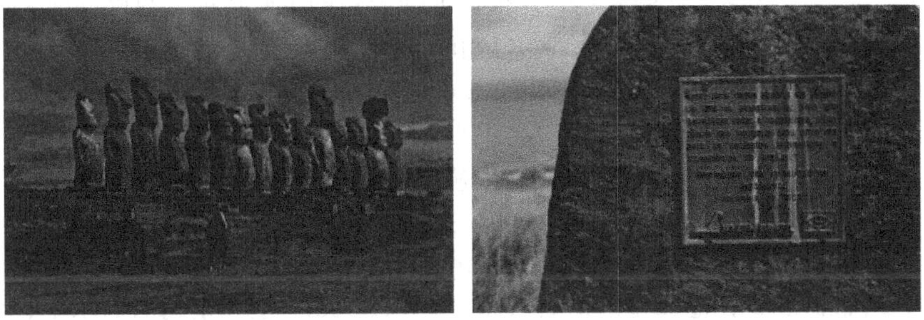

图10-4 含雷帕霉素来源微生物土壤样本的采集地复活节岛（左）与雷帕霉素发现纪念铭牌（右）

1964年国际卫生组织和加拿大医学会（the Medical Research Council of Canada）组织的一个由麦吉尔大学（McGill University）外科医生Stanley C. Skoryna（1920—2003，图10-3）率领的由医生和科学家组成的40余人科学考察探测队（Medical Expedition to Easter Island，METEI）乘加拿大海军HMCS Cape Scott号于1964年11月16日从爱德华王子岛（Halifax）出发到南太平洋的复活节岛开始了为期4个月的科学考察，科考队此行目的是研究岛上原住民的遗传性、生活环境和常见疾病。在科考队中，来自加拿大蒙特利尔大学（Université de Montréal）的微生物学家Georges L. Nógrady负责采集植物和收集土壤标本。他发现岛上的居民不患破伤风，这种感染经常在有马匹的地方发生，但是在复活节岛上不仅马匹数量众多，而且当地居民从不穿鞋，赤脚会大大增加接触破伤风孢子的机会。为了探明其中的原因，Georges L. Nógrady从复活节岛上采集了60余份土壤样品进行研究，却仅在一份样品中发现了破伤风孢子，随后他停止了分离工作，并将样品转交给了位于蒙特利尔的Ayerst制药公司研究中心。从此经历了几年的曲折之后，才由当时在Ayerst公司工作的Surendra N. Sehgal博士从中发现了雷帕霉素。

Surendra N. Sehgal出生在巴基斯坦一个名叫Khushab的小村庄，印巴分治后举家迁往印度新德里。1957年于英国获得博士学位后前往加拿大国家研究理事会（National Research Council of Canada，Ottawa）进行博士后研究，1959年加入Ayerst-McKenna-Harrison研究所的微生物研究室（Claude Vézina博士团队）从事微生物天然产物研究。1972年Surendra N. Sehgal从复活节岛土壤样品中的细菌*Streptomyces hygroscopicus*代谢物里分离出一种物质，发现其具有很好的抗炎作用，为了纪念其发现地，Surendra N. Sehgal取当地语言对复活节岛的称谓“Rapa Nui”，将这种物质命名为rapamycin（雷帕霉素）。Surendra N. Sehgal把雷帕霉素样品送到美国癌症研究所（National Cancer Institute），发现其对实体肿瘤也具有很好的抑制作用。此后，雷帕霉素的化学结构通过X射线衍射法得到了确定。

但是由于Ayerst公司内外种种原因，对于雷帕霉素的研究并没有沿着药物开发的方向深入进行，相反1983年公司关闭了在蒙特利尔的研究所，剩下部分核心人员转移到了新泽西的普林斯顿，雷帕霉素的研究与开发计划也一度中止，Surendra N. Sehgal只能把雷帕霉素样品放在家中的冰柜里储存，直到1987年惠氏（Wyeth）公司和Ayerst两家公司合并后，此项研究才开始有了转机。1988年，Surendra N. Sehgal终于说服新的管理层，关于雷帕霉素的研究得以继续。Surendra N. Sehgal

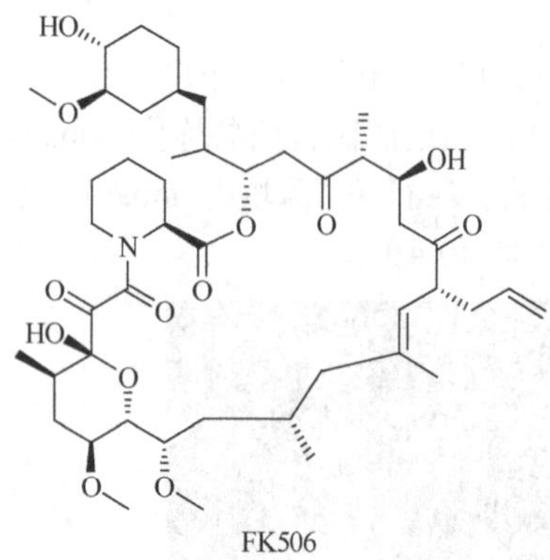

图 10-5 FK506 的化学结构

及其团队很快发现雷帕霉素除了具有抗炎活性外还具有抑制免疫系统的作用。

20 世纪 80 年代是抑制自身免疫药物热潮期，1983 年作为诺华（Novartis）集团成员之一的山德士（Sandoz）公司刚刚研发了第一个器官移植免疫抑制剂环孢霉素（cyclosporin A），并很快成为公司的重磅产品。与此同时，1987 年日本藤泽（Fujisawa）制药也报道了他们从土壤微生物 *Streptomyces tsukubaensis* 中得到的免疫抑制剂 FK506（图 10-5），其结构一半与雷帕霉素相同。20 世纪 80 年代末期到 90 年代初期，FK-506 的活性研究完成，很快在 1994 年作为第一个大环内酯免疫抑制剂被美国 FDA 批准上市，通用名为 tacrolimus（他克莫司），最初作为肝脏的器官移植免疫抑制剂，后来扩展到其他类型的器官移植。在 FK-506 活性和结构的启示下，惠氏公司的药物化学家和药理学家都对雷帕霉素产生了浓厚的兴趣，他们把研究焦点放在剂型开发上，成功制备出雷帕霉素口服剂。

1998 年 12 月 15 日雷帕霉素临床试验即将完成时，惠氏公司向美国 FDA 递交了新药申请（new drug application）；1999 年 2 月 1 日，雷帕霉素获得 FDA 优先评价资格（priority review status），并于 7 月 27 日通过了评审；1999 年 9 月 15 日，距递交新药申请仅仅过了 9 个月，惠氏公司拿到了 FDA 正式批文，随后在加拿大等国家相继获得批文。2009 年惠氏公司被辉瑞（Pfizer）公司收购，雷帕霉素被重新包装为 rapamune（雷帕鸣）、sirolimus（西罗莫司）。

二、雷帕霉素的衍生物

20 世纪 80 年代，在雷帕霉素抑制肿瘤生长的活性被发现后，化学家们开始着手对其进行化学结构改造以求获得更好的抗肿瘤药物。在此之前，惠氏公司与哥伦比亚大学（Columbia University）合作进行了雷帕霉素与靶标蛋白结合的实验，以指导在分子的哪些部位修饰能不改变其抗肿瘤活性。这时，几个不同的实验室均研究发现雷帕霉素可以结合 2 个截然不同的蛋白 FKBP12 和 mTOR（图 10-6）。为了避免干扰雷帕霉素与靶标的相互作用，化学家确定对在雷帕霉素外围上的环己烷环进行修饰。从化学的角度分析，雷帕霉素的环己烷结构上的羟基非常适宜衍生出新化合物，而不影响与 2 个蛋白质的结合，这种策略催生出了多项成果。很快，惠氏公司开发了雷帕霉素的酯衍生物驮瑞塞尔/坦西莫司（torisel/temsirolimus，CCI-779，图 10-7）用于治疗肿瘤，2007 年 5 月该药被 FDA 批准为治疗肾癌的药物，现在同样为辉瑞公司的产品；2007 年 11 月获欧盟药物管理局（European Medicines Agency，EMEA）批准；2010 年也获日本批准，在美国国家健康研究所（National Institutesof Health，NIH）的资助下其他各种癌症的临床研究也正在进行当中。

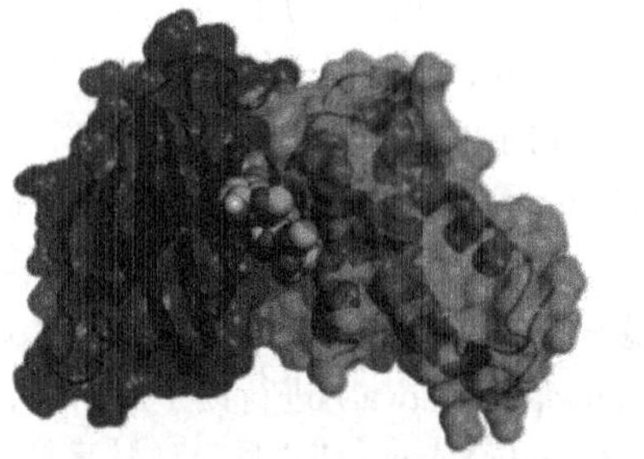

图 10-6 雷帕霉素结合 FKBP12（左侧）和 mTOR（右侧）的晶体结构

外围的羟基是设计第一代雷帕霉素类似物的关键官能团，它指向 2 个靶标的外面

2014 年雷帕霉素的专利已经过期，惠氏的竞争对手也在加紧雷帕霉素的环己烷羟基衍生物的开发，由于作用靶标特殊，现在仍有雷帕霉素衍生物作为新型抗肿瘤药物被科学家研究。飞尼妥/

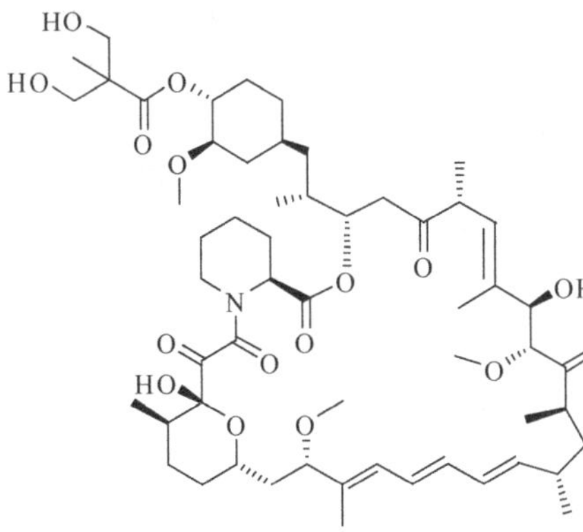

马大瑞塞尔

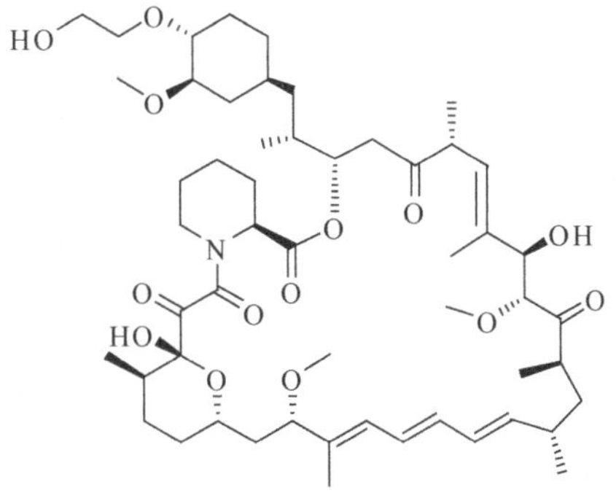

飞尼妥

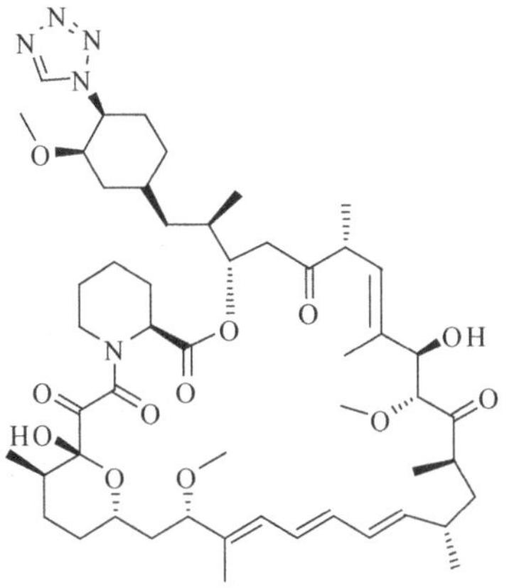

佐他莫司

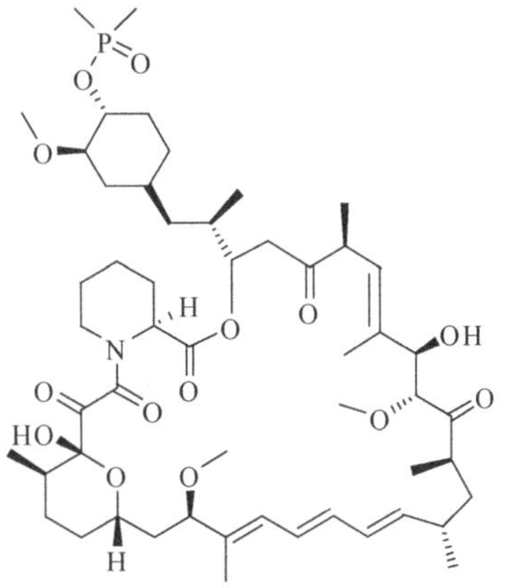

ridaforolimus

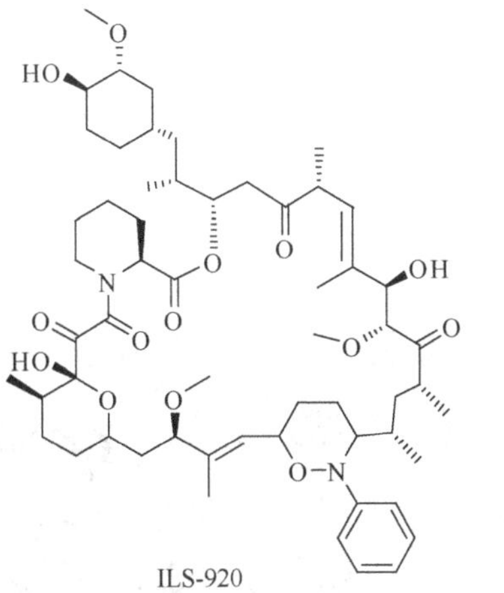

ILS-920

图 10-7 几种基于雷帕霉素结构开发的大环内酯类药物的化学结构

依维莫司（afinitor/ everolimus，RAD001，Votubia，图 10-7）是诺华公司合成的雷帕霉素类似物，早在 2004 年就被批准作为免疫抑制剂使用，随后在 2009 年又首先得到作为肾癌药物的批准，并在 2010～2012 年分别被批准成为治疗脑肿瘤、胰腺癌和乳腺癌的药物，2015 年全球销售额超过 19 亿美元，成为公司的重磅产品。佐他莫司（zotarolimus，ABT-578，图 10-7）是雷帕霉素的一个活性代谢产物，2005 年由美国美敦力（Medtronic）公司研发作为洗脱支架中的携带药物治疗血管再狭窄（arterial restenosis）。默克（Merck）公司和 Ariad 公司联合开发的雷帕霉素的衍生物 ridaforolimus（AP23573，MK-8669，deforolimus，图 10-7）目前在做三期临床试验，主要用于软组织瘤和骨癌的治疗。惠氏公司制备的雷帕霉素衍生物 ILS-920（WAY-265920，图 10-7）对原化合物结构改动较大，通过改变骨架上的共轭三烯键进而改变了雷帕霉素的作用靶点，ILS-920 治疗急性缺血性脑卒中的一期临床试验正在进行当中。

三、雷帕霉素的作用靶点

自 1990 年起，山德士公司科学家发现雷帕霉素能够阻断细胞内管理生长与代谢的通道。这一通道被发现存在于从单细胞酵母到人体各种生物细胞，在发现雷帕霉素对酵母和人类细胞都具有抑制作用后，研究人员意识到调控生长的基因是一个在长期进化中保留下来的高度保守（highly conserved）基因。1991 年，瑞士巴塞尔大学（University of Basel）的 Michael N. Hall 教授（生于 1953，图 10-8）在对雷帕霉素耐药突变酵母的遗传及分子生物学研究中发现了通过与雷帕霉素作用对细胞生长和代谢产生影响的关键调控蛋白质，并将其命名为“雷帕霉素靶标”（target of rapamycin）或 TOR。Michael N. Hall 博士因此获得了 2014 年的生命科学突破奖（Breakthrough Prize in Life Sciences）和 2014 年欧洲研究理事会（European Research Council，ERC）Synergy Grant 研究经费，并在 2014 年被评为美国科学院院士（Member of the National Academy of Sciences）。

特别值得一提的是美国哈佛大学的 Stuart L. Schreiber 教授（生于 1956，图 10-8），早年曾完成一系列大环内酯类复杂天然产物的全合成工作，20 世纪 90 年代起，开始利用小分子探针（small-molecule probes）作为工具，在探索药物作用机制、发病原理等方面做出了开拓性工作，他也被视为化学生物学（chemical biology）这门新兴学科的创始人之一。Stuart L. Schreiber 教授长期致力于 FK-506、雷帕霉素作用机制的研究，1994 年，Stuart L. Schreiber 团队在哺乳动物（mammalian）细胞中发现了 TOR 相同的雷帕霉素靶点，命名其为 mTOR（mammalian target of rapamycin，mechanistic target of rapamycin）。Stuart L. Schreiber 教授 1995 年当选美国科学院院士，因其在化学生物学、分子生物学领域的一系列杰出贡献，Stuart L. Schreiber 教授和 Kyriacos Costa Nicolaou 教授分享了 2016 年度的 Wolf 奖（Wolf Prize）。

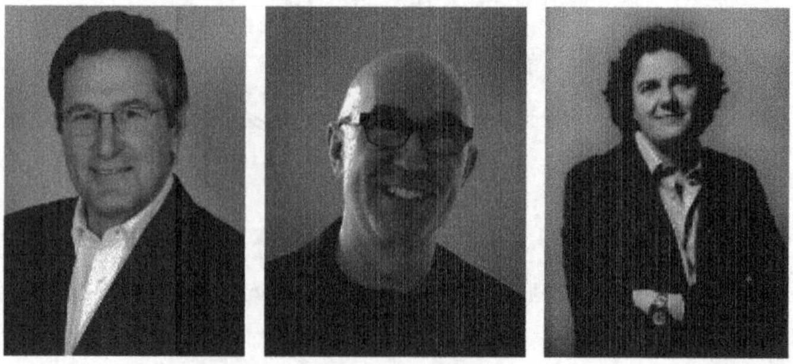

图 10-8　Michael N. Hall 教授、Stuart L. Schreiber 教授和 David M. Sabatini 教授（从左至右）

麻省理工学院怀特黑德生物医学研究所（Whitehead Institute for Biomedical Research）和马赛

诸塞技术研究所（Massachusetts Institute of Technology）的 David M. Sabatini 教授（生于 1968，图 10-8）也发现雷帕霉素在哺乳动物细胞中的蛋白靶标（mTOR，RAFT1）。2004 年 Michael N. Hall 研究发现，mTOR 是 2 个多蛋白 mTORC1 和 mTORC2 的复合物，其中 mTORC1 包含 mTOR、raptor（regulatory-associated protein of mTOR）和其他蛋白质，主要调控细胞生长，而 mTORC2 则由 mTOR、rictor（rapamycin-insensitive companion of mTOR）等部分组成，被认为能够促进细胞存活。在对 mTOR 及其相关信号通路的研究过程中，David M. Sabatini 的团队发现 rictor 有调节细胞骨架重组作用，rictor-mTOR 复合体（mTORC2）能够直接激活其下游信号蛋白 Akt，Akt 则与癌症和糖尿病的发病机制息息相关，对于 mTORC2 感受胰岛素（insulin）信号的作用机制也进行了相关研究。

雷帕霉素可与细胞中的蛋白 FKBP12（FK506 binding protein 12）和 mTOR 结合形成复合物。通过对 mTOR 的结构与信号通路研究，进一步阐明了雷帕霉素的作用机制，mTOR 能够如同中央处理器一样，调控包括氨基酸、糖类、胰岛素、瘦素、氧气等各种营养信号，从而使细胞凋亡或增殖。在 mTOR 的 2 种复合物（mTORC1 和 mTORC2）存在形式中，只有 mTORC1 对雷帕霉素敏感，通过调控营养物质信号，抑制 mTOR，从而抑制了细胞增殖，显示出抗肿瘤活性。同时，雷帕霉素与免疫蛋白 FKBP12 的结合，抑制了免疫 B 细胞和 T 细胞的生长，而抑制哺乳动物雷帕霉素靶蛋白（mTOR）通路，则能产生免疫抑制等作用。

四、结语

雷帕霉素靶蛋白（TOR）一经被发现，就引起了生物界的极大重视，2010 年更被 *Science* 评为十大最热门的研究领域，雷帕霉素作为 TOR 信号抑制剂的发现对于理解与治疗癌症具有重要意义，大量的新药研发开始长期关注于 mTOR 激酶调节剂的识别与开发，并由此得到了一系列作用机制不尽相同的 mTOR 抑制剂。目前，关于雷帕霉素与 TOR 的研究取得了巨大的成就，已成为 2016 年诺贝尔化学奖的热门领域，由这些研究成果而开发出的一系列抗肿瘤药物也已经获批上市，雷帕霉素不仅是一种新型免疫抑制剂，也是一种多用途药物，由于美国生产的雷帕霉素在我国未能获得行政保护，故国内企业可以对其进行生产。据了解，自 2001 年至今先后批准了 7 家企业生产雷帕霉素，其中浙江新昌制药厂、福建科瑞药业有限公司、杭州中美华东制药有限公司、华北制药集团新药研究开发有限责任公司 4 家为雷帕霉素原料药厂。获批准的雷帕霉素统一命名为“西罗莫司”。相信随着我国雷帕霉素原料药生产技术的不断改进和产量的提高，雷帕霉素将有望成为国内一类高速增长的药物品种，其市场空间巨大。

近年来，对于雷帕霉素新药理作用的探索一直没有停止。2009 年，巴夏普长寿与衰老研究所（Barshop Institute for Longevity and Aging Studie）的 Randy Strong 实验室、Jackson 实验室的 David E. Harrison 小组和密歇根大学安娜堡分校（University of Michigan，Ann Arbor VA Medical Cente）的 Richard A. Mille 实验室联合报道雷帕霉素可延长小鼠的寿命，研究发现能延长雄性小鼠 9%的生命，而使雌性小鼠寿命延长了 14%。这几个相关机构在后续的研究中发现，雷帕霉素能够减缓肌腱硬化和肝脏功能退化的速度，恰恰是能延缓衰老的两大指标。2014 年，诺华制药在《科学 ·转化医学》（*Science Translational Medicine*）上报道，雷帕霉素能明显提高老年人免疫系统功能；同时雷帕霉素对衰老引起的阿尔茨海默病（Alzheimer’s disease）具有治疗作用也得到了报道。上述实验结果让雷帕霉素的抗衰老作用得到了高度关注，但是关于这个问题的结论仍在研究与讨论中。

第11章 紫杉醇

一、紫杉醇的发现

据世界卫生组织报道，全球每年新增癌症患者超过1000万，每年死于癌症的患者在900万以上。随着人口老龄化的加重、环境污染的加剧和人们工作压力的增加，患癌人数预计将进一步增加，癌症对人类的生命和健康构成了严重的威胁。癌症是一个非常复杂的疾病，与遗传、生活方式和生活环境等因素密切相关，已成为仅次于心血管疾病的第二号杀手。攻克癌症已成为全世界医药工作者亟待解决的一大课题，世界各国长期以来为此进行了不懈的努力。为了征服癌症，寻找安全有效的抗肿瘤新药，科学家将目光投入自然界的天然产物中，相信大自然肯定会给人们带来惊喜。1955年，美国国家癌症所（National Cancer Institute，NCI）成立了国家癌症化疗服务中心（Cancer Chemotherapy National Service Center，CCNSC）并开始大规模筛选抗肿瘤药物，1958年开始从植物中筛选抗肿瘤有效成分。1960年7月，NCI委托美国农业部（the United States Department of Agriculture，USDA）的植物学家每年向CCNSC提供1000种植物供抗肿瘤药物筛选。至20世纪80年代，NCI为找到治疗癌症的有效药物，曾对世界上35 000多种植物的提取物进行了活性评价，紫杉醇（taxol）就是这一宏大筛选计划的产物。

1962年8月21日，在美国农业部工作的哈佛大学毕业生，32岁的植物学家Arthur Barclay博士和三个研究生一起从位于美国华盛顿州的吉福德国家森林公园（Gifford Pinchot National Forest）内海拔1500ft（1ft = 0.3048m）处发现了太平洋红豆杉 *Taxus brevifolia* Nutt.（pacific yew tree，图11-1）。

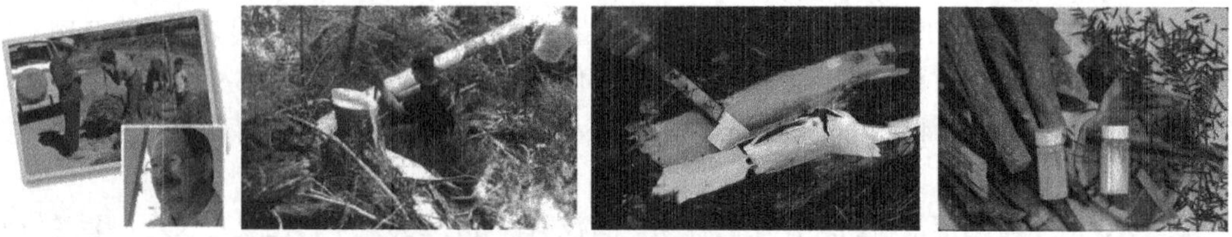

图11-1 Arthur Barclay博士发现太平洋红豆杉

红豆杉（yew）又称紫杉或赤柏松，在植物分类学上归属于裸子植物亚门Gymnospermae松杉纲Coniferopsidae红豆杉目Taxales红豆杉科Taxaceae红豆杉族Taxeae下的红豆杉属 *Taxus* 植物，拉丁文名称Taxus可能源于希腊文字“毒”（toxicon）。红豆杉是远古第四纪冰川后遗留下来的56种濒危物种植物中最珍稀的药用植物之一，在地球上已有250万年的历史，被称为植物王国的“活化石”。红豆杉主要零散分布在北半球（图11-2），生长十分缓慢，在世界范围内还没有形成大规模的自然生红豆杉林，联合国已明令禁止采伐。其在欧洲属于最古老的树种，有的长达2000～4000年。据早期文献记载，欧洲广泛分布的欧洲红豆杉 *Taxus baccata* Linn. 在人们的眼中其实并不是什么好东西，甚至把它当成一种“垃圾树”（trash tree），因为其果实红色诱人，常引起小孩误食中毒，家畜误食了它的叶子也会中毒。红豆杉枝叶的有毒成分曾在1856年被分离出来，当时得到的白色成分被鉴定为一种生物碱，并按照生物碱的命名方法将其命名为“taxine”。那时的人们受科技水平所限，不知道“taxine”其实是一个混合物，直到 100 多年以后才发现“taxine”包括 2～3 个主要成分及若干微量成分，其中量大的几个化合物经鉴定发现都是紫杉烷类（taxanes）二萜类化合物，只不过在结构中 C_5 上连有不同含氮原子的侧链而已，被分别命名为 taxine A、taxine B 等。虽然紫杉烷类二萜一直在被研究，不过依然被认为是一类普通的天然产物。

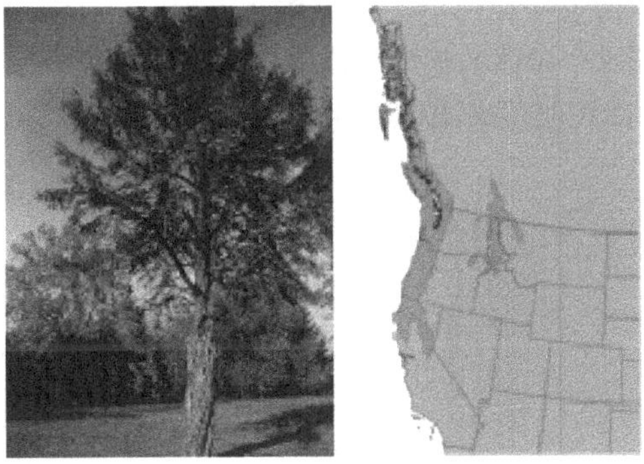

图 11-2　太平洋红豆杉及其在北美的主要生长分布区域（深色部分）

20 世纪 60 年代，Arthur Barclay 博士将采集的太平洋红豆杉植物标记为 B-1645（即指 Arthur Barclay 采集的第 1645 种植物）、把采集的红豆杉果实标记为 PR-4959、把采集的红豆杉树皮标记为 PR-4960，然后把这些样品送到美国威斯康星州（Wisconsin）某研究所进行有效成分的提取和活性筛选。1964 年 5 月 22 日发现编号为 PR-4960 的样品提取物（提取物标号：NSC670549）对 KB 细胞有毒性，进一步的重复实验证实 PR-4960 的提取物具有抗肿瘤活性。这一实验结果鼓励 Arthur Barclay 博士于 1964 年 9 月又重新回到原采集处重新采集了 30 磅（1 磅=0.4536kg）的太平洋红豆杉树皮。在其他研究所认为太平洋红豆杉树皮提取物由于对正常细胞毒性太大不可能成为一个候选药物而拒绝进一步实验时，Arthur Barclay 博士把 30 磅的红豆杉树皮移交给美国北卡罗来纳州的三角研究所（Triangle Research Institute）的 Monroe E. Wall 博士。

Monroe E. Wall（1916—2002，图 11-3），于罗格斯大学（Rutgers University）获得博士学位，1941 年加入美国农业部工作，最初的工作是寻找战时需要的橡胶的替代产品，20 世纪 50 年代曾进行可的松（cortisone）的前体化合物研发。1957 年 Monroe E. Wall 博士见到了 NCI 的天然抗肿瘤成分研究先驱 Jonathan L. Hartwell(1906—1991)，这次会面彻底改变了他的研究领域。同年，Monroe E. Wall 博士将千余种植物的乙醇提取物提供给 Jonathan L. Hartwell 博士进行抗肿瘤活性成分筛选，后者于 1958 年从中发现了喜树碱。1960 年 Monroe E. Wall 博士担任新成立的三角研究所化学部门负责人，他也是 20 世纪 70 年代最早应用质谱（mass spectrometry MS）和 NMR 技术确定天然产物结构的先驱之一。

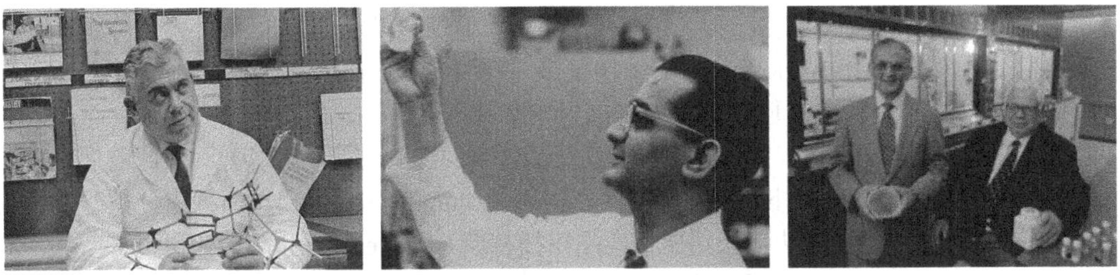

图 11-3　Monroe E. Wall 博士（左）、Mansukh C. Wani 博士（中）及二人的合影（右），合影中 Mansukh C.Wani 博士手中拿的是太平洋红豆杉的截面

Monroe E. Wall 博士得到红豆杉树皮样品后，因对抗肿瘤活性成分研究抱有兴趣，并有从中国喜树中分离出抗肿瘤成分喜树碱（camptothecin）的经验，于是立即投入到这项工作当中。Monroe E. Wall 博士与合作者 Mansukh C. Wani 博士（图 11-3）通过活性追踪实验（bioactivity-directed fractionation，图 11-4）对太平洋红豆杉树皮进行有效成分的提取分离，并于 1966 年 9 月从中分离出一种抗肿瘤作用的活性成分（标记为 K172），但是收率很低，仅有 0.004%。1967 年 6 月，他们从太平洋红豆杉树皮中又得到了一种白色的结晶单体，Monroe E. Wall 博士将其命名为紫杉醇（taxol），因为当时并不知道这个单体的化学结构而仅知其含有醇羟基，名字中的-ol 即指醇类，而 tax-指来自红豆杉（taxus），即表明所来源植物的种类。

stem bark-12 kilos,air dried

extract 95% ethanol

concentrate

partition between H_2O and chloroform-methanol(4：1)

aqueous layer (discard)

chloroform(146g solids)
activity SWM,*
T/C**=31% at 100mg/kg

chloroform(146g solids)

11 tube craig CCD
system:hexane,acetone,t-butanol,water(5：4：4：2)

tubes 6,7,8
41g solids,activity SWM*
T/C* 30% at 45mg/kg

30 tube craig CCD
system:methanol,water,CCl_4,$CHCl_3$(8：2：7：3)

tubes 8～18
14g solids
T/C 30% at 23mg/kg

400 tube craig CCD
system:methanol,water,CCl_4CHCl_3(8：2：7：3)

tubes170～189
2.4g solids,T/C 16% at 15mg/kg

trituration with benzene
0.5g taxol(1),T/C 16% at 10mg/kg,24% at 5mg/kg
yield circa 0.004%

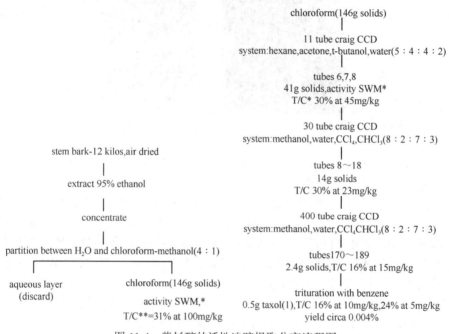

图 11-4　紫杉醇的活性追踪提取分离流程图

1971 年 Monroe E. Wall 博士和 Mansukh C. Wani 博士及美国杜克大学（Duke University）的晶体学家 A. T. McPhail 博士利用 NMR 技术和单晶 X 射线衍射确定了紫杉醇的化学结构（图 11-5，图 11-6），发现其结构骨架与从其他各种 *Taxus* 中得到的几种化合物的基本结构相似，都属于6/8/6-taxane环状体系，即两个六元碳环中间夹着一个八元碳环并连在一起构成了核心骨架，此外，骨架上还连有一个四元含氧环及一个带有酰胺等基团的苯丙酸酯侧链构成的“尾巴”（即侧链）；分子中还有 11 个立体中心、多个官能团。只有伟大的自然界才能制造出如此复杂、新颖的结构，超出人们想象的天然产物。1971 年 5 月，《美国化学会志》报道了这个初显抗肿瘤活性的天然化合物（图 11-5）。由于紫杉醇结构复杂（图 11-6），他们首次提交原稿时，结构中的侧链被接在了错误的位置上，但在正式发表前及时做出了更正。

需要提及的是，Monroe E. Wall 博士不仅发现了著名的抗肿瘤药物紫杉醇，他此前还发现了另外一个重要抗肿瘤成分——拓扑异构酶抑制剂喜树碱（camptothecin），这两种成分被开发成为两个抗肿瘤药物，即如今葛兰素史克公司旗下产品拓扑替康（topotecan）和辉瑞公司旗下产品伊利诺替康（irinotecan）。这两个非常重要药物的发现，Monroe E. Wall 博士并没有申请专利保护，因此他只拥有发现者的荣誉，并未获得巨大的经济效益。Monroe E. Wall 博士生前一直开着一辆破旧

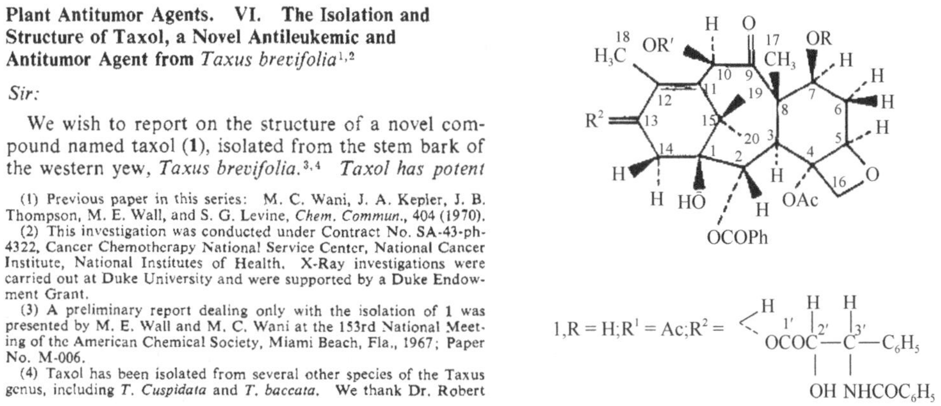

Plant Antitumor Agents. VI. The Isolation and Structure of Taxol, a Novel Antileukemic and Antitumor Agent from *Taxus brevifolia*[1,2]

Sir:

We wish to report on the structure of a novel compound named taxol (**1**), isolated from the stem bark of the western yew, *Taxus brevifolia*.[3,4] *Taxol has potent*

(1) Previous paper in this series: M. C. Wani, J. A. Kepler, J. B. Thompson, M. E. Wall, and S. G. Levine, *Chem. Commun.*, 404 (1970).
(2) This investigation was conducted under Contract No. SA-43-ph-4322, Cancer Chemotherapy National Service Center, National Cancer Institute, National Institutes of Health. X-Ray investigations were carried out at Duke University and were supported by a Duke Endowment Grant.
(3) A preliminary report dealing only with the isolation of 1 was presented by M. E. Wall and M. C. Wani at the 153rd National Meeting of the American Chemical Society, Miami Beach, Fla., 1967; Paper No. M-006.
(4) Taxol has been isolated from several other species of the Taxus genus, including *T. Cuspidata* and *T. baccata*. We thank Dr. Robert

图 11-5 紫杉醇的结构最初以通讯的形式发表在 1971 年的《美国化学会志》上

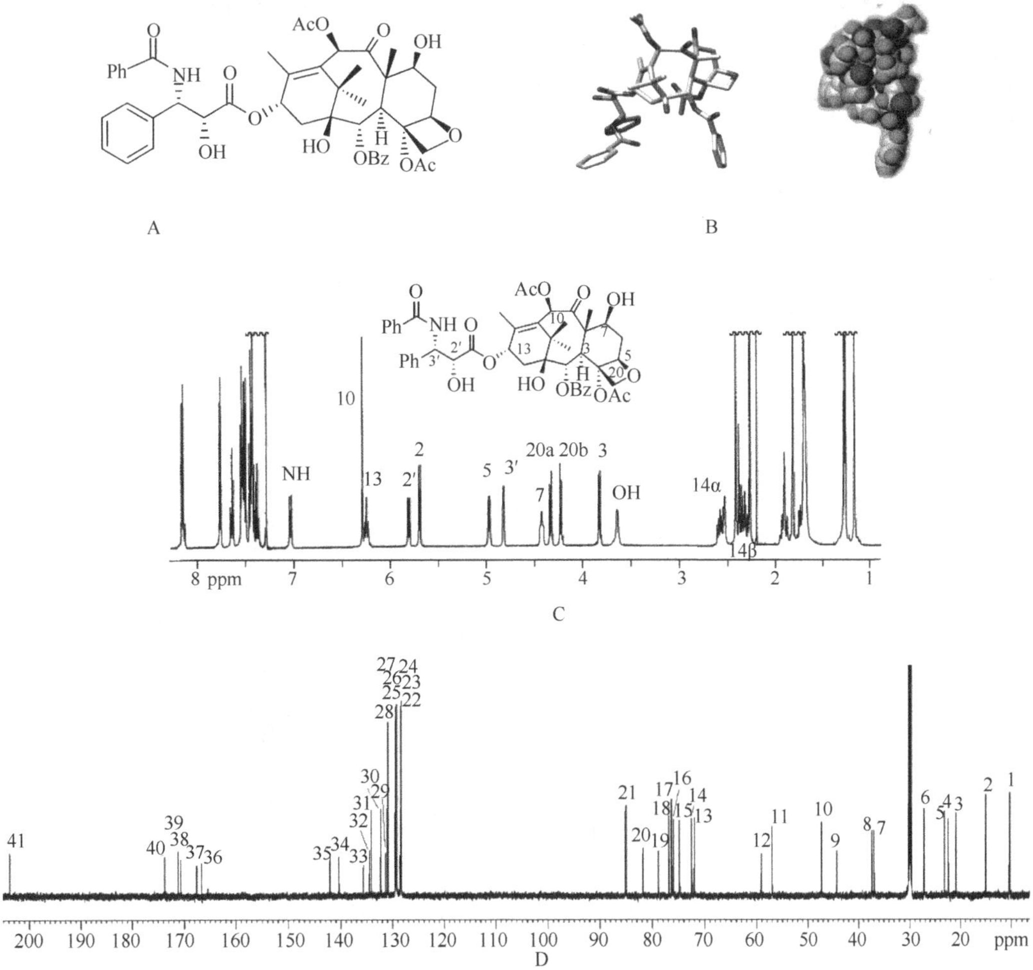

图 11-6 紫杉醇的二维（A）和三维（B）化学结构，以及 ^{1}H-NMR（C）与 ^{13}C-NMR 图谱（D）

的老爷车上下班。还有一点也值得我们后人学习的是，Monroe E. Wall 博士和美籍印度人 Mansukh C. Wani 博士一起精诚合作了 30 多年，堪称愉快合作的楷模，不失为科学界的一段佳话。2004 年《美国天然产物杂志》曾为二人出了纪念专辑。笔者之一当时所在的实验室魁北克大学加拿大人类健康中心，也应邀投稿一篇纪念 Monroe E. Wall 博士和 Mansukh C. Wani 博士在天然产物化学研究方面做出杰出贡献。

二、紫杉醇作用机制研究

由于紫杉醇在红豆杉树皮中的含量极低，平均每棵树仅能提供 2kg 左右的树皮，而在当时需要至少 12kg 的干树皮才能得到 0.5g 左右的紫杉醇，因此接下来的几年中对紫杉醇活性的进一步研究被束之高阁。后来，Mathew Suffness 博士加入到 NCI，他鼓励采用新引进的黑色素瘤及其他新引进的肿瘤等对紫杉醇重新进行活性筛选。1974 年发现紫杉醇对黑色素瘤 B16 具有很好的活性。1977 年在 Mathew Suffness 博士的建议下，NCI 将紫杉醇列入候选药物。1978 年 11 月发现紫杉醇能够非常明显地使异种移植的乳房瘤变小。1979 年，美国阿尔伯特·爱因斯坦医学院（Albert Einstein College of Medicine）的分子药理学家、美国国家科学院院士 Susan Band Horwitz 博士（图 11-7）阐明了紫杉醇独特的抗肿瘤作用机制：紫杉醇可使微管蛋白和组成微管的微管蛋白二聚体失去动态平衡，诱导与促进微管蛋白聚合、微管装配及防止微管解聚，从而使微管稳定并抑制癌细胞的有丝分裂和防止诱导细胞凋亡，进而有效阻止癌细胞的增殖，从而起到抗肿瘤作用（图 11-8）。紫杉醇具有与其他抗肿瘤药物截然不同的作用原理，这在抗肿瘤药物研究领域具有开创性的贡献，不仅大大促进了紫杉醇的开发，也帮助我们更好地理解喜树碱（camptothecin）、鬼臼毒素（podophyllotoxin）和博来霉素（bleomycin）的作用机制。

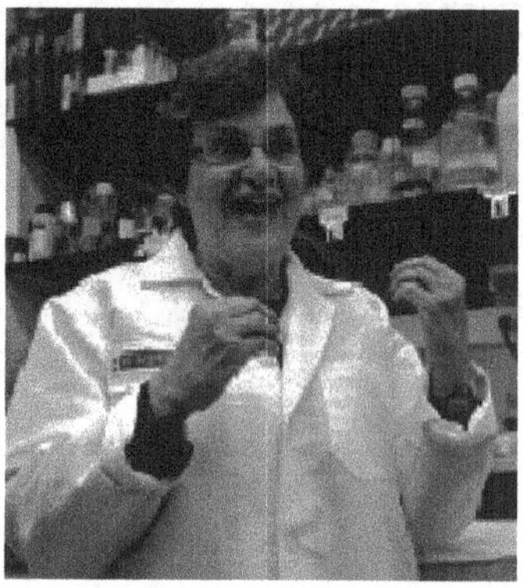

图 11-7 Susan Band Horwitz 博士

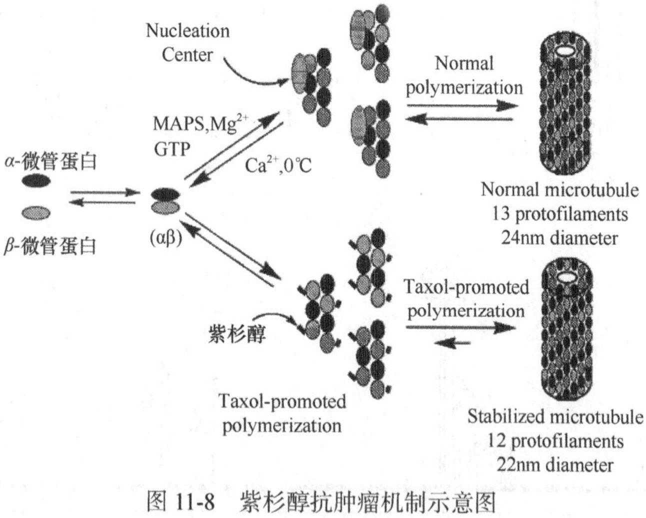

图 11-8 紫杉醇抗肿瘤机制示意图

事实上，与细胞有丝分裂密切相关的微管蛋白几乎普遍存在于所有真核细胞中，它们能可逆性聚合成微管，染色体的分离需要借助这些微管。有丝分裂后，这些微管又重新解聚成微管蛋白。纺锤状微管短暂的解聚能优先杀灭异常分裂的细胞，一些重要的抗肿瘤药物如秋水仙碱（colchicine）、长春碱（vinblastine）、长春新碱（vincristine）等就是通过阻止微管蛋白重聚合而起作用的。与抗有丝分裂的抗肿瘤药物相反，紫杉醇是发现的第一个能与微管蛋白聚合体相互作用的药物，即通过与微管紧密结合并使它们稳定而起作用，同时发现紫杉醇对多种实体瘤细胞显示出很好的作用。这个新发现吸引了更多生物学家将紫杉醇作为生物医学的一个研究工具，探索细胞活性的未知领域和发现新的抗肿瘤药物的新方法。

紫杉醇特殊的抗肿瘤活性机制使其非常有希望成为新型抗肿瘤候选药物。1980 年科学家开始对紫杉醇进行毒理学实验并于 1982 年完成了毒理学研究，同年 NCI 批准紫杉醇申报新药研究（INDA-investigational new drug application）。1983 年 NCI 向美国 FDA 申请临床实验。1984 年紫杉醇作为新药被批准进行卵巢癌一期临床实验。1985 年开始进行紫杉醇的二期临床实验。1987 年 NCI 采集了 60 000 磅太平洋红豆杉树皮用于提取紫杉醇以备后续研究之用。1989 年 8 月，美国 NIH 通过公开招标的形式向社会寻找紫杉醇开发公司，美国施贵宝公司（Bristol-Myers Squibb Co.）中选。施贵宝公司以提供 17kg 紫杉醇的代价获得了紫杉醇药品研究与开发专有权。1989 年因应用范围的扩大，NCI 又采集了 60 000 磅太平洋红豆杉树皮用于提取紫杉醇。1989 年完成了紫杉醇的一期、二期临床试验，1990 年开始进行三期临床试验。到 1992 年 8 月 NCI 又紧急采集了 100 000 磅太平洋红豆杉树皮用于提取紫杉醇。1992 年，美国施贵宝公司向 FDA 递交了紫杉醇针剂的新药申请（new drug application，NDA），6 个月后即 1992 年 12 月，FDA 批准紫杉醇上市，主要用于晚期卵巢癌二期治疗。

1993 年施贵宝公司注册商品名：Taxol®，施贵宝公司还获得了紫杉醇生产与临床研究等方面的 10 年的专利权。1994 年紫杉醇的销售额即达 4 亿美元，而 2000 年销售额更是达到 16 亿美元，占该公司该年度药物销售额的 10%，创下单一抗肿瘤药销量之最，紫杉醇因此被称为“重磅炸弹”（block buster），获得了近 30 年抗肿瘤药重要成就之一的赞誉。目前紫杉醇已成为世界销量第一的抗肿瘤药物，同时也成为世界上公认的广谱强活性抗肿瘤药物（图 11-9）。

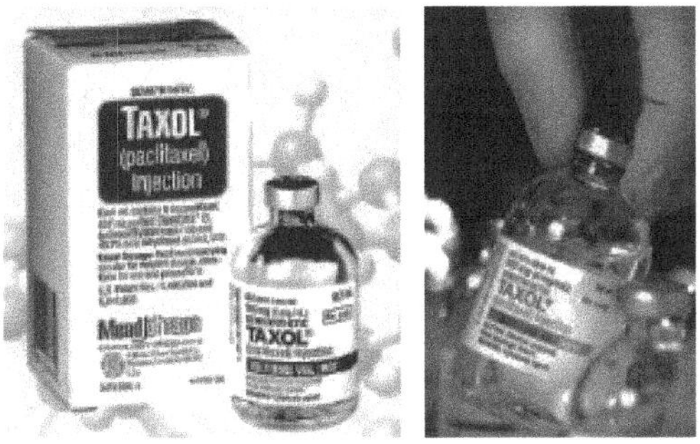

图 11-9　临床应用的紫杉醇药物

三、紫杉醇的全合成

紫杉醇复杂和新颖的化学结构、独特的生物作用机制、可靠的抗肿瘤活性和严重的资源不足引起了科学家们的极大兴趣。红豆杉是生长缓慢的常绿乔木，属于需重点保护的珍稀植物。为了在保护生态的同时解决紫杉醇的供应难题，全世界有 30 多个顶尖实验室投入到紫杉醇的全合成研究中，竞争非常激烈，这也成为 20 世纪后期有机合成化学领域的一道风景线。经过二十多年的艰苦努力，1994 年美国佛罗里达州立大学（Florida State University）的化学家 Robert A. Holton（生于 1944，图 11-10，图 11-11）和美国斯克瑞普斯研究所（The Scripps Research Institute，TSRI）的化学家 Kyriacos Costa Nicolaou（生于 1946，图 11-12）首先完成了紫杉醇的全合成，两个研究组几乎同时报道了各自的成果，有意思的是他们采用的分别是线性（先 A 环再 AB 环再 ABC 环系，图 11-11）和会聚式（先分别合成 A 环和 C 环，再组装在一起形成 ABC 环系，图 11-13）路线，代表了有机合成的不同策略。

Robert A. Holton 研究小组是最早从事紫杉醇合成的研究组之一。Robert A. Holton 法以价廉易得的樟脑（camphor）为起始原料，因紫杉醇侧链的合成方法由尾岛岩（Iwao Ojima）等发展而来，

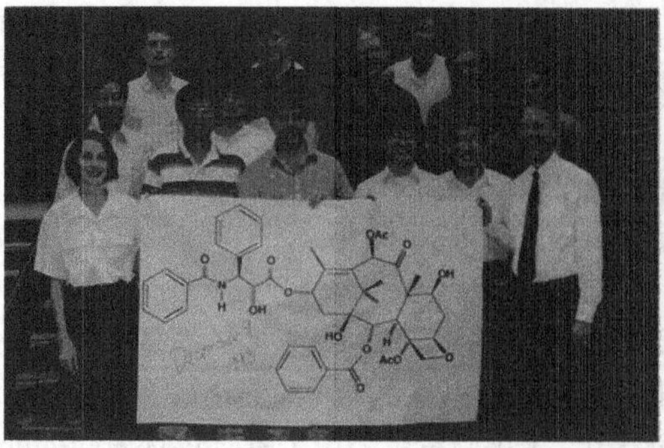

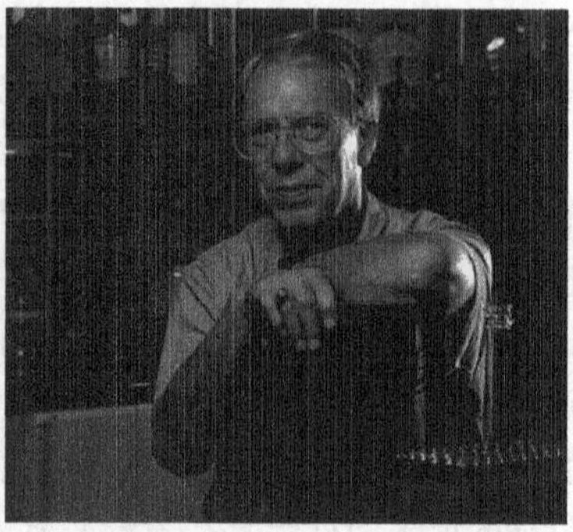

图 11-10 Robert A. Holton 教授的紫杉醇全合成团队（左）及 Robert A. Holton 教授（右）

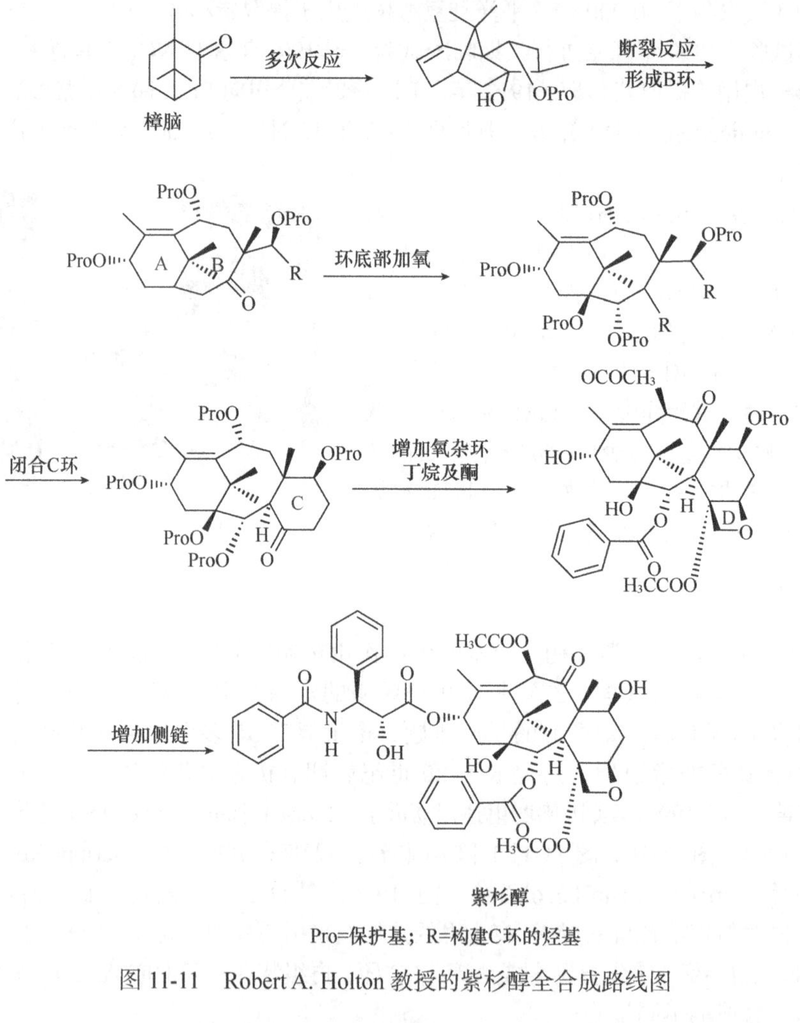

图 11-11 Robert A. Holton 教授的紫杉醇全合成路线图

故又称为 Holton-Ojima 法，其特点是步骤少、收率高，总收率可达到 2.7%。Robert A. Holton 紫杉醇全合成路线以细致为特色，其成功的主要原因是经历约十年时间对紫杉醇分子构象与反应性的深入研究及对多种化学合成方法的改进和发展。Kyriacos Costa Nicolaou 的合成路线虽具有较前者简明的优点，但其总收率却远远低于前者，仅为 0.07%左右，主要完成人是北京大学“长江学者”特聘教授杨震博士。

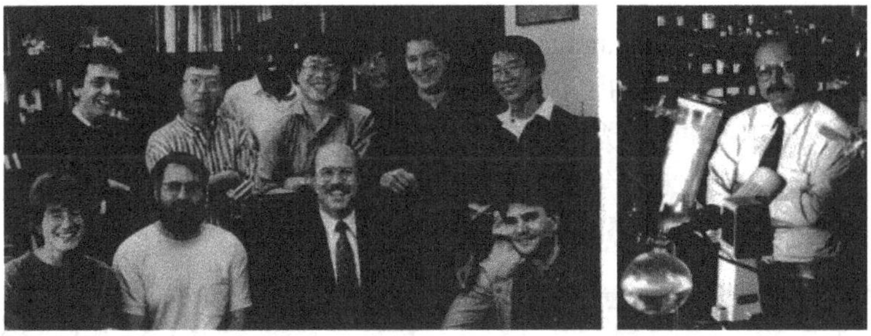

图 11-12　Kyriacos Costa Nicolaou 教授的紫杉醇全合成团队（左）及 Kyriacos Costa Nicolaou 教授（右）
Kyriacos Costa Nicolaou 教授团队合影中第二排居中者为杨震博士

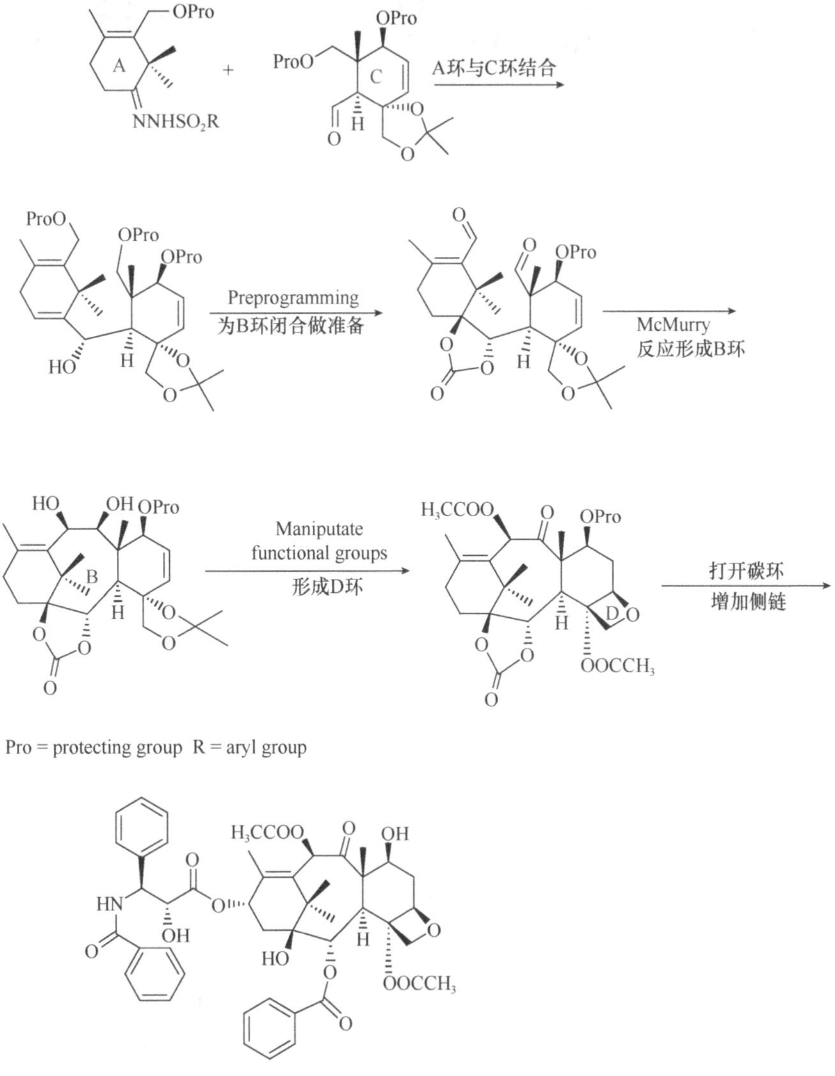

Pro=保护基
P=前体基团

图 11-13　Kyriacos Costa Nicolaou 教授的紫杉醇全合成路线分析图

后来，美国哥伦比亚大学（Columbia University）的 Samuel J. Danishefsky 小组（1996 年）、斯坦福大学（Stanford University）的 Paul Wender 小组（1997 年）及日本的两个研究小组桑嶋功（Isao Kuwajima）小组（1998 年）和向山光昭（Teruaki Mukaiyama）小组（1999 年）也相继报道完成了紫杉醇的全合成，最新报道为 2006 年日本东京工业大学的高桥孝志（Takashi Takahashi）教授领导的小组也完成了紫杉醇的全合成（图 11-14，图 11-15）。

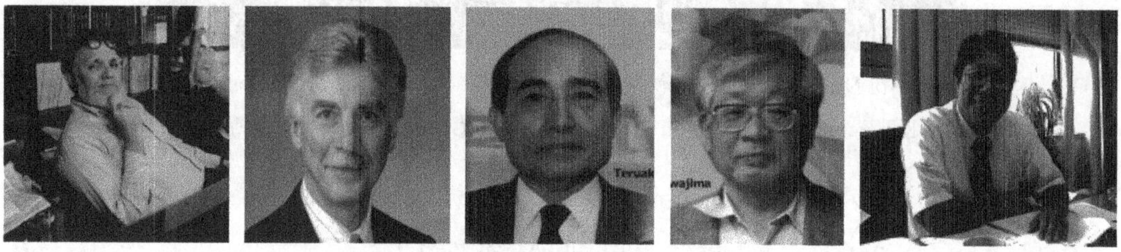

图 11-14　对紫杉醇全合成研究做出贡献的化学家（从左至右：Samuel J. Danishefsky、Paul Wender、向山光昭、桑嶋功、高桥孝志）

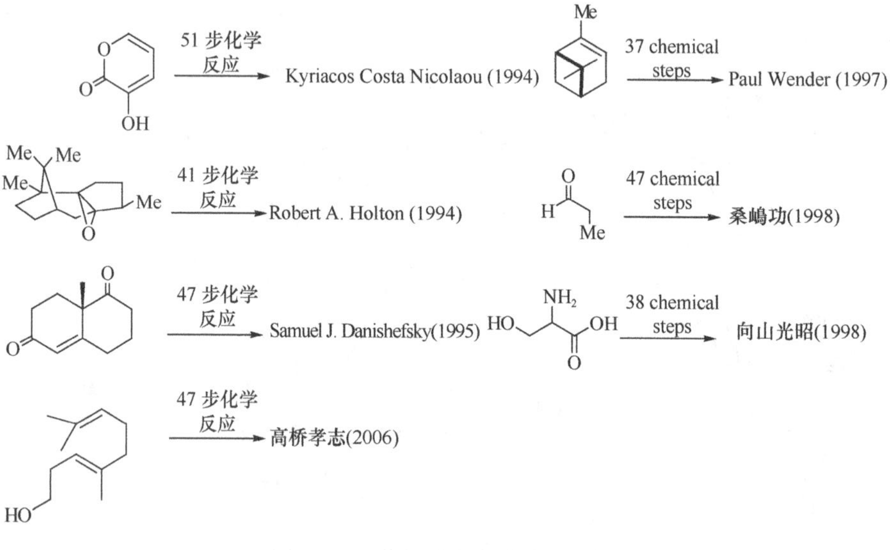

图 11-15　紫杉醇全合成战略比较

7 条全合成路线虽然各异，但都具有优异的合成战略，把天然有机合成化学提高到一个崭新的水平。从总体上看，天然药物紫杉醇的化学全合成方法路径太长、合成步骤太多，不仅需要使用昂贵的化学试剂，而且反应条件极难控制，收率也偏低，还不适合工业化生产。但是，在研究紫杉醇全合成过程中发现了许多新的、独特的反应，如大量过渡金属有机催化剂的应用、有机硅试剂的应用、反应过程中基团的保护、立体构型的建立转化及独到的战略思路与反应创新等，是对有机合成化学及有机反应理论重要的发展和补充。有关专业人士一定要参考原始文献方能领会其高深的专业知识和水平。无论如何，紫杉醇全合成的研究成果仍为有机化学合成历史上的一座丰碑。与此同时，有机合成化学家仍在积极进行化学全合成紫杉醇的研究工作，为使紫杉醇全合成走上工业化道路而不懈努力。

四、紫杉醇的半合成

紫杉醇全合成由于步骤多、产率低、反应条件苛刻等导致成本太高而无法商业化生产。同样的问题是天然红豆杉树生长极其缓慢且不易繁殖，一棵直径 22cm 高度 9m 的紫杉树有约 125 年树龄，其树皮极薄，厚度为 0.3～0.6cm，这样的一棵树可以得到约 2kg 树皮，而紫杉醇必须从新鲜砍伐剥取的树皮中提取。30 吨干树皮可以得到约 100g 紫杉醇，花费约 150 万美元。从砍伐树木、收集红豆杉树皮到分离萃取出紫杉醇，费时费力且费钱，而且砍伐树木会导致树木死亡、资源枯竭。救人还是保树，成为当时媒体和学术界争论的一个热点问题。20 世纪 80 年代末到 90 年代初，关于紫杉醇和红豆杉的新闻报道比比皆是，完全超越了科研范畴，而成了敏感的政治事务。因为紫杉醇结构太过复杂，化学全合成并不现实，而天然来源又极其有限，面对巨大的社会需求，科学家们想到了半合成——即寻找在红豆杉中含量较高的紫杉醇前体化合物然后再通过化学方法将其转化为紫杉醇。通过研究发现：从红豆杉植物中分离得到的紫杉醇前体化合物 baccatin Ⅲ的生物活性虽低于紫杉醇，但其与紫杉醇具有相同的母核结构而且在红豆杉针叶中含量较高，并可经 4 步化学反应得到紫杉醇，产率高达 80%。这个令人惊喜的发现表明紫杉醇新来源途径取得重大进展，使得大量生产这个抗肿瘤药物成为可能。更可喜的是，1993 年从一种观赏性植物英国红豆杉叶子中发现存在较大量的 10-deacetyl-baccatin Ⅲ，由于 baccatin Ⅲ和 10-deacetyl baccatin Ⅲ在植物中的含量相对较高，因而半合成的研究工作主要集中在对这两种物质的研究上。

法国格勒诺布尔约瑟夫・傅里叶科学、技术、医科第一大学的 J. N. Denis 和 Pierre Potier（1934—2006，图 11-16）博士在 1988 年首次报道了以 10-deacetyl-baccatin Ⅲ（10-DAB）为原料半合成紫杉醇的研究成果（图 11-17），随后美国 Robert A. Holton 教授和法国 Pierre Potier 教授分别申请了以 baccatin Ⅲ为原料半合成紫杉醇的专利，Robert A. Holton 和 Pierre Potier 都认为半合成是解决紫杉醇供应问题的一条很有希望的途径。美国施贵宝公司在获得美国 FDA 批准后，立即用 Robert A. Holton

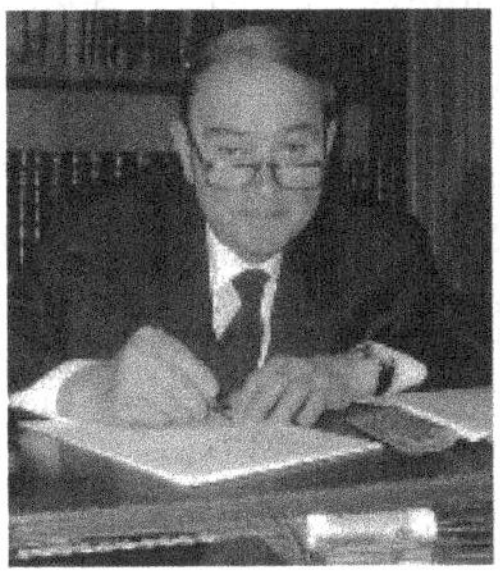

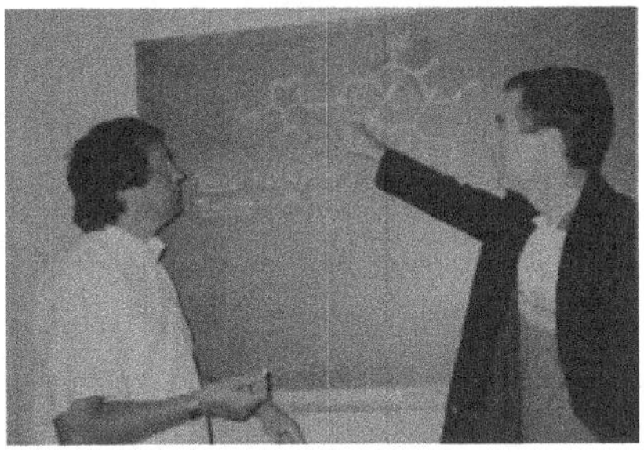

图 11-16 Pierre Potier 教授（左图）和 J. N. Denis 博士（右图右）

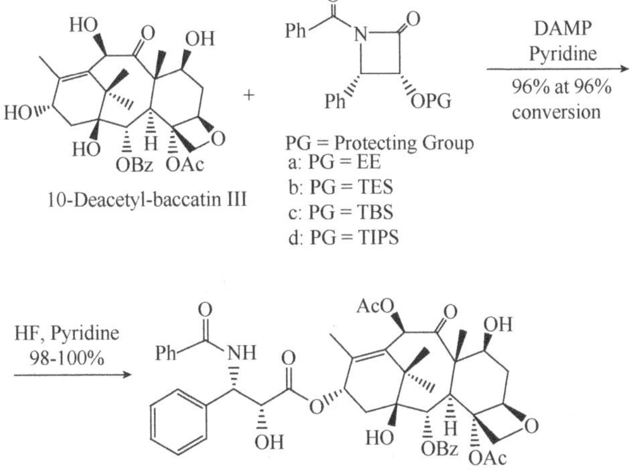

图 11-17 紫杉醇半合成路线图

教授的专利生产紫杉醇，并决定在1994年年底停止从树皮中萃取紫杉醇。这一专利到期时，转让费高达2亿美元，创下学校单个专利转让费之最，堪称价值连城。按照学校和个人1∶1的分成方案，Robert A. Holton教授被称为最富有的大学教授之一。目前紫杉醇的半合成原料主要来源于人工培育种植的红豆杉（图 11-18），包括一种欧洲红豆杉与东北红豆杉的杂交品种——曼地亚红豆杉（Anglojap yew，*T.* ×*media* Rehd.）。

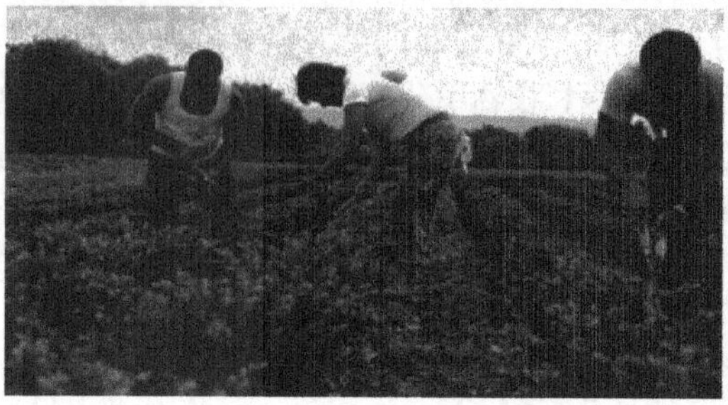
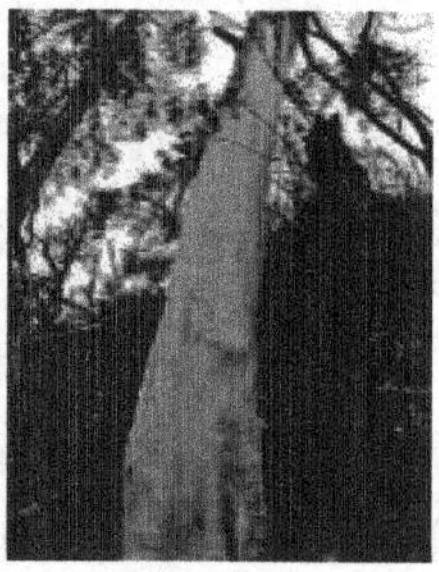

图 11-18　人工种植的红豆杉（左）取代了当年砍伐的天然红豆杉（右）

在研究紫杉醇半合成的过程中，Pierre Potier小组利用半合成法系统研究了紫杉醇类似物的构效关系，还发现了一个比紫杉醇溶解性更好、活性是紫杉醇2.7倍的化合物，即后来被开发成抗肿瘤药物的多西紫杉醇（docetaxel，DTX，图 11-19）。这一药物于1986年得到专利，并在1995年获准上市，主要由法国赛诺菲-安万特（Sanofi-Aventis）制药公司以Taxotere（紫杉特尔）为商品名进行销售。同时印度 Sun Pharma Global 和美国 Zydus 两家公司也分别以Docefrez 和 Zytax 作为商品名生产这一药物。2010年，Taxotere年度销售额高达21.2亿欧元（约合31亿美元）。另一个重要的半合成紫杉醇衍生物是卡巴他赛（cabazitaxel，XRP-6258，图 11-19）。同样是由赛诺菲-安万特开发，2010年6月17日被美国FDA批准上市，用于激素抵抗性前列腺癌（hormone-refractory prostate cancer，HRPC）的治疗，商品名为Jevtana。此外还有一系列紫杉醇衍生物正在开发当中，如 larotaxel、ortataxel、tesetaxel 等，目前已进入临床试验阶段。

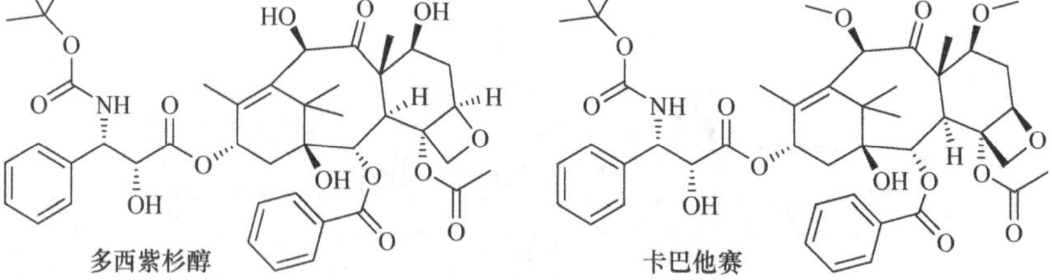

图 11-19　紫杉醇衍生物类药品多西紫杉醇与卡巴他赛

在紫杉醇及其类似物的研究中还有两名在紫杉烷的构效关系和第二代紫杉醇合成研究中贡献颇大的化学家，一位是美国弗吉尼亚理工学院暨州立大学（Virginia Polytechnic Institute and State University）的David G. I. Kingston教授（图 11-20），另一位是美国纽约州立大学石溪分校（State University of New York at Stony Brook）的美籍日本科学家尾岛岩（Iwao Ojima，图 11-20）教授。David G. I. Kingston教授还曾经系统研究过中国南方红豆杉中的化学成分。为了纪念这些科学家对发现和研究紫杉醇做出的贡献，美国化学会和生药学会主办的《天然产物杂志》（*Journal of Natural Products*，JNP）分别于2004年和2009年出版发行了专辑纪念

Monroe E. Wall 博士、Mansukh C. Wani 博士和表彰 David G. I. Kingston 教授。

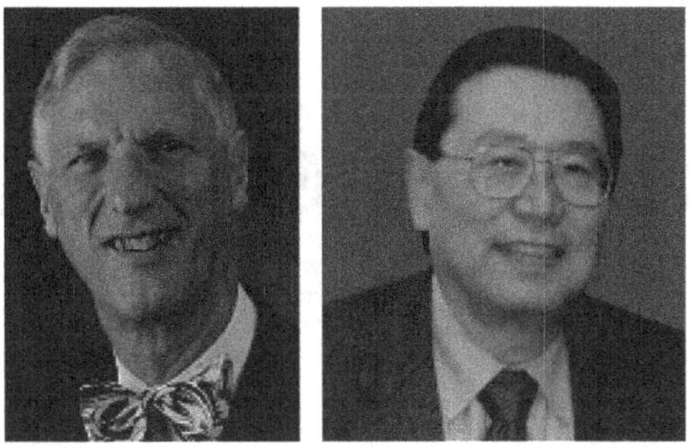

图 11-20 David G. I. Kingston 教授（左）和尾岛岩教授（右）

美国肿瘤研究所所长 Broder 博士曾经说过，紫杉醇是继阿霉素、顺铂之后十五年来，人类与各种癌症相抗争时，疗效最好、不良反应最小的药物，可被称为“晚期癌症的最后一道防线”。目前生物合成、真菌发酵、植物组织细胞培养等技术手段获得紫杉醇的研究工作都已取得了较大的进展，有望在短期内实现商品化。同时利用天然药物化学和药理手段分离、筛选高效低毒的紫杉醇类化合物仍然是一个很有潜力的研究方向。

第 12 章　喜树碱和长春碱

一、喜树碱

喜树 *Camptotheca acuminata.*（图 12-1）是中国所特有的一种高大落叶乔木，蓝果树科喜树属植物，别名旱莲、水栗、水桐树、天梓树、旱莲子、千丈树、野芭蕉、水漠子。喜树高达 20 余米，是一种速生丰产的优良树种，喜光，不耐严寒干燥；深根性，萌芽率强；较耐水湿，在酸性、中性、微碱性土壤均能生长，在石灰岩风化土及冲积土生长良好。1999 年 8 月，经中华人民共和国国务院批准，喜树被列为第一批国家重点保护野生植物，保护级别为Ⅱ级。喜树的果实、根、树皮、树枝、叶均可入药，含有生物碱、黄酮、鞣花酸衍生物、有机酸和苷类等多种化学成分，其主要含有的喜树碱衍生物类化合物是天然植物来源的抗肿瘤药物。

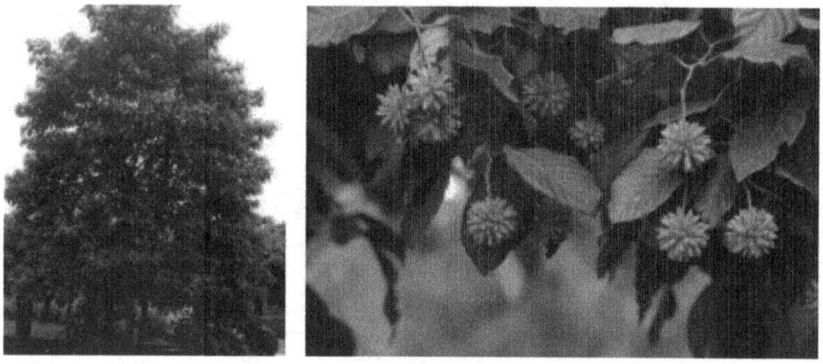

图 12-1　喜树

（一）喜树的命名

喜树的命名像它的名字一样充满了“喜感”。清代吴其濬所撰《植物名实图考》中称之为旱莲木，并不叫喜树。20 世纪中期，华南农业大学蒋英教授参与编撰《中国植物志》进行考察时，再次发现这一植物，并重新为其命名。据说当时蒋英教授问同学们：“你们喜欢这棵树吗？”大家都说喜欢，于是蒋教授就把它称作“喜树”。

蒋英教授（1898—1982，图 12-2）原名蒋积英，号菊川，是我国现代植物分类学的奠基人之一、著名植物学家。1898 年 9 月 23 日出生于江苏省昆山县（今昆山市），自幼就对各种植物抱有浓厚的兴趣。1919 年蒋英考入上海沪江大学文学院，1920 年考进金陵大学农学院林学系，1925 年以优异成绩毕业，毕业论文为《南京柳属植物之分类》和《花的进化史》，同时获得美国纽约大学颁发的林学士文凭。1926 年，蒋英受聘往安庆农业专门学校讲授造林学、土壤学、森林保护学和植物学等课程。1928 年经秦仁昌教授介绍蒋英到广州中山大学农学院任教，在此期间他两次在广东沿东江、北江、西江流域采集植物标本，足迹遍及 30 余县，并与他的老师陈焕镛教授从无到有，创立了中山大学农学院植物实验室，即现在中国科学院华南植物园的前身，其中第一号标本——菝葜植物就是蒋英采集的。蒋英讲授树木学和植物分类学课程时，创造了“陈列辅导”教学法。这种

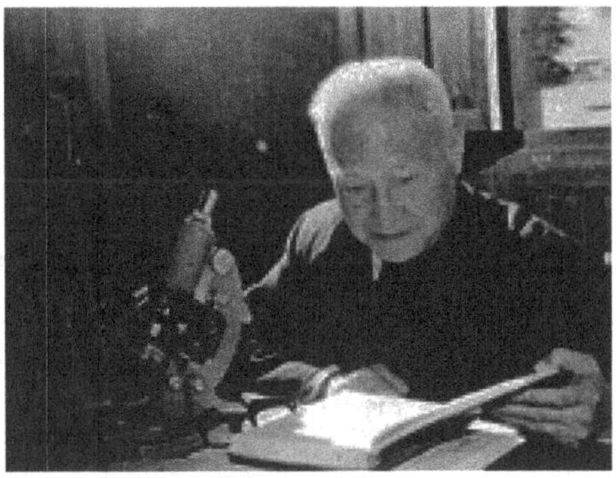
图 12-2　蒋英教授

方法是在学期结束前夕，把课程和实验的全部内容，用各种直观教材、挂图、显微镜照片、生活标本、蜡叶标本等，连同说明、讲义分门别类陈列展出，辅以解说。

1958 年，中国科学院成立了《中国植物志》编辑委员会，聘蒋英为编委。年已六旬的蒋教授毅然接受了其中多卷的编写任务，经过几十年的艰苦努力，《中国植物志》第 63 卷终于在 1977 年由科学出版社出版发行(图 12-3)。1978 年，蒋英出席了全国科学大会并受奖，该书也荣获 1979 年林业部科技成果一等奖和 1982 年国家自然科学三等奖。

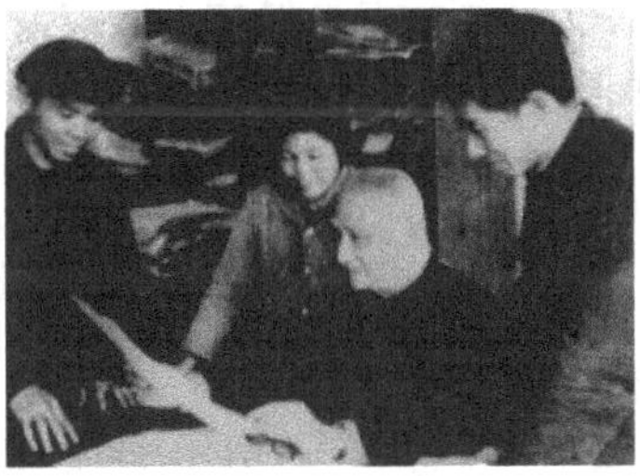

图 12-3　蒋英教授参与编纂的中国植物志

（二）喜树碱的发现

喜树碱的发现充满了曲折。20 世纪 50 年代，Monroe E. Wall（1916—2002，图 12-4）教授承担了美国农业部的一项课题，旨在从植物中发现可作为前体的甾体化合物，用于合成当时需求量很大但来源有限的可的松（cortisone）。几千份植物提取物样本被送到美国 NCI 测试其抗肿瘤活性，其中一份源自中国喜树的样品显示出极强的抗肿瘤活性。然而，美国农业部当时对研究抗肿瘤药物并不感兴趣，Monroe E.Wall 教授不得不暂停从喜树中找出抗肿瘤活性成分的工作。转机出现在 1960 年 7 月，Monroe E. Wall 教授迁移到位于北卡罗来纳州新成立的三角研究院工作，并于 1962 年力邀 Mansukh C. Wani 教授加入，从而开启了一段跨越 40 年的成功合作。1963 年 Monroe E. Wall 教授和 Mansukh C. Wani 教授开始采用“生物活性导向法”从 20 kg 喜树树皮中提取活性成分。该方法应用逐步提纯法处理植物粗提物，显示出最强生物活性的部分再进行下一步纯化。这一过程被重复了很多次直至活性成分被最终分离出来。该化合物被命名为喜树碱（camptothecin，CPT），其

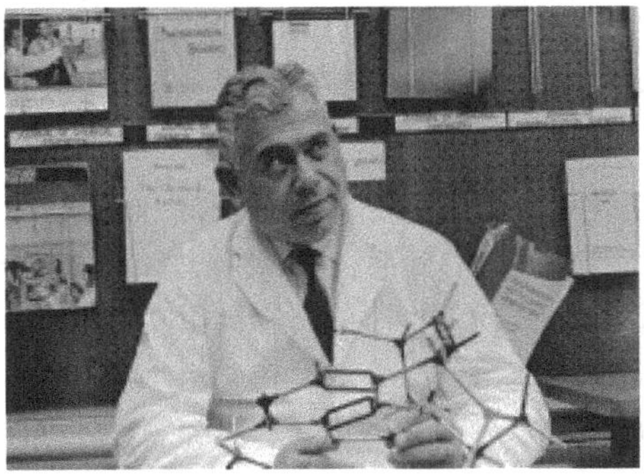
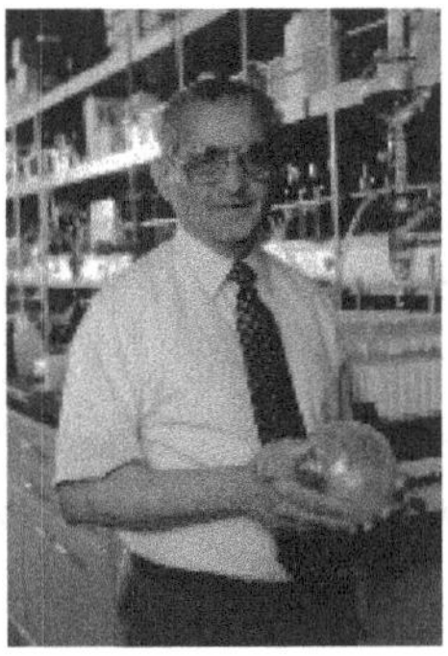
图 12-4　Monroe E. Wall 教授（左）和 Mansukh C. Wani 教授（右）

化学结构通过单晶 X 射线衍射确定。1966 年，Monroe E. Wall 教授、Mansukh C. Wani 教授及其同事在《美国化学会志》发表了该工作的成果，标志着具有抗肿瘤作用的喜树碱正式被发现。

（三）喜树碱的结构与作用机制

喜树碱的化学结构由 5 个环稠合而成，包括吡咯并[3，4-*β*]喹啉环（A、B、C 环），D 环为吡啶酮结构，E 环是 *α*-羟基内酯环。分子中唯一的手性中心位于 C_{20} 位，呈 *S* 构型（图 12-5）。

喜树碱的水溶性差，制剂难度大，在临床试验中表现出极强的毒副作用。这些缺点一度使得喜树碱的研发工作陷于停滞状态，直到其独特的抗肿瘤作用机制被发现，才彻底扭转了喜树碱的命运。20 世纪 70 年代早期的研究发现喜树碱的细胞毒作用与其抑制 DNA 合成有关，同时也发现去除喜树碱后，DNA 的合成功能可恢复，因此推测喜树碱选择性作用于细胞生长周期的 S 期。1985 年 Hsiang 等报道喜树碱能够抑制参与 DNA 复制和转录的Ⅰ型拓扑异构酶（topoisomerase Ⅰ，TOP Ⅰ），2002 年喜树碱衍生物与Ⅰ型拓扑异构酶结合的 X 射线衍射晶体结构首次被报道。这一确切机制的发现，为喜树碱的研究提供了新的突破点（图 12-6）。

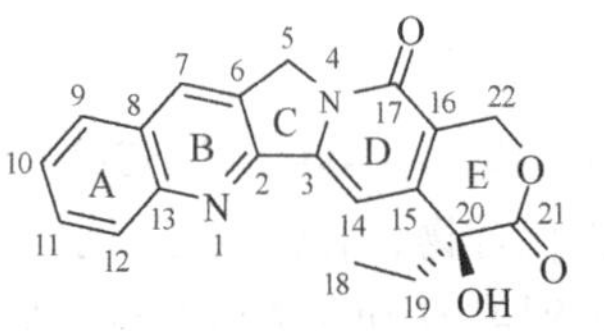

图 12-5 喜树碱的化学结构

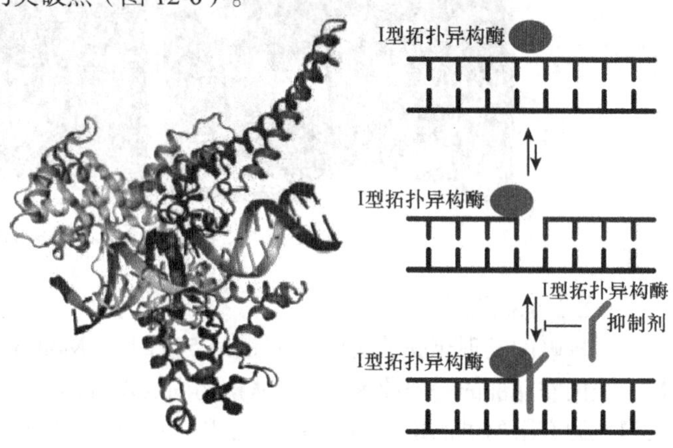

图 12-6 喜树碱的作用机制

（四）喜树碱的全合成

自从 1966 年 Monroe E. Wall 教授和 Mansukh C. Wani 教授团队发表了喜树碱的化学结构和抗肿瘤生物活性后，多个有机合成团队开展了喜树碱的全合成工作。早期尝试得到的产物均为消旋体，直到 1975 年哈佛大学的 Elias James Corey（生于 1928）教授领导的研究团队首次成功地完成了 20（*S*）-喜树碱的全合成。该路线以呋喃二羧酸为起始原料，经多步反应并控制立体化学得到关键的呋喃并吡喃内酯。之后呋喃环经光催化氧化和氯代反应，再与三环部分吡咯并喹啉反应，最终完成了 20（*S*）-喜树碱的全合成，整个过程历经 24 步复杂的反应（图 12-7）。随着对喜树碱的深入研究，其他合成团队后续报道了新颖简化的全合成路线。

（五）喜树碱的应用与结构改造

喜树碱具有很强的抗肿瘤活性，对消化道肿瘤、肝癌、膀胱癌和白血病等具有较好的疗效，但由于毒性太大导致其无法获批上市。为了寻找高效、低毒、水溶性较好的喜树碱衍生物，人们从喜树碱的结构和作用机制出发得到了几个活性较强而毒性小的药物。伊立替康（irinotecan，CPT-11，图 12-8）是日本 Yakult Honsha 公司开发的一种水溶性半合成喜树碱衍生物，于 1996 年在美国上市。伊立替康为晚期大肠癌的一线用药，也可用于术后的辅助化疗；对肺癌、乳腺癌、胰腺癌等也有

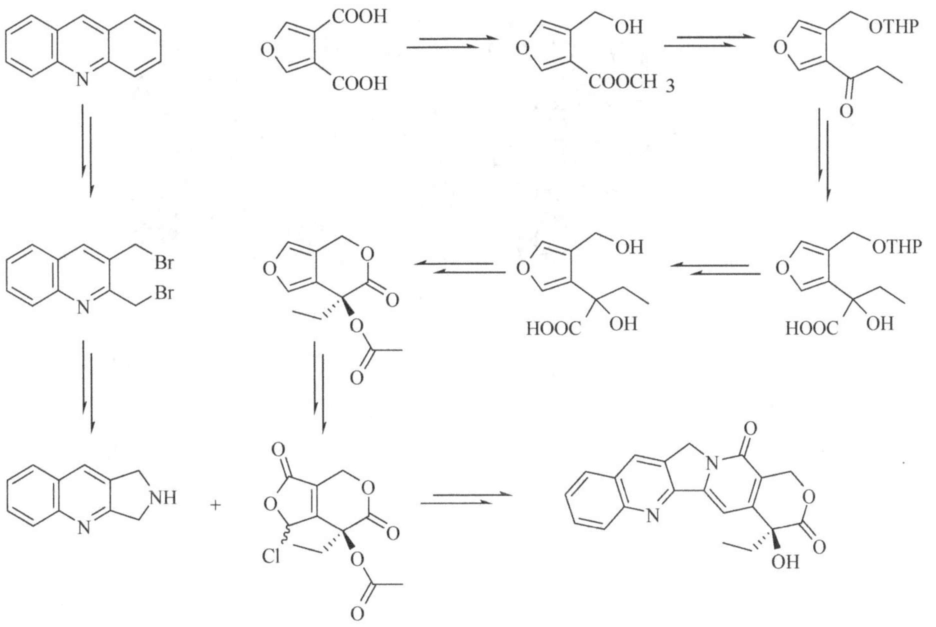

图 12-7　Elias James Corey 的喜树碱全合成路线

一定疗效。另一个水溶性半合成喜树碱衍生物拓扑替康（topotecan，图 12-8），于 20 世纪 80 年代由美国佛罗里达大学的 Warren Ross 教授研发成功，并在 1996 年获得 FDA 批准上市用于治疗卵巢癌和小细胞肺癌。仅 2003 年，拓扑替康的销售收入就达到 2.03 亿美元。

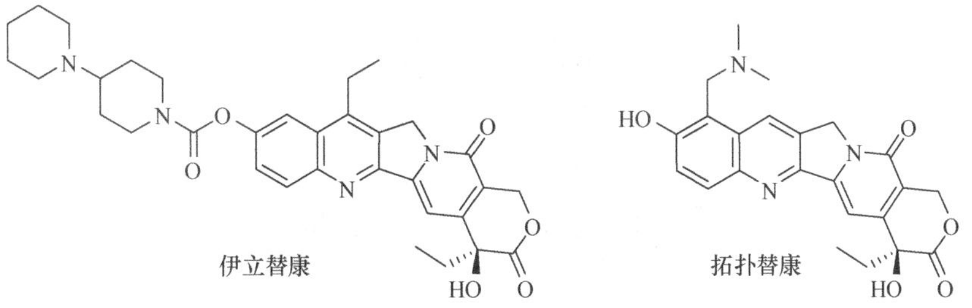

图 12-8　伊立替康和拓扑替康的化学结构

二、长春碱

长春花 *Catharanthus roseus*.（图 12-9）为多年生草本植物，原产地中海沿岸、印度、美洲。因其花朵多、长势繁茂、花期长，从春到秋开花不间断，所以有“日日春”之美名，还有四时春、日日新、金盏草、雁头红、三万花等别名。长春花在中国栽培的历史不长，主要在长江以南广东、广西、云南等地区栽培较为普遍。长春花中含 70 多种生物碱，是一种防治癌症的天然良药。其中长春碱（vinblastine）和长春新碱（vincristine）对治疗肺癌等恶性肿瘤、淋巴肉瘤及儿童急性白血病等都有一定疗效，是国际上应用最多的抗肿瘤植物药源。

（一）长春碱的发现

长春碱具有良好的抗肿瘤作用，但令人倍感意外的是其发现却与糖尿病研究有关。加拿大医生 Clark Noble 曾参与发现胰岛素的工作，1952 年，一个牙买加的患者寄给他一些长春花叶片并声称

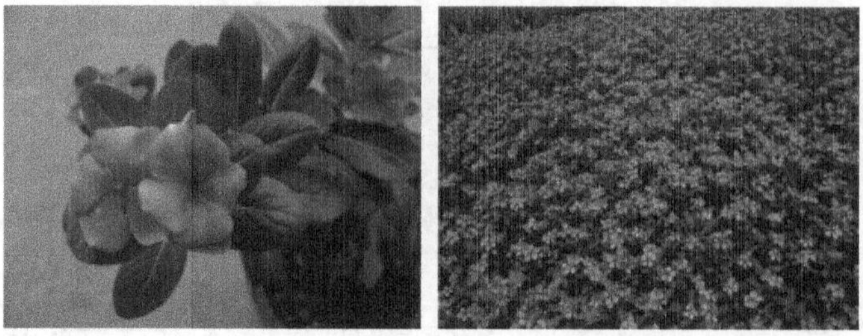

图 12-9　长春花

长春花茶在牙买加当地可用于治疗糖尿病。Clark Noble 医生将这些长春花叶片转寄给在渥太华大学（University of West Ontario）工作的弟弟 Robert Noble（1910—1990）教授。虽然当时胰岛素已经被发现，但其来源仍为动物胰脏提取物，Robert Noble 教授的研究重心就是寻找胰岛素的替代物。最初的实验结果并不尽如人意，研究团队失望地发现长春花提取物无法降低试验大鼠的血糖水平，但实验人员 Halina Czajkowska 注意到长春花提取物能够降低大鼠的白细胞数量并抑制骨髓生长，这一发现提示长春花提取物有可能用于白血病的治疗。

1954 年，Charles Beer（1915—2010，图 12-10）教授加入了 Robert Noble 教授的研究团队，致力于长春花提取物有效抗肿瘤成分的分离。四年后，Charles Beer 教授和 Robert Noble 教授成功分离并纯化了长春花提取物中的有效抗肿瘤成分，并将其命名为长春碱。同一时期，美国礼来（Eli Lilly）公司也从长春花提取物中分离得到了另一个有效的抗肿瘤化合物，即长春新碱。长春碱的发现具有重大意义，目前，其仍然是治疗霍奇金淋巴瘤（Hodgkin's lymphoma）最有效的药物。

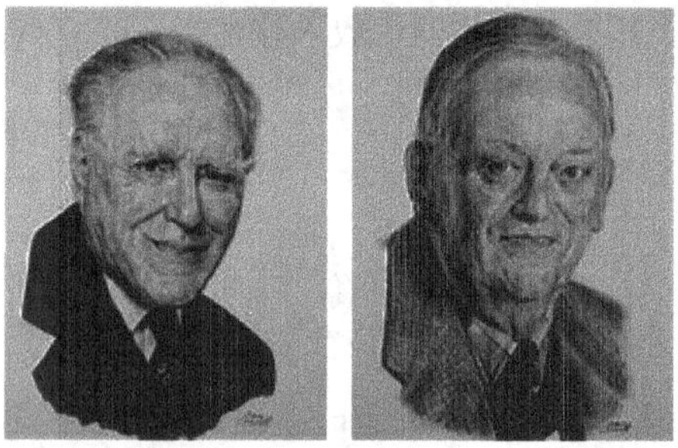

图 12-10　Charles Beer 教授（左）和 Robert Noble 教授（右）

（二）长春碱的结构与作用机制

长春碱的化学结构（图 12-11）为一个含有吲哚核的稠合杂环与另外一个含有二氢吲哚核的稠合杂环以碳碳键直接连接而成，共有 9 个不对称中心，分别位于 C_2、C_3、C_4、C_5、C_{12}、C_{19}、C'_2、C'_4 和 C'_{18}。长春新碱在化学结构上是将长春碱的二氢吲哚核的 N—CH_3 以 N—CHO 取代。

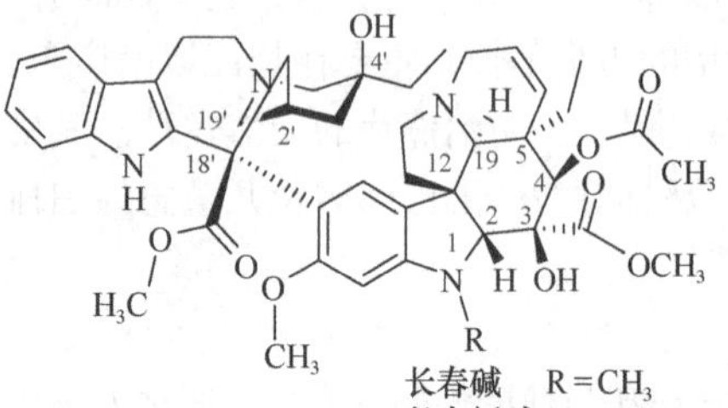

图 12-11　长春碱和长春新碱的化学结构

长春碱的作用靶点是微管蛋白，而微管蛋白是微管的组成基础（图 12-12）。微管在维持正常细胞功能，包括有丝分裂过程中染色体的移动、细胞形成的调控、激素分泌、细胞膜上受体的固定等具有重要地位。长春碱类药物能与微管蛋白结合，既能阻止微管蛋白双微体聚合成为微管，又可诱导微管的解聚，使纺锤体不能形成，细胞停止于分裂中期，从而阻止癌细胞分裂增殖。

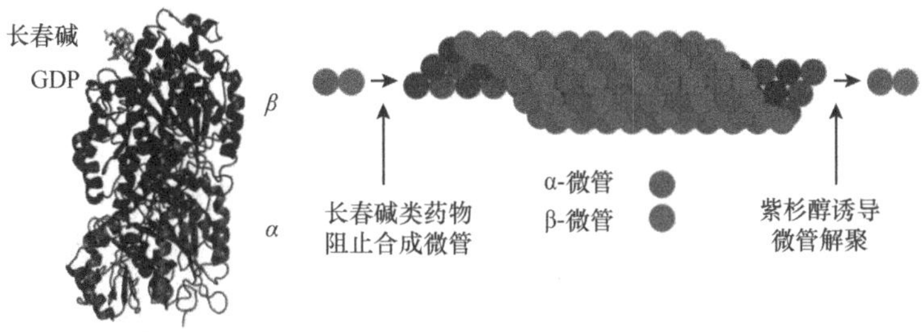

图 12-12　长春碱的作用机制

（三）长春碱的全合成

1965 年，Moncrief 和 William N. Lipscomb（图 12-13）团队报道了长春碱和长春新碱的 X 射线衍射晶体结构，从而确定了长春碱的化学结构。长春碱极其复杂的化学结构引起了有机合成界的极大兴趣，其核心问题是对于结构中 C'_{18} 的手性控制。

法国科学院院士、欧洲科学院院士、全法国“化学之家”主席 Pierre Potier（图 12-13）团队于 1976 首次报道了长春碱的立体选择性全合成。Pierre Potier 教授曾任法国国家科学研究中心副主任，作为科学家，他发表学术论文 400 余篇，著名的 Potier 反应（Potier reaction）就是以他的名义命名。Pierre Potier 教授也是中法科技交流的先驱者，20 世纪 70～80 年代曾多次应邀访问我国。

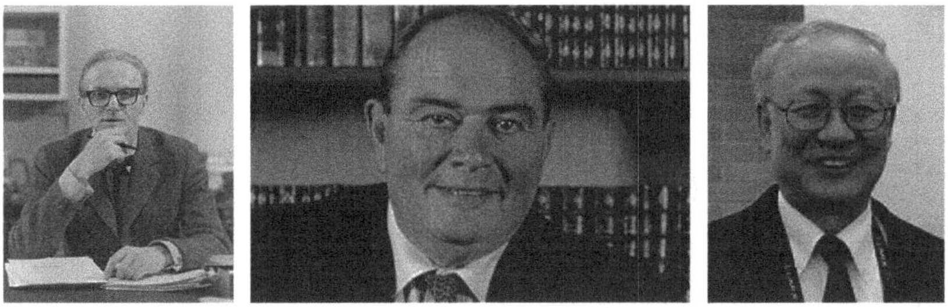

图 12-13　William N. Lipscomb、Pierre Potier 与福山透教授（从左至右）

学界公认对于长春碱类化合物全合成贡献最大的是福山透（Fukuyama Tohru，生于 1948，图 12-13）教授团队。福山透教授早年就读于日本名古屋大学化学系，分别于 1971 年和 1973 年获得学士和硕士学位。之后到美国哈佛大学留学，师从岸义人教授并于 1977 年获得博士学位。在哈佛大学从事博士后工作 1 年后，福山透教授在美国罗斯大学任教 17 年。1995 年，福山透教授受邀返回日本东京大学药学部任教授，后于 2013 年回到母校名古屋大学工作。福山透教授致力于天然产物的全合成，成就卓著。以其命名的有机反应包括福山还原反应（Fukuyama reduction）、福山偶联反应（Fukuyama coupling）及福山吲哚合成（Fukuyama indole synthesis），后者成功地应用于长春碱的全合成。

福山透教授的全合成策略（图 12-14）是将长春碱分为两个大的结构片段，通过控制 C'_{18} 的立体选择性将两个部分拼接而成。含有吲哚核的稠合四元环结构片段可经过福山吲哚合成、光延反应等多步合成得到，而含有二氢吲哚核的稠合五元环片段则是经过光延反应及环合得到。最后通过控制立体选择性将两个片段拼合从而得到 C'_{18} 的正确立体构型。长春碱的整个全合成超过 40 步，不但展现了人类有机合成的高超水平，同时也发现了许多新的反应类型，极大地推动了有机全合成的发展。

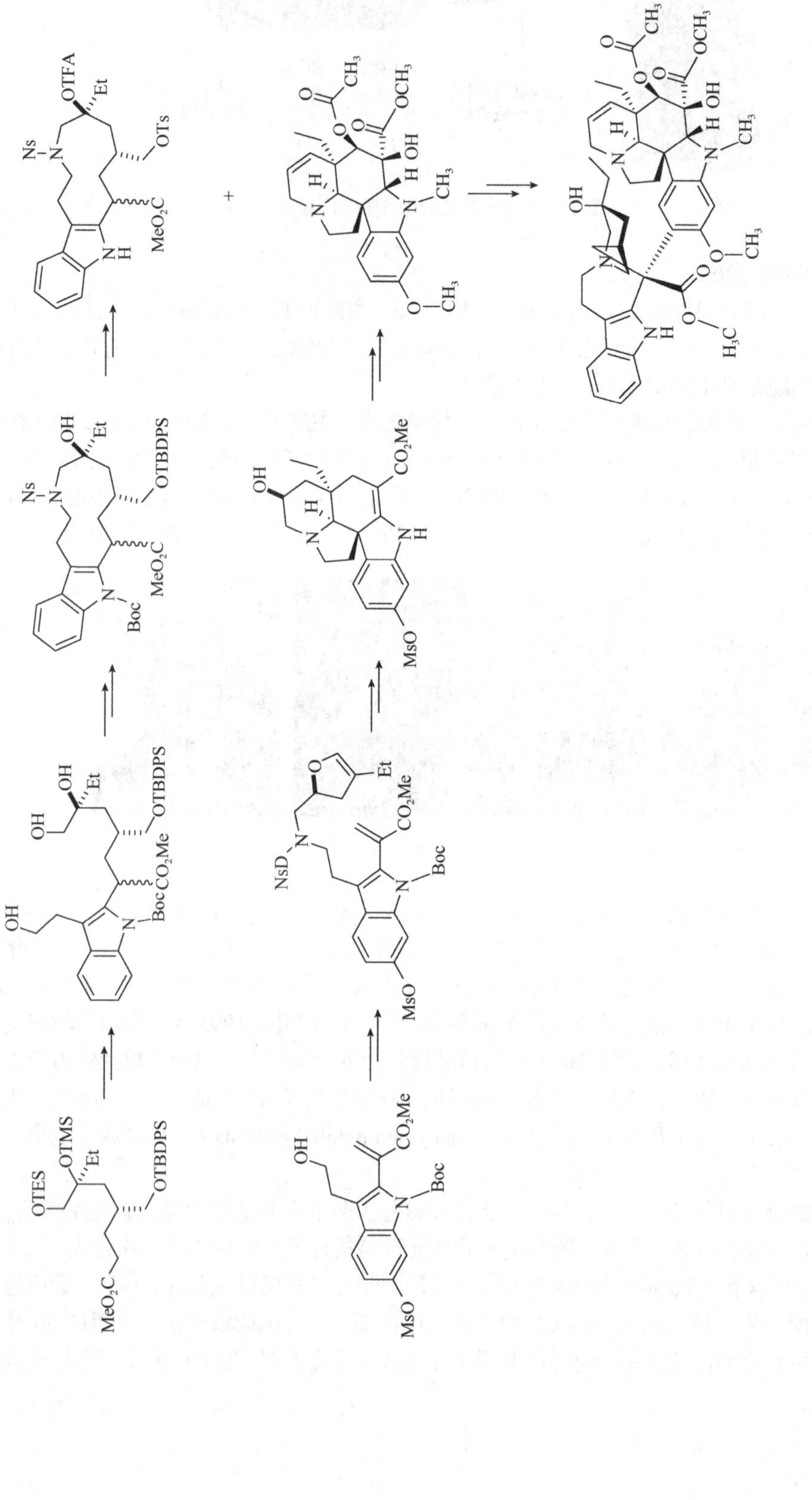

图 12-14 福山透教授的长春碱全合成路线

（四）长春碱的应用与结构改造

长春碱经常与其他种类的抗肿瘤药物联合使用治疗淋巴瘤、非小细胞肺癌、膀胱癌、脑瘤、黑色素瘤及睾丸肿瘤。长春地辛（图 12-15）为半合成的长春碱衍生物，强度为长春新碱的 3 倍，为长春碱的 10 倍，毒性介于长春碱和长春新碱之间。长春地辛主要用于治疗儿童急性白血病和非小细胞肺癌。长春瑞滨（图 12-15）是 Pierre Potier 团队在 20 世纪 80 年代研发的新药，首先于 1989 年在法国获批上市，后于 1994 年在美国上市用于治疗非小细胞肺癌。长春瑞滨是目前治疗转移性及复发性乳腺癌、非小细胞肺癌最有效的药物之一，与其他药物联合治疗晚期或复发性卵巢癌、食管癌、头颈部癌、淋巴瘤等也取得较好疗效。长春瑞滨的神经毒性比长春碱和长春新碱低。

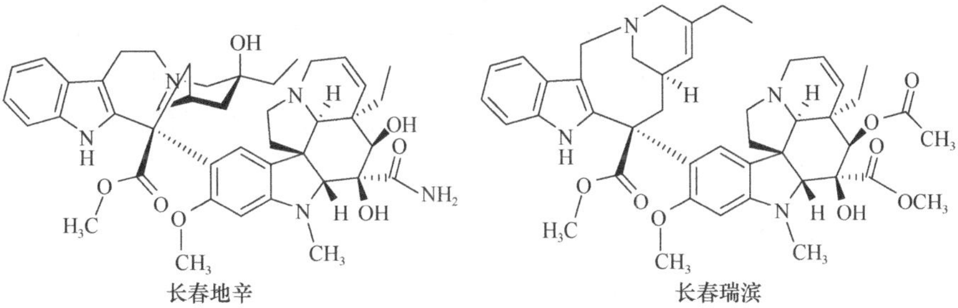

图 12-15　长春地辛和长春瑞滨的化学结构

第13章 阿司匹林

2019年3月6日是阿司匹林正式诞生120周年的日子。到目前为止，阿司匹林已应用百余年，成为医药史上三大经典药物之一，至今它仍是世界上应用最广泛的解热、镇痛和抗炎药，也是作为比较和评价其他药物的标准制剂。自推出以来，其效果已得到世界科学界和广大患者的认可。小剂量长期服用阿司匹林可用来预防心脑血管疾病（包括缺血性脑卒中）的发作。很少有药物能像阿司匹林一样拥有如此广泛的治疗范围。

一、从柳树皮到水杨酸

回顾阿司匹林的历史，可以从作为传统药材的柳树皮开始说起。古希腊、古埃及等古文中都记载有以柳树皮和柳树叶治疗发热、头痛、风湿等疾病的应用。早在3500年前，古埃及人就用柳树皮熬汤来治疗风湿和减轻疼痛，距今 3000 多年前的古埃及医药文献《埃伯斯草纸》（*Ebers Papyrus*，图 13-1）首次书面记录了用柳叶治疗非特异性疼痛，《埃伯斯医药典》也笼统记载了柳树的药效作用及对孕妇的风湿治疗的特殊疗效。古罗马人也曾用柳树皮的浸泡液治疗坐骨神经痛；美洲印第安人用柳树皮泡制的茶退热；非洲霍屯督人用柳树皮制成饮料医治风湿病。公元前 400 多年，西方医学的奠基人希波克拉底（Hippocrates，图 13-1）已发现咀嚼柳树皮可缓解分娩疼痛和治疗产后发热。几个世纪以来，中国人用杨树树皮和柳树枝来治疗风湿热、感冒、出血和甲状腺肿，并用作伤口和脓肿的一般消毒剂。关于柳树的药用价值在《神农本草经》中也有记载，柳树的根、皮、枝、叶均可入药，有祛痰明目、清热解毒、利尿防风之效，外敷可治牙痛。

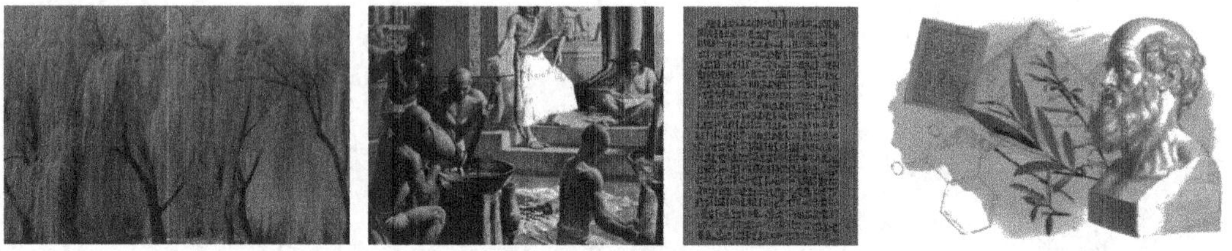

A　　B　　C　　D

图 13-1　历史上人类对柳树的药用探索

A. 柳树；B. 古埃及人制备柳树皮水；C. 埃伯斯草纸；D. 希波克拉底的碉像

1758 年，英国牛津大学沃德汉姆学院的 Edward Stone（1702—1768）研究了柳树皮的用途，他把柳树皮磨成粉之后给发热的患者服用，产生了退热效果。于是他写信给英国皇家学会报告了这一发现。当时金鸡纳树皮能够治疗疟疾的作用已经被发现，但是金鸡纳树需要从南美进口，价格昂贵，而柳树在欧洲随处可见，经济适用，Edward Stone 希望利用柳树皮开发一种新的治疗手段，用于替代金鸡纳树皮。在之后的 5 年时间里，他曾经给 50 名患有风湿热的患者使用柳树皮制成的粉末治疗，除了几例秋季热和四日热（autumual and quartun agues）以外，治疗成功率很高。Edward Stone 根据当时盛行的一种学术观点——Doctrine of Signature，认为植物的生理药效应该和生长环境有密切关系，发热通常和阴冷潮湿的环境有关，而植物柳树喜欢生长在比较潮湿的环境，因此柳树皮就能够治疗发热。尽管 Edward Stone 没有真正揭示柳树皮活性的奥秘，但他的发现对于阿司匹林的发展具有里程碑式重要意义。

到了 19 世纪，人们对柳树皮中的化学成分的研究才开始有了突破性进展，而这一切还要归功于大名鼎鼎的拿破仑。1806 年拿破仑的法国海军败给了英国海军以后，欧洲大陆遭到了英国的经济封锁，从而影响了秘鲁的金鸡纳树皮向法国等欧洲大陆国家的供应，这也促使法、德等国的化学家们对柳树皮提取物进行了更为系统深入的探索。

1828 年，德国慕尼黑大学的药剂学教授 Johann Andreas Buchner（1783—1852，图 13-2）从柳树皮中分离出少量苦味黄色针状晶体，并将其命名为水杨苷（salicin，图 13-3）。其实早在 1826 年，两名意大利人 Cesare Bertagnini（1827—1857，图 13-2）和 Fontana 就得到了水杨苷，只是纯度不高。1829 年法国化学家 Henri Leroux 对柳树皮提取工艺进行改进，可以从 1.5kg 的柳树皮中提取出 30g 水杨苷。该物质虽味道苦涩，却可治疗发热和疼痛，至此人们才真正认识到原来柳树皮止疼和退热的神奇疗效是来自于水杨苷这种物质。1838 年意大利化学家 Raffaele Piria（1814—1865，图 13-2）发现，水杨苷水解可以得到水杨醇（salicyl alcohol，图 13-3）和葡萄糖，再将水杨醇氧化即可得到水杨酸（salicylic acid，图 13-3），这是人们第一次获得纯的水杨酸，而且水杨酸药效比水杨苷更好。后来研究发现水杨醛氧化也可以得到水杨酸。同年，瑞士药剂师 Johann Pagenstecher 和德国研究员 Karl Jacob Löwig 另辟蹊径，从绣线菊（spiraea）中也分离出了水杨酸，至此阿司匹林进入了水杨酸时代。

1860 年 Hermann Kolbe（1818—1884，图 13-2）发明了水杨酸的工业合成方法，将苯酚与氢氧化钠反应制成苯酚钠，然后通入干燥的 CO_2 气体加压进行羧基化反应，最后酸化即可制得水杨酸，该反应又称为 Kolbe-Schmidt 反应（图 13-4）。1874 年 Hermann Kolbe 说服了自己的学生 Friedrich von Heyden 投资建厂，开始了水杨酸的工业化生产。该方法可以为工业生产提供大量水杨酸，同时也为之后阿司匹林的大量生产提供了保障。1876 年，苏格兰医生 Thomas J. MacLagan（1838—1903）在《柳叶刀》杂志报道了用柳精（水杨酸）治疗发热和风湿病的成功案例。他研究了水杨酸在缓解风湿热症状方面的作用。在给患者服用水杨酸之前，他自己首先试服了这一药物，随着剂量逐渐加大，直到服下 30 粒水杨酸后也没有特别严重的不良反应和不适感。这时，他才用水杨酸治疗了 8 例风湿热患者，每 3h 服用 12 粒水杨酸，结果显示水杨酸有明显的解热和抗炎作用。尽管水杨酸具有明显的解热作用，但水杨酸酸性较强，服用后口腔有灼痛感，而且对胃有很大的刺激性，所以并未得到广泛应用。

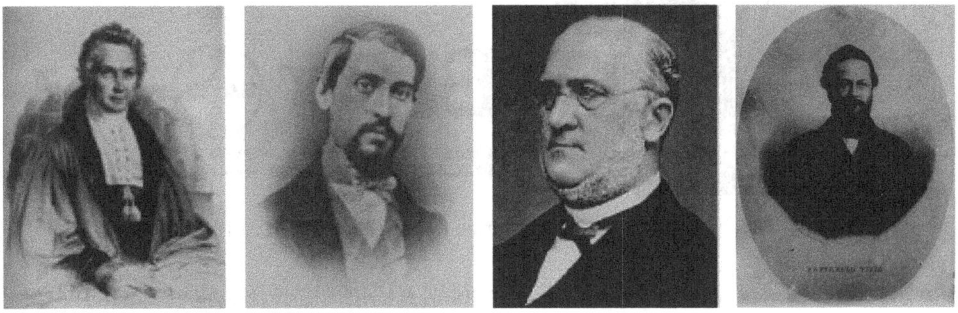

图 13-2　Johann Andreas Buchner、Cesare Bertagnini、Hermann Kolbe 和 Raffaele Piria（从左至右）

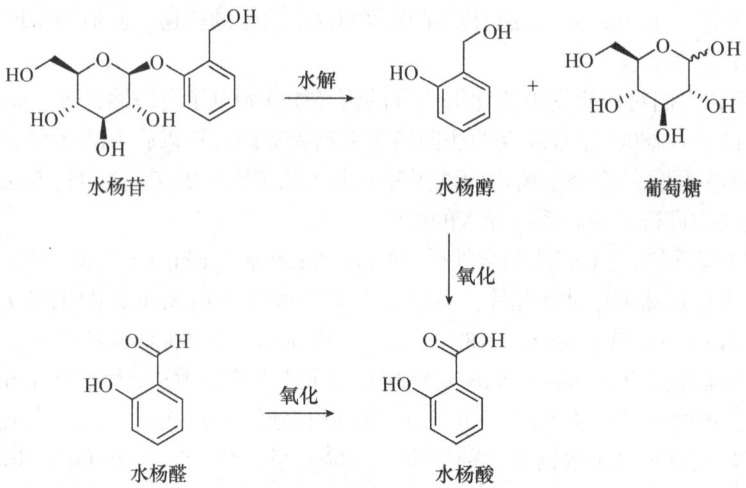

图 13-3　水杨苷的水解及早期水杨酸的化学合成方法

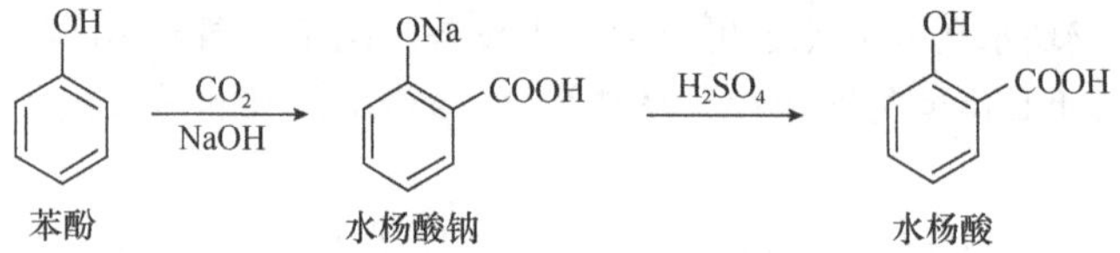

图 13-4　Kolbe-Schmidt 反应

二、阿司匹林的诞生

1863 年，德国商人 Friedrich Bayer（图 13-5）和染料大师 Johann Friedrich Weskott 在德国创建了一家染料公司，即拜耳公司（图 13-5）的前身。到 19 世纪 80 年代后期，染料业逐渐衰落，拜尔公司通过开发、生产和销售染料副产品非那西丁（phenacetin），成功转型为更加盈利的制药公司。尽管生产的产品发生了变化，拜耳公司仍保留了许多以前在竞争激烈的市场上销售染料时使用的方法，即销售代表、商业广告与专利商标。

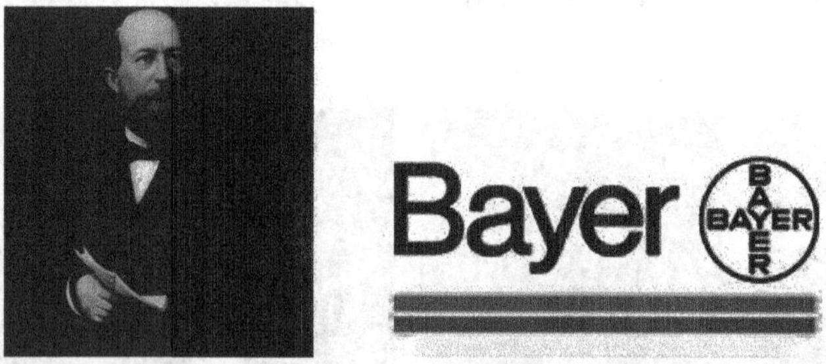

图 13-5　拜耳公司创始人 Friedrich Bayer 和德国拜尔公司 LOGO

1890 年，拜耳公司成立了一个制药部门，为科学家提供研究设施，这一部门的设立促成了大量药物的迅速发展。1897 年，拜耳公司充满雄心壮志的医药研发部长 Arthur Eichengrün（1867—1949，图 13-6）决心研发出不伤胃的水杨酸药品，于是他把这项任务交给旗下的年轻化学家 Felix Hoffmann（图 13-6）。Felix Hoffmann 曾就读于慕尼黑大学，1893 年获得化学博士学位，次年就职于拜耳公司。Felix Hoffmann 是一名严谨认真的研发人员，工作开始之初，他并不急于开展实验，而是首先着手查阅相关药物研究的历史资料，果然 Felix Hoffmann 发现早在 1853 年，法国化学家

Charles Frédéric Gerhardt（1816—1856，图 13-6）就有用水杨酸和乙酸酐首次合成乙酰水杨酸（acetylsalicylic acid）的记录，但遗憾的是，当时得到的化合物纯度不高且不稳定，Charles Frédéric Gerhardt 也没有对其予以进一步的提纯和研究，故而没有发现它的医学价值。经过一番改良之后，Felix Hoffmann 终于成功推出了能大量生产的阿司匹林即乙酰水杨酸的方法（图 13-7），这时 Felix Hoffmann 才刚满三十岁。2002 年，Felix Hoffmann 入选美国国家发明家名人堂（National Inventors Hall of Fame），其成就是 644，077 号专利“阿司匹林”（图 13-7）。

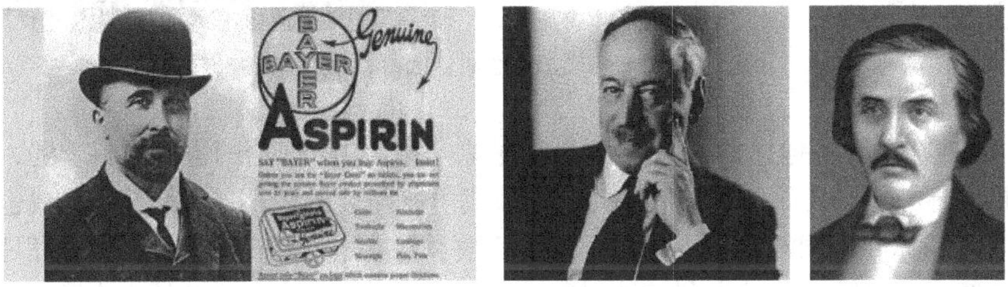

图 13-6　Felix Hoffmann 与阿司匹林广告、Arthur Eichengrün 和 Charles Frédéric Gerhardt（从左至右）

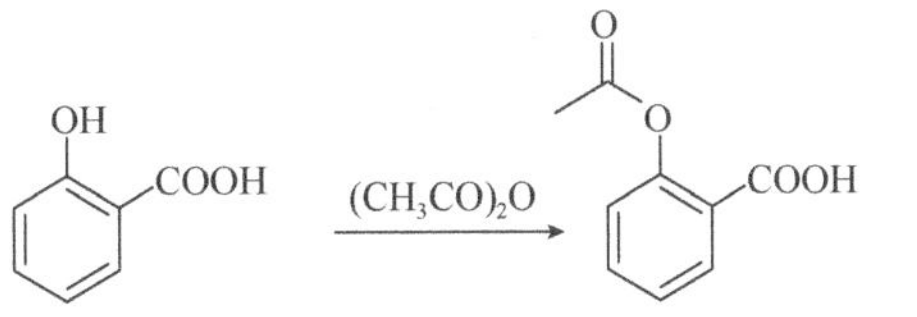

水杨酸　　阿司匹林

图 13-7　阿司匹林的合成路线

关于阿司匹林的诞生还有另一种说法，Felix Hoffmann 的父亲患有严重的风湿病，服用的水杨酸有着强烈的味道，而且对胃有强烈的刺激性，为解决父亲的风湿病之苦，他对水杨酸进行结构改造，在水杨酸的羟基上引入乙酰基得到了阿司匹林即乙酰水杨酸。阿司匹林保持了纯水杨酸的退热止痛作用，但是大大缓解刺激胃的问题，毒性和副作用也大为降低。水杨酸的乙酰化后来被证明是降低其刺激性的关键步骤。

阿司匹林合成出来后最初并没有引起当时拜耳公司药物部门的重视，几乎被打入冷宫。Felix Hoffmann 的另一个上司，药理部长 Heinrich Dreser（图 13-6）比较关心自己亲自指派 Felix Hoffmann 研发的另一种药物——二乙酰吗啡，也就是海洛因。Heinrich Dreser 甚至还一度在关于阿司匹林的研发报告上批复了“该产品没有价值”的意见。经过一番波折，在拜耳公司的大老板授意下，阿司匹林最终得以正式上市。

1899 年 3 月 6 日，阿司匹林的发明专利申请被通过。拜耳公司正式生产这种药品，阿司匹林（aspirin）的商品名也是在这时得名，其中“a”取自“acetyl（乙酰基）”，“spir”来自绣线菊的“spiraea”，而“in”则是当时药物名通用的后缀。同年，拜尔公司开始工业化生产粉末状阿司匹林，1900 年片剂上市。由于阿司匹林的解热、镇痛、消炎效果好，再加上医生的大力推广和拜耳公司的广告宣传（图 13-8），到 1909 年时，阿司匹林的销售额已占拜耳公司销售总额的 1/3，阿司匹林就成了当时世界上最畅销的药物。

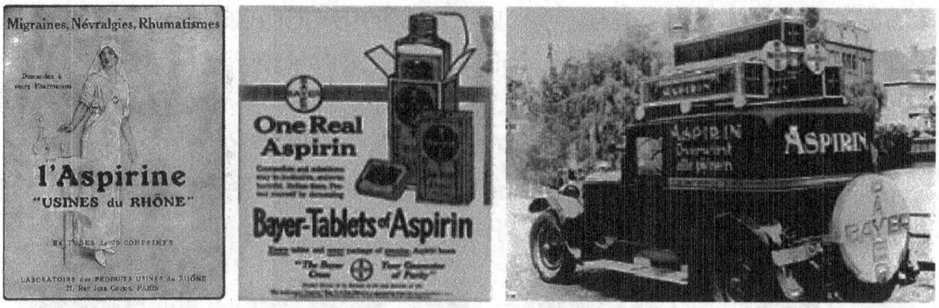

图 13-8　阿司匹林早期的广告

1914 年一战在世界各地爆发，但人们很快发现，用于生产炸药的主要原料苯酚，大部分被拿去生产阿司匹林了，结果由于原料库存不足，导致战争所需要的弹药严重短缺，一战也因此仓促结束，尤其是阿司匹林原产国的德国更是在一战中落败。覆巢之下，安有完卵，德国拜耳公司也因此遭受重创：长期垄断的阿司匹林专利权被剥夺，世界各大制药公司纷纷开始生产阿司匹林，这在客观上也造福了全人类。

关于阿司匹林发明者归属的问题，还存在一个历史上的小插曲。虽然 Felix Hoffmann 发明了阿司匹林的合成方法的这一事实举世公认，但指导其进行研发工作的 Arthur Eichengrün 同样功不可没。阿司匹林成功上市后，Arthur Eichengrün 离开拜耳创办了自己的化学公司，事业也非常成功。但好景不长，德国进入了纳粹统治时期，身为犹太人的 Arthur Eichengrün 在社会动荡与战乱中饱受苦难。

二战之后，劫后余生的 Arthur Eichengrün 声称自己对阿司匹林的开发所做出的贡献不仅仅是宏观指导，他对合成路线也提出了关键的技术意见，而 Felix Hoffmann 恰恰是采用了 Arthur Eichengrün 的这一建议才成功合成了阿司匹林。但是在他的个人档案中，对阿司匹林开发的贡献已经在纳粹时期被删除，纳粹统治者根本不愿承认阿司匹林的发明者是犹太人这个事实，于是便将发明家的桂冠戴到了 Felix Hoffmann 一个人的头上。Arthur Eichengrün 的观点得到了英国医学家、史学家 Walter Sneader 的支持，Walter Sneader 查阅了拜尔公司实验室的全部档案，终于以确凿的事实恢复了这项发明的历史真面目。然而，拜耳公司仍然继续强调 Felix Hoffmann 在阿司匹林发明中的作用。

三、从“明星”到“平凡”

阿司匹林在世界范围内取得了巨大的成功，甚至其上市后三年中就有超过 160 篇科学论文颂扬它的优点。1918 年，一战刚刚结束，世界范围内的大流感又开始暴发，大约 5000 万人因此丧生，这一数字居然超过在一战中死于战斗的人数。当时对于流感没有有效的治愈方法，疫苗接种也不成功，在此情况下阿司匹林被广泛用于缓解流感症状，尽管它在降低死亡率方面也无能为力。此后，阿司匹林开始被医学界和公众认为是一种有效的解热镇痛药，在标准剂量服用时不良反应较少。因此阿司匹林继续风靡世界，变得更加流行。

然而，在接下来的几年里，阿司匹林遭受了多次挫折。1932 年胃镜发明后，人们很快发现阿司匹林的使用可能会导致胃炎、胃出血。没有此胃肠道不良反应的新型镇痛药的开发，如 1956 年的对乙酰氨基酚（paracetamol，又名扑热息痛）和 1962 年的布洛芬（ibuprofen）相继问世，对阿司匹林的市场造成了冲击。更大的问题在 1962 年被发现，当感染流感或水痘病毒的儿童使用阿司匹林时，可能导致危及生命的疾病，包括严重的脑损伤和伴随而来的肝功能障碍，即 Reye 综合征，此后越来越多的证据表明这种关联。于是，阿司匹林不再推荐给 16 岁以下的儿童使用，尽管也有一些例外，如川崎病的治疗。

四、工业化生产与市场营销

如今，阿司匹林（图 13-9）是完全化学合成的，无须再使用从植物中提取的水杨苷或水杨酸。一种方法是从石油中提取，通过蒸馏提炼出苯，苯经硫酸磺化得苯磺酸钠，苯磺酸钠加热脱 SO_2 得苯酚钠（图 13-10），然后通过 Kolbe-Schmidt 反应得水杨酸，再酰化即得阿司匹林。

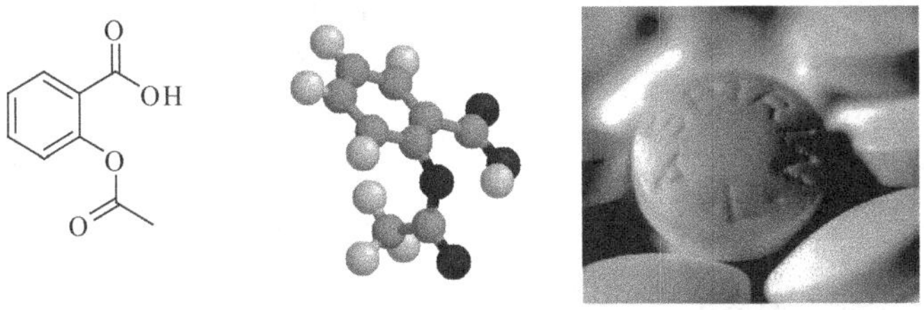

图 13-9　阿司匹林的结构和阿司匹林药片

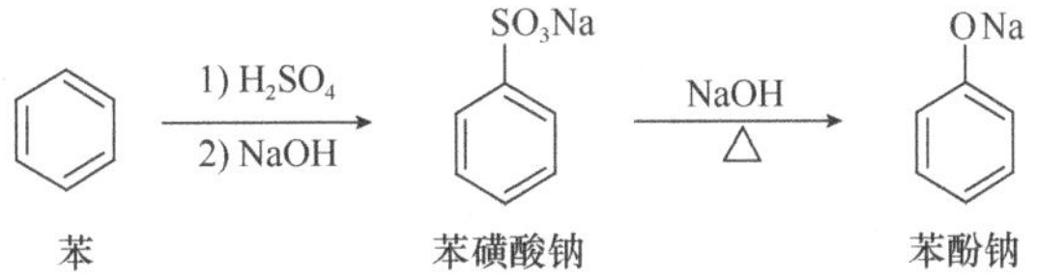

图 13-10　阿司匹林的合成

工业规模合成的困难并没有因为原料的问题而结束。反应完成后，反应混合物中含有阿司匹林，但也有未反应的酸催化剂和乙酸酐，以及不需要的废料——乙酸。未反应的乙酸酐通过加水可以分解成乙酸。通过过滤反应混合物的冷却液可分离出阿司匹林粗品，因为阿司匹林不溶于冷水，而乙酸和磷酸溶于水。

然后还需要进一步纯化阿司匹林，以确保不存在过量的水杨酸，因为水杨酸会引起严重的不良反应。不能通过冷水洗涤完全去除过量的水杨酸，而是通过重结晶实现阿司匹林的纯化。阿司匹林用乙醇重新结晶后，大部分杂质留在母液中，过滤可得到固体阿司匹林。通过检测一旦达到足够高的纯度，这种化学物质就可以被送往药厂。

随着阿司匹林的老化，它可能分解并返回到水杨酸和乙酸。所以，如果在家打开一瓶旧的阿司匹林，它们闻起来有醋的味道，那么它们可能已经变质不能再服用了。

五、阿司匹林与诺贝尔奖

虽然阿司匹林是一种非常成功的药物，但是长久以来人们对它的作用机制知之甚少。随着科学技术的进步，这一点在 19 世纪后期开始变得逐渐清晰。1971 年英国药理学家 John Robert Vane（1927—2004，图 13-11）和他的同事在 *Nature* 上发表了他们的研究结果，研究表明阿司匹林的作用机制与抑制前列腺素的生物合成有关。前列腺素是一种存在于人体各种组织和器官中的物质。它有多种功能，包括增加发热和疼痛。前列腺素也会在人体组织受损时产生，并引起以皮肤红肿、发热、肿胀、疼痛为特征的炎症症状。Tohn Robert Vane 等观察到阿司匹林阻断了环氧化酶（cyclooxygenase，COX）的酶活性，COX 是花生四烯酸产生促炎前列腺素的关键酶，因此，阿司匹林可以抑制前列腺素的生物合成，从而减少发热、疼痛和炎症。除了阐明阿司匹林解热、镇痛、抗炎的作用机制外，这一研究还产生了一种新的治疗方法。研究结果显示阿司匹林可以防止血小板凝聚，从而减轻血栓带来的危险。如果血栓卡在心脏或大脑的血管中，则可能导致心力衰竭或脑卒中。20 世纪 80 年代，大量试验表明，定期服用阿司匹林可显著降低这些心脑血管疾病的发病率，这为似乎即将退出市场的阿司匹林打开了一个新市场。这一研究成果受到世界医学界的重视，为此，John Robert Vane 在 1982 年与另外两位科学家共同获得诺贝尔生理学或医学奖。后来的研究发现前列腺素具有降低胃酸分泌和保护胃黏膜等功能，但是阿司匹林抑制了前列腺素的合成，因此长期服用可能引起胃肠紊乱、胃出血。

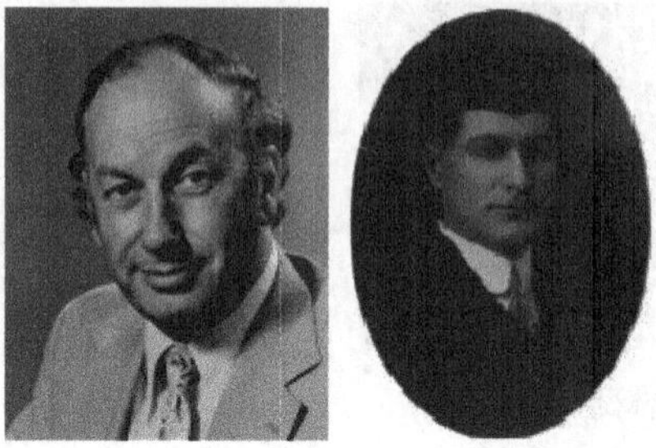

图 13-11 John Robert Vane（左）和 Lawrence L. Craven（右）

其实，早在 20 世纪 40 年代，美国的耳鼻喉医生 Lawrence L. Craven（1883—1957，图 13-11）在临床上观察到一个奇怪的现象：大剂量的阿司匹林对于扁桃体发炎的患者会引起严重的不良反应，会导致他们流血过多。当时很多医生认为这是一种意外，而 Lawrence L. Craven 联想到它可能具有抗血小板凝聚的作用，可用于心肌梗死的预防。Lawrence L. Craven 在 20 世纪 50 年代中期发表了他的研究成果，患者每日服 1～2 片阿司匹林，经过一段时间观察后，服用该药后没有一人心肌梗死发作。使用阿司匹林的患者能够减少心脏病的发病概率，而且还能预防脑卒中。遗憾的是这一观点在当时鲜有支持，他的研究成果也没有引起太多的关注。Lawrence L. Craven 也与诺贝尔奖失之交臂。但他的发现和设想无疑开创了阿司匹林防治心脑血管病的新时代。

六、阿司匹林的新用途

随着医学的发展，越来越多的阿司匹林新用途被发现。在 20 世纪 70 年代末，阿司匹林在大脑和心血管领域的应用开始引起人们的注意。许多临床实验研究证明阿司匹林有助于防治冠心病。1982 年，美国 FDA 通过了阿司匹林减少脑卒中发作尤其是复发的新用途。1988 年，美国 *News Week* 公布一项涉及 22 071 名患者的大型临床试验结果，服用阿司匹林 325mg/2d，可降低 44%的心血管事件。1997 年《柳叶刀》杂志发表了阿司匹林在脑卒中方面的两个大规模临床试验，确定了阿司匹林在脑卒中急性期的地位。阿司匹林在对抗心血管疾病上的疗效越来越得到认可，对于那些心血管疾病的高危人群，阿司匹林被推荐为初级预防药物。

已经发现阿司匹林能使一系列分子乙酰化，而且其在癌症领域的新应用正在研究中。一些证据支持阿司匹林在某些结肠癌和其他胃肠道肿瘤中的抗肿瘤作用。许多研究人员认为，阿司匹林可能不仅与酶相互作用并乙酰化，还与 RNA 等分子和辅酶 A 等代谢物相互作用并乙酰化，从而导致其功能的改变。最近对长期阿司匹林治疗的患者进行的流行病学分析表明，大肠癌的发病率有所下降。最近，Petersen 等（2005 年）已经表明，小剂量的阿司匹林可以保护细胞免受氧化损伤并诱导细胞凋亡。这种保护在人的晶状体上皮细胞中表现得尤为突出，说明阿司匹林具有抗氧化潜力。各种证据表明，阿司匹林具有不同细胞系介导的抗增殖特性，包括人的结直肠肿瘤细胞、胃癌细胞、β 细胞慢性淋巴细胞白血病细胞、结肠癌细胞及许多其他类型的细胞。因此，阿司匹林的研究仍然是一个活跃的话题，对人类健康有着相当重要的意义。

美国科学家调查了 5000 名 65 岁以上的人，并测试了他们的心理健康状况。三年后，一份复查报告显示，阿司匹林能将患阿尔茨海默病的风险降低一半，但前提是必须在阿尔茨海默病症状出现之前服用，这可能是与其抗炎或者防止小血管血栓形成、改善智力损害有关，从而延缓症状发展。此外美国乔斯林糖尿病中心的专家最新发现，阿司匹林有降糖作用，尤其对肥胖和胰岛素抵抗的糖尿病患者有效。2014 年，Henderson 等的研究分析表明阿司匹林大约可以减少 25%的子痫前期风险，子痫前期是一种危险的疾病，会导致高血压和其他可能影响孕妇的症状。研究还发现，低剂量的阿司匹林补充剂对于预防子痫前期有一定的益处。

七、结语

自从古代埃及人使用柳树皮以来，阿司匹林已经取得了长足的进步。它是目前世界上最常用的药物，目前全球每年共生产近5万吨的阿司匹林，其效果已得到世界科学界和消费者的认可。很少有药物能像阿司匹林一样拥有如此广泛的治疗范围。我们应该感谢所有对阿司匹林的发现和发展做出贡献的人。如今，科学家们仍在寻求阿司匹林的新治疗用途，阿司匹林对癌症、阿尔茨海默病和其他疾病的影响一直在研究之中，甚至在它诞生110多年之后，它仍在继续发展，成为一种古老而新奇的药物，期待阿司匹林给我们带来更多惊喜。

第 14 章　二甲双胍——山羊豆开启的经典降糖药物

二甲双胍（dimethylbiguanide，metformin）是一种天然产物的衍生化合物，也是治疗 2 型糖尿病（type 2 diabetes mellitus，T2DM）的基础药物，其发现源自人们对草药山羊豆与天然产物山羊豆碱的长期研究探索。自 1957 年上市以来，二甲双胍一直作为一线药物在临床上广泛使用，其降糖以外的多种作用也不断被发现并证实，作为一种经济、安全有效的经典药物，它始终不曾离开医药工作者和科学家的视野，并得到越来越多的关注。

一、从山羊豆到二甲双胍

二甲双胍的传奇故事起源于一种名为山羊豆 *Galega officinalis*（图 14-1）的植物，原产于欧洲、亚洲西南与非洲北部，现已遍布世界各地，又被称作山羊芸香（goat's rue）、法国紫丁香（French lilac）、西班牙红豆草（Spanish sainfoin）、意大利艾鼬（Italian fitch）等。在中世纪的欧洲，人们已经将山羊豆的地上部分作为草药用于缓解多尿的症状，这正是糖尿病的典型症状之一，在畜牧业中这种植物还被用于牲畜催乳。山羊豆的拉丁名 *Galega officinalis* 一词中，Galega 是希腊语 gala-（奶）和 ega（引起）的组合，officinalis 在拉丁语中则有"在店铺售卖""药用"的含义。

17 世纪，英国的植物学家、医师 Nicholas Culpeper（1616—1654）提出山羊豆有抗糖尿病的功效，该观点引起了英国医学界的关注，并广为传播。19 世纪，山羊豆被作为牧草引入美国，但是人们很快发现它对牲畜具有很强的毒性，甚至能够致死，因此被列入美国《联邦有害杂草名单》（*Federal Noxious Weed List*），同时发现山羊豆对人体也存在危害。在这一时期，人们发现山羊豆中含有大量胍类化合物（guanidine），这是一类含 3 个 N 原子、碱性极强的小分子物质。通过动物实验，科学家发现胍类物质具有降血糖功效（hypoglycemic effect），这一成果于 1918 年发表，但由于胍类物质毒性较强，研究者开始将注意力转向山羊豆中的一种化合物——山羊豆碱（galegine，图 14-1）。

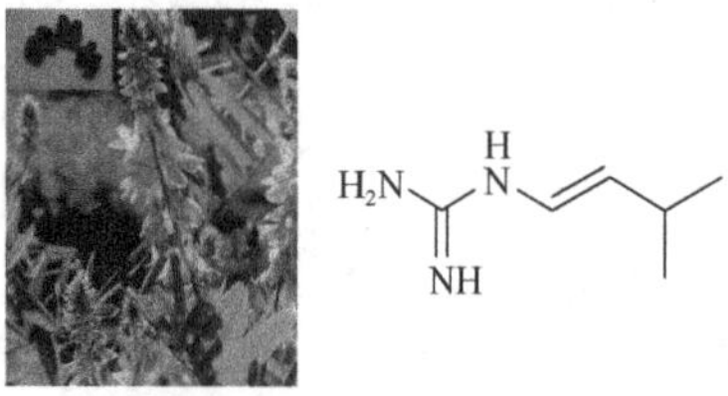

图 14-1　山羊豆与山羊豆碱

1914 年，法国科学家 Georges Tanret 首先从山羊豆种子中提取得到山羊豆碱，并对这一生物碱进行了初步研究；1923 年英国爱丁堡的 George Barger 和 Frank David White 确定了山羊豆碱的化学结构；1925 年，德国科学家 Ernst Späth 与 Wolfgang Spitzy 完成了山羊豆碱的化学合成；1927 年，Georges Tanret 继续对山羊豆碱进行了药理研究，在实验动物（兔与犬）身上，山羊豆碱表现出持续的降血糖作用和严重毒性反应；同年，德国科学家 Helmut Müller 和 Helmuth Reinwein 发表了山羊豆碱人体临床实验结果，三名受试者服用山羊豆碱后均可见血糖降低；血糖正常者降血糖效果较弱，而糖尿病患者血糖降低效果更为明显。此后，许多人对改善山羊豆碱的用药安全性进行了研究与探索，也取得了一些进展。但是总体而言，山羊豆碱治疗效果的差异性及作用时间的短暂性，限制了这一天然活性产物在糖尿病治疗中的临床应用。

在这一时期人们合成出许多胍类衍生物，以期从中得到安全有效的治疗糖尿病的药物。1926 年，Frank 等报道了一种双胍类（diguanides）化合物——十烷双胍(decamethylene diguanide，图 14-2）的降血糖活性，同年德国先灵（Schering）公司将其推上市场，商品名为 Synthalin A。为了降低其毒性，先灵公司的另一产品——十二烷双胍（dodecamethylene diguanide，图 14-2）很快问世，商品名为 Synthalin B，虽然活性与安全性均有所改善，但是其毒性却是始终无法消除的一个严重问题。尽管如此，Synthalin A 直到 20 世纪 30 年代初才退出临床应用，而 Synthalin B 在德国的使用则一直持续到 20 世纪 40 年代中期。

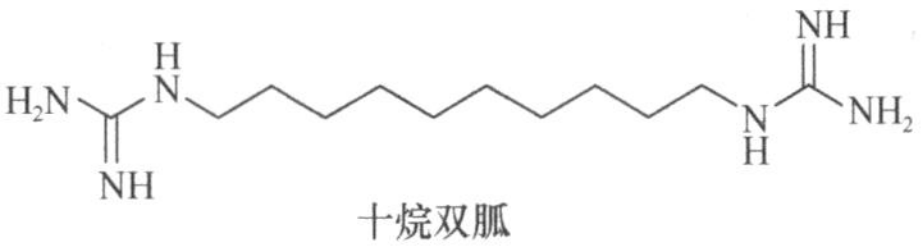

十烷双胍

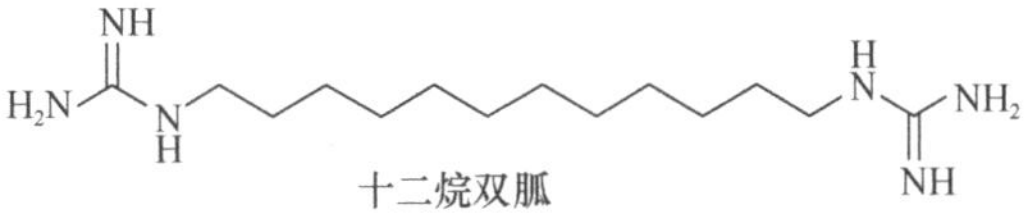

十二烷双胍

图 14-2　十烷双胍与十二烷双胍的结构

二甲双胍诞生于 1922 年，爱尔兰化学家 Emil Alphonse Werner 与 James Bell 首先制备得到这一化合物；数年后，人们通过动物实验验证了其降糖活性，二甲双胍在动物体内未表现出毒性，但是当时并未对它进行人体实验。与此同时，胰岛素被发现并用于临床，成为当时治疗糖尿病的明星药物，人们曾一度认为通过使用胰岛素可以彻底终结糖尿病，在这样的环境下，二甲双胍和其他胍类衍生物自然很难得到研究者足够的重视。

二、二甲双胍的研究与推广

二甲双胍重归人们视野时，已经过去了近 20 年的时间。1949 年，菲律宾医生 Eusebio Y. Garcia 认为二甲双胍具有抗感染、抗病毒、抗疟疾与退热、止痛作用，并将其用于治疗流行性感冒，同时他发现二甲双胍能够降低患者血糖且未引起其他不良反应。

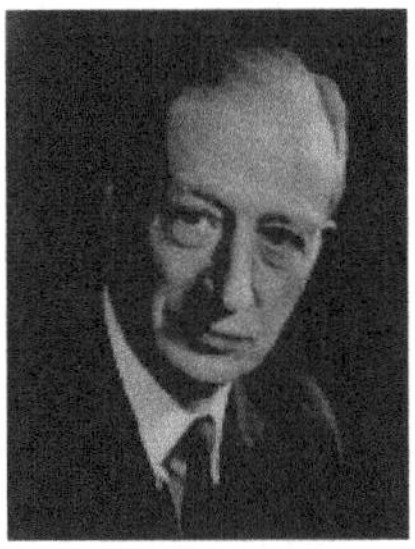

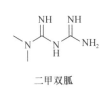

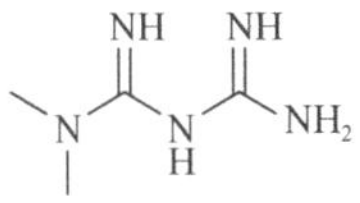

二甲双胍

图 14-3　Jean Sterne 与二甲双胍

真正使二甲双胍获得重视的关键人物当属法国糖尿病学家 Jean Sterne（1909—1997，图 14-3）。他早年求学时曾研究过山羊豆碱的降血糖作用，1956 年在法国医药公司 Aron Laboratories 与 Laennec 医院（Hôpital Laennec）供职时又对双胍类药物的降糖功效进行了研究，1957 年 Jean Sterne 发表研究结果，通过临床实验证实了二甲双胍的降血糖功效。他为二甲双胍起名为"Glucophage"，意为"噬葡萄糖者"（glucose eater），中文译作"格华止"，此名称使用至今。这一成果很快引起了医学界的关注，同年二甲双胍开始作为胰岛素的替代药物在法国上市用于治疗 T2DM，1958 年二甲双胍在英国获得使用批准，1972 年成功在加拿大上市。

就在此时，另外两种双胍类药物也开始登场。同样在 1957 年，美国维生素公司（US Vitamin Corporation）的 Ungar、Freedman 与 Shapiro 发现了苯乙双胍（phenformin，图 14-4），其关于降血糖效果的临床实验结果也得到报道，Mehnert 与 Seitz 对丁双胍（buformin，图 14-4）的研究结果则于 1958 年正式发表。美国汽巴-嘉基（Ciba-Geigy）公司很快将苯乙双胍推上市场，商品名为 DBI，而丁双胍在德国成功上市，商品名为 Silubin。由于苯乙双胍降糖效果较强，因此风靡一时，相比之下二甲双胍仅在法国得到应用，当时并未获得更多关注。1968 年，美国大学联合糖尿病研究计划（University Group Diabetes Program，UGDP）的研究结果提示，苯乙双胍可增加心血管疾病的病死率。20 世纪 70 年代，美国科学家发现苯乙双胍有导致乳酸酸中毒的风险，其并发症致死率很高。从 1973 年起苯乙双胍的销量开始减少，1976 年美国 FDA 对苯乙双胍提出退市建议，并于 1977 年正式启动法律程序，至 1978 年年底苯乙双胍在美国退市。由于同为双胍类化合物，二甲双胍也受到了这一不良反应事件的严重影响，再次陷入了艰难处境之中。

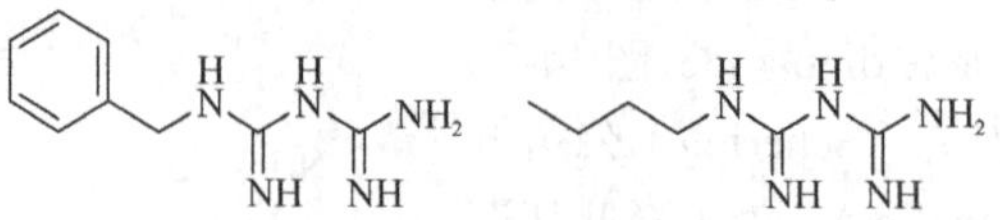

图 14-4　苯乙双胍（左）与丁双胍（右）的化学结构

当人们对二甲双胍还保持误解之时，对于这一药物的认知的最终改变已经伴随着科学思维的变革悄然而生。在今天，循证医学（evidence-based medicine）的观念已为人熟知，其思想的实践为科学研究与临床治疗提供的大量实证依据，不仅极大地影响了世界各国的科研、医疗活动与卫生决策，也使人们对疾病、药物与医疗的认识发生革命性的改变。虽然循证医学的概念在 20 世纪 90 年代才被正式提出，但是一些长时间、大样本、多中心、随机对照的大型临床研究在此前很早就已经开始进行了。

一般认为，循证医学方法完整应用于临床实践研究的起步标志之一，就是糖尿病研究领域著名的“英国前瞻性糖尿病研究”（United Kingdom Prospective Diabetes Study，UKPDS）计划。这项计划由英国牛津大学 Robert Turner 教授与 Rury Holman 教授主持，从 1976 年开始设计筹备，于 1977 年正式启动，对英国 23 个临床试点的 5102 名 T2DM 患者（发表研究报告中选取患者人数为 3867）进行了研究，整个过程至 1997 年结束，共持续 20 年，是迄今为止时间最长的一次医学研究，也是糖尿病治疗研究乃至人类医学史上一座划时代的里程碑。1998 年，UKPDS 的官方报告在英国著名医学杂志《柳叶刀》上发表，其中通过大量的临床实验充分肯定了二甲双胍的降血糖治疗作用，同时证实其心血管保护作用。这一报告为此后世界范围内糖尿病的防治规范和指南的制定带来了深远的影响，也推动二甲双胍成为治疗 T2DM 的一线药物（图 14-5）。1994 年，美国 FDA 批准二甲双胍用于治疗 T2DM。1995 年由百时美施贵宝公司（Bristol-Myers Squibb Co.）生产，正式在美国上市。

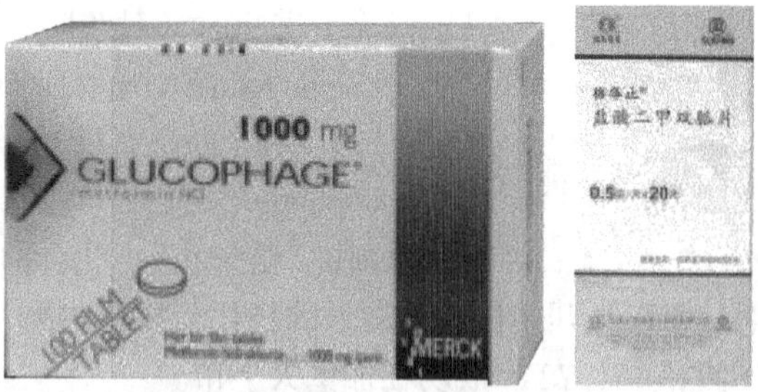

图 14-5　市场上的二甲双胍药品

三、二甲双胍的降糖作用机制与临床应用

经过数十年来的不断研究，目前二甲双胍的降血糖活性机制已基本阐明，根据其作用部位不同可概括为以下几个方面。

在肝脏，二甲双胍能够抑制肝脏糖异生（hepatic gluconeogenesis），减少肝糖输出。二甲双胍主要经有机阳离子转运蛋白 1（organic cation transporter 1，OCT 1）转运进入肝脏细胞，在肝内的作用机制根据是否依赖腺苷酸活化蛋白激酶（AMP-activated protein kinase，AMPK）分为两类。其中 AMPK 非依赖（AMPK-independent）机制：通过抑制线粒体呼吸链复合体 1（mitochondrial respiratory-chain complex 1），使 ATP 水平降低，并导致 AMP 积累；ATP 不足限制了葡萄糖的合成，使糖异生减少；同时 AMP 水平升高使糖异生关键酶 FBPase（fructose-1，6-bisphosphatase）活性降低，并抑制腺苷酸环化酶（adenylate cyclase），从而减少环腺苷酸（cyclic AMP，cAMP）形成，降低环腺苷酸-蛋白激酶 A（Protein Kinase A，PKA）胰高血糖素信号；此外，二甲双胍会抑制线粒体甘油磷酸脱氢酶（mitochondrial glycerophosphate dehydrogenase，mGPD），增加肝细胞内的还原状态，并降低甘油向葡萄糖的转化。AMPK 依赖（AMPK-dependent）机制：AMP/ATP 变化会激活 AMPK，从而抑制脂类合成，并提高胰岛素敏感性（insulin sensitivity，IS）。二甲双胍在肝脏中降糖机制如图 14-6 所示。

在肠道，二甲双胍可以抑制肠壁细胞对葡萄糖的吸收，同时通过提高胰高血糖素样肽-1（glucagon-likepeptide-1，GLP-1）水平产生降血糖（blood glucose，BG）作用；还有研究表明，二甲双胍可激活十二指肠黏膜内 AMPK，通过肠道迷走神经-下丘脑-迷走神经-肝脏轴路径抑制糖异生。此外，在肌肉、脂肪等外周组织，二甲双胍可发挥降低游离脂肪酸（free fatty acid，FFA）水平，提高胰岛素敏感性等作用。

然而，关于二甲双胍降糖机制的阐释尚不十分完善，诸如提高 GLP-1 机制、二甲双胍个体差异及其给药浓度对药效的影响等问题仍需进一步研究。

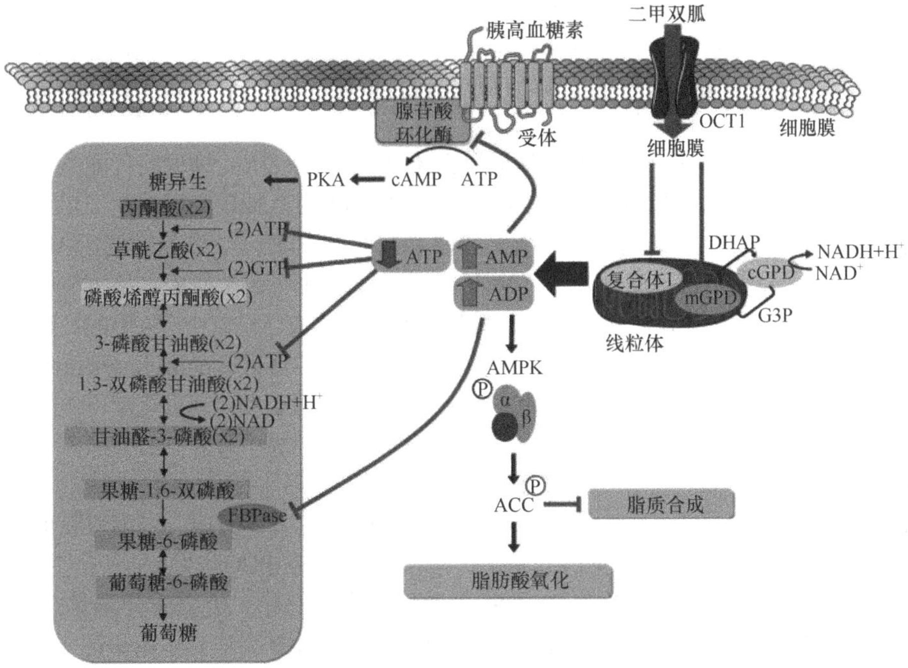

图 14-6　二甲双胍抑制肝糖输出的分子机制

1996 年，美国 NIH 开展了糖尿病预防计划（Diabetes Prevention Program，DPP），以评价不同干预对糖耐量减低（impaired glucose tolerance，IGT）进展为 T2DM 的影响。DPP 共征集 3234 名志愿者，随机分为三组，平均随访 2.8 年，至 1999 年结束，是目前为止最大的糖尿病前期干预研究。2002 年糖尿病预防计划发布官方研究报告，证实二甲双胍具有预防或延缓糖耐量减低进展为 T2DM 的潜在作用。

2012 年，二甲双胍被美国糖尿病协会（American Diabetes Association，ADA）与欧洲糖尿病研究协会（European Association for the Study of Diabetes，EASD）的专家联合推荐为治疗 T2DM 的一线首选药物，目前国内外有普通片、缓释片、肠溶片、胶囊、粉剂等多种剂型的单一与复方制剂，除单药治疗外，可与磺脲类、格列奈类、GLP-1 受体激动剂和胰岛素等药物联合使用，二甲双胍的常见不良反应包括恶心呕吐、腹部不适及头痛、乏力等，常见于治疗早期，大多数患者可耐受。

在国内外主要糖尿病指南中均建议，除非存在禁忌证或无法耐受，对于无论超重还是体重正常的 T2DM 患者，从治疗开始就应优先使用二甲双胍，并推荐全程用药，同时各种联合治疗方案中也应包括二甲双胍，这体现了这一经典药物在糖尿病治疗中无可替代的核心地位。2017 年二甲双胍再次被美国糖尿病协会推荐为 T2DM 的首选药物。

四、二甲双胍降糖以外的作用

除降血糖以外，二甲双胍还有许多其他的重要药理作用，其中较早被注意到的是它对心血管的保护效果。T2DM 与心血管疾病终点事件紧密相关，而 UKPDS 研究及其后 10 年的随访结果表明，与胰岛素或磺脲类口服降糖药强化治疗组相比，二甲双胍强化治疗组大血管并发症的发生率与死亡率明显较低。二甲双胍能够通过有效改善胰岛素耐受（insulin resistance，IR），降低基础与负荷后胰岛素水平，直接或间接起到心血管保护作用。其作用机制被认为是减少高血糖、高血压、血脂异常、肥胖、非酒精性脂肪肝病（nonalcoholic fatty liver disease，NAFLD）等心血管疾病的风险因素，另有研究表明二甲双胍可以直接作用于血管内皮细胞，增加血流量，有改善血管舒张功能与抗凝等作用。

二甲双胍的抗肿瘤作用是一个备受关注的研究热点。有研究表明，糖尿病可能是多种肿瘤的风险因素。2009 年，一项针对 62 809 例糖尿病患者进行的回顾性队列研究发现，二甲双胍治疗组的肿瘤患病率均比其他各组低；在英国，一项从 1993 年持续至 2001 年，涉及病例达 314 127 的大型对照研究显示，二甲双胍治疗与癌症发生风险的下降具有相关性；多个研究结果也能够证明二甲双胍具有直接的抗肿瘤活性。关于二甲双胍的抗肿瘤机制仍在研究与讨论中，主要的观点有通过激活 AMPK，影响代谢并抑制肿瘤生长；抑制线粒体氧化磷酸化（oxidative phosphorylation，OXPHOS）等，还有研究发现二甲双胍通过抑制细胞周期、诱导凋亡等途径，可抑制对化疗不敏感的肿瘤干细胞（cancer stem cells，CSCs）。近期的多篇文献对二甲双胍在肺癌、肝癌、前列腺癌、膀胱癌等癌症领域的研究进展进行了报告。

在治疗多囊卵巢综合征（polycystic ovarian syndrome，PCOS）方面，二甲双胍也发挥着重要的作用。PCOS 是女性不育的一类常见内分泌疾病，胰岛素耐受是 PCOS 发生的一个重要发生机制，二甲双胍通过增加胰岛素敏感性改善 PCOS 患者相关代谢指标。美国内分泌学会（Endocrine Society）建议，在生活方式干预（一线治疗）失败或月经不规律且无法应用避孕药（二线治疗）的情况下，二甲双胍可作为 PCOS 合并 2 型糖尿病/糖耐量减低（T2DM/IGT）患者的治疗药物。国外应用二甲双胍治疗 PCOS 已有十余年历史，我国药监部门尚未批准其用于治疗这一疾病。

研究者还发现二甲双胍能够降低骨折风险，对甲状腺疾病有治疗作用，同时二甲双胍在神经保护与阿尔茨海默病（Alzheimer disease，AD）领域的研究也取得了一定进展，其抗衰老作用是学术界当前探索与讨论的一个焦点。

五、结语

当我们抛开“经典药物”“金标准”（the gold standard）这些光环，仅是循着时间的脉络重新审视二甲双胍，这一药物的发展历程也会给人带来思考与启示（图 14-7）。

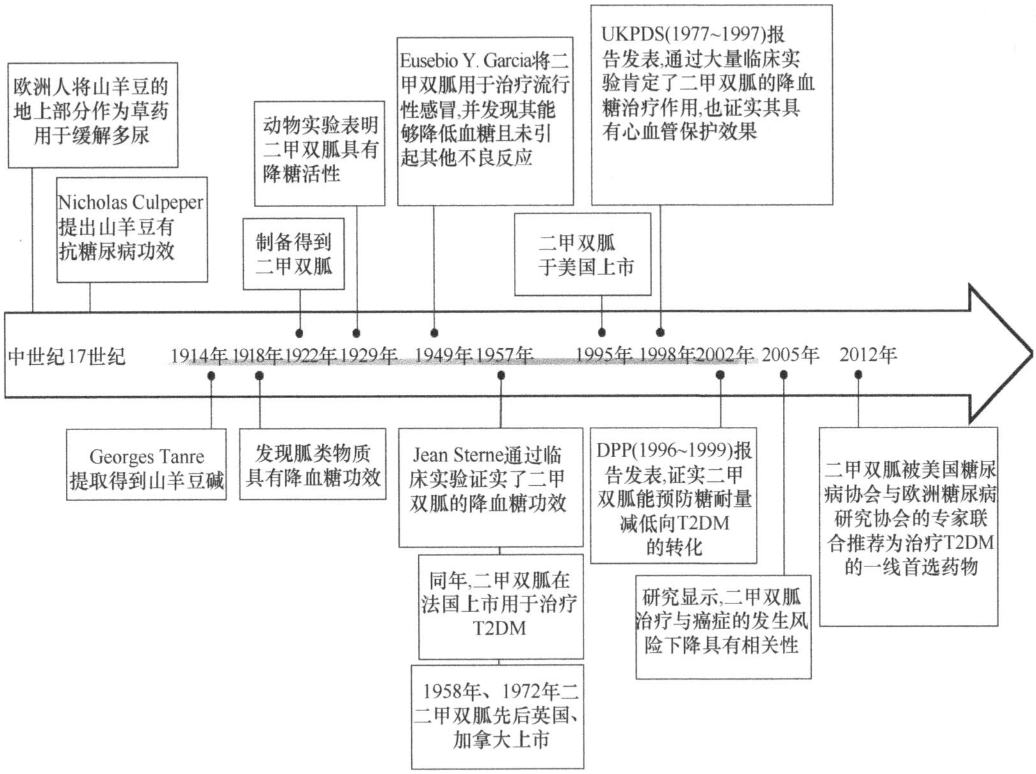

图 14-7　二甲双胍的发展历程时间线

在经验医学（experience-based medicine）时代，人们从长期实践中发现了山羊豆的药用功效，随着近代天然药物化学与生物学的发展，山羊豆碱这一单体化合物被提取获得，它与胍类化合物的降血糖作用也随后得到了证实。虽然二甲双胍不是直接源于自然界的天然产物，但是如果没有人们对天然产物山羊豆碱的研究积累与长期关注，可能就没有 20 世纪初胍类化合物的研究热潮，二甲双胍作为衍生物问世及此后的研发与上市也就更无从谈起。天然产物来源广泛、结构复杂，其中蕴藏着丰富的活性与多样的药用可能性，作为自然界对人类的馈赠，天然产物即使不能直接成为药物，也往往能启发研究者思维，为他们指导方向，从其他角度为科研提供重要帮助。通过结构修饰、化学合成等手段得到天然产物衍生化合物，也是获得理想药物的常用手段，从山羊豆到二甲双胍的研究历程就是一个很好的例证。

在二甲双胍的发展历史上，临床实验的研究结果扮演了重要的角色。正是 1957 年 Jean Sterne 的临床实验结果促成了二甲双胍的上市，也是 UGDP 等临床研究结果使它受到了双胍类药物不良反应报道的波及，而最终使二甲双胍得到肯定的也是 UKPDS 的大量临床实验结果。这些由各国政府相关部门组织的长时间、大样本的临床研究，是医学从经验阶段发展到循证阶段时出现的必然产物，其重要成果之一就是让二甲双胍这样安全有效的药物得到真正的认可。

目前，基因组学的飞跃与生物医学信息学的发展推动人类迈进“精准医学”（precision medicine）时代。在这一理念指导下，对于药物研发的理解与实践到达了一个新的层次。近来，对于二甲双胍精准化治疗的研究也取得了进展，英国邓迪大学（University of Dundee）的研究团队使用全基因组复杂性状分析（genome-wide complex trait analysis，GCTA）方法证明人体对二甲双胍的血糖反应存在可遗传性；该团队的另一研究表明 *SLC2A2* 是二甲双胍响应的关键基因，这一特异性遗传标记对实现精准治疗有所帮助，使人们距糖尿病靶向疗法更近了一步。

随着多学科的相互渗透与交叉，尤其是天然产物研究与分子生物学的结合日益紧密，医药工作者将会从大自然中得到更多宝贵的药物资源。二甲双胍作为一种安全经济的药物，已经风靡世界数十年，关于其活性机制的阐述愈发详细，治疗作用靶点的探索逐渐深入，许多新的药理作用也在不断被发现并证实。相信在未来二甲双胍将为造福人类健康事业继续发挥重要的作用。

第 15 章　银杏内酯

一、植物界活化石——银杏树

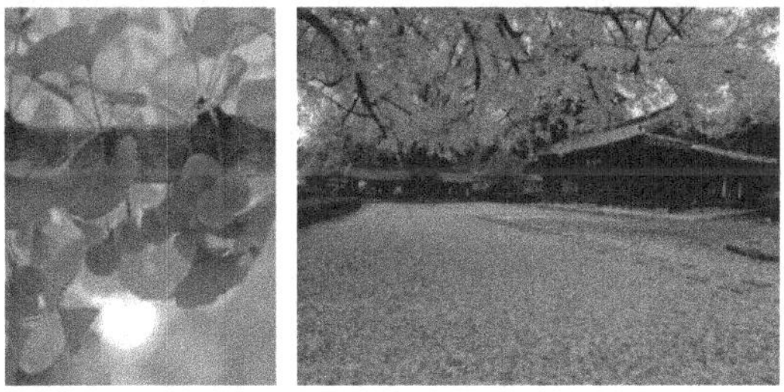

图 15-1　银杏树

银杏树 *Ginkgo biloba* Linn.（图 15-1）别名白果树，古代又称鸭脚树或公孙树，属银杏纲 Ginkgopsida 银杏科 Ginkgoaceae 银杏属 *Ginkgo* 植物，为现存种子植物中最古老的孑遗物种。现银杏属仅存银杏一种，在地球上已存在约 2.7 亿年，素有“植物界活化石”之称。该树种为多年生落叶乔木，主要生长在气候条件比较优越的亚热带季风区，中国、日本、朝鲜、韩国、加拿大、新西兰、澳大利亚、美国、法国、俄罗斯等国家均有大量分布。我国是银杏的发源地，也是栽培、利用和研究银杏最早、成果最丰富的国家之一，无论是栽培面积还是产量均居世界首位，银杏产量约占世界的 70%。银杏树生长较慢，寿命极长，从栽种到结果需要 20 多年，40 年后才能大量结果，百年以上的银杏树胸径最大可达 4m，在我国曾发现有 3000 年以上树龄的古银杏。银杏树的果实亦称白果，为橙黄色的核果，具有养生、益寿延年的作用，曾在宋代被列为皇家贡品。日本人有每日食用白果的习惯，西方人圣诞节也必备白果。

银杏树是大自然恩赐给人类的宝贵财富，作为 1945 年日本广岛、长崎遭受原子弹爆炸后唯一能够生存下来的植物，足见其具有神奇的抗辐射能力。在中国，银杏叶及银杏果是出口创汇的重要产品之一，其中银杏果产量可达世界总产量的 90%。由于银杏叶提取物素有“捍卫心脏，保护大脑”的功效，更是成为防治高血压及心脏病的重要医药原料。现代药理研究表明银杏中所含的萜类内酯和黄酮类成分是其主要的药效成分，具有多种药理活性，包括调节外周血管，拮抗血小板激活因子（platelet-activating factor，PAF），抑制血小板聚集和血栓形成，抑制自由基对细胞膜的损害，调节各种炎性细胞产生的炎性反应，增加血流及神经保护作用等。银杏叶制剂是美国最畅销的天然食品和健康食品，在所有正规渠道销售的植物补充剂和食品补充剂排行榜上多年名列前茅。银杏叶形状为独特的扇形，秋天会变成金黄色，是人们十分喜欢的一种美丽树叶，日本东京大学、大阪大学和我国陕西中医药大学的校徽均采用了银杏叶的外观设计（图 15-2）。

图 15-2　东京大学、大阪大学与陕西中医药大学的校徽

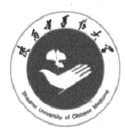

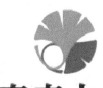

二、银杏中重要的化学成分

早在 1932 年，日本化学家古川周二（Shuji Furukawa）就从银杏的根和皮中分离出 4 种黄酮类苦味素（bitter priciples）成分，1941 年中泽浩一（Kouichi Nakazawa）确定了银杏黄素（银杏素，ginkgetin）的分子式。1963 年中西香尔教授由东京教育大学（现为筑波大学，University of Tsukuba）转任东北大学理学部教授，次年获许得到 100kg 被台风毁坏的银杏树皮，由此开启了他卓越的银杏中化学成分的研究之路（图 15-3、图 15-4）。1966 年 9 月中西香尔教授利用核磁技术确定了银杏内酯的复杂结构（图 15-5），这是人类首次应用核欧沃豪斯效应（nuclear Overhauser effect，NOE）研究化合物的立体结构，从此化合物立体结构鉴定这一天然产物结构研究中最困难、最经典也是最浪漫的工作翻开了崭新的篇章。

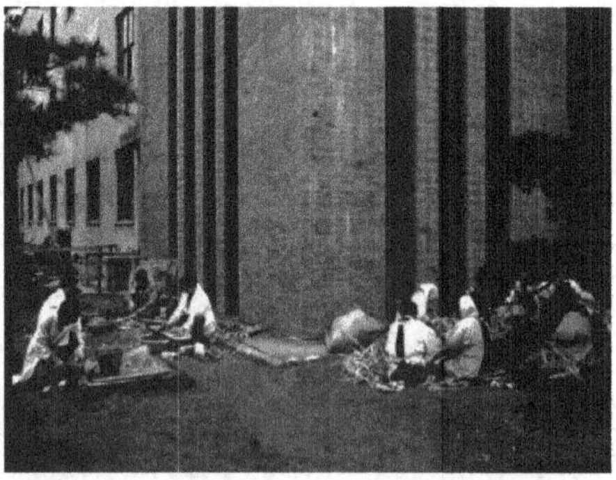

图 15-3　1965 年，中西香尔教授团队在日本东北大学理学部楼旁收集银杏树根用于提取分离

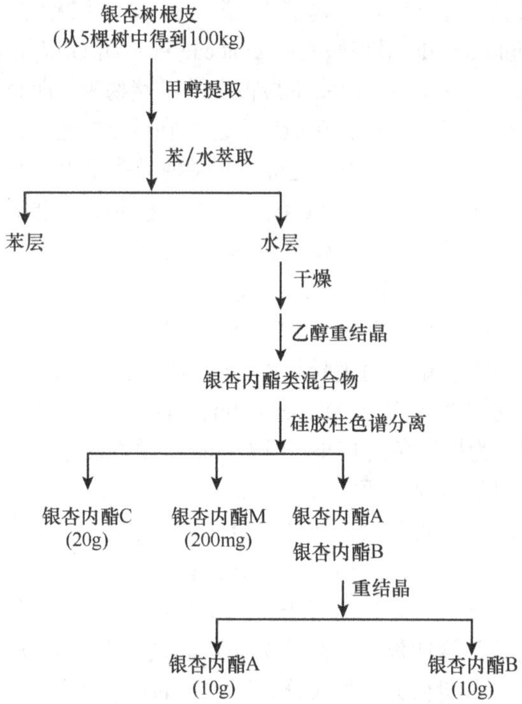

图 15-4　中西香尔教授的银杏内酯提取流程

1967 年，中西香尔教授和他的研究小组报道了从银杏叶提取物中发现的若干个化合物，其中首次报道了 4 个具有特殊结构的二萜内酯类（diterpene lactones）化合物——银杏内酯 A（ginkgolide A）、银杏内酯 B（ginkgolide B）、银杏内酯 C（ginkgolide C）和银杏内酯 M（ginkgolide M，图 15-5，图 15-6）。此类化合物的结构非常奇特，尽管分子骨架小，但结构极其紧密，且分子中碳骨架高度官能团化。银杏内酯类成分整个分子呈扭曲的笼形结构，6 个五元环互相缠绕在一起，包含一个螺[4，4]壬烷碳骨架、3 个 γ-内酯环、1 个四氢呋喃环、1 个叔丁基侧链和十几个手性中心，如银杏内酯 B 就含有 11 个立体中心。1987 年中西香尔教授又分离得到银杏内酯 J（ginkgolide J，图 15-5），后来又发现了银杏内酯 K（ginkgolide K）和银杏内酯 L（ginkgolide L，图 15-5），均为含有 20 个碳原子的二萜类化合物。

银杏内酯类成分在银杏叶和根皮中含量极低，仅为万分之几甚至百万分之几，茎皮及根皮内部组织中则更低，其中银杏内酯 M 仅存在于银杏的根皮中，其他银杏内酯类化合物仅在银杏叶中被发现。据中西香尔教授回忆，当年进行提取分离时，他使用了一种并不规范的实验方法——直接用舌头品尝，用于确定每一步分离后银杏内酯所在的组分（因为银杏内酯味道较苦），这也是一种“独特而有效”的、最早的天然产物示踪分离手段。

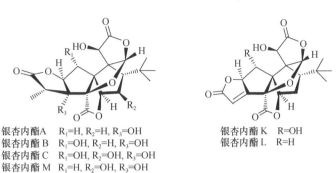

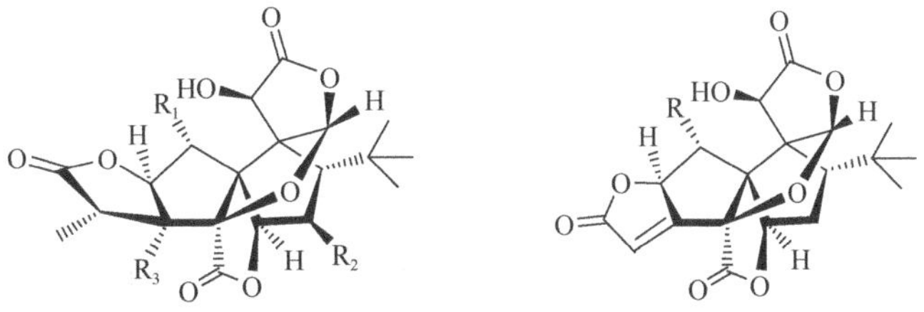

银杏内酯A　R_1=H, R_2=H, R_3=OH
银杏内酯 B　R_1=OH, R_2=H, R_3=OH
银杏内酯 C　R_1=OH, R_2=OH, R_3=OH
银杏内酯 M　R_1=H, R_2=OH, R_3=OH
银杏内酯 J　R_1=OH, R_2=OH, R_3=H

银杏内酯 K　R=OH
银杏内酯 L　R=H

图 15-5　银杏内酯类化合物的化学结构

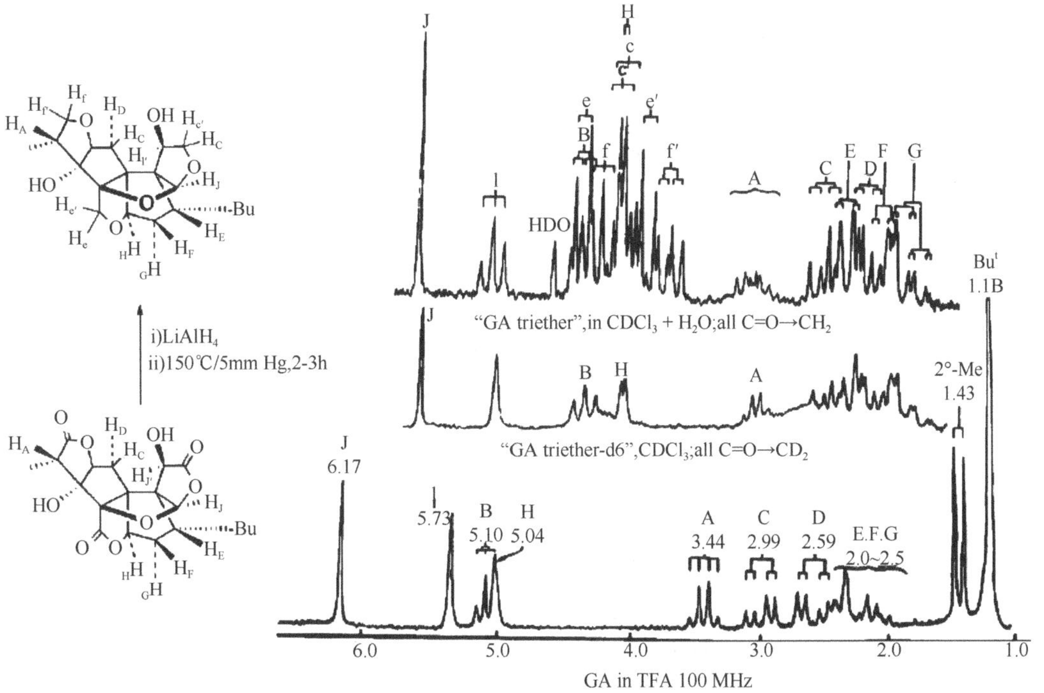

图 15-6　银杏内酯 A 的 ^{1}H-NMR 谱图

从银杏中发现的活性化学成分还包括倍半萜内酯类（sesquiterpene lactones）化合物如白果内酯（bilobalide，BB，图 15-7），黄酮类化合物如槲皮素（quercetin，图 15-7）、山柰酚（kaempferol，图 15-7）、异鼠李素（isorhamnetin，图 15-7）、银杏素（ginkgetin，图 15-7）、异银杏素（isoginkgetin，图 15-7）等。其中银杏内酯和白果内酯的各种物理常数如熔点、在不同溶剂中的溶解度、电离常数、色谱行为、旋光度，以及紫外光谱、红外光谱、质谱、核磁共振波谱、X 线等数据已有相关研究总结并进行了报道。

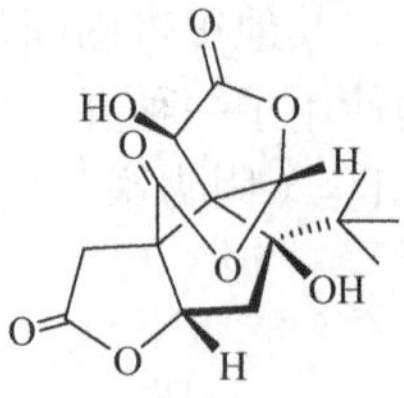

白果内酯

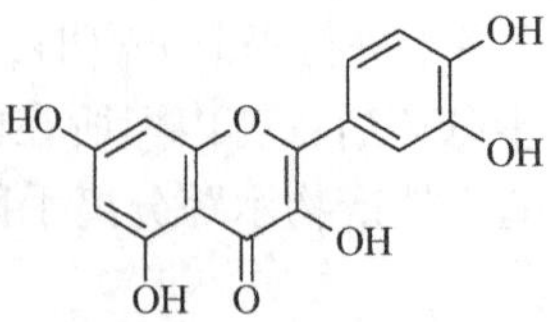

槲皮素

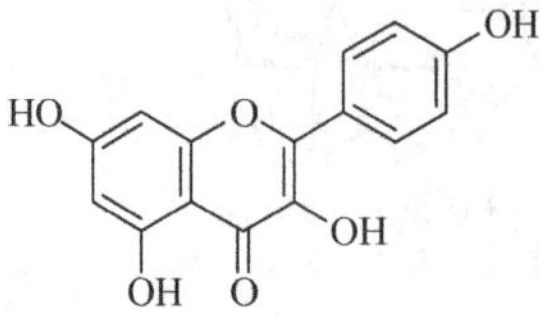

山柰酚

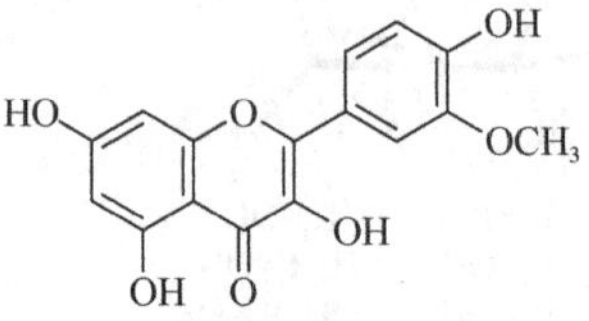

异鼠李素

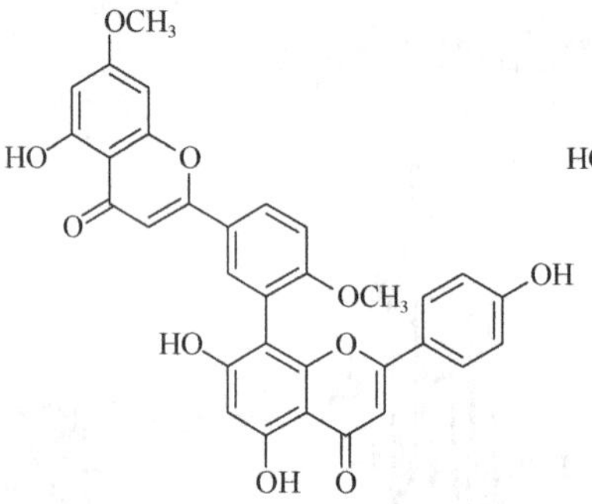

银杏素

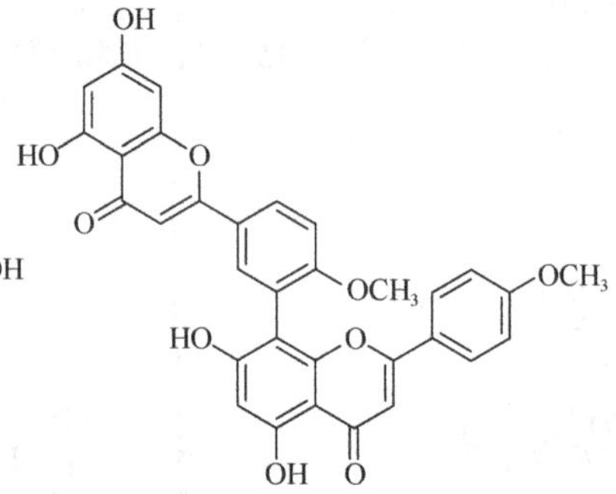

异银杏素

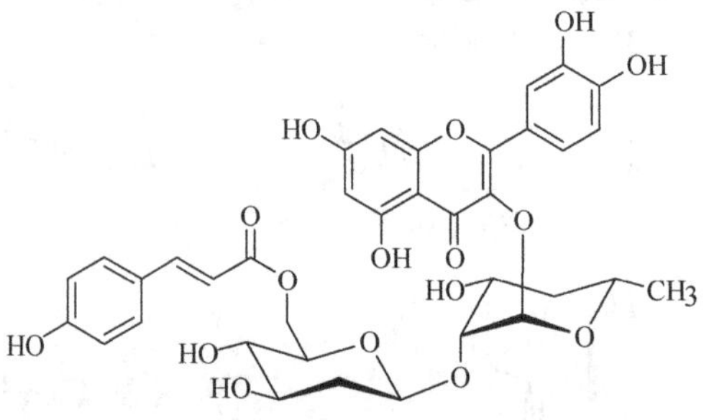

槲皮素衍生物

图 15-7 从银杏树中分离得到的其他化合物

目前，从银杏中已经提取分离得到了大量的次生代谢产物，如萜类（terpenoids）、多酚类（polyphenols）、苯丙素类（phenylpropanlids）、有机酸类（organic acids）、糖类（carbohydrates，）、脂肪酸类（fatty acids）、脂质类（lipids）、无机盐类（inorganic salts）和氨基酸类（amino acids）等。

三、银杏内酯研究的创始人——中西香尔教授

中西香尔（Koji Nakanishi，生于 1925，图 15-8）教授被誉为银杏内酯结构研究的第一人。他出生于香港，曾生活于埃及和欧洲，因此通晓日语、英语、法语和阿拉伯语。中西香尔教授 1954 年毕业于日本名古屋大学，于平田正义（Yoshimasa Hirata）研究室获得博士学位，期间曾在美国

哈佛大学资深教授 Louis Frederick Fieser 教授（1899—1977，图 15-9）课题组进修，1958 年成为东京教育大学教授，1963 年，接替退休的世界著名化学家、日本东北大学理学部野副重男教授成为日本东北大学教授。

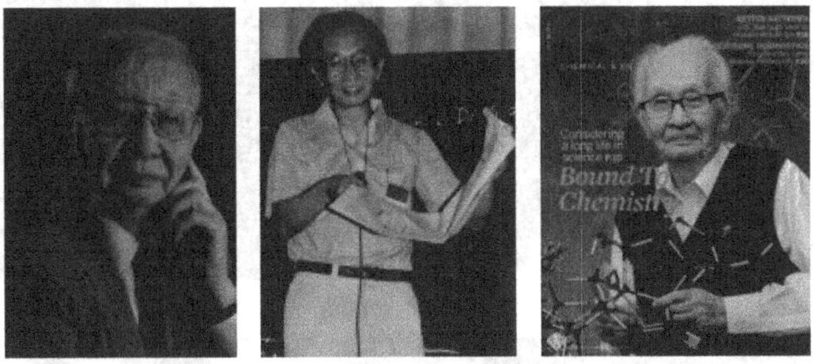

A

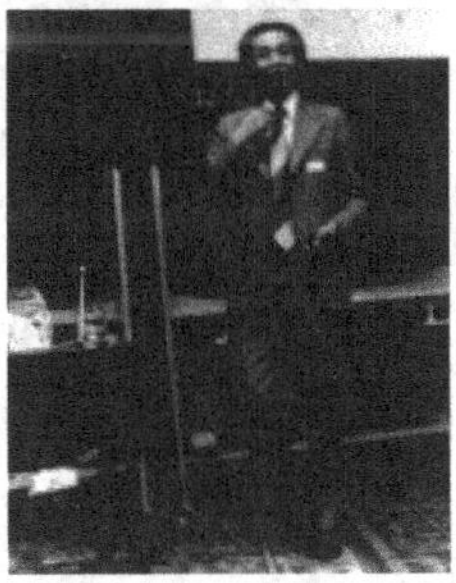

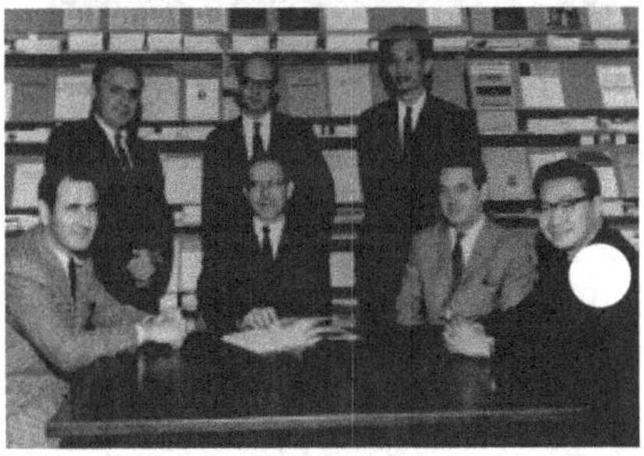

B C

图 15-8 中西香尔教授（A）；20 世纪 70 年代初中西香尔教授在美国（B）；中西香尔与美国科学家的合影，站立的三人从左至右为 Carl Djerassi、Gilbert Stork、中西香尔（C）

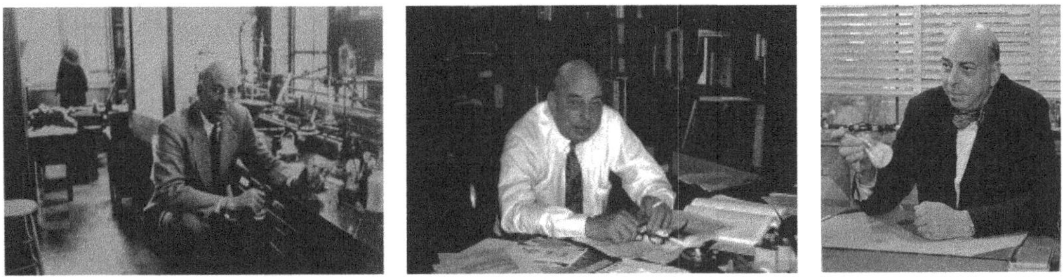

图 15-9 Louis Frederick Fieser

野副重男（Tetsuo Nozoe，1902—1996，图 15-10）曾在台湾大学任职多年，期间在天然产物研究领域取得了一系列成就。1935 年他发现了著名的扁柏酚（hinokitiol，图 15-11），这与瑞典著名化学家 Holger Erdtman（1902—1989）教授后来发现的*β*-thutjaplicin 是同一个化合物；1937 年还更正了 1939 年诺贝尔化学奖获得者 Leopold Ruzicka（1887—1976）关于齐墩果酸（oleanolic acid，图 15-11）和常春藤苷元（hederagenin，图 15-11）的结构。

1969 年，中西香尔成为美国哥伦比亚大学化学系终身教授。中西香尔教授带领研究团队先后对银杏的起源、生物活性及银杏内酯的作用机制等方面进行研究，曾于 2005 年发表论文对银杏内酯的研究工作进行了回顾和展望。

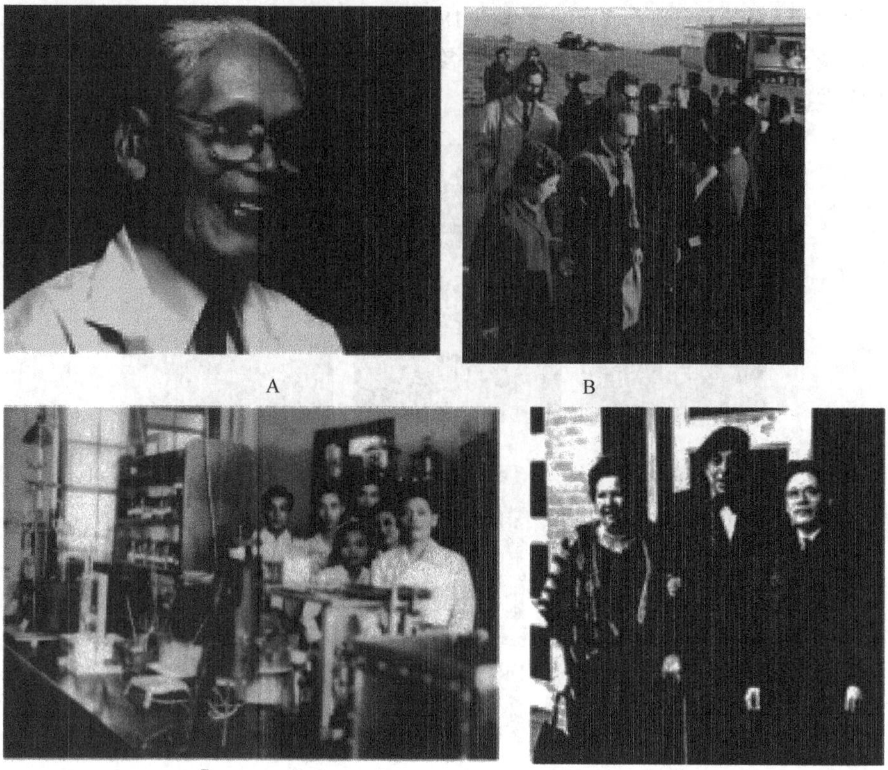

图 15-10　野副重男教授（A）；1964 年 4 月，参加 IUPAC 天然产物学术讨论会时，野副重男迎接 Gilbert Stork 一行（B）；1947 年野副重男在台湾大学实验室（C）；1964 年野副重男和哈佛大学 Louis and Mary Fieser 夫妇（D）

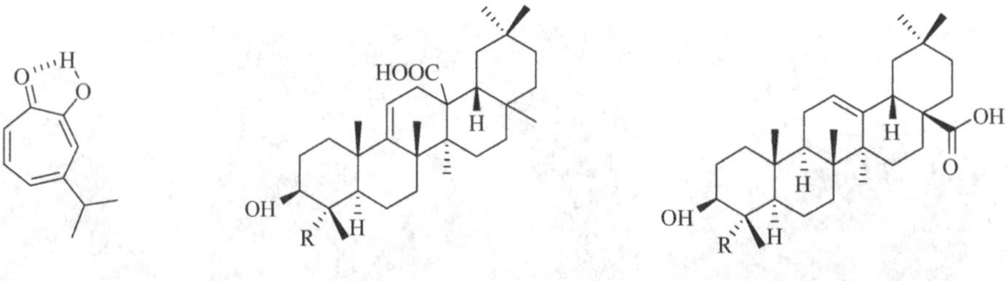

扁柏酚　　Holger 结构　　野副重男结构

齐墩果酸(R=CH_3)
常春藤苷元(R=CH_2OH)

图 15-11　野副重男研究的几个天然产物结构

中西香尔教授一生致力于天然活性成分的研究，是研究天然产物的先驱和领导者，在微量成分天然产物的提取分离、圆二色性、NMR 等光谱学的研究与应用、复杂小分子天然产物的结构鉴定、G 蛋白生物学特性研究等诸多领域均取得了开创性的研究成果。中西香尔教授善于开发新颖的分析方法用于前沿研究，早在 1967 年确定银杏内酯和紫杉宁的结构时，他首次利用 NOE 技术得到了化合物的立体结构信息；1968 年又与研究生田原宣之（Noboyuki Harada）共同开发了激子手性圆二色性（exciton coupled circular dichroism，CD）激子手性法（exciton chirality），通过 CD 谱图确定化合物的绝对构型。在那个只有 60～100MHz 的 NMR 的时代（20 世纪 60 年代），中西香尔教授无疑是天然产物研究最具代表性的人物，他的成果丰富了天然产物化学结构鉴定方面的知识，为后人的研究提供了更多的分析手段（图 15-12）。

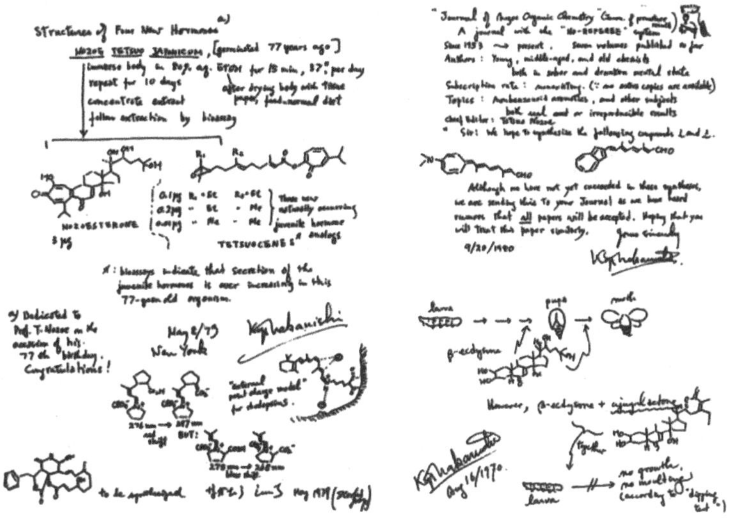

图 15-12 中西香尔教授的研究笔记手稿

中西香尔教授至今已完成超过 200 个具有特殊结构的天然产物分子的结构鉴定及其生物学特性研究，发表的论文超过 900 篇，编辑出版了 9 本专著，他和诺贝尔奖得主 Derek Harold Richard Barton（1918—1998）主编的 9 册 *Comprehensive Natural Products Chemistry*（图 15-13）是天然产物化学研究领域最权威的大型参考书。他一生中培养了 550 多位研究生和博士后人员，是多位现今世界顶尖科学家的启蒙老师，1986～1988 年，中国科学院上海药物研究所的秦国伟研究员就曾在其研究室进修学习。

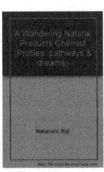

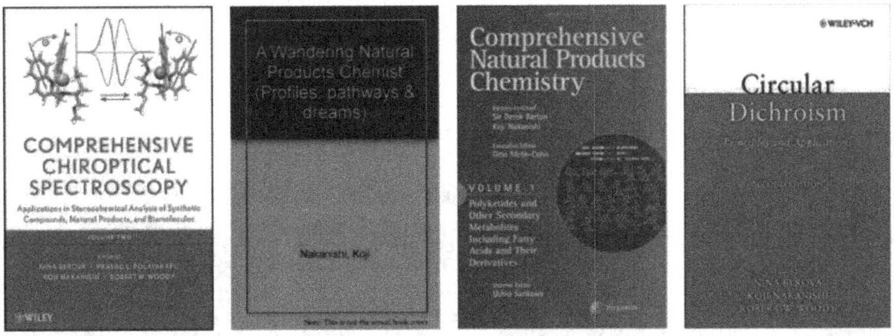

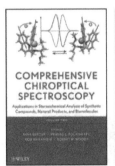

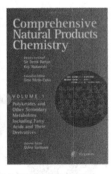

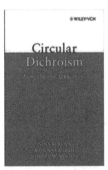

图 15-13 中西香尔教授部分著作

中西香尔教授因对天然产物成分研究的突出贡献而备受业内人士推崇，被誉为“将天然产物彻底改变的科学家”“世界构造生物有机化学之父”。他先后获得多个国家及科学研究组织颁发的荣誉奖项，是首位获得美国化学会 Arthur Clay Cope 奖与瑞典 Scheele 奖的日本科学家，也是沙特阿拉伯设立的费萨尔国王国际奖得主，还曾获美国国家科学院化学奖、四面体奖等。美国化学会与日本化学会共同设有“中西奖”（Nakanishi Prize）以纪念其功绩，多年来他也是诺贝尔奖热门候选人之一。Derek Harold Richard Barton 曾称赞道，中西香尔教授的成绩大概相当于 25 位科学家的业绩。值得一提的是，中西香尔教授的侄子中西重忠（Shigetada Nakanishi，生于 1942）教授是著名的生物化学家和神经学家，曾与沼正作等合作首次阐明 *N*-甲基-*D*-天门冬胺酸受体构造（*N*-methyl-*D*-aspartic acid receptor，NMDA receptor），是 G 蛋白偶联受体（G protein-coupled receptor，GPCR）研究领域的世界权威。

中西香尔教授博士毕业的名古屋大学在有机化学领域人才辈出，涌现出一大批世界顶级研究者，堪称化学界的“名古屋大学学派”。这一传奇是由中西香尔的导师平田义正（Yoshimasa Hirata，1915—2000，图 15-14）教授开创的，平田义正是著名的有机化学家和教育家，是手性分子和大分子合成研究的权威，其代表成就之一是河豚毒素（tetrodotoxin，TTX）的提取分离与结构确定。在他的学生当中，下村修（Osamu Shimomura，生于 1928，图 15-14）是海洋生物学家和有机化学家，因为发现和研究绿色荧光蛋白而获得 2008 年诺贝尔化学奖；上村大辅（Daisuke Uemura，生于 1945，图 15-14）是杰出的海洋天然产物化学大师，以岩沙海葵毒素（palytoxin，PTX）、软海绵素 B（halichondrin B）等重要天然产物的研究而著称；岸义人（Yoshito Kishi，生于 1937，图 15-14）在名古屋大学博士毕业后，又前往美国哈佛大学在有机化学泰斗 Robert Burns Woodward 教授（1917—1979）门下进行学习与研究，Robert Burns Woodward 看中了岸义人过人的化学才能，1974 年将其引荐到哈佛大学，1979 年 Robert Burns Woodward 去世后岸义人接管了他的实验室和学生。岸义人在有机全合成领域成果斐然，如岩沙海葵毒素、河豚毒素、软海绵素 B 等复杂天然产物的全合成就是他的杰作。此外，岸义人教授还是野崎-桧山-岸反应（Nozaki-Hiyama-Kishi reaction，NHK reaction）的发现者之一。岸义人的学生福山透（Tohru Fukuyama，生于 1948）也是世界顶级有机化学家，曾提出了福山还原反应（Fukuyama reduction）、福山吲哚合成（Fukuyama indole synthesis）及福山偶联反应（Fukuyama coupling）。另外，中西香尔在东京教育大学时的学生大村智（Satoshi Ōmura，生于 1935，图 15-14）是阿维菌素的发现者，也因此成为 2015 年诺贝尔生理学或医学奖得主。

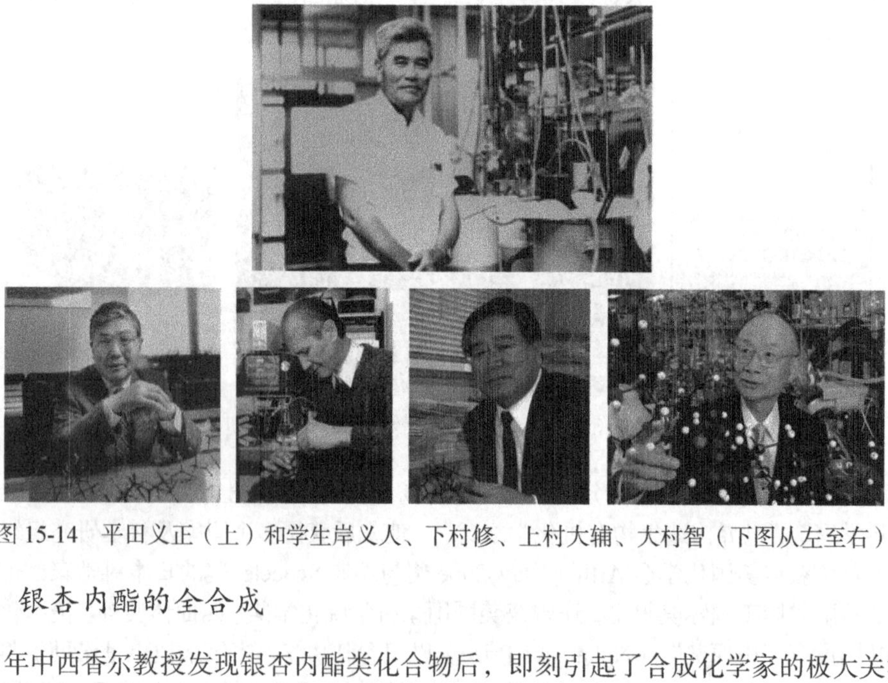

图 15-14 平田义正（上）和学生岸义人、下村修、上村大辅、大村智（下图从左至右）

四、银杏内酯的全合成

1967 年中西香尔教授发现银杏内酯类化合物后，即刻引起了合成化学家的极大关注，这种具有复杂结构的二萜内酯类化合物无疑成为有机合成化学家难以逾越的高峰。但是在 1988 年，哈佛大学的 Elias James Corey（生于 1928，图 15-15）教授领导的研究团队成功地完成了银杏内酯 B 的全合成（图 15-16）。此后学界公认这一研究工作的完成推动了复杂天然分子全合成学科的发展。

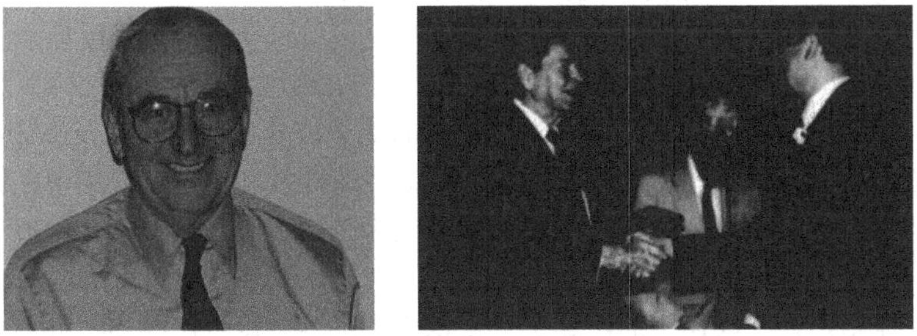

图 15-15 Elias James Corey 教授及 1988 年美国总统 Ronald Reagan 授予其国家科学奖时的场景

Elias James Corey 教授全合成的路线大致战略：从环戊酮和一个醛基被保护的乙二醛的缩合开始，经过几步得到一个螺双环化合物，该化合物再与原酸酯衍生物及草酰氯等试剂反应，通过分子内的[2+2]环加成反应完成 4 个环骨架的构建；再通过 Baeyer-Villiger 反应及分子内的缩酮反应形成第 5 个环即含有氧原子的桥环；最后一个内酯环也是通过 Baeyer-Villiger 反应，即采用过氧酸氧化双键得到的环氧化物再开环生成，最终完成了银杏内酯 B 的全合成，整个过程历经近 30 步复杂的反应。后来，Elias James Corey 教授又完成了银杏内酯 A（ginkgolide A）的全合成，也有其他合成化学家完成了这类神奇结构小分子的全合成。

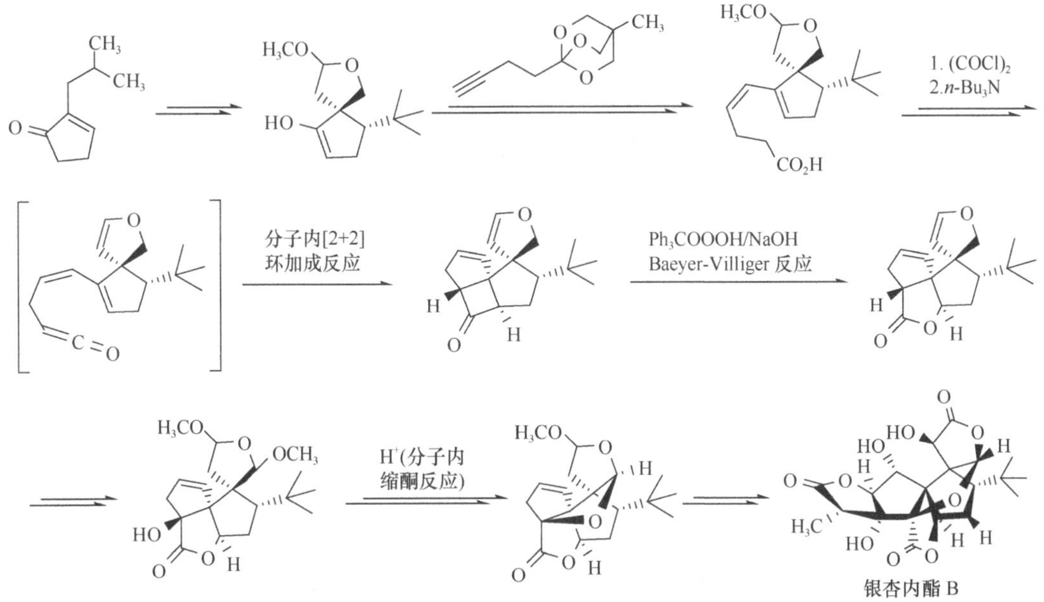

图 15-16 Elias James Corey 的银杏内酯 B 全合成路线

Elias James Corey 正是在全合成银杏内酯 B 和前列腺素类化合物（prostanoids）的研究过程中创立及应用了逆合成分析法（retrosynthetic analysis），同时发现了很多新的合成反应路线和方法及合成试剂，因此获得了 1990 年的诺贝尔化学奖。尽管近年来国内外学者对银杏内酯类化合物的全合成进行了深入的研究，但由于其结构复杂因而合成工艺复杂烦琐、工业化成本过高，目前仍仅限于实验室研究，因此银杏叶仍是提取银杏内酯类化合物的主要来源。

五、银杏提取物的药理活性

银杏药用至今已有 600 多年的历史。《本草纲目》曾记载银杏叶可“敛肺气、平喘咳、止带浊”,《中药志》中也记载银杏果实具有平喘止咳、祛痰、利尿及治疗某些疑难杂症的功效。从银杏叶提取物（extract of *G. biloba*，EGb）中发现抗衰老的活性成分，是现代科学历史上一个非常重要的发现。自 20 世纪 60 年代开始，国外对银杏的化学成分、药理活性及临床应用研究表明，银杏的药用价值最大的部位是叶。目前医药学界对银杏的开发利用也主要集中在银杏叶上。中西香尔教授曾说，银杏叶是一座有关人类健康的微型宝库。银杏叶及其制剂（EGb）中最重要的活性成分是银杏内酯类化合物、黄酮类化合物及酚类化合物。银杏内酯的含量对制剂的疗效和内在质量起着关键的作用，其中起作用的内酯主要是银杏内酯 A、银杏内酯 B、银杏内酯 C、银杏内酯 J 和白果内酯。现代药理研究证明，银杏叶提取物具有抗氧化、抗衰老、降血压、促进血液循环、提高脑部功能等功效，不仅能促进大脑和肢体的血液循环、抗 PAF、有效防止血栓形成，同时还可调节血管张力和弹力，使血液循环更有效，预防动脉硬化。银杏叶提取物通过增加脑部血流量、抗氧化功能，在脑缺氧情况下能有效保护脑细胞及中枢神经细胞，实现活化脑细胞、增强记忆力及减轻老年痴呆症状；清除大脑及中枢神经系统中的自由基，促进脑部血液循环，提高大脑缺氧的耐受性，对许多衰老的可能症状都有很好的改善效果，如焦虑、忧郁、记忆损伤、眩晕、头痛、耳鸣、末端循环不良等。其还可以减轻血胆固醇、三酰甘油对人体的不利影响，改善微循环，抑制凝血，对高血压的改善效果明显，对妇女更年期综合征也有明显的改善作用。研究表明，银杏叶提取物还能抑制亚硝胺等物质的致癌作用。

《美国药典》规定 EGb 中银杏黄酮的含量不得低于 24%、银杏内酯不得低于 6%，这是目前国际通行的“24+6”标准。我国也已推出了含 EGb 的片剂、口服液等，品种多达 10 余种，全国生产 EGb 的厂家约有 200 家，取得的经济效益十分可观。另外，EGb 长期服用，偶见头昏、头痛、乏力、口干、舌燥、胸闷、胃不适、食欲减退、腹胀、便秘、腹泻等不良反应，应在医生指导下服用。

第 16 章　青蒿素——中药研究的丰碑

1930 年年末，一名女婴在宁波诞生，她的父亲从《诗经》"呦呦鹿鸣，食野之蒿"的诗句中为他的女儿取名为屠呦呦（图 16-1），谁料想在多年以后她的科研工作乃至整个人生也真的同青蒿结下不解之缘。85 年后的 2015 年末，中国科学家屠呦呦与日本科学家大村智（Satoshi Omura）、爱尔兰科学家 William C. Campbell 共同荣获本年度诺贝尔生理学或医学奖。三位科学家均是因在天然药物研究领域的突出贡献而获奖，其中屠呦呦研究员是因为发现抗疟疾特效药物青蒿素（qinghaosu，arteannuia，artemisinin）的伟大贡献而获奖，大村智和 William C. Campbell 是因共同发明抗寄生虫特效药物阿维菌素（avermectin）等而获奖。屠呦呦此次获奖是我国科学家首次在自然科学领域获得诺贝尔奖，也是第一个中药来源（植物来源）的天然药物获得诺贝尔奖。

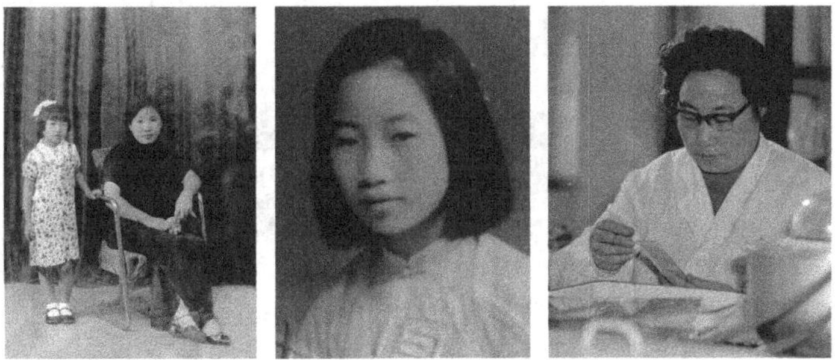

图 16-1　屠呦呦在不同时期的照片

一、抗疟药物的研究背景

疟疾曾是一种严重危害人类健康和生命的世界性流行病。据世界卫生组织报告，全世界约数 10 亿人口生活在疟疾流行区，每年 2 亿余人患疟疾，百余万人死于疟疾。2011 年 9 月 13 日纽约联合国总部发布了题为《十年伙伴关系和成果》的报告，报告显示过去十年中，全球投入了约 50 亿美元，为抗击疟疾取得了显著成果，使由疟疾导致的死亡率降低了 38%。11 个非洲国家的疟疾病例及死亡率都下降了 50%以上。但在 20 世纪 60 年代初，全球疟疾疫情仍难以控制。尽管同样来自于天然产物的"抗疟神药"奎宁（quinine）曾经为人类的健康做出了 300 多年的杰出贡献，但是由于人体产生了耐药性，使奎宁的抗疟作用大大降低，而在二战期间研究的化学合成药物氯喹（chloroquine）也开始产生较大的耐药性。

1961 年 5 月，美国派遣军队进驻越南，越南战争爆发。双方参战部队深受疟疾的折磨，减员严重，极大地影响双方的战斗力。美国政府曾公开承认，仅在 1967～1970 年，在越战中美军因疟疾减员 80 万。是否拥有抗疟特效药成为决定战争胜负的关键。美国曾投入巨额资金，从 21.4 万种化合物中进行药物筛选，但没有找到理想的药物。同时，越共也请求中国政府代为寻找能替代氯喹治疗疟疾的新药，青蒿素的故事正是在此时拉开了序幕。

疟疾防治药物研发具有重要的战略意义，同时这一工作也存在艰巨性与紧迫性，鉴于当时我国正处于“文化大革命”特殊时期，面临着复杂的国内外环境，必须集中调动全国各地更多的技术力量，才有可能尽快完成研发任务。毛泽东、周恩来等国家主要领导人批示国家科学技术委员会（简称国家科委）、中华人民共和国卫生部、中华人民共和国化学工业部、中国人民解放军总后勤部（简称总后勤部）、中华人民共和国国防科学技术工业委员会（简称国防科工委）和中国科学院组成了全国疟疾防治领导小组，1967 年 5 月 23 日由国家科委、总后勤部负责在北京饭店召开了“疟疾防治药物研究工作协作会议”，由国家部委、军队直属和 10 个省、市、自治区及有关军区的数十个单位组成了攻关协作组，这就是中华人民共和国国务院专门成立的“523 项目”，协作组的常设机构为“523 办公室”，设于中国人民解放军军事医学科学院，由当时的总后勤部卫生部部长张剑芳任常务主任，先后组织国内 60 多个研究机构、500 多名研究人员参加，科研工作在“523 办公室”统一部署下，从生药、中药提取物、方剂、奎宁类衍生物、新合成药、针灸等六个大方向寻求突破口。1969 年 2 月，卫生部中医研究院中药研究所的一位年轻的实习研究员屠呦呦接受任务加入了“523 协作组”（图 16-2）并担任中医研究院“523 项目”研究组的组长。

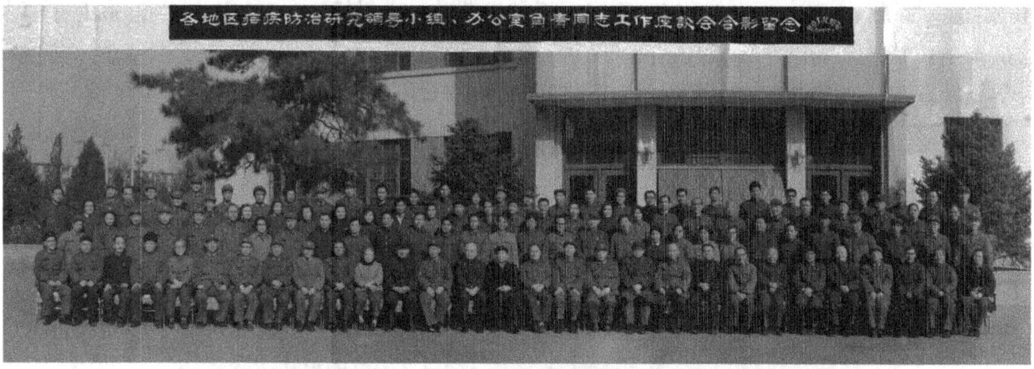

图 16-2　疟疾防治药物研究工作协作组成员合影

二、青蒿素的提取分离工作

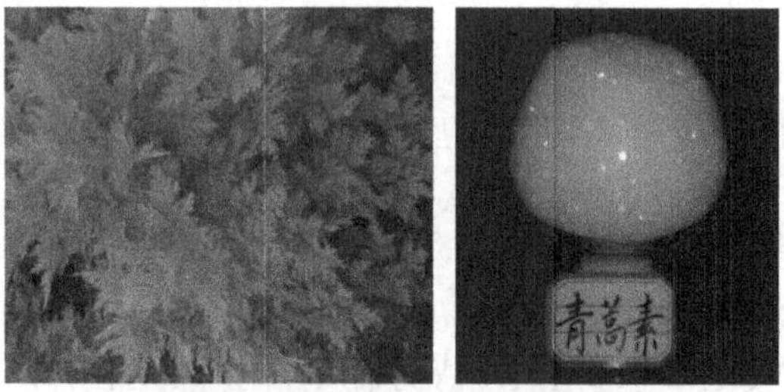

图 16-3　黄花蒿和青蒿素

青蒿素是从全国常见的一种叫黄花蒿的蒿属植物叶子中分离出来的天然产物。青蒿素的发现过程也非常有趣，目前有多个版本从不同角度描述，但无可争议的是，最初发现中药植物黄花蒿 *Artemisia annua* Linn.（图 16-3）提取物具有抗疟活性并且只有在低温提取才有效，以及首先拿到其中青蒿素单体的是屠呦呦研究员，这在整个青蒿素的发现过程中起了最为关键作用，此前，国内其他科研人员曾经筛选过 4 万多种化合物和中草药以期寻找抗疟药物，但是没有令人满意的结果。有了屠呦呦提取分离得到单体化合物的成功，才有了后面青蒿素的许多故事。

在加入“523 协作组”后，屠呦呦开始进入发现新抗疟药物的工作状态，按照从天然产物发现活性化合物的研究程序进行工作。她决定从系统整理历代医籍、本草、地方药志的单方复方验方入手，走访老中医专家，搜集有关群众来信，整理了包含植物、动物和矿物等 2000 余种药方，结集出一册《抗疟单验方集》，从中又筛选出包括青蒿在内的 640 种中草药抗疟方药集，并且在此基础上进行实验研究，组织鼠疟筛选。不过，在第一轮的药物筛选和实验中，青蒿提取物对疟疾的抑制率不高，在其他科研单位汇集到“523 办公室”的资料里，青蒿的效果也不是最好的；在第二轮的药物筛选和实验中，青蒿的抗疟效果也不令人满意，因此在相当长的一段时间里，青蒿并没有引起大家的重视。

经过 200 多种中药的 380 多个提取物筛选，屠呦呦最后将焦点锁定在青蒿，这是受东晋名医葛洪《肘后备急方》（图 16-4）中“青蒿一握，以水二升，渍，绞取汁，尽服之”可治“久疟”的启发。原来可以从植物青蒿里压出青蒿汁液，汁液里很可能有抗疟的化学成分。从现代植物学的角度考证，古书中的青蒿就是植物学意义上的黄花蒿。在重新复习东晋葛洪《肘后备急方》时，发现其中记述用青蒿抗疟是通过“绞汁”，而不是传统中药“水煎”的方法来用药的，屠呦呦醒悟到很可能是因为高温的原因破坏了其中的有效成分。据此，屠呦呦改用低沸点的溶剂乙醚来进行青蒿素中有效成分的提取工作，所得青蒿的乙醚提取浓缩物确实对鼠疟的抗疟效价有了显著提高。令人惊喜的是经过反复试验，最终分离获得的第 191 号青蒿中性提取物样品，显示对鼠疟原虫有近 100%抑制率。在经历了 190 多次的失败之后，屠呦呦课题组终于从植物青蒿的成株叶子的中性提取部分获得对鼠疟、猴疟原虫几乎 100%抑制率的乙醚提取物。

1972 年 3 月，按照“523 办公室”的安排，屠呦呦以研究小组代表的身份报告了青蒿中性提取物的实验结果，她报告的题目是“用毛泽东思想指导抗疟中草药工作”。1973 年，青蒿提取物的抗疟功效在云南地区实际应用得到证实，“523 办公室”于是决定将青蒿提取的结晶物正式命名为青蒿素，作为新药进行研发。

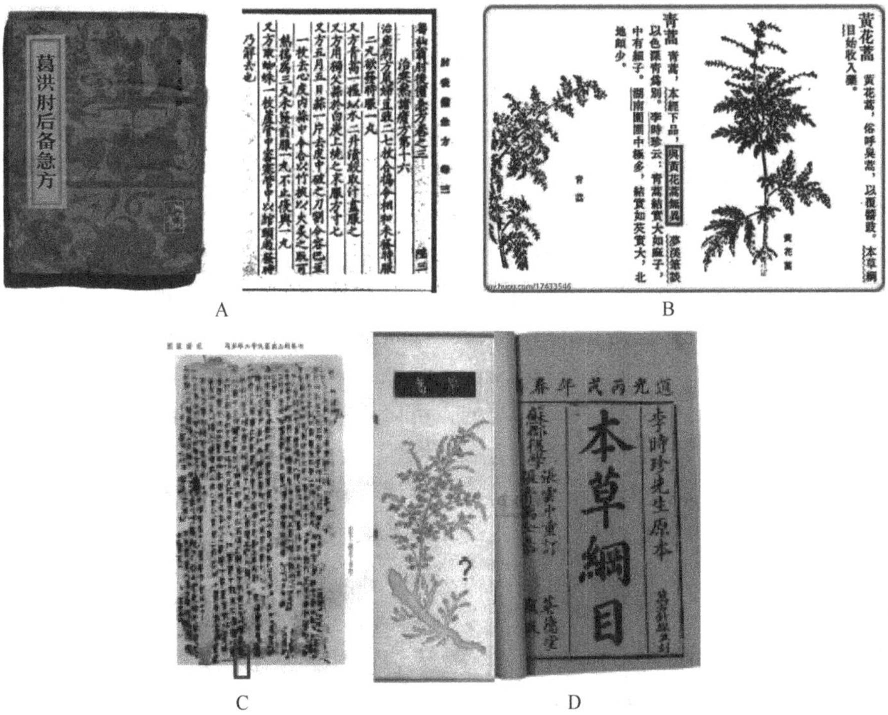

图 16-4　葛洪《肘后备急方》（A）与吴其濬《植物名实图考》（B）记载的青蒿和黄花蒿；马王堆汉墓出土的帛书（C）和《本草纲目》（D）记载的青蒿

三、青蒿素的药理实验工作

屠呦呦在古文献《肘后备急方》的启示下，采用低沸点的乙醚冷浸青蒿叶末，制备的样品对鼠疟原虫有 100%的抑制率。屠呦呦研究组验证间日疟 11 例、恶性疟 9 例、混合感染 1 例，临床试验结果显示青蒿提取物能大幅杀灭疟原虫，疗效优于氯喹。1972 年 11 月屠呦呦在大会上报告了 30 例青蒿提取物抗疟疾全部有效的疗效总结，引发了全国范围内对青蒿抗疟疾的研究高潮。受临床试验疗效的鼓励，研究组专攻青蒿活性成分的分离与纯化，于 1972 年成功分离出一种无色结晶，后将其命名为青蒿素。广州中医药大学的李国桥等使用青蒿素结晶对 141 例脑型疟疾患者进行治疗，其中 131 例被治愈。1979 年中华人民共和国国家科学与技术委员会向青蒿素研究组颁发了国家发明证书，以确认其抗疟疾疗效。

广东海南抗疟临床研究协作组在海南岛的抗性疟区，采用口服青蒿素或肌内注射青蒿素的方法，对 65 例抗氯喹疟疾病例进行治疗和观察，结果显示该方案安全可行且疗效显著。广州中医药大学李国桥教授带领的青蒿素临床研究小组在 1974～1976 年用青蒿素治疗凶险型恶性疟疾 48 例，取得良好的治疗效果。青蒿琥酯是第一个水溶性的青蒿素衍生物，可以注射给药或静脉用药，适用于脑型疟及各种危重疟疾的抢救。

随着青蒿素类药物在临床上的广泛应用，疟原虫对该类药物已出现抗药性，因此世界卫生组织推荐采用青蒿素组合疗法作为治疗简单恶性疟疾的首选方法。

四、青蒿素的结构鉴定工作

有关青蒿素结构测定工作有很多报道，也有相当大的争议。1973 年初，中医研究院中药研究所屠呦呦研究小组拿到青蒿素单体结晶，寻找能够解析其化学结构的有机化学家。最初找到的是中国医学科学院药物研究所梁晓天研究员，但因为当时梁先生有其他研究工作而推辞了。1974 年中医研究院中药研究所的同志来中国科学院上海有机化学所（简称上海有机所）寻求协作，先找到倍半萜结构研究专家刘铸晋研究员，也因种种原因后转至周维善研究员，具体结构测试等工作则是由上海有机所的吴照华和中医研究院中药研究所的倪慕云、刘静明、樊菊芬一起进行。青蒿素结构测定中的一个主要困难是如何在 15 个碳倍半萜骨架上安排 5 个氧原子，当时也考虑过这是过氧化合物的可能，但是过氧化合物不稳定的传统认识又否定了这个想法，青蒿素的结构鉴定迟迟进展不大。1975 年 4 月下旬在成都举行的“523 协作组”会议上，中国医学科学院药物研究所于德泉研究员报告了从民间治疗疟疾的有效草药番荔科植物鹰爪 *Artabotrys uncinatus* Merr. 根中分离的活性成分鹰爪甲素（yingzhaosu A，图 16-5）是一个含有过氧链的倍半萜衍生物，这个结构给与会的人员以启示，参加这一会议的中国科学院上海药物研究所（简称上海药物所）的李英研究员把这一消息告诉了吴毓林。吴毓林很快就在实验室用青蒿素做了一个碘化钠的定性试验，明确了过氧基团的存在。在此基础上，吴照华通过过氧基团的定量分析，进一步确证了青蒿素是过氧化合物。

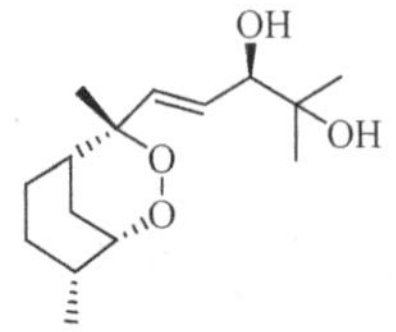

图 16-5 鹰爪甲素的化学结构

在 1975 年 11 月的另一次会议上，中医研究院中药研究所的报告《中药青蒿的抗疟研究》中对国内外青蒿素研究进展进行介绍时提到：“1973 年南斯拉夫 D. Jeramic 等报导全草中含有倍半萜内酯 Arteannuin B，国内对青蒿成分的研究未见报导。”原来早在 1972 年，南斯拉夫贝尔格莱德大学化学系的 M. Stefanovic 与 D. Jeramic 等科学家就在印度新德里举办的第 8 届天然产物化学国际会议（The 8th International Symposium on Chemistry of Natural Products）上发表了其从青蒿中分离出的化学物质青蒿素 B（arteannuin B，图 16-6），1973 年这一实验结果发表于《四面体通讯》（*Tetrahedron Letters*）杂志。但是南斯拉夫研究团队报道的青蒿素结构推断有误，同时也没有进行药理活性方面的测定。

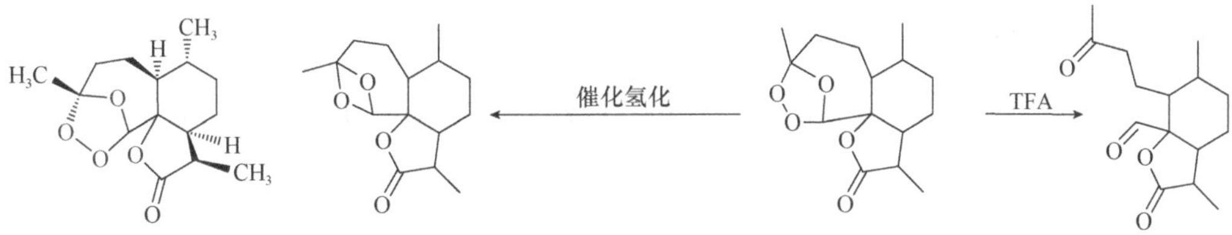

图 16-6　南斯拉夫研究人员提出的青蒿素结构

这一时期，吴毓林研究员等对青蒿素结构测定做出了实际的工作，主要贡献包括：①参考鹰爪素的结构，用化学方法明确了青蒿素是过氧化物；②根据青蒿素的波谱数据得出了青蒿素的片段结构，如内酯、3 个甲基、4 个次甲基等；③根据南斯拉夫 M. Stefanovic 从同一植物中分得的青蒿素 B（arteannuin B）的结构，提出其与青蒿素结构可能有相似性；④为当时已收集了青蒿素单晶 X 射线衍射的数据正要进行计算的中国科学院生物物理研究所提出了一个青蒿素初步结构，作为他们计算时的参考。

最终在 1975 年 12 月，中国科学院生物物理研究所确定了青蒿素的相对构型，并根据青蒿素 B 的结构推测得绝对构型（图 16-7）；1979 年还是由中国科学院生物物理研究所通过 X 射线衍射分析最终肯定了青蒿素的绝对构型。其实结构测定工作在 1976 年就基本结束了，因为卫生部保密的要求，一年后有关论文才得以发表（图 16-8），但非常遗憾的是没有申请专利。

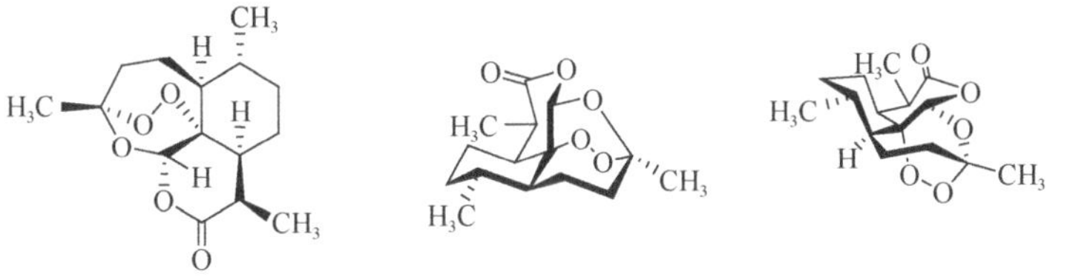

图 16-7　青蒿素的化学结构

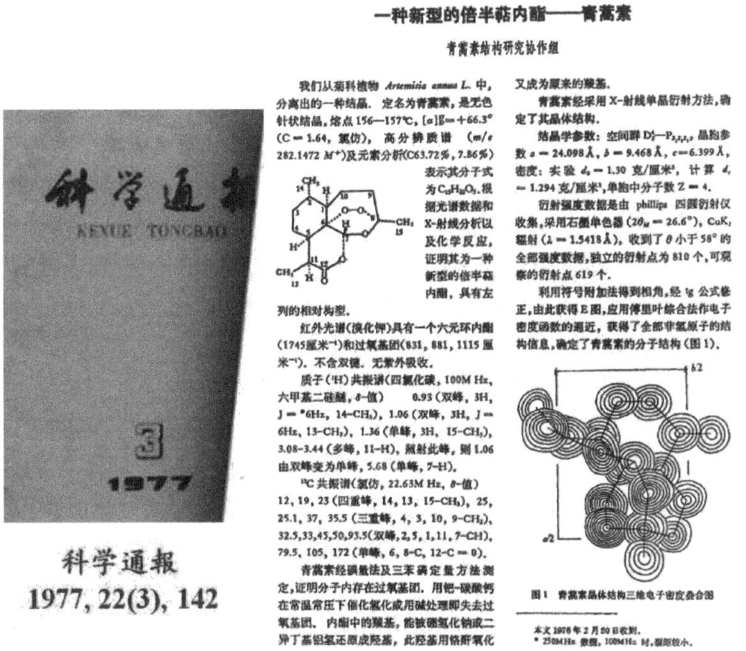

一种新型的倍半萜内酯——青蒿素

青蒿素结构研究协作组

我们从菊科植物 *Artemisia annua L.* 中，分离出的一种结晶．定名为青蒿素，是无色针状结晶，熔点 156—157℃，$[\alpha]_D^{17}=+66.3°$ (C＝1.64，氯仿)，高分辨质谱 (m/e 282.1472 M^+)及元素分析(C63.72%，7.86%)表示其分子式为 $C_{15}H_{22}O_5$．根据光谱数据和 X-射线分析以及化学反应，证明其为一种新型的倍半萜内酯，具有左列的相对构型．

红外光谱(溴化钾)具有一个六元环内酯(1745厘米$^{-1}$)和过氧基团(831，881，1115 厘米$^{-1}$)．不含双键．无紫外吸收．

质子(^{1}H)共振谱(四氯化碳，100M Hz，六甲基二硅醚，δ-值)　0.93(双峰，3H，J＝*6Hz，14-CH_3)，1.06(双峰，3H，J＝6Hz，13-CH_3)，1.36(单峰，3H，15-CH_3)，3.08-3.44(多峰，11-H)，照射此峰，则 1.06 由双峰变为单峰，5.68(单峰，7-H)．

^{13}C 共振谱(氯仿，22.63M Hz，δ-值) 12，19，23(四重峰，14，13，15-CH_3)，25，25.1，37，35.5(三重峰，4，3，10，9-CH_2)，32.5,33,45,50,93.5(双峰，2,5，1,11，7-CH)，79.5，105，172(单峰，6，8-C，12-C＝0)．

青蒿素经碘量法及三苯膦定量方法测定，证明分子内存在过氧基团．用钯-碳酸钙在常温常压下催化氢化或用碱处理即失去过氧基团．内酯中的羰基，能被硼氢化钠或二异丁基铝氢还原成羟基，此羟基用铬酐氧化又成为原来的羰基．

青蒿素经采用 X-射线单晶衍射方法，确定了其晶体结构．

结晶学参数：空间群 D_2^4—$P_{2_12_12_1}$，晶胞参数 $a＝24.098$ Å，$b＝9.468$ Å，$c＝6.399$ Å，密度：实验 $d_0＝1.30$ 克/厘米^3，计算 $d_c＝1.294$ 克/厘米^3，单胞中分子数 Z＝4．

衍射强度数据是由 phillips 四圆衍射仪收集，采用石墨单色器($2\theta_M＝26.6°$)，CuK，辐射($\lambda＝1.5418$ Å)．收到了 θ 小于 58° 的全部强度数据，独立的衍射点为 810 个，可观察的衍射点 619 个．

利用符号附加法得到相角，经 tg 公式修正，由此获得 E 图，应用傅里叶综合法作电子密度函数的逼近，获得了全部非氢原子的结构信息，确定了青蒿素的分子结构(图 1)．

图 1　青蒿素晶体结构三维电子密度叠合图

本文 1976 年 2 月 20 日收到．
* 250MHz 数据，100MHz 时，裂距较小．

图 16-8　报道青蒿素结构的早期文献

五、青蒿素的全合成工作

1982 年，瑞士 Hoffmann La Roch 公司的研究员 G. Schmid 和 W. Hofheinz 以薄荷醇（menthol）为原料首次完成了青蒿素的人工全合成（图 16-9）。1983 年，上海有机所的周维善、许杏祥等从青蒿酸出发实现了青蒿素的半合成（图 16-9），1984 年实现了以香茅醛（citronellal）为原料的青蒿素全合成。这些合成工作具有鲜明的接力合成和仿生合成的特点，也为了解青蒿素的更多的化学性质及构效关系研究、衍生物的合成奠定了基础，特别是周维善等全合成工作代表了当时我国有机合成化学的水平。

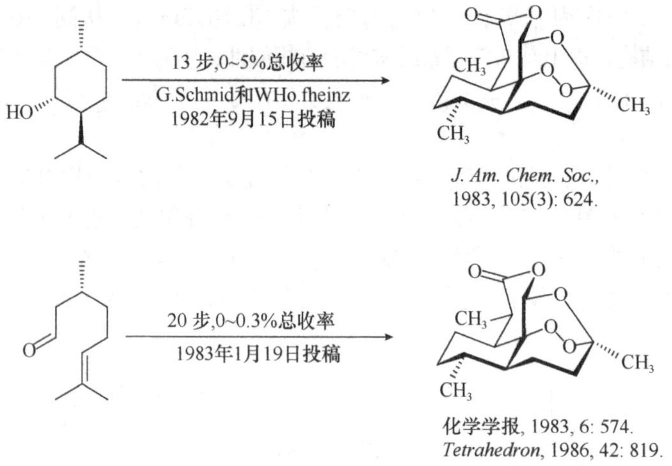

图 16-9　青蒿素的全合成

20 世纪 80 年代我国科学家、上海有机所的汪猷院士等根据青蒿植物中存在高含量青蒿酸（artemisic acid）的情况，通过实验确证青蒿酸（图 16-10）是青蒿素生物合成过程中间体的假设。此后国内外不少实验室也确定青蒿酸是青蒿素的生物前体物质。2006 年加利福尼亚大学伯克利分校一个研究团队报道他们已通过工程酿酒酵母 *Saccharomyces cerevisiae* 发酵生产了前体青蒿酸。这样微生物制备的半合成青蒿酸可以被传输出来、纯化并化学转化成青蒿素，在借助合成生物学的情况下，使用了一种改进的甲羟戊酸途径，使酵母细胞工程化来表达紫穗槐-4，11-二烯合成酶（amorpha-4，11-diene synthase）和细胞色素 P450 氧化酶（CYP71AV1），两种酶均来源于工程菌大肠杆菌，紫穗槐-4，11-二烯（amorpha-4，11-diene）经历三步氧化得到青蒿酸。2010 年，荷兰瓦格宁根大学（Wageningen University）一个研究团队报道他们工程化了一种近缘的烟草 *Nicotiana benthamiana*，也能产生青蒿酸。

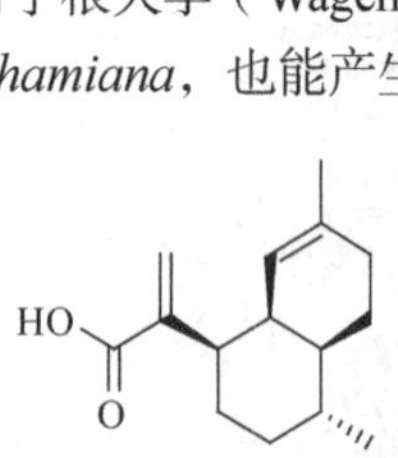

图 16-10　青蒿酸的化学结构

2010 年，Yadav 等以香茅醛为原料，经不对称 1，4-加成、分子内羟醛缩合、格氏反应、立体选择性硼氢化、氧化、光氧化等反应合成了青蒿素（图 16-11），该合成路线关键中间体 A 的合成需要 8 步，总收率可达 13%，但是由于最后一步光致氧化的收率只有 25%，总收率为 3.25%，该方法是迄今为止最短的合成路线，无须进行官能团的保护。

最近，上海交通大学张万斌教授领衔的科研团队，历时 7 年，研发出一种常规的化学合成方法，首次实现了抗疟药物青蒿素的高效人工合成（图 16-12），使得青蒿素有望实现大规模工业化生产。同年 Silas P. Cook 从廉价易得的环己烯酮出发也合成了青蒿素。至今已报道约有 10 余种青蒿素全合成路线。这些路线的起始物包括薄荷酮、3-蒈烯和环己烯酮。

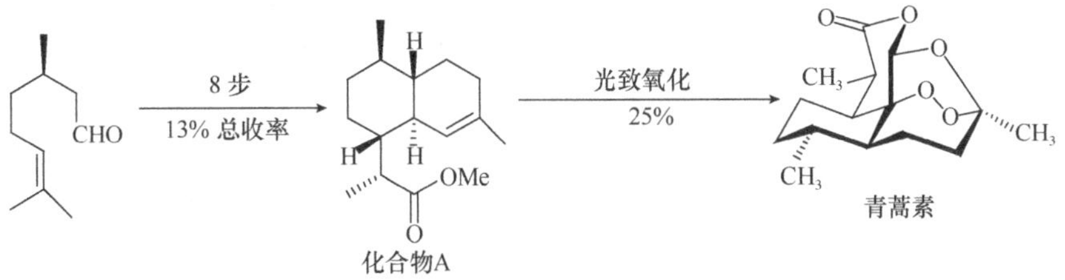

图 16-11　Yadav 全合成青蒿素路线示意图

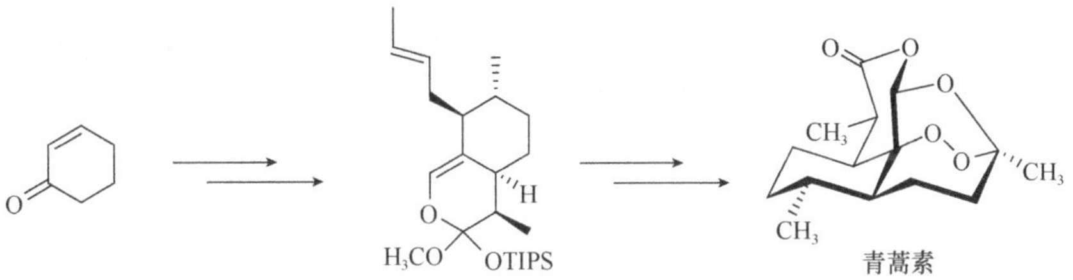

图 16-12　张万斌全合成青蒿素路线示意图

六、青蒿素的衍生物研究工作

目前临床应用的青蒿素衍生物主要包括水溶性的青蒿琥酯（artesunate）、脂溶性的蒿甲醚（artemether）、蒿乙醚（arteether）和二氢青蒿素（dihydroartemisinin，dihydroqinghaosu）等（图 16-13），此外各国研究者还合成了大量的青蒿素衍生物，以期提高青蒿素的抗疟活性、抗肿瘤活性及其药动学性质。

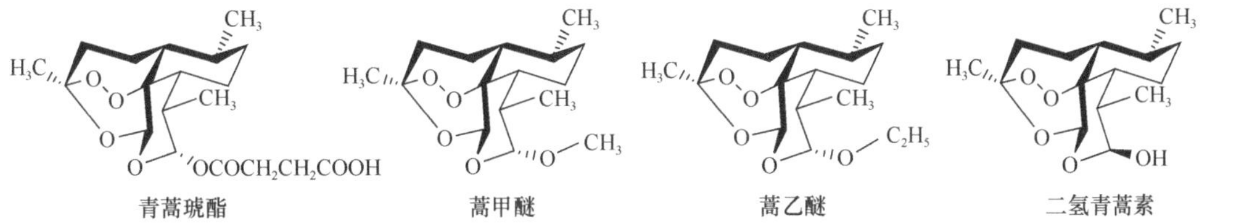

图 16-13　青蒿素衍生物的化学结构

1977 年，桂林制药厂刘旭从上海药物所对蒿甲醚的研究中受到启发，于 1977 年 5 月 21 日也开始做青蒿素的结构改造工作，以青蒿素为原料将其还原，然后和丁二酸酐（琥珀酸酐）反应得到青蒿琥酯，它不但具有良好的水溶性，而且抗疟疾的疗效提高了 5 倍，是第一个水溶性的青蒿素衍生物，可以静脉滴注。

1979 年，上海药物所李英等将青蒿素催化氢化，然后再用硼氢化钠还原得到二氢青蒿素，抗疟效果是青蒿素的 2 倍。二氢青蒿素在三氟化硼的催化下，与甲醇或乙醇反应得蒿甲醚（artemether）、蒿乙醚，其中蒿甲醚比蒿乙醚抗疟疾疗效更好，此外蒿甲醚还具有广谱的抗肿瘤作用。1987 年蒿甲醚被批准为抗疟药后，1996 年又被批准为血吸虫预防药。

1982 年，李英以 DCC 为缩合剂合成了一系列的青蒿素羧酸酯和碳酸酯衍生物（图 16-14），在鼠疟抗氯喹原虫株上筛选发现，其中不少化合物比青蒿素的抗疟疾活性高 10 倍。

泰国科学家 Paitagatat 等将青蒿素经有机硒消除，9 位引入双键，该中间体与亲核试剂进行麦

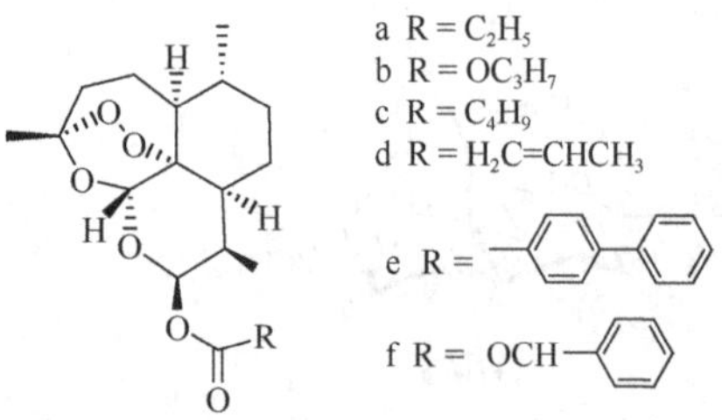

图 16-14 青蒿素碳酸酯和羧酸酯衍生物

克尔加成，合成了一系列 C_{16} 取代青蒿素类似物（图 16-15），它们均有很好的抗疟活性。昆明理工大学的肖丹等将二氢青蒿素和壳聚糖以共价键相连（图 16-16），药物的水溶性有很大的提高，有望将其开发成抗疟疾前药。

除了传统的抗疟疾活性外，研究发现青蒿素及其衍生物还具有一定的抗肿瘤活性，大部分研究都是以二氢青蒿素为母核对其 10 位进行结构修饰，以提高青蒿素的抗肿瘤活性和药动学性质。其中，以香港大学的 Liu Yungen 等合成的二氢青蒿素的酰胺衍生物（图 16-17）和李英等合成的二氢青蒿素的醚类化合物（图 16-18）对人肝癌肿瘤细胞 HepG2 的抗增殖活性最高，二者的 IC_{50} 值分别为 0.46μmol/L 和 0.01μmol/L，而青蒿素对人肝癌肿瘤细胞 HepG2 的 IC_{50} 值为 97μmol/L。

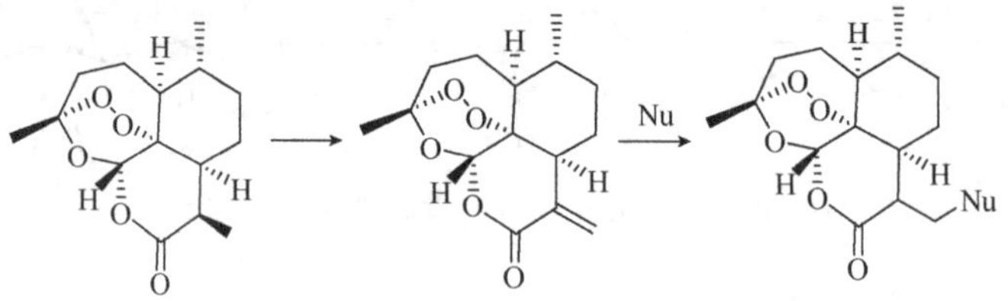

图 16-15 青蒿素 C_{16} 取代类似物

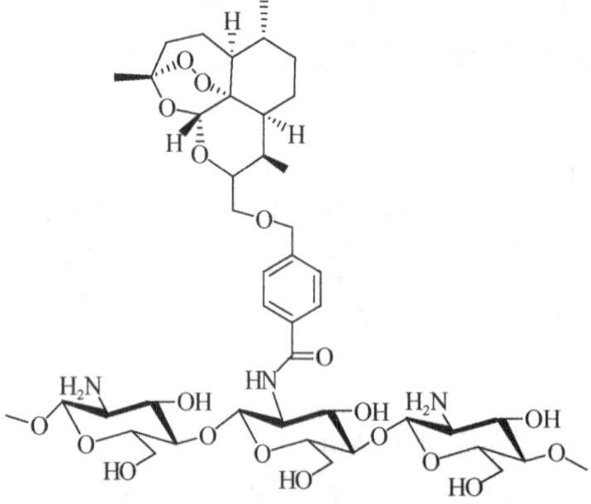

图 16-16 青蒿素壳聚糖结合物

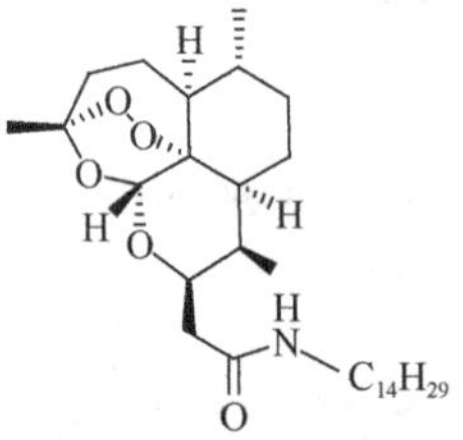

图 16-17 青蒿素酰胺衍生物

在对青蒿素衍生物抗肿瘤活性研究中，为了制备结构更加多样的青蒿素衍生物，Liu Gang 等先将青蒿素用有机硒还原，在 9 位引入双键，然后用异噁唑烷和异噁唑啉与其反应，得到了一系列结构新颖的螺环青蒿素类似物，其中一种化合物活性最好（图 16-19），对三种人肿瘤细胞（鳞状细胞癌 KB 细胞、耐长春新碱 KB/VCR 细胞、人类肺癌 A549 细胞）的 IC_{50} 值都比较低，抗肿瘤活性分别是青蒿素的 4 倍、7 倍、14 倍。

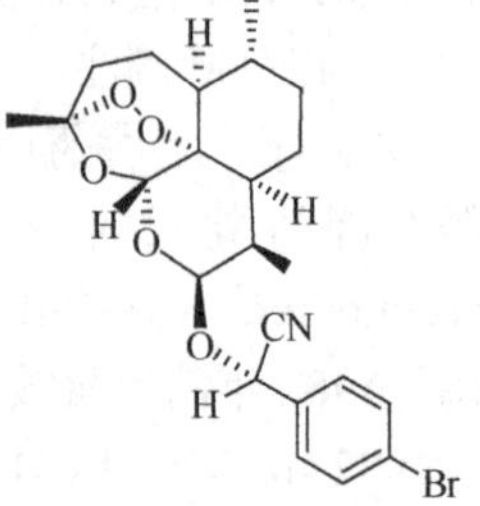

图 16-18 青蒿素醚类衍生物

上海药物所的左建平和李英等历时 15 年、自主研发的马来酸蒿乙醚胺于 2015 年被确定为治疗系统性红斑狼疮的 1.1 类候选新药，研究证实其能够抑制自身免疫异常反应，恢复机体的免疫平衡。

七、屠呦呦研究员在青蒿素研发工作中的贡献及其获奖历程

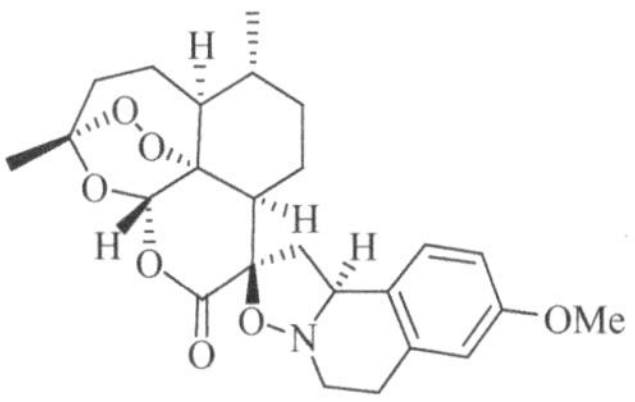

图 16-19　Liu Gang 等得到的一系列螺环青蒿素类似物中活性最好的一种化合物结构

屠呦呦（图 16-20），女，1930 年 12 月 30 日出生于浙江省宁波市。1951 年，屠呦呦考入北京医学院药学系（现北京大学医学部药学院）。1955 年，屠呦呦大学毕业被分配到卫生部直属的中医研究院（现中国中医科学研究院）工作，跟随著名生药学家楼之岑教授（1920—1995，图 16-21）从事生药学及中药化学等研究工作（图 16-22）。屠呦呦现为中国中医科学院终身研究员兼首席研究员，2001 年当选为博士生导师。屠呦呦发明和研制了新型抗疟药青蒿素和还原青蒿素，青蒿素抗疟研究课题于 1978 年荣获全国科学大会“国家重大科技成果奖”；1979 年获国家科委授予的发明奖；1984 年，青蒿素的研制成功被中华医学会等评为“建国 35 年以来 20 项重大医药科技成果”之一；屠呦呦于 2016 年获得中国国家最高科学技术奖；2018 年 12 月 18 日，屠呦呦作为中医药科技创新的优秀代表，荣获改革开放 40 周年改革先锋称号，并获得改革先锋奖章。

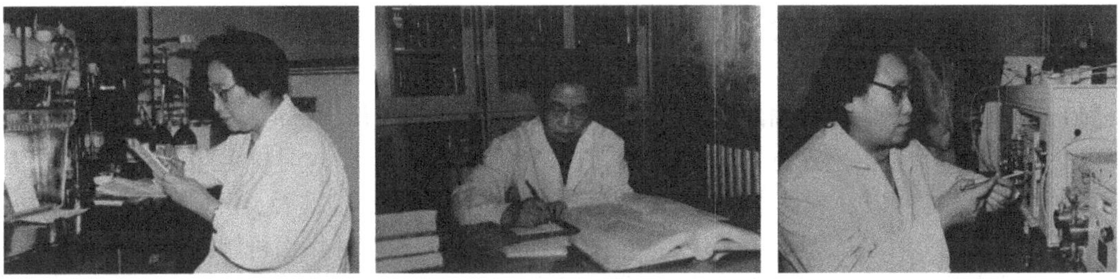

图 16-20　屠呦呦研究员

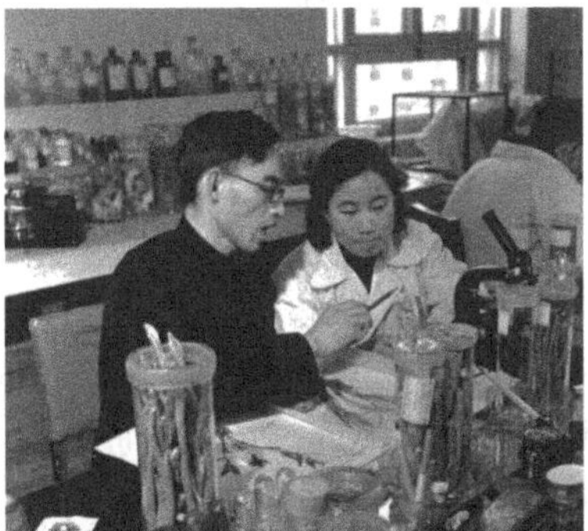

图 16-21　屠呦呦研与楼之岑教授

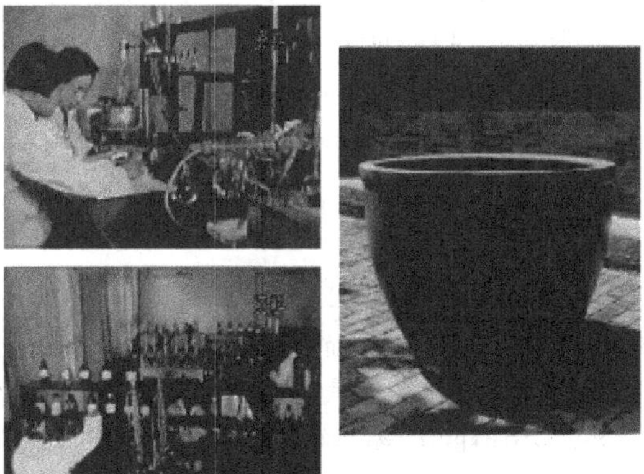

图 16-22　当时简陋的科研条件

屠呦呦研究团队一直致力于青蒿素类化合物的研究，青蒿素类化合物除具有抗疟作用外还具有其他多种生理活性，该研究团队经过数十年的研究，发现双氢青蒿素具有免疫调节作用。2016 年 4 月 12 日，屠呦呦负责的“双氢青蒿素治疗红斑狼疮”研究通过国家食品药品监督管理总局审批，获得药物临床试验批件。双氢青蒿素在治疗疟疾的同时，将有望为人类治疗免疫学疾病做出新贡献。

至今屠呦呦提取得到青蒿素的方法被认为是当时发现青蒿素的关键所在。青蒿素的发现被称为

“二十世纪下半叶最伟大的医学创举”，挽救了全球特别是发展中国家的数百万人的生命。由于青蒿素是如此重要，被誉为“中国神药”。目前青蒿素复方已成为世界上治疗疟疾的标准疗法，载入世界基本药物目录。

2011 年 9 月 7 日屠呦呦研究员获得葛兰素史克（GSK）中国研发中心设立的生命科学杰出成就奖。这个奖项对屠教授有非常重要的意义，因为在此以前虽然很多人知道青蒿素，但很少人知道屠呦呦。

2011 年 9 月，中国科学家屠呦呦荣获拉斯克基金临床医学研究奖（简称拉斯克奖），以表彰她“发现了青蒿素——一种治疗疟疾的药物，在全球特别是发展中国家挽救了数百万人的生命”。评审委员会成员评价发现青蒿素的意义时说，人类药学史上，像青蒿素这种缓解了数亿人的疼痛和压力、挽救了上百个国家数百万患者生命的科学发现并不常有。屠呦呦获奖一时成为中国科学界的头号新闻。拉斯克奖素有“美国的诺贝尔奖”之美誉，是美国最具声望的生物医学奖项，也是医学界仅次于诺贝尔奖的一项大奖。自该奖项设立以来，全世界共有 300 多位科学家获奖，屠呦呦是第一位荣获此奖的中国科学家。

由于 1997 年以来的诺贝尔生理学或医学奖获得者中，有近一半曾经是拉斯克奖得主，因此人们认为屠呦呦距离获得诺贝尔奖仅有一步之遥。这种推测不仅仅基于拉斯克奖是诺贝尔化学奖的风向标，更是基于下列事实。①青蒿素结构属于倍半萜内酯，更有自然界罕见的有过氧桥但没有氮原子，结构上完全不同于临床常用的奎宁、氯奎宁，打破了传统上认为抗疟药必须含氮原子的假说。全新的化学结构导致青蒿素没有耐药性，是其他抗疟药没有的特点，这是抗疟药中的一个里程碑式成就。②在诺贝尔奖历史上抗菌药青霉素，磺胺类药物、胰岛素、链霉素及发现前列腺素、胆固醇的科学家都先后分别单独拿过诺贝尔奖，甚至发现百年老药阿司匹林作用机制的科学家也获得了诺贝尔奖。青蒿素作为一个全新的药物发现，拯救了数以万计的生命，在整个药物发展史上也属于屈指可数的一座丰碑，有足够的理由获得诺贝尔生理医学奖或化学奖。但是，从获得拉斯克奖到获得诺贝尔奖之间有明显的时间差，最快的拿拉斯克奖（2006 年）后三年拿诺贝尔奖（2009 年），最慢的等了 31 年之久。拉斯克奖宣布当日屠呦呦正在去美国加利福尼亚州探望她女儿的飞机上，当《世界日报》记者找到她并问到如何利用这个奖金的时候，她说希望改善自己目前的居住条件。“呦呦鹿鸣，食野之蒿”，4 年后屠呦呦荣获诺贝尔奖这一美好愿望终于成为现实。

八、为青蒿素研发做出贡献的其他科学家

青蒿素相关研究及成果获得奖项众多（图 16-23），据编者从收集的材料分析，在青蒿素的发现过程中，数位科学家都曾做出过重大贡献，参与完成结构测定和化学全合成的周维善院士、许杏祥、吴毓林教授、朱杰、黄大中和吴照华教授等研究员；做抗疟临床实验的广东中医药大学李国桥教授，合成蒿甲醚的上海药物所李英、朱大元及陈仲良、虞佩琳、盖元珠、李良泉等研究员；研发复方蒿甲醚的周义清和研发蒿甲醚与本芴醇复方药物的邓蓉仙；完成单晶 X 射线衍射的中国科学院北京生物物理所的李鹏飞、梁丽；完成培养青蒿素晶体生长的中医研究院中药研究所的钟裕蓉及屠呦呦研究小组的余亚纲、倪慕云、钟裕蓉等，还包括如云南省药物研究所的罗泽渊研究员，山东中医药研究所的魏振兴、田樱研究员等，都在各个不同领域做出了重大贡献，此外还有很多默默无闻的研究组成员和协作组的管理协调人员。

1979 年 9 月国家科技委员会主任方毅签发国家创造发明二等奖“抗疟疾药——青蒿素”（图 16-23），此奖没有颁给个人，而颁发给六个单位，依次是：卫生部中医研究院中药研究所、山东省中医药研究所、云南省药物研究所、中国科学院生物物理所、中国科学院上海有机化学所和广州中医学院，这可能是当时比较客观的排名。

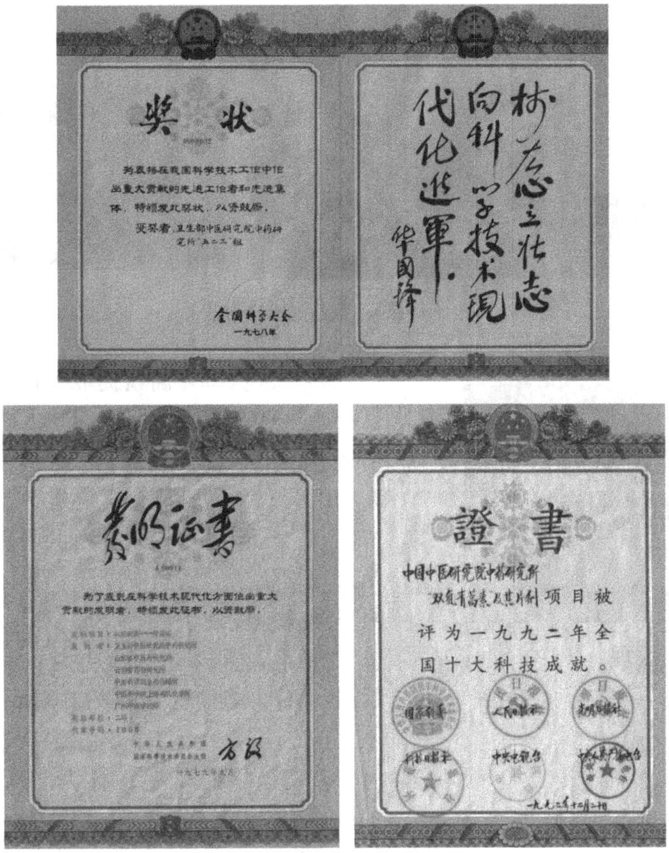

图 16-23　青蒿素研发项目获得的部分奖项的荣誉证书

据文献信息，早在 1972 年获知屠呦呦小组青蒿粗提物有效的信息后，山东寄生虫病研究所与山东省中医药研究所合作、云南省药物研究所独立进行青蒿中有效成分的提取分离工作。山东省中医药研究院的前身山东省中医药研究所魏振兴研究员为代表的一大批中药化学、中药药理科研人员也参与到这项科研工作中。山东省中医药研究所和云南省药物研究所经过辛苦研究工作，也分别获得抗疟有效单体青蒿素，并分别命名为“黄花蒿素”（山东省）和“黄蒿素”（云南省），山东省中医药研究所还申请了青蒿素提取工艺专利持有法人。1974 年初，北京的青蒿素、山东的黄花蒿素和云南的黄蒿素被认定为相同的化学成分。据说，广东中医药大学的李国桥教授做临床研究的样品主要来源于云南省药物研究所，李国桥教授也是抗疟药临床研究贡献最大、持续时间最长的人。

特别提及的是已于 1999 年去世的魏振兴先生（图 16-24）。1986 年魏振兴受中国青蒿素及其衍生物研究开发指导委员会的委托到当时经济落后的重庆市酉阳土家族苗族自治县（简称酉阳县）担任原武陵山制药厂总工程师，指导协助酉阳县建成世界第一个吨位级的工业化生产青蒿素的工厂。2004 年 7 月，世界卫生组织从酉阳县购买 1 亿剂量的青蒿素类药物，以消除疟疾这个世界“第二号杀手”。青蒿素的工业化生产，不仅让酉阳县人民脱贫，也让中药产业国际化进程向前迈进了一大步，同时也使得黄花蒿成为目前我国唯一一种被世界卫生组织认可、按西药标准生产的中药材。据《每日经济新闻》记者查询资料发现，目前我国为全球青蒿素最大的原料供应基地，承担着全球七成以上的青蒿素原料生产供应，在四川、重庆等西南地区有多家从事青蒿种植的企业，全球 80% 的青蒿产自酉阳县，重庆市酉阳县还被誉为“世界青蒿之都”，年产值近亿元，黄花蒿成了酉阳人民致富的“绿金”，魏振兴研究员也成了“酉阳青蒿”的拓荒者。为了纪念魏振兴研究员，酉阳人民在酉阳县城桃花源广场建立了魏振兴研究员塑像。

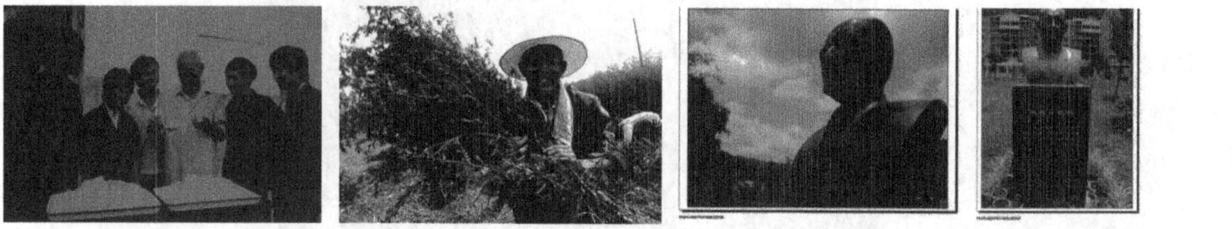

图 16-24 魏振兴研究员

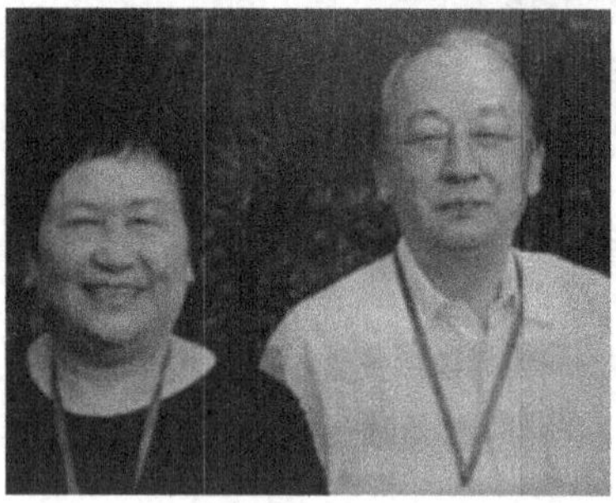

图 16-25 天然药物化学家罗泽渊和她的药理学家丈夫黄衡研究员

第三家从事青蒿素提取工作的单位是云南省药物研究所。1972 年底，云南省“523 办公室”主任傅良书从北京市带回消息，说中医研究院发现青蒿的粗提取物中含有一种可能会对疟疾有效的成分。1973 年春节期间，云南省药物研究所的研究人员，早年毕业于北京医学院药学系的罗泽渊（图 16-25）在云南大学校园里意外地发现了许多一尺多高、气味很浓的同属的植物苦蒿。抱着试一试的想法，她采了一大把回来，制备了不同溶剂的提取物并顺利地获得了数种结晶体。1973 年 4 月分离得到抗疟有效单体，并暂时命名为“苦蒿结晶Ⅲ”，后改称为“黄蒿素”。从事药效学筛选工作的黄衡惊讶地发现编号为结晶体 3 的化合物能彻底杀灭小鼠血片中的疟原虫。经过进一步的药效学、药理学研究，到 3 月底，研究组证实了 3 号结晶体确实具有高效、低毒抗鼠疟的特点。与此同时，所里的罗开均将苦蒿的植物标本送请中国科学院昆明植物研究所植物学家吴征镒教授鉴定，确定这种苦蒿学名为黄花蒿大头变型，简称“大头黄花蒿”*Artemisia annua* L. f. *macrocephala* Pamp.。因此，他们将该结晶命名为黄蒿素。这是“523 项目”中首次得到纯的青蒿素单体。云南省药物研究所团队还发现了优质青蒿产地、发明了后来广泛应用的溶剂汽油提纯法，为进行药效、毒理、药理及临床试验提供了充足的青蒿素，极大地加速了整个项目的进展。

李国桥（图 16-26），广州中医药大学首席教授，著名抗疟专家，临床验证青蒿素有效的第一人，也是我国青蒿素类药临床研究主持人。1967 年，中国政府启动了“523 项目”，意在集中全国科技力量联合研发抗疟新药。当时中医药协作组分别在针灸和中药两个方向上进行探索，而承担针灸治疗疟疾研究的，正是广州中医学院（广州中医药大学前身）教师李国桥带领的科研小组。加入“523 项目”后，李国桥带着小组成员深入疟疾高发地区进行治疗。为了检验针灸治疗的效果，李国桥还主动叫护士把疟疾患者的血注入他的体内，故意让自己感染。1982 年 8 月，李国桥等撰写的论文《甲氟喹与青蒿素的抗疟作用》，发表在世界著名的英国《柳叶刀》医学杂志上，被国际学术刊物引用 160 多次。从此，青蒿素成为全球抗疟专家的关注焦点。李国桥为了让中国人发明的青蒿素能尽快在全球普及推广而奔走于世界各地。

在过去 51 年里，李国桥一直奔赴在抗疟前线，并首先证实青蒿素治疗恶性疟疾的速效低毒作用。这开创了中外医学史上的先河。他的学术见解和实践，挽救了数百万疟疾患者的生命。因抗疟方面的突出贡献，他先后获得越南、柬埔寨等政府奖项——“金质骑士勋章”（2006 年获柬埔寨王国政府颁发）、“为了人民健康奖章”（2007 年获越南卫生部颁发）。这是我国医药卫生界首次获得来自越南、柬埔寨的最高级别荣誉。

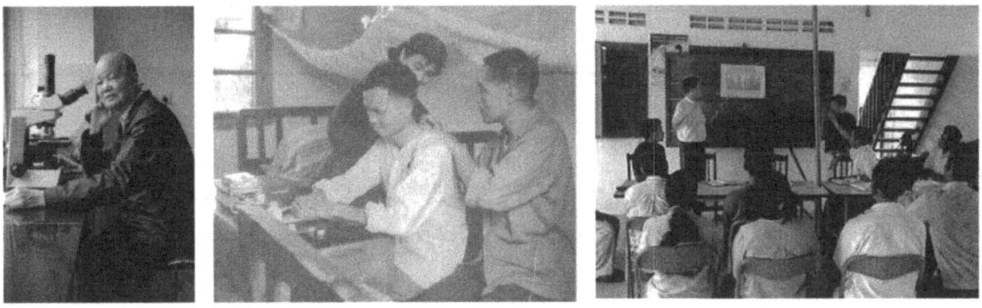

A B C

图 16-26 李国桥教授在研究室（A）；李国桥教授以身试药（B）；李国桥教授在柬埔寨培训村志愿抗疟员（C）

九、结语

我国横跨热带、温热带和亚寒带，不仅陆地面积辽阔而且海岸线绵长，地形多变、气候条件复杂，孕育和生长了大量珍贵的生物资源，已经证实的药用植物有 12 000 多种，为发现有效生物活性成分、筛选先导化合物提供了极其有利的自然条件。特别是中医药在我国有几千年的悠久历史，经过一代代人的实践应用和总结归纳，既有完整的理论体系又有临床经验，基本明确了部分植物、动物、矿物及微生物等的药理效应和毒性反应，为筛选先导化合物提供了宝贵的信息和基础。正如屠呦呦在拉斯克奖颁奖典礼时感言："在青蒿素发现的过程中，古代文献在研究的最关键时刻给予我灵感。"

屠呦呦获得诺贝尔生理学或医学奖，得益于青蒿素。但据报道，虽然中国为世界贡献了七成以上的青蒿素原料，但中国企业在这一产业上的竞争力却十分有限，利润丰厚的下游部分被国际巨头把控，青蒿素的发现给我们国家带来了荣誉，但并没有带来与之相应的巨大经济效益。这对于我们来说是一个非常大损失和遗憾。最近 30 年来国家科研经费投入大幅增加，如 2009 年国家就投入 500 亿元支持新药开发，目前还没有另一个像青蒿素一样的药物问世，这不得不让人产生深思。

历史上大量应用治疗疟疾的著名药物至少有三个，其中两个来自天然的药物，即奎宁和青蒿素，另一个是化学合成药物氯喹。生存环境的巨大差异意味着生物种类的多样性、二次代谢产物结构的多样性、作用机制的多样性及人类无法想象的巨大收益。在现代药物研究中，每一次具有轰动效应的药物的出现一般都伴随着一种新类型天然产物的发现，不但推动了科学的发展，也推动了人类的健康进步。2015 年屠呦呦研究员获得诺贝尔生理学或医学奖打开了我国本土科学家获得诺贝尔自然科学奖的大门，这也是世界上首个植物来源的药物获得诺贝尔奖。在不远的将来会有更多的本土科学家摘取诺贝尔自然科学奖。诺贝尔奖并非高不可攀，但需要扎实的工作。随着青蒿素走向世界（表 16-1），以屠呦呦（图 16-27）为代表的中国科学工作者在世界科学史上留下了一个伟大的记录，"中医药学是个伟大的宝库，应当努力发掘，加以提高"，我们真切希望在不远的将来能有第二个"青蒿素"造福人类。

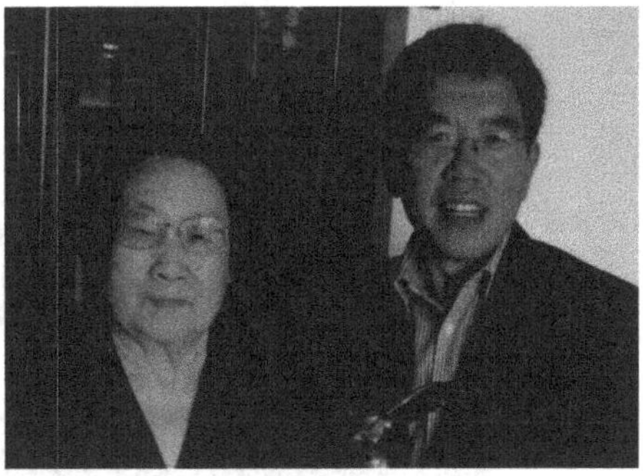

图 16-27 屠呦呦研究员和他的学生顾玉诚博士（本书作者之一）

表 16-1 青蒿素走向世界的步伐

时间	大事记
1977～1979 年	连续 3 篇有关青蒿素研究的论文公开发表
1979 年	国家科委将“国家发明奖”颁给青蒿素研究小组，其中屠呦呦为第一发明单位的第一发明人
1979 年 8 月	由宋庆龄创办的中国英文外宣刊物《中国建设》发表了一篇短文：“一种新型抗疟药物”，这让西方的科研人员第一次了解到来自中国的青蒿素研究成果（图 16-28）
1985 年	一篇关于青蒿素的综述文章 *Qinghaosu（artemisinin）: An antimalarial drug from China* 发表，但并没有说出谁是青蒿素的发现人
1996 年	青蒿素研究团队获得求是基金会年度“杰出科技成果集体奖”（图 16-29）
2006 年	美国 NIH 专家 E. Hsu 在 2006 年公开发表文章 *The history of qing hao in the Chinese materia medica*，其中没有确定谁是青蒿素的发明者
2009 年	中国中医科学院研究员廖福龙在 *Molecules* 上发表文章，明确指出青蒿素的发现归功于屠呦呦
2011 年	美国 NIH 专家 Louis H. Miller 与同事苏新专（Xinzhuan Su）经过 5 年左右的调查后，在生命科学领域最有影响力的期刊 *Cell* 上发表文章，认为发现青蒿素最大的功劳应该归功于屠呦呦。Miller 说，青蒿素的发明是一个接力棒式的过程：屠呦呦第一个发现了青蒿提取物有效；罗泽渊第一个从菊科的黄花蒿里头拿到了抗疟单体青蒿素；李国桥第一个临床验证青蒿素疗效。这一说法得到在场大多数“523 项目”老科学家的认可
2003 年	青蒿素研究团队获泰国玛希隆医学奖
2011 年	屠呦呦在 *Nature Medicine* 发表文章回忆了青蒿素的发现过程
	9 月 23 日在纽约获得拉斯克临床医学奖（图 16-30）
2015 年	6 月，屠呦呦获得沃伦•阿尔珀特奖（Warren Alpert Foundation Prize）
	12 月，屠呦呦与日本科学家大村智、爱尔兰科学家 William C. Campbell 共同荣获诺贝尔生理学或医学奖（图 16-30）

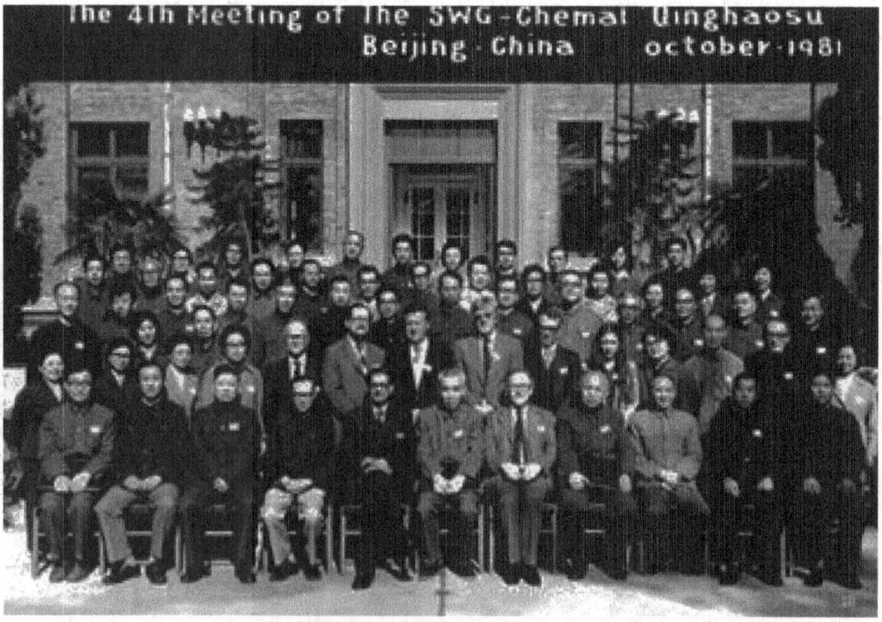

图 16-28 1981 年联合国组织召开的青蒿素研究会议（第二排左 4 为屠呦呦）

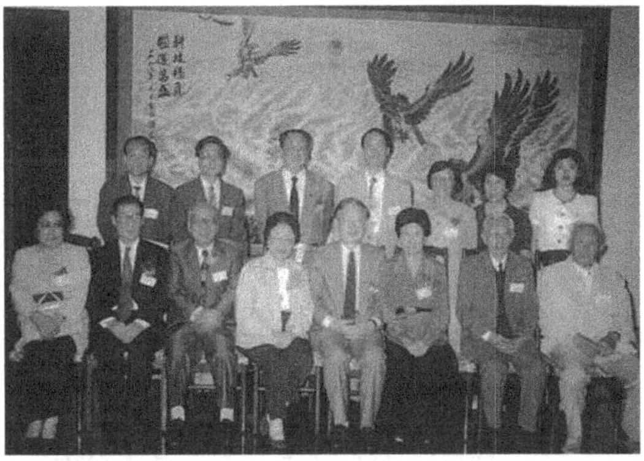

图 16-29　青蒿素研究团队获得 1996 年求是基金会年度“杰出科技成果集体奖”

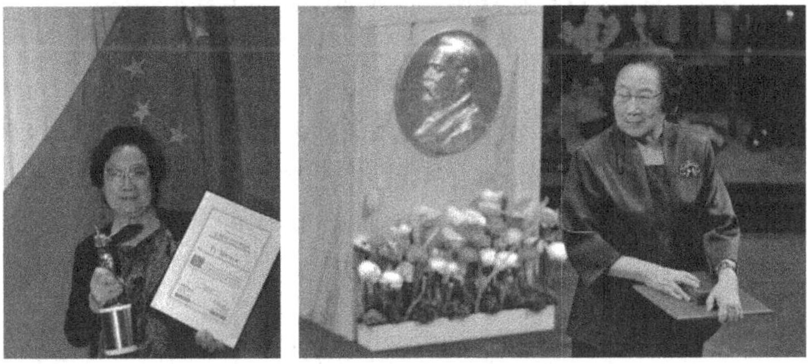

图 16-30　屠呦呦研究员获得拉斯克临床医学奖（左）和诺贝尔生理学或医学奖（右）

第 17 章　维生素的发现与探索

维生素（vitamin）是一类重要的营养物质，对维持正常生命活动，保证机体健康发挥着必不可少的作用。这一类物质数量众多，各类维生素的化学结构与性质差异很大，只是因为它们都会对维持生理功能发挥作用，所以被统称为维生素。大多数的维生素并不能完全在机体内合成或合成量不足，为了满足机体需要，只能通过食物获得。在人体内，维生素不会构成机体细胞，也不会产生能量，其主要作用是参与调节机体代谢。人体每天对维生素的需要量很小，只是毫克甚至微克级别，但一旦缺乏就会发生各种疾病。

人类对维生素的认识历史悠久，早在 3000 多年前的古埃及人就对夜盲症这种维生素缺乏病有所记载，并指出通过食用肝脏可以起到治疗作用；公元前 1150 年古埃及《埃伯斯草纸》（*Ebers Papyrus*）和公元前 420 年古希腊希波克拉底（Hippocrates）的著作中均有关于坏血病（scurvy）的描述。在我国，中医典籍中也有关于维生素缺乏病与治疗的诸多记载，早在晋代，我国南方地区就出现一种当时称为“脚弱”的疾病，唐代又蔓延至北方，更名作“脚气”；宋代《圣济总录》（1111—1117）将夜盲定义为“昼而明视，暮不睹物，名为雀目”，在“防风煮肝散方”中，将羊肝用于治疗夜盲。唐代孙思邈《千金方》与明代李时珍《本草纲目》中也均有关于脚气等疾病的记载。

15 世纪人类开启了大航海时代，坏血病成为这一时期危及水手生命的最大敌人之一（图 17-1）。1499 年，探险家瓦斯科·达·迦马（Vasco da Gama）船队的 170 名水手中 116 人丧生，1520 年斐迪南·麦哲伦（Ferdinand Magellan）率 230 名水手航行，结果失去了其中的 208 人，这些人员的死亡主要是由坏血病造成的，据统计在 16～18 世纪坏血病夺取了超过 200 万水手的生命。人们在饱受病患困扰的同时，也开始积极寻找治疗这一疾病的手段。1497 年瓦斯科·达·迦马就已经注意到柑橘类水果对坏血病的治疗作用；1536 年法国探险家 Jacques Cartier 在探索圣劳伦斯河（St. Lawrence River）时，利用当地人的方法以柏树叶煮茶饮服，治愈了垂死的坏血病患者；1601 年英国航海家 James Lancaster 船长使用橘子或柠檬治疗坏血病；1721 年匈牙利军医 Johann Kramer 提出新鲜的蔬菜和水果可以预防坏血病；1747 年苏格兰海军军医 James Lind（1716—1794）通过设计一组对照实验证明了柑橘类水果可以预防坏血病。这是人类医学史上较早的一次真正意义上的对照临床实验，他在 1753 年发表了著名的论文 *Treatise on the Scurvy*，正式阐述了这种维生素缺乏症及其治疗方法，尽管当时人们还没有发现“维生素”这一类物质。

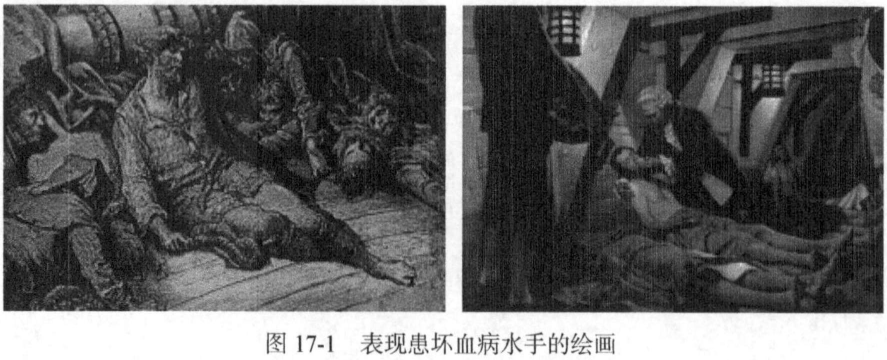

图 17-1　表现患坏血病水手的绘画

1816 年法国实验生理学的先驱 François Magendie（1783—1855）通过实验证明缺乏营养的食物可使犬患有角膜溃疡（corneal ulcers）并增加其死亡率。1881 年俄国化学家 Nicolai Ivanovich Lunin（1853—1937）发现成年小鼠食用牛奶可以健康生长，但如果使用牛奶中的已知营养成分喂养，小鼠就无法存活。由此可以推断牛奶中除了蛋白质、水、碳水化合物、脂类、盐类以外，可能还存在某种未知的微量物质，这种物质对于生命体健康来说不可缺少。这些早期的探索实验为人类认识并最终发现维生素打下了必要的基础。

一、脚气病与维生素

脚气病（beriberi）现在又称为维生素 B_1 缺乏症（vitamin B_1 deficiency，thiamine deficiency），顾名思义这是一种因缺乏维生素而产生的疾病，其病理机制已经阐明。然而在 100 多年前脚气病还是一种能够使人致死的顽疾，患者周身水肿、四肢无力、肌肉疼痛，重者失去行动能力，还会面临生命危险，如何治疗这一疾病也成为当时困扰医生的难题（图 17-2）。

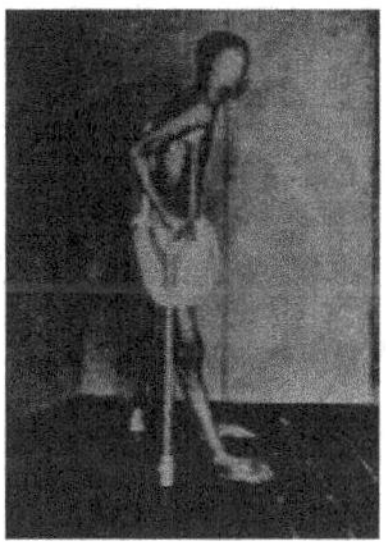

图 17-2　脚气病患者

19 世纪晚期，脚气病在日本海军中盛行，1878～1881 年高达 35%的海军人员罹患这一疾病。海军医务总监高木兼宽（Kanehiro Takaki，1849—1920，图 17-3）经调查发现在不同级别的海军军官、普通水手和囚徒中，随着日常伙食费用与食物种类的减少，脚气病患病率呈上升趋势，因此高木兼宽推断脚气病与饮食有密切关系。1882～1883 年，日本军舰“龙骧（Riujo）号”自东京出海进行航行训练，航线经由新西兰、南非驶向夏威夷，舰上水手中 169 人患上脚气病，并有 25 人因此死亡。当军舰抵达夏威夷停泊 1 个月期间，通过补充食用蔬菜，大批患病水手的脚气病痊愈，军舰也得以成功返航。这一案例在很大程度上佐证了高木兼宽的猜测。

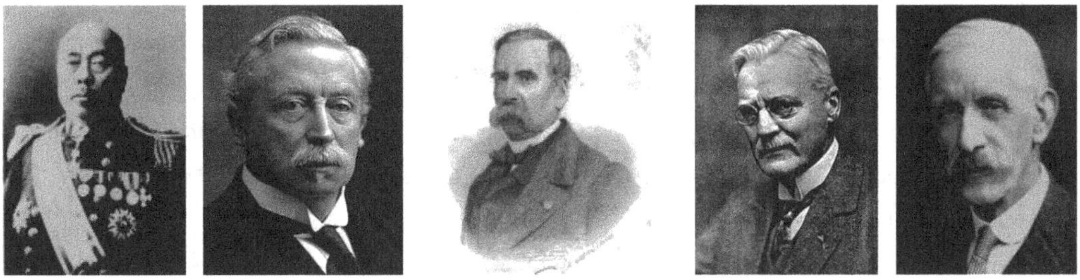

图 17-3　高木兼宽、Christiaan Eijkman、Adolphe Guillaume Vorderman、Gerrit Grijns 、Frederick Hopkins（从左至右）

经过进一步的研究，高木兼宽认为海军以精米为主食是导致脚气病的一个主要原因，并提倡在海军中推广西式食谱——即以食用面包、肉类和蔬菜为主。1883～1884 年，在另一艘军舰“筑波（Tsukuba）号”远洋航行时，高木兼宽在船上准备了糙米、各种肉类与蔬菜水果供船员日常食用，果然，这次航行中水手的脚气病患病率大幅下降，也并无人员因此丧生。1884 年，高木兼宽还用犬进行了一次动物实验，一组犬食用精米，一组犬食用牛肉、大麦和黄豆的混合饲料，不久，食用精米的犬就因脚气病而变得虚弱不堪。高木兼宽的一系列探索与研究虽然并未发现维生素这类物质，但他已经清楚地认识到脚气病与饮食营养成分有关，并成功地预防了这一疾病。1906 年高木兼宽在伦敦圣托马斯医院（St. Thomas's Hospital）将自己的研究成果进行了汇报，讲座内容发表于著名的《柳叶刀》杂志。

1887 年荷兰医生、生理学家 Christiaan Eijkman（1858—1930，图 17-3）被荷兰政府派往殖民地荷属东印度（今印度尼西亚）调查脚气病流行原因。当时学界普遍认为脚气病是一种多发性的神经炎，并存在某种致病菌导致了疾病的蔓延，Christiaan Eijkman 最初的任务是找到这种致病菌，为此他在陆军医院养了许多鸡用于实验研究。不久，Christiaan Eijkman 饲养的鸡出现了脚气病症状，严重的甚至死去，Christiaan Eijkman 对病鸡进行解剖，但在后续研究中他并未找到能够引起脚气病传染的"致病菌"。通过进一步认真调查，Christiaan Eijkman 发现引起脚气病的原因竟是食物，食用精米的鸡会患上脚气病，而食用糙米的鸡则不会得病。1896 年 Christiaan Eijkman 因患疟疾回国，他与好友监狱健康检察官 Adolphe Guillaume Vorderman（1844—1902，图 17-3）就自己的研究进行了交流，Adolpne GuillaumeVorderman 通过对监狱犯人患脚气病情况进行调查，发现食用精米的犯人发病率较高，这也在一定程度上证实了 Christiaan Eijkman 的研究结果。1897 年，Christiaan Eijkman 将自己对于抗脚气病因子的发现进行了报道。

Christiaan Eijkman 曾提出了脚气病的营养学假说，他认为米糠中含有抗脚气病的因子（anti-beriberi factor），同时他也错误地推测精米中含有引起脚气病的毒素，Christiaan Eijkman 试图从精米中提取出这一物质但长期未果。Christiaan Eijkman 的助手 Gerrit Grijns （1865—1944，图 17-3）在他回国后继续进行关于脚气病的研究，并进一步完善了 Christiaan Eijkman 的假说。1901 年 Gerrit Grijns 提出：精米中可能缺少一种关键的营养成分，而这种成分就在米糠里，缺少这一营养物质则是引发脚气病最重要的原因，之后 Christiaan Eijkman 也接受了这一观点。此外英国医生 William Fletcher 在 1905 年也发现了糙米能够预防脚气病，1907 年这一研究也发表在《柳叶刀》杂志。

英国生物化学家 Frederick Hopkins（1861—1947，图 17-3）长期致力于营养缺乏症的研究，他通过小鼠进行实验，发现仅用蛋白质、碳水化合物、脂类无法维持生命，而在食用这些营养物质的同时再加上牛奶，小鼠就会发育生长良好。因此 Frederick Hopkins 认为牛奶中存在着生命必需的微量营养物质，并将其称为"辅助食物因子"（accessory food factors），这是维生素概念的最早雏形。事实上，早在 1905 年荷兰医生 Cornelis Adrianus Pekelharing（1848—1922）也进行了类似的实验并得到相同结论，但因为他的论文用荷兰文发表，因此未能为人所知。在这一时期，Wilhelm Stepp（1882—1964）、Paul Knapp（1874—1954）、Edwin Hart（1874—1953）等也均研究发现，食物中某种"未知因子"的缺失会对动物的生长产生不利影响。

1910 年 6 月，日本化学家铃木梅太郎（Umetaro Suzuki，1874—1943，图 17-4）在日本化学会就精米与脚气病的关系进行了学术报告，并在之后成功地从米糠中提取到抗脚气病的有效成分，他将这一物质命名为 Aberisäure，即"抗脚气酸"（aberic acid），这一成果于 1911 年 1 月以日文发表，后被译作德语。后经证明铃木梅太郎提取得到的化合物就是维生素 B_1，但因为当时他的论文影响力有限，所以铃木梅太郎仅在日本国内被认为是首个发现维生素的人。

波兰化学家 Casimir Funk（1884—1967，图 17-4）受到 Christiaan Eijkman 研究的影响，开始致力于寻找抗脚气病因子，并从米糠中分离出一种能够治疗多发性神经炎（polyneuritis）的物质。然而与最初的预期不同，这一物质并不能治疗脚气病，却有抗糙皮病（pellagra）的活性，1911 年 Casimir Funk 将自己的研究以英文发表。后来，这一物质被证明为维生素 B_3（nicotinic acid），1912 年，Casimir Funk 又成功获得了含维生素 B_1 的提取物。由于这些物质含氮且表现为碱性，Casimir Funk 认为其属于胺类，并推测存在一系列"胺类物质"对维持机体生命健康发挥着作用，因此使用拉丁文中

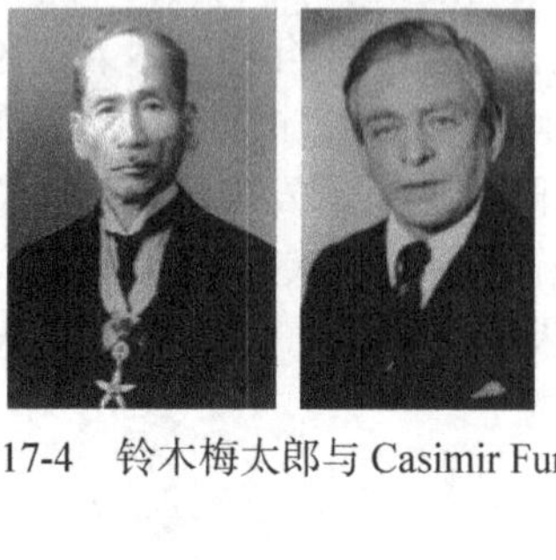

图 17-4　铃木梅太郎与 Casimir Funk

“生命”（vita）一词与“胺”（amine）组合起来，创造了 vitamine 这一词汇来命名这类物质，这就是 vitamin 这一名称的前身。

二、多种维生素的发现与研究探索

1. 维生素 A

Elmer Verner McCollum（1879—1967，图 17-5），美国生物化学家，毕业于堪萨斯大学（University of Kansas），并从耶鲁大学（Yale University）获得博士学位。在耶鲁大学进行博士后研究期间，他和 Lafayette Benedict Mendel（1872—1935，图 17-5）与 Thomas Burr Osborne（1859—1929，图 17-5）一同开展植物蛋白和饮食方向的研究，Lafayette Benedict Mendel 还帮助 Elmer Verner McCollum 在威斯康星大学麦迪逊分校（University of Wisconsin-Madison）的农业化学（agricultural chemistry）系找到一份工作。1907 年，Elmer Verner McCollum 加入威斯康星大学 Edwin Hart 的团队，开始对食品营养物质领域的课题进行探索，1908 年他建立了美国首个实验大鼠种系（rat colony），并将其成功用于科研。在之后的几年中，Elmer Verner McCollum 和学生 Marguerite Davis（1887—1967，图 17-5）利用这一动物模型进行了大量实验，并最终从黄油与蛋黄中提取得到了一种脂溶性物质。如果缺乏这种物质，大鼠的生长将受到影响，1913 年 6 月，他们的研究论文公开发表。此后，Elmer Verner McCollum 又在鱼肝油、紫苜蓿叶、动物内脏中也得到了这一物质，并将其命名为“脂溶性因子 A”（fat-soluble A），这就是后来的维生素 A（图 17-6）。

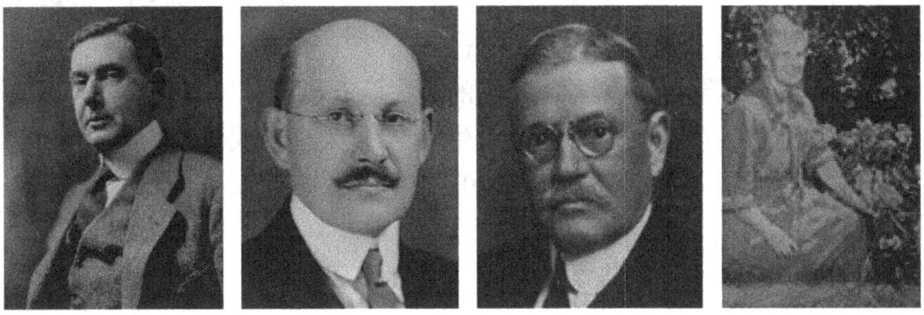

图 17-5　Elmer Verner McCollum、Lafayette Benedict Mendel、Thomas Burr Osborne 与 Marguerite Davis（从左至右）

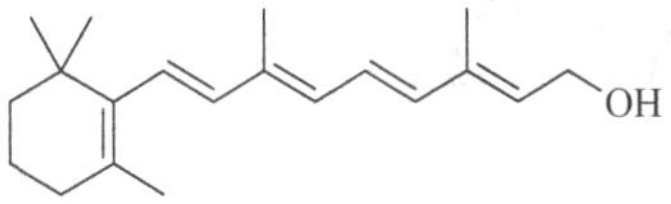

图 17-6　维生素 A（维生素 A_1，retinol）

同时，Elmer Verner McCollum 对 Christiaan Eijkman 与 Gerrit Grijns 关于脚气和米糠的研究也极其关注。1915 年 Elmer Verner McCollum 和 Marguerite Davis 从米糠中提取得到了抗脚气成分，这一成分被他们命名为“水溶性因子 B”（water-soluble B），之后的研究发现水溶性因子 B 其实是多种物质的混合物。Elmer Verner McCollum 对 Casimir Funk 提出的 vitamine 这一名称并不支持，首先他认为“vita”一词对这类物质的作用有所夸大，另外这些物质并非均为胺类，同时他建议使用大写字母用于不同营养物质的命名。Elmer Verner McCollum 发现了维生素 A，对维生素 B、维生素 D 的发现也做出了巨大贡献，著名的《时代周刊》（*Time*）将他称为维生素博士（Dr. Vitamin），尽管如此，Elmer Verner McCollum 却始终没有获得过诺贝尔奖。

Elmer Verner McCollum 耶鲁大学的前同事 Lafayette Benedict Mendel 和 Thomas Burr Osborne 也独立从黄油中提取得到了相同的物质，他们的研究论文与 Elmer Verner McCollum 的文章发表在同一杂志上，但是由于投稿较迟，论文发表晚了近一个月时间，也因此失去了首先发现维生素 A

的殊荣。

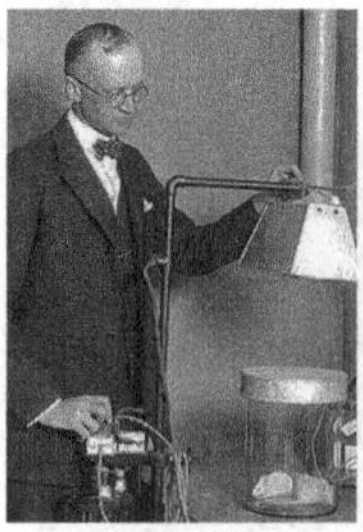
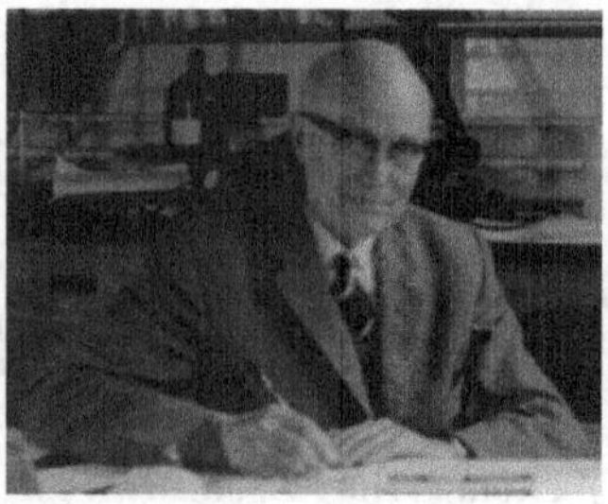

图 17-7 Harry Steenbock 与 Thomas Moore

1919 年，Elmer Verner McCollum 曾经的助手、美国生物化学家 Harry Steenbock（1886—1967，图 17-7）注意到了 β-胡萝卜素（β-carotene）和维生素 A 的相似性，并推测二者之间存在着紧密的关系。1929 年，英国剑桥大学邓恩营养实验室（Dunn Nutritional Laboratory）科学家 Thomas Moore（1900—1999，图 17-7）证实，给大鼠饲喂胡萝卜素后，肝脏中的维生素 A 的含量明显增加。现在我们已经知道，β-胡萝卜素是维生素 A 的前体物质，可通过 β-胡萝卜素-15，15'-双加氧酶（β-carotene 15, 15'-dioxygenase）和脱氢酶进行转化。

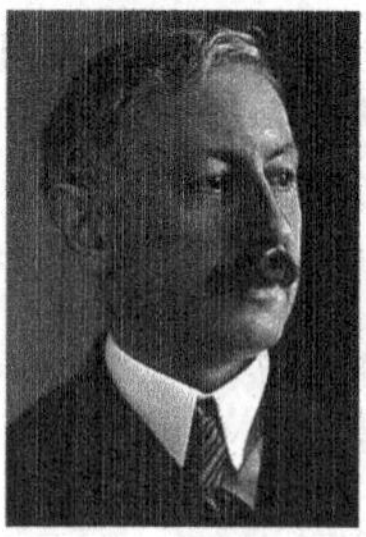
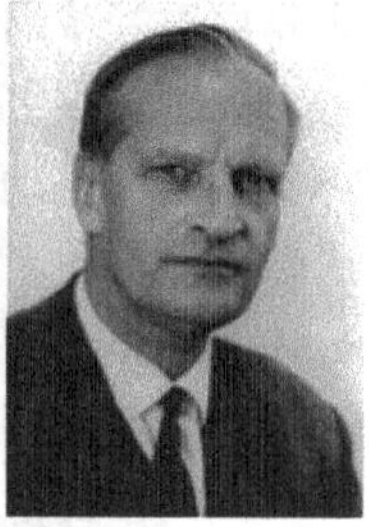

图 17-8 Paul Karrer 与 David Adriaan van Dorp

1931 年瑞士有机化学家 Paul Karrer（1889—1971，图 17-8）鉴定得到了维生素 A 的结构。1937 年美国欧柏林学院（Oberlin College）的 Harry Holmes 与 Ruth Corbet 从鱼肝油（cod liver oil）中提取到维生素 A，并获得了结晶。1946 年，荷兰化学家 David Adriaan van Dorp（1915—1995，图 17-8）与 Jozef Ferdinand Arens（1914—2001）成功合成了维生素 A 酸（vitamin A acid），又在一年后完成了维生素 A 醛（vitamin A aldehyde）的合成。因以此为起点合成维生素 A 的方法已有报道，所以 David Adriaan Van Dorp 与 Jozef Ferdinand Arens 通常被认为是最早完成维生素 A 复杂全合成研究的科学家。同样是在 1947 年，罗氏制药公司的瑞士化学家 Otto Isler（1920—1992）发表了关于维生素 A 合成的论文，这一合成方法产率较高，可以适用于大规模工业生产。

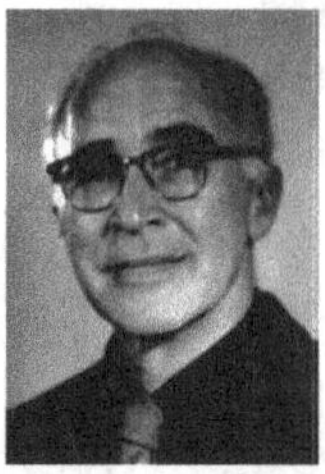

图 17-9 George David Wald

1933 年美国科学家 George David Wald（1906—1997，图 17-9）在视网膜中发现维生素 A 的存在，在 1955 年通过研究发现视觉是由三种分子完成：视网膜紫质（rhodopsin）、维生素 A（视黄醇，retinol）和视黄醛（retinal），对视觉产生的机制进行了阐明。在二战期间，英国皇家空军使用了秘密开发的机载雷达系统用于抵御夜间来袭的敌机，为了隐藏这一军事机密，英国政府对外宣称是英国飞行员通过食用富含维生素 A 的胡萝卜获得了超群的夜间视力，虽然这是一种非常时期的战略宣传，但是对维生素 A 的功效却起到了很好的社会推广作用（图 17-10）。

2. 维生素 C

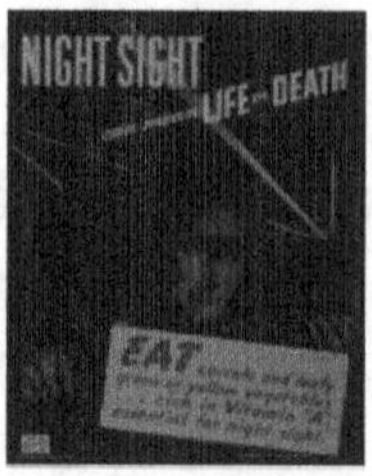

图 17-10 二战时期关于维生素 A 宣传画

人们早期在航海中发现的预防与治疗坏血病的方法，为探索维生素的本质及其与生命健康的关系打下了良好的研究基础。1907 年，挪威研究者 Axel Holst（1860—1931，图 17-11）和 Theodor Christian Brun Frølich（1870—1947，图 17-11）在研究脚气病时尝试使用豚鼠（guinea pig）替代当时常用的实验动物鸽子。他们按照建立鸽子脚气病模型的方法，用经过处理的食物喂养豚鼠，却发现豚鼠呈现出典型的坏血病症状，Axel Holst 与 Theodor Christian Brun Frølich 没有忽视这次“意外”，立即将这个发现写成论文发表，之后的研究发现豚鼠是少数无法自身合成维生素 C 的动物之一（人类也是如此），如果不能从饮食中摄取，就容易患上维生素 C 缺乏症，即坏血病（图 17-12），这一动物模型的成功建立是一个非常幸运的发现。从此人们开始使用豚鼠模型进行坏血病研究，并对食物中存在的“抗坏血病因子”（antiscorbutic factor）进行了更深入的探索，也取得了一些进展。

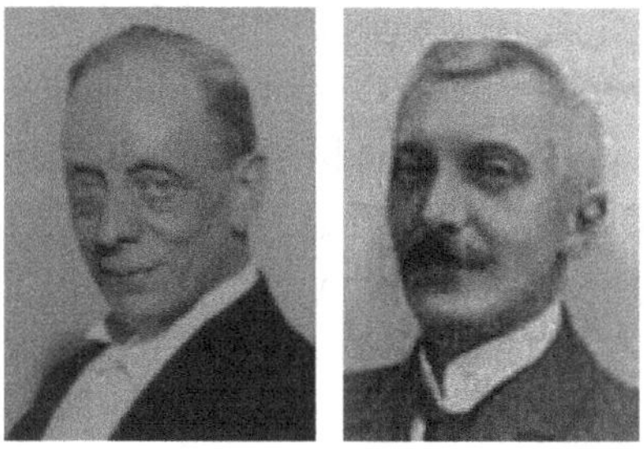

图 17-11　Axel Holst 与 Theodor Christian Brun Frolich

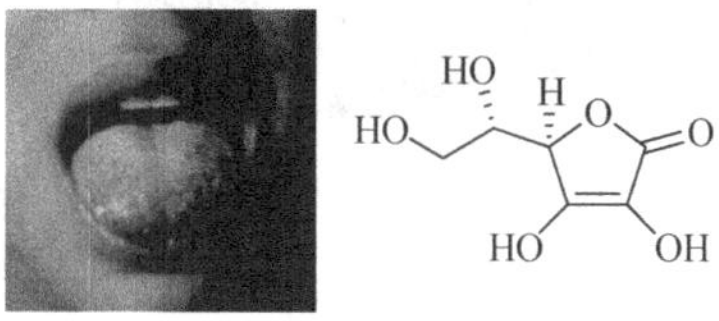

图 17-12　坏血病患者的照片和维生素 C

1919 年，Casimir Funk 的前同事、英国生物化学家 Jack Cecil Drummond（1891—1952，图 17-13）提议用“水溶性因子 C”（water-soluble C）命名具有抗坏血病活性的物质。1920 年 Jack Cecil Drummond 吸取了 Frederick Hopkins、Casimir Funk、Elmer Verner McCollum 等的观点，建议将 vitamine 一词进行微调，将结尾的“-e”去掉，以适于命名更多不同类型的“辅助食物因子”，并将 Elmer Verner McCollum 提取得到的“脂溶性因子 A”、能够治疗抗脚气病的“水溶性因子 B”和具有抗坏血病活性的“水溶性因子 C”分别命名为 vitamin A、vitamin B、vitamin C，就这样维生素（vitamin）这一名称正式诞生并沿用至今。同时，Jack Cecil Drummond 还预测将有更多的营养物质被提取出来，可按照 vitamin A、vitamin B、vitamin C…的顺序一直命名下去。

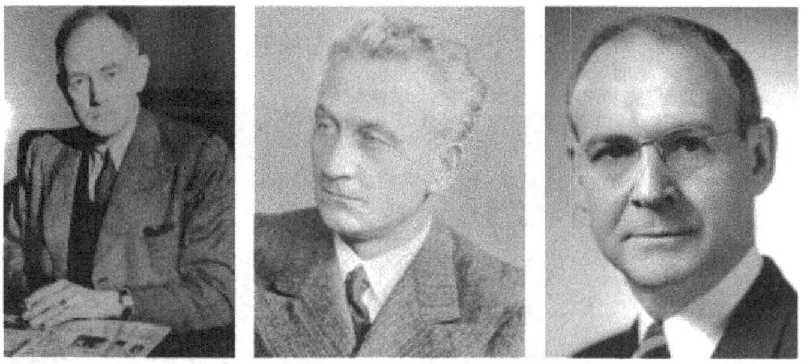

图 17-13　Jack Cecil Drummond、Albert Szent-Györgyi 与 Charles Glen King

1928 年，匈牙利生物化学家 Albert Szent-Györgyi（1893—1986，图 17-13）在研究氧化还原系统时从芜菁（turnip）、柠檬、橙子、甘蓝等多种蔬果食材中分离得到一种晶体化合物，当时认为是一种“还原因子”（reducing factor），后命名为己糖醛酸（hexuronic acid），在这一时期美国生物化学家 Charles Glen King（1896—1988，图 17-13）也分离得到了相同的化合物并进行了研究。1932 年，因为这一化合物的抗坏血病活性已经得到报道，它也就被确定为抗坏血病活性因子——维生素 C，又被命名为抗坏血酸（ascorbic acid）。

1932～1933 年，糖化学研究泰斗、英国化学家 Norman Haworth（1883—1950，图 17-14）的团队通过一系列研究最后确定了维生素 C 的化学结构（图 17-12），并很快完成了它的有机合成。1934 年，波兰裔瑞士化学家 Tadeusz Reichstein（1897—1996，图 17-14）发明了可用于工业生产的化学法与发酵法相结合的三步方法生产维生素 C，被称为“莱氏法”（Reichstein process）。很快罗氏制药公司就购买了这一专利，成为世界上第一个大规模生产维生素 C 的药厂。

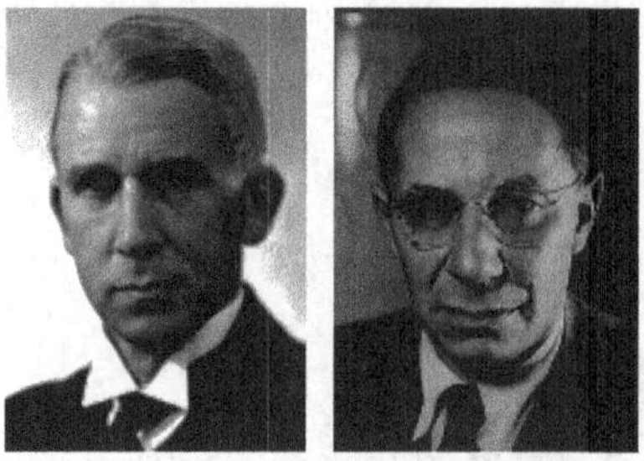

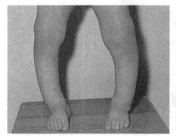

图 17-14 Norman Haworth 与 Tadeusz Reichstein

3. 维生素 D

佝偻病（rickets）又称软骨病（图 17-15），是一种多发于儿童、青少年之中的疾病，长期以来给人类造成了巨大的摧残。在 Elmer Verner McCollum 从鱼肝油等来源中发现维生素 A 之后，1919 年英国医生 Edward Verner Mellanby（1884—1955，图 17-16）注意到经鱼肝油喂养后可治愈犬的佝偻病，于是推断维生素 A 或者其协同因子可以预防佝偻病。1922 年，Elmer Verner McCollum 通过加热、氧化等方式破坏了鱼肝油中维生素 A，再用这种鱼肝油进行试验，发现其仍然能够治疗佝偻病。这就证明除了维生素 A 应该还有以外的其他的营养成分可治疗佝偻病，因为当时已经有了维生素 A、维生素 B、维生素 C 的名称，所以这一营养物质就被称为维生素 D，即第 4 种维生素。Edward Mellanby 的妻子 May Mellanby（1882—1978）也是一位医学工作者，她致力于牙科学与牙齿疾病的防治研究，发现含有维生素 D 的谷物对牙齿可以产生保护作用。

在很早之前，人们已经开始注意阳光照射与佝偻病的关系。19 世纪末，有医学观点认为在高纬度地区，包括佝偻病在内的许多疾病是因为阳光照射不足引起的。1919 年，英国微生物学、营养学家 Dame Harriette Chick（1875—1977，图 17-16）带领李斯特研究所（Lister Institute）和英国医学研究理事会（Medical Research Council）的专家去维也纳调查战后儿童软骨病和营养的关系，研究发现晒太阳和服用鱼肝油都能对儿童软骨病产生预防作用。也是在这一时期，德国医生 Kurt Huldschinsky 认为既然日光能治疗佝偻病，那么使用人工紫外线应该也能发挥相同的作用，他将自己的想法付诸实践，通过石英-汞灯发出的紫外线治疗佝偻病儿童，产生了很好的治疗效果。

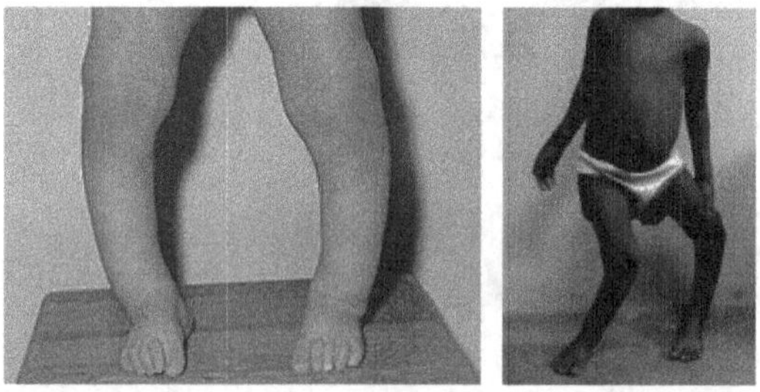

图 17-15 佝偻病患者照片

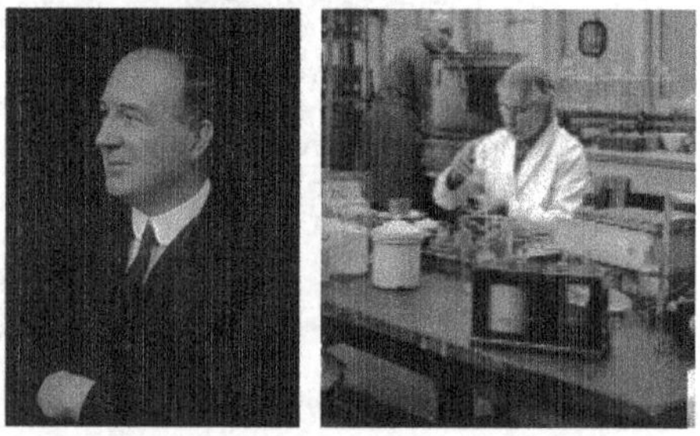

图 17-16 Edward Mellanby 与 Dame Harriette Chick

1921 年，Dame Harriette Chick 研究团队中的美国医生 Alfred Fabian Hess（1875—1933，图 17-17）博士实验证实阳光照射可以治疗软骨病。但究竟是什么物质会在光照作用中产生活性，仍然是当时许多科学家纷纷探索的一个课题。

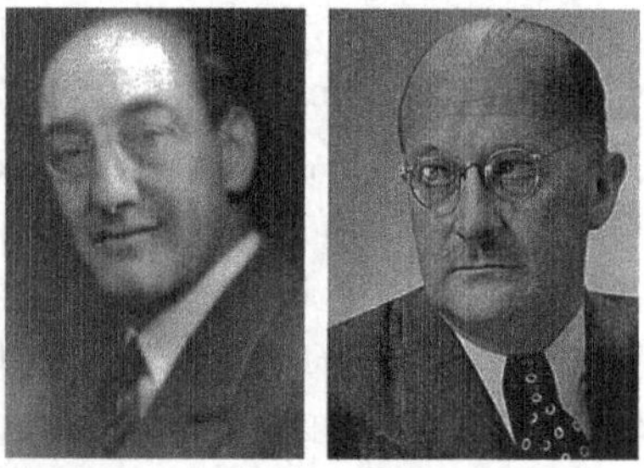

图 17-17 Alfred Fabian Hess 与 Adolf Otto Reinhold Windaus

1924 年，曾在维生素 A 研究中做出重要贡献的美国威斯康星大学教授 Harry Steenbock 用紫外线照射过的食物喂养兔子，可以用于治疗佝偻病，由此首次证明了用紫外线处理牛奶等食物和其他有机物可以提高其中维生素 D 的含量。Harry Steenbock 用自己攒下的 300 美元为这一技术申请了专利，并将其交给了威斯康星校友研究基金会（Wisconsin Alumni Research

Foundation，WARF）。桂格麦片（Quaker Oats）公司花了 100 万美元购买了专利，到 1945 年专利权到期时 Harry Steenbock 已经为学校赚到了 750 万美元。而此时由于维生素 D 的推广普及，佝偻病也已经在美国绝迹。

1925 年，Alfred Fabian Hess 和他的团队从棉籽油中提取得到谷甾醇（sitosterol）——一种植物甾醇（phytosterol），从大鼠脑组织提取出胆固醇类化合物。动物实验表明，这些物质本身不能治疗佝偻病，但是经阳光、紫外线照处理后就会产生活性。Alfred Fabian Hess 充分认识到了光照与治疗佝偻病的化学物质——维生素 D 之间的联系，并提出了自己的重要观点：光照即维生素 D（light equals vitamin D）。为了彻底探明其中的奥秘，Alfred Fabian Hess 与德国甾体化学家、哥廷根大学教授 Adolf Otto Reinhold Windaus（1876—1959，图 17-17）及英国生物化学家 Sigmund Otto Rosenheim（1871—1955）开始了合作研究。

Sigmund Otto Rosenheim 与同事 Thomas Arthur Webster 认为，此前 Alfred Fabian Hess 等通过皂化和重结晶（saponification and recrystallization）这些常规方法分离得到的“pure cholesterol”（纯胆固醇）中其实仍存在某些未知杂质，正是这些物质经光照转化成为能够治疗佝偻病的活性物质，这些物质也就是维生素 D 的前体。为了证明这一推论，他们设计了一组巧妙的实验：首先按文献方法提取得到具有抗佝偻病活性的“纯胆固醇”，再将其进行二溴化（dibromide）与重结晶，最后通过钠汞齐（sodium amalgam）处理，经过这一系列实验进行纯化后，样品中应当只有胆固醇，此时再使用紫外线照射就已经无法产生治疗佝偻病活性了。在 Alfred Fabian Hess、Adolf Otto Reinhold Windaus 与 Sigmund Otto Rosenheim 的合作研究中，Sigmund Otto Rosenheim 的实验为佝偻病与维生素 D 的探索提供了正确的方向，发挥了重要的指导作用。

1927 年，来自英国利物浦大学的 Ian Morris Heilbron（1886—1959）团队研究发现，具有抗佝偻病活性的含胆固醇提取物经紫外线检测后能够发现三个吸收峰（269nm、280nm、293nm）。这给 Adolf Otto Reinhold Windaus 与 Alfred Fabin Hess 以极大的启发，他们考察了 30 种不同来源的甾体化合物，通过进一步分离纯化、理化性质比较与活性测定，最后推测这种经紫外线照射后能产生活性的物质可能是麦角甾醇（ergosterol，图 17-18），几乎在同时，Sigmund Otto Rosenheim 团队的研究也得到了相同的结果，麦角甾醇即维生素 D 的前体物质。Adolf Otto Reinhold Windaus 将麦角甾醇经紫外线处理得到的物质申请了专利，转让给默克、拜耳两家公司，1927 年这种治疗佝偻病新药上市，名为 Vigantol；而威斯康星校友研究基金会则把麦角甾醇本身进行了专利申请，以 Viosterol 的商品名成为新药。

1930 年，来自英国的 F. A. Askew 等首先提取得到了麦角甾醇的紫外线处理产物，这一物质后来被命名为维生素 D_2。Adolf Otto Reinhold Windaus 团队具有丰富的甾体研究经验，很快确定了维生素 D_2 的化学结构（图 17-18），1936 年 Adolf Otto Reinhold Windaus 又将自己的鉴定结果进行了修正，得到了正确的结果。在维生素 D 族中，维生素 D_1 是 Adolf Otto Reinhold Windaus 等将维生素 D_2 与光甾醇（lumisterol）混合成的人工产物，因此维生素 D_2 其实是首个分离得到并鉴定结构的维生素 D 族单体化合物。1935 年 Adolf Otto Reinhold Windaus 等以胆固醇为原料合成了 7-脱氢胆固醇（7-dehydrocholesterol，图 17-18），并在一年后发表了关于其紫外线处理产物的报道，这也是一种具有佝偻病治疗作用的物质，被命名为维生素 D_3，即胆钙化醇（cholecalciferol，图 17-18）。1937 年，Adolf Otto Reinhold Windaus 团队将研究继续深入，从多种食物和动物来源及人类皮肤中分离得到了 7-脱氢胆固醇，并完成了化学结构的鉴定，这也解释了人体自身为何会通过照射阳光治愈佝偻病，而维生素 D_3 在人体皮肤中的产生机制真正被阐明，则是在 1977 年由美国内分泌专家 Michael F. Holick（生于 1946，图 17-19）研究完成的。

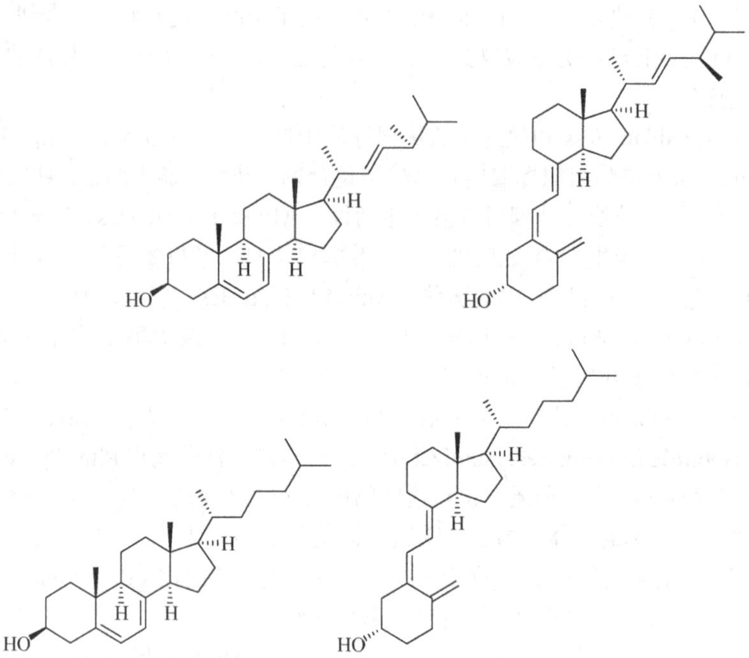

图 17-18 麦角甾醇（上左）、维生素 D_2（上右）、7-脱氢胆固醇（下左）、维生素 D_3（下右）

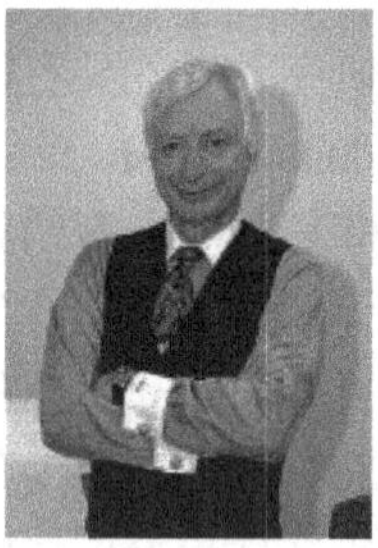

图 17-19 Michael F. Holick

4. B 族维生素

虽然对于维生素 B 的研究很早就已经开始，其发现与提取事实上也有较早的报道，但按照学界普遍观点，抗脚气因子——维生素 B_1 的首次提取分离是由荷兰化学家 Barend Coenraad Petrus Jansen（1884—1962）和 Willem Frederik Donath（1889—1957）在 1926 年完成的，他们同时也对这一活性物质进行了结晶纯化。1934～1935 年，美国化学家 Robert Runnels Williams（1886—1965，图 17-20）借助紫外光谱等手段，鉴定了维生素 B_1 的化学结构（图 17-21），由于其组成中存在硫原子，Robert Runnels Williams 将“thio-”（含硫的）这一词缀与“vitamin”结合创造出了 thiamin 一词，成为维生素 B_1 的别名。很快，Robert Runnels Williams 团队又在 1936 年率先完成了维生素 B_1 的化学合成。

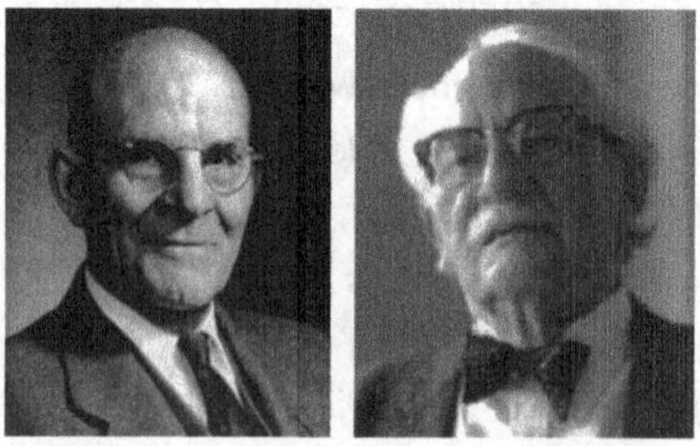

图 17-20 Robert Runnels Williams 与 Roger John Williams

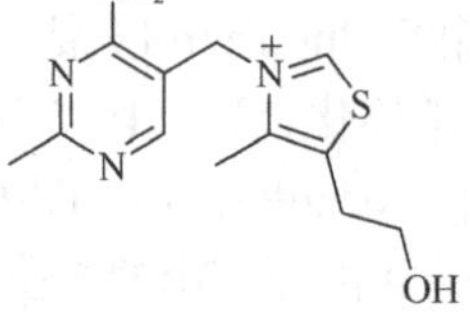

图 17-21 维生素 B_1

Robert Runnels Williams 的弟弟 Roger John Williams（1893—1988，图 17-20）也是著名化学家和美国科学院院士，曾任美国化学会主席，1933 年发现了维生素 B_5（泛酸，pantothenic acid，图 17-22），并确定其化学结构；20 世纪 40 年代，他与学生 Herschel Kenworthy Mitchell（1913—2000）

等又提取得到维生素 B_9（叶酸，folic acid，图 17-22），之后又进行了一系列的研究。

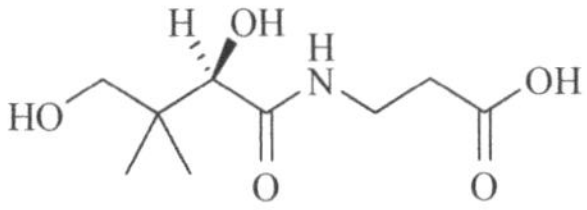

维生素B_5

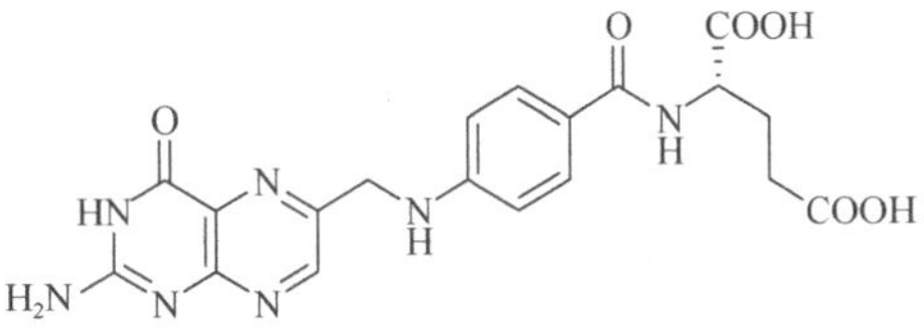

维生素B_9

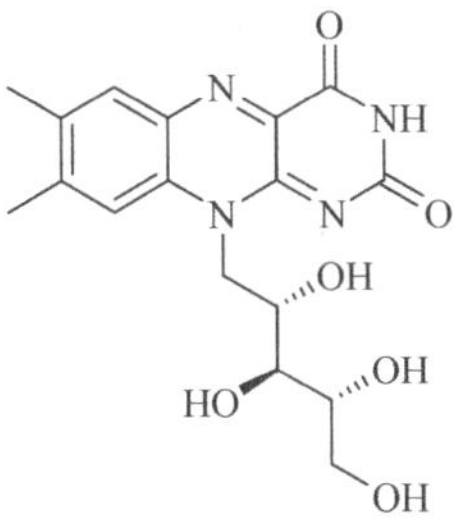

维生素B_2

图 17-22　维生素 B_5，维生素 B_9 和维生素 B_2 的化学结构

维生素 B_2，即核黄素（riboflavin，图 17-22），存在于蛋类、牛奶和多种绿色蔬菜中，可用于治疗口角炎、偏头痛等疾病。1879 年，英国化学家 Alexander Wynter Blyth（1844—1921，图 17-23）从牛奶乳清（cow milk whey）中提取到一种水溶性物质，经光照后会发出微弱的黄绿色荧光。Alexander Wynter Blyth 将它命名为 lactochrome（lacto 即牛奶，chrome 即颜色），这是最早关于维生素 B_2 发现的记载。20 世纪早期，科学界已经注意到 Elmer Verner McCollum 分离得到的“水溶性因子 B”是一种混合物，其中除抗脚气病因子维生素 B_1 外还有其他营养物质，于是多位科学家都开始对其进行分离与活性研究，希望得到不同的营养因子。1933 年，奥地利科学家 Richard Kuhn（1900—1967，图 17-23）与 Paul György（1893—1976，图 17-23）的团队首先分离得到了维生素 B_2 的单体。1934～1935 年，Richard Kuhn 与 Paul Karrer 两个研究组分别独立完成了维生素 B_2 的化学结构鉴定，Richard Kuhn 又首先完成了其化学合成。

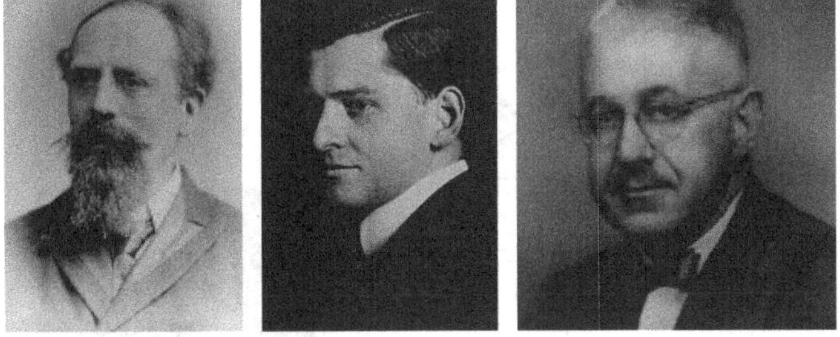

图 17-23　Alexander Wynter Blyth 与 Richard Kuhn、Paul György

维生素 B_3 又名烟酸（niacin，图 17-24），也是一种重要的营养物质，其缺乏症为糙皮病（pellagra，图 17-24）。据统计，1906～1940 年美国有超过 3 百万人罹患此病，逾 10 万人因之丧生。美国内科医生、流行病学家 Joseph Goldberger（1874—1929，图 17-25）曾对糙皮病进行研究，并发现这一疾病与饮食营养有关，Joseph Goldberger 并没有发现具体的抗糙皮病活性物质，但是他倡议用维生

素 PP（pellagra-preventing）来命名这一营养因子。维生素 B_3 最早是在 1873 年由澳大利亚化学家 Hugo Weidel（1849—1899，图 17-25）在研究尼古丁（nicotine，烟碱）时发现的，因此被称为烟酸或烟碱酸（nicotinic acid）。维生素 B_3 首次提取分离事实上是由 Casimir Funk 完成并报道的，但当时他认为自己提取的物质是维生素 B_1，1937 年美国生化学家 Conrad Arnold Elvehjem（1901—1962，图 17-25）从肝脏中提取得到了烟酸，并通过活性实验确认了这就是“预防糙皮病因子”（pellagra-preventing factor）。由于其为第三个被发现的 B 族维生素，因此被称为维生素 B_3，按照 Joseph Goldberger 的命名方式，它也一度被称为维生素 PP。1955 年捷克裔加拿大籍科学家 Rudolf Altschul（1901—1963）在实验中偶然发现维生素 B_3 可以降低人体血液中的胆固醇。从此维生素 B_3 作为历史上第一个降脂药物，在临床上被广泛使用。

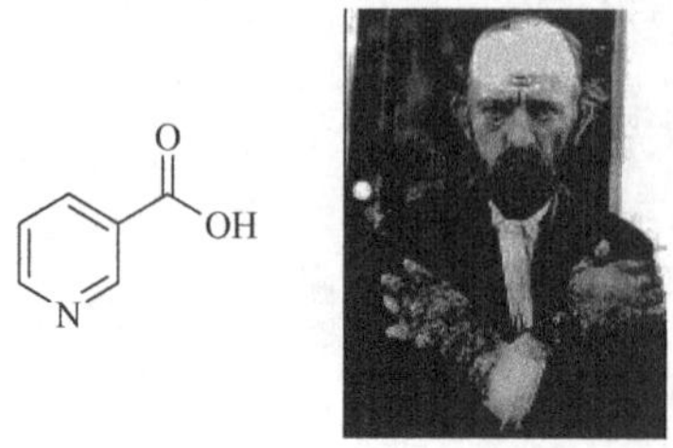

图 17-24 维生素 B_3 与糙皮病患者

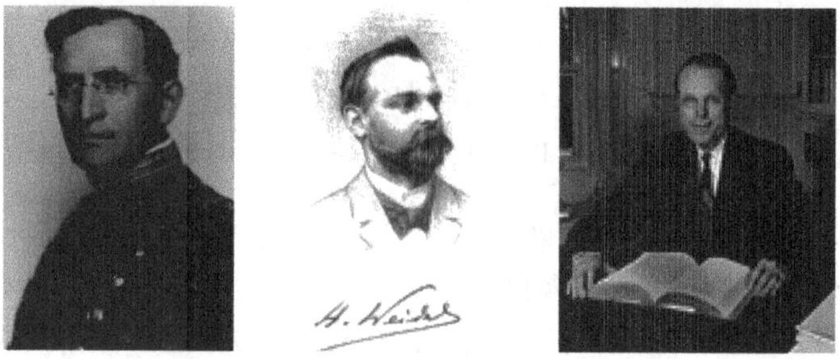

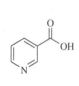

图 17-25 Joseph Goldberger、Hugo Weidel 与 Conrad Arnold Elvehjem

5. 维生素 B_{12}

维生素 B_{12}（Vitamin B_{12}，图 17-26）是一种含有 3 价金属钴原子的多环系天然产物，是唯一含金属元素的维生素，主要存在于动物肝脏、牛肉、猪肉、蛋、牛奶等动物性食品中。维生素 B_{12} 在人体内因结合的基团不同，可有多种存在形式，如氰钴胺素（cyanocobalamin）、羟钴胺素（hydroxocobalamine）、甲钴胺素（mecobalamine）和 5′-腺苷钴胺（5′-deoxyadenosylcobalamin），后两者是维生素 B_{12} 的活性型，也是血液中存在的主要形式。

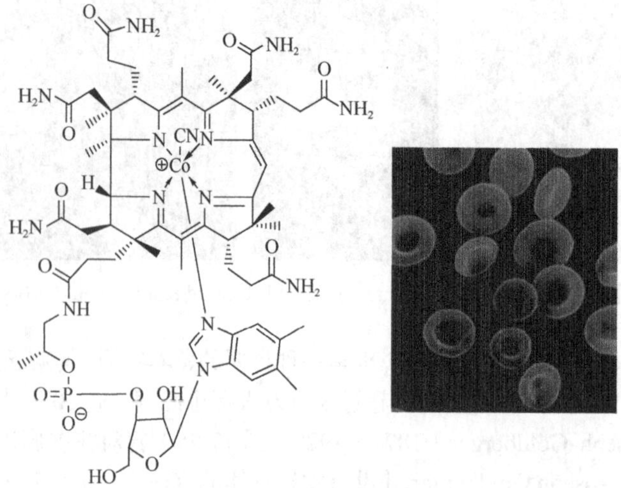

图 17-26 维生素 B_{12} 的化学结构与恶性贫血

1821 年，恶性贫血（pernicious anaemia，图 17-26）首次得到描述。19 世纪 50 年代，英国医生 Thomas Addison 描述了一种致死性恶性贫血，这种疾病与患者的胃黏膜受损及胃酸过少或无胃酸有关。1926 年美国科学家 George Richards Minot 和 William Parry Murphy 发现恶性贫血病患者可通过食用肝脏来治愈。但究竟是动物肝脏中的哪种物质发挥了治疗作用？这个问题引发了科学工作者极大的研究兴趣。1929 年，美国科学家 William B. Castle 提出“内因子”（intrinsic factor）和“外因子”（extrinsic factor）理论来解释恶性贫血的发病机制，推断在动物肝脏中含有能治疗恶性贫血的外因子，吸收肝脏活性成分时需要一种胃黏膜上的“内因子”（intrinsic factor），而恶性贫血患者则缺乏这种内因子。后来研究证明恶性贫血症的“内因子”被认为是胃壁细胞分泌的一种糖蛋白，是人体吸收利用维生素 B_{12} 的关键物质。

1934 年，三位科学家 George Hoyt Whipple、George Richards Minot 和 William Parry Murphy（图 17-27）在研究恶性贫血疾病过程中分离出“外因子”并命名为维生素 B_{12}，但直到 1948 年才分离得到维生素 B_{12} 纯品。1955 年，英国化学家 Alexander Robertus Todd（图 17-28）开始对维生素 B_{12} 化学结构进行研究。但最终由英国科学家 Dorothy Crowfoot Hodgkin（图 17-28）于 1956 年利用 X 射线衍射法确定了维生素 B_{12} 的晶体结构。1959 年，瑞典 Albert Eschenmoser（图 17-28）研究小组首先开始尝试维生素 B_{12} 的全合成。1960 年，德国科学家以钴啉胺酸（cobyric acid）合成了维生素 B_{12}。1961 年，美国 Robert Burns Woodward（图 17-28）研究小组开始进行钴啉胺酸的全合成。1965 年，Robert Burns Woodward 研究小组和 Albert Eschenmoser 研究小组开始合作进行维生素 B_{12} 的全合成，于 1972 年宣布完成钴啉胺酸的全合成，于 1976 年宣布完成维生素 B_{12} 的人工全合成。

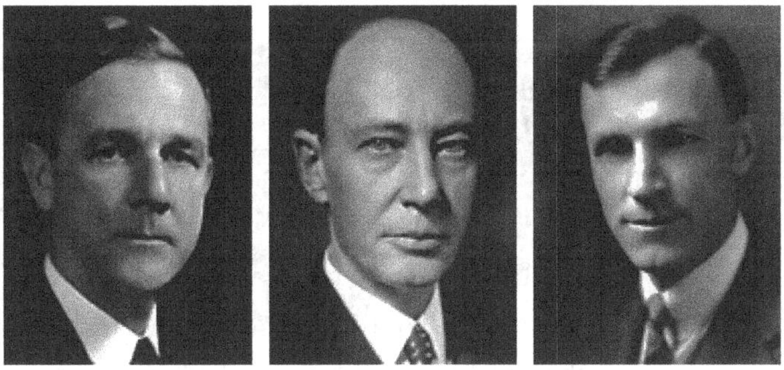

图 17-27　George Hoyt Whipple、George Richards Minot 和 William Parry Murphy

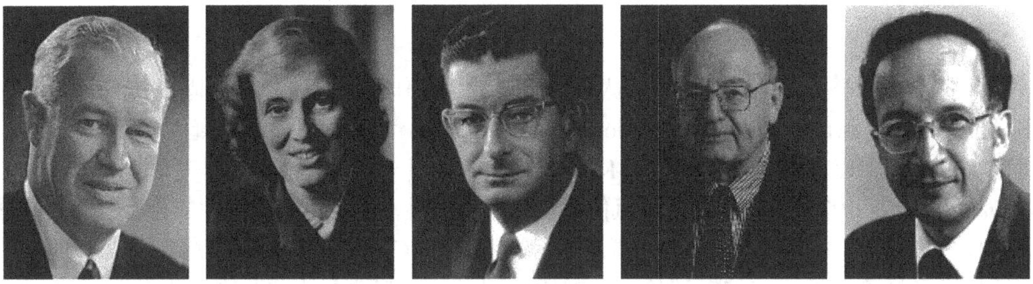

图 17-28　Alexander Robertus Todd、Dorothy Crowfoot Hodgkin、Robert Burns Woodward、Albert Eschenmoser 与 Roald Hoffmann（从左至右）

在全合成维生素 B_{12} 过程中，Robert Burns Woodward 与他的学生 Roald Hoffmann（图 17-28）偶然发现[4+2]环合反应在光或热条件下可以引发不同的立体化学反应、得到不同的立体构型产物，通过对这些反应规律的更深入研究和总结最终诞生了有机化学理论中非常著名、非常重要的“轨道对称守恒定律”（the conservation of orbital symmetry），又称“Woodward-Hoffmann 规则”（Woodward-Hoffmann rules）。

6. 维生素 E

维生素 E 又称生育酚（fertility factor，图 17-29），能够促进性激素分泌，使男子精子活力和数量增加，防治男性不育症，同时也能增高雌性激素浓度，提升女子生育能力，并预防流产。早 1922 年代美国解剖学家和胚胎学家 Herbert McLean Evans（1882—1971，图 17-30）和他的同事 Katharine Julia Scott Bishop（1889—1976，图 17-30）在研究生殖过程中注意到酸败的猪油可以引起大鼠的不孕症，因此认为存在某种营养物质与生殖生育相关，维生素 E 就此被发现。1935 年美国加利福尼亚大学的营养学家 Gladys Ludwina Anderson Emerson（1903—1984，图 17-30）分离提取得到这一营养物质的单体，并利用希腊语词根将其命名为 tocopherol（生育酚）；1938 年德国化学家 Erhard Fernholz（1909—1940，图 17-30）确定了其结构，同年曾确定维生素 A 结构的瑞士化学家 Paul Karre 合成了生育酚。

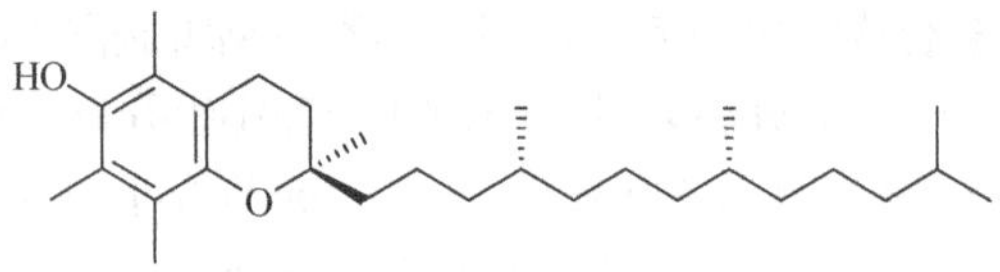

图 17-29 维生素 E

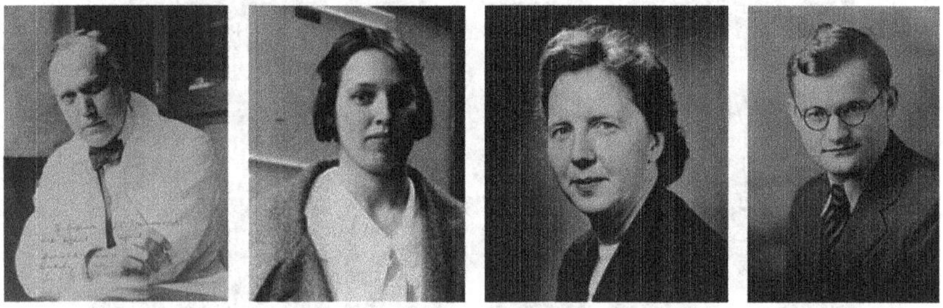

图 17-30 Herbert McLean Evans、Katharine Julia Scott Bishop、Gladys Ludwina Anderson Emerson 与 Erhard Fernholz（从左至右）

7. 维生素 K

维生素 K 是一类脂溶性维生素，在人体内主要的生理作用是促进血液凝固，其实 K 的含义并非字母排序，而是源自丹麦语 Koagulation 的首字母，这个词的意思就是“凝固”（coagulation），天然存在的维生素 K 有两种——维生素 K_1 与维生素 K_2（图 17-31）。1929 年丹麦化学家 Henrik Carl Peter Dam（1895—1976，图 17-32）用氯仿萃取处理鸡饲料，使其不含脂溶性成分，然后用这种饲料喂鸡时，发现鸡群会发生出血无法止血的症状。Henrik Carl Peter Dam 注意到了这一现象，通过继续研究，分离得到了这种能够抗凝血的影响因子，最初命名为“凝固维生素”（coagulation vitamin，德语：Koagulationsvitamin），即维生素 K。1939 年，美国生物化学家 Edward Adelbert Doisy（1893—1986，图 17-32）鉴定得到了维生素 K 的化学结构，在同一年，维生素 K 实现了化学合成。

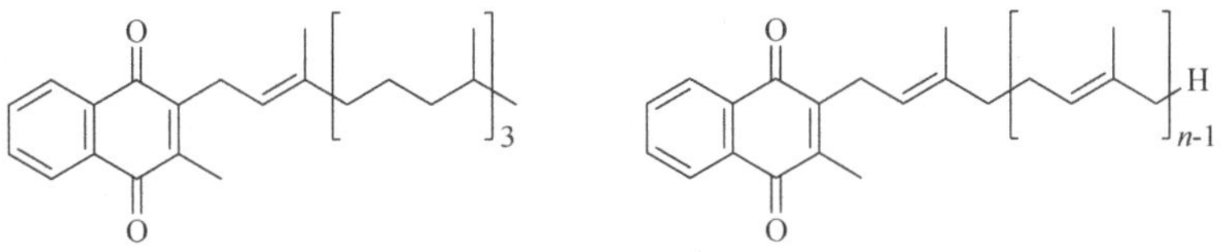

图 17-31　维生素 K_1（左）与维生素 K_2（右）

三、维生素研究与诺贝尔奖

19 世纪前，没有真正发现脚气病、佝偻病（软骨病）、糙皮病（癞皮病，pellagra）、坏血病及夜盲症等维生素缺乏症的原因，防治办法也没有普及，因此这些疾病成为严重影响人类健康甚至危及生命的常见流行病。20 世纪上半叶是维生素大发现的黄金时期，各种维生素的发现、研究和推广上市及应用在药学与医学领域占有重要的地位，在这些研究成果中也诞生了 20 余项诺贝尔奖。

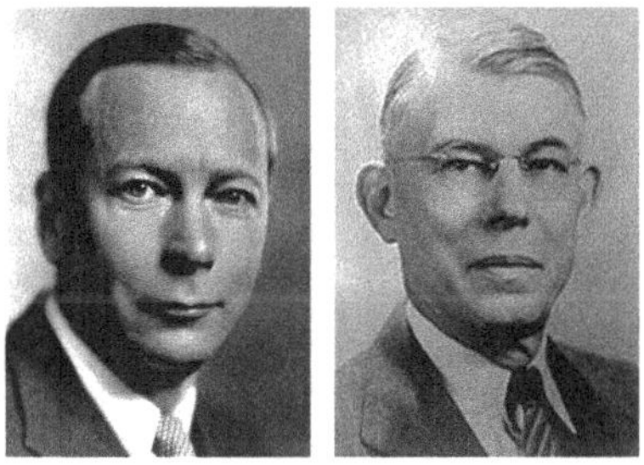

图 17-32　Henrik Carl Peter Dam 与 Edward Adelbert Doisy

1928 年的诺贝尔化学奖颁给了甾体化学开创者之一 Adolf Otto Reinhold Windaus 教授，以表彰其在研究胆固醇与维生素 D 方面的出色工作。获奖之后 Adolf Otto Reinhold Windaus 教授还把奖金的一半分给了他的合作者 Alfred Fabian Hess 博士。

1929 年，Christiaan Eijkman 与 Frederick Hopkin 荣获诺贝尔生理学或医学奖。Christiaan Eijkman 对脚气病进行了深入研究并发现了抗脚气病因子，即维生素 B_1；Frederick Hopkin 提出的营养因子学说为维生素概念的形成打下了重要的基础。

糖化学之父 Norman Haworth 因碳水化合物和维生素 C 的研究而获得 1937 年诺贝尔化学奖，Paul Karrer 因发现维生素 B_2 和维生素 E 等成就与其分享了这一奖项；同年，分离得到维生素 C 并对其进行研究的匈牙利生物化学家 Albert Szent-György 独自获得了诺贝尔生理学或医学奖。1938 年，Richard Kuhn 因维生素 B_2 结构鉴定与合成及维生素 B_6、胡萝卜素的研究获得了诺贝尔化学奖。1943 年，研究维生素 K 并取得杰出成就的两位科学家 Henrik Carl Peter Dam 与 Edward Adelbert Doisy 分享了这一年度的化学奖。

1950 年，曾发明维生素 C 三步工业生产法的波兰裔瑞士化学家 Tadeusz Reichstein 获得了诺贝尔生理学或医学奖。1967 年的诺贝尔生理学与医学奖则属于发现视网膜中存在维生素 A 的美国科学家 George David Wald，他还曾因此获得 1953 年的拉斯克奖（The Lasker Award）。

维生素 B_{12} 的相关研究是诞生诺贝尔奖项最多的一个领域。1934 年，三位科学家 George Hoyt Whipple、George Richards Minot 和 William Parry Murphy 因在研究恶性贫血疾病过程中分离出“外因子”并命名其为维生素 B_{12} 而获得诺贝尔生理学和医学奖；1957 年，Alexander Robertus Todd 因维生素 B_{12} 结构研究、合成了维生素 B_1 和维生素 E 等成就，获得了诺贝尔化学奖；Dorothy Mary Hodgkin 因用 X 射线衍射法测定了维生素 B_{12} 的结构获得了 1964 年的诺贝尔化学奖，她也成为英国历史上第一个获得诺贝尔奖的女性科学家；1965 年诺贝尔化学奖属于有机合成大师 Robert Burns Woodward，维生素 B_{12} 的全合成也是他重要的代表作品之一；最后，Robert Burns Woodward 的学生 Roald Hoffmann 因有机化学反应理论的重要贡献，而获得 1981 年的诺贝尔化学奖。

科学研究往往充满意外，获得奖项也需要运气，其实还有多位杰出的科学家在维生素研究中做出了诺贝尔奖级别的成就，但由于种种原因最终与获奖失之交臂。参与发现维生素最多的“维生素博士”Elmer Verner McCollum 和他的学生 Marguerite Davis、Kazimierz Funk；几乎与 Albert

Szent-Györgyi 同时分离出维生素 C 的美国科学家 Charles Glen King；最早提出维生素这一专有名词的犹太裔波兰科学家 Casimir Funk；最早和 Christiaan Eijkman 一起参与并发现脚气病的原因的荷兰科学家 Adolphe Guillaume Vorderman；曾发现脚气病病因的日本海军军医高木兼宽及早在 1910 年就得到维生素 B_1 的日本化学家铃木梅太郎；曾因糙皮病研究 5 次获得诺贝尔奖提名却未获奖的 Joseph Goldberger。这些为维生素研究和天然药物化学及医学探索做出重要贡献的研究者，还有更多没有留下姓名的科学工作者，他们的付出会被科学史永远铭记。

第 18 章 避孕药——人类历史上最伟大的发明之一

在现代药物研发的进程中，最具争议性的药物恐怕就是避孕药了。受益于它的人对它赞不绝口，反对它的人则说它是第一个不是用于治病救人而是用于“杀人”的药物。为什么在今天看来和其他药物一样普普通通的避孕药，却在研发之初经历重重阻碍，甚至还要偷偷摸摸的进行？下面就让我们来回顾一下避孕药曲折而艰难的研发史。

20 世纪上半叶是以甾体激素为代表的甾体药物研究的黄金时代，雌激素、孕激素、睾酮、可的松等天然甾体激素的发现及结构阐明，胆固醇、豆甾醇的结构确定及与维生素 D 关系的研究，成就了数名诺贝尔奖获得者。在墨西哥薯蓣中发现含量高的薯蓣皂苷元，并发现它们可以转化为孕甾醇可的松，这些发现为甾体药物包括避孕药生产的工业化奠定了基础。避孕药是 20 世纪最伟大的发现之一，也是人类历史上最伟大的发现之一，历史学家公认：避孕药的影响力甚至大于爱因斯坦的相对论和原子弹，影响着整个社会的发展。

一、避孕药研究的背景

1. 雌激素和孕甾酮的发现

美国密苏里大学生理学家 Edgar Allen（1892—1943，图 18-1）和美国圣路易斯大学生物化学家、1943 年诺贝尔生理学与医学奖得主 Edward Adelbert Doisy（1893—1986，图 18-1）早在 1923 年就开始研究卵巢激素。他们将新鲜的猪卵泡液进行除蛋白质、溶液萃取等操作后得到卵巢激素的粗品，皮下注射给摘除卵巢的大鼠和小鼠，发现这类激素对于摘除卵巢的实验鼠来说可以替代卵巢在内分泌调节方面的功能，促进性成熟。这些从猪或牛体内获得的激素，用于大鼠或小鼠体内实验同样显效，表明这类激素在发挥内分泌调节作用方面没有种属特异性。1923～1930 年，两位科学家围绕着卵巢激素做了大量的动物实验研究。1924 年，Edward Adelbert Doisy 对之前卵巢激素的提取方法进行了改进，并发现卵巢激素不仅存在于卵泡中，在卵巢其他组织中也存在，但是在黄体中没有发现，在卵泡中含量最高。终于在 1929 年，Edward Adelbert Doisy 成功地从孕期妇女尿液中分离得到一种结晶物质，经证实就是他们之前一直研究的卵巢激素，即雌甾酮（estrone，图 18-2），第一个被发现的人体激素。至此，一生致力于研究性激素的 Edgar Allen 在 1923 年提出的“女性的生殖周期是由某种物质所控制”的理论，在 6 年后由 Edward Adelbert Doisy 帮他完成了证实。同年，德国生物化学家、1939 年诺贝尔化学奖得主 Adolf Friedrich Johann Butenandt（1903—1995，图 18-1）也从孕妇的尿液中分离纯化出雌甾酮，仅比上述的 Edward Adelbert Doisy 晚了两个月，并于 1932 年确定了雌甾酮的化学结构。1936 年，Russell E. Marker 又完成了雌甾酮的人工半合成。

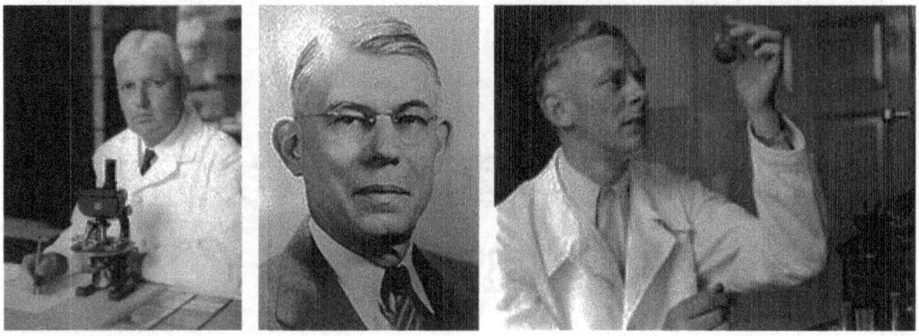

图 18-1 Edgar Allen、Edward Adelbert Doisy 和 Adolf Friedrich Johann Butenandt（从左到右）

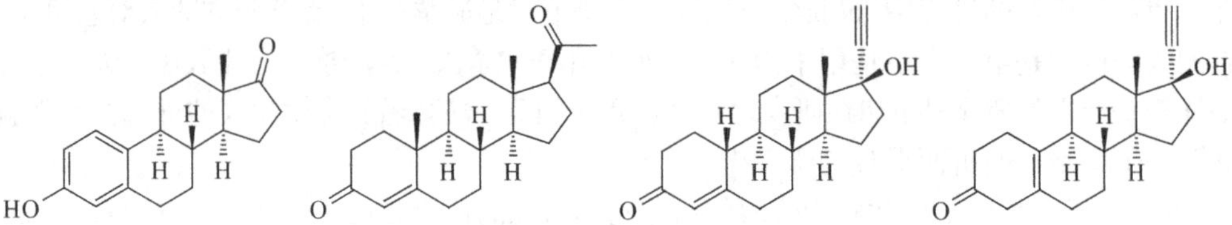

图 18-2 雌甾酮、孕甾酮、炔诺酮和异炔诺酮（从左到右）

Adolf Friedrich Johann Butenandt 没有成为发现雌甾酮的第一人，这一点令人遗憾。他是一个真正的一生专注于从事性激素研究的科学家，发表相关论文 200 余篇。1927 年，他师从德国哥根廷大学的 Adolf Otto Reinhold Windaus（1876—1959）攻读博士学位，而他的这位导师因为在甾类化合物研究方面的出色工作而荣获了 1928 年诺贝尔化学奖。导师建议 Adolf Friedrich Johann Butenandt 从卵巢中提取激素，进行这一类性激素的研究，这一建议为 Adolf Friedrich Johann Butenandt 开启了在激素类化合物研究领域的大门。之后 Adolf Friedrich Johann Butenandt 在这类化合物的发现、合成和活性等方面取得了巨大的成就，并最终获得了 1939 年的诺贝尔化学奖，也算是弥补了他没有成为发现雌甾酮第一人的缺憾。孕甾酮（progesterone，图 18-2）是 Adolf Friedrich Johann Butenandt 在 1929 年首次发现的，1932 年确定其化学结构，而后，以豆甾醇（stigmasterol）为原料完成其人工半合成。

2. 孕甾酮合成的工业化

在陆续被发现的甾体激素中，孕甾酮因在治疗月经紊乱和预防流产等方面的显著疗效最为引人注目，但因为价格极其昂贵限制了它的应用（50 000 头母猪的 625kg 子宫中，仅获得 20mg 天然的孕甾酮，由于孕甾酮在自然界的含量太低，造成巨大的分离工作量和高昂的成本）。1939 年由于美国宾夕法尼亚州立大学有机化学教授 Russell E. Marker（1902—1995，图 18-3）的不懈努力，冒险在墨西哥找到了墨西哥薯蓣 *Dioscorea mexicana*——富含具有甾体母核的天然化学成分。其实这些看似巧合的发现背后，是科学家大量的研究工作的积累，是筛选研究了三百多种植物的化学成分后所导致的必然发现；1950 年他和 Norman Applezweig 在墨西哥丛林中又找到资源更为丰富且甾体成分含量较墨西哥薯蓣高出 5～10 倍的近缘植物菊叶薯蓣 *Dioscorea composita*，并研究出了著名的 Marker 降解（Marker degradation，图 18-4），即利用植物中的皂苷元四步合成孕甾酮（progesterone）的方法，使孕甾酮的价格降到了原来的 1/200，这为后来大规模工业生产激素避孕药奠定了基础。

1939 年诺贝尔化学奖获得者、德国化学家 Adolf Friedrich Johann Butenandt（1903—1995）曾两次推荐 Russell E. Marker 为诺贝尔化学奖候选人，终因没有博士学位（Russell E. Marker 仅有硕士学位，University of Maryland）没能获奖。

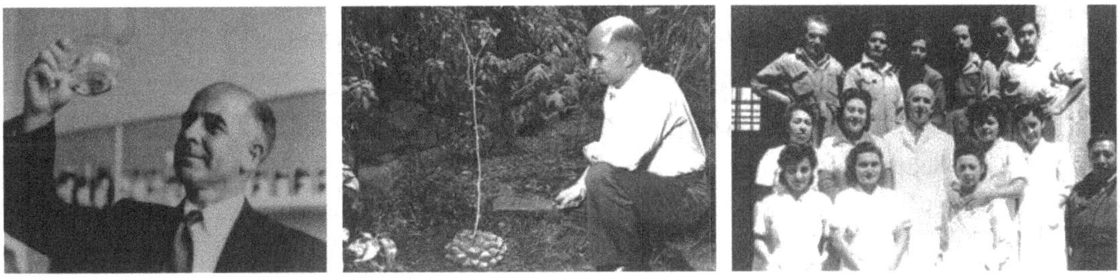

A　　　　B

图 18-3　Russell E. Marker 教授（A）及其研究团队（B）

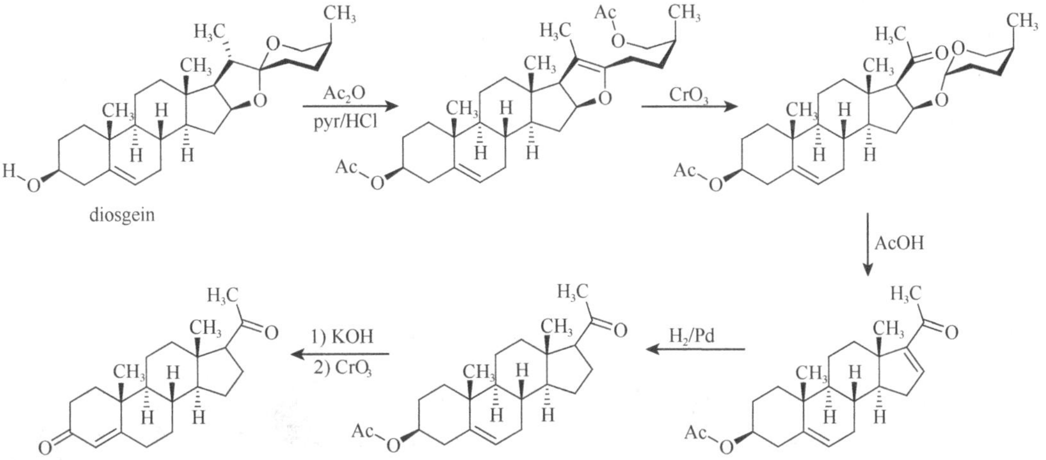

图 18-4　Marker 降解

1943 年 12 月，Russell E. Marker 向已供职 10 年的宾夕法尼亚州立大学辞去了教授职位，于 1944 年在墨西哥创立了 Syntex 公司（图 18-5），公司名取自“synthesis”和“Mexico”。同年 5 月首批孕甾酮生产出来，当时售价为 50 美元/克。由于在分红上与另外两个股东——Emeric Somlo 和 Federico A. Lehmann 产生分歧，仅仅一年以后，Russell E. Marker 就受到合伙人欺诈，被迫离开了自己亲手创立的公司。他离开时带走了生产孕甾酮的关键技术，公司因此被迫停产。Syntex 公司不得不另请高明，开始在世界范围内招募新的化学家，终于他们找到了犹太人科学家 George Rosenkranz（图 18-6）。

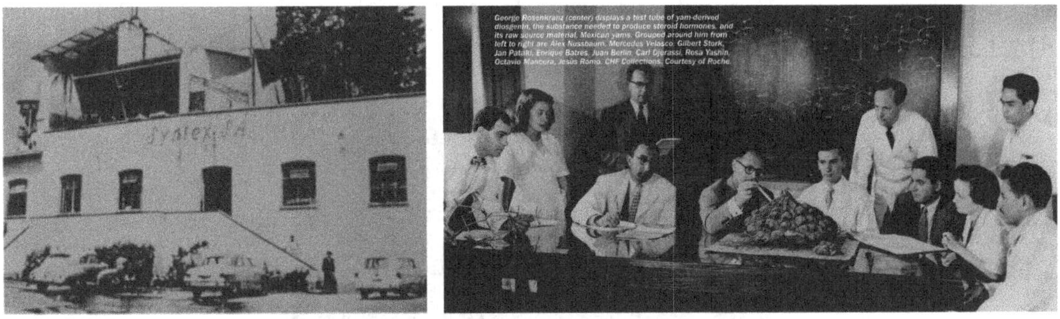

图 18-5　Syntex 公司的外景（左）和公司研发团队（右，中间者为 George Rosenkranz 博士）

George Rosenkranz（生于 1916，图 18-6）博士曾在瑞士联邦技术研究所的诺贝尔化学奖获得者、著名的生源异戊二烯规则的提出者 Lavoslav Ružička 指导下获得博士学位，并在瑞士汽巴制药公司工作过。George Rosenkranz 博士的加盟让 Syntex 公司迅速恢复元气并发展壮大，1945 年 10 月就重新生产出孕甾酮，并使得 Syntex 公司的产品从合成薯蓣皂苷元扩展到生产更有商业价值的雄性激素睾酮。George Rosenkranz 博士在世界范围内招募了一批优秀的化学家，其中包括著名的 Carl Djerassi（1923—2015，图 18-6）和他的墨西哥学生 Luis E. Miramontes（1925—2004，图 18-6），以及 1979 年美国化学先驱奖（Chemical Pioneer Award）获得者、生物化学家 Alejandro Zaffaroni（1923—2014，图 18-6）。Alejandro Zaffaroni 是一位思想超前、富有远见、勇于挑战的科学家，在美国硅谷创建数家生物公司，1989 年开发出年销售额超过 10 亿美元的 Procardia，1990 年开发出年销售额超过 20 亿美元的 Duragesic，被业界称为制剂一哥。1979 年，Alejandro Zaffaroni 博士获得美国化学先驱奖（Chemical Pioneer Award），1995 年，因在缓释药（time released medicine）方面的成就获得比尔 ·克林顿（Bill Clinton）总统颁发的国家技术奖（National Medal of Technology）。正是有这样强强联合的研发团队使 Syntex 公司于 1951 年合成出了口服高活性的孕激素炔诺酮（norethindrone，19-nor-17α-ethynyltestosterone，图 18-2），为后来的避孕药奠定了化学基础，也让 Syntex 公司实现了跨越式的发展，成为国际上最为重要的甾体药物研发公司。Syntex 公司是发展中国家最为成功的制药企业，不过经历辉煌之后，也最终于 1994 年被瑞士罗氏（Roche）制药收购，其在墨西哥的研究所也随即关闭。

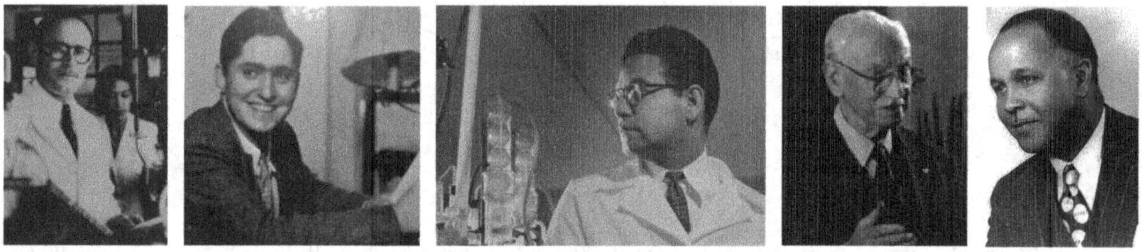

图 18-6 George Rosenkranzh、Carl Djerassi、Luis E. Miramontes、Alejandro Zaffaroni 和 Percy Lavon Julian（从左到右）

Luis E. Miramontes 是一个在避孕药发明中被忽视的重要人物。1951 年，26 岁的他在 Carl Djerassi 指导下作学士学位毕业论文，研究题目就是炔诺酮的合成（图 18-7）。虽然是以第二作者的身份参与发表了这篇《美国化学会志》的论文，但是杰拉西曾公开表示是 Luis E. Miramontes 完成了最后一步重要的合成工作。2003 年炔诺酮被评为影响人类历史的 17 个分子之一。1964 年避孕药被美国专利局选为过去 170 年间（1794～1964 年）40 项最重要的发明之一，Luis E. Miramontes 被列在 Louis Pasteur、爱迪生、贝尔和莱特兄弟之后。

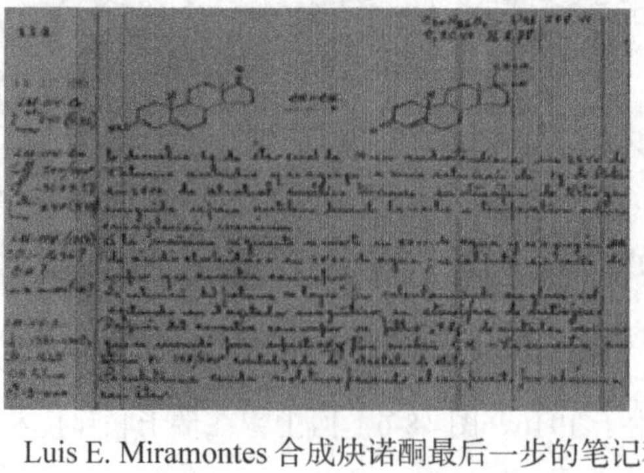

图 18-7 Luis E. Miramontes 合成炔诺酮最后一步的笔记和专利

另外，非洲裔美籍化学家 Percy Lavon Julian（1899—1975，图 18-6）于 1938 年分离了植物中的甾醇化合物，并以此为基础合成人性激素（图 18-8）。其于 1973 年当选美国科学院院士，是第二个非裔美国科学院院士。因为他的工作，通过化学合成得到的公斤级的性激素成品推向市场，使该类产品价格大大降低。但终究未能竞争过 Syntex 公司等。虽然他的研究工作在避孕药的研发过程中只是一个小小的插曲，但是从科学研究的角度上则为该类化合物的合成提供了多一种的可能。1949 年 Percy Lavon Julian 还改进了从胆酸制备可的松的方法。1982 年入选美国国家发明家名人堂（National Inventors Hall of Fame），其成就是 2，752，339 号专利“可的松工艺”。

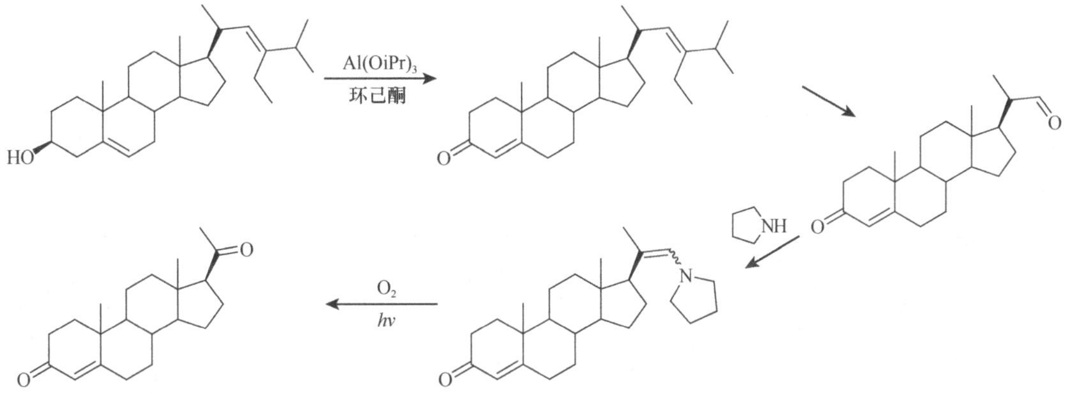

图 18-8　Percy Lavon Julian 提出的从豆油含有的豆甾醇制备孕酮方法

3. 婴儿浪潮推动了避孕药的诞生

避孕药的商业化正好处于美国著名的“婴儿潮”（the baby boom）时期（1946～1965 年，图 18-9）。二战后，大量美国士兵返乡直接促发了生育浪潮的兴起，并使高生育率持续了 18 年之久。根据美国健康统计中心（National Center for Health Statistics，NCHS）数据显示，1945 年有 290 万名婴儿出生且一直保持着 20%的增长率，直到 1946 年全国已有 340 万婴儿出生。这一趋势持续到 20 世纪 50 年代，于 1957 年达到了 430 万的高峰。这时的美国平均每个妇女生育 3.7 个孩子。社会学家担心，随着人口的剧增，可能会带来很多严重的社会问题，如饥饿与贫穷。俗话说“需要是发明之母”（necessity is the mother of invention），对于控制生育率的需要及其他必备条件的逐渐成熟，直接促进了避孕药的发明、推广及商业化。1965 年美国婴儿潮进入拐点，年出生婴儿数下降到 400 万以下。

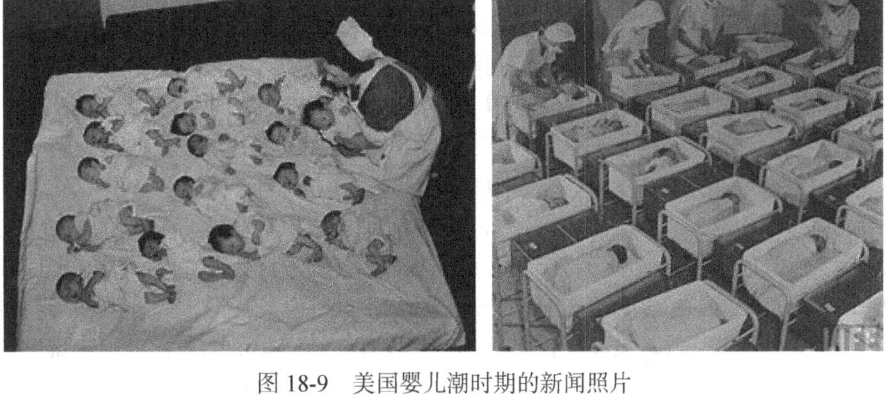

图 18-9　美国婴儿潮时期的新闻照片

二、“避孕药之父”——Carl Djerassi

前文提到的 Carl Djerassi（卡尔·杰拉西，中文又译翟若适，1923—2015，图 18-10）是一位杰出的化学大师。此外，他还同时拥有以下头衔：企业家、小说家、剧作家、诗人、收藏家，堪称一位全能型的天才，他也因此被誉为 20 世纪的“文艺复兴式人物”。作为化学家，他一生发表科研论文 1200 余篇，其中有 350 篇发表在《美国化学会志》上，仅在加盟 Syntex 公司的两年多时间里（1949～1952 年），就发表了 70 余篇论文，产量之高令人叹为观止。在合成可的松的激烈竞争中，年仅 28 岁的 Carl Djerassi 首次完成了可的松的半合成，战胜了包括 “有机合成之父”、1965 年诺贝尔化学奖得主 Robert Burns Woodward 在内的多名竞争对手。作为企业家，他一直在 Syntex 公司担任包括总裁在内的各种职务，因为在避孕药领域的学术成就获得了价值颇丰的公司股份；1968 年，他还创办了 Zoecon 生物制药公司并自任执行总裁。在文学创作领域 Carl Djerassi 也相当成功，从 1986 年起，他开始在文学刊物上发表大量诗歌，出版了多部小说、诗集、散文集、自传与回忆录；从 1997 年开始他又致力于剧本的创作，他的剧本至今仍在世界各地的剧院上演。

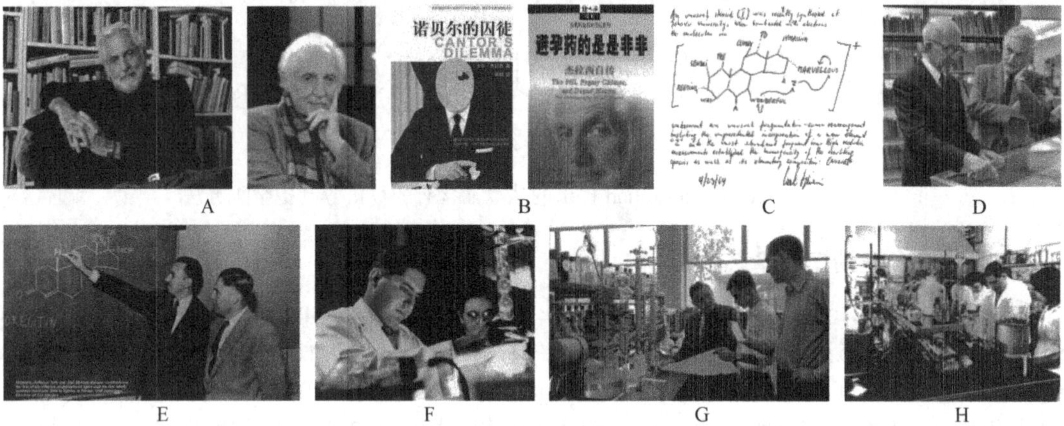

图 18-10 Carl Djerassi（A）和他出版书籍中文译本（B）及科研手稿（C）；Carl Djerassi（右）和 Russell E. Marker 合影（D）、Carl Djerassi（右）和 Alejandro Zaffaroni 讨论炔诺酮（E）；Carl Djerassi 和助手在 Syntex 公司（F）、和学生在斯坦福大学（G）、在实验室（H）

Carl Djerassi 几乎获得了化学领域所有的奖项，包括：美国化学界最高奖——普里斯特利奖（Priestley Medal）、1978 年首届 Wolf Prize 化学奖（1990 年诺奖获得者 Elias James Corey 于 1986 年才获得该奖，当代有机合成大师 Kyriacos Costa Nicolaou 于 2016 年才获得该奖）。他也是唯一一位先后获得美国国家科学奖章（National Medal of Science，美国科技成就的最高奖项，因对新型避孕药的贡献于 1973 年获奖，图 18-11）和美国国家技术奖章（因在昆虫控制方面的贡献于 1991 年获奖）的科学家。2004 年 Carl Djerassi 获得美国化学家学会（AIC）金牌奖。1978 年入选美国国家发明家名人堂（National Inventors Hall of Fame），其成就是 2，744，122 号专利“口服避孕药 Enovid”。他不仅是美国国家科学院院士，也是美国科学与技术学院院士。1999 年被《泰晤士报》评为“千年最有影响力的 30 大人物”之一。在 2000 年评选的千年来影响人类历史进程的 100 项重大发明中，避孕药位列第二位。在其 80 岁时奥地利政府为他出了纪念邮票（图 18-11），他也曾成为美国化学会的 C&EN News 封面人物。Carl Djerassi 可以说是高校“产、学、研”相结合的杰出代表，也许他唯一的遗憾就是没能获得诺贝尔奖，读者在他出版的第一部长篇小说中译本《诺贝尔的囚徒》和他的自传《避孕药的是是非非》中，颇能体会他的心情（图 18-10）。

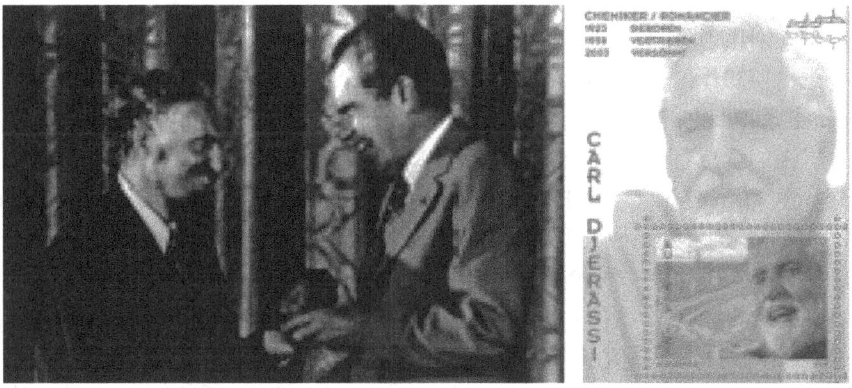

图 18-11 Carl Djerassi 获得美国国家科学奖，尼克松总统为其颁奖（左）和奥地利政府出的纪念邮票（右）

1951 年 10 月 15 日，一个特别值得后世记住的日子，当时 Carl Djerassi 与 George Rosenkranzh、Miramontes 原本试图合成一种利用黄体酮治疗月经紊乱的新化合物，却无意中成功合成了另一种孕激素，这就是第一代口服避孕药的关键成分炔诺酮，其活性是孕激素的 8 倍，最重要的是它口服有效。1951 年 11 月 22 日，28 岁的 Carl Djerassi 向美国专利局提交了炔诺酮的专利申请，1956 年 5 月 1 日获批，专利号为 2，744，122，这也成为第一项列入美国发明家名人堂的药物专利。英语以大写 P 开头的单词 Pill（避孕药）就是由 Carl Djerassi 首创使用，为了将避孕药和其他药区分开来，“pill”（药片）一词首字母大写后就成了避孕药的专有名称——Pill。Carl Djerassi 也因此被誉为“避孕药之父”（Father of the Pill）。

1981～1983 年，沈阳药科大学李铣教授曾为美国斯坦福大学化学系访问学者，合作导师就是 Carl Djerassi 教授。

三、“避孕药之母”——Margaret Higgins Sanger

Margaret Higgins Sanger（玛格丽特·希金斯·桑格图，1879—1966，图 18-12），出生于纽约州一户贫穷的爱尔兰天主教移民家庭，排行第六。她的妈妈是一个虔诚的天主教徒，爸爸是一个雕刻师。这本是一个幸福的家庭，但是由于天主教徒不允许堕胎，Margaret Higgins Sanger 的妈妈在 50 岁经历第 18 次怀孕后不幸去世。Margaret Higgins Sanger 很早就意识到可能是因为过多生育导致了妈妈的早逝，在这样的背景下，她成年后成为美国第一位积极提倡避孕和“计划生育”的女权主义者并一生为之奋斗。为了让更多妇女不再被动怀孕，Margaret Higgins Sanger 发起了 20 世纪初

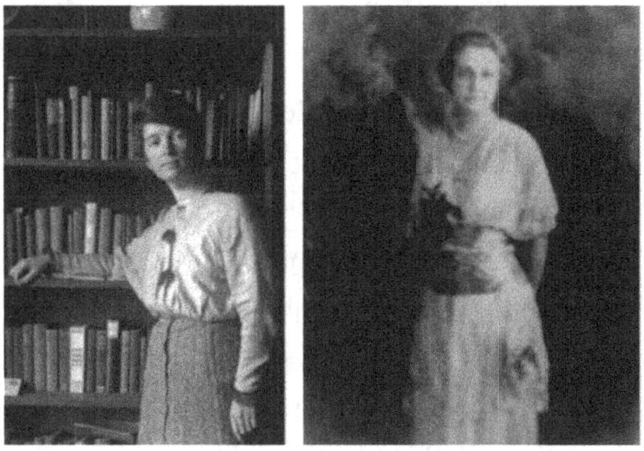

图 18-12 Margaret Higgins Sanger（左）和 Katharine Dexter McCormick（右）

的控制生育运动，创建了美国计划生育联合会（Planned Parenthood Federation of America），还创办了一本名为《生育控制评论》（*Birth Control Review*）的杂志，公开宣传节制生育的观念。Margaret Higgins Sanger 主张：妇女的第一种权利就是生育自决权；第二种权利是因爱怀孕；第三种权利就是拥有健康。以上的观点直到今天看来也是极为人性化，并不过时。

1950 年冬天，71 岁的 Margaret Higgins Sanger 在一场宴会上遇到了 47 岁的 Gregory Goodwin Pincus（1903—1967），这堪称是改变西方世界文明发展史的一次会晤。此前 Margaret Higgins Sanger 曾经试图说服多位科学家研究一种价廉、易用、能控制怀孕的药物，但都被拒绝了，主要原因是在当时的美国有 30 个州和联邦法律规定人为节育是违法的。那次会面时，Margaret Higgins Sanger 建议 Gregory Goodwin Pincus 研究关于避孕药的课题，并答应为他申请了一笔经费。作为科学家的 Gregory Goodwin Pincus 看到人口剧增带来的潜在危害，认为很有必要研究避孕药，答应了她的请求。Margaret Higgins Sanger 一生都在为女性自主的生育权利在四处奔波，殚精竭虑，也从不放过每一次努力的机会。如果没有她的坚持不懈，也就不会有 Gregory Goodwin Pincus 参与的早期避孕药研究，Margaret Higgins Sanger 也因此被称为“避孕药之母”，早在 1914 年就提出了“计划生育”（family planning）和“避孕”（birth control）的概念，并于 1916 年在纽约开办了美国第一家计划生育诊所（图 18-13）。Margaret Higgins Sanger 生前留下了一句名言：“生育太多，会增加人类的痛苦。”现在，世界人民对计划生育与人类的生存和发展有了更深刻的认识。

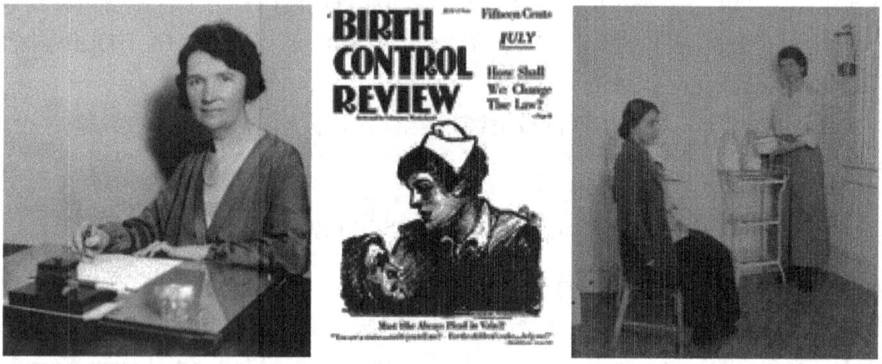

图 18-13　1917 年 Margaret Higgins Sanger 和她创刊并发行的杂志 *Birth Control Review* 及诊所（从左到右）

避孕药这个让女性最为受益的药物，最初是在两位伟大女性的积极推动下诞生的，现在另一位女士就要登场了。

Katharine Dexter McCormick（1875—1967，图 18-12），是一位著名的女权主义者和慈善家。作为生物学家的 Katharine Dexter McCormick 是第二个毕业于麻省理工学院的女生，因担心丈夫的精神分裂症会遗传而终身未孕。Katharine Dexter McCormick 年轻时就从事女权活动，1917 年遇到 Margaret Higgins Sanger 后二人成为志同道合的朋友。Katharine Dexter McCormick 的丈夫去世后留下了巨额遗产，她征求并接受了 Margaret Higgins Sanger 的建议，从 1953 年开始资助 Gregory Goodwin Pincus 进行避孕药的研发。之后尽管其他资助者都停止了资金援助，她却始终对 Gregory Goodwin Pincus 的研究表现出极强的信心。至她去世的 1967 年，Katharine Dexter McCormick 共资助避孕药研究达 200 万美元（考虑到通货膨胀等因素，大约相当于现在的 2300 万美元）。虽然很少有人知道这位避孕药研发的坚定早期支持者的贡献，但事实上如果没有她在金钱和精神上的支持，我们今天所熟知的避孕药可能还要推迟好几年才面世。Katharine Dexter McCormick 被称为“口服避孕药教母”（God-mother of the Pill）。

四、口服避孕药的诞生

Gregory Goodwin Pincus（1903—1967，图 18-14、图 18-15），美籍犹太人，美国著名生物学家、美国科学院院士、内分泌学家，著有《征服生育的力量》一书。1924 年 Gregory Goodwin Pincus 在康奈尔大学本科毕业，24 岁（1927 年）获得哈佛大学博士学位，在经过剑桥大学和柏林 Kaiser Wilhelm 生物研究所的工作后回到哈佛大学，后因研究动物单性生殖（孤雌生殖，parthenogenesis）被哈佛大学解雇。1945 年，Gregory Goodwin Pincus 自费租用私人储存室和民宅与 Hudson Hoagland 教授一起创立了伍斯特实验生物学基金会（Worcester Foundation for Experimental Biology），并继续他的激素与生殖的研究。由于 Gregory Goodwin Pincus 在街边民宅开展实验，加之其研究精神执着顽强，因此他在当时得到了“A Street-fighting Jew”的称号。1950 年 Gregory Goodwin Pincus 接受了 Margaret Higgins Sanger 的请求，开始领导了避孕药的研发，作为人类避孕药临床应用的先驱和组织者，Gregory Goodwin Pincus 也被称为“口服避孕药之父”。Gregory Goodwin Pincus 列“影响人类历史进程的 100 名人排行榜”第 82 位。在 Gregory Goodwin Pincus 的研发团队中，有一位来自中国山西的科学家，他就是世界著名的生理生殖学专家张明觉（Min Chueh Chang，1908—1991，图 18-14）。他也是 Gregory Goodwin Pincus 的得力合作伙伴。张明觉最著名的科研贡献就是提出了精子获能学说，为 1978 年世界上第一个试管婴儿（test tube baby）Louise Joy Brown 的诞生奠定了基础，因此 Louise Jou Brown 也被称为是“张明觉的女儿”。

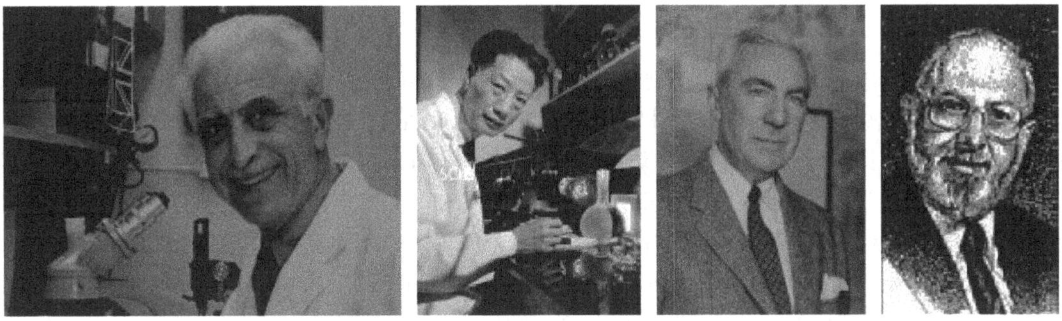

图 18-14　Gregory Goodwin Pincus、张明觉、John Rock 和 Frank Benjamin Colton（从左至右）

其实在张明觉之前，奥地利科学家 Ludwig Haberlandt（1885—1932）于 1921 年就已经发现把卵巢移植到雌性兔子身上，可造成雌兔数月不孕，因此他提出卵巢的提取物有可能作为避孕药使用。1937 年，美国宾夕法尼亚大学的 A. W. Makepeace 等三位科学家又报道了雌激素（estrogen）和孕甾酮（孕激素，progesterone）有抑制排卵的作用。1945 年哈佛大学的 Fuller Albright 教授发表论文，提出了激素控制生育（birth control by hormone therapy），认为雌激素（estrogen）可以作为口服避孕药。作为生殖专家，Gregory Goodwin Pincus 和张明觉的研究工作则主要集中在孕甾酮抑制排卵的作用。很快于 1951 年 4 月 21 日在兔子实验中得到证实，接着在大鼠实验中也得到证实。1954 年张明觉获得拉斯克奖，1990 年当选美国科学院院士，也曾三次荣获诺贝尔奖提名。

与此同时，一位信奉天主教的哈佛医学院的妇产科医生、生育专家 John Rock（1890—1984，图 18-14）博士正在进行一项和 Gregory Goodwin Pincus 博士相反的临床研究：用雌激素和孕激素治疗不孕症。他在给那些有着生育问题的妇女们服用雌性激素和孕甾酮的混合物来使她们的身体从排卵之中得以修整，恢复生育能力。John Rock 博士和 Gregory Goodwin Pincus 博士早在 20 世纪 30 年代于哈佛大学相识，40 年代 John Rock 博士曾向 Gregory Goodwin Pincus 博士咨询过体外受精的问题。1952 年的一次会议上二人再次相遇并讨论了用激素治疗不育和避孕的课题。由于没有开展临床实验的资格，Gregory Goodwin Pincus 关于避孕药的研究和想法只能在实验室通过动物实验来验证，而 John Rock 恰好有资格进行临床实验，并也一直在进行相关的临床探索，再次相遇后两人一拍即合，立即开始了共同研究。Gregory Goodwin Pincus 建议 John Rock 博士停止使用雌激素，只用孕甾酮开始临床实验，结果发现从 50mg 到 300mg 的剂量范围孕甾酮都是安全的，同时在 80 个不孕妇女中，服用孕甾酮后有 13 人顺利怀孕。用孕激素治疗不育症也被他的同事称为 "The Rock Rebound" 。这对于 Gregory Goodwin Pincus 博士也是个好消息：高剂量的孕甾酮对于正常人是安全的。

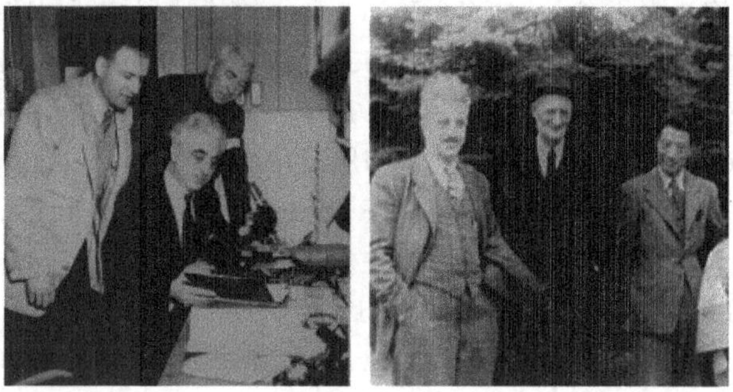

图 18-15 Gregory Goodwin Pincus 和 John Rock 研究小组（左）及 Gregory Goodwin Pincus、John Rock 和张明觉合影（右）

在寻找物美价廉的孕甾酮替代药物时，Gregory Goodwin Pincus 和张明觉发现 Searle 制药公司合成的一种孕激素炔诺酮的同分异构体异炔诺酮（noretynodrel）在混有微量的姜雌醇（mestranol）时效果最好。异炔诺酮是 29 岁的化学家 Frank Benjamin Colton 合成的，他也是一位在避孕药研发史上被忽略了的化学家。Frank Benjamin Colton（1923—2003，图 18-14）生于波兰，14 岁时移民美国，1950 年在芝加哥大学获得博士学位后跟随 1950 年诺贝尔奖获得者 Edward Calvin Kendall（1886—1972）进行可的松合成改进研究。1951 年加入 Searle 制药公司，1952 年合成了异炔诺酮并申请了专利，就像 Carl Djerassi 当初并没有意识到炔诺酮可作避孕药一样，Frank Benjamin Colton 也没有意识到异炔诺酮而后会被开发成避孕药。

1953 年 6 月 Searle 制药公司同意提供药品，并拿出 62 400 美元的资助进行为期 12 个月的深入研究，公司还给予了 Gregory Goodwin Pincus 博士 19%的股份。到了 1956 年，Gregory Goodwin Pincus 博士和 John Rock 博士都认为开展大规模的临床实验时机已经成熟，但考虑到法律和宗教的原因，他们选择了在国外进行临床实验。1956 年 4 月在波多黎各的圣胡安郊区，从事避孕研究的 Edris Roushan Rice-Wray Carson（1904—1990，图 18-16）博士受雇负责临床实验，在她领导下大量志愿者开始了为期 9 个月的临床试验，结果表明孕甾酮抑制女性排卵效果显著。随后药厂介入，又在波多黎各和海地的 6 万名女性中，进行了 3 年大规模的长期临床试验，也同样取得了预期结果。

1957 年 6 月 10 日，美国 FDA 批准了 10mg 的孕甾酮用于治疗月经失调，商品名为 Enovid（图 18-17）。随后更多的研究发现 10mg、5mg 和 2.5mg 剂量的 Enovid 避孕效果显著，1959 年 7 月 23 日，Searle 制药公司提出了补充申请，希望药物可以用于避孕。虽然起初美国 FDA 拒绝了这一申请，不过在 Searle 制药公司撤销了低剂量的申请后的 1960 年 5 月 9 日，尽管顶着巨大压力，美国 FDA 还是正式批准了 10mg 的 Enovid 用于避孕，这也是第一种获得官方批准的口服避孕药。此时距 Margaret Higgins Sanger 建议 Gregory Goodwin Pincus 开展避孕药研发不到 10 年的时间。

1961 年 2 月，5mg 的 Enovid 获得批准用于避孕，Searle 制药公司在 7 月开始销售 Enovid，它也成为全球第一个口服避孕药。同年，这一药物很快在德、英、澳大利亚等国批准上市。口服

Enovid 避孕效果近 100%，是一种安全、可逆的避孕方法，很快在世界范围得到普遍采用，全世界有超过一亿的女性每天服用。2010 年，口服避孕药诞生 50 周年之际，“The Pill” 登上了美国《时代》杂志封面（图 18-17）。

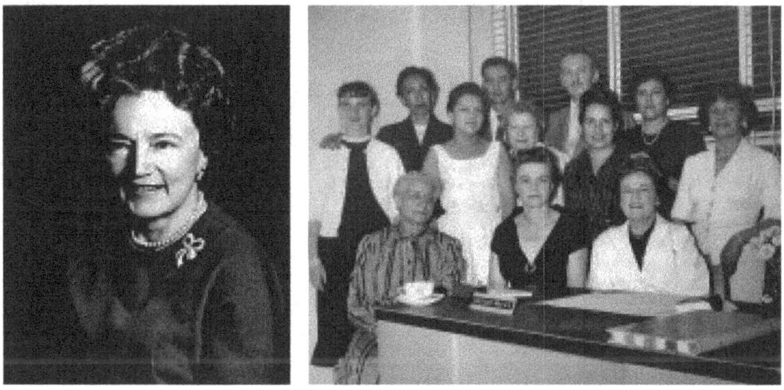

图 18-16　Edris Roushan Rice-Wray Carson 博士和她的研究团队

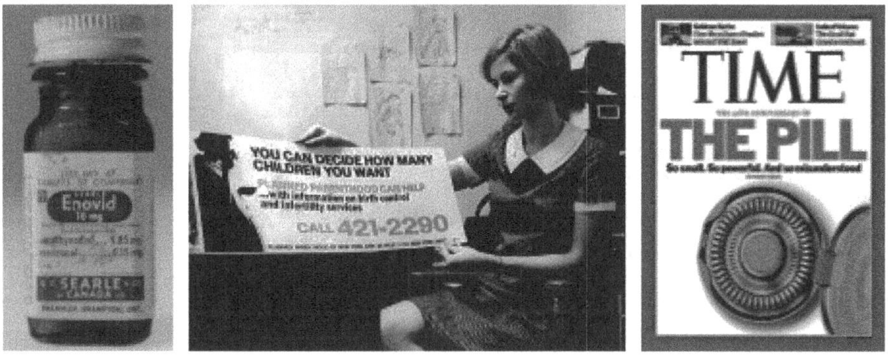

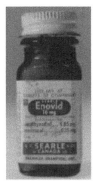

图 18-17　最早采用瓶装销售的 10mg Enovid（左）、当时的避孕药广告（中）、2010 年有关避孕药的《时代周刊》封面

五、结束语

从口服避孕药的研发历程来看，有众多的世界一流科学家、医学家和社会活动家参与其中，避孕药的发明是一个集体团队密切合作的结晶。这一里程碑事件的基础条件是雌激素的发现和雌激素合成工艺的优化。这一药物的发现涉及两位诺贝尔奖获得者和三位优秀的化学家、两位生殖学专家、两个跨国药企、两位致力于避孕研究的医学家、两位女权主义者。Margaret Higgins Sanger 的最初建议，Katharine Dexter McCormick 夫人的鼎力资助，Gregory Goodwin Pincus 博士和张明觉博士的潜心研究与发现，John Rock 博士的临床验证，Frank Benjamin Colton 博士和 Carl Djerassi 合成了高效廉价的孕激素类似物等，都是整个发明过程中不可缺少的一环。特别是科学家们本着造福人民的科学精神，顶着法律和宗教的压力，克服重重困难的执着追求，令人钦佩。

另外，早期甾体激素的发现和结构确定、甾体激素药物的合成研究、在墨西哥薯蓣中发现含量丰富的合成孕甾酮的前体物、“Marker 降解” 的发现，都为避孕药的开发和工业化生产奠定了基础。避孕药的发现涉及生理学、化学、生殖学、医学等多个学科的突破，不仅成就了先期合成炔诺酮和异炔诺酮的 Syntex 公司（1994 年被罗氏制药公司收购）和 Searle 制药公司（2002 年被辉瑞公司收购），并且繁荣了墨西哥的薯蓣贸易，促进了全世界的激素生产工业。避孕药的发现改变了女性的家庭和社会角色，从此女性可以自主选择是否生育，自己选择当妈妈的时机，从而真正从重复的怀孕、生子、育儿的循环中解脱了出来，实现了一次伟大的女性革命。避孕药的出现改变了整个社会的生育观念及人类繁衍的方式，深深影响了人类的发展进程，更有历史学家说避孕药拯救了世界。但也有些人批评是口服避孕药造成道德沦丧，是性解放的始作俑者，甚至被戏称：避孕药是唯一用来“杀人”的药物。

无论如何，避孕药的发明进一步证明，大自然才是我们真正的导师。孕妇在怀孕期间产生的孕激素本身就能抑制排卵，避孕药的发现只不过是科学家通过对大自然的探索与模仿，找到的一个物美价廉、安全有效且能口服的孕激素的代用品。

第 19 章　苯丙素类天然产物

苯丙素类化合物是天然药物化学专业中一类重要的化合物。这一类化合物通过莽草酸-桂皮酸途径进行生物合成，得到具有 C_6-C_3 骨架的苯丙素类和木脂素类化合物。该类化学成分按照结构特征一般分为苯丙酸（简单苯丙素）、香豆素和木脂素三大类。常见的苯丙酸类化合物有桂皮酸、咖啡酸及金银花的主要活性成分绿原酸等；常见的香豆素类有补骨脂素及由双香豆素进行结构修饰得到的著名抗凝血药物华法林等；木脂素类由于是多个 C_6-C_3 单元进行骈合结构相对复杂一些，如鬼臼毒素类、五味子素类及由这一类化合物进行结构简化得到的联苯双酯等。以上这些来源于苯丙素类化合物的药物至今仍然在临床上被广泛应用。下面我们就选择其中比较有代表性的几个药物，以史话的形式讲述一下它们曲折而漫长的研发史。

一、华法林

华法林（warfarin）的成药史可谓曲折，它经历了一个从“牧场杀手”，到世界范围内广泛使用的灭鼠药，并最终成为人用抗凝药的过程。故事是这样开始的，20 世纪 20 年代，在美国北达科他州和加拿大西部亚伯达省的牧场里，出现了一种新的牲畜疾病，牛羊在做一些安全阉割或去角操作时，伤口会流血不止而死亡。几乎同时，北美地区的大批牛羊也都得了这种奇怪的疾病，因此当时人们都以为这是一种流行性疾病。英裔加拿大兽医 Frank W. Schofield（1889—1970，图 19-1）和美国北达科他州兽医 Lee M. Roderick 经流行病学调查后得出结论，这种新疾病的病因既不是病原生物，也非营养不良，而是由腐败的牧草引起的。这是一种名为甜苜蓿的植物（sweet clover，图 19-1），虽源自欧洲，但在北美长势良好，不仅特别适合作为牛羊的草料，还能改良种植地的土壤，因而成为北美牧场主要的草料，人们也就把这种病称为“甜苜蓿病”。牛羊在吃了腐败的甜苜蓿后，会在 15 天内逐渐丧失凝血能力，并最终在 30～50 天出血而死。同时 Frank W. Schofield 还发现，甜苜蓿病可以通过停止给患病的牛羊喂食腐败的甜苜蓿，或者输健康牛羊的血来进行救治。虽然发现了上述现象，但具体病因在过去的十多年间仍然是个谜。1933 年正值美国经济大萧条，

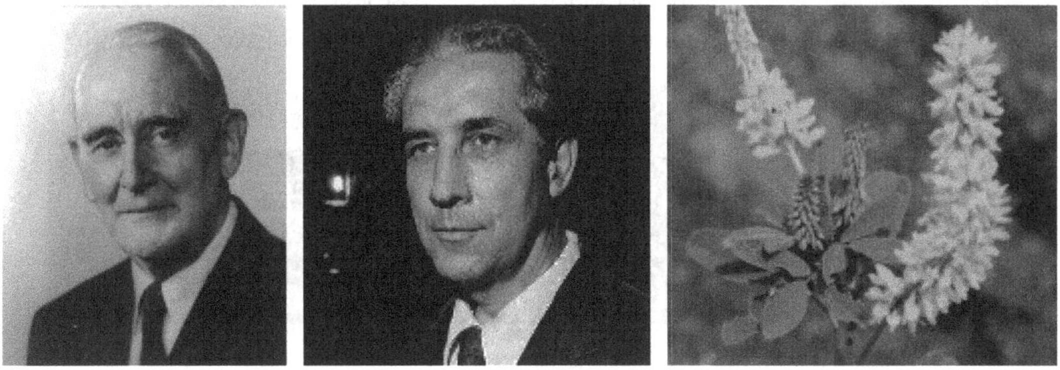

图 19-1　Frank W. Schofield、Karl paul Link、甜苜蓿原植物（从左至右）

作为当地重要经济支柱的畜牧业受到重创，更是令当地农场主的生活雪上加霜。其中就有一位名叫 Ed Carlson 的牧场主损失尤为惨重、几近破产，绝望中的 Ed Carlson 在一场暴风雪中，载着一头死去的小母牛、一桶没有凝固的牛血和约一百磅变质的甜苜蓿草料驱车前往附近的威斯康星大学求助。当时主要从事农业化学研究的 Karl Paul Link（1901—1978，图 19-1）教授接受了委托开始寻找杀死牛羊的“凶手”。

寻找具有抗凝血活性化学成分的研究从 1933 年开始，直到 1939 年 6 月 28 日，Karl Paul Link 教授的博士生 Harold A. Campbell 在显微镜下首次观察到了双香豆素的晶体，当时他总共分离到了 6mg 结晶。1940 年，他们首次发表文章论述该化合物具有抗凝剂的活性，包括它的活性及提取方法。该双香豆素的化学结构是由另一位博士生 Charles Huebner 完成的，凑巧的是他在 1940 年愚人节那一天完成了全合成。之后 Karl Paul Link 课题组将分离得到的双香豆素和人工合成的该化合物，在兔子、大鼠、豚鼠、小鼠和犬体内同时进行了抗凝实验，结果证明两种途径获得的同一化学成分在抗凝作用上具有生物等效性。1941 年，Karl Paul Link 和 Charles Huebner 发表了该双香豆素的化学结构，即 3，3′-亚甲基-双（4-羟基香豆素）。至此，人们终于知道了“甜苜蓿病”的真相，原来甜苜蓿含有的香豆素使之具有香味，单个的香豆素成分并无毒性，而一旦腐烂变质后，在霉菌的作用下发生化学反应生成双香豆素（图 19-2）。双香豆素通过与维生素 K 发生竞争性抑制，阻碍维生素 K 依赖性凝血因子的合成，从而起到抗凝血作用。牧场上的牛羊也正是因为吃了含有双香豆素成分的腐败牧草，从而导致血液无法凝固最终流血不止而亡。Karl Paul Link 教授的这一发现挽救了牛羊的生命，也挽救了农场主。但在当时他并没有看到这个化合物更进一步的“用途”。

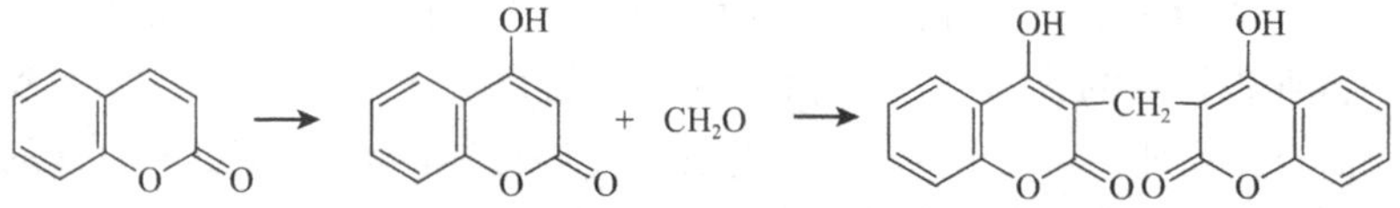

香豆素　4-羟基香豆素　3,3′-亚甲基-双(4-羟基香豆素)

图 19-2　霉菌作用下合成的双香豆素

1945 年，Karl Paul Link 因患肺结核去疗养院进行疗养，时值二战期间，美国鼠患严重。这使得他重又想起了他的课题组发现的那个“香豆素化合物”，既然它可以杀死牛羊，那么是否同样可以杀灭老鼠呢？特定的时期、特定的环境加上科研人员灵光一现的想法，终于将双香豆素送上了成为抗凝药物的研发之路。Karl Paul Link 课题组先后合成了约 150 个双香豆素类化合物，经过反复试验，编号为 42 的化合物最终脱颖而出，即 3-丙酮基苄基-4-羟基香豆素（图 19-3）。1948 年，作为毒鼠药，Karl Paul Link 给这个化合物申请了专利，并用资助他研究的基金会（Wisconsin Alumni Research Foundation）名称的首字母 WARF 命名该化合物为 warfarin，即“华法林”，由此华法林正式诞生（图 19-4）。

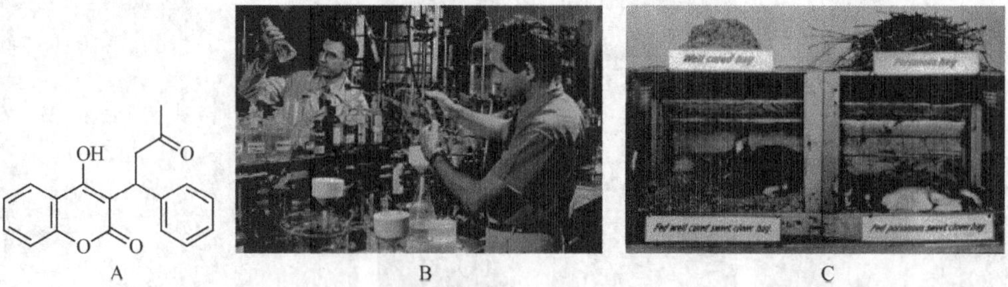

A　B　C

图 19-3　华法林结构式（A）；Karl Paul Link 教授在威斯康星大学生化实验室（B）；左为食用了干燥草料的家兔，右为食用了腐败草料的家兔（C）

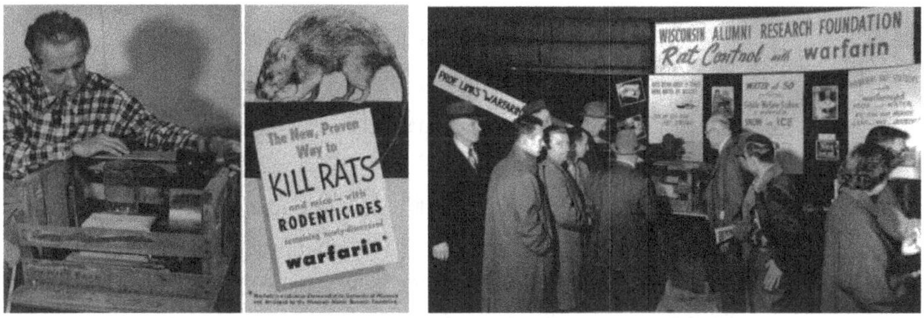

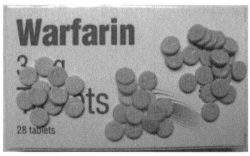

图 19-4 Karl Paul Link 教授实验室照片（左）；灭鼠药华法林展示会（中、右）

华法林作为人类用药的研究也是始于一个偶然。1951 年 4 月 5 日，一位士兵服用灭鼠药华法林自杀，因华法林起效慢他并没有立刻死亡，并被送往医院进行抢救。医生给他服用了维生素 K，恰好抵消了华法林的作用，士兵得救了。也正因为此次事件，医学研究人员得知了过量服用华法林的解救方法，而且事实也证明人类服用华法林是相对安全的。既然华法林有阻止血液凝固的作用，那么一些由血栓引起的疾病如脑卒中、心血管疾病是否可以通过使用华法林来降低患病风险呢？这一思考引发了人用华法林的研究，实验证明在安全和有效的剂量下，华法林可以将受试患者脑卒中概率降低 50%。1954 年，美国 FDA 正式批准华法林作为药物应用于人类，成为第一个人用抗凝剂。同年，在瑞士巴塞尔召开的血栓与栓塞大会，其中讨论的一个主要议题就是“如何使双香豆素类药物更好的应用于人类”。1955 年，二战英雄、五星上将、时任美国总统的德怀特·艾森豪威尔（Dwight Eisenhower，1890—1969，图 19-5）在打高尔夫球后突发心肌梗死，医生给总统使用了华法林并抢救成功。由于总统的巨大影响力，这一事件极大地增加了民众对于曾经的“灭鼠灵”华法林的接受程度。同年美国 FDA 批准华法林用于治疗心房颤动引起的栓塞综合征，从此华法林开始广泛应用于临床，并挽救了无数人的生命。

作为抗凝药，华法林也有它的不足之处，就是用药安全窗窄和患者服用剂量个体差异较大，过量服用易造成出血。这一不足也一直困扰着临床医生，因为它就像一把双刃剑悬挂在医生和患者头上。直到 1983 年，英国国家生物标准和控制研究所（UK National Institute for Biological Standards and Control）的 Tom Kirkwood（生于 1951）提出了国际标准化比值（international normalized ratio，INR）用于监测华法林疗效，并被世界卫生组织推荐后，终于克服了制约华法林广泛应用的剂量控制问题。自此，华法林开始作为口服抗凝药物被广泛使用。

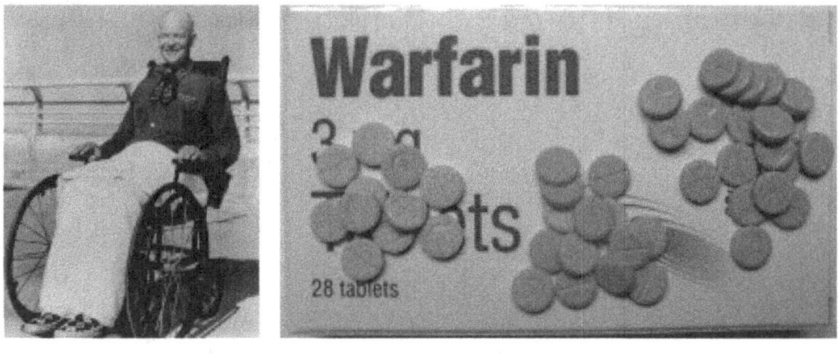

图 19-5 Dwight Eisenhower 与华法林

长期以来，华法林一直是临床抗凝治疗的基础性药物。在新型口服抗凝药捷报频传的今天，虽然它具有种种的缺陷，如治疗窗窄，容易受到其他药物、食物干扰，以及需要频繁抽血监测等，但

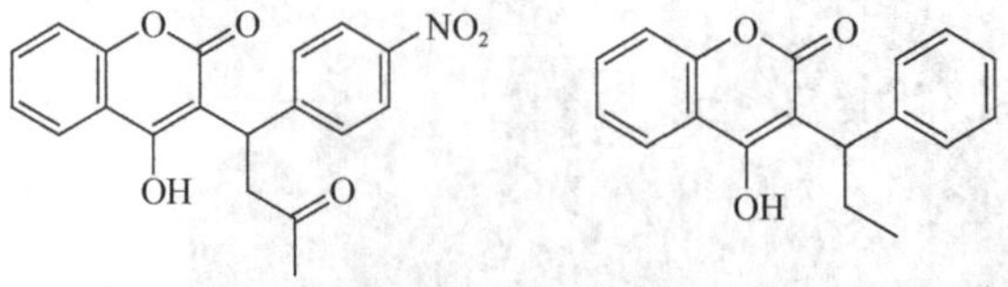

图 19-6 醋硝香豆素（左）和苯丙香豆素（右）的结构

由于其充足的循证医学证据、使用经验及低廉的价格，在短时间内华法林的地位还不能完全被取代。

应用于临床的香豆素类抗凝药主要有醋硝香豆素（acenocoumarol，图 19-6）、苯丙香豆素（phenprocoumon，图 19-6）和华法林。醋硝香豆素为双香豆素的合成代用品，化学结构与维生素 K 相似，口服后在人体内的半衰期为 3～10h；华法林为 40～70h；而苯丙香豆素则更长，为 90～140h。所以，作为口服抗凝药，患者在治疗过程中要想达到维持作用的血药浓度，口服苯丙香豆素需要两周；口服华法林需要 4～7 天，而口服醋硝香豆素仅需要 3～5 天。当然也可以通过过量服药来缩短这个进程，但是患者可能会出现香豆素样皮肤坏死的风险。

二、鬼臼毒素

1880 年，Podwyssotzki 从美洲桃儿七 *Podophyllum emodi* 的树脂中分离出结晶性成分，并正式命名为鬼臼毒素（podophyllotoxin，PPT，图 19-7）。1932 年，两个独立的课题组，Borsche Walter 课题组与 Ernst Späth（1886—1946，图 19-8）课题组，几乎同时确定了鬼臼毒素的化学结构。1942 年 Kaphan 成功地将鬼臼毒素用于性病尖锐湿疣的治疗。1946～1952 年，Maurice Sullivan 多次将鬼臼树脂及鬼臼毒素用于尖锐湿疣的治疗，证实鬼臼树脂和鬼臼毒素对动物实验癌细胞有破坏作用，但是毒副作用太大影响其临床使用。同时 Maurice Sullivan 发现鬼臼提取物和秋水仙碱一样具有抗有丝分裂的活性，故而推测它也可能抑制肿瘤细胞的分裂，有望开发为抗肿瘤药物。

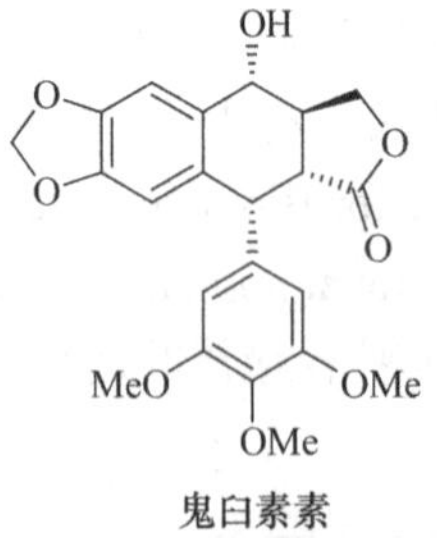

鬼臼素素
podophyllotoxin

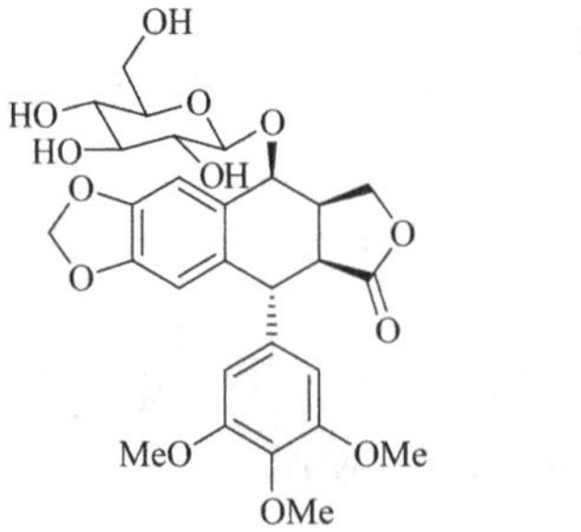

1-*O*-(*β*-*D*-glucopyranosyl)-picropodophyllin

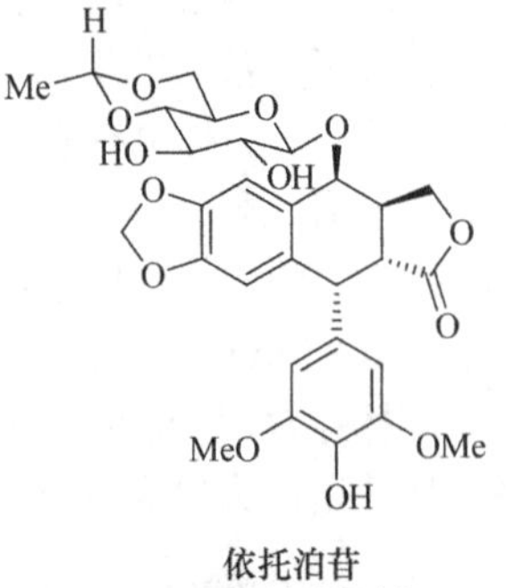

依托泊苷
etoposide,VP-16

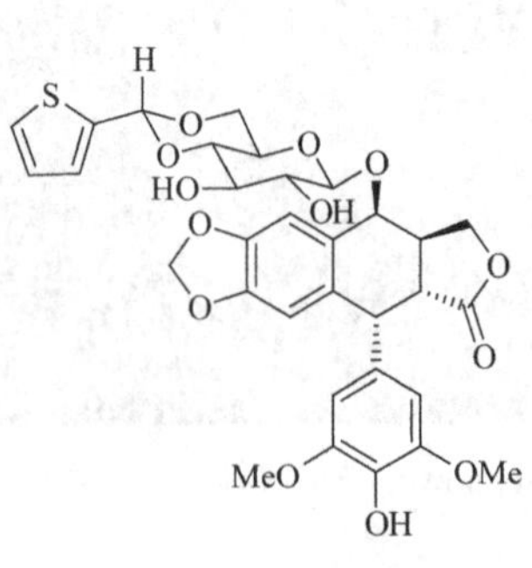

替尼泊苷
teniposide,VM-26

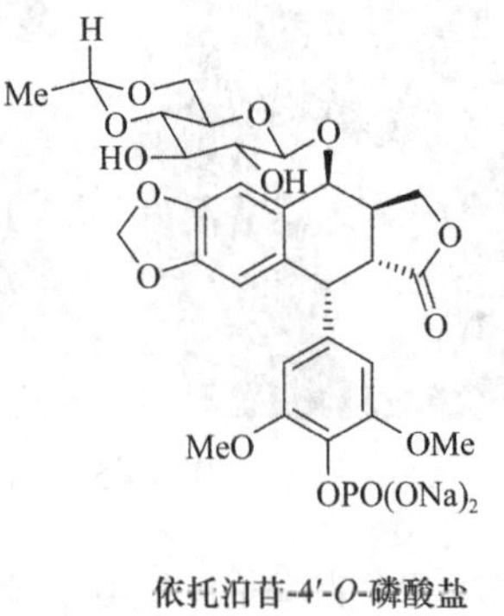

依托泊苷-4′-*O*-磷酸盐
etopophos

图 19-7 鬼臼毒素及其类似物的结构

1942 年，美国天然药物化学家、肿瘤化学疗法研究学家 Jonathan L. Hartwell（1906—1991，图 19-9）在 NCI 通过化学和生物学研究寻找抗肿瘤新药。他的课题组将盾叶鬼臼 *Podophyllum peltatum* L.根及根茎醇提物中的鬼臼树脂，进行局部应用以治疗尖锐湿疣。另外，Jonathan L. Hartwell 课题组还首次通过实验证明了以鬼臼毒素为主要成分的鬼臼树脂具有破坏肉瘤（sarcoma 37 和 180）的活性。以上这些研究使得 Jonathan L. Hartwell 成为基于生物活性引导进行色谱分离寻找天然抗肿癌药物的第一人。他分离鉴定了一系列鬼臼毒素类化合物，发表了 20 多篇相关论文，对于鬼臼毒素类化合物的结构推测和抗肿瘤活性评价做出突出贡献。尤其是化合物 1-*O*-（*β*-*D*-glucopyranosyl）-picrop- odophyllin（图 19-7）的发现，被认为是后续鬼臼毒素结构改造得到的两个重要化合物之一的依托泊苷（etoposide）的结构改造模型。可以说，Jonathan L. Hartwell 对鬼臼毒素及该类化合物的研究直接催生了依托泊苷。

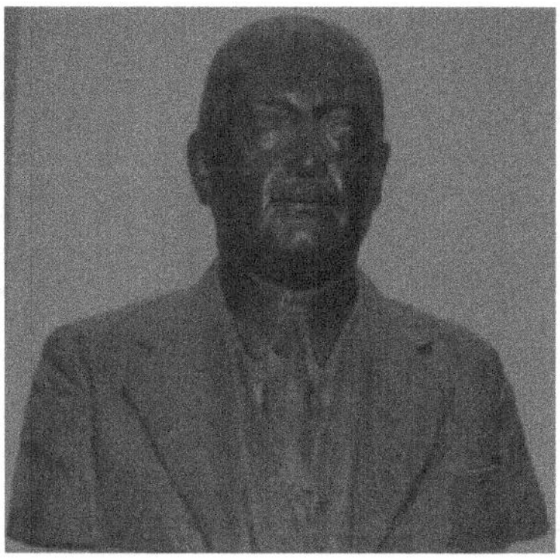

图 19-8　Ernst Späth 的学生 Percy Lavon Julian（合成孕酮的科学家）为其在维也纳大学树立的半身像

Jonathan L. Hartwell 最伟大的成就还是在抗肿瘤药物的筛选研究领域，他创立的一系列化学和生物学的筛选方法，开启了从植物中筛选抗肿瘤活性成分的新纪元，对 20 世纪 50 年代 NCI 开展的从天然产物中大规模筛选抗肿瘤药物的研究起到了直接的促进作用，也就是在这项大规模筛选中，NCI 发现了著名的抗肿瘤药物紫杉醇、美登木素、雷公藤内酯等。1995 年，*Journal of Natural Products* 期刊发表了题为 *The Scientific Contribition of Jonathan L. Hartwell, PH. D.* 的文章悼念这位科学伟人。1951 年，Jonathan L. Hartwell 和 Schrecker 对鬼臼毒素的化学结构进行了修正，并首次确定了它的相对构型和绝对构型。由 Gensler Walter 最终确证了该结构并于 1966 年完成了鬼臼毒素的全合成。但是由于鬼臼毒素的结构相对复杂，全合成的步骤烦琐且成本颇高，所以目前鬼臼毒素的获取仍然以从自然界提取为主。

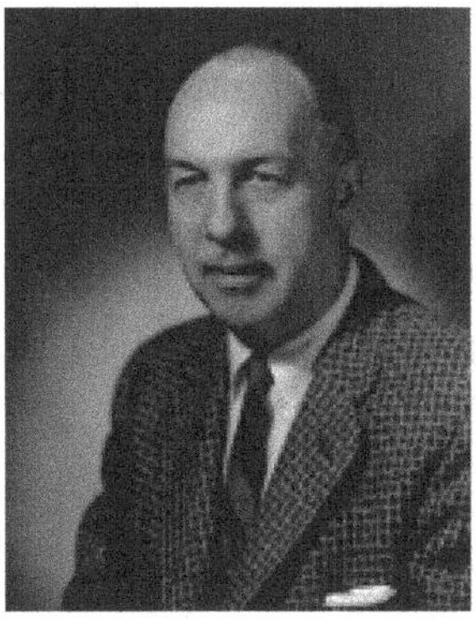

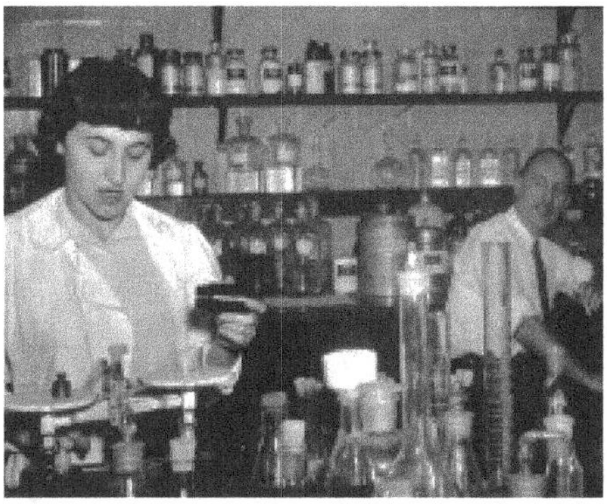

图 19-9　Jonathan L. Hartwell（左）；1950 年 Jonathan L. Hartwell 小组在进行植物粗提物抗肿瘤活性常规筛选（右）

20 世纪 50 年代，瑞士山德士公司（Sandoz，诺华子公司）药物研发部的化学家们推测，鬼臼木脂素类成分是以糖苷的形式存在于植物体内。这种存在形式与强心苷类成分极为相似，进而推测苷的活性要明显强于苷元。他们基于之前提取毛地黄糖苷类化合物的经验，试图提取鬼臼木脂素糖苷类成分，保护其苷键不在提取过程中发生人为的水解。以 Hartmann F. Stähelin（图 19-10）和 Albert von Wartburg 为代表的化学家们从鬼臼根中提取出了鬼臼毒素葡萄糖苷及其 4＇-去甲基衍生物等，

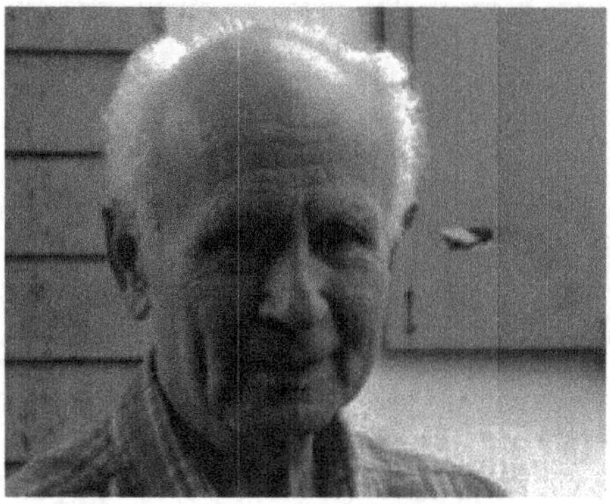

图 19-10 Hartmann F. Stähelin

并进行了活性测试。结果发现鬼臼毒素糖苷类化合物毒性虽然低于对应的苷元，但是它们抑制细胞生长的活性也随毒性降低了。

研究小组在后续寻找新药过程中，做了大量的研究工作，分离和制备了一系列的鬼臼毒素糖苷、苷元及它们的乙醛缩合物，用于体外试验和以动物及人作为试验对象的抗肿瘤研究中。研究中锁定了两个具有潜在抗肿瘤活性的成分，一个是鬼臼毒素葡萄糖苷类粗提取的苯甲醛缩合物（SP-G）；另一个是足叶草酸乙酰肼缩合物（SP-I），这两个化合物均在 1963 年被上市应用。但是对于这类化合物抗肿瘤活性的研究从未停止，只是在 20 世纪 50～60 年代没有大的进展。

1962 年，研究人员采用当时的一种新实验方法非粘连培养细胞技术重新评价 SP-G 抑制肿瘤细胞生长的活性，结果发现混合物中只有一小部分成分在起作用，也就是说应该存在着活性更强的单体化合物。于是研究方向又转向糖苷类组分的分离纯化上，一系列含量很低的鬼臼毒素类化合物被发现，两年后一个既能在体外抑制肿瘤细胞生长又能在低剂量延长白血病小鼠存活时间的化合物出现了，苯亚甲基木脂素 P。不同于之前的鬼臼毒素类化合物作用于有丝分裂中期，苯亚甲基木脂素 P 是在有丝分裂早期即开始抑制细胞增殖。在此研究基础上，化学家们又合成出了大量的鬼臼毒素糖苷类的乙醛聚合物，并最终发现了依托泊苷（etoposide，VP-16，图 19-7）和替尼泊苷（teniposide，VM-26，图 19-7）。

到了 20 世纪 70 年代中期，肿瘤化学疗法不再是山德士公司药物研发部的主打，依托泊苷和替尼泊苷在 1978 年被授权给美国的百时美公司（Bristol-Myers），百时美公司又进行了后续的研发。分别于 1984 年和 1992 年，美国 FDA 批准依托泊苷和替尼泊苷上市，其全球市场份额达 40～100 亿美金。如果把这两个药物比作孩子的话，那么山德士公司无疑就是生养它们的父母，只是父母在它们的成长方面并没有投入太多。百时美公司则在依托泊苷和替尼泊苷的后期成长过程中扮演了伯乐的角色，有了百时美公司的慧眼和大量的投入，成就了这两个药物，使得它们成为至今仍活跃在抗肿瘤一线的药物。

两种药物对淋巴肉瘤、膀胱癌、乳腺癌和儿童急性白血病有效。依托泊苷对小细胞肺癌、淋巴瘤疗效显著；对卵巢癌、乳腺癌、神经母细胞瘤也有效。但是毒副作用大、生物利用度低、难溶于水。因此制备了依托泊苷-4＇-*O*-磷酸盐（etoposide phosphate 或 etopophos，图 19-7），作为依托泊苷的前体药物，替尼泊苷因具有抗肿瘤谱广、作用强、不良反应少等特点，已逐渐被推广用于治疗淋巴瘤、膀胱和脑实体瘤。

三、亮菌甲素

要了解亮菌甲素（假密环菌甲素 A，armillarisin A），首先要从“亮菌”谈起。亮菌 *Armillariella tabescens* Sing 又名小密环菌或假蜜环菌，是真菌界假蜜环菌属 *Armillariella* 真菌。1969 年江苏省丹徒县，人们发现用当地能“发光”的柳树根水煎液可以治疗胆囊炎。这一发现也引起了科研人员的关注，研究后发现该水煎液的治疗作用并非来自柳树根，而是一种生长于柳树根朽木的菌，其菌丝体在暗处有荧光，故而得名亮菌。20 世纪 70 年代江苏省从江苏新医学院（现南京医科大学）、南京大学、南京林产工业学院（现南京林业大学）、镇江制药厂、南京药物研究所（现江苏省药物研究所）、南京兽医生物药品厂、中国医学科学院药物研究所等几家单位抽调科研人员，成立亮菌科研协作组对这种新发现的真菌开展了系统的研究，包括分离鉴定、生产工艺、化学成分、药理毒理、临床试验等。亮菌也成为我国最先发现并拥有自主知识产权的一种真菌，将其用于胆囊炎、急慢性肝炎及胆道感染等疾病的治疗也是我国首创。文献调研也可以发现，所有有关该菌株及亮菌甲素的研究论文均是由我国科研人员发表的，这在天然药物化学专业内也是非常罕见的现象。

1974 年，江苏省亮菌科研协作组微生物小组对从丹徒县采集的柳树朽木进行研究，他们认为朽木发光可能是真菌生长的结果，因为在真菌的 19 个属中确有一些种能发光。为了证实这一设想，他们从发光朽木中进行了菌种分离，得到了一株发光真菌，形象地称其为“亮菌”，即假蜜环菌 *Armillariella tabescens* Sing 菌株（图 19-11）。在确认了该菌无毒后，亮菌科研协作组的临床肝炎小组和临床胆囊炎小组用其制剂进行了大量的临床试验，从 1970 年 4 月至 1975 年 4 月，用亮菌制剂治疗胆囊炎 2200 余例；1974 年治疗慢性肝炎 88 例，结果表明该菌对胆囊炎及慢性肝炎都有很好的疗效，从科学的角度证实了发光柳树根能治疗胆囊炎的“功臣”，就是生长在朽木上的亮菌。以上的研究工作为后续菌株的人工培养及化学成分分离开了一个好头。

1974 年，化学小组在微生物小组的研究基础上，用面包粉培养湿菌丝体，用乙醇提取后转溶至乙酸乙酯，凝缩后通过碱性氧化铝柱色谱、葡聚糖凝胶 G-25 及制备色谱等方法，首次分离并鉴定了亮菌甲素（假蜜环菌甲素，armillarisin A，图 19-11），得量为 3～7ppm。基于当时结构鉴定水平有限，亮菌甲素结构鉴定数据仅报道了紫外光谱、红外光谱及核磁共振氢谱。为了进一步证明结构鉴定的准确性，课题组还全合成了亮菌甲素，即 3-乙酰基-5-羟甲基-7-羟基香豆素。所得产品的红外光谱与提取分离所得的亮菌甲素一致，混合熔点不下降，从而进一步证明了结构鉴定的准确性。

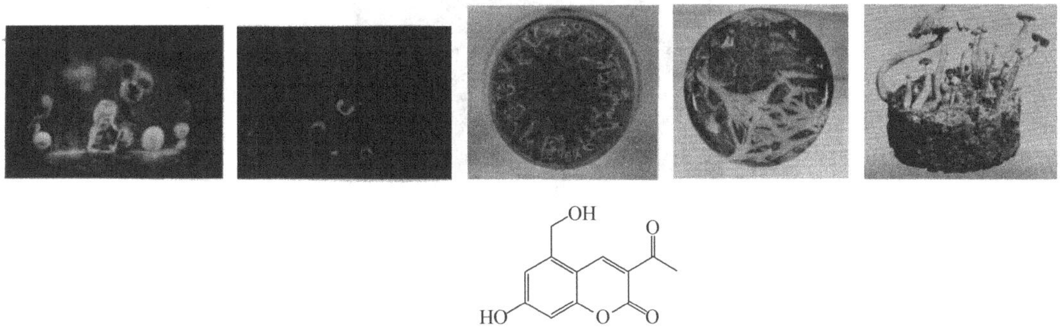

图 19-11　科研文献中发表的亮菌照片（上），亮菌甲素结构式（下）

1979 年，南京大学采用 3，5-二羟基苯甲酸为原料人工全合成了亮菌甲素，产率为 40%。1980 年，江苏省原子医学研究所的邵鹤生等将 ^{14}C 标记在亮菌甲素的 5 位羟甲基碳原子上，给大鼠口服、静脉注射及肌内注射，进行了亮菌甲素在大鼠体内的吸收、分布和排泄研究，发现标记药物吸收迅速、排泄较快，不易发生体内蓄积现象。1981 年，南京药物研究所孙奋治等进行了亮菌甲素的药理和毒性研究。亮菌甲素能显著增加肝脏分泌胆汁，对胆总管末端括约肌起松弛作用，且能降低十二指肠紧张度，对胆道系统的压力起了良好的调节作用；对一些胆道运动障碍疾患、胆管及胆囊的炎症患者，能使郁积的胆汁排出至肠道；也有可能将小结石、细菌及其代谢物、炎症渗出物等冲洗出胆道。以上作用能轻度提高免疫功能，有助于炎症的消除和疼痛的减轻。亚急性毒性试验显示亮菌甲素无明显毒副作用，提示人每次用量在 1mg 以下是安全的。

翻看亮菌甲素的前世今生不难发现，从最初的菌种分离、菌株人工发酵培养，临床试验研究，到菌株中活性单体化合物亮菌甲素的发现和人工合成，都是由江苏省亮菌科研协作小组完成的。虽名为“小组”，但却是集中了多家科研单位的优势兵力协同作战，再次证明了团结就是力量的道理。

四、联苯双酯

五味子为木兰科植物五味子 *Schisandra chinensis*（Turcz.）Baill.或华中五味子 *Schisandra sphenanthera* Rehd. et Wils.的干燥成熟果实。前者习称“北五味子”，后者习称“南五味子”。唐代《新修本草》载“五味，皮肉甘、酸，核中辛、苦，都有咸味”，故有五味子之名。中文文献检索到的最早关于五味子的报道《五味子的成分药理与应用》发表于 1954 年的《江西中医药》杂志上，之后的近 20 年里零星有五味子药理活性的研究。1972 年，中国人民解放军空军广州医院传染科首次报道了应用五味子粉治疗 102 例无黄疸型传染性肝炎的研究，称初步收到较好疗效。这一报道，正式开启了五味子治疗各型肝炎研究的序幕。在接下来的两年间，全国各地相继报道了上千例五味子制剂用于治疗慢性肝炎、病毒性肝炎的成功病例。1973 年，中国人民解放军第 309 医院首次发现五味子具有降低血清谷丙转氨酶的作用。很快关于五味子活性化学成分的研究也开展起来，1974 年上海药物所联合多家单位从华中五味子中分离得到五味子酯甲，药理实验研究证明该化合物有显著的降低小鼠氨基转移酶（简称转氨酶）及对抗四氯化碳造成的病理损害的作用。正是以上介绍的研究背景和研究基础，引起了时任中国医学科学院药物研究所新药小组组长刘耕陶研究员的注意和兴趣，使得刘耕陶院士和联苯双酯（bifendate，DDB）结下了半生的不解之缘。

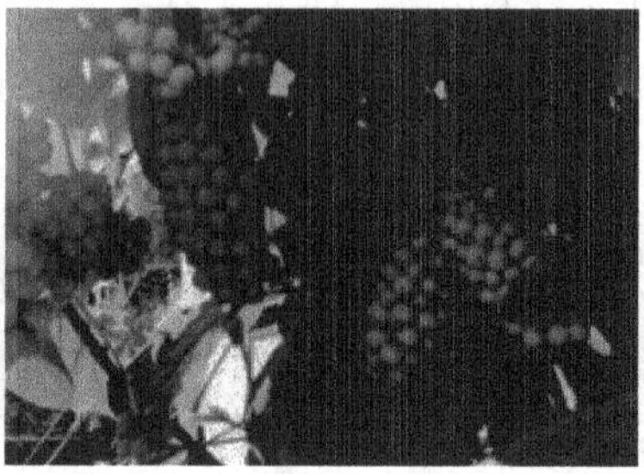

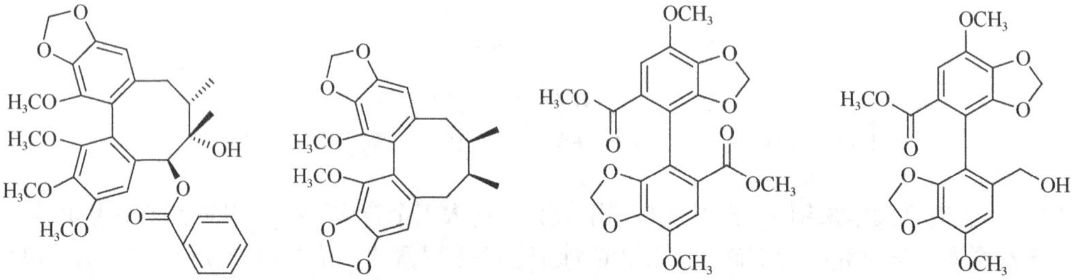

图 19-12 五味子原植物（上），五味子甲素、五味子丙素、联苯双酯和双环醇（下从左至右）

刘耕陶院士（1932—2010，图 19-13），我国著名药理学家、中国工程院院士、中国医学科学院药物研究所药理学研究室研究员。2002 年，刘院士在为《生理科学进展》杂志撰写的“刊头专文”《人生七十忆往事》一文中提到，他的科研生涯以 40 岁为界分为两个阶段：第一阶段从 24 岁至 39 岁，先后在著名药理学家宋振玉和雷海鹏教授的直接培养和指导下，参加过多项不同的课题研究，方向变动较大。第二阶段是 40 岁之后，从事肝脏生化药理学研究，方向相对稳定。虽然在行外人看起来刘院士有些“大器晚成”，但也正是因为第一阶段的积累，参与了抗糖尿病、抗关节炎、抗肿瘤、抗动脉粥样硬化和内分泌、避孕药等药理学研究，练就了他的“一身本领”，为他在第二阶段的肝脏药理学研究并发明新药联苯双酯和双环醇打下了坚实的基础。

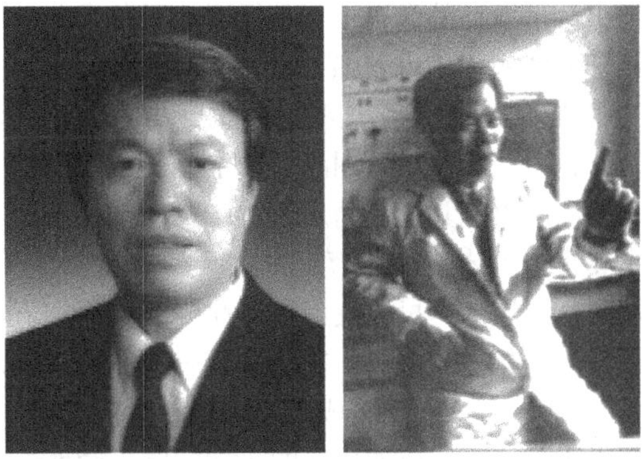

图 19-13　刘耕陶院士

1972 年中国科学院协和药物研究所成立新药研究组，刘耕陶院士任组长。基于以下三个原因：大量的医院调查和文献研究；肝脏生化药理学研究领域在当时的国内尚属空白；我国肝炎发生率高，急需新药。刘院士提出一个大胆的科研设想：以肝脏生化药理结合中医“扶正培本”理论作为研究方向，首先从五味子和灵芝的研究做起。而刘院士之所以首先选择五味子作为研究对象之一，正是因为五味子治疗肝炎降转氨酶效果显著，研究热度正高；又恰好与刘院士开创的研究方向“肝脏生化药理”相契合，可谓是占尽了天时、地利与人和。课题组早期的负责人是著名药理学家、我国药物代谢研究领域开创人、中草药现代药理研究和新药药效筛选工作的先驱宋振玉教授（1915—2010，图 19-14），之后由刘耕陶院士主持开展工作。他和包天桐首先从五味子抗肝损伤的活性开始研究。临床上已经应用五味子蜜丸用于肝炎的治疗，所以疗效是确定的了，因此接下来的研究进入寻找活性化学成分的阶段，主要由药物所的两位天然药物化学家陈延镛和黎莲娘完成。在四氯化碳损伤小鼠模型中，课题组发现有保肝作用的活性物质存在于五味子果仁中，为脂溶性成分，而五味子果肉（皮）无效。这一结果也科学地解释了临床上应用五味子蜜丸降转氨酶有效而五味子水煎剂无效的原因。

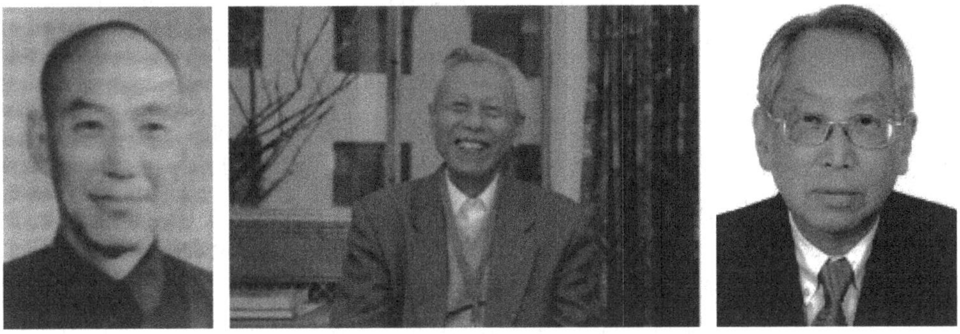

图 19-14　宋振玉教授、谢晶曦教授、姚光弼教授

1976 年，陈延镛和黎莲娘从五味子果仁乙醇提取物中分离出七种五味子素，包括：五味子甲素、五味子乙素、五味子丙素、五味子醇甲、五味子醇乙、五味子酯甲和五味子酯乙，它们都具有联苯环辛烯骨架。其中五味子丙素和五味子醇乙两个化合物是世界上首次分离得到的新化合物。其实在同一年，上海药物所也在做华中五味子化学成分的研究工作。从中分离得到了五味子酯甲、五味子酯乙、五味子酯丙、五味子酯丁和五味子酯戊，后三个化合物是首次发现的新化合物。这些单体化合物均能不同程度的降低动物实验中四氯化碳引起的高血清转氨酶，说明它们可能就是五味子抗肝损伤的活性成分。1977 年，包天桐和刘院士对上述陈延镛分离得到的七个单体化合物进行了药理作用比较，发现对于四氯化碳或硫代硫酸钠引起的小鼠转氨酶升高，七个化合物抑制作用的强度次序：五味子酯乙＞五味子醇乙＞五味子丙素＞五味子乙素＞五味子甲素＞五味子酯甲＞五味子醇甲。从构效关系上看，苯环上有亚甲二氧基的化合物降酶作用较强。研究工作进行到这里，似乎已经很明确了，那就是锁定活性最强的五味子酯乙继续进行作用机制及人工合成工艺路线研究，开发新药。当然，现在我们知道后来真正成为主角的是五味子丙素而不是五味子酯乙。那是因为当时

日本和俄罗斯的学者也在进行五味子化学成分的研究，而五味子丙素是我们首先发现的新化合物，且它的降酶作用也较强，但在植物中含量仅为8/10 000，要想做更深入的研究，必须走人工全合成的路线，故五味子中这些活性化合物的全合成研究，便从五味子丙素开始。这项工作是由中国科学院药物所药物化学家谢晶曦（生于1924，图19-14）带领周瑾和张纯贞完成的。

谢教授尤其擅长药用天然产物的结构测定和全合成研究，此前他已经完成了消旋山莨菪碱的合成和生产工艺（1981年国家发明二等奖），以及我国首创新药氢溴酸樟柳碱的合成（1983年国家发明三等奖），可以说谢教授在当时是研究五味子丙素人工合成的不二人选。

谢晶曦教授高超的合成才能使得他成功地解决了联苯环辛烯骨架上两个甲基的立体构型这个关键问题，1978年完成了五味子丙素的全合成。考虑到五味子丙素合成路线长、产率低、短期内难于满足药理研究的用量的实际问题，谢教授智慧地将目光放远，和主要负责药理活性筛选的包天桐一起对合成的中间体和类似物也做了大量的药理筛选，发现了数个生物活性较好的化合物。综合考虑药理活性及合成路线等因素后，他认为4，4′-二甲氧基-2，2′-二羧酸二甲酯，即联苯双酯发展为新药的可能性最大。研究证明，联苯双酯不仅能降低四氯化碳引起的小鼠血清谷丙转氨酶水平升高，对肝脏病理损害也有明显的保护作用。联苯双酯的临床试用自1977年开始到1980年底结束，用于慢性、迁延性病毒性肝炎380余例，降酶有效率在85%左右，优于同时期的复方肝炎片、葡醛内酯（即肝泰乐）及联邦德国进口药水飞蓟（即利肝隆）。

1980年12月26日，中国医学科学院主持召开了治疗肝炎新药联苯双酯的科研成果鉴定会。参加会议的有来自北京、上海和浙江等地的科研、制药、临床、药检部门等23个单位54名代表。经多家科研机构及医疗单位试制、试用，认为联苯双酯对慢性迁延性和慢性活动性肝炎患者有近期降血清谷丙转氨酶的作用，具有降酶幅度大、速度快、效果肯定、不良反应小等优点，能改进患者的一些症状。至此，联苯双酯正式成为中国首创的抗肝炎合成药，被载入《中国药典》，并相继出口韩国、越南、印度尼西亚和埃及，给研究单位、生产厂家创造了巨额利润，为国家赢得巨大经济效益和社会效益。该项研究成果受到国内外医药界高度重视。1980年获卫生部科技成果一等奖。1983年获国家发明三等奖。1986年获第35届世界发明博览会“尤里卡”金质奖。

联苯双酯的故事讲完了，但是刘耕陶院士对于联苯双酯的研究却并没有停止，而外国同行的几句话更加成为鞭策刘院士在抗肝炎新药的研发道路上继续前行的动力。1982年，德国拜尔公司专家来药物所参观，恰逢联苯双酯刚刚问世，出于制药厂的角度和思维几位外国专家认为联苯双酯一定能给所里带来丰厚的利润。但是当得知此药没有申请专利保护时，他们遗憾地说：“没有专利，就意味着自己的创新成果得不到保护，丢掉了许多金子。”这段话也多次出现在刘院士的文章中，足见他对于联苯双酯没有专利保护，不能为国家获得更多的经济利益无法释怀。因此，他铆足了劲儿一定要找到一个有专利保护、效果比联苯双酯更好的新药。1985年，这支强有力的科研团队再次整装出发，刘院士带领药理组的李燕、魏怀玲负责筛选合成出的化合物的活性，这次化学组的合成改造工作由张纯贞教授领导，这里也体现了科研工作的传承，谢晶曦在主持联苯双酯研究的时候张纯贞就是主要参研人。经不同类型的化学和药物性肝损伤模型的活性筛选，课题组发现联苯类衍生物的保肝活性与两个苯环上亚甲二氧基的位置、侧链羧酸的长度、两个羧酸基团被羟基还是羧基取代及两个苯环间的杂环密切相关，最终设计并合成了一个侧链被羟甲基取代、活性优于联苯双酯的新化合物——双环醇（bicyclol，图19-12）。由于在联苯结构中引入了不同侧链取代基6-羟甲基和6′-甲氧羰基，促进了体内吸收，提高了药物的生物利用度及生物活性。临床前药理研究发现，双环醇在降低转氨酶保护肝脏的同时，还具有抗肝炎病毒的活性，且毒性小，无致畸致突变性。更值得关注的是其对鸭肝炎还具有抑制DHBV-DNA（鸭乙肝病毒脱氧核糖核酸）的复制及抑制2.2.15细胞株（人肝癌细胞整合人乙肝病毒）分泌HBsAg和HBeAg的作用。

经过大量细致的合成、筛选、药理、毒理、药动学、质量控制、制剂等科学试验，课题组顺利地完成临床前药理及药学研究工作。经卫生部批准，1996 年，中国医学科学院药物研究所组织开展双环醇片进入Ⅰ、Ⅱ、Ⅲ期临床试验。Ⅲ期临床试验由著名肝病专家姚光弼教授（1931—2010，图 19-14）担任总负责人，在上海市静安区中心医院、首都医科大学附属北京地坛医院、北京大学第一医院、首都医科大学附属北京市佑安医院、复旦大学附属华山医院、上海第二医科大学附属瑞金医院等多家大型医院进行为期四年的中心、双盲、随机、对照研究，结果证实双环醇的疗效显著强于联苯双酯。2001 年，中国医学科学院药物研究所以 3000 万元人民币将双环醇独家转让给北京协和药厂，双环醇片进入产业化研究阶段。同年，国家食品药品监督管理局颁发双环醇原料和片剂的一类新药证书、试生产批准文号及质量标准，完成商品名百赛诺注册，至此历时 16 年艰苦研究的抗肝炎新药百赛诺诞生了。百赛诺在国内有 12 年行政保护期，并在 14 个国家获得了专利保护，成为我国第一个上市的具有国际自主知识产权的一类新药。双环醇片也是我国首个在欧美获物质专利保护的化学药物，是我国首个成功产业化并打入海外市场的专利药物。2002 年全面启动双环醇片Ⅳ期临床试验，成为我国首个由国内企业独立组织开展的多中心、大样本的临床试验，包括 40 个大、中城市的 68 家医院，纳入 2200 个病例。2004 年，双环醇获得原料和片剂的国药准字批号正式生产上市。2006 年，由中国医学科学院药物研究所和北京协和药厂共同主持的《国家一类抗肝炎新药双环醇的研究》获得国家科技进步二等奖，主要完成人有张纯贞、刘耕陶、李燕、姚光弼、胡伟、魏怀玲、徐礼燊、庾石山、刘爱茹、谷士杰。

纵观参与联苯双酯和双环醇新药研发的科研人员：刘耕陶、谢晶曦、张纯贞、姚光弼（排名不分先后）等诸位优秀的科学家，他们不单有丰富的专业知识、大胆的科研设想、高超的实验技能，更加具有一种不服输的韧劲儿。面对 20 世纪 70 年代我国缺医少药的现状，他们更多的是主动担负起为祖国、为人民寻医找药的使命和责任。他们不盲目仿制国外新药，他们怀揣着让中国的民族制药业在世界上争取一席之地的理想。他们在学术上的造诣、科研上的成果及高尚的情操值得我们今天每一位科研人员学习。

第 20 章　强心类天然产物

心力衰竭是许多心血管疾病的终末期，病情复杂，解决心力衰竭问题一直是世界所面临的重大难题。自然界中含有一大类有强心（增加心肌收缩力）活性的天然产物，本章主要介绍强心苷和蟾蜍毒素的药用历史。

一、强心苷

强心苷（cardiac glycoside），是指存在于植物中具有强心作用的甾体苷类化合物。强心苷结构上属于甾体化合物，结构中具有甾体母核，17 位取代有不饱和内酯环，根据不饱和内酯环的碳原子数不同，分为甲型强心苷（五元不饱和内酯环）和乙型强心苷（六元不饱和内酯环）。

自然界中含有强心苷的植物很多：毛地黄 *Digitalis purpurea* L.、夹竹桃 *Nerium indicum* Mill.、虎眼万年青 *Ornithogalum caudatum* Jacq.、铃兰 *Convallaria majalis* Linn. 等。其中应用历史最悠久的为毛地黄，下面介绍毛地黄的药用历史。

毛地黄属 *Digitalis* genus 包含 20 多种植物，名称来源于拉丁语“digitus”，意思为“手指”，指其花的形状，又被称为“foxglove”。其中，药用植物为毛地黄 *Digitalis purpurea* L. 和毛花毛地黄 *Digitalis lanata* Ehrh.，原产自西方欧洲国家，如爱尔兰、英格兰、德国、法国、瑞士和匈牙利等既有沙地又多树木的地方。故中国人又称其为“洋”地黄。现在世界各地都有种植。

据西方历史记载，毛地黄 *Digitalis* 用于治疗各种疾病有几百年的历史，1542 年由德国著名植物学家 Leonard Fuchs（1501—1566，图 20-1）在他的书 *Historia Stirpem* 中命名该植物为“*Digitalis*”，并建议用于治疗局部水肿。但是，在随后的 200 多年，因人们对毛地黄的不合理应用及应用中经常发生不良反应一直饱受争议。

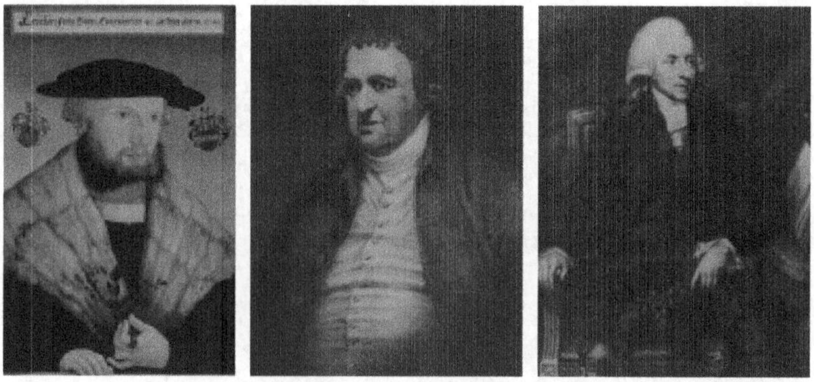

图 20-1　Leonard Fuchs，Erasmus Darwin 和 William Withering（从左到右）

直到 1776 年，英国医生 William Withering（1741—1799，图 20-1）断言毛地黄 *D. purpurea* 值得更多的关注，引起了英国著名医生 Erasmus Darwin（1731—1802，图 20-1）（《进化论》作者 Charles

Robert Darwin 的祖父）的注意。1780 年，第一个关于毛地黄治疗心源性水肿的精确描述，由 Erasmus Darwin 附加在其儿子发表的毕业论文中，文中共记录了 9 个病例。其实最初 Erasmus Darwin 医生的这些关于毛地黄治疗心源性水肿的知识都是从 William Withering 医生那里得来的。

1785 年，医学史上的经典著作《关于毛地黄（一些医疗用途：在治疗水肿和其他疾病的实际应用评价）》（*An Account of the Foxglove，and Some of its Medical Uses：with Practical Remarks on Dropsy，and Other Diseases*）（图 20-2）出版。该书作者 William Withering 记录了 10 年间对 163 个患者的用药经验，书中包含了作者仔细地观察、诚实的记录和自己的见解。

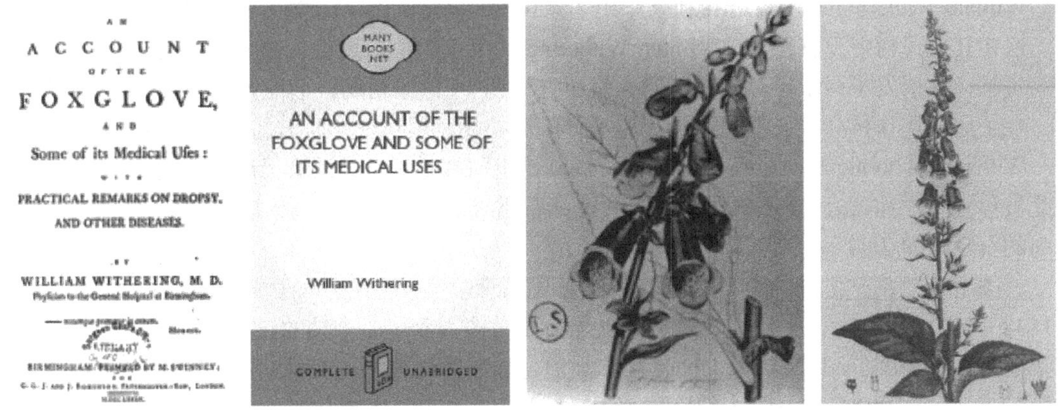

图 20-2　*An Account of the Foxglove，and Some of its Medical Uses：with Practical Remarks on Dropsy，and Other Diseases* 封面；*D. purpurea* 出自 *An Account of the Foxglove*（从左到右）

1741 年，William Withering 出生在英国什罗普郡（Shropshire）的惠灵顿（Wellington），1766 年毕业于爱丁堡大学医学专业。除了医学，William Withering 兴趣广泛，包括植物学、化学和矿物学。在 1776 年，William Withering 发表了著作《大不列颠自然生长的植物分类全集》（*The Botanical Arrangement of All the Vegetables Naturally Growing in Great Britain*），该书包含 2 卷 836 页和 12 副插图。是英国第一个用林奈系统（Linnaean system）著作的书籍，在当时的英国很受欢迎。植物学上的造诣，决定了他能发现毛地黄。

1775 年，William Withering 偶遇一位什罗普郡的老妇人 Old Mother Hutton，有治疗水肿的家庭秘方，该秘方含有 20 多种植物，William Withering 很快确定了毛地黄才是其中的主要起效植物（图 20-3）。

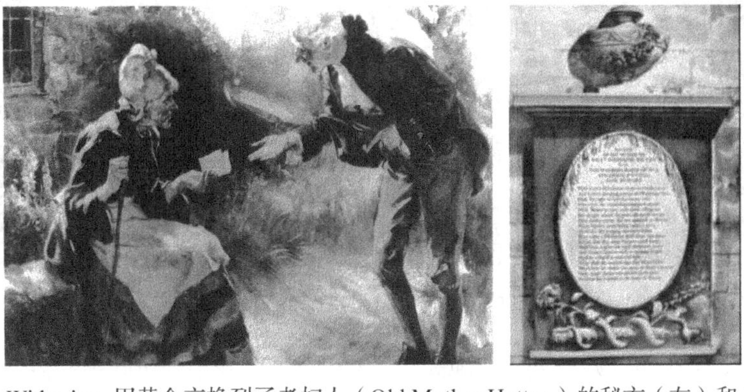

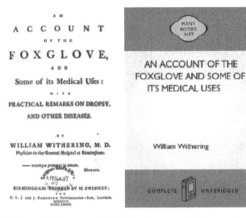

图 20-3　William Withering 用黄金交换到了老妇人（Old Mother Hutton）的秘方（左）和 William Withering 的墓碑（底部右侧雕刻有毛地黄植物）（右）

为了用药剂量标准化，William Withering 只在毛地黄开花期间收集叶子使用，并把剂型做成粉末或注射剂代替煎煮，他还发现毛地黄干燥叶子粉末的药效是新鲜叶子的 5 倍，并且干叶粉末药效比煎煮好，煎煮后可能破坏了一些活性成分。在 1775～1784 年，对于毛地黄的使用 William Withering 做了详尽的记录，并对毛地黄使用中的毒性反应做了详细描述，包括恶心、呕吐、视觉模糊、视绿症、视黄症、尿量增多、脉搏变慢(甚至到 35 次/分)、冷汗、抽搐、晕厥、死亡。最初 William Withering 的治疗方案为持续用药以维持尿量，后来经过临床实践改变治疗方法为持续用药，一旦出现上述不良反应后停止用药。

William Withering 对毛地黄的利尿作用印象深刻，也感觉到该药物在一定程度上影响心脏的运动，这在其他药物中没有发现。William Withering 的工作为毛地黄重新被《伦敦药典》收录做出了很大贡献，并引发了科学界对毛地黄的大量研究。到 19 世纪初期，毛地黄对心脏的作用被广泛接受，在临床上用作抗心律失常药物治疗心房纤颤和扑动及用作正性肌力药物治疗心力衰竭。

William Withering 的贡献在于他在科学的基础上研究毛地黄，消除了许多民间传说和迷信，也因此被称为“洋地黄之父”。在其墓志铭的底部右侧雕刻有毛地黄植物，以致敬他在医学和植物学方面的贡献（图 20-3）。

《关于毛地黄》发表 90 年后，1875 年，德国药理学家、现代药理学之父 Oswald Schmiedeberg（1838—1921，图 20-4）从毛地黄 *D. purpurea* L.中分离得到了一个纯的化合物，命名为“digitoxin”（洋地黄毒苷）。Oswald Schmiedeberg 是二战前德国制药领域的重要科学家，他培养了很多学生，出版和发表了 200 多本科学书籍和文章。英国药理学家和生理学家 Arthur Robertson Cushny（1866—1926，图 20-4）首次用科学实验解释了洋地黄毒苷的作用。法国化学家、药剂师 Claude Adolphe Nativelle（1812—1889）将洋地黄毒苷用于现代临床治疗。1926 年，诺贝尔化学奖获得者德国化学家 Adolf Otto Reinhold Windaus（1876—1959，图 20-4）得到洋地黄毒苷的分子式，但直到 1962 年，才确定了包括糖基侧链在内的确切结构。1930 年，Sydney Smith 从毛花毛地黄 *D. lanata* Ehrh.中分离得到地高辛（digoxin，异羟基毛地黄毒苷）。地高辛的苷键在人体内被打开，生成洋地黄毒苷和糖。洋地黄毒苷能够提高心脏中的钙的含量，增强心肌细胞，减缓心率和提高心脏收缩的力量和速度。地高辛（digoxin）和洋地黄毒苷（digitoxin）比较（图 20-5），地高辛在结构上 12 位多一个羟基取代，通过肾脏代谢排泄（洋地黄毒苷通过肝脏排泄）。

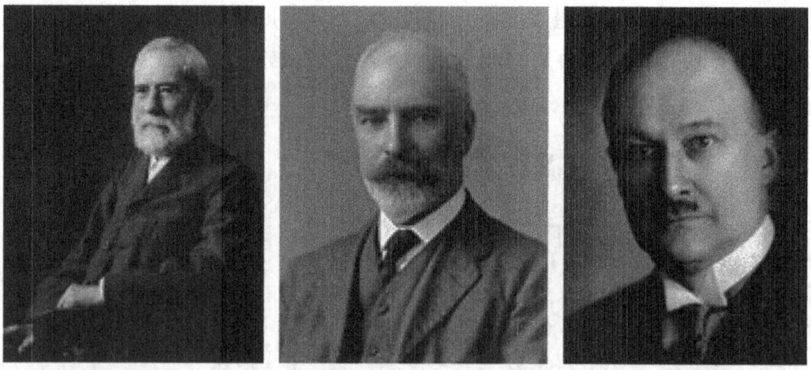

图 20-4 Oswald Schmiedeberg，Arthur Robertson Cushny 和 Adolf Otto Reinhold Windaus（从左到右）

19 世纪末期，毛地黄开始以处方药地高辛（digoxin，毛花毛地黄叶中的活性成分）或洋地黄毒苷（digitoxin，毛地黄中的活性成分）形式用于临床。Digoxin 商品名称为 Lanoxin，用于治疗各种心脏疾病，最常见的是心房纤颤、心房颤动和心脏衰竭。给药方式为口服或者静脉注射。地高辛还被收录在世界卫生组织的基本药物清单中，其生产成本低廉，根据 2015 年资料记录，服用地高辛一个月的花费在发展中国家为 0.21～6.6 美元，在美国大概为 25 美元。和其他化学合成的西药不同，目前临床上应用的地高辛仍然是从毛花洋地黄植物中提取的天然产物。根据葛兰素史克公司的数据报告，目前葛兰素史克公司用于提取地高辛的原料——毛地黄主要来自荷兰的农场，干叶被运到美国以后经处理萃取最终得到地高辛。

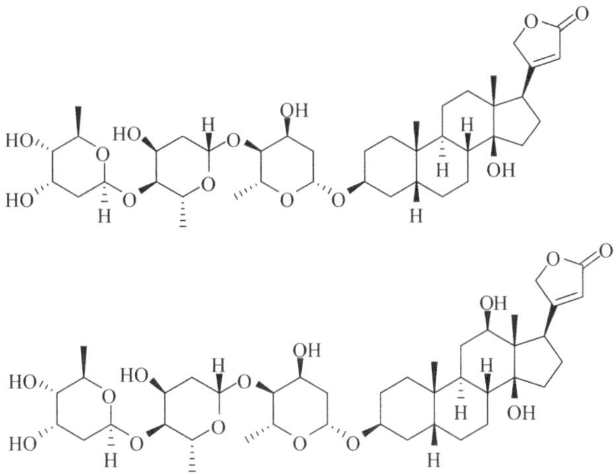

图 20-5 洋地黄毒苷（上）和地高辛的结构（下）

同时从 19 世纪末期开始进行毛地黄强心活性的机制研究，1980 年，A. Schwartz 等揭示了地高辛与钠通道上的 Na^+，K^+-ATP 酶特异性、可逆性结合。同时，D. Noble 认为，药物的正性肌力作用和地高辛与 Na^+，K^+-ATP 酶结合有关，抑制该酶可增加细胞内钙离子，使肌肉蛋白收缩。

毛地黄中强心苷的毒性反应在临床应用中经常发生，1949 年，报道了一个跟踪调查的研究：在 3 个月到 2 年的时间里，对 100 个心力衰竭患者给予洋地黄毒苷（digitoxin）治疗，20%有毒性症状。服用洋地黄毒苷的患者出现毒性症状的频率高于服用毛地黄叶的患者。洋地黄毒苷和更常用的地高辛有类似的毒性作用，即厌食、恶心、呕吐、腹泻、混乱、视觉障碍和心律不齐。

20 世纪末至 21 世纪初，在美国新泽西发生了一起使用地高辛杀人的连环杀人案。案犯为新泽西的一名护士查尔斯·库伦（Charles Cullen），他承认自己在 1987～2003 年的 16 年里，在 10 家不同的医护中心杀害了近 40 位患者。2006 年，Charles Cullen 在索莫斯特和宾夕法尼亚的阿灵顿依次受审，分别接受了 11 个和 7 个无期徒刑。在他入狱后，仍陆续有新的案例被提出，据调查者估计，实际遇害的人数可能超过 400 人。其中一位受害人是 68 岁的牧师，尸检结果中发现了高含量的地高辛，死者是心脏病患者，因此使用该药是合理的，但过高的用量夺去了他的生命。由于地高辛有效治疗的安全范围狭窄，治疗量与中毒量非常接近，个体差异亦较大，若服用不当，极易发生中毒反应，所以对地高辛的用量需要医生严格控制，美国 2008 年，2009 年接连两年发生了两起地高辛药品召回的事件。

另外几个强心类药物包括：k-毒毛旋花子次苷 β（k-strophanthin-β，图 20-6）——从绿毒毛旋花的种子中提取的苷；地高辛苷元（digoxigenin，DIG，图 20-6）；西地兰（cedilanid，deslanoside，图 20-7）——毛花苷丙的脱乙酰基衍生物，作用迅速，对急性心力衰竭的抢救作用极佳，是急救室必备的药品。

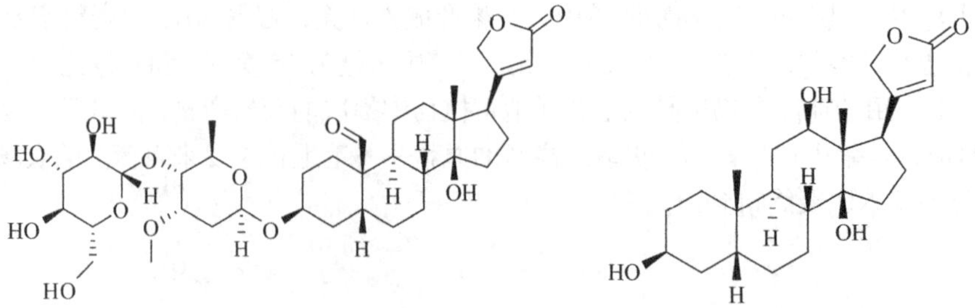

图 20-6 k-毒毛旋花子次苷 β（左）和地高辛苷元（右）的结构

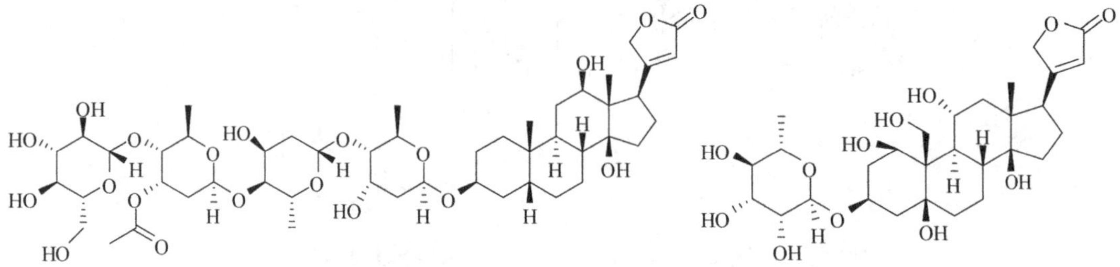

图 20-7 西地兰（左）和乌本苷（右）的结构

在电影和文学作品中，常有原始部落猎人使用沾有剧毒的毒箭袭击猎物和敌人的描述，对方中箭之后很快就失去知觉甚至丧命，可谓见血封喉。乌本苷（ouabain，图 20-7）就是非洲猎人常用的一种箭毒原料，其来源植物主要是箭毒树 *Acokanthera schimperi* 和旋花羊角拗 *Strophanthus gratus*。1991 年，乌本苷被确定为内源性激素，越来越多的证据支持重新评估乌本苷在心脏病治疗方面的潜力。2010 年关于乌本苷的文章 *Ouabain - the insulin of the heart* 即《乌本苷——心脏的胰岛素》引起人们的关注。

随着科技的发展，目前临床上出现了很多不同作用机制的治疗心力衰竭的药物，如血管紧张素转化酶抑制剂（ACEI）、β 受体阻断剂、血管紧张素受体拮抗剂，脑啡肽酶抑制剂等。毛地黄类强心（正性肌力）药物已退居二线，但其在历史中挽救了很多心力衰竭患者的生命，在天然药物史上画下了浓重的一笔。

二、蟾蜍毒素

在 William Withering 介绍毛地黄之前，一种有强心活性的动物药——蟾蜍，被收录在西方官方药典中，归为“蟾蜍提取物类”（bufones exsic-cati），用做利尿剂治疗水肿和心力衰竭。在中国和日本，蟾蜍分泌的毒液，干燥后制成黑棕色光滑圆盘，被称为“蟾酥”（Chan Su）或“Senso”，至今仍在药用。

蟾蜍分泌的毒液中有强心活性的化学成分为蟾蜍毒素，具有甾体母核，但不属于苷类化合物，蟾蜍毒素（bufotoxins）为蟾毒配基（bufogenins、bufagins、bufadienolides，图 20-8）（乙型强心苷苷元）和有机酸（如辛二酰精氨酸等）形成的酯。

蟾蜍的毒液主要集中在身体的两个部位：①腮腺，位于耳后，呈椭圆形，含有大量毒液；②疣状皮肤腺，布满整个后背，分泌少量毒液。

蟾蜍的毒液由下列方法收集：①干燥的蟾蜍皮（Heinrich Otto Wieland，1930）；②电刺激活体蟾蜍，收集皮肤分泌的毒液；③干燥的腮腺分泌物（Bolliger，1957，如图 20-9 装置收集蟾蜍毒液）。

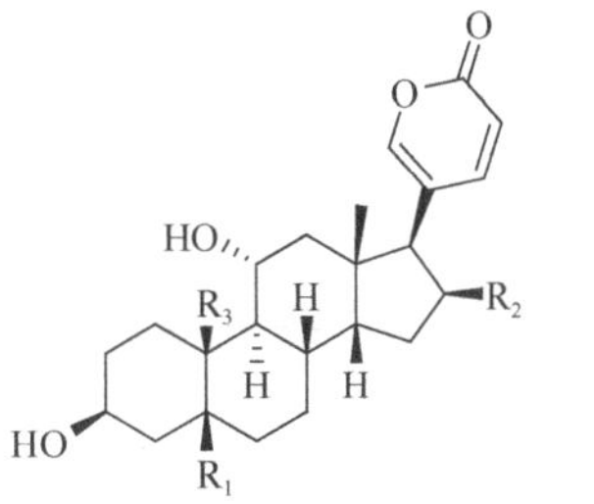

	R_1	R_2	R_3
bufalin	H	H	CH_3
bufotalidin (hellebrigenin)	OH	H	CHO
bufotalin	H	$OCOCH_3$	CH_3
hellebrigenol	OH	OH	CH_2OH

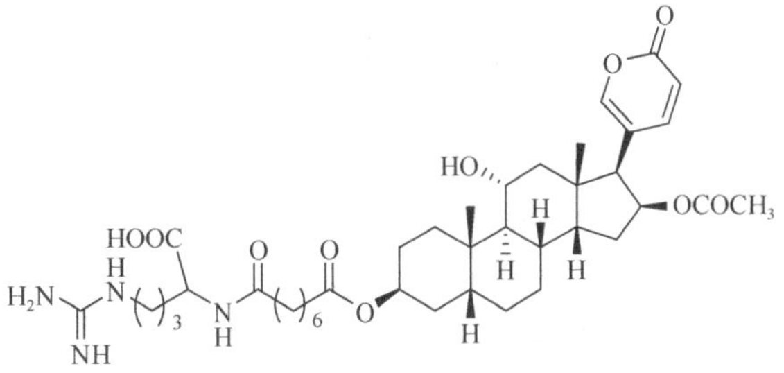

图 20-8 蟾毒配基（左）和蟾蜍毒素（右）的结构

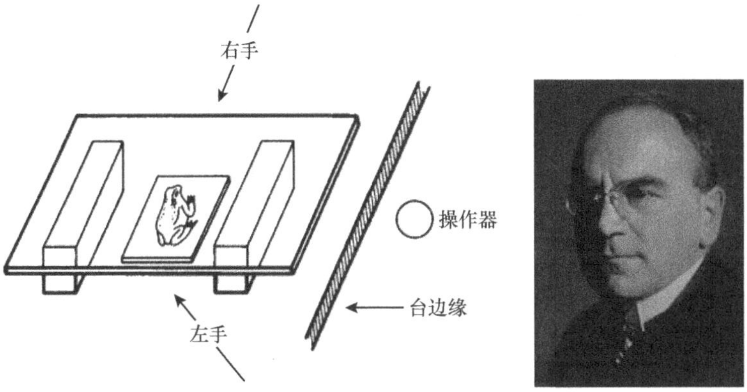

图 20-9 收集蟾蜍毒液装置（左）和 Heinrich Otto Wieland（右）

19 世纪掀起蟾蜍毒素研究的热潮，到 19 世纪 70 年代，从蟾蜍中共分离得到约 20 个蟾蜍毒素，另外还合成了约 55 个化学降解产物。1913 年，诺贝尔化学奖得主德国化学家 Heinrich Otto Wieland（1877—1957，图 20-9）教授的博士生 Weil 从欧洲蟾蜍中分离到第一个蟾蜍毒素，命名为“bufotalein”。1920 年，Heinrich Otto Wieland 教授把“bufotalein”改名为“bufotalidin”(hellebrigenin)。1936 年，Heinrich Otto Wieland 课题组确定了其分子式为 $C_{24}H_{32}O_6$。1955 年，Heinrich Otto Urscheler 课题组从另一种蟾蜍中也分离得到该物质。1930～1936 年 Heinrich Otto Wieland 课题组又分离得到了若干个蟾蜍毒素。从几千只蟾蜍皮中，分离得到化合物：bufotalin（蟾蜍它灵）和 bufotoxin（图 20-8）。从 1000 只日本蟾蜍的 15kg 皮的甲醇冷提物中分离得到 gamabufogenin 和 gamabufotoxin。从蟾蜍的氯仿提取物中，分离得到 bufotalin（36g）和 bufotoxin（10.4g），Bufotoxin 是由 bufotalin 的 3 位羟基与辛二酰精氨酸结合成的酯。

此外，还有几个课题组也分离得到了一些蟾蜍毒素。K. Shimada 等从黑框蟾蜍 *Bufo melanostictus* 的皮中分离得到两个蟾蜍毒素：bufotalin 3-suberoylhistidine ester 和 bufotalin 3-suberoyl-3-methylhistidine ester。同时，该课题组还从日本蟾蜍皮的乙醇提取物中分离得到蟾蜍毒素：gamabufotain 3-suberoylarginine ester。中国著名药理学家陈克恢（K. K. Chen）对蟾蜍毒素也进行了重要研究，从中国蟾蜍的干燥毒液——蟾酥中得到 adrenaline、cholesterol、suberic acid、cinobufotoxin 和 cinobufagin。

蟾蜍毒素的结构鉴定研究，始于德国的 Heinrich Otto Wieland 课题组，美国的 H. Jensen 和 陈克恢课题组等。在 1940～1970 年的 30 年间，完全阐明了蟾蜍毒素的结构。1920 年，Heinrich Otto Wieland 教授错将蟾蜍毒素的内酯环结构鉴定为五元内酯环，1936 年，Heinrich Otto Wieland 课题组根据化合物的紫外光谱更正了其结构为六元不饱和内酯环。1961 年，D. Bertin 全合成证实推测结构正确。蟾蜍毒素母核常被含氧基团取代，如 3-羟基或 3-羰基，羟基常出现在 C_{11}、C_{12}、C_{16}，乙酰化羟基常出现在 C_{16}，14-羟基（类似毛地黄），C_{14}/C_{15} 有氧桥，C_{11}、C_{12} 羰基取代等。

甲型强心苷（C_{23} 甾）在 1962 年由 N. Danieli 等全合成（17β-侧链和 14 β-羟基）。乙型强心苷（C_{24} 甾）在 1961 年由 D. Bertin 等全合成（17β-侧链和 14α-羟基）。K. Shimada 等研究了 42 个蟾蜍毒素（bufotoxins）及其类似物对豚鼠心脏 Na^+，K^+-ATP 酶的抑制活性，构效关系显示，3 位侧链的二羧酸片段的长度影响化合物活性，碳数越多活性越高。

除了药用以外，因蟾蜍中含有一类生物碱类致幻剂：蟾毒色胺（bufotenine），19 世纪 80～90 年代，在美国、加拿大和澳大利亚，蟾蜍曾经被当作毒品滥用——“舔蟾蜍”（摄食蟾蜍分泌物）。现在还有报道称澳大利亚宠物犬因舔食海蟾蜍上瘾被强制戒毒。蟾蜍毒素作为蟾蜍的主要化学成分有较强的强心活性，但毒性很大，临床上用作心力衰竭的急救药。

第 21 章　蒽醌——从天然染料到抗肿瘤药

蒽醌类化合物是一类应用广泛的重要化合物，构成了最大的天然色素群。早在公元前 1500 年，天然染料就一直被用来给纺织品和兽皮上色，富含蒽醌的植物在民间医学中也有 4000 多年的药用历史。蒽醌类化合物在天然醌类中数量最多，目前已知约 700 多种化合物，其中大约有 200 种来自植物，其余大部分来自细菌和真菌，蒽醌类物质常赋予这些微生物鲜艳的颜色。此外，蒽醌类在一些昆虫和海洋无脊椎动物（如海星）中也有发现。本文将分别介绍从植物、昆虫、细菌中得到的三个明星蒽醌类小分子。

一、茜素

茜素（alizarin）是制作茜草红（madder lake）颜料的主要原料，画家们把这种颜料称为茜素玫瑰红（rose madder）或茜红（alizarin crimson）。

茜草红染料自古以来就被用作绘画中的红色颜料。在图坦卡蒙法老（Pharaoh Tutankhamun）的陵墓中发现了染有茜草根染料的布；公元前 1300 年的埃及纺织品及出土的希腊-罗马颜料罐中也发现了这种染料（现存于英国国家博物馆 British Museum）。中世纪，查理曼大帝（Charlemagne）鼓励茜草种植。中世纪后期，茜草红在西欧被广泛用作染料。17 世纪的英格兰，茜草红被用作议会新模范军（New Model Army）服装的红色染料，英国士兵也曾因此有“红衣军”（Redcoat）的称号。此后红色贯穿了几个世纪，尽管英国军服的红色染料已不再由茜草红或胭脂虫等生产，但军服中的红色至今都没有完全淘汰。这种用于纺织品染色的茜草红来源于染色茜草 *Rubia tinctorum* 及茜草科其他植物的根，呈土红至橙红色，是由茜素（alizarin，图 21-1）、茜素紫（purpurin，图 21-1）和伪羟基茜素（pseudopurpurin，图 21-1）组成的混合物。不同来源的茜草，成分及含量也有差别，加之茜草红对碱及温度、湿度敏感，当时人们认为这种天然产物会产生不同色差，品质不一。

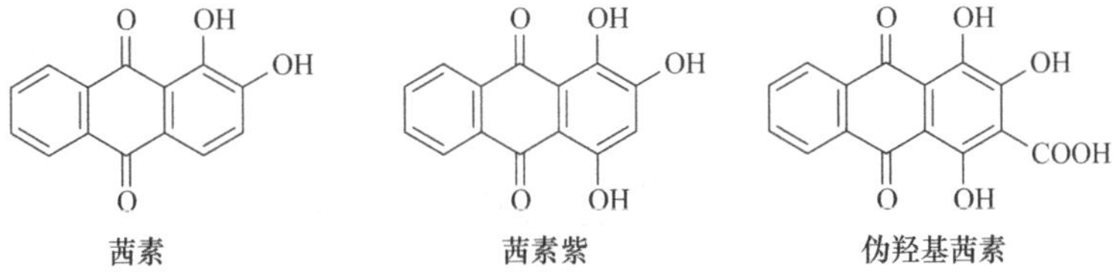

图 21-1　茜草红染料中主要成分

1804 年，英国的一位染料制造商 George Field 通过使用明矾和碱金属将水溶性茜草提取物转化为固体不溶性颜料，由此产生的茜草红染料具有更持久的颜色。在接下来的几年里，人们发现使用其他金属盐可以制造不同颜色的颜料。事实上茜素对纺织纤维亲和力较差，需要应用固定剂或媒染剂，而金属盐是纺织品和染料之间比较理想的桥梁剂。例如，茜素与铝、锡、铬或铜混合后，会形成红色、粉色、深褐色或黄褐色的螯合物，使用其他媒染剂甚至可以产生紫色、黑色。

1826 年，法国化学家 Pierre Jean Robiquet（1780—1840，图 21-2）和 Jean-Jacques Colin 从 rose madder（茜素玫瑰红）中分离出了主要的红色着色剂：茜素和羟基茜草素。羟基茜草素并不存在于新鲜的根中，而只出现在已经被储存的根或者茜草红染料中，会产生一种独特的橙红色调，可能是伪羟基茜素脱羧后产生。

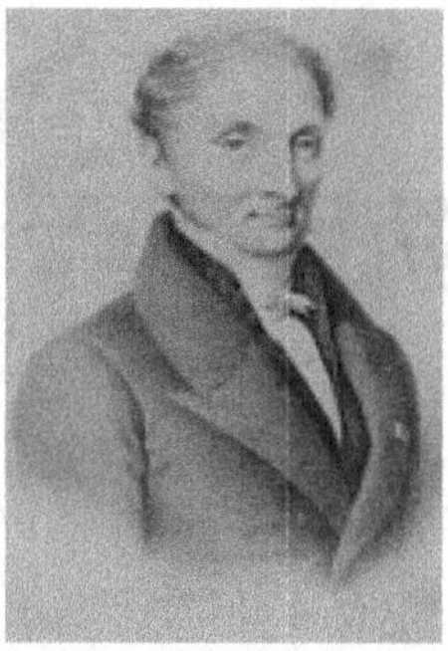

图 21-2 Pierre Jean Robiquet

19 世纪后半叶，德国化学家 Adolf von Baeyer（1835—1917，图 21-3）长期致力于染料靛蓝的研究，他首次合成靛蓝，确定其结构，并于 1905 年获诺贝尔化学奖。1865 年，德国化学家 Carl Gräbe（1841—1927，图 21-3）成为 Adolf von Baeyer 的助理，研究醌类衍生物及茜素的问题。1868 年，Carl Gräbe 和 Adolf von Baeyer 曾经的学生 Carl Theodore Liebermann（1842—1914，图 21-3）在 Adolf von Baeyer 的指导下，通过研究发现茜素的母体化合物不是先前认为的萘，而是蒽，并建立了茜素的部分结构，将蒽醌溴化、碱熔制得茜素，这是第一次在实验室合成复杂的自然产物。尽管这种合成方法效率低，成本高，但却是成功合成天然染料的一次壮举，有着巨大的商业价值。Carl Graebe 和 Carl Theodore Liebermann 合成茜素的方法要消耗大量的溴，价格昂贵不适合工业生产。后来，德国染料巨头巴斯夫公司（Badische Anilin- und Soda-Fabrik，BASF）的第一位研究主管 Heinrich Caro（1834—1910）找到 Carl Graebe 和 Carl Theodore Liebermann，3 人共同研究茜素的工业化合成路线（图 21-4）。1869 年 6 月 25 日，他们在伦敦申请了专利，茜素成为巴斯夫公司的第一个全球性的成功案例。第二天，曾首次合成了苯胺紫染料的英国染料化学家 William Henry Perkin（1838—1907，图 21-3）也申请几乎一样的专利，William Henry Perkin 和 Carl Theodore Liebermann 一样也是 Adolf von Baeyer 的学生。

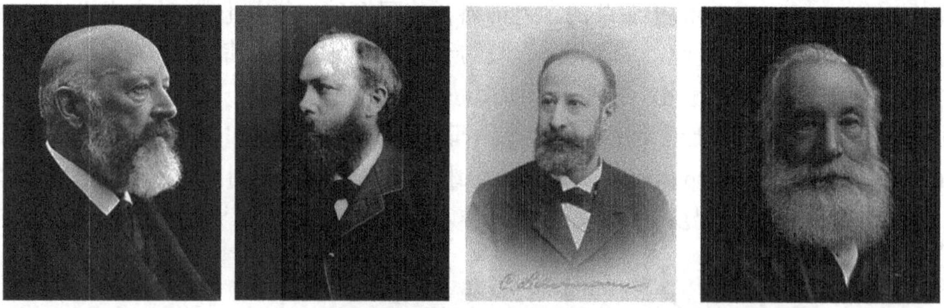

图 21-3 Adolf von Baeyer、Carl Gräbe、Carl Theodore Liebermann、William Henry Perkin（从左至右）

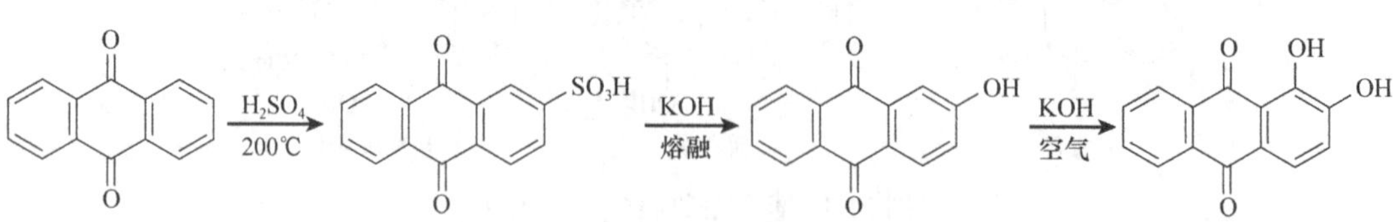

图 21-4 经过改进的茜素合成路线，产率高达 97%

后来，William Henry Perkin 与巴斯夫公司达成了交叉许可证贸易，即双方可免费利用对方的专利生产。1869～1870 年，在英国和德国，合成茜素投入批量生产，取代了天然茜素。1874 年 Adolf von Baeyer 和 Heinrich Caro 共同发表了茜素的现代结构。合成茜素的出现给茜草种植者和胭脂虫养殖者带来了灾难性的后果。加那利群岛（Canary Islands）的胭脂虫 *Dactylopius coccus* 养殖者几乎在一夜之间破产，法国南部的农民不得不把他们种植的茜草变成了土豆。染料工业的重心从此由英国转移到了新技术的主要专利持有者德国。

如今，茜草除了作为传统中药用于妇科疾病和过敏性紫癜等外，还具有止血、抗肿瘤、抗氧化、抗炎、抗菌、升高白细胞及免疫调节等作用。此外，茜素还可作为一种生物染色剂。在古代人们就发现给动物喂食时，茜素会把它们的牙齿和骨骼染成红色，这种化学物质现在普遍用于有关钙的医学研究。茜素红法可测定钙沉积，临床可用于研究骨骼生长、骨质疏松、钙结节、细胞信号、基因表达、组织工程和间充质干细胞。地质学上，它可被用来标记碳酸钙的矿物，如方解石和文石。

二、胭脂红

胭脂虫 *Dactylopius coccus* 是半翅目 *Dactylopiidae* 属的昆虫，原产于北美洲和南美洲，寄主为仙人掌类植物。雌胭脂虫体内含大量的胭脂红酸（carminic acid，图 21-5），位于它们的血液、淋巴和卵中。对于昆虫本身来说，carminic acid 被认为是一种重要的生物功能分子，可能会干预昆虫对捕食者的防御。胭脂红（Carmine，又称洋红，图 21-5）是 carminic acid 与金属离子的螯合物。

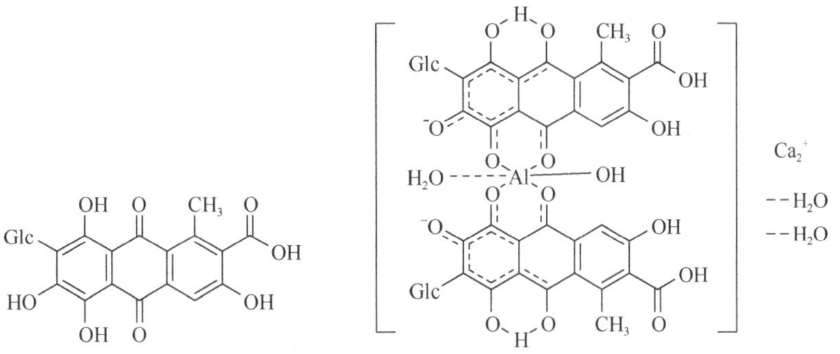

图 21-5　carminic acid（左）与胭脂红（右）的结构

从古代起，蚜虫科胭脂虫 *Dactylopius coccus* 和红蚧 *Kermes ilicis* 就被用作一种鲜红色着色剂。胭脂虫被用于制作纺织品至少可以追溯到公元前 700 年的古老的秘鲁帕拉卡斯文化（old Peruvian Paracas culture）。这种昂贵的胭脂虫曾经在前哥伦比亚时期被墨西哥的阿兹特克人和秘鲁的印加人所使用。1523 年，西班牙帝国在美洲大陆殖民之后，第一次把它带到欧洲。当时的欧洲最流行的染料是茜草红，但茜草红染料色差很大，且多数茜草红色偏向橙色。而胭脂虫这种纯正的红色明亮鲜艳、不易褪色，迅速成为欧洲贵族的风尚。西班牙极其重视胭脂红带来的巨大效益，严密保守胭脂虫的饲养及胭脂红的生产方法，以致当时欧洲人都认为胭脂红是从浆果或谷物中提取出来的。1600 年，胭脂红已经成为墨西哥最有价值的出口商品之一，仅次于金、银。西班牙垄断胭脂虫贸易长达 3 个世纪。

1685 年，英国化学家 Robert William Boyle（1627—1691，图 21-6）与微生物学的开拓者、荷兰显微镜大师 Antony van Leeuwenhoek，（安东尼・列文虎克，1632—1723，图 21-6）一起探寻胭脂红的奥秘。通过用显微镜反复观察，Antony van Leeuwenhoek 发现这种“树木的果实”实际上是“体内充满了卵的雌性动物”，自此，科学界第一次对胭脂虫有了正确认识。尽管西班牙严守胭脂红的秘密，胭脂虫还是慢慢被冒险家们带到了多个地区。到 19 世纪末，各地农场建立，西班牙对红色染料的垄断时代结束。

雌性胭脂虫的各个发育阶段都有 carminic acid，但在产卵期初期含量最高。胭脂虫生物周期的持续时间取决于多种因素，每年可以收获三到四代。Carminic acid 含量可达到干燥虫体的 18%～

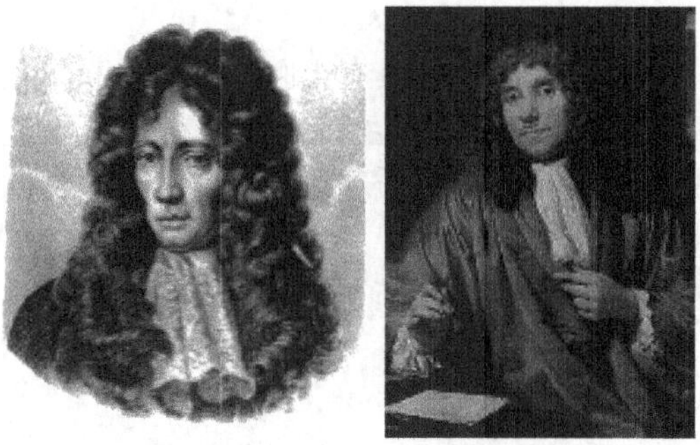

图 21-6 Robert William Boyle（左）和 Antony van Leeuwenhoek（右）

26%（*w/w*）。需要 8 万至 10 万只昆虫才能生产出 1kg 干燥虫体。Carminic acid 的工业化生产方法已作为商业秘密被各大生产商严加保密，据加拿大国际发展研究中心（IDRC）的标准，要先将干燥虫体进行筛选，用有机溶剂（如己烷）去除蜡质和脂质。干燥后进行研磨，再用碱性水溶液或乙醇钠或碳酸钾溶液进行萃取得胭脂虫粗提取物，carminic acid 含量为 2%～5%。纯度为 99% 的 carminic acid 价格昂贵，食品工业很少使用。制备 carminic acid 的铝螯合物（aluminum carmine）时可以将 carminic acid 溶液酸化，再加入柠檬酸、铝和钙盐煮沸 15～20min，铝的螯合物即可析出，通过沉降或离心分离出来。铁、锡和钡盐的配合物也有报道，但主要用于印刷。

Carminic acid 是动物源性蒽醌中最重要的色素，分子中的葡萄糖链对酸耐受性很高，也不易被酶解离，理化性质非常稳定，在欧洲、美国、日本及中国等许多国家都被视作最安全的天然色素而用于食品、化妆品、药品及纺织品等生产领域。大量的饮料、乳制品和肉类产品、水果制剂和蔬菜产品都允许用 carminic acid 或胭脂红着色。目前对胭脂虫红色素的应用研究主要集中在毒性、用量、过敏反应等方面。胭脂虫红色素在动物的体内及体外实验中均未显示毒性、致癌、致畸作用。偶有因职业性暴露、皮肤接触或摄入有过敏反应的报道，但发生率较低，过敏原可能是色素中残留的多种虫体蛋白，而非胭脂虫红色素。为此，欧洲议会和欧盟理事会推荐了胭脂红中蛋白质的限制标准。此外，胭脂虫红色素的昆虫来源令人难以接受，铝含量问题也一直是公众讨论的话题。欧盟委员会（European Commission）欧洲法规（European Regulation，EC，380/2012）规定每周摄入量最大为 1mg/kg 体重。按照这些指导方针，食物中胭脂红的数量根据不同的食物种类而定。2014 年，欧盟又提出了适用于所有含铝食品添加剂的法规，降低了人体特别是儿童对含铝食品的摄入量。考虑到人们对吃昆虫的反感，科学中心（Center for Science in the Public Interest，CSPI）要求食品标签的洋红色和胭脂虫提取物应标识动物（昆虫）来源。

三、Daunomycin 与 Doxorubicin

蒽环类抗生素是一类重要的抗肿瘤药物。1940 年，Selman Abraham Waksman 和 Harold Boyd Woodruff 发现了第一个具有抗肿瘤活性的抗生素：放线菌素（dactinomycin），由链霉菌属的 *Streptomyces parvullus* 产生。引起了众多研究学者对这类微生物代谢物的关注。意大利法米塔利亚实验室（Farmitalia Laboratory）对蒽环类抗肿瘤药的研究始于 20 世纪 50 年代末，该小组从一株链霉菌属的菌株（该菌株取自印度收集的一份土壤样本）——“法米塔利实验室 1683 号”中得到多种橘红色和红色固体。Brockmann 通过大量的化学分析结合光谱信息最终将这种红色物质确定为 rhodomycin B，活性实验结果显示其在极低的剂量（0.05～0.25mg/kg）下对腹水和固体肉瘤 180（solid sarcoma180，S180）及埃利希（Ehrlich）癌荷瘤小鼠均有显著的抗肿瘤作用，但动物生存时间与对照组没有什么区别。这可能是由于活性成分自身的毒性，尤其对肠道的麻痹作用引起的。尽管活性结果不尽人意，却进一步印证了蒽环类代谢物的研究价值，更重要的是法米塔利亚实验室从这类物质的结构及活性的前期研究中积累了大量的经验。

20 世纪 60 年代早期，法米塔利亚实验室从一种链霉菌中分离了抗生素 daunorubicin，菌株是从意大利普列亚（Puglie）北部的蒙特城堡（Castel del Monte）土壤样本中分离出来的，该地区的古老部落名为 Daunia，因此结合部落名称将这种抗生素命名为“daunomycin”。Cassinelli 和 Orezzi 描述了从链霉菌 *Streptomyces peucetius* 培养基中制备 daunomycin 的过程。几乎与此同时，另一个法国研究小组 Rhone-Poulenc 的实验室中也得到了该化合物，它被命名为 rubidomycin。随后两组研究人员将 Daunia 与法语中形容红色的单词 rubis 结合在一起将抗生素命名为 daunorubicin。同年，Marco 对 daunorubicin 进行了大量活性测试，发现其在动物实验中对多种肿瘤 Ehrlich 腺癌、S180、Oberling-Guerin（OGG）骨髓瘤、Walker 癌等均呈现显著抑制作用。Daunorubicin 很快在欧美多地进行临床试验,并成功地应用于治疗急性白血病和淋巴瘤,成为第一个用于治疗人白血病的抗生素，但其可以引起严重的心脏毒性。

法米塔利亚实验室得到 daunorubicin 良好的药理实验结果后，继续在该菌株中寻找与其结构相关的活性抗生素，以期发现更为成功的抗肿瘤药。1969 年，Arcamone 等从链霉菌的突变株 *S. peucetius var. caesius* 中得到了 daunorubicin 类似物，即 adriamycin（后更名为 doxorubicin，DOX）。动物实验中 DOX 抑制肿瘤生长的作用比 daunorubicin 更有效，且能显著延长动物的存活时间。1974 年，由 Bedford Laboratories TM 公司生产的 DOX-HCl 溶液或注射用 DOX-HCl 冻干粉-doxorubicin（Adryamicin®）被 FDA 批准上市。Doxorubicin 是最有效和最常用的化疗药物之一，临床常用于乳腺癌、膀胱癌、卡波西肉瘤、淋巴瘤和急性淋巴细胞白血病，多与其他化疗药物一起使用。其抗肿瘤作用主要机制：doxorubicin 分子可以插入 DNA 链中相邻的碱基对中，抑制 DNA 和 RNA 的合成，阻断复制和转录过程；DOX 的醌结构作为电子受体参与氧化还原反应产生自由基，对细胞膜、蛋白质和 DNA 造成氧化损伤；DOX 还能抑制拓扑异构酶Ⅱ（topoisomerase Ⅱ，TOP2A），阻止 DNA 的复制和转录。

自 20 世纪 60 年代初 doxorubicin 被发现以来，大量的天然、半合成和合成蒽环类似物涌现出来，美国 FDA 批准了 5 个这类药物（图 21-7）的临床应用，分别为道诺霉素（daunorubicin）、阿霉素（doxorubicin）、表柔比星（epirubicin）、去甲氧基柔红霉素（idarubicin）和戊柔比星（valrubicin）。

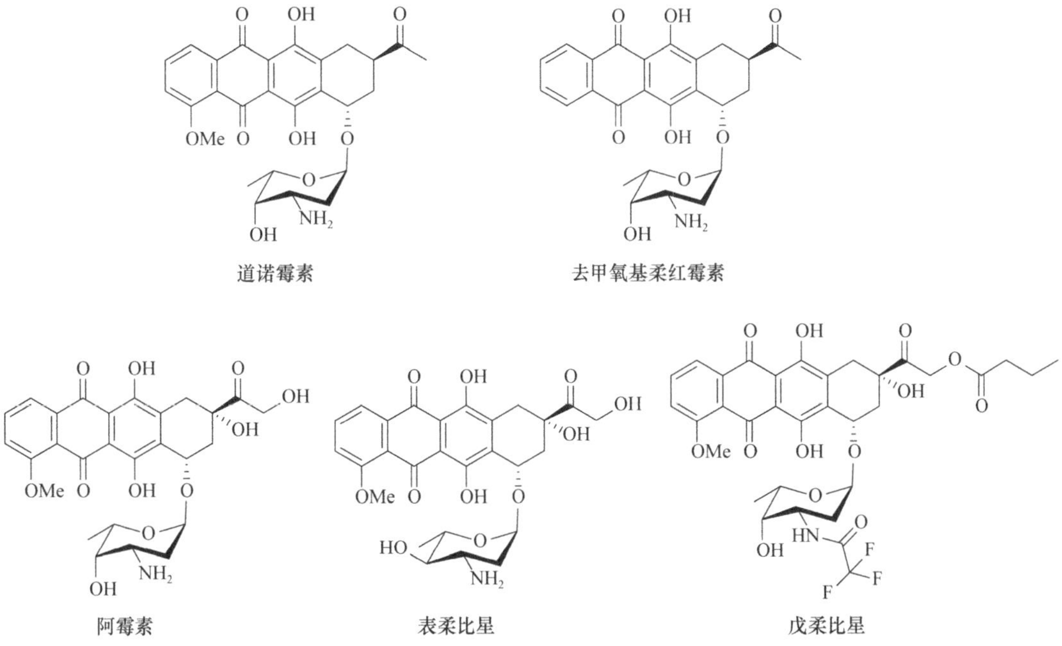

图 21-7　道诺霉素、阿霉素、表柔比星、去甲氧基柔红霉素和戊柔比星

从古老的染料到改变世界的小虫，再到蒽环类抗肿瘤药，伴随着人类对世界的不断探索，蒽醌类化合物广泛的生物活性也不断被发现。除去人们熟知的致泻作用外，蒽醌衍生物还有抗肿瘤、抗关节炎、抗真菌、抗菌、抗病毒、抗血小板等药理作用。此外，蒽醌类对疟疾及多发性肝硬化有很大治疗潜力。结构方面，除去经典的蒽醌结构，自然界中得到的还有其氧化偶联而成的二聚体、高度稠合的蒽酮类（如金丝桃素），能产生阻转异构现象的苯蒽醌类（phenylanthraquinones，图 21-8）等，很多分子展现了极强的抗病毒、抗疟、抗肿瘤的生物活性，这些潜力小分子还有待于化学家及生物学家们进行更深入的研究。

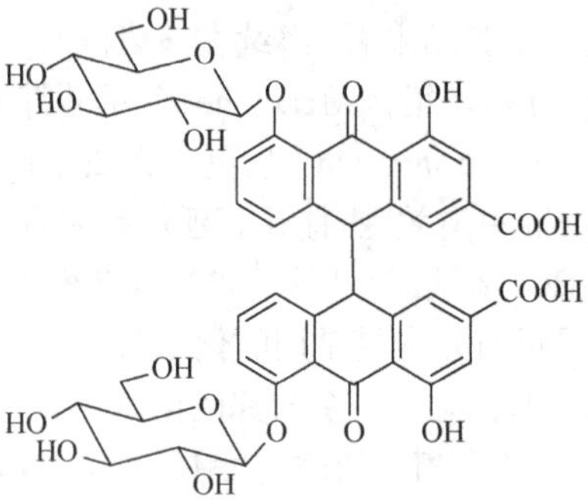

番泻苷

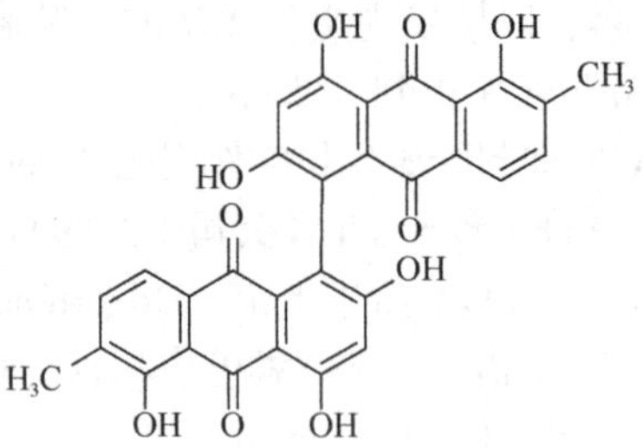

(*S*)-5,5'-bisoranjidiol

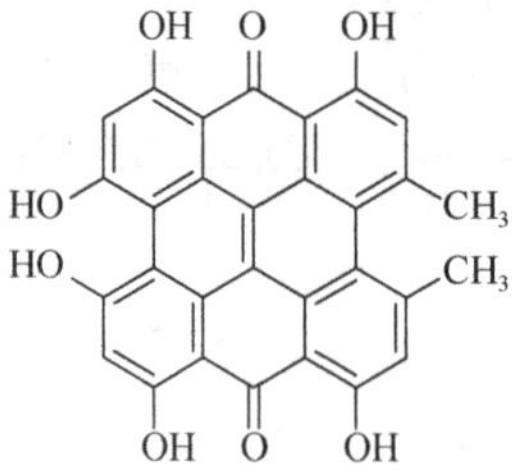

金丝桃素

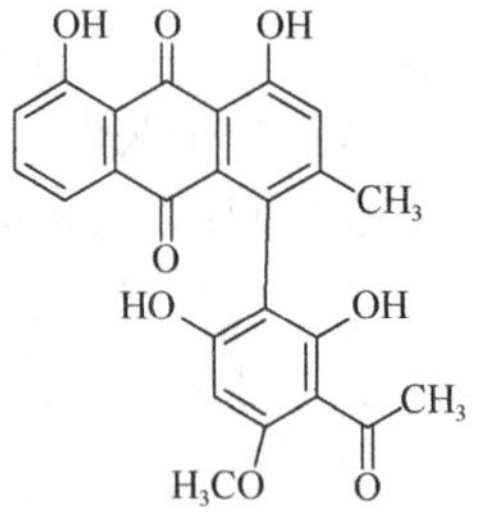

knipholone

图 21-8　几种具有药用潜力的蒽醌类化合物

第 22 章　来自海洋天然产物的药物

海洋面积约占地球表面积的 71.2%，达 3.6 亿平方千米，占地球总生物圈（biosphere）体积中的 95%，是迄今所知最大的生命栖息地。海洋生物占自然界 36 个动物门类中的 35 门，其中 13 个是海洋生物所特有的，海洋中存在的海洋生物估计超过 1000 万种，海洋生物总量占地球总生物量（biomass）的 87%。生命起源于海洋，从海洋中出现最原始的生命到现在已有 40 多亿年的历史。与对陆生植物的研究相比，人们对海洋生物的认识还相当有限。从最初的单细胞生物开始，在几十亿年的生命演化过程中创造出了丰富多彩的海洋生物世界，加之海洋生物的生存环境与陆生生物迥然不同，如高压、高盐度、寡营养、低温但相对恒温（火山口附近有高温、极地地区还有超低温）、有限的光照和有限的含氧量等，这些生存环境的巨大差异决定了海洋生物在新陈代谢、生存方式、信息传递、适应机制等方面具有显著的特点，造成海洋生物次级代谢的途径和酶反应机制与陆地对应生物几乎完全不同，使海洋生物成为资源最丰富、保存最完整、最具有新药开发潜力的新领域之一。近 20 年来药物开发越来越困难，耐药性的产生致使每年新药上市的速度几乎等于老药被淘汰的速度，人类迫切需要结构新颖、生物活性和作用机制独特的新的天然产物作为新药，特别是开发抗肿瘤药物的先导化合物，于是把目光投向了海洋，海洋被誉为人类在 21 世纪的药库和粮库。

从陆生植物中寻找药物的历史可以追溯到 4000 年前，但从海洋生物中研究开发现代药物的历史则相当晚。对海洋天然产物的研究可以追溯到 20 世纪 20～30 年代，如 1922 年日本学者从生活在浅海泥沙中的异足索沙蚕 *Lumbriconeris heteropoda* 体内分离到具有杀虫作用的沙蚕毒素（nereistoxin，**1**，图 22-1），1934 年明确了它的化学结构，其结构异常简单但是毒性却极大，后来以沙蚕毒素为先导化合物开发成功一系列拟沙蚕毒素杀虫剂用于农业，巴丹（padan，杀螟丹，**2**，图 22-1）是这类药剂第一个商品化的杀虫剂，巴丹对害虫具有触杀和胃毒作用，具有一定的内吸作用和杀卵作用，后来又开发出杀虫双（molosultap）、杀螟丹（cartap）和杀虫环（thiocyclam）等。

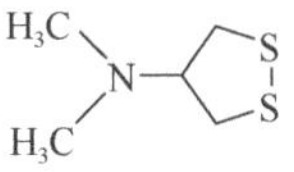

1

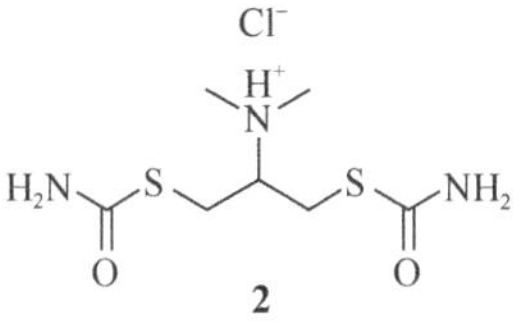

2

图 22-1　沙蚕毒素和巴丹的结构

20 世纪 40 年代已经有少数有远见的科学家如美国的 W. Bergman 等注意到了海洋天然产物的巨大潜力。1945 年，意大利科学家 Giuseppe Brotzu（1895—1976，图 22-2）从撒丁岛海洋污泥中分离到一株海洋真菌顶头孢霉菌 *Cephalosporium acremonium*（图 22-3），他发现这些顶头孢霉菌分泌出的一些物质可以有效抵抗伤寒杆菌、葡萄球菌、链球菌和布鲁杆菌，由于当时缺乏必要的设备和经费，1946 年他把这种真菌送到了牛津大学。1955 年牛津大学的生物化学家 Edward Abraham（1913—1999，图 22-2）和 Guy Geoffrey Frederick Newton（1919—1969，图 22-2）从顶头孢霉菌液中分离获得若干结构不同于青霉素的第二大类内酰胺类抗生素头孢菌素类化合物（cephalosporins），其代表物就是头孢菌素（cephalosporin，**3**，图 22-4）和头孢菌素 C（cephalosporin C，**4**，图 22-4）。Edward Abraham 是著名化学家 Robert Robinson 的博士生，他与 Guy Geoffrey

Frederick Newton 都参与了青霉素的研究开发，Edward Abraham 还为青霉素的纯化和结构研究做出了重要贡献。

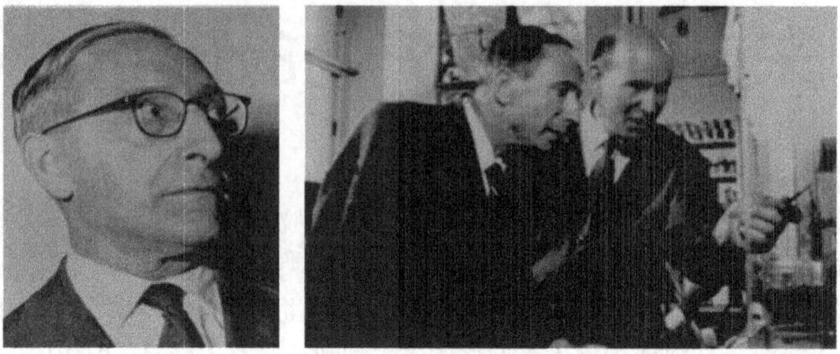

A B

图 22-2 Giuseppe Brotzu（A）；Edward Abraham（左）与 Guy Geoffrey Frederick Newton（右）的合影（B）

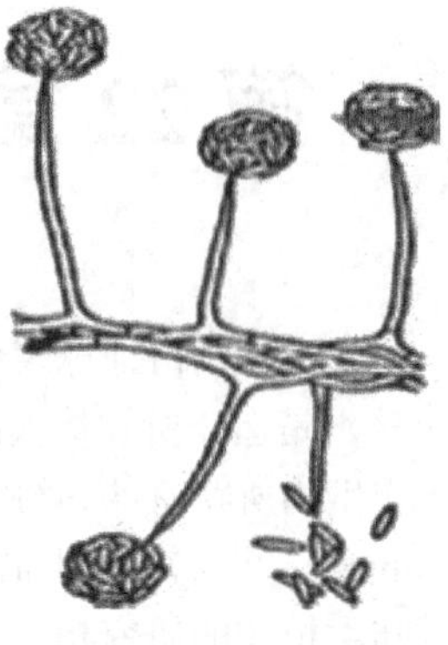

图 22-3 顶头孢霉菌 *Cephalosporium acremonium*

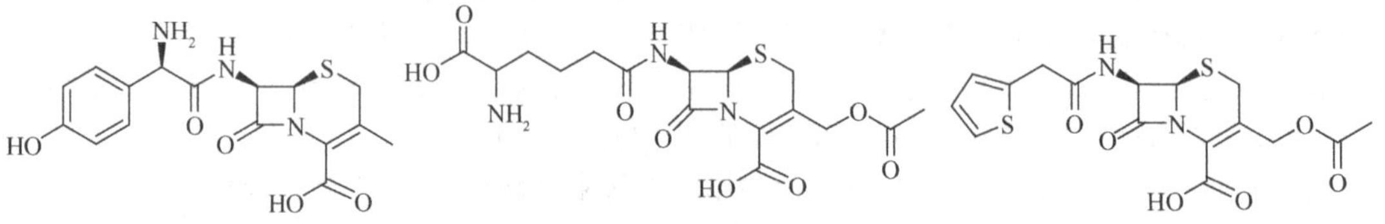

3 **4** **5**

图 22-4 头孢菌素、头孢菌素 C 和先锋霉素的结构

1959 年，Guy Geoffrey Frederick Newton 和 Edward Abraham 用 X 射线衍射的方法对新抗生素的化学结构进行了鉴定，并随后就头孢菌素 C 和头孢菌素的核心结构 7-氨基头孢烯酸（简称 7-ACA）申请了专利。头孢烯母核成为一系列头孢菌素类抗生素的合成材料，在此基础上开发出头孢菌素钠（cefoperazone sodium），为海洋微生物中发现并开发成功的第一个海洋新抗生素，而后进一步开发出先锋霉素（cephalothin，**5**，图 22-4），开创了开发海洋新抗生素药的先例。

头孢菌素类化合物的专利许可费用总计达到了惊人的 1.5 亿英镑，牛津大学把大部分利润捐献了出来，设立了多个基金会从事慈善工作，但 Giuseppe Brotzu 本人并没有因此而得到丰厚的报酬。

由于 20 世纪 40～50 年代正值合成药物和抗生素的黄金时代，海洋天然药物的研究与开发的巨大潜力并没有引起科学界的足够重视。随着 20 世纪 60 年代初河豚毒素（tetrodotoxin，TTX，**6**，图 22-5）结构鉴定的完成和在钠通道药理学研究中的广泛应用，特别是 1969 年美国科学家 Weinheimer 和 Spraggins 从加勒比海柳珊瑚 *Plexaura homomalla*（图 22-6）中分离得到了含量高达 1.4%～1.8%的前列腺素 15*R*-PGA_2（15*R*-prostaglandin A_2，**7**，图 22-5），使 20 世纪 60 年代末至 70 年代初海洋天然药物研究出现了一个小高潮。前列腺素是具有强烈生理活性和广谱药理效应的一类物质，但它们在自然界中存在极微，全合成也非常困难，限制了对其深入研究，高含量前列腺素 15*R*-PGA_2 在海洋生物中的发现具有重大意义，彻底改变了前列腺素研究的被动局面，“向海洋要药物”的理念从此开始逐渐被科学界所接受。本文主要简介近年来已经上市或者具有非常良好前景的 10 个海洋药物的发现过程及化学结构。

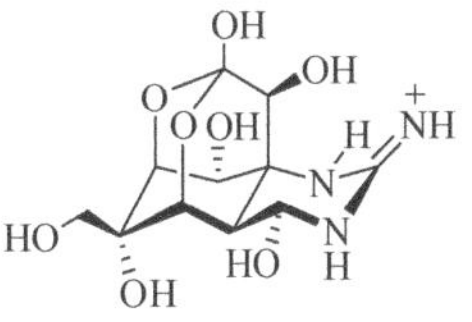

6

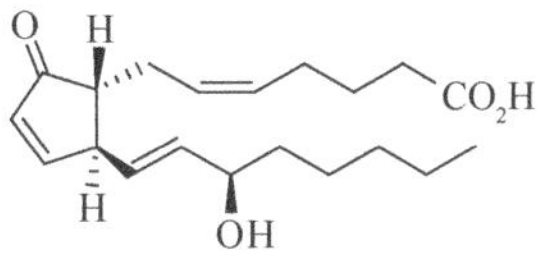

7

图 22-5　河豚毒素和 15R-PGA_2 结构

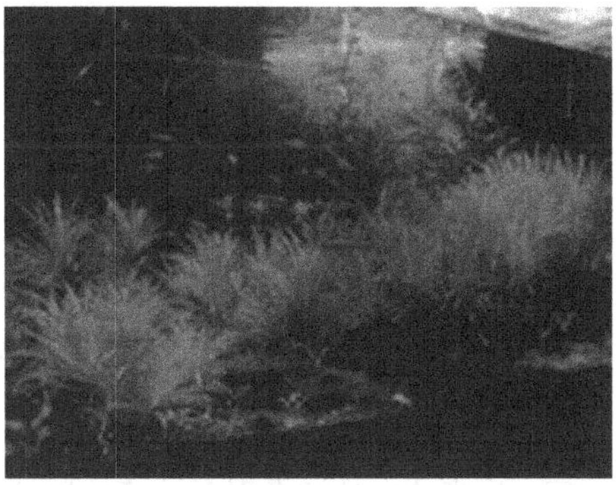

图 22-6　从中发现 Ara-A 的柳珊瑚

一、阿糖腺苷和阿糖胞苷

20 世纪 30 年代初，美国耶鲁大学的青年化学家 W. Bergmann 等开始了对海洋甾醇类化合物的研究，大约在 1945 年他和他的同事从佛罗里达海域生长的海绵、后来被命名为隐南瓜海绵 *Crypthoteca crypta* 的海洋生物中分离得到一种罕见的非甾体含氮化合物，后来进一步证实其类似于胸腺嘧啶核苷（thymidine）的特异核苷类化合物，为了纪念研究的海绵，把这个化合物命名为海绵阿糖核苷（spongothymidine，Ara-T，**8**，图 22-7），1951 年又从中分离出海绵阿糖尿苷（spongouridine，**9**，图 22-7），这两个化合物后来成为重要的抗病毒药物阿糖腺苷（Ara-A，vidarabine，9-*β*-*D*-arabinofuranosyladenine，**10**，图 22-7）和抗肿瘤药物阿糖胞苷（Ara-C，arabinosylcytosine，cytarabine，cytosine arabinoside，cytosar-U，depocyt，arabinofuranosyl cytidine，**11**，图 22-7）的先导化合物。

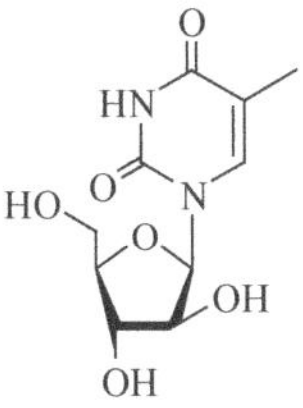

8

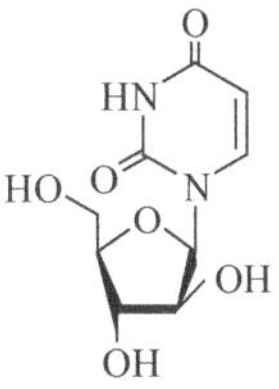

9

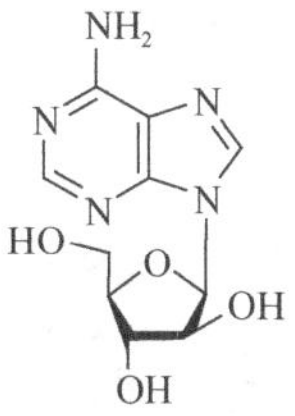

10

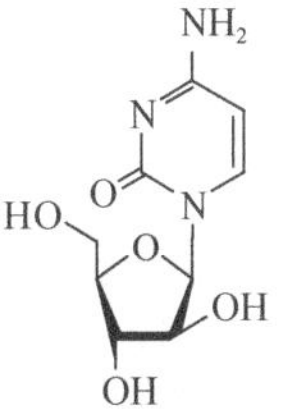

11

图 22-7　化合物 **8**～**11** 的结构

Ara-C（**11**）具有抗病毒作用，对病毒性眼病、带状疱疹、单纯疱疹性结膜炎有效，1955 年被美国 FDA 批准用于治疗人眼单纯疱疹病毒感染，成为第一个抗病毒的海洋药物，也是第一个由海洋天然产物衍生而来并最终成功上市的药物。1956 年，Jack J. Fox 等报道了 Ara-T（**8**）的全合成工作，并在此基础上研究开发了抗艾滋病药物及其他抗病毒药物，可以认为它们是核苷类抗病毒药物的先驱，也开创了海洋天然药物研究的先河。例如，治疗急性淋巴性白血病（acute lymphoblastic leukemia，ALL）的 guanine arabinoside（Ara-G，**12**，图 22-8）、抗病毒的 acyclovir（**13**，图 22-8）、抗 HIV 的 AZT（azidothymidine，INN，zidovudine，ZDV，**14**，图 22-8）和抗肿瘤药物 gemticibine（**15**，图 22-8），它们都是阿糖核苷和阿糖尿苷的结构类似物。

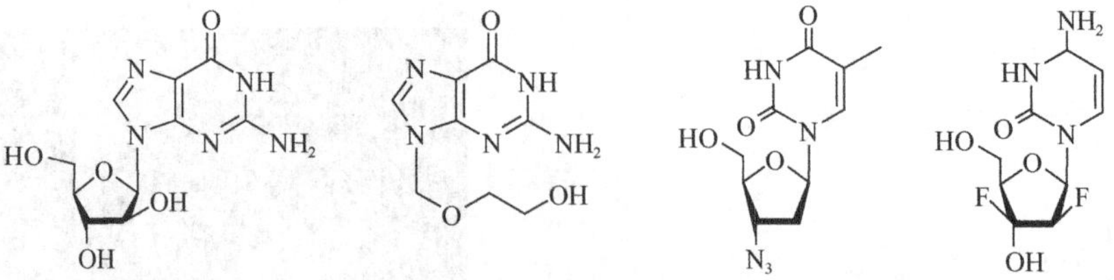

12 13 14 15

图 22-8 化合物 **12**～**15** 的结构

1961 年，美国的 Upjohn 小组完成了 Ara-C 的人工全合成，并报道了其在动物实验中抗白血病活性研究；后来 Ara-C 被发现对治疗急性粒细胞白血病有相当好的效果，对恶性淋巴瘤、肺癌、消化道癌、头颈癌也有一定的疗效，被批准为临床抗肿瘤用药。1987 年 AZT（**14**）成为第一个抗艾滋病毒的药物，商品名 Retrovir®，其作用机制是核苷类似物逆转录酶抑制剂（nucleoside analog reverse-transcriptase inhibitor，NRTI），AZT 还可以防止孕妇 HIV 病毒传染给孩子。AZT 已被列入世界卫生组织基本药物名录（World Health Organization's Model List of Essential Medicines）。后来科学家从一种柳珊瑚中分离得到了天然的 Ara-A 及其乙酰衍生物 Ara-U。

二、曲贝替定

对曲贝替定（Yondelis®，ecteinascidin 743，Et-743，海鞘素）的研究可以追溯到 1975 年，美国医生 M. Sigel 报道加勒比海被囊动物海鞘 *Ecteinascidia turbinata*（图 22-9）对癌症有一定的治疗作用，由于条件限制并没有活性成分的报道。1990 年佛罗里达大西洋大学（Florida Atlantic University）的 Amy Wright 和伊利诺伊大学香槟分校（University of Illinois at Urbana-Champaign）的 Kenneth L. Rinehart（图 22-10）几乎同时从西印度群岛海鞘 *Ecteinascidia turbinata*（图 22-9）中分离得到并确定了 ET-743 的化学结构（**16**，图 22-9），其为含有 3 个四氢异喹啉环、1 个含硫醚键及 1 个十元内酯环的生物碱，这是非常独特的结构。

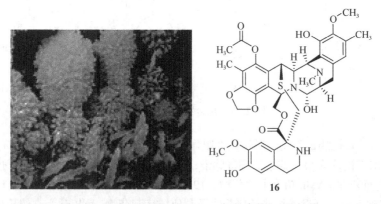

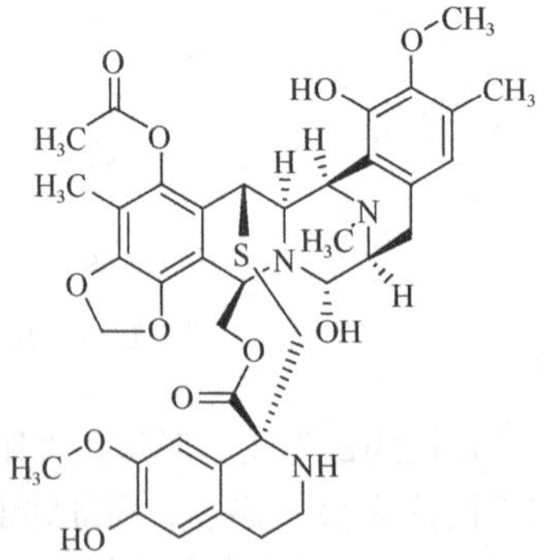

16

图 22-9 *Ecteinascidia turbinata* 与化合物 **16** 的结构

1996 年 Garcia-Rocha 等发现体外测试实验 Et-743 会对微管产生干扰。Pommier 等提出 Et-743 与 DNA 双螺旋小沟结合，烃化 *N*-2 侧链上的鸟嘌呤，进而阻断 DNA 的复制与合成，达到抑制肿瘤细胞分裂生长的效果。1998 年 Valoti 等发现在老鼠活体测试中 Et-743 能有效地抑制卵巢癌；同年，Izbicka 等也发现 Et-743 能够抑制直接从癌症患者体内取出的胰脏癌、肺癌、大肠癌、乳癌、卵巢癌等细胞增殖，认为 Et-743 具有抗肿瘤药物发展的潜力。

西班牙制药公司 PharmaMar 获得了 KenneththL. Rinehart 教授（图 22-10）的授权开发 Et-743，但在开发时首先遇到的首要难题是原料供应问题。Et-743 在海洋生物海鞘 *Ecteinascidia turbinata* 中含量极低，仅百万分之一，为了生产足够的先导化合物 trabectedin 以用于临床开发，PharmaMar 公司养殖了 250 吨的海鞘 *Ecteinascidia turbinata*，以期从中提取足够的先导化合物，然而复杂的分离和纯化过程导致 trabectedin 的产量很低，每吨生物原料只能提取不到 1g。意识到这一过程的难度后，KenneththL. Rinehart 教授请求哈佛大学的 Elias James Corey 教授进行全合成，终于在 1996 年完成了全合成路线，约 40 多步，总收率低于 0.53%；Endo 研究小组于 2001 年也完成了全合成，也是约 40 多步，但总收率提高到 0.78%；2006 年又有两个小组完成了全合成路线，约 31 步，总收率提高到 1.7%。人工全合成尽管已经完成，但成本十分昂贵，研究者不得不寻找其他的解决途径。1999 年 PharmaMar 公司的研发总监 Carmen Cuevas 开始利用荧光假单胞菌 *Pseudomonas fluorescens* 的生物发酵过程生产抗生素 safracin B，该分子拥有许多海鞘素的稠环结构，包括稠合哌嗪，但它并不含有 10 元环，且非常不稳定。Carmen Cuevas 发现，如果在发酵结束时加入氰化钾（KCN）可以解决该反应的不稳定性并能得到更稳定的 cyanosafracin B（**17**，图 22-11）。在Ⅲ期临床试验的压力下，Carmen Cuevas 和另外两名 PharmaMar 公司的科学家需要制备足量的化合物，他们开始对 Elias James Corey 的合成步骤进行改进，2001 年底，该方法终于实现了工业化（图 22-12）。

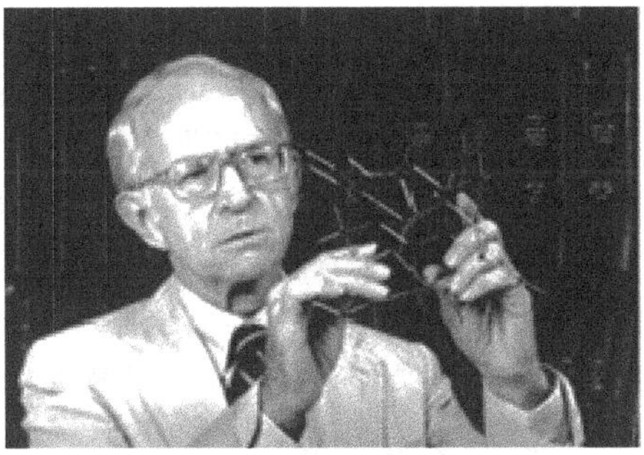

图 22-10　Kennethth L. Rinehart 教授

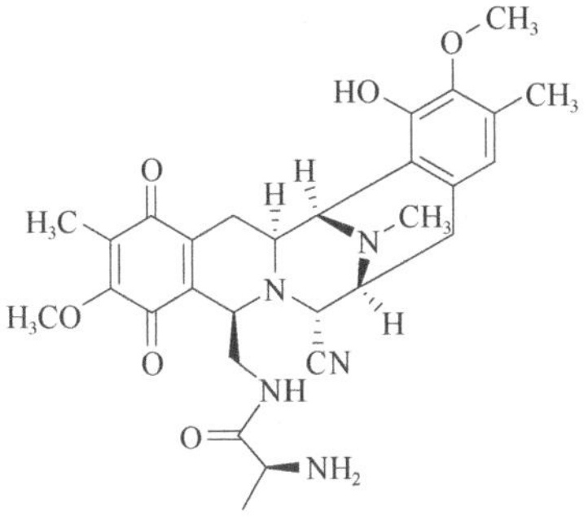

17

图 22-11　化合物 **17** 的结构

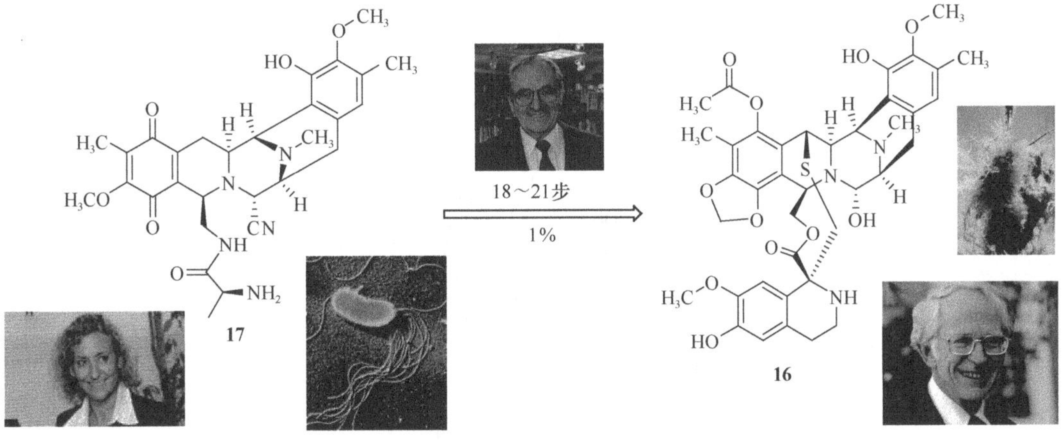

图 22-12　从 cyanosafracin B 到 Et-743 的合成

2001 年 5 月由欧洲药品评估机构（European Commission，EC）批准 Et-743 作为治疗难以控制的软组织肉瘤的孤药（orphan drug）进入临床研究；2003 年 10 月又批准其作为治疗卵巢癌的孤药；2007 年 9 月欧盟已批准该药（商品名 Yondelis®，曲贝替定）用于晚期软组织肿瘤的治疗，成为第一个现代海洋药物。2009 年欧洲药品评估机构批准 Yondelis® 和 DOXIL®/Caelyx®一起用于治疗复发性铂类敏感卵巢癌。2015 年 10 月 23 日，美国 FDA 批准 Yondelis®用于治疗不可切除的或晚期（转移性）脂肪肉瘤和平滑肌肉瘤，软组织肉瘤是一种较罕见的恶性肿瘤，每年有约 5000 死于该类疾病，获批的两项适应证是这种肿瘤中恶性程度较高的类型，其适应人群是既往接受过蒽环类化疗药物治疗的患者。目前已在 80 个国家销售该药物，全球年收入已超过上亿美元。

研究表明，作为全新概念的抗肿瘤烷化制剂，Yondelis®直接作用于肿瘤细胞中的 DNA 双螺旋间的沟槽，影响并抑制蛋白质的合成，从而抑制肿瘤细胞的分裂和增长来达到抑制肿瘤的作用，目前正在进行有关卵巢癌、前列腺癌和乳房癌的临床研究。

三、齐考诺肽

芋螺（conus）又称鸡心螺（cone snail）和锥形螺，最早出现在 5500 万年前，是最古老的海洋生物物种之一，也是海洋中最大一个属的无脊椎动物。芋螺具有强大的自然进化能力，使之成为海洋无脊椎动物中进化最成功的生物之一。芋螺毒素（conotoxins，conopeptides，CTX）是从海洋腹足纲软体动物芋螺 *Conus magus* 的毒液管和毒囊内壁的毒腺分泌出来的、由多达 200 种单一毒肽组成的混合毒素，主要化学成分是一些对不同离子通道及神经受体高度专一的活性多肽化合物，但是与其他天然肽类毒素相比，芋螺毒素具有分子量小、结构稳定、高活性、高选择性及易于合成等突出优点，它们能特异性地作用于乙酰胆碱受体及其他神经递质的各种受体亚型，以及钙、钠、钾等多种离子通道，不仅可直接作为药物，还可作为理想的分子模板用于发展新药先导化合物，对研究神经生物学也具有重要意义。

齐考诺肽（SNX-111，Prialt，ziconotide，**18**，图 22-13）是天然芋螺毒素 ω-conotoxin 的等价合成肽类化合物，1987 年通过固相合成获得，其结构中含有罕见的二硫醚（disulfide）结构。Ziconotide 是 1979 年美国犹他大学菲律宾裔科学家 Baldomero M. Olivera（图 22-14）研究小组的

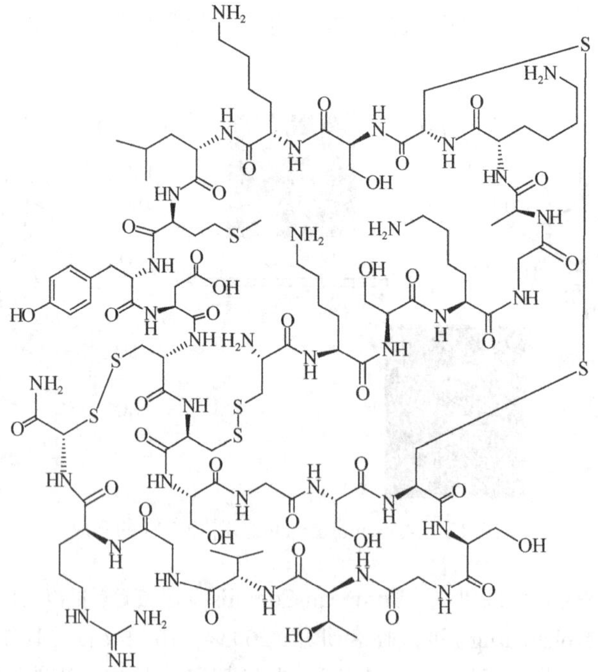

18

图 22-13 化合物 **18** 的结构

J. Michael Mcintosh（图 22-14）发现的。J. Michael Mcintosh 现为世界著名神经药理学家和海洋药物新药研发专家、美国犹他大学精神病学教授。Ziconotide 再后被公司开发成镇痛药物，商品名为 Prialt®（图 22-15），2004 年 2 月 28 日被美国 FDA 批准上市，2005 年 2 月 22 日被 EMEA 批准上市，从临床研究到批准上市历经约 30 年。

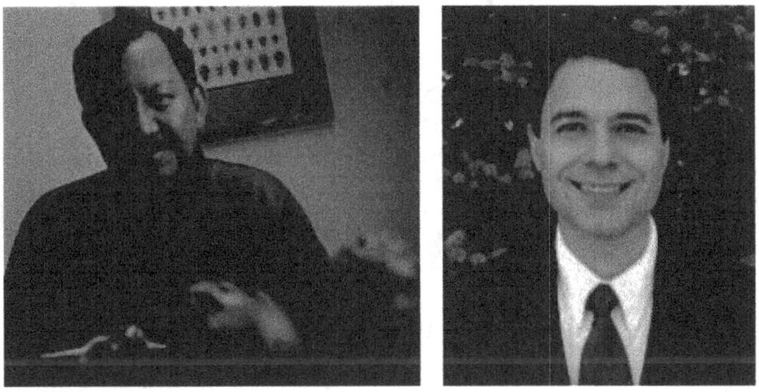

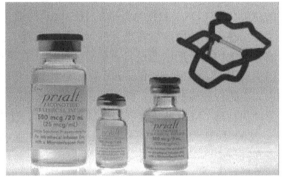

图 22-14　Baldomero M. Olivera 教授与 J. Michael Mcintosh 教授

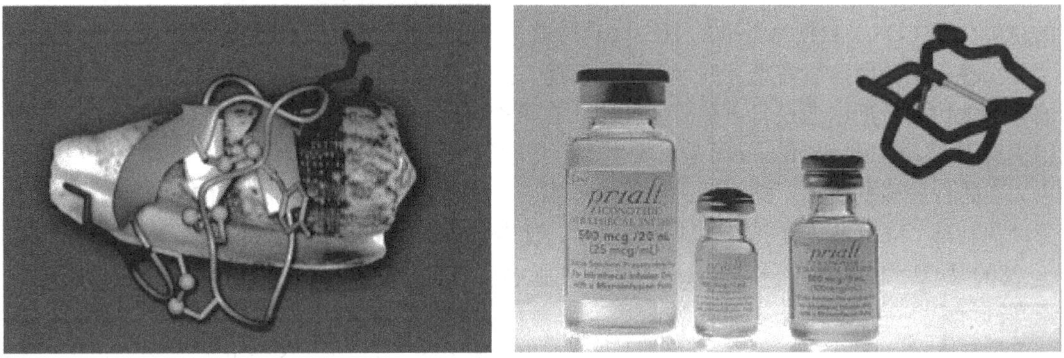

图 22-15　Prialt®

研究表明，作为一种强镇痛药物，Prialt®是因三个二硫键形成一个结构稳定且不均匀的环，得以特异性地、选择性地阻断脊髓处的 *N*-型电敏感钙通道从而抑制主要传出神经元的中心电端释放与疼痛有关的神经传导物质起作用。Elan 公司生产的 Prialt®通过鞘内注射用于治疗慢性严重疼痛，包括癌症、AIDS、外伤、背部手术和某些神经系统患者，Prialt®是目前唯一一个经 FDA 和 EMEA 批准的无阿片类成分的鞘内注射镇痛药，镇痛效果是吗啡的上千倍，但没有吗啡的成瘾性，已被推荐作为一线药使用，是第一个海洋来源的肽类药物，也是继吗啡之后临床研究最为彻底的一个镇痛药。该药物研发成果曾经登上 1990 年美国 *Science* 杂志封面。2010 年 Azur Pharma 公司获得全球的经销权，仅在 2010 年的销售额就达到 610 万美元，2012 年达到 880 万美元。目前科学家们正在开发芋螺毒素多肽用于治疗癫痫病、阿尔茨海默病和帕金森病。作为研究最早的具有神经活性的多肽药物，芋螺毒素的研发成功，为其他神经活性多肽作为药物的研发指明了道路。

四、艾日布林

据调查，目前妇女中乳腺癌的患癌率约 23%，全球每年有超过百万妇女罹患乳腺癌，患癌率排第一位；因患乳腺癌而死亡人数约占妇女总死亡人数的 18%，仅次于肺癌。乳腺癌已经成为妇女的头号杀手。寻找更好的治疗乳腺癌的药物一直是科学家们奋斗的目标之一。继紫杉醇（Taxol®）

后，艾日布林（E-7389，Eribulin，商品名为 Halaven®，**19**，图 22-16）是从天然产物中开发的用于治疗转移性乳腺癌药物的又一重大突破。

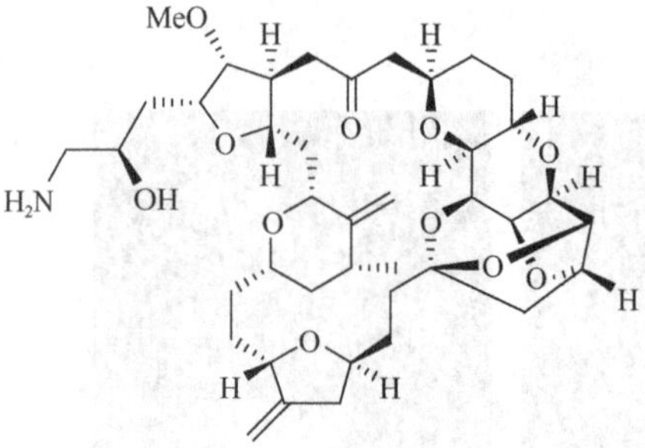

19

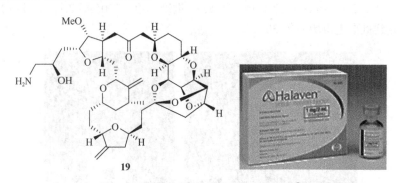

图 22-16 化合物 **19** 的结构和 Halaven®

2010 年 11 月美国 FDA 批准 Halaven®上市，由日本卫材制药公司（Eisai）开发。2016 年 1 月，Halaven®再获美国 FDA 批准用于治疗晚期脂肪肉瘤新适应证，这也是美国 FDA 基于统计学显著改善的总生存期（OS）数据所批准的 Halaven®的第二个适应证，而 Halaven®也由此成为全球首个可显著延长晚期脂肪肉瘤患者生存的新型抗肿瘤药。在美国和日本，Halaven®均被授予治疗软组织肉瘤的孤药地位，近期欧盟及日本监管机构也正在审查 Halaven®治疗软组织肉瘤新适应证的申请。软组织肉瘤（soft tissue sarcoma）是对发生于全身软组织（脂肪、肌肉、神经、纤维组织、血管）的一大类恶性肿瘤的统称。据估计，在美国每年确诊病例约 1.2 万例、欧洲约 2.9 万例，据日本卫生劳动福利部（MHLW）开展的一项调查显示，日本也约有 4000 例患者。Halaven®在 2011 年就取得了 2800 万美元的销售额。Halaven®对于前列腺癌、膀胱癌、卵巢癌和非小细胞肺癌的临床研究也正在进行中。

多位日本化学家在海洋天然产物领域做出杰出贡献（图 22-17）。1985 年日本名古屋大学教授平田义正（Hirata Yoshimasa）实验室的上村大辅（Daisuke Uemura）首先从日本黑海绵 *Halichondria okadai* Kadota 中分离出一个具有 59 个碳链的长链大环内酯聚醚降大田软海绵素 A（norhalichondrin A，**20**，图 22-18），该化合物具有很强细胞毒作用及抗黑色素瘤 B_{16}（B_{16} melanoma，IC_{50} 5ng/ml）活性，这一发现引起了化学家、生物学家和医学界的极大兴趣。1986 年又收集了 600kg 的 *Halichondria okadai* Kadota 并从该海绵中分离得到 7 个软海绵素类（halichondrins）化合物，其中以大田软海绵素 B（halichondrin B，**21**，图 22-18）对黑色素瘤 B_{16} 活性最好（IC_{50} 0.093ng/ml）。大田软海绵素 B 的结构特征是其 60 个碳的聚醚大环顺式连接的船式吡喃环，Halaven®实际是大田软海绵素 B 的合成衍生物。*Halichondria okadai* Kadota 是一种日本特有的海绵，1981 年日本东北大学的安元健教授曾从这种海绵中分离出大田软海绵酸（okadaic acid，**22**，图 22-18），与此同时美国夏威夷大学的 Schueur 教授也从加勒比海海绵 *Halichondria melanodocia* 中分离出大田软海绵酸。大田软海绵酸为含有 38 个碳长链脂肪酸形成的聚醚类分子，是引起人类食用水生贝壳类发生腹泻性中毒的主要毒素。大田软海绵酸是一种肿瘤促进剂，还能抑制由钙激活的磷脂依赖性蛋白激酶，是一种特殊的蛋白质磷酸酯酶 1、蛋白质磷酸酯酶 2A 和蛋白质磷酸酯酶 2B 的抑制剂，还可以用于作为研究细胞调控的工具药。

目前大田软海绵素 B 及其天然类似物仅在 5 种海洋生物海绵中被发现，即 1986 年在日本黑海绵 *Halichondria okadai* Kadota、1991 年在西太平洋海绵 *Axinella* sp.、1987 年在新西兰黑海绵 *Raspalia agminata*、1993 年在东印度洋海绵 *Phakellia carteri* 及 1987 年在新西兰亮黄色海绵 *Lissodendoryxn*. sp.

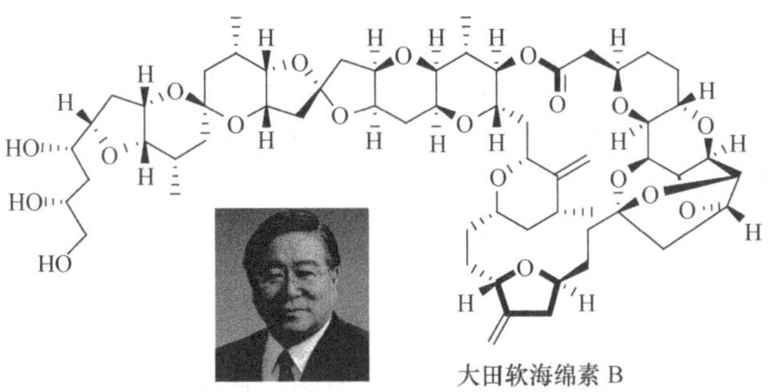

大田软海绵素 B

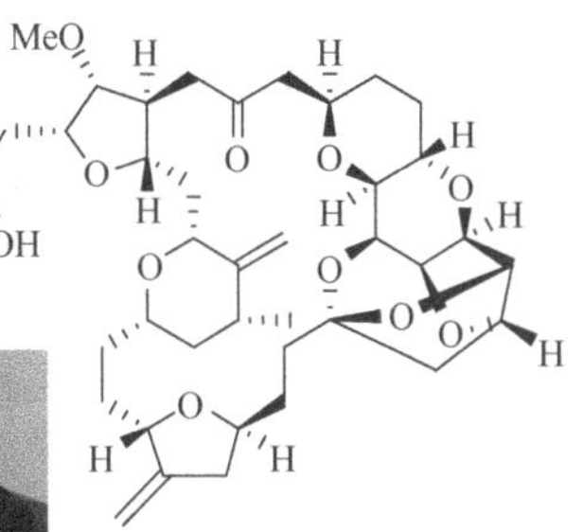
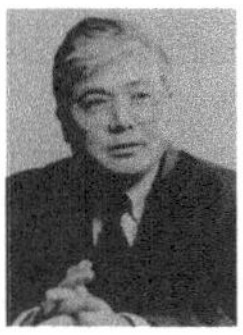

艾日布林(Halaven®)FDA 2010

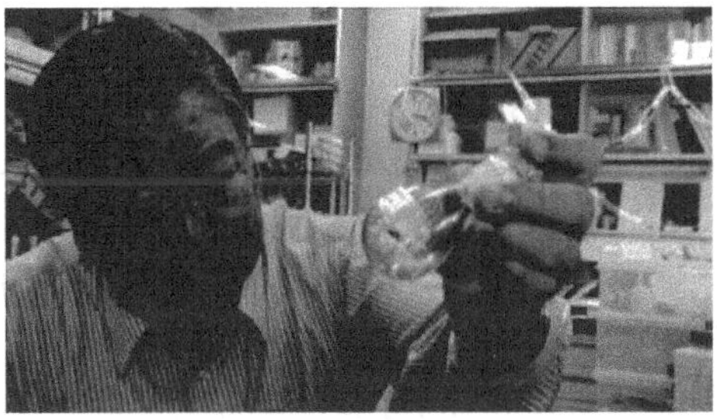

上村大埔

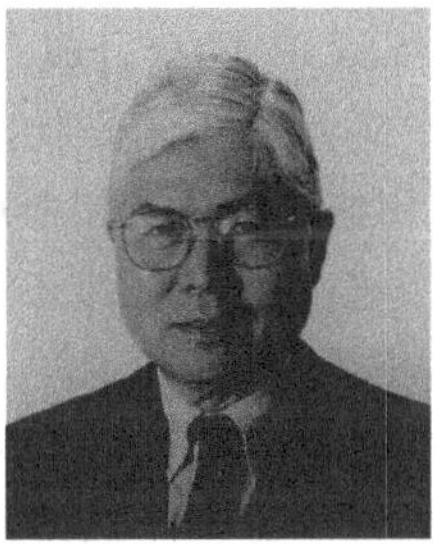

岸义人

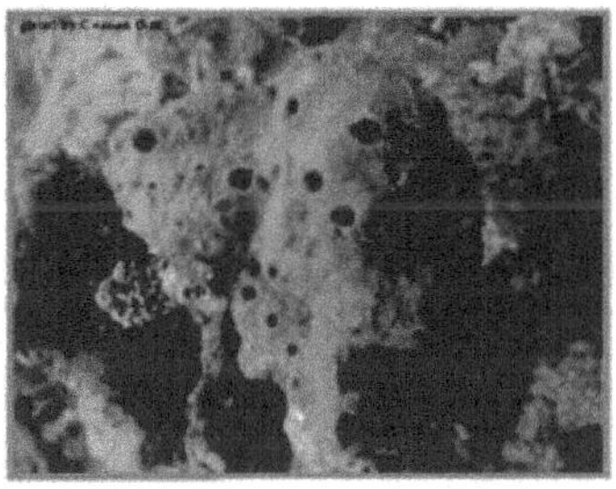

Halichondria okadai Kadota

图 22-17　日本化学家在海洋天然产物领域取得的成就

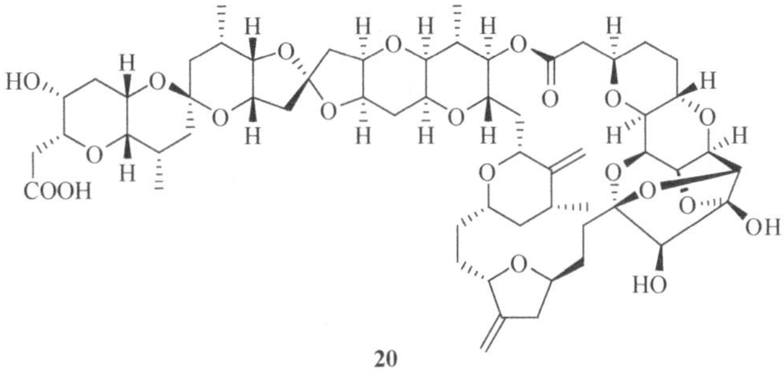

20

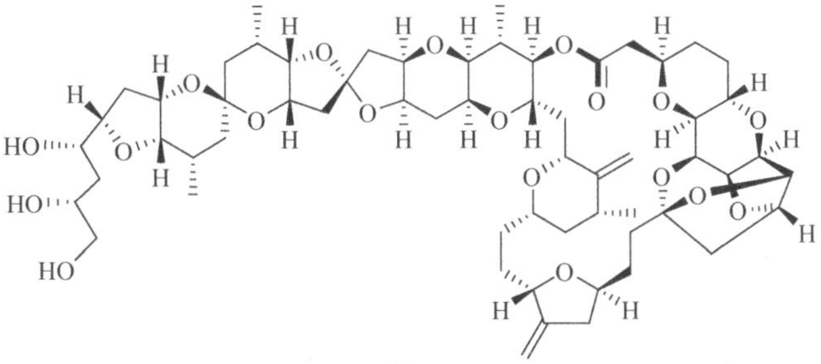

21

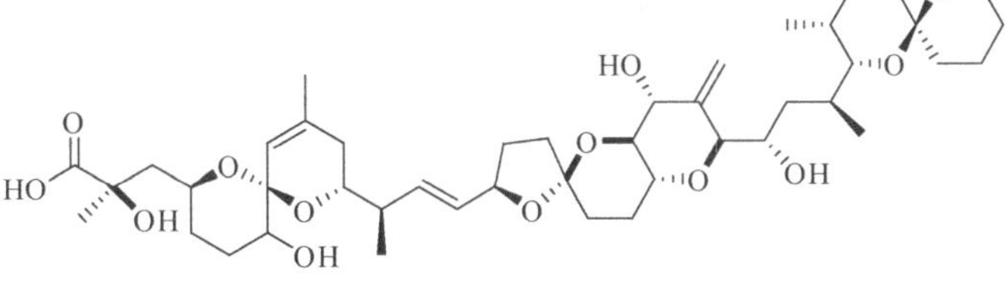

22

图 22-18　化合物 **20**～**22** 的结构

中被发现，其中 *Lissodendoryxn.* sp. 是最具开发潜力的海绵品种。*Lissodendoryxn.* sp. 主要分布在新西兰南岛东岸半岛水深 80～100m 的海域和日本 Kaikoura 半岛附近海域水下约 $5km^2$ 的范围内，总存量仅为 300 吨左右，每吨该种海绵中仅含有约 310mg 的大田软海绵素 B。虽然大田软海绵素 B 在几种天然海洋海绵物种中被发现，但 1 吨海绵才能提取不到 400mg 的大田软海绵素 B，仅临床开发就至少需要 10g 以上，因此从天然海绵中提取大田软海绵素 B 不现实，极大地限制了大田软海绵素 B 的研发。

大田软海绵素 B 的全合成的问题摆在了世界顶尖有机合成化学家的面前。大田软海绵素 B 是一个具有 32 个立体中心的大环聚酮结构，拥有多达 40 亿个的异构体，但是只有其中一个异构体有很好的活性，其全合成对于合成化学家是极大的挑战。1992 年哈佛大学的岸义人（Yishito Kishi）教授研发团队终于完成了大田软海绵素 B 的全合成，并且在合成过程中合成了一系列的衍生物。在研究软海绵素 B 的构效关系时，岸义人发现分子中的 38 元大环内酯片段对抗肿瘤活性是必需的，这一发现加之其强大的抗肿瘤活性和独特的作用机制引起了制药公司的极大兴趣，经与日本 Eisai 制药公司合作研究发现，用简单的酮羰基取代原来不稳定的酯基，导致了结构更简单、药效更好、更稳定的 eribulin（E7389）即 Halaven®的发现。Halaven®是目前批量生产的最复杂的小分子药物。

微管靶向药物是乳腺癌治疗中最常用的化疗药物种类之一，但是目前使用的微管靶向药物也存在着诸多的不足，如肿瘤细胞的原发或继发性耐药及神经病变等不良反应，这些都促成了更新更有效药物的研发和临床应用。Halaven®属于微管蛋白抑制剂，但不同于长春碱和紫杉醇等微管非选择性抑制剂，长春碱结合于所有微管末端，包括 α 末端和β末端，紫杉醇和埃博霉素结合于β末端和微管内部。Halaven®是非紫杉烷类微管抑制剂，通过以微管蛋白为基础的抗有丝分裂机制阻滞、破坏有丝分裂纺锤体，抑制微管的生长，从而导致细胞复制大部分在 G2/M 期受到抑制，延长有丝分裂时间，导致细胞凋亡而发挥治疗作用。Halaven®能抑制对紫杉醇耐药的具有 β 微管蛋白突变的肿瘤细胞生长，能够克服基因改变引起的对紫杉烷类药物的耐药性，与秋水仙碱和长春碱的作用位点和作用机制不同，因此也都不存在竞争机制。

五、Adcetris®（Brentuximab vedotin）

在 20 世纪 70 年代，美国亚利桑那州立大学（Arizona state university，ASU）癌症研究所所长 George Robert Pettit 教授等开始对印度洋无壳软体动物截尾海兔 *Dolabella auricularia* 中的抗肿瘤活性成分进行研究，发现海兔提取物可以延长患 P388 白血病小鼠的寿命。但是，当时由于获得的这种活性物质含量太低，以及受技术条件的限制，直到 20 世纪 80 年代才开始以小鼠白血病 P388 模型为筛选体系，对印度洋、太平洋等海域的海兔进行了系统的研究。经过用现代色谱技术对 2 吨原料进行反复分离筛选，1987 年从海洋无壳软体动物截尾海兔 *Dolabella auricularia* 中分离得到 18 种由 4 个氨基酸组成的天然毒性线性缩肽类化合物海兔毒素 1～18（dolastatins 1～18），后来研究发现海兔毒素实际上是由海兔的食物蓝藻菌 *Symploca hydnoides* 和 *Lyngbya majuscula* 中产生的。药理研究表明，海兔毒素-10（dolastatin 10，**23**，图 22-19）和海兔毒素-15（dolastatin 15）的活性最好，活性均超过长春质碱（vinblastine），海兔毒素-10 的活性又是海兔毒素-15 的 9 倍。海兔毒素-10 对 P388 白血病细胞的 IC_{50} 为 0.046ng/ml，是迄今发现活性最强的天然产物之一。除抗肿瘤活性外，最近又发现海兔毒素-10 具有强烈的抗真菌活性。

虽然海兔毒素-10 的抗肿瘤生物活性非常强，但对正常细胞的毒副作用超出了作为药物的要求，因此科学家合成了大量的衍生物来进行构效关系研究，在 2008 年有两个衍生物进入Ⅱ期临床研究，其中 tasidotin（**24**，图 22-19）在代谢稳定性、水溶性、生物利用度、毒副作用等方面都比较理想，目前正在进行对其他癌症和联合用药的研究。

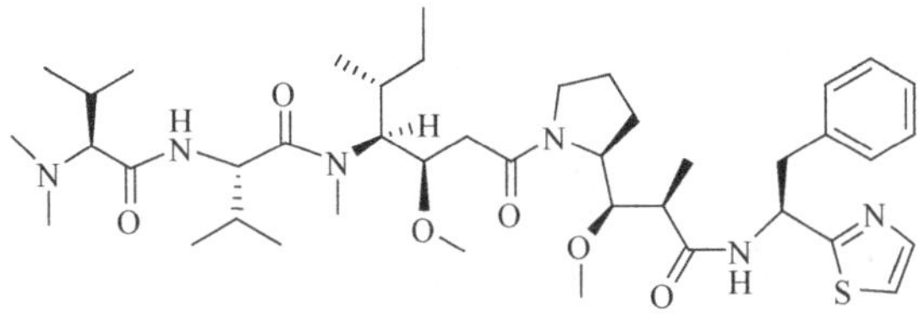

23

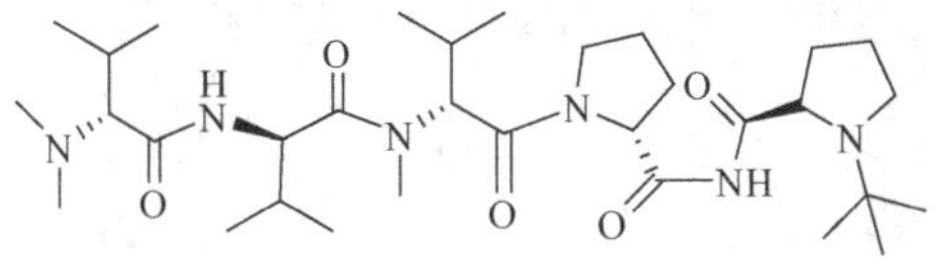

24

图 22-19　化合物 **23**、**24** 的结构

Monomethyl auristatin E（MMAE，图 22-20）是一种人工合成的具有特殊氨基酸的短链肽类抗肿瘤药海兔毒素-10 的一个衍生物，因为其毒性本身不能用作药物，但是可用作微管破坏剂，因此专门从事抗体药物研究的美国西雅图基因公司（Seattle Genetics Proprietary）与日本武田制药（Takeda Pharmaceutical Company）合作开发，设想把 MMAE 与一个单克隆抗体连接，通过连接物把 MMAE 共价地附着至抗体，如抗体是一种靶向 CD30 嵌合 IgG1，形成抗体偶联药物（antibody-drug conjugates，ADCs），指引它直接作用于多种癌细胞表面的抗原。Brentuximab vedotin（商品名为 Adcetris®，**25**，图 22-21）即为开发出的最为成功的一个抗体偶联药物，或者称为抗体药物结合物。

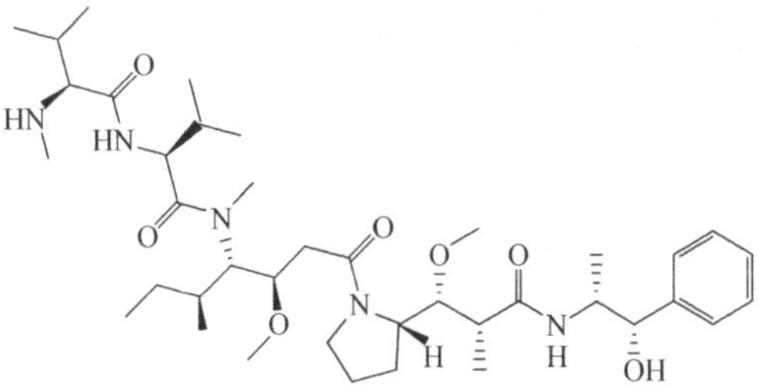

图 22-20　monomethyl auristatin E 的结构

Adcetris®的抗肿瘤活性是由于 ADC 靶向地结合至 CD30-表达癌细胞，接着 ADC-CD30 复合物进入癌细胞并通过蛋白水解裂解释放 MMAE。在癌细胞内 MMAE 结合至微管破坏微管网络，随后引起细胞周期停止和细胞的凋亡。

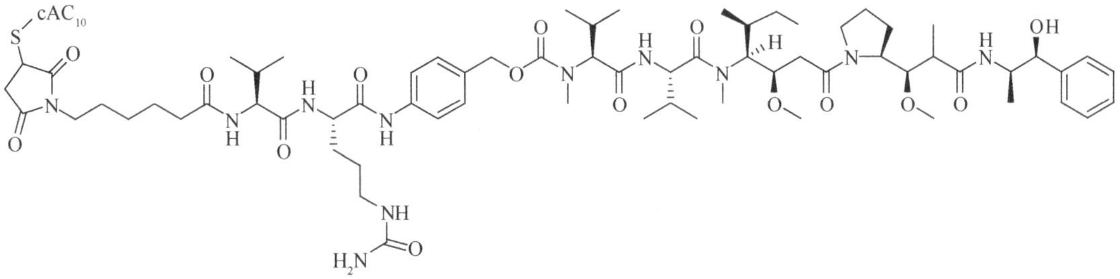

25

图 22-21　化合物 **25** 的结构

美国 FDA 于 2011 年 8 月批准 Adcetris®用于治疗霍奇金淋巴瘤（Hodgkin lymphoma，HL）和一种称为系统性间变性大细胞淋巴瘤（systemic anaplastic large cell lymphoma，SALCL）的罕见的淋巴瘤，这也是自 1977 年第一个被 FDA 批准用于治疗霍奇金淋巴瘤和第一个专门适用于治疗 SALCL 的新药。目前 Adcetris®已经在全球 45 个以上的国家销售，其中西雅图基因公司负责美国和加拿大销售，日本武田制药公司负责其他国家的营销。从 1972 年发现 *Dolabella auricularia* 提取物有抗肿瘤活性到开发成药物 Adcetris®上市，经历了约 40 年的研究。

George Robert Pettit 教授（图 22-22）1956 年于斯坦福大学获得博士学位，他的导师就是避孕药发明人之一、大名鼎鼎的 Carl Djerassi 教授。George Robert Pettit 首先创造了“他汀”（statin）一词，用来特指降低胆固醇的药物。除了 dolastatin 类化合物之外，他还从非洲灌木柳树 *Combretum*

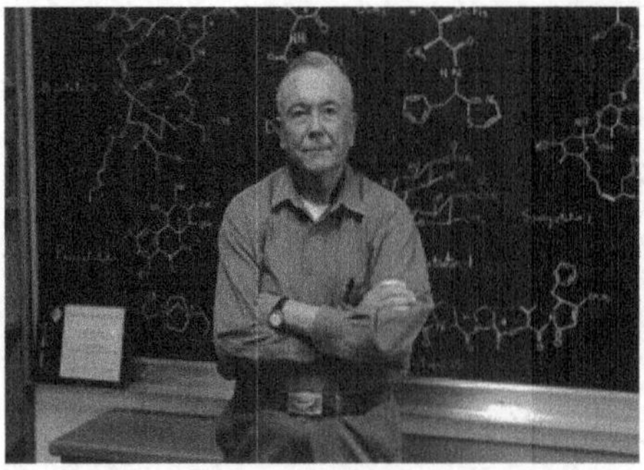

图 22-22 George Robert Pettit

caffrum 中分离鉴定了 combretastatin。

六、Aplidin®（plitidepsin）

美国伊利诺州立大学 Kennethth L. Rinehart 教授小组于 1981 年从加勒比海域生息的一种海鞘 *Didemnum solidum* 体内发现化合物膜海鞘素 A 和膜海鞘素 B（didemnins A、didemnins B），药理实验显示其具有较强的抗肿瘤活性。该类化合物属环状缩酸肽类，目前已经发现的膜海鞘素有 10 个以上。

膜海鞘素 B（didemnins B，**26**，图 22-23）的体内筛选结果显示其具有强烈的抗 P388 白血病和 B16 黑色素瘤活性，可诱导 HL-60 肿瘤细胞的迅速完全凋亡及许多转化细胞的凋亡，但对静息的正常外周血单核细胞不起作用。膜海鞘素 B 于 1984 年进入 I 期临床实验阶段，是第一个在美国进入临床研究的海洋天然产物。进一步药理研究表明，该化合物对 L1210 白血病细胞的 IC_{50} 为 2ng/ml。在膜海鞘素对几种淋巴细胞的免疫功能试验中，观察到其具较强的免疫抑制活性，且抑制活性强于环孢霉素 A（ciclosporin A），但因心脏和神经毒性而被放弃。1991 年发现地中海生息的一种海鞘 *Aplidium albicans* 体内含有 dehydrodidemnin-B（plitidepsin，**27**，图 22-23），该化合物虽然只比膜海鞘素 B 少两个氢原子，即膜海鞘素 B 中的末端乳酸酰基被氧化丙酮酸酰基取代，但其抗肿瘤活性却比膜海鞘素强 6～10 倍，且毒性较弱。PharmaMar's 公司将其进行了临床开发，商品名为 Aplidin。2004 年 Aplidin®处于Ⅱ期临床试验，即被 FDA 授权用于罕见病多发性骨髓瘤（multiple myeloma，MM）和急性淋巴性白血病的治疗。

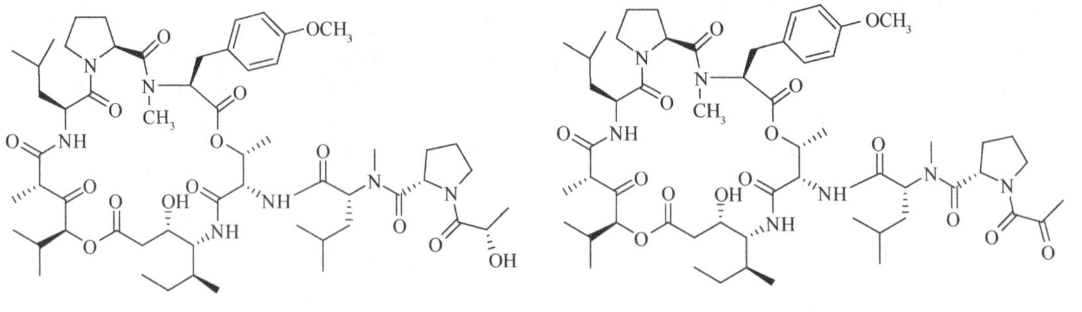

26 **27**

图 22-23 化合物 **26**、**27** 的结构

七、Carragelose®

Carragelose®（**28**，图 22-24）是德国 Marinomed 公司研发的一种创新型抗病毒鼻腔喷剂，现作为非处方药在欧盟上市，用于治疗成人、1 岁以上儿童、妊娠及哺乳女性的普通感冒。该药可抑制病毒附着和进入细胞、减少病毒的复制、缓解病毒引起的症状。Carragelose® 来源于红藻科可食用红色海藻的提取物卡拉胶（carrageenans，又称为麒麟菜胶、石花菜胶、鹿角菜胶、角叉菜胶），主要是 iota-卡拉胶（iota-carrageenan，Ⅰ型卡拉胶），它的化学结构是由六碳半乳糖及脱水半乳糖所组成的多聚糖类硫酸盐。

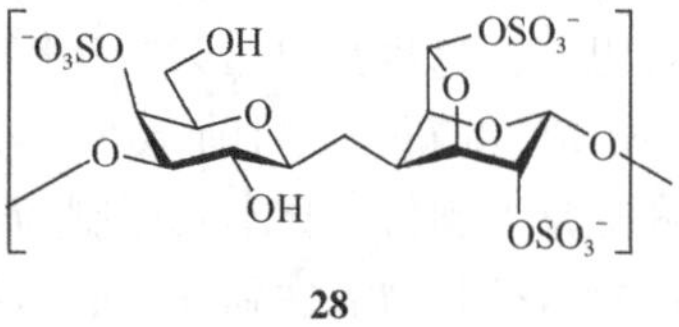

28

图 22-24 化合物 **28** 的结构

八、Lovaza®和 Omacor®

Lovaza®和 Omacor®是一种特别的鱼油脂类调节剂，又称 omega-3 脂肪酸乙酯，是于 2004 年 11 月 10 日 FDA 批准上市的降血脂药物，由葛兰素史克药厂生产，为目前 FDA 和 EMEA 批准的唯一饮食辅助药物，用来降低成年患者的三酰甘油酯水平。作为抗高甘油三酯血症的 Lovaza®主要成分是高度多不饱和 omega-3 脂肪酸（poly-unsatarated fatty acid，PUFA）酯：二十碳五烯酸（eicosapentaenoic acid，EPA）乙酯（**29**，图 22-25）和二十二碳六烯酸（docosahexaenoic acid，DHA）乙酯（**30**，图 22-25）。

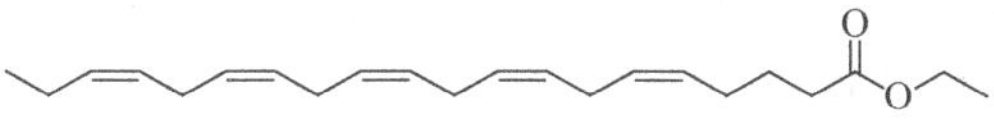

29

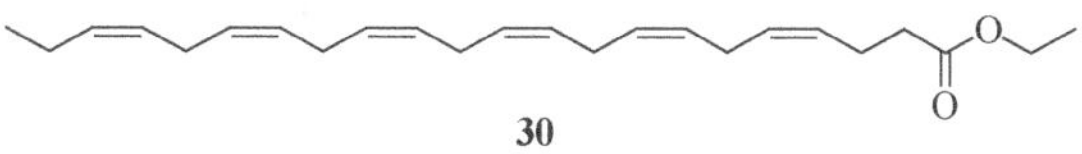

30

图 22-25　化合物 **29**、**30** 的结构

Lovaza®和 Omacor®不同于一般的非处方食品添加剂，它有严格的特殊制备方法。它的发现源于流行病学的统计观察，阿拉斯加原著居民的心血管疾病死亡率极低，后来证实和他们饮食中富含高度多不饱和 omega-3 脂肪酸有密切关系。2012 年 7 月 26 日 FDA 又批准了 Amarin 公司研发的只含二十碳五烯酸（eicosapentaenoic acid，EPA）乙酯不含 DHA 乙酯的 Vascepa®上市，主要用于高甘油三酯血症的治疗。Lovaza®和 Vascepa®具有相同的降低血液中三酰甘油作用机制，都是通过乙酯β-氧化、乙酰辅酶 A 和二乙酰甘油酰基转移酶的活性，减少肝脏脂肪生成。

九、假蕨素 A

1983 年，美国斯克里普斯海洋研究所（Scripps Institution of Oceanography）的 William H. Fenical（图 22-26）等在对海洋生物进行生物活性筛选时，从巴哈马海域的一种加勒比海柳珊瑚（图 22-26）中提取了一系列能有效抗炎的化合物假蕨素 A～C（pseudopterosins A-C），从化学结构上看类似三环二萜的苷，拥有 4 个手型中心，如假蕨素 A（pseudopterosin A，**31**，图 22-26）。

后来，加利福尼亚州立大学圣迭戈分校对此类化合物申请了专利。1994～1995 年财政收入中，这种化合物成为整个加利福尼亚州立大学最赚钱的十大专利之一，为学校带来了 68 万美元的收入。早在 1990 年代假蕨素类的化学衍生物 methopterosin（OAS-1000）就曾经作为创伤及接触性皮炎治疗药物进入临床开发阶段，可用于阻止发炎、肿胀等身体自然的免疫反应，从而加速痊愈过程，有望研制成功一种新型清创药物。

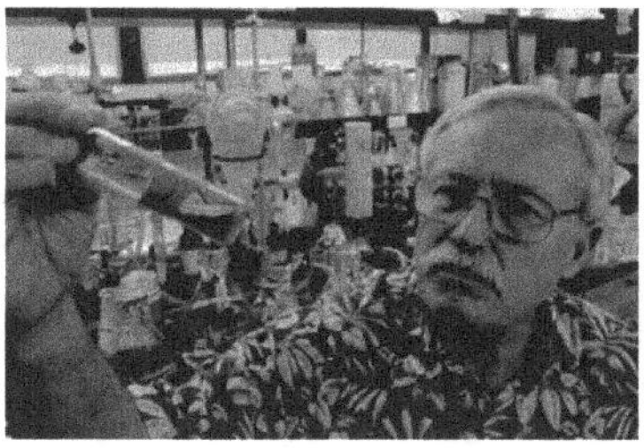

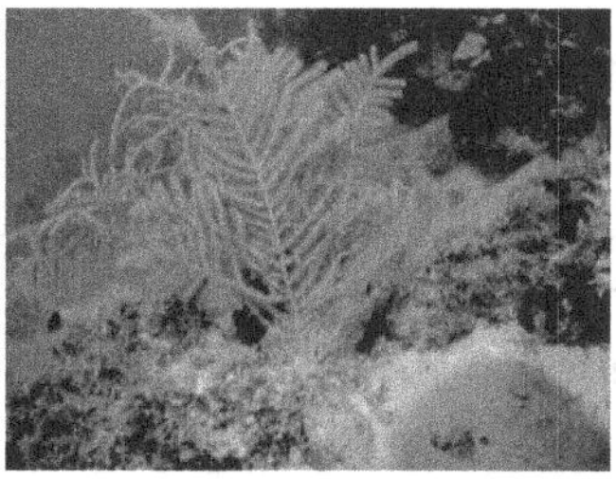

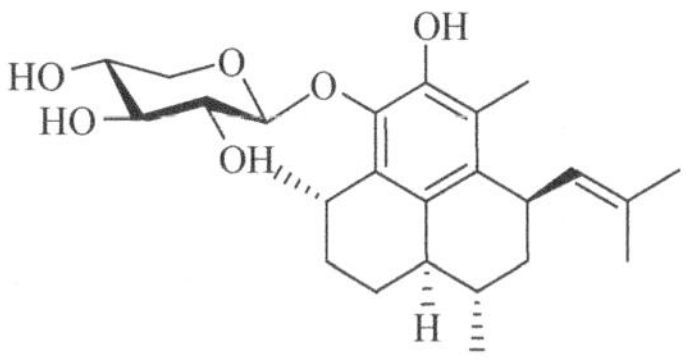

31

图 22-26　William H. Fenical、*Pseudopterogorgia elisabethae* 与化合物 **31** 的结构

十、角鲨胺

临床上具有很多能够治疗细菌感染的药物，但有效的抗病毒药物并不多。1993 年美国乔治城

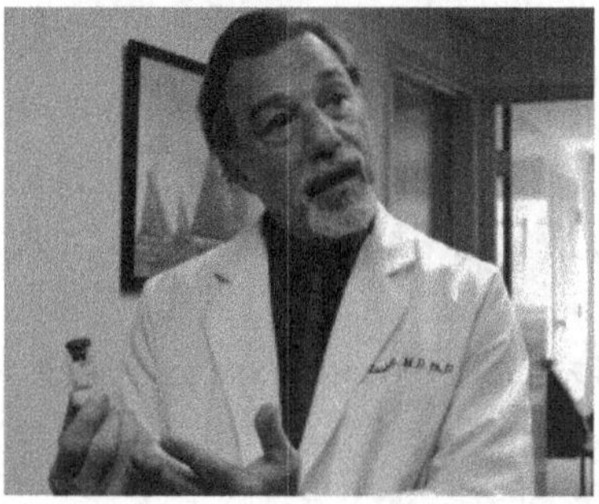

图 22-27 Michael Zasloff

大学医学中心（Georgetown University Medical Center）的 Michael Zasloff 博士（图 22-27）从黑缘刺鲨 *Centrophorus atromarginatus*（图 22-28）的肝脏组织中分离得到了具有甾体母核结构的胆固醇类成分角鲨胺（squalamine，**32**，图 22-29）。

当时药理研究结果提示角鲨胺具有血管生成抑制作用，并期待用于抗肿瘤药物的研发，后来意外发现角鲨胺也具有抗病毒作用（图 22-28）。这个研究成果发表在 2011 年《美国科学院院刊》上。Michael Zasloff 博士认为持有正电荷的角鲨胺分子进入细胞内后，能够特异性的与带有负电荷的细胞膜内侧像纽扣一样连接，并占有那些病毒感染时依赖性粘贴在细胞内膜上的正电荷蛋白质空间位置，从而降低了细胞对病毒的易感性。角鲨胺在体内外的抗病毒实验中都显示了较好的药效活性，有望能够用于抑制登革热及肝炎等部分病毒的增殖。同时在实验动物研究中也注意到，角鲨胺对黄热病、马脑炎病毒、巨细胞病毒（cytomegalovirus）也显示一定的药效活性。因此，角鲨胺的抗病毒作用的研发具有一定的理论和社会意义。目前全身使用角鲨胺（Squalama X^{TM}）治疗老年性黄斑变性（senile macular degeneration，SMD）的 CNV 正在进行Ⅱ期临床试验中。

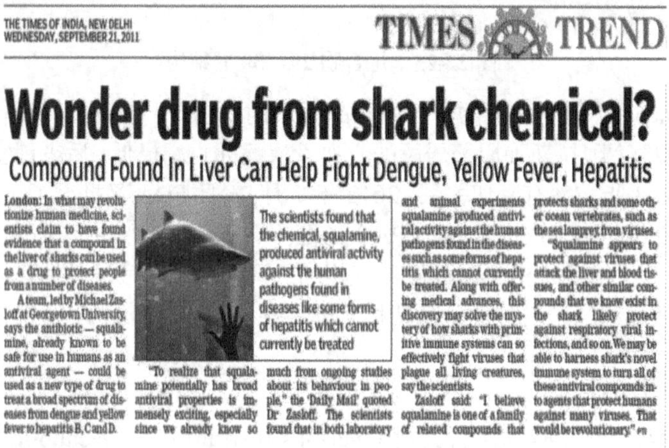

THE TIMES OF INDIA, NEW DELHI
WEDNESDAY, SEPTEMBER 21, 2011

TIMES TREND

Wonder drug from shark chemical?

Compound Found In Liver Can Help Fight Dengue, Yellow Fever, Hepatitis

London: In what may revolutionize human medicine, scientists claim to have found evidence that a compound in the liver of sharks can be used as a drug to protect people from a number of diseases.

A team, led by Michael Zasloff at Georgetown University, says the antibiotic — squalamine, already known to be safe for use in humans as an antiviral agent — could be used as a new type of drug to treat a broad spectrum of diseases from dengue and yellow fever to hepatitis B, C and D.

The scientists found that the chemical, squalamine, produced antiviral activity against the human pathogens found in diseases like some forms of hepatitis which cannot currently be treated

"To realize that squalamine potentially has broad antiviral properties is immensely exciting, especially since we already know so much from ongoing studies about its behaviour in people," the 'Daily Mail' quoted Dr Zasloff. The scientists found that in both laboratory and animal experiments squalamine produced antiviral activity against the human pathogens found in the diseases such as some forms of hepatitis which cannot currently be treated. Along with offering medical advances, this discovery may solve the mystery of how sharks with primitive immune systems can so effectively fight viruses that plague all living creatures, say the scientists.

Zasloff said: "I believe squalamine is one of a family of related compounds that protects sharks and some other ocean vertebrates, such as the sea lamprey, from viruses.

"Squalamine appears to protect against viruses that attack the liver and blood tissues, and other similar compounds that we know exist in the shark likely protect against respiratory viral infections, and so on. We may be able to harness shark's novel immune system to turn all of these antiviral compounds into agents that protect humans against many viruses. That would be revolutionary." PTI

图 22-28 有关角鲨胺的媒体报道

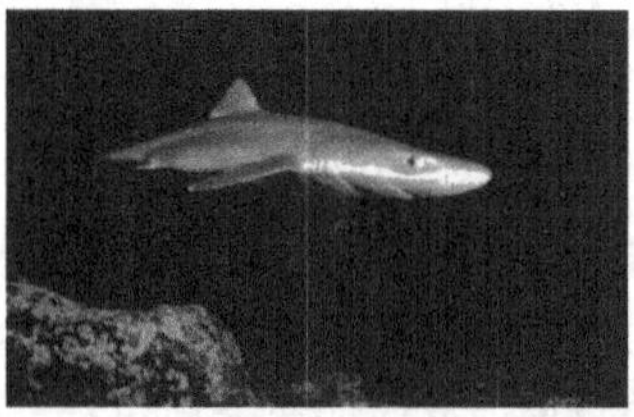

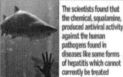

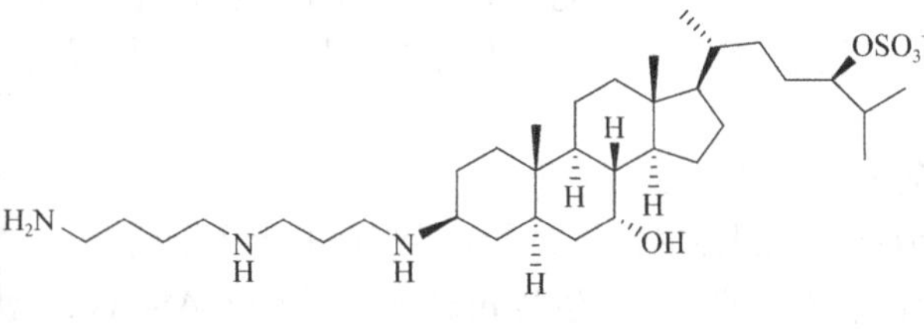

32

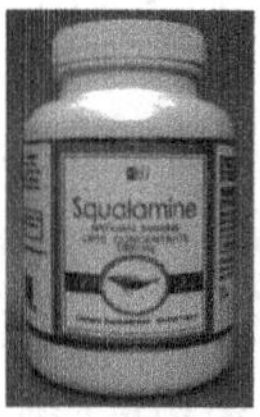

图 22-29 *Centrophorus atromarginatus* 与化合物 **32**

十一、结语

浩瀚的海洋不仅为我们提供了千姿百态的生物，更为我们提供了形形色色的天然次生代谢产物，使它们成为新药研发中先导化合物的重要来源。虽然在 20 世纪 80 年代，以高通量筛选（high throughput screening，HTS）和组合化学（combinatorial chemistry，CC）为代表的合理药物设计（rational drug design）使大部分药物研发机构一度忽视甚至停止了从天然产物中开发新药的工作，使得天然产物筛选和活性成分的分离几乎已成为一门失传的技术。20 余年的实践证明，高通量筛选和组合化学并没有在新药研发上带来理想的突破和成果，很多药物研发机构又开始重新重视从天然产物中开发新药的工作。2004 年以前上市的海洋药物仅有 4 个，10 年后达到了 8 个，海洋天然产物已经成为新药开发的最重要源泉。

很多具有特异生物活性的海洋天然产物能够作为工具药或分子探针，为研究生命科学和基础药物学提供有力帮助，在成为药物以外发挥其他的作用。例如，河豚毒素（tetrodotoxin）成为研究钠通道的工具药；大田软海绵酸（okadaic acid）能抑制由钙激活的磷脂依赖的蛋白激酶，是一种特殊的蛋白质磷酸酯酶 1、蛋白质磷酸酯酶 2A 和蛋白质磷酸酯酶 2B 的抑制剂，已作为研究细胞调控的工具药；从海绵 *Luffariella variabilis* 中提取到的抗微生物活性二倍半萜化合物曼诺力得（manoalide）是第一个选择性作用于磷脂酶 A2（PLA2）、现已成为研究阻断 PLA2 的常规工具药，还有望成为治疗由 PLA2 或类十二烷酸引起的皮肤病的新药。西加毒素（ciguatoxin，CTX）是电压依赖性钠通道激动剂，已作为研究兴奋细胞膜结构与功能及局部麻醉药作用机制的分子探针；而刺尾鱼毒素（maitotoxin，MTX）属于典型的钙通道激动剂，可增加细胞膜对钙离子的通透性，是研究钙通道药理作用特异性工具药。

多肽类药物很可能是 21 世纪重要的预防、诊断、监测和治疗药物。例如，强效镇痛药 Prialt 和海洋肽类抗体药物 Adcetris®（brentuximab vedotin，Dolastatin 10 的衍生物）的上市会极大促进海洋肽类化合物在新药研发方面的研究。目前全球多肽药市场已超过 200 亿美元，慢病治疗领域是多肽药物的核心市场，大概能占全球多肽药物市场的 75%以上，特别是罕见病、肿瘤和糖尿病治疗将是未来开发的重点领域。2010 年 11 月 15 日美国 FDA 批准甲磺酸艾日布林（Halaven®）注射液用于晚期乳腺癌治疗，标志着开发这种从复杂天然产物中潜在的活性到临床应用的艰辛路程的高潮。从复杂的大环内酯聚醚 halichondrin B 到结构更简单、活性更显著、稳定性更好的 eribulin（E7389）的上市是未来新药开发的一个精彩的典范，必将激发药物研究者向高活性的复杂海洋天然产物进军。

我国海洋药物研发最早的是中国海洋大学管华诗院士（图 22-30）课题组，早在 1986 年就开发了世界上第一个海洋类肝素糖类药物藻酸双酯钠（propylene glycol alginate sulfate sodium salt，PSS，图 22-30）。藻酸双酯钠是以褐藻酸为原料，经分子修饰得到的一种海洋低分子硫酸多糖化合物，临床上主要用于缺血性心脑血管疾病和高脂血症的治疗。

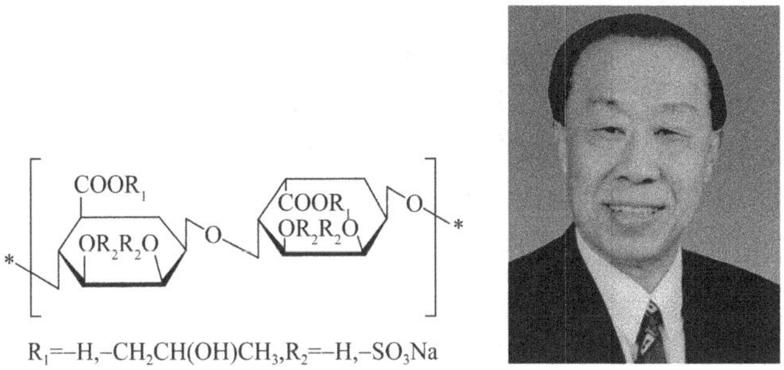

图 22-30　藻酸双酯钠的结构和管华诗院士

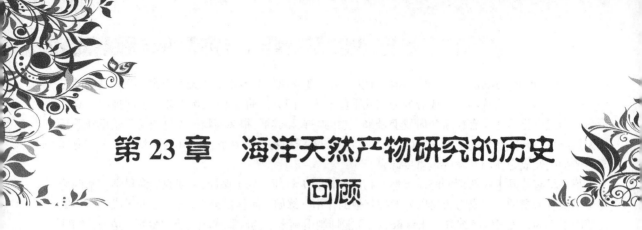

第23章　海洋天然产物研究的历史回顾

生命起源于海洋，从海洋中出现最原始的生命开始，到现在已有40多亿年的历史（图23-1）。从最初的单细胞生物到地球上现存的最长的植物海藻、最重的动物蓝鲸，海洋在几十亿年的演化过程中孕育了丰富多彩的生物世界，成为资源最丰富、保存最完整、最具有新药开发潜力的领域。海洋面积约占地球表面积的71.2%，达3.6亿km^2，生物总种类达30多门50余万种，生物总量占地球总生物量的87%。与对陆生生物的研究相比，人们对海洋生物的认识还相当有限，利用率不到2%。海洋特殊生态环境中的生物资源已成为拓展天然药用资源的新空间。向大海要药已经是学术界的共识。

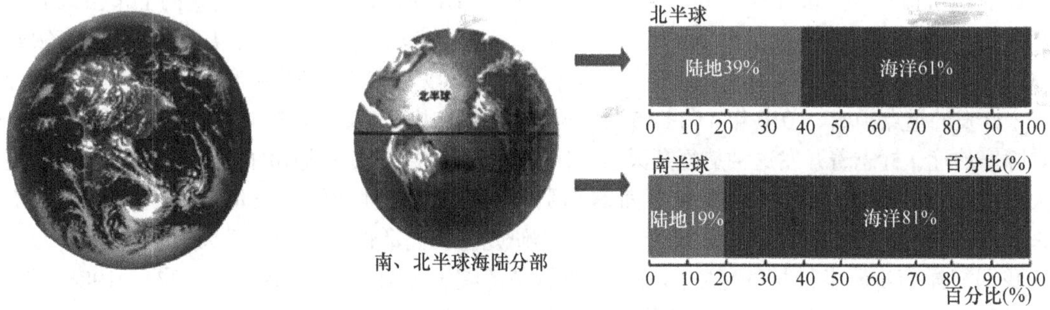

图23-1　海洋——最大的生命栖息地

与陆地天然产物化学一样，海洋天然产物化学也是从人们对海洋生物的认识与应用开始的。人们使用海洋生物作为食物和药物有悠久的历史。我国是世界上最早应用海洋药物的国家，早在公元1世纪的《神农本草经》中收载海洋药物约10种，到1596年李时珍的《本草纲目》则已收载90余种海洋药物的性味、功能和药用价值。海洋天然活性物质的研究已有100多年的历史，纵观其发展大致可分为四个阶段：1960年以前称为孕育期，20世纪60～70年代为形成期，80年代进入快速发展期，90年代以后为成熟期。国内有专家日前曾对海洋天然产物的历史、现状和未来做了一定的介绍。本文从不同的角度对海洋天然产物化学的发展历史进行了简要的回顾。

一、孕育期

20世纪60年代以前，海洋天然产物的研究相当缓慢，最初的研究主要集中在大型海藻类生物中。1881年，Stanford发现了褐藻中的多糖——褐藻胶。1884年，Iames Stenhouse发现了褐藻中的甘露醇。1909年日本学者田原良纯（Yoshizumi Tahara）对河豚鱼卵的神经毒性进行了描述并命名其毒性成分为河豚毒素（tetrodotoxin，TTX）。1938年日本学者横尾晃首次从河豚中提取出较纯的毒性成分，但直到1950年才分离到单体结晶。虽然日本津田恭介小组于1952年、平田义正小组于 1955 年、美国的 Robert Bums Woodward 小组于 1957 年和后来的后藤俊夫小组等相继分离得到了河豚毒素单体结晶，但由于技术原因一直没能确定出其正确的化学结构。

1922 年日本学者从生活在浅海泥沙中的异足索沙蚕 *Lumbriconeris heteropoda*（图 23-2）体内分离到具有杀虫作用的物质，命名为沙蚕毒素（nereistoxin，**1**，图 23-2）。1934 年明确了它的化学结构，1961 年完成了它的人工合成，并以沙蚕毒素为先导化合物，开发成功一系列拟沙蚕毒素杀虫剂如杀虫双（molosultap）、杀螟丹（cartap）、杀虫环（thiocyclam）和新农药巴丹（padan）。

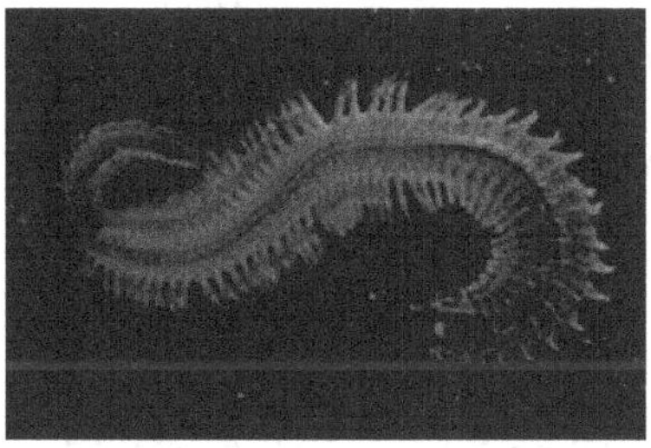

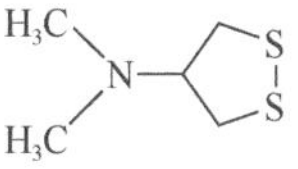

1

图 23-2　异足索沙蚕和沙蚕毒素的结构

1945 年，意大利药理学家兼政治家 Giuseppe Brotzu（1895—1976，图 23-3）从撒丁岛海洋污泥中分离到一株名为顶头孢霉菌 *Cephalosporium acremonium* 的海洋真菌，他发现这些顶头孢分泌出的一些物质可以有效抵抗引起伤寒的伤寒杆菌。由于当时缺乏必要的设备和经费，1946 年他把这种真菌送到了牛津大学，牛津大学协助研究青霉素的生物化学家 Edward Abraham（1913—1999，图 23-3）和 Guy Geoffrey Frederick Newton（1919—1969，图 23-3）从中分离获得若干头孢菌素类化合物，其代表物是头孢菌素 C（cephalosporin C，图 23-3）。此后，经水解获得的头孢烯母核成为一系列头孢菌素类抗生素的合成材料，1938 年二人确定了其结构并由 Dorothy Mary Hodgkin 用 X 射线衍射进行证实并申请了专利。头孢菌素钠为海洋微生物中发现并开发成功的第一个“海洋新抗”，开创了开发海洋新抗生素药的先例。Giuseppe Brotzu 曾成为诺贝尔奖候选人，而 Edward Abraham 和 Guy Geoffrey Frederick Newton 则获得了巨额专利费。

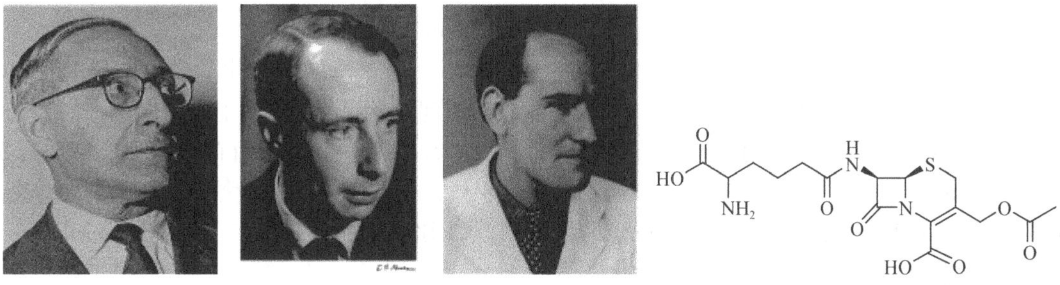

图 23-3　Giuseppe Brotzu、Edward Abraham、Guy Geoffrey Frederick Newton（从左至右）与头孢菌素 C

1953 年日本学者从日本海藻 *Digenea simplex* 中分离得到海人草酸（kainic acid，红藻氨酸，**2**，图 23-4）和别红藻氨酸（*γ*-*allo*-kainic acid，**3**，图 23-4），1955 年用经典的化学降解反应和对降解片断的合成等方法研究了它们的结构，并最终用 X 射线衍射确定了其立体结构。

20 世纪 30 年代初，W. Bergmann 等开始了对海绵的研究，50 年代他和他的同事从加勒比海域生息的一种海绵 *Crypthoteca crypta* 的丙酮提取物中经反复重结晶先后得到了两种罕见的特异核苷类化合物，海绵核苷（songothymidine，**4**，图 23-5）及海绵尿苷（spongouridine，**5**，图 23-5），这两个化合物后来成为重要的抗病毒药物 Ara-A 和抗肿瘤药物 Ara-C 的先导化合物。1956 年 Jack J. Fox 等报道了 spongothymidine 的全合成工作。此后，该小组又完成了 5-fluorodeoxyuridine（**6**，图 22-5）及 arabinosyl 5-fluorouracil（**7**，图 23-5）的全合成，它们都是 spongothymidin 的结构类似物且具有抗肿瘤活性。

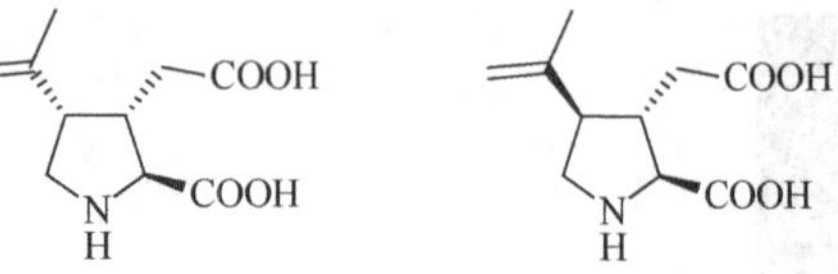

图 23-4　化合物 **2**、**3** 的结构

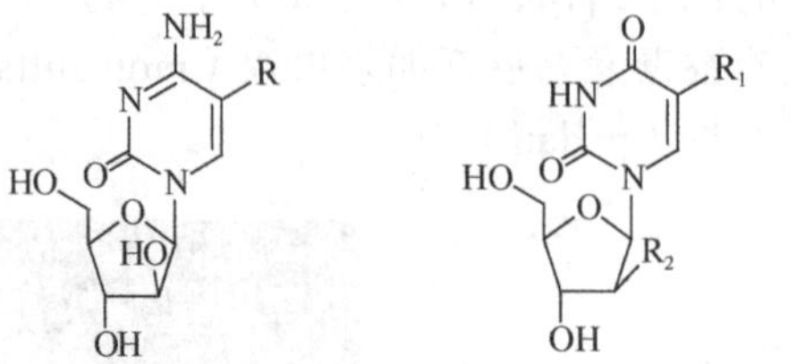

图 23-5　化合物 **4**～**8** 的结构

第一个抗病毒海洋药物 Ara-C（**8**，图 23-5）在 1955 年被美国 FDA 批准用于治疗人眼单纯疱疹病毒感染。1961 年，美国的 Upjohn 小组合成了 Ara-C 并报道了其在动物实验中的抗白血病活性研究。紧接着 Ara-C 被批准为临床抗肿瘤用药，主要用于治疗急性粒细胞白血病，对恶性淋巴瘤、肺癌、消化道癌、头颈部癌也有一定的疗效，此外 Ara-C 还具有抗病毒作用，对病毒性眼病、带状疱疹、单纯疱疹性结膜炎有效。这是第一个由海洋天然产物衍生而来并最终成功上市的药物。

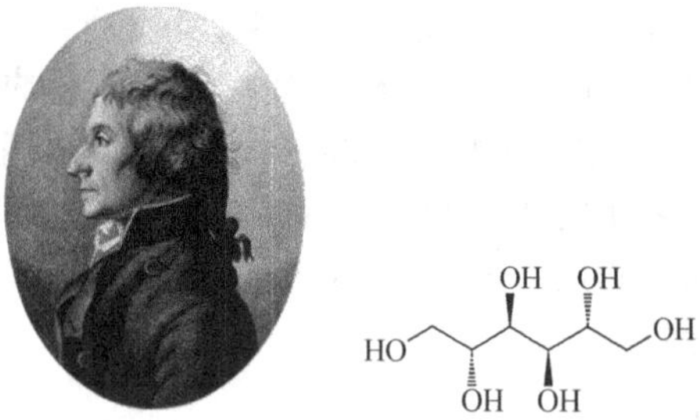

图 23-6　Joseph Louis Proust 和甘露醇

甘露醇（mannitol，己六醇，*D*-甘露糖醇，木蜜醇）是一种重要的精细化工原料，在医药、食品、纺织、日化等方面有广泛应用。1806 年，法国化学家 Joseph Louis Proust（1754—1826，图 23-6）从甘露树（manna ash tree，*Fraxinus ornus*）汁液中成功地分离出甘露醇（图 23-6）。克罗地亚药学家 Julije Domac（1853—1928）阐明了其结构。1884 年，英国化学家 James Stenhouse 从褐藻中发现了甘露醇（mannitol）。

1960 年以前对于海洋生物化学成分的研究相对较少、进展也相当缓慢，海洋天然药物的研究也一直没有引起科学界的重视。主要原因是人们普遍对海洋天然产物认识不足，而且海洋天然产物结构比较复杂，当时的测试条件尚不成熟，特别是 20 世纪 30～50 年代正值合成药物和抗生素药物的黄金年代，也挫伤了人们对海洋天然产物的研究热情。所以在 1960 年以前这段时间可以说是海洋天然产物化学的孕育时期。

二、形成期

20 世纪 60 年代天然产物研究的伟大成就之一就是完成了河豚毒素（tetrodotoxin，TTX，**9**，图 23-7）的结构确定。虽然河豚毒素的分子并不大，但由于其结构新颖，在有机溶剂和水中都不易溶解而仅溶于乙酸等酸性溶剂并且在碱性和强酸性溶剂中不稳定，加之 NMR 技术在 60 年代刚刚开始应用，给河豚毒素的结构鉴定带来了相当的困难。为了确定其结构，日本的津田恭介、平田义正（图 23-7）和美国的 Robert Burns Woodward（图 23-7）三个小组均分别制备了河豚毒素的衍生物并进行 X 射线衍射实验，研究历经 15 年，终于在 1964 年于京都召开的第三届 IUPAC 国际天然产物化学会议上，三个研究小组同时报告了河豚毒素的正确结构，震惊了与会的包括 90 名世界顶尖天然产物化学家在内的 1500 名学者。这次会议也成了日本天然产物化学研究的转折点，日本的天然产物化学研究开始与世界同步。

河豚毒素是一种结构很复杂的笼形原酸酯类生物碱，自然界非常罕见的由三个六元环己烷组成的一个有 10 个碳原子的笼状金刚烷（adamantane，图 23-7）结构。分子中几乎所有的碳原子均有不对称取代，其独特复杂的结构和显著的生物活性吸引了大批有机合成化学家的目光，被认为是一个极富挑战性和吸引力同时也是非常令人生畏的全合成目标。巧的是 8 年以后，1972 年日本名古屋大学的岸义人（图 23-7）首先报道了河豚毒素这个经典化合物外消旋体的全合成，岸义人是平田义正的硕士生、Robert Burns Wood Ward 的博士生，现任哈佛大学终身教授。近年来随着不对称合成有机化学的迅速发展，2003 年同是日本名古屋大学的矶部稔（Minoru Isobe，图 23-7）教授率先完成了河豚毒素的不对称全合成，随后又有几个小组采用不同的合成路线完成了河豚毒素的不对称全合成。

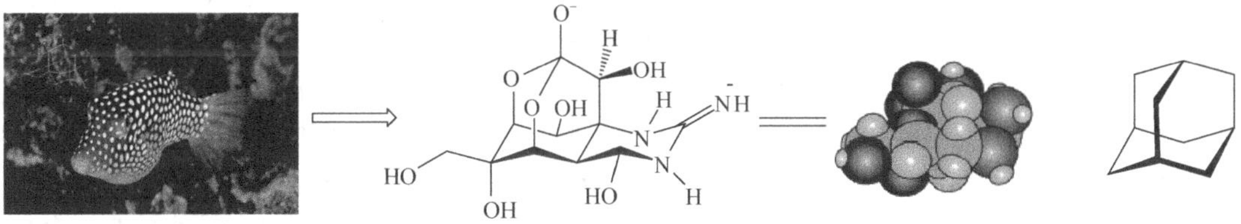

9

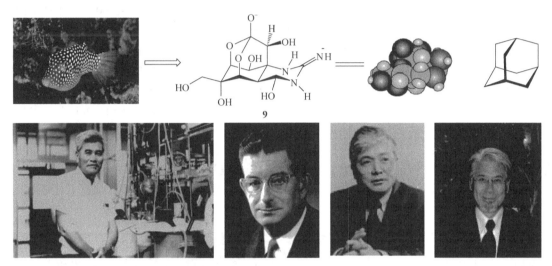

图 23-7 河豚及其河豚毒素的结构和金刚烷的结构（上）；平田义正、Robert Burns Woodward、岸义人、矶部稔（下从左至右）

20 世纪 60 年代还有一个重要的发现，但以前一直没有被重视。1962 年日本科学家下村修（图 23-8）从生活在美国西海岸近海的一种海洋生物水母 *Aequorea victoria*（图 23-8）身上分离出了绿色荧光蛋白（GFP）。在这种水母的体内有一种叫水母素的物质，在与钙离子结合时会发出蓝光，而这道蓝光未经人所见就已被一种蛋白质吸收，改发绿色的荧光。这种捕获蓝光发出绿光的蛋白质就是绿色荧光蛋白，这种神奇的蛋白质后来成为当代生物化学研究的最为重要的工具之一，利

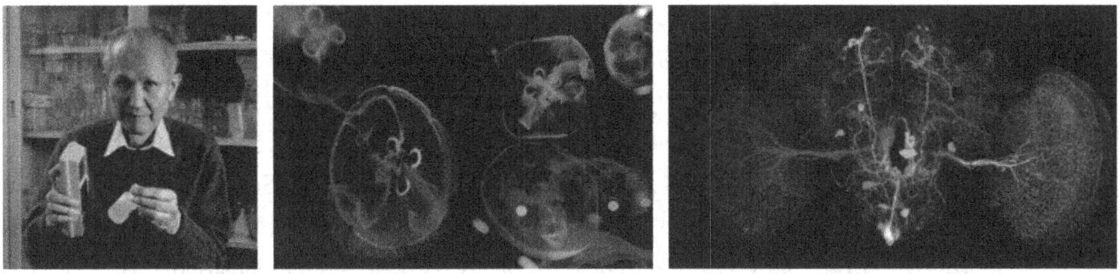

图 23-8 下村修（左）、*Aequorea victoria* 水母（中）、荧光标记的果蝇神经网络（右）

用绿色荧光蛋白技术可以跟踪生物器官内不可见的一些生理现象，如跟踪脑细胞的活动或者是跟踪癌细胞的活动，为人类解决医学难题提供了宝贵的信息。下村修因此成就获得了2008年度诺贝尔化学奖。

在20世纪50年代末至60年代初，随着人们生活水平的提高及合成药物暴露出来的一些问题，特别是在1957年10月至1961年11月间的“沙利度胺事件”（thalidomide event）的出现，使人们越来越关注生态平衡、环境污染及化学致癌、致畸的问题，产生了“回归自然”（return to nature）的浪潮。1969年美国科学家Weinheimer和Spraggins从加勒比海柳珊瑚*Plexaura homomalla*中分离得到了含量高达1.4%的前列腺素15*R*-PGA2。前列腺素虽然是具有强烈生理活性和广谱药理效应的物质，但是它们在自然中存量极微，合成也很困难，这就限制了对其深入研究。而从柳珊瑚中发现的含量丰富的前列腺素，改变了研究与应用的被动局面，也极大地刺激了化学界对来自海洋生物活性物质的兴趣，被认为是推动海洋药物发展的契机，从而推动了对海洋生物次生代谢产物的研究，“从海洋中索取药物”的概念开始被人们接受。正是在此背景下，20世纪60年代中期美国科学家B. W. Halstead总结整理了海洋有毒生物的资料并出版了《世界海洋有毒和有毒腺的生物》一书，开创了海洋药物专著的先声。1967年在美国罗得岛大学召开了第一届海洋药物研讨会(Drugs from the Sea)，标志着海洋药物研究国际合作的开始，尽管还有些人持怀疑态度，甚至有人调侃其为“Dregs from the Sea”，并没有阻碍海洋药物学科和海洋天然产物化学的迅速崛起。1968年美国NIC开始着手对海洋生物资源的提取物进行抗肿瘤活性筛选，使海洋药物的研究成为一个独立的领域。1969年美国科学家M. H. Baslow主编的*Marine Pharmacology*和H. W. Youngken主编的*Food-Drug from the Sea*分别出版（图23-9），书中不仅对前人的研究成果进行了总结，更重要的是预测了海洋药物的广阔前景，描绘了海洋药物的美好发展潜力。在M. H. Baslow和H. W. Youngken的推动下，再加上有机化学和分析化学分离与分析技术的迅猛发展，加速了对海洋天然产物的研究。

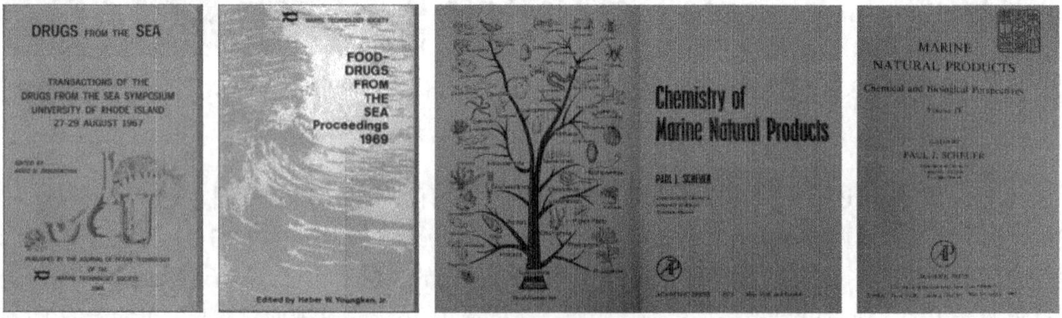

图23-9 有关海洋天然产物研究的早期出版物

进入20世纪70年代，海洋天然产物化学的发展更为迅速，海洋生物中的萜类、甾醇、生物碱类化合物相继被发现，特别是萜类化合物的发展尤为迅速。1973年美国科学家Paul J. Scheuer编著的第一本海洋天然产物化学专著*Chemistry of Marine Natural Products*出版时（图23-9），书中所记载发现的倍半萜不过40个，二萜只有4个。到了1978年，从海藻中就已发现了60多个倍半萜，而新的二萜有90多个。我们可以从海洋天然产物化学的先驱者Paul. J. Scheuer、George. Robert. Petti、John. Faulkner等在20世纪70年代发表在《美国化学会志》上的研究报告来了解70年代海洋天然产物化学的发展情况：如从红藻*Laurencia filiformis*中分离得到的johnstonol（**10**，图23-10）和prepacifrnol（**11**，图23-10），从软体动物*Dolabella auricnlaria*中分离得到的dolatrol（**12**，图23-10），从软体动物*Tridachiella diomedea*中分离得到的tridachlone（**13**，图23-10），从加利福尼亚海湾腔肠动物*Stylatula* sp.中分离得到的毒性成分stylatulide（**14**，图23-10），从环节动物*Thelepus* *setosus* 中分离得到的 thelepin（**15**，图 23-10），以及从南太平洋软珊瑚得到的西松烷型（cembrane）大环二萜（**16** 和 **17**，图 23-10）。

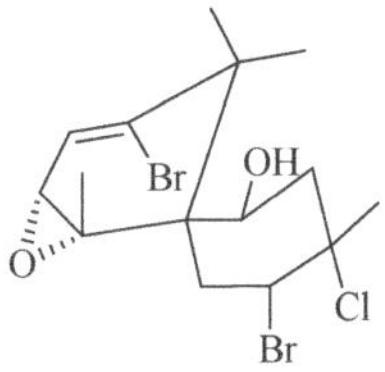

10

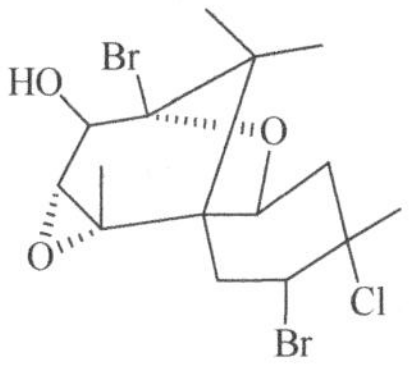

11

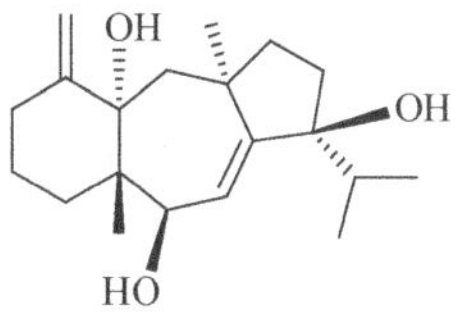

12

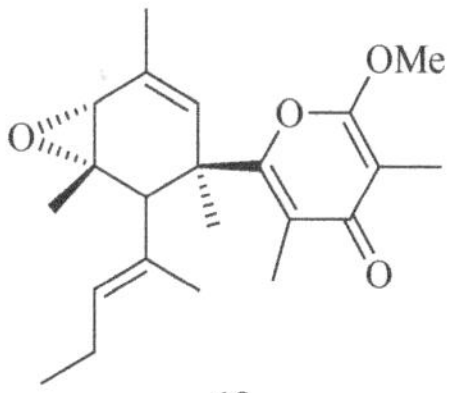

13

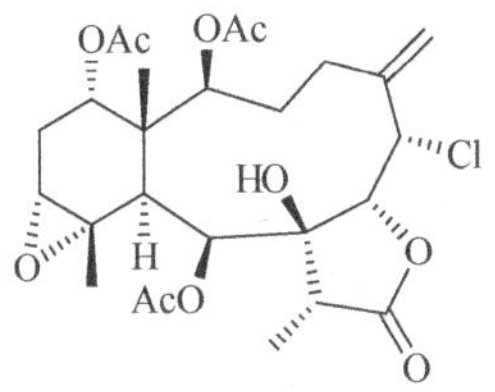

14

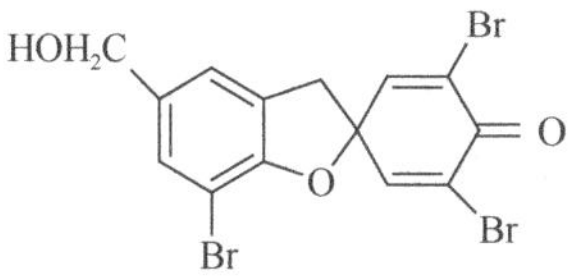

15

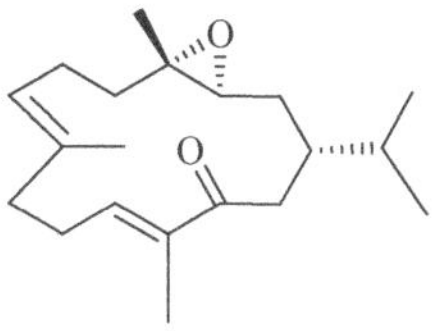

16

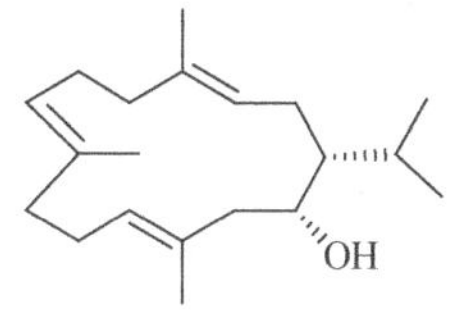

17

图 23-10　化合物 **10**～**17** 的结构

20 世纪 70 年代海洋天然产物的研究对象主要是萜类化合物，包括卤代的单萜、倍半萜、二萜、二倍半萜及一些卤代的 C_{15}-乙酸原类化合物，大量含卤素原子的萜类有机物从海洋生物中不断地被发现，改变了以往人们认为卤代有机化合物在天然界中很少存在甚至认为卤代有机化合物均有毒的不正确看法。Paul J. Scheuer（图 23-11）主编的在 20 世纪 70 年代末出版的 *Marine Natural Products-Chemical and Biological Perspectives* 1～4 卷，以及日本化学会 1979 年编写出版的《海洋天然物化学》，标志着海洋天然产物化学已经成为一门独立的、多学科交叉的新学科，其研究内容包括海洋毒物、海洋生物药学和海洋化学生态学。1975 年第一届“国际海洋天然产物研讨会”（International Symposium on Marine Natural Products）成功举办，以后每三年举行一次。而每两年举行一次的 GRC 海洋天然产物研讨会（Gordon Research Conference on Marine Natural Products）也逐渐成为海洋天然产物尖端研究会议。

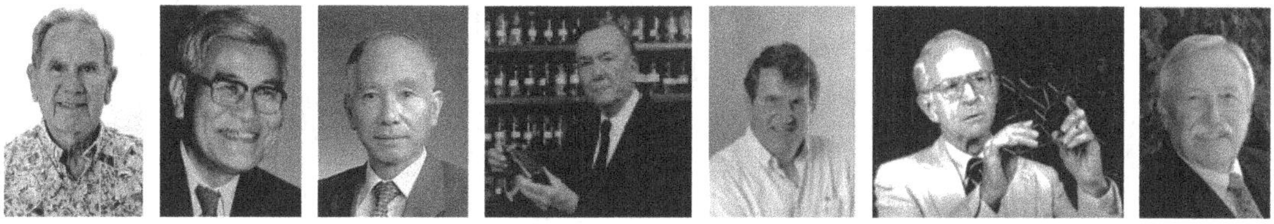

图 23-11　著名的海洋天然产物化学家（从左到右）：Paul. J. Scheuer、平田义正、安元健、George Robert Pettit、John. Faulkner、Kenneththth. Rinehart、William H. Fenical

三、快速发展期

到了 20 世纪 80 年代，海洋药物的研究进入了一个崭新的历史时期。随着各种二维核磁共振技术和软离子质谱技术的逐渐应用及分离技术手段的快速发展，加快了微量成分和复杂结构化合物测定、分析的研究进程，一些结构比较复杂、生理活性独特的海洋天然产物如 brevetoxin（1981）、okadaic acid（1981）、bryostatin-1（1982）、palytoxin（1982）、halichondrin B（1985）、norhalichondrin A（1985）和 ciguatoxin（1989）等相继被分离并完成结构鉴定。

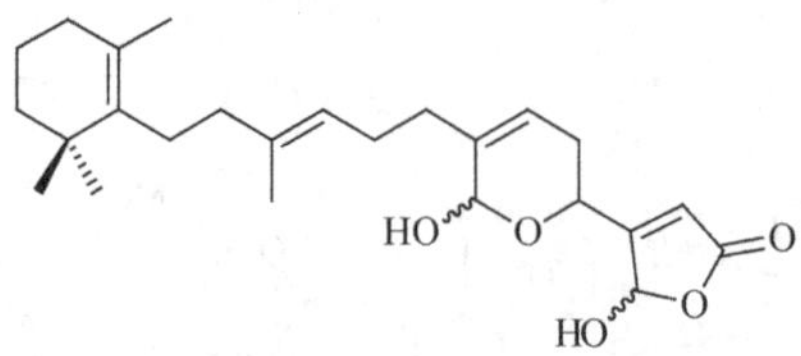
18

图 23-12 化合物 Manoalide 的结构

1980 年从海绵 *Luffariella variabilis* 中分离得到的线型二倍半萜类化合物 manoalide（**18**，图 23-12）是第一个具有选择性作用于磷脂酶 A_2（PLA_2）及对磷脂酶 C、鸟氨酸脱羧酶、醛糖还原酶等多种酶具有抑制作用的活性化合物，其对细胞膜上钙通道也有阻滞作用，现已成为研究阻断 PLA_2 的常规工具药。

1981 年美籍日本科学家中西香尔从形成“赤潮”的涡鞭毛藻 *Gymnodinium brevis* 中分离出毒素成分短裸甲藻毒素 B（brevetoxin，BTX-B），并用 X 射线衍射法确定了它的结构，这是第一个梯状聚醚类（polyether Ladder）海洋毒素。另一个重要的海洋毒素——岩沙海葵毒素（palytoxin，PTX，**19**，图 23-13）是从岩沙海葵 *Palythoa toxicus* 中分离得到的一个复杂的超级长链聚醚化合物，分子量高达 2677，分子式为 $C_{129}H_{221}O_{54}N_3$，耗费 10 年时间才于 1981 年底完成了其分子结构的测定，1982 年日本的平田义正（Yoshimasa Hirata，图 23-11）小组和美国的 Moor 小组同时报道了它的立体构型，这是一个光谱技术和化学方法相结合进行结构鉴定的经典例证。PTX 是目前最强的冠脉收缩剂，作用强度比血管紧张素强 100 倍。

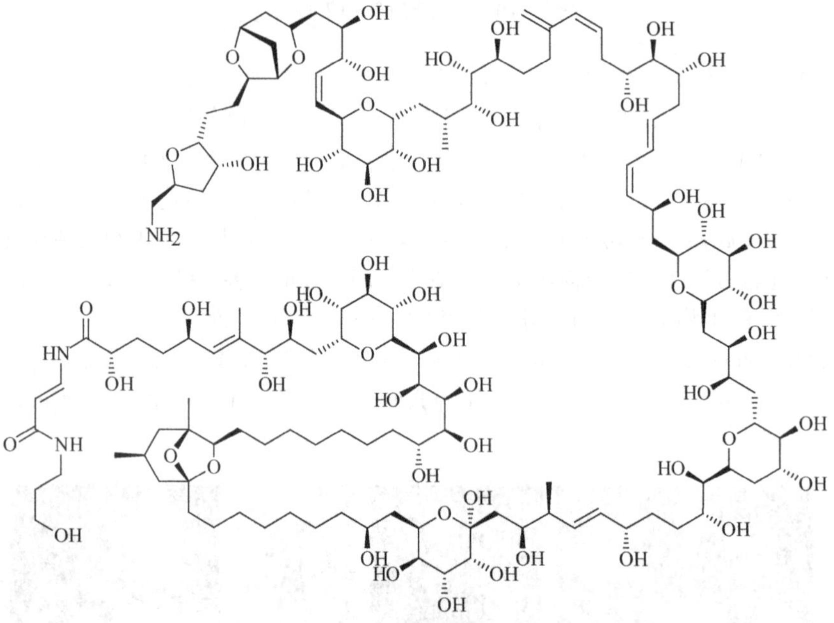
19

图 23-13 化合物 PTX 的结构

20 世纪 80 年代日本学者在海洋毒素方面的成就尤其引人注意，特别是日本东北大学的安元健（Takeshi Yasumoto，图 23-11）小组和名古屋大学的平田义正小组。1989 年，安元健受世界卫生组织的委托去调查法国西加鱼中毒事件的原因。其从 4000kg 鳗鱼中纯化出 0.35mg 西加毒素（ciguatoxin，CTX，**20**，图 23-14）和 0.45mg CTX-4B，主要依靠核磁共振技术搞清了 CTX 的化学结构。这一研究成果标志着海洋天然产物化学进入了快速发展期。

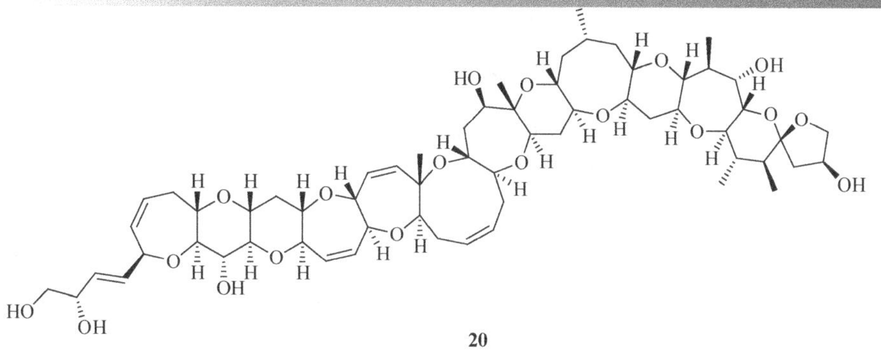

20

图 23-14　化合物 CTX 的结构

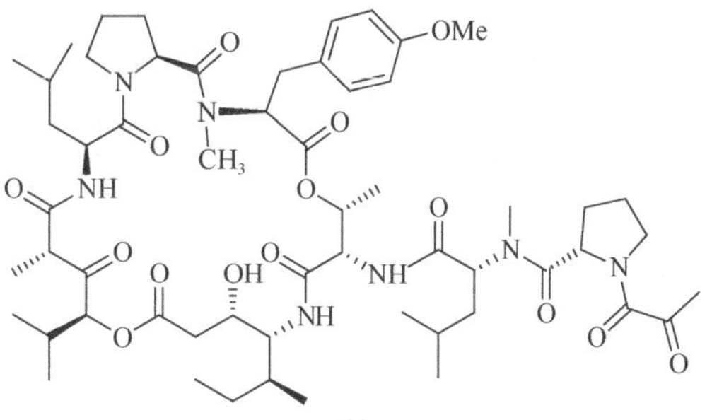

21

图 23-15　化合物 aplidin 的结构

20 世纪 80 年代海洋肽类化合物的研究已经发展成为海洋天然产物研究的新领域。1988 年从加勒比海被囊动物 *Trididemnum solidum* 中分离出来一组抗病毒和细胞毒活性的环状缩肽化合物膜海鞘素（didemnins）。Didemnin B 的体内筛选结果表明它具有强烈的抗 P_{388} 白血病和 B_{16} 黑色素瘤活性。Didemnin B 可诱导 HL-60 肿瘤细胞的迅速完全凋亡及许多转化细胞的凋亡，但对静息的正常外周血单核细胞不起作用，是第一个在美国进入临床研究的海洋天然产物，作为一种新型抗肿瘤尤其是抗乳腺癌药物即将推向市场。目前 didemnin B 已经完成人工全合成。脱氢膜海鞘素 dehydrodidemnin B（**21**，商品名 Aplidin，图 23-15），是来自地中海海鞘 *Aplidium albicans* 的一种抗肿瘤环肽，是 didemnin B 的次级代谢产物即 didemnin B 的一个羰基被还原的衍生物，但毒性和活性改变很大。Aplidine 在体内外试验均表现出广泛的抗肿瘤活性，如甲状腺癌、直肠癌、结肠癌、淋巴瘤、肾癌等。其活性是 didemnin B 的 20 倍，是紫杉醇的 80 倍，且没有心脏毒性。1991 年 aplidine 进入抗实体肿瘤和非霍奇金淋巴瘤的 Ⅰ 期临床试验，目前正进行治疗前列腺癌和膀胱癌的 Ⅱ 期临床试验，是第二个最有希望进入医药市场的海洋药物。

1989 年美国亚利桑那州立大学的 George Robert Pettit 教授（图 23-11）领导的研究组对印度洋海兔 *Dolabella auricularia* 抗肿瘤活性多肽展开研究，从中分得 18 个含有特殊氨基酸的较短的链状肽类化合物海兔毒肽 dolastatins 1-18，具有强烈抑制肿瘤细胞生长的作用，是目前已知来源的抗肿瘤剂中活性最强的一类，其中 dolastatins 10 和 15 的 IC_{50} 值分别为 0.059nmol/L 和 2.9nmol/L。Dolastatin 10 已进入治疗乳腺癌、肝癌、实体肿瘤和白血病的 Ⅱ 期临床研究。

1988 年以来，从印度洋蠕虫 *Cephalodiscus gilchristi* 和海鞘 *Ritterella tokiokal* 中得到 30 余个甾醇二聚体生物碱，对多种肿瘤细胞株都具有很强的抑制活性，并且作用机制独特。其中 cephalostatin 1（**22**，图 23-16）是 NCI 筛选的抗肿瘤活性最强的天然产物之一。

在过去 50 年中，合成和半合成的抗生素带来了一场药物治疗的革命，但由于大量抗生素的滥用，使很多细菌产生了耐药性。海洋独特的微生物被认为是人类最可能利用的海洋药物资源，寻找新一代抗生素的希望已寄托在海洋微生物上。1986 年 G. A. Schieher 从海洋真菌 *Leptosphaeria oraemaris* 中分到一个具有抗菌活性的天然产物 leptosphaerin（**23**，图 23-17）。

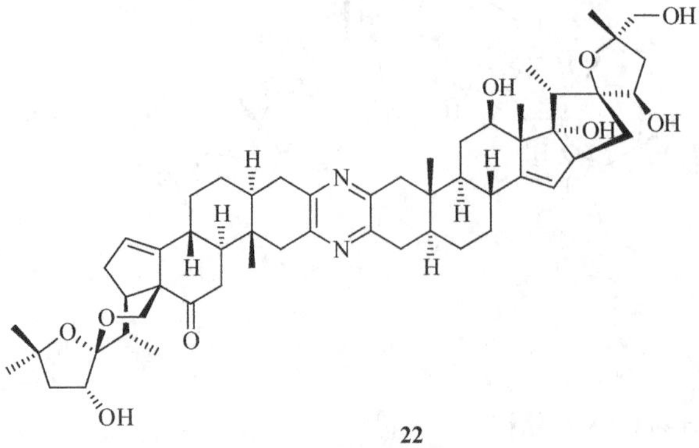

22

图 23-16 化合物 cephalostatin 1 的结构

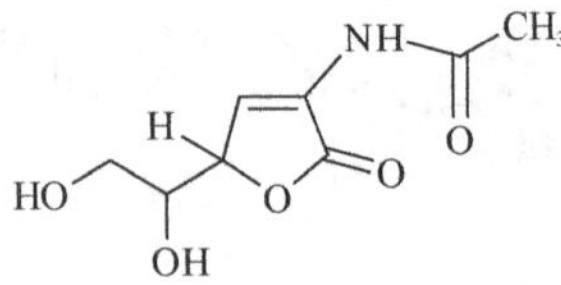

23

图 23-17 化合物 leptosphaerin 的结构

20 世纪 80 年代海洋天然产物化学的研究已经不再是单纯地追求发现新的化学结构，而是与生物活性密切结合，特别是引起海洋食品中毒的相关研究取得了突破性进展。1986 年西班牙 Zeltia 生物制药集团成立了专门研发海洋抗肿瘤药物的 PharmaMar 公司，该公司开发的 Et-743（商品名 Yondelis®）已于 2007 年 7 月被 EMEA 批准用于治疗软组织恶性肉瘤，成为第一个现代海洋药物。该公司目前还有 4 个海洋药物处于临床研究中，这说明西班牙在海洋药物的研发方面已经走在了世界前列。

从 1984 年开始，美国加州圣地亚哥分校的 John Faulkner 教授（1942—2002，图 23-18）每年写一篇关于过去一年中海洋天然产物进展的综述发表在 *Natural Products Reports* 上，一直连续了 18 年，直至 2002 年去世。现在此项工作由六位新西兰的学者共同来完成。2004 年《美国天然产物杂志》（*Journal of Natural Products*，2004，*67*：1201-1202.）出了一期专刊纪念 John Faulkner 教授和 Paul J. Scheuer 教授（图 23-18）。《德国应用化学》（*Angew. Chem. Int. Ed.* 2003，*42*，1438—1439）和国际毒素学会的会刊（Toxicon 2003，*42*：221）分别出过纪念文章。2003 年，两人一起获得了美国生药学会的研究成就奖。1962 年，John Faulkner 毕业于伦敦帝国学院，23 岁起就在 1969 年诺贝尔化学奖得主 Derek Harold Richard Barton 教授指导下获得博士学位，1965～1967 年在美国哈佛大学跟随 Robert Burns Woodward 作博士后研究，1967～1968 年在斯坦福大学跟随 Willian Summer Johnson 继续作博士后研究，1968 年 26 岁加入到美国斯克里普斯海洋学研究所（Scripps Institution of Oceanography）直到 2002 年逝世。34 年的研究时间里发表论文 325 篇，培养博士生 30 人，硕士生 3 人，博士后 32 人。2002 年获得 Paul J. Scheuer 天然产物奖（Award in Marine Natural Products）。2010 年，中国科学院上海药物所郭跃伟研究员曾获得 Paul J. Scheuer 天然产物奖；2016 年清华大学材料学院冯庆玲教授也获得该奖。

Paul J. Scheuer 教授早期经历坎坷。1938 年为逃避德国纳粹对于犹太人的迫害被迫移民美国，1943 年毕业于美国东北大学，然后进入哈佛大学学习，不久参军服役，1946 年退役后重新到哈佛大学跟着 Robert Burns Woodward 攻读博士学位，1950 年毕业后加入夏威夷大学至 2003 年去世。Paul J. Scheuer 教授凭借一人之力，使默默无闻的夏威夷大学成为世界海洋天然产物中心，他也被称为海洋天然产物化学研究之父，他们研究小组第一个分离得到西加毒素（ciguatoxin）、大田软海绵酸（okadaic acid，OA）、保罗碱（Palau'amine）等化合物。50 年间培养硕士 25 人，博士 33 人，来自 25 个国家的博士后和研究人员 110 多人，包括后来很多著名的化学家，如日本的安元健、伏谷伸宏、橘和夫、Richard E. Moore 等。Paul J. Scheuer 教授也成为获得美国国家自然基金资助最长的科学家，50 年间从没间断。

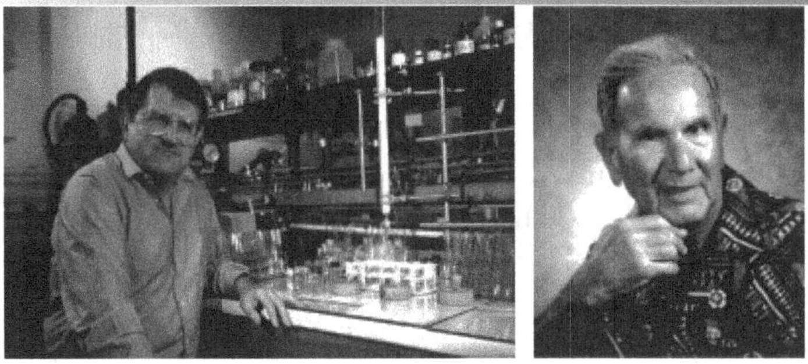

图 23-18　John Faulkner 教授（左）和 Paul J. Scheuer 教授（右）

20 世纪 80 年代，日本科学家在海洋天然产物研究方面比较突出，如平田义正（Hirata Yoshimasa，图 23-19）及其学生上村大輔（Uemura D，图 23-19）、北川勲（Kitagawa Isao，图 23-19）及其弟子小林资正（Kobayashi M.）、安元健（Takeshi Yasumoto，图 23-19）及其学生村田道雄（Murata Michio，图 23-19）和佐竹真幸（Satake Masayuki）、伏谷伸宏（Fusetani N.，图 23-19））、小林淳一（Kobayashi J.，图 23-19）等。

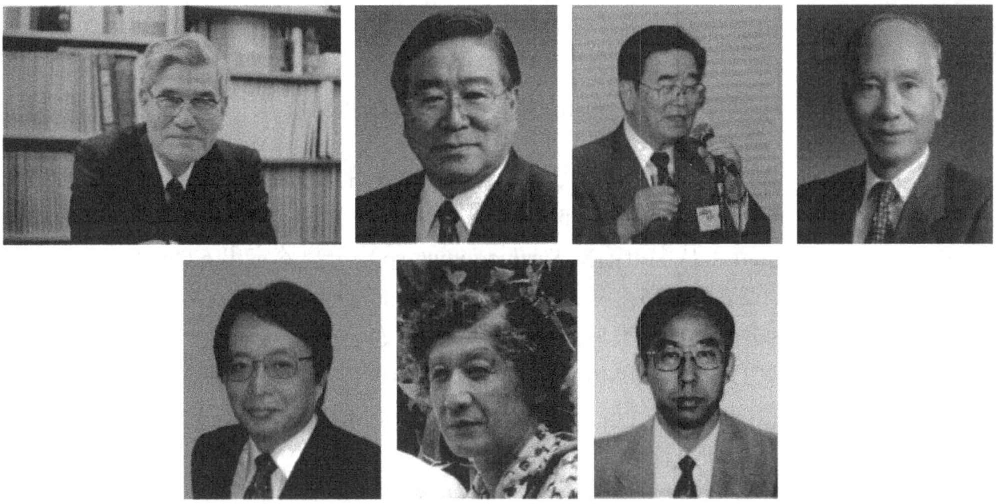

图 23-19　在海洋天然产物研究方面做出突出贡献的日本科学家（从左至右）：平田义正、上村大輔、北川勲、安元健、村田道雄、伏谷伸宏、小林淳一

四、成熟期

进入 20 世纪 90 年代以来，药物的开发越来越困难，由于人类长期服用药物而产生的耐药性致使每年新药上市的速度几乎等于老药被淘汰的速度。所以人类迫切需要结构新颖、生物活性和作用机制独特的新的天然产物作为新药开发的先导化合物。于是很多国家把更多的目光投向了海洋这个“蓝色药物”的摇篮。海洋天然产物研究以前所未有的高速度发展，迎来了海洋药物及海洋天然产物研究的又一次高潮。

1992 年，代表着现代鉴定技术 NMR-MS 在天然产物化学结构研究中最高应用水平的刺尾鱼毒素（maitotoxin，MTX，**24**，图 23-20）结构鉴定在安元健（Yasumoto Takeshi）和他的学生村田道雄（Murata Michio，图 23-20）的努力下圆满完成。MTX 的分子量达 3422，分子式为 $C_{164}H_{256}O_{68}S_2Na_2$，是目前被发现的最复杂的一个聚醚梯类化合物，它的结构鉴定把现代鉴定技术推上了一个新的高度。MTX 是非蛋白毒素中毒性最强的物质，其毒性比河豚毒素强约 200 倍，比岩沙海葵毒素强 9 倍。1mg MTX 可以致 100 万只小鼠于死地。MTX 属于典型的钙通道激动剂，可增加细胞膜对钙离子的通透性，是研究钙通道药理作用的特异性工具药。

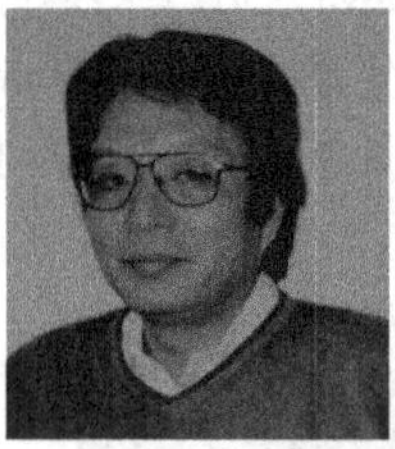
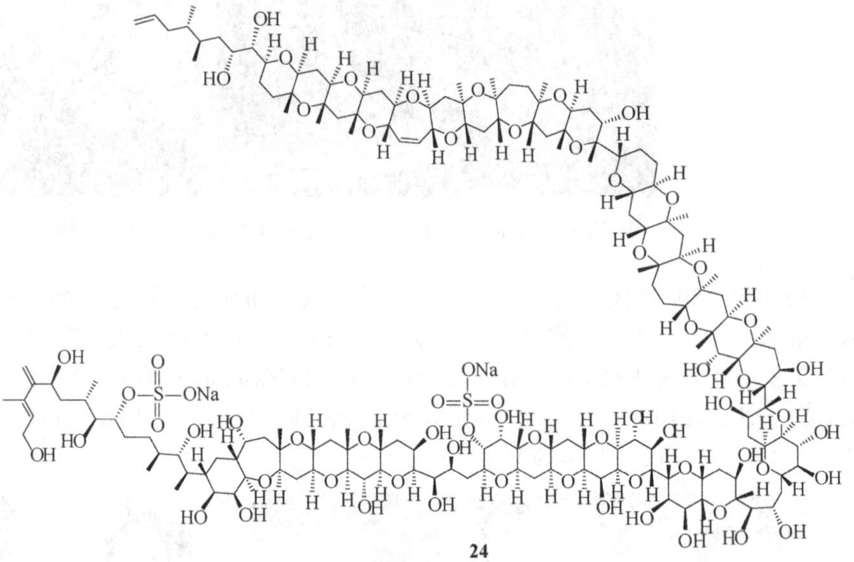

24

图 23-20　村田道雄与化合物 MTX 的结构

1995 年安元健又从涡鞭毛藻中分离鉴定出 5 个 PTX 的类似物、16 个 CTX 的同系物及 dinophysistoxin-1、pectenotoxins、yessotoxins、polycavernoside-A、azaspiracid 和 prymnesins。1995 年日本的中村（H. Nakamura）从涡鞭毛藻 *Symbiodinium* sp 中分离鉴定出 62 元环的大环内酯类化合物 Zooxanthellatoxin A（ZT-A，**25**，图 23-21）和 Zooxanthellatoxin B（ZT-B，**26**，图 23-21）。安元健建立了一套分离鉴定微量聚醚类海洋毒素的方法，仅需 5μg 甚至更少的样品就可以完成平面结构的鉴定，主要依靠 2D-NMR 和 MS/MS。目前，毫克级以下的复杂海洋天然产物的分离、纯化、结构鉴定都已不再成为问题。安元健及其学生村田道雄（Michio Murata）、佐竹真幸（Masayuki Satake）和山下四津都已成为研究海洋毒素的著名学者。

海洋天然产物化学发展的同时也极大地推动了有机合成化学的发展。岸义人小组于 1994 年完成了 PTX 的全合成（图 23-22），该化合物是目前完成全合成有机化合物中分子量最大、手性碳最多的一个化合物，它的合成堪称有机合成化学界的珠穆朗玛峰而被列为化学史上最优秀的成果。该小组还完成了大环内酯聚醚 altohyrtin A（spongistatin I）、神经毒素 saxitoxin、大田软海绵素 B（halichondrin B，图 23-22）等的全合成，并在合成大田软海绵素 B 的基础上，通过构效关系研究，开发出来用于治疗转移性乳腺癌的 eribulin（艾日布林，Halaven®，图 23-22）。1996 年美国的 Elias James Corey 完成了大环内酯生物碱 Et-743 的全合成；美国的 Kyriacos Costa Nicolaou 花费 12 年时间于 1995 年完成了 BTX-B 的全合成，花费 10 年的时间于 1998 年完成了 BTX-A 的全合成；而后日本理化学研究所的中田忠又完成了 BTX-B 的全合成；2001 年日本东北大学的平间正博完成了 CTX 的全合成。早在 1969 年 Elias James Corey 已经能在任何规模上合成前列腺素（PGs）及其类似物（图 23-22），其中从环戊二烯出发至后称为 Corey 醛的 PGs 通用合成路线不仅是有机化学学术上的杰作，也成为研究 PGs 的构效关系和 PGs 药物的基础。这些成果充分展示了海洋天然产物的特性和应用价值及对其他相关学科的推动作用。

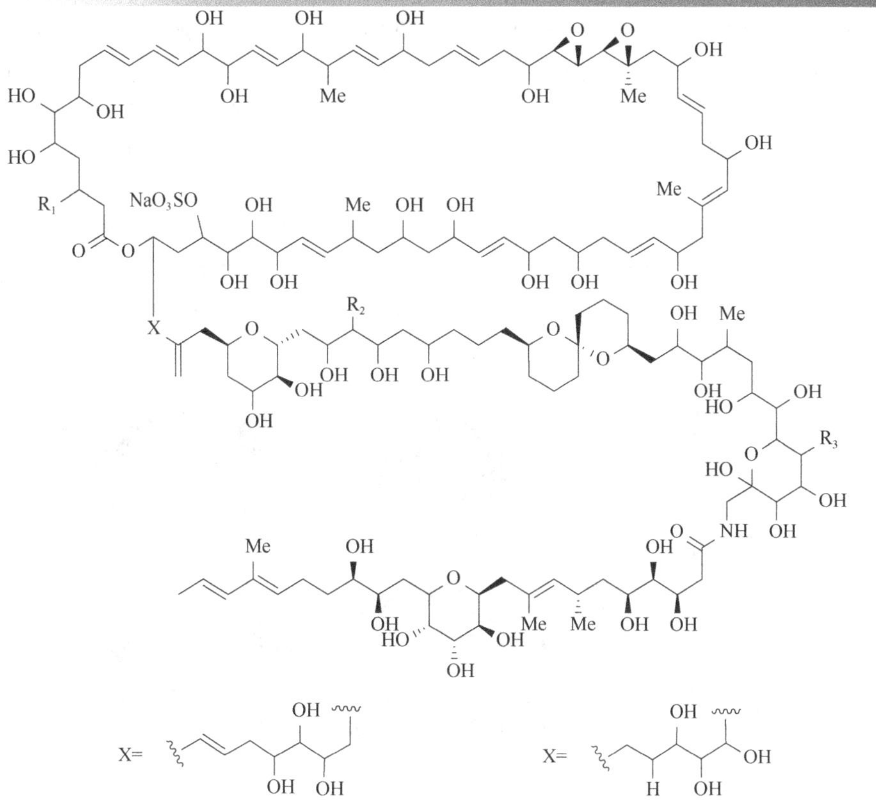

R_1 = H　R_2 = OH　R_3 = OH

25

R_1 = OH　R_2 = H　R_3 = H

26

图 23-21　化合物 **25**、**26** 的结构

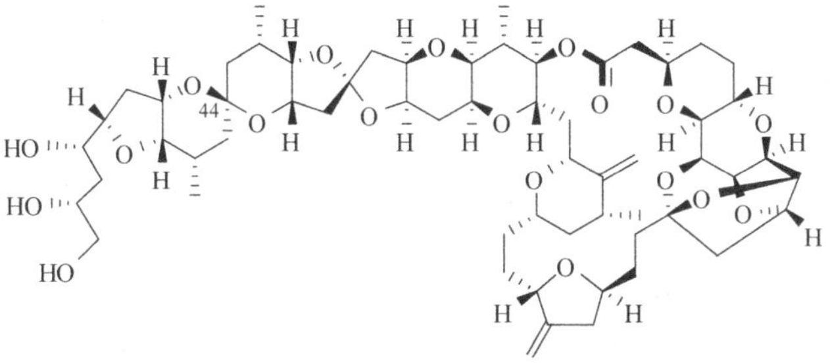

A

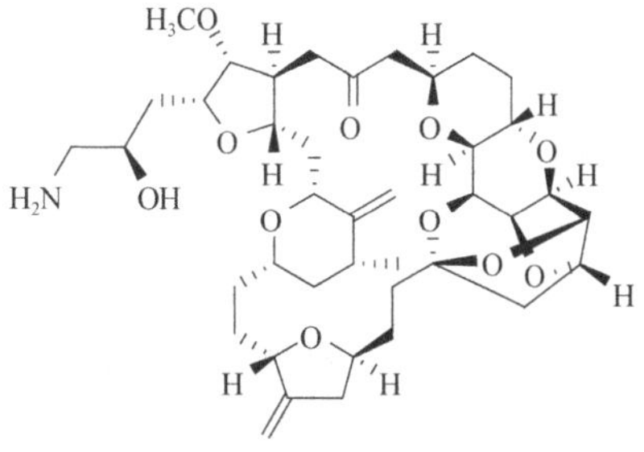

B

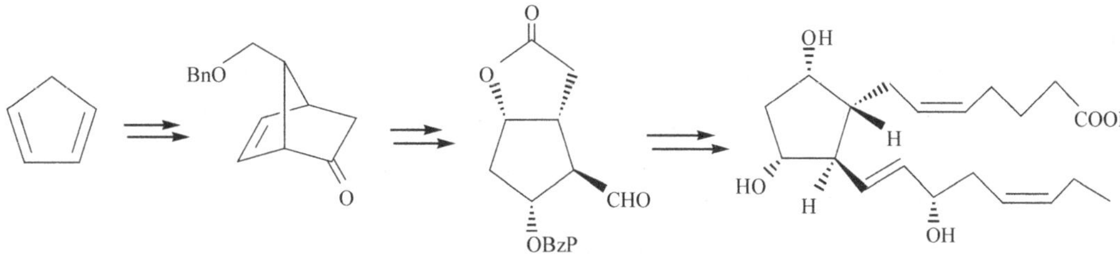

Corey醛

$PGF_{3\alpha}$

C

图 23-22　大田软海绵素 B（A）、艾日布林（B）及前列腺素类化合物的全合成（C）

我国开展海洋天然药物研究最早的是中山大学，始于 1978 年，在中山大学化学系龙康侯

（1912—1994，图 23-23）、曾陇梅（生于 1930，图 23-23）教授的带领下，从南海的海绵、海藻、珊瑚等生物中获得 100 多种新化合物，并在 1985 年出版了《萜类化学》。1978 年全国科技大会上关美君教授提出了向海洋要药的提案；1982 年在青岛召开了首次全国海洋药物学术会议；1988 年创办了世界第一份海洋药物杂志——《中国海洋药物》。20 世纪 80 年代，中国工程院管华诗（生于 1939，图 23-23）院士研制了我国第一个现代海洋药物藻酸双酯钠（PSS），获得巨大的经济效益和社会效益，开创了我国海洋药物研究新领域。1991 年，中科院院士邢其毅（生于 1911）教授主持了“我国边远地区和海洋独特天然产物的研究”。1999 年，曾陇梅主持了“中国海洋生物活性成分的化学研究”。进入 21 世纪，在林永成、易杨华、郭跃伟、林文瀚、谭仁祥、石建功、顾谦群等的努力下我国海洋天然产物研究得以迅速发展。

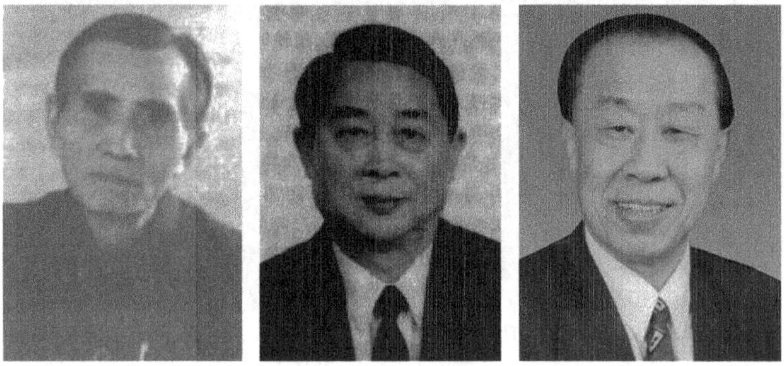

图 23-23 龙康侯（左）、曾陇梅（中）、管华诗（右）

五、结语与展望

海洋生物的生存环境与陆生生物迥然不同，如高压、高盐、寡营养、低温但相对恒温（火山口附近有高温、极地地区还有超低温）、有限的光照和有限的含氧量。生物环境的巨大差异决定了海洋生物在新陈代谢、生存方式、信息传递、适应机制等方面具有自身的显著特点，从而造成海洋生物次级代谢的途径和酶反应机制与陆地生物几乎完全不同。海洋生物次生代谢产物结构的多样性远远超出了人们的想象，如聚醚类和大环内酯类化合物；有的海洋生物次生代谢产物含有一些特殊的取代基团，如二氯代亚胺基，异氰基和环硫醚等。这些结构独特的海洋生物次生代谢产物因有很强的生物活性和独特作用机制，不仅可以作为开发新药的先导化合物，还可作为生命科学和基础药物学研究的工具或分子探针，如河豚毒素已广泛应用在钠通道药理学研究；大田软海绵酸（OA）对蛋白质磷酸酯酶有高度的选择性抑制作用，用于探测细胞磷酸化过程；而从海绵中分得的大环内酯类化合物 manoalide 是第一个选择性抑制磷酸酯酶 A_2 活性的化合物。

目前从海洋生物中发现的海洋天然产物超过 20 000 种，现在每年有 800～1200 个新的海洋天然产物被发现（在 1977～1987 年 10 年间大约发现了 2500 个新的海洋天然产物，2007 年发现了 961 个新化合物），虽然结构千差万别，按照化学结构分类主要有烃类、萜类、生物碱类、甾体类、多肽、聚醚类、大环内酯类、前列腺素类、多糖类及一些海洋生物中特有的结构类型。第一个作为镇痛药用于治疗慢性脊骨损伤的海洋药物 ziconotide（商品名 Prialt，源于笋螺 *Conus magus* 的肽类毒素）已成功通过Ⅲ期临床，并于 2004 年获得了美国 FDA 证书。第二个海洋药物 trabectedin（商品名 Yondelis/Ecteinascidin-743/ET-743，源于加勒比海海鞘 *Ecteinascidia turbinata*）已于 2007 年获得 EMEA 批准用于治疗软组织肉瘤。另已有超过 45 个海洋天然药物进入临床试验，如源于海绵的萜类抗炎物质 manolide 及作用机制与紫杉醇类似的抗肿瘤物质 discodermolide 和源于海鞘的 didemins 等已作为抗肿瘤药进入Ⅱ期临床。还有一些海洋天然产物，特别是许多大环内酯类和含噻唑环或噁唑环的海洋环肽类，其结构与迄今所有使用的抗肿瘤药物结构类型都不相同，而它们的抗肿瘤活性却更为强烈，已构成了一类完全新型有前途的抗肿瘤物质或先导化合物，开发前景非常乐观。新一代抗肿瘤药物来自海洋势必将成为事实，寻找新一代抗生素药物也寄托在海洋生物上。而这些活性成分的分离、结构鉴定、化学合成或结构修饰，对所有的药物化学家将是一项既刺激又具挑战性的工作（图 23-24～图 23-27）。

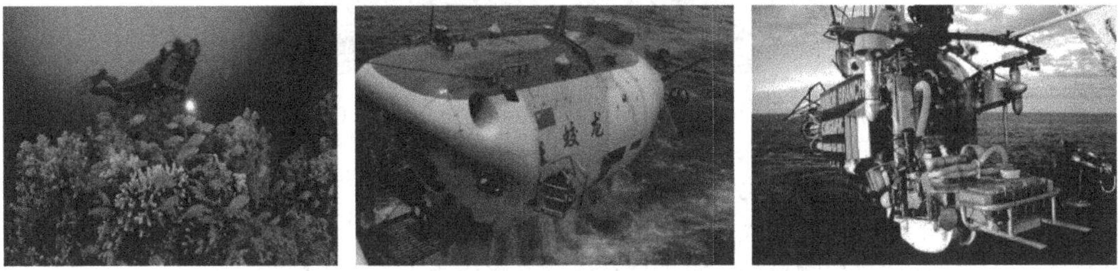

图 23-24　丰富的海洋资源和先进的深海采集设备 SCUBA

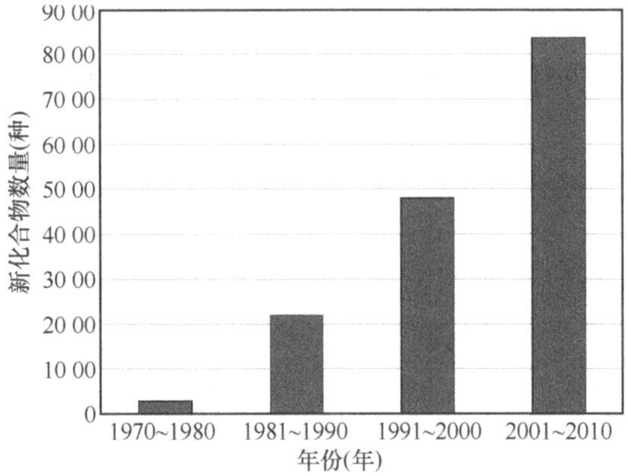

图 23-25　1970～2010 年每 10 年从海洋生物的分离鉴定的新化合物（Mar. Drugs 2014，12，4539-4577）

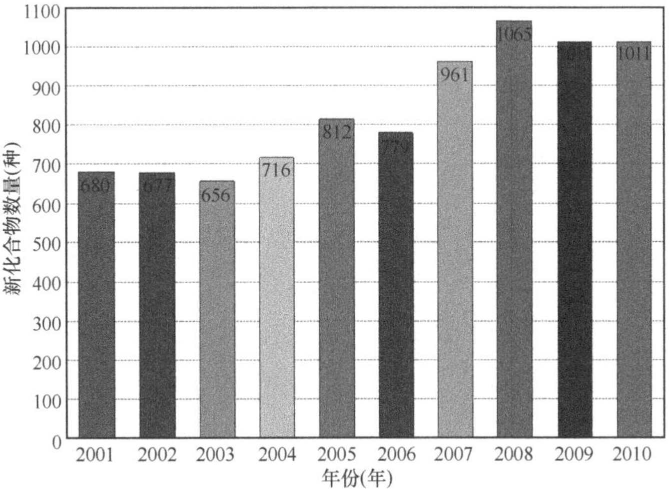

图 23-26　2001～2010 年从海洋生物中分离鉴定的新化合物（Mar. Drugs 2014，12，4539-4577）

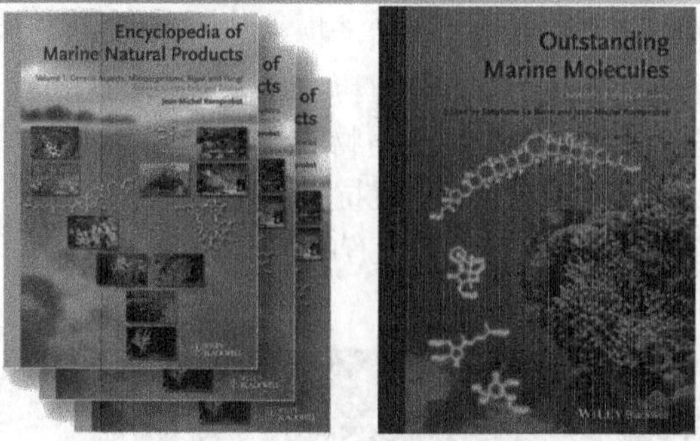

图 23-27　2014 年出版的 Encyclopedia of Marine Natural Products 和 Outstanding Marine Molecules

海洋是大自然赋予天然产物化学家进行药物研究的广阔领域，3.6 亿 km^2 的浩瀚海洋中蕴藏着众多超出我们想象的结构新颖的代谢产物，海洋天然产物已经成为发现新型药物和重要先导药物的主要源泉，相信占地球总生物量的 87%的蓝色海洋必将成为人类未来的大药房。

第 24 章　箭毒类天然产物

箭毒（arrow poison，图 24-1）指涂抹在箭矢或标枪、飞镖上的有毒物质，也可称作 dart poison（镖毒），根据南美洲圭亚那（Guyana）印第安人土语中 curari（毒素）一词又衍生出 curare 这一英语名称，也是指箭毒毒素。虽然箭毒一词最早源于南美洲，但是世界各地都有着使用箭毒的悠久历史。希腊神话中，宙斯之子、大力士赫拉克勒斯（海格力斯，Hercules）曾将九头蛇（Hydra）杀死，并把蛇毒涂在箭头上作为武器；荷马史诗《伊利亚特》中挑起特洛伊（Troy）战争的英俊王子帕里斯（Paris）最终就被希腊神箭手菲罗克忒忒斯（Philoctetes）用赫拉克勒斯赠予的毒箭射死。

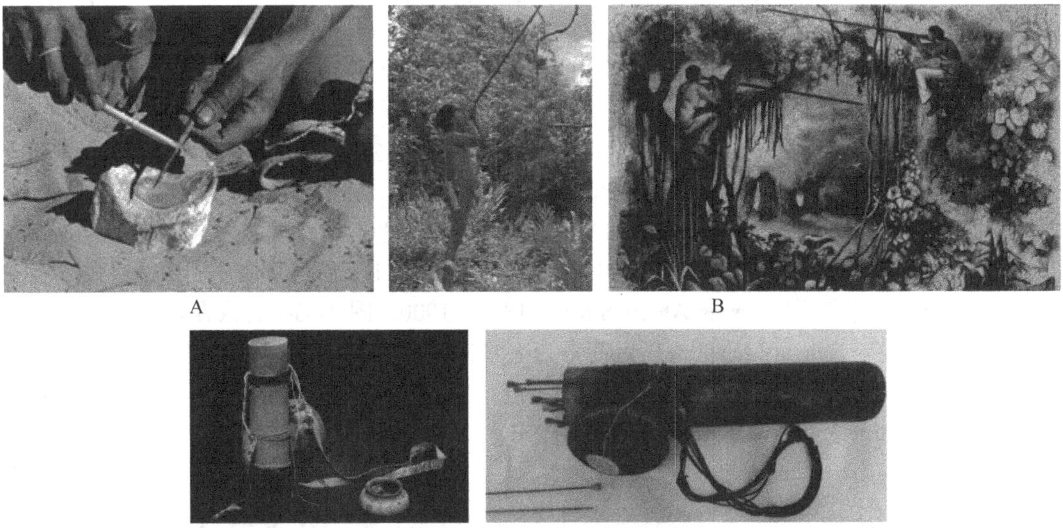

图 24-1　毒箭制作（A）；原住民使用毒箭进行狩猎（B）；吹管毒镖（C）

我国古代也不乏关于毒箭的记载，《三国演义》中关羽刮骨疗毒的故事已经深入人心，关于此事正史《三国志》确有记载，只是为关公疗毒的并非神医华佗而已。在明朝，抗倭名将戚继光所著兵书《纪效新书》中也有“凡弩弓，要力大新坚，每弩毒药一瓶，铁箭一百枝”“弩机，用浮轻箭染草乌毒药，以线引系椿於三十步，横路而下，堆草藏形，触线而机发箭中”等文字，这说明毒箭在明代已经用于正规军事。

16 世纪的英国探险家、诗人 Walter Raleigh（1554—1618，图 24-2）曾多次探索南美，1596 年他在介绍自己圭亚那见闻的著作中首次提到了致命的箭毒。1780 年，法国牧师、现代毒物学创始人 Abbe Felix Fontana 发现箭毒是作用于骨骼肌而非神经和心脏。

在 1811～1812 年，英国生理学家 Benjamin Collins Brody（1783—1862）首次通过动物实验阐明一些箭毒并不会杀死动物，如果持续进行人工通气呼吸，动物可以继续存活。1825 年英国博物学家、探险家 Charles Waterton（1782—1865，图 24-2）用猴子实验进一步证明 Benjamin Collins Brody

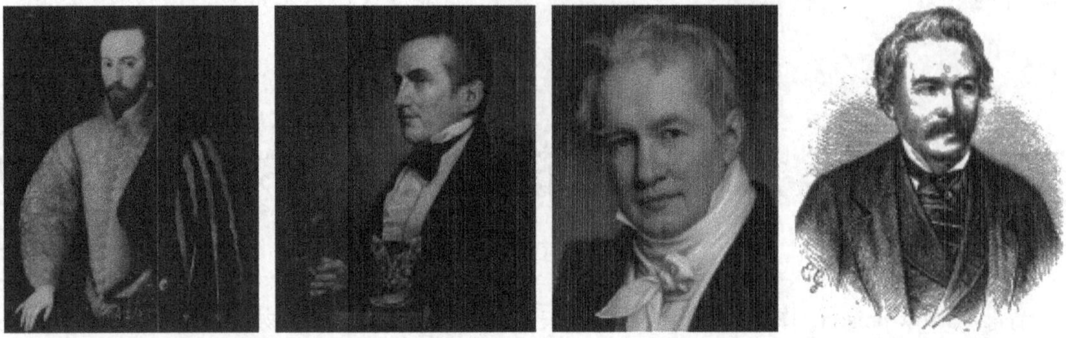

图 24-2 Walter Raleigh、Charles Waterton、Alexander von Humboldt 与 Robert Hermann Schomburgk

的结论，并首次把箭毒带回欧洲。1832 年德国科学家 Alexander von Humboldt（1769—1859，图 24-2）把奥里诺科（Orinoco）河流域原著居民制作箭毒的方法介绍到欧洲。

1841 年，德国植物学家、探险家 Robert Hermann Schomburgk（1804—1865，图 24-2）利用自己的植物学知识，对南美土著居民用来制作箭毒的一种植物进行了鉴定，发现是一种马钱属植物，Robert Hermann Schomburgk 按照系统命名法将其称为 *Strychnos toxifera*，*tox*-这个前缀就是来自拉丁语中 *toxicum* 一词，即毒药。而这个拉丁语的词源则是希腊语的 toxikon 和 toxon，分别指箭毒和弓箭。

1850 年，苏格兰医生 George Harley（1829—1896，图 24-3）发现一种箭毒可用于治疗士的宁（strychnine）中毒和患破伤风后出现的肌肉痉挛、强直症状。1857 年，被誉为“实验医学之父”的法国生理学家 Claude Bernard（1813—1878，图 24-3）观察箭毒对青蛙的影响，发现其机制是作用于神经肌肉接头，干扰神经冲动从运动神经到骨骼肌的传导，这是关于药物作用机制的最早研究。1858 年，美国矫形外科医生 Lewis Albert Sayre（1820—1900，图 24-3）首次在临床中使用箭毒治疗破伤风。1932 年，Ranyard West 应用以箭毒为主的制剂治疗破伤风和痉挛性疾病。1939 年美国精神病学家 Abram Elting Bennett（1898—1985）进一步发展了箭毒的临床应用，首次将其应用到电休克治疗（electroconvulsive therapy，ECT）之中。

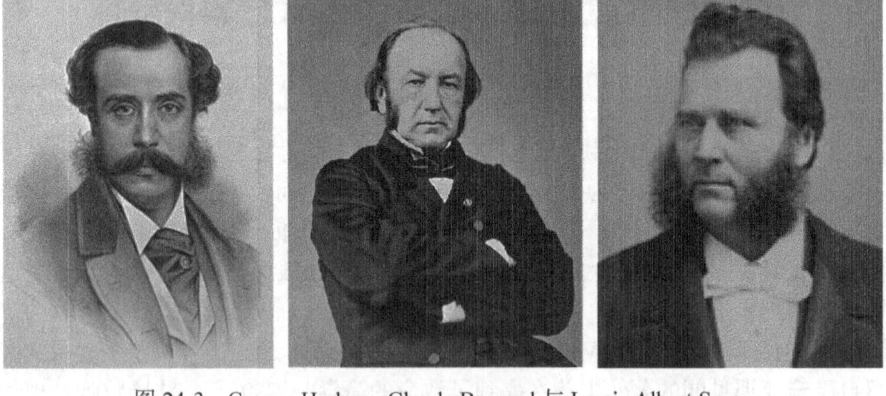

图 24-3 George Harley、Claude Bernard 与 Lewis Albert Sayre

箭毒的组成很复杂，各种箭毒的产地不同，来源植物也不止一种。1895 年德国实验药理学和毒理学家 Rudolf Albert Martin Böhm（1844—1926，图 24-4）把箭毒分为如下三类。①葫芦箭毒（calebassine）：主要是马钱科马钱属植物 Loganiaceae，*Strychnos* species。②筒箭毒（tubocurarine）：

主要是防己科 Menispermaceae 植物。③壶箭毒（pot curares）：则是马钱科 Loganiaceae 和防己科 Menispermaceae 植物的混合物。

最初人们关注的箭毒主要来自南美洲。英国医生、药理学家 Thomas Richard Fraser（1841—1920，图 24-5）曾对毒扁豆（calabar bean）进行长期研究，之后发布了对非洲肯尼亚和尼日利亚地区箭毒的调查报告，并分析了箭毒羊角拗 *Strophanthus hispidus* 的毒性。同期，Tomas Richard Fraser 还与英国药理学家 Alexander Crum Brown（1838—1922，图 24-5）开始了化合物构效关系的早期探索，他们发现季铵盐类结构与神经肌肉阻断活性相关。

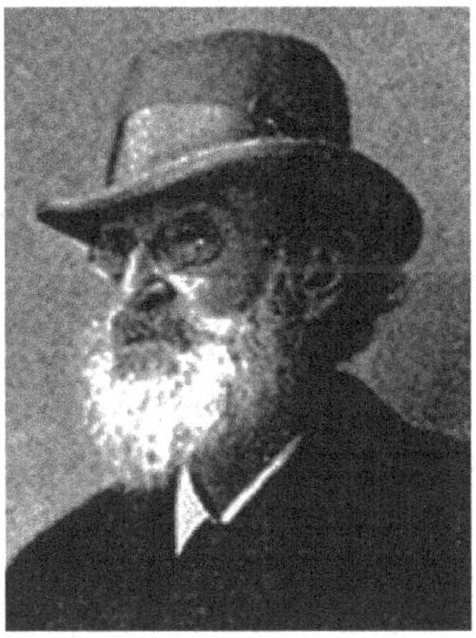

图 24-4　Rudolf Albert Martin Böhm

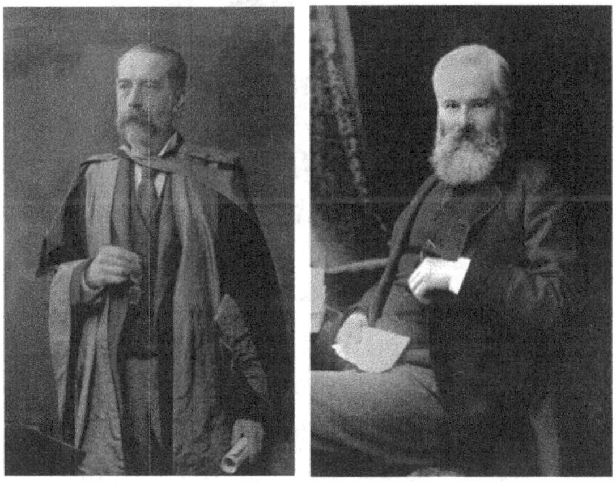

图 24-5　Thomas Richard Fraser 与 Alexander Crum Brown

1914 年，英国国家医学科学研究所（National Institute for Medical Research，NIMR）的负责人 Henry Hallett Dale（1875—1968，图 24-6）发现了乙酰胆碱（acetylcholine）可能是一种神经递质。他与好友 Otto Loewi（1873—1961，图 24-6）证明了乙酰胆碱作为神经递质在神经系统的重要性，为此二人共同获得了 1936 年的诺贝尔生理学或医学奖。

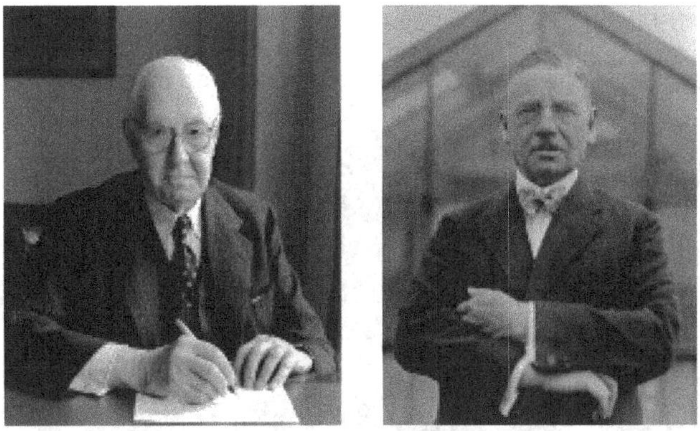

图 24-6　Henry Hallett Dale 与 Otto Loewi

1935 年，Henry Hallett Dale 实验室的有机化学家 Harold King（1887—1956，图 24-7）从一种箭毒的来源植物——美洲防己 *Chondrodendron tomentosum* 中分离出筒箭毒碱（*d*-tubocurarine，图 24-8）单体，1948 年 Harold King 又率先报道了筒箭毒碱结构测定结果，认为其属于双苄基异喹啉

类（benzylisoquinoline）生物碱，但并非如此。直到 1970 年，筒箭毒碱的结构才最终确定，并在 1975 年经 X 射线衍射加以证实。

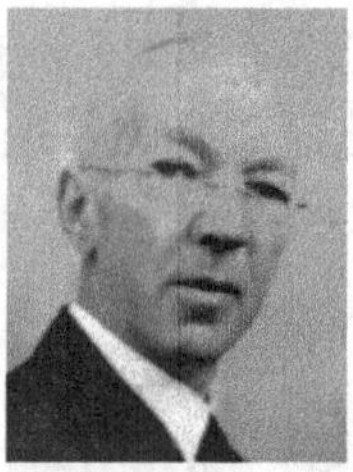
图 24-7 Harold King

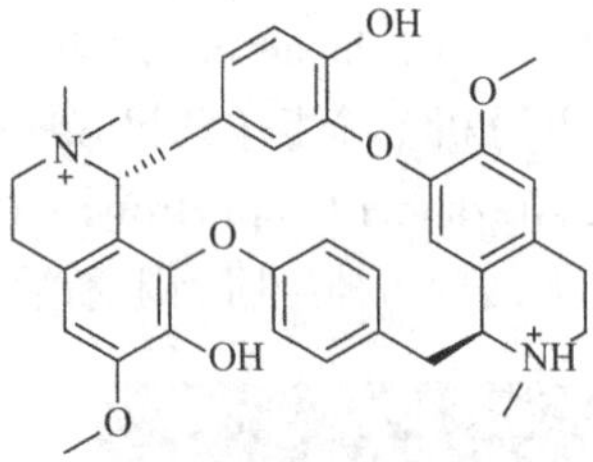
图 24-8 筒箭毒碱的化学结构

筒箭毒碱的分子结构中，一个氮原子为甲基化的季铵盐，另一个氮原子虽以叔胺的形式存在，但可经修饰转化为季铵盐的形式，如氯化筒箭毒碱（tubocurarine chloride）。带有两个正电荷的筒箭毒碱由于极性大，难以通过生物膜，所以口服无法吸收，这就可以解释为何人们食用箭毒猎杀的猎物而不中毒。带有一个正电荷的筒箭毒碱吸收后经肝脏代谢降解失活，含有两个季铵盐的氯化筒箭毒碱则在人体 pH 和温度下发生霍夫曼消除反应（Hofmann elimination reaction）而降解。

筒箭毒碱本身没有激动受体的作用，它能够通过与乙酰胆碱竞争运动终板膜上的乙酰胆碱受体，阻断乙酰胆碱的作用，从而使骨骼肌松弛，因此是一种竞争型肌松药（competitive muscular relaxant），也被称为非除极化型肌松药。筒箭毒碱的发现与研究极大地促进了肌肉神经药理学的发展，为后续合成新的结构简单的骨骼肌松弛药（skeletal muscular relaxants，简称为肌松药）奠定了基础。

最早关注箭毒的制药公司是美国的施贵宝公司。1938 年，该公司的 Richard C. Gill 从南美洲厄瓜多尔带回大量当地箭毒以供研究。1940 年，公司制备了标准的箭毒提取物 intocostrin，其中的主成分就是氯化筒箭毒碱。施贵宝公司的 Lewis H. Wright 向加拿大麻醉学先驱 Harold Randall Griffith（1894—1985，图 24-9）推荐了这一药物。1941 年美国生物学家、民族植物学之父 Richard Evans Schultes（1915—2001，图 24-9）在南美洲亚马孙地区探索箭毒的来源，发现箭毒的来源有多种，成分也超过 15 种。

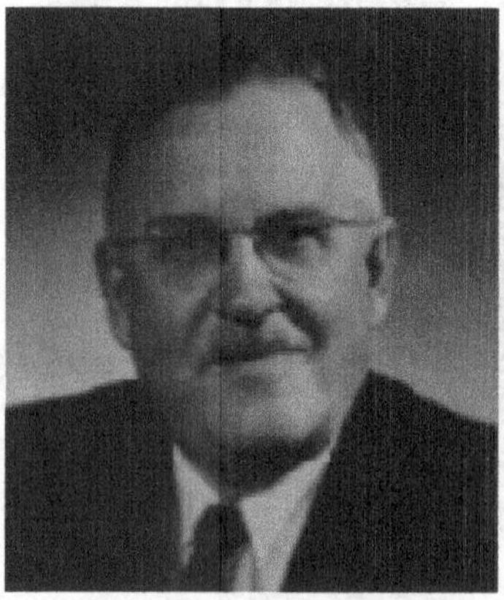
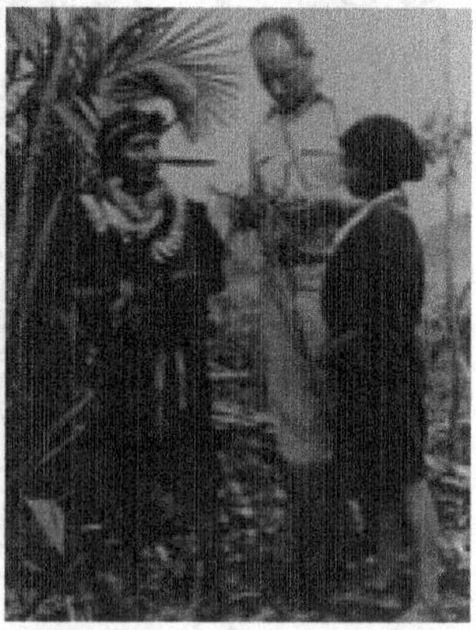
图 24-9 Harold Randall Griffith 和 Richard Evans Schultes

1942 年 1 月 23 日，Harold Randall Griffith 与合作者——女性麻醉师 Enid Johnson Macleo（1909—2001，婚前名为 Gladys Enid Johnson）医生一起，首次把 intocostrin 作为肌肉松弛剂用于

麻醉手术，随着 Harold Randall Griffith 手术麻醉病例的快速增加及多篇学术论文的连续发表，巴比妥酸盐催眠——轻度吸入麻醉——肌肉放松，这一复合麻醉法开始向世界推广，神经肌肉阻滞药也成为实施麻醉的标准药物。但由于原料供应困难、提取成分组成差异等造成肌肉神经阻断效果并不稳定，这使得 intocostrin 在实际的临床应用中个体差异较大。

同期，英国的麻醉学开拓者之一，麻醉师 Thomas Cecil Gray（1913—2008，图 24-10）于 1947 年在利物浦大学（Liverpool University）建立麻醉研究中心，并在机械肺通气时使用肌松药物——筒箭毒碱，这一临床麻醉手段被称为“利物浦技术”（Liverpool technique）。随着安全性更高的甾体肌松药更为医生接受，筒箭毒碱也就逐渐退出了临床。

甾体肌松药的发现始于对天然产物的研究，这也是药物发展史上重要里程碑之一。对于甾体肌松药的认识始于 1960 年，法国科学家 R. Goutarel 等从夹竹桃科植物 *Malouetus bequaertiana* 中提取分离得到具有雄甾烷（androstane）母核的季铵生物碱 mafouetine（图 24-11），经动物试验证明其是一种非去极化型神经肌接点阻滞药，作用强度接近筒箭毒碱。1968 年，W. R. Buckett 等在 mafouetine 基础上加入乙酰胆碱（acetylcholine，图 24-12）的结构，巧妙地设计合成出泮库溴铵（pancuronium，pavulon，巴夫龙，图 24-11），这一神经肌肉阻滞剂至今仍在应用。通过分析筒箭毒碱和泮库溴铵结构发现：它们的结构中都含有两个带有正电荷的氮原子，其以季铵盐形式存在，且两个氮原子之间相隔 10 个原子，这 10 原子又恰好组成了琥珀酰胆碱结构（图 24-13）。

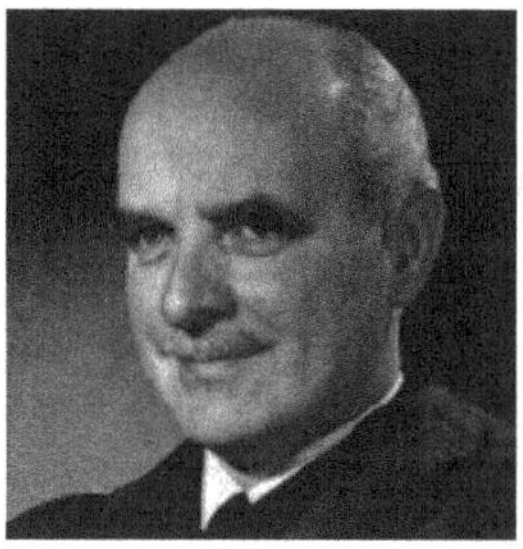

图 24-10　Thomas Cecil Gray

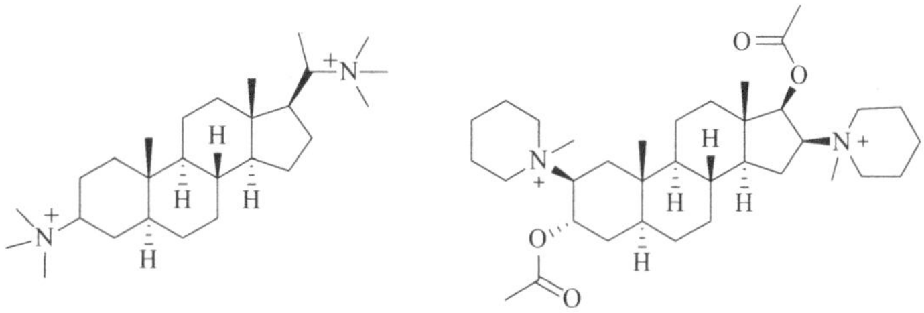

图 24-11　mafouetine（左）与泮库溴铵（右）的化学结构

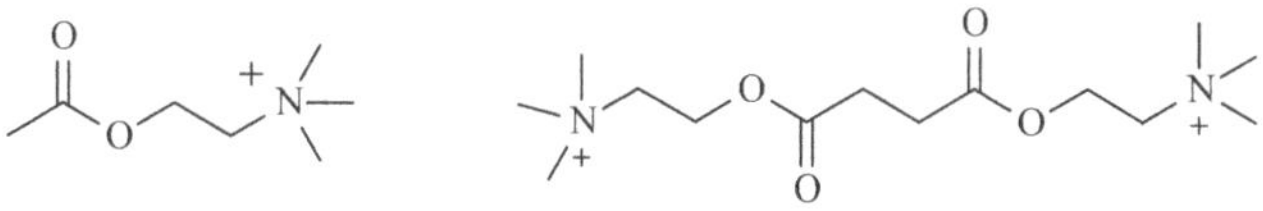

图 24-12　乙酰胆碱（左）与琥珀酰胆碱（右）的结构

1906 年 Reid Hunt 和 René de M. Taveau 合成了琥珀酰胆碱（suxamethonium，图 24-12），1949 年意大利药理学家 Daniel Bovet（1907—1992）发现其可以松弛骨骼肌，产生肌肉麻痹作用，1951 年开始将其用于临床麻醉，是临床手术前常用的全身麻醉辅助药。因肌肉松弛方面的研究及首次合成抗组胺药，Daniel Bovet 获得 1957 年的诺贝尔生理学或医学奖。

早在 19 世纪，马钱属植物 *Strychnos toxifera* 的主要成分已被鉴定属于葫芦箭毒，但之后研究进展缓慢。直到 1941 年，德国化学家、1927 年诺贝尔化学奖得主 Heinrich Otto Wieland（1877—1957）从中提取分离得到少量毒性生物碱，命名为毒马钱碱（toxiferine，图 24-14）。1949 年，发现筒箭毒碱的 Harold King 也从这一植物当中提取得到了大量的毒马钱碱。之后的一系列药理活性实验与临床应用表明，毒马钱碱强度为筒箭毒碱的 6～8 倍，作用持续时间为筒箭毒碱的 2～3 倍。该药虽无特殊不良反应，但由于作用时间太长，不便控制，最终未能推广应用。随后合成的毒马钱碱类似

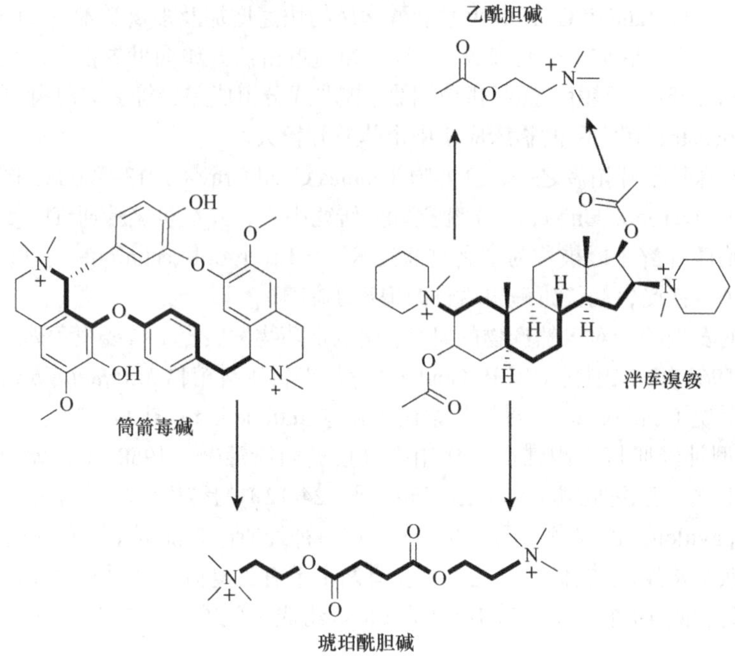

图 24-13　筒箭毒碱和泮库溴铵的结构分析

药物——亚松安（alloferine，alcuronium chloride，图 24-14），临床实践表明其性能优越，目前已是西欧常用肌松药之一。

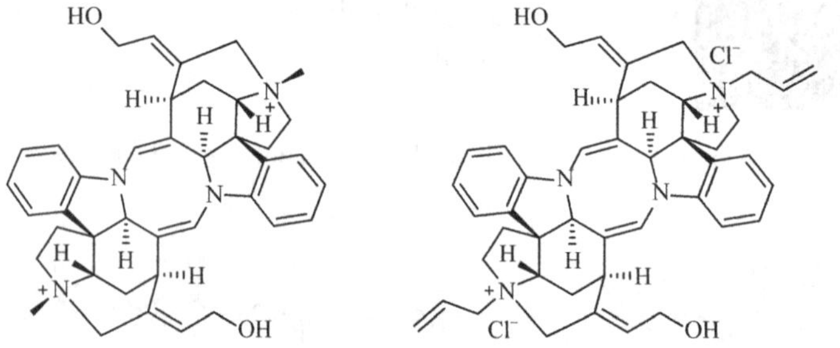

图 24-14　毒马钱碱（左）与亚松安（右）

士的宁（strychnine，图 24-15）是马钱属植物中的一种重要天然产物，具有强烈的毒性，也可作为箭毒使用。士的宁在 1818 年由法国化学家、生物碱之父 Pierre Joseph Pelletier（图 24-15）和法国药剂师 Joseph Bienaimé Caventou（图 24-15）分离得到，也是继吗啡（morphine）和那可丁（noscapine）后人类获得的第三个纯度较高的单体生物碱。1819 年，二人又分离出士的宁衍生物马钱子碱（brucine），其毒性较弱，这两种生物碱也能从我国传统中药材马钱子中提取得到。此外马钱子中尚含多种微量生物碱，如异番木鳖碱（isostrychnine）、伪番木鳖碱（pseudostrychnine）、伪马钱子碱（pseudobrucine）、番木鳖次碱（vomicine）等。

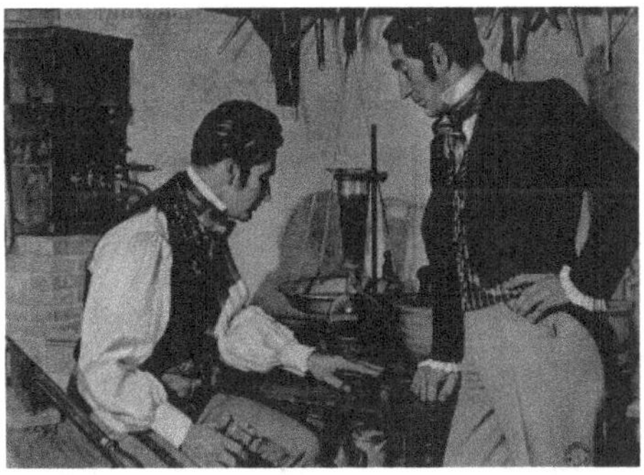

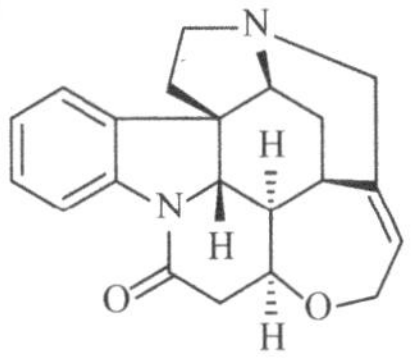

士的宁

图 24-15 Pierre Joseph Pelletier 与 Joseph Bienaimé Caventou 及士的宁的化学结构

士的宁在马钱属植物中含量高，来源广泛，易于获得，不仅用作箭毒，也成为 19 世纪最著名的谋杀毒药，常常出现在早期侦探小说的情节中。柯南·道尔（Conan Doyle，1859 —1930）笔下的福尔摩斯侦探故事里，《四签名》一案的受害者就死于土著的剧毒吹箭，死后呈现出肌肉僵直，这是典型的士的宁中毒症状；而在推理小说女王阿加莎·克里斯蒂（Agatha Christie，1890—1976）的《斯泰尔斯庄园奇案》中，大侦探波洛就破解了一桩士的宁投毒杀人事件。柯南·道尔是一位医生，阿加莎·克里斯蒂有长期的药剂师工作经历，丰富的药学知识让他们在小说中对于毒药的描述真实准确，引人入胜。

在现实事件中，英国医生 William Palmer（1824—1856）惯用士的宁下毒，恶名昭彰，被社会称为“投毒王子”（the Prince of Poisoners）；苏格兰医生 Thomas Neill Cream（1850—1892）也使用这一手段下毒，在加拿大和英国犯有系列杀人案件；1905 年，斯坦福大学的创始人之一 Jane Elizabeth Lathrop Stanford（1828—1905）也死于士的宁中毒。此外，在现代竞技运动发展早期，很多运动员为谋求比赛成绩，不惜铤而走险，通过控制剂量，把士的宁作为兴奋剂使用，1904 年第三届奥运会美国运动员 Tomas Hicks（图 24-16），就是利用这种不光彩的手段获得了马拉松比赛的冠军。事实上，在当时的运动赛场上，人们服用的兴奋剂大部分都是士的宁和乙醇的混合剂。

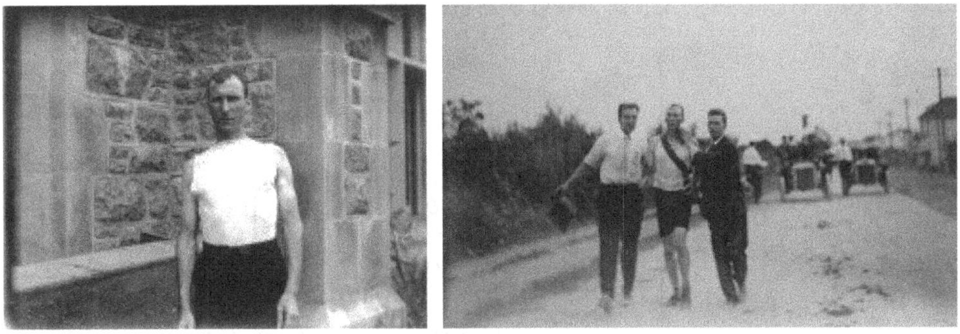

图 24-16 服用士的宁兴奋剂的奥运冠军——Tomas Hicks

尽管应用广泛，但直到 1946 年，士的宁的结构才由英国著名化学家、1947 年诺贝尔化学奖得主 Robert Robinson（1886—1975）教授确定下来，1956 年其绝对构型通过 X 射线衍射得到了确定。1954 年哈佛大学有机合成大师 Robert Burns Woodward（1917—1979）教授率先完成了士的宁的化学全合成，这是有机合成史上最著名的全合成之一。士的宁结构优美复杂，它含有 7 个环和 6 个手性中心，其中 5 个手性中心都在一个六元环上。独特的结构和显著的生物活性吸引了无数的化学家尝试不同的全合成方法，目前已经有 12 家科学团队完成了其全合成。

美洲原住民印第安人也用毒芹 *Conium maculatum*（poison hemlock）作箭毒，毒芹的毒性主要来自其毒性成分毒芹碱（coniine），毒芹碱毒性剧烈，对小鼠的半数致死剂量（LD_{50}）低达 2.8mg/kg（氰化钾为 5mg/kg）。也可用颠茄 *Atropa belladonna* 提取物（主要是托品生物碱）和红豆杉提取物（主要是紫杉烷类化合物）制作箭毒（图 24-17）。

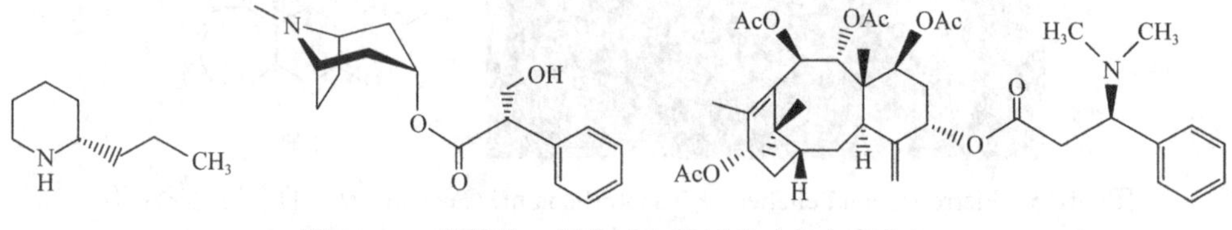

图 24-17 毒芹碱、莨菪碱和紫杉碱（从左至右）

我国生长着一种“箭毒木”，即桑科 Moraceae 植物见血封喉 *Antiaris toxicaria*（图 24-18），分布于海南、云南、广东、广西等地，是世界上最毒的树种之一。树皮中乳白色汁液有剧毒，古时少数民族用于制作箭毒、战斗狩猎，其主要毒性成分为强心苷类（图 24-19），如 α-见血封喉苷（α-antiarin）和β-见血封喉苷（β-antiarin）。

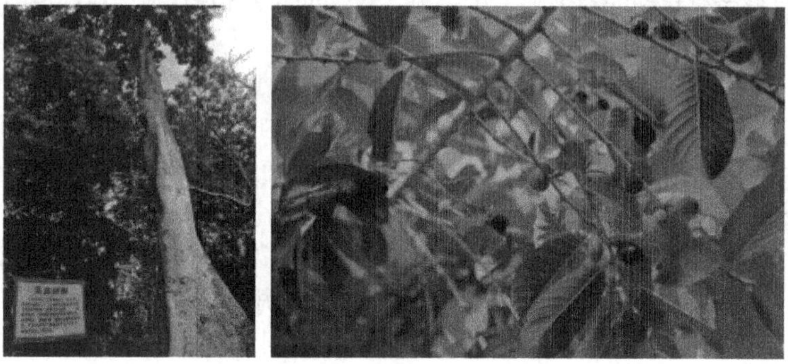

图 24-18 桑科植物见血封喉

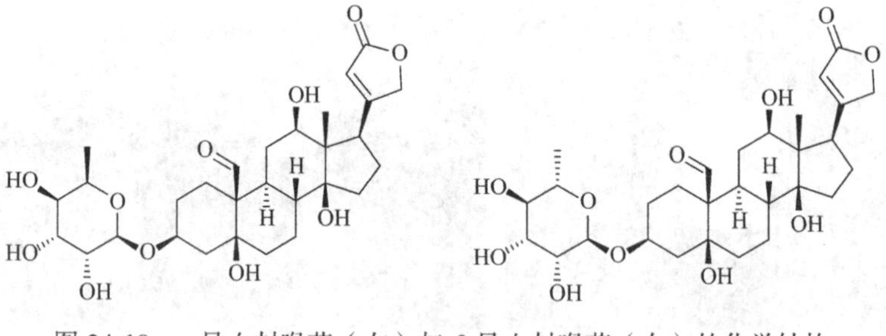

图 24-19 α-见血封喉苷（左）与β-见血封喉苷（右）的化学结构

除此之外，箭毒植物还包括毛茛科 Ranunculaceae 乌头属植物乌头 *Aconitum carmichaelii*，其主要成分是乌头碱（aconitine，图 24-20）；夹竹桃科箭毒木属假虎刺 *Carissa spinarum*，夹竹桃科羊角拗属旋花羊角拗 *Strophanthus gratus* 和羊角拗 *Strophanthus divaricatus*，其主要活性成分是强心苷类化合物（cardiac glycosides），如毒毛花苷 G（哇巴因，ouabain，g-strophanthin，图 24-20）和毒毛花苷 K（k-strophanthin，图 24-20）。

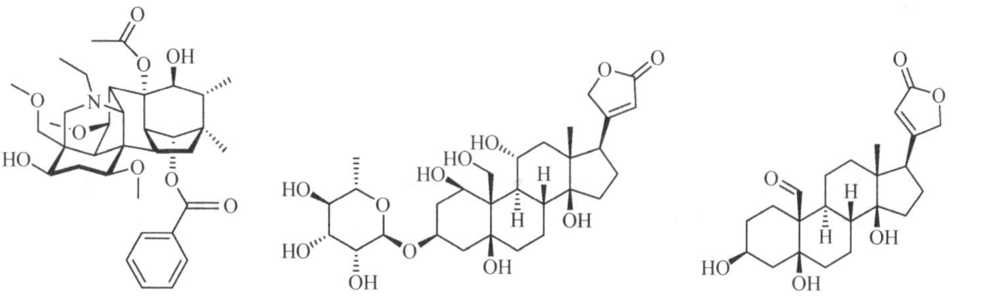

图 24-20　乌头碱（左）、毒毛花苷 G（中）与毒毛花苷 K（右）

动物来源的箭毒主要来源于南美洲箭毒蛙科 Dendrobatidae 箭毒蛙 *Dendrobates* 或金色箭毒蛙 *Phyllobatesterribilis*（golden poison frog）。金色箭毒蛙是箭毒蛙中毒性最强的一种，其主要成分箭毒蛙毒素（batrachotoxin，BTX），是人称“蟾蜍毒素之父”的美国 NIH 科学家 John William Daly（1933—2008，图 24-21）和 Bernhard Witkop（1917—2010）在 1963 年从哥伦比亚北部雨林毒蛙中分离得到，1968 年通过 X 射线衍射确定了 batrachotoxinin A 的结构（图 24-22）。

箭毒蛙毒素是一种甾体生物碱，是已知最毒的天然毒素之一，其毒性大概是马钱子碱的 250 倍。箭毒蛙毒素通过作用肌肉细胞和神经细胞中的钠通道，使钠通道持续打开不关闭，阻止神经信号的传递，以弛缓性麻痹和癫痫的形式导致心室颤动和神经肌肉毒性，引起麻痹和心力衰竭，从而导致死亡。对小鼠的半数致死量 LD_{50} =2μg/kg。

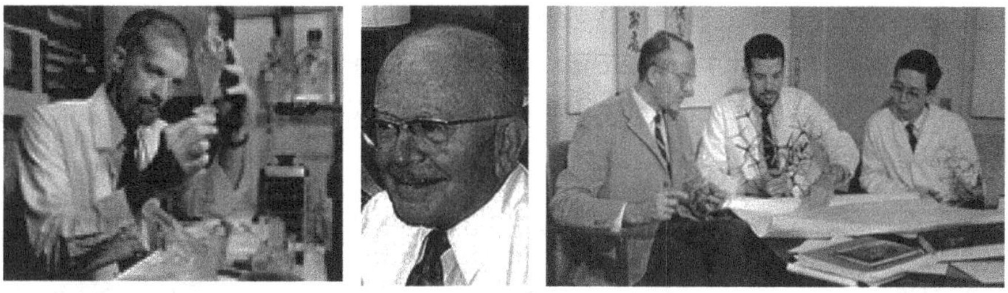

图 24-21　John William Daly 和 Bernhard Witkop 及其团队

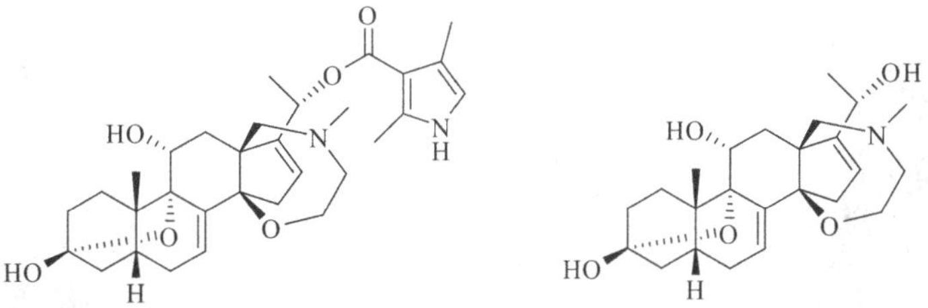

图 24-22　batrachotoxin（左）和 batrachotoxin A（右）的结构

箭毒主要是由热带地区一些有毒的动物、植物制作而成，不同地区的箭毒不仅原材料的来源不同，而且制作方法也不尽相同。除了上述提到的毒性成分外，还有的是多种动植物毒性成分的混合物，其中可能添加毒蛇毒液、蜘蛛毒液、蟾蜍毒液等。这些民间传统应用经验也是开发新药的重要源泉之一。

第 25 章　源于动物的天然药物

自然界中广泛存在着不计其数的各类动物，由于其独特的生活环境及生活习性，动物体内会产生一些特殊的代谢产物，这些物质化学结构独特、作用机制新颖，成为人类宝贵的药用资源。

一、卡托普利

蛇毒毒素是地球上最强效和最精准的分子之一，这使得蛇毒成为人们探索动物毒液药物的理想模板。1949 年巴西药理学家 Maurício Oscarda Rocha e Silva（1910—1983，图 25-1）、Gastão Rosenfeld（1912—1990）和 Wilson Beraldo（1917—1998），在从美洲矛头蝮蛇 *Bothrops jararaca* Wied-Neuwied（图 25-2）提取的蛇毒中发现了导致血管扩张从而产生降压作用的物质缓激肽（bradykinin，图 25-2），但同时也发现这种物质很快就会被蛇毒中的某种物质降解而破坏。1962 年 Erdos 提出假设认为这种会降解缓激肽的物质为羧肽酶。1965 年，Mauricio Dscarda Rocha e Silva 的学生 Sérgio Henrique Ferreira（1934—2016，图 25-1）发现蛇毒自身中还含有能够抑制缓激肽降解酶的作用的物质——缓激肽增效因子（bradykinin potentiating factor，BPF），可以增强缓激肽的降压作用。随后 Sergio Feweira 和 Lewis Joel Greene（生于 1934）合作，成功地从蛇毒中提取分离出这种物质，为以后的抗高血压药物的研发奠定了基础。

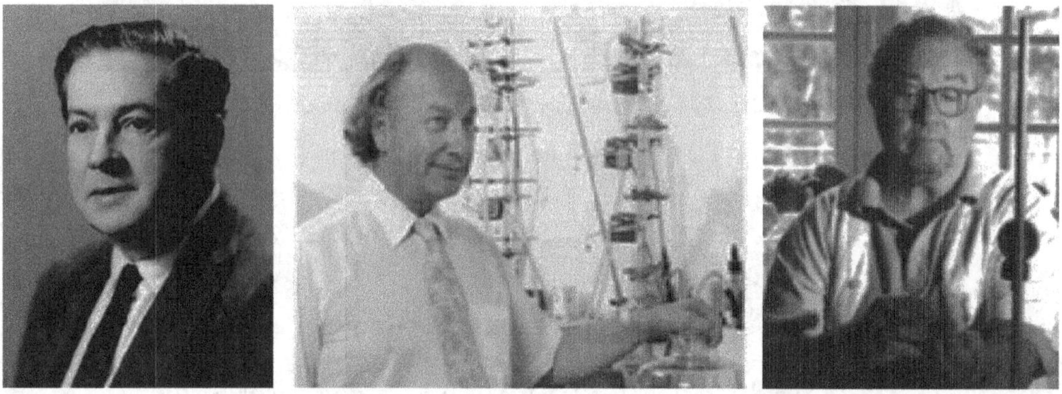

图 25-1　Maurício Oscarda Rocha e Silva（左）、John Robert Van（中）与 Sérgio Henrique Ferreira（右）

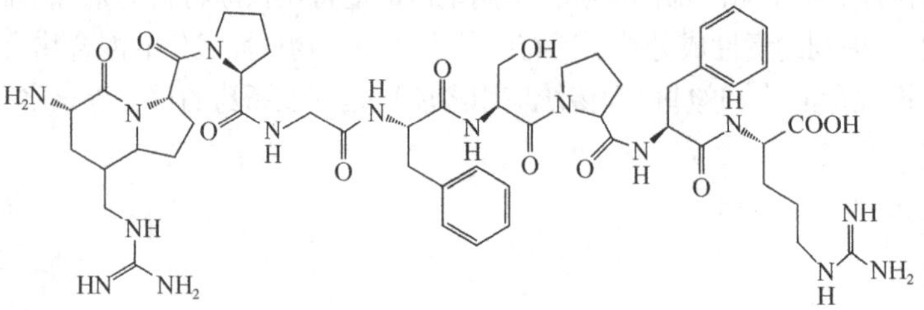

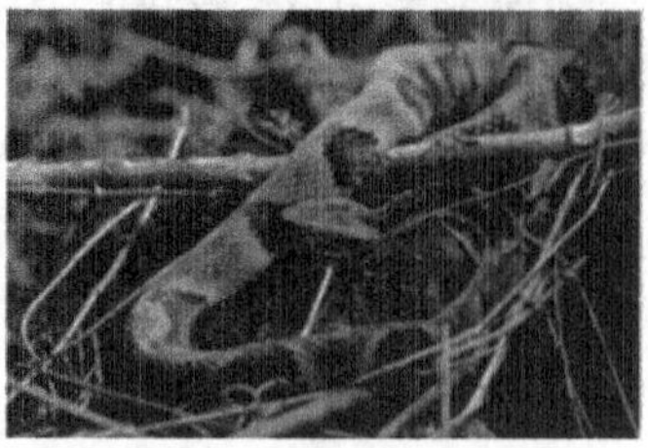

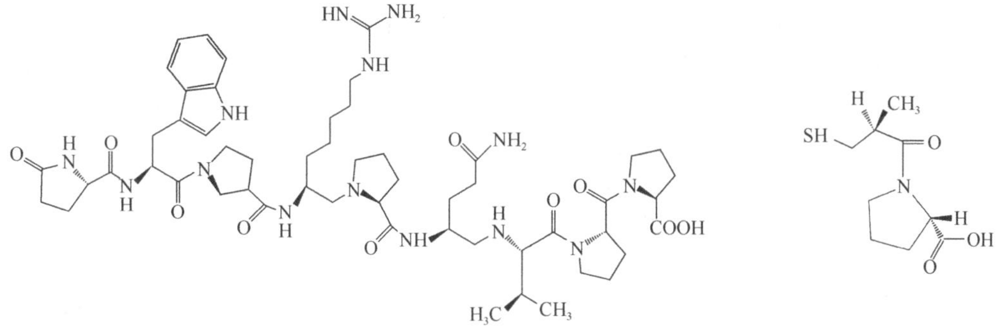

图 25-2　缓激肽（左上）、替普罗肽（左下）、卡托普利（右下）与美洲矛头蝮蛇（右上）

与此同时，时任英格兰皇家外科学院药理学教授。1982 年诺贝尔生理学或医学奖得主的 John Robert Van 博士正致力于研究高血压病理学，他认为，血管紧张素（angiotensin）是造成血管收缩、促使血压上升的关键物质，所以如果能够抑制血管紧张素的转化与生成，应该可以有效地控制高血压；巧合的是，他对蛇毒提取物有着强烈的研发兴趣，想要从中提取研发一些降压物质，若不是这一机缘巧合，或许卡托普利不会这么早出现。不久之后，Sergio Feweira 便带着 BPF 来到了 John Robert Van 博士的研究室攻读博士后，然而此后的研究并非一帆风顺，John Robert Van 博士和 Sergio Feweira 并非一拍即合，在离成功只有一步之遥的时候，Sergio Feweira 却选择终止对 BPF 的研究，转而潜心研究前列腺素在炎症和疼痛方面的作用和机制；令人庆幸的是，思维敏锐的 John Robert Van 博士并没有放弃对 BPF 的进一步研究，他以 Sergio Feweira 带给他的 BPF 为基础，说服同事 Mick Bakhle 一起研究 BPF 对体外制备的血管紧张素转化酶（angiotensin-converting enzyme，ACE）的作用。惊喜的是，他们研究发现，BPF 不仅可以保护缓激肽避免其失活，并且还能有效抑制 ACE 的活性。这一发现触动了医学大家 John Robert Van 博士，自 1956 年 Leonard T. Skeggs Jr 发现 ACE 以来，ACE 抑制剂的研发一直是心血管病治疗药物研发的关键点，他便决心从蛇毒中提取有效的特异性 ACE 抑制剂，作为降压药物的研究靶点。这一发现为之后卡托普利的研发奠定了关键的基础。

当时美国施贵宝（现为百事美-施贵宝）制药公司研发总裁 Arnold Welch 博士同样对蛇毒提取物颇感兴趣，在 John Robert Van 博士的建议及鼓励下，他积极地成立了 ACE 抑制剂项目组，由两位杰出的科学家 Dave Cushman（1939—2000，图 25-3）和 Miguel Angel Ondetti（1930—2004，图 25-3）领导。不出两年这一团队就从蛇毒提取物中分离并合成了多种具有特异活性的多肽成分，其中一种 9 肽物质能够较长时间地抑制 ACE 的活性，后取名为替普罗肽（teprotide，图 25-2）。然

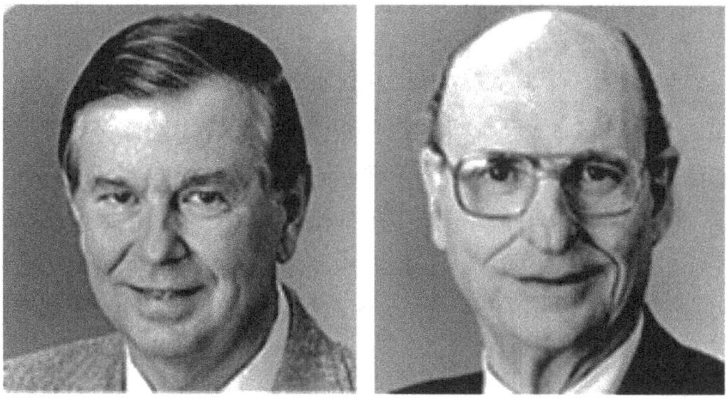

图 25-3　David Cushman（左）与 Miguel Angel Ondetti（右）

而令人遗憾的是，这种大分子物质口服后无法被吸收，只能通过注射给药，这对于临床上需要长期服药的高血压患者而言并不是一个理想的药物。于是化学家 Dave Cushman 和生物化学家 Miguel Angel Ondetti 将研究方向集中于结构简单而更稳定的小分子 ACE 抑制剂，由于当时人们对 ACE 的化学结构一无所知，因此他们的研究进展缓慢，一直没有结果。

Dave Cushman 受到羧肽酶 A 抑制剂研究的启发，又通过对 ACE 作用部位分析及蛇毒肽的进一步研究，提出了“基于结构的药物设计”理念，这使得 ACE 抑制剂研发工作有了转机。他们首先设计出了琥珀酰-*L*-脯氨酸，实验证明它能产生特异性的 ACE 抑制作用，但活性极低；之后一系列琥珀酰-*L*-脯氨酸衍生物被合成出来用于构效关系研究，结果表明 *D*-2-甲基琥珀酰-*L*-脯氨酸的抑制作用有了很大提高，经动物实验证明口服有效；他们推断 ACE 化学结构中存在一个锌离子，于是将对锌亲和力更大的巯基取代羧基引入到氨基酸残基上，得到的 *D*-3-巯基-2-甲基丙酰-L-脯氨酸对 ACE 抑制效能显著，也能够被口服吸收。很快这一理想的口服降压药被命名为卡托普利（captopril，图 25-2），并于 1981 年在美国上市，这是合理药物设计（rational drug design）的一个经典成功实例。施贵宝也由此成为世界上首个研发出 ACE 抑制剂并成功推广其上市的制药公司。

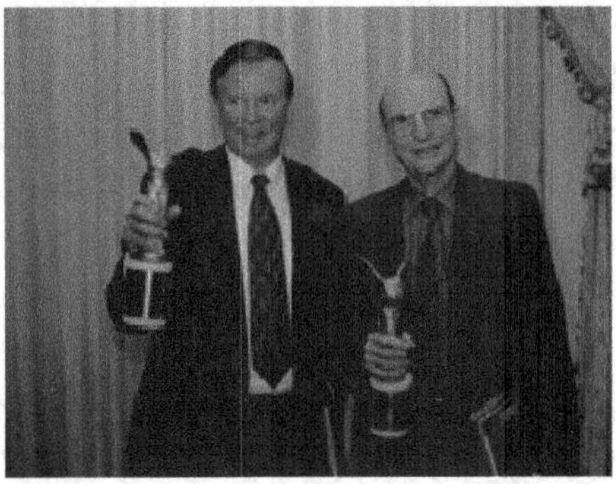
图 25-4 Dave Cushman（左）和 Miguel Angel Ondetti（右）获拉斯克临床医学研究奖

卡托普利的成功不仅为人类健康事业做出了巨大的贡献，更为重要的是“基于结构的药物设计”这一伟大理念为科学家们开启了全新的药物研发道路。今天，我们在新药开发时已经能够借助各种辅助手段设计崭新的化学结构，并且模拟它们与不同作用靶点进行结合。而这些技术的最初本源，都始于 Dave Cushman 和 Miguel Angel Ondetti 在进行卡托普利研发过程中所萌生的伟大理念。卡托普利的成功研发也使得他们二人于 1999 年共同获得了美国艾伯特·拉斯克临床医学研究奖（Albert Lasker Clinical Medical Research Award，图 25-4）。

二、依替巴肽及替罗非班

大多数种类响尾蛇分泌的毒液中含有溶血毒素，具有破坏血液组织的功能。有的毒素会侵蚀大量血小板，导致凝血障碍从而引发严重的内出血；而有的毒素会让血小板大增，使血液凝固至流动受阻导致血管破裂。部分响尾蛇分泌的毒素还会破坏人的神经纤维，攻击神经系统导致脑死亡。尽管响尾蛇毒素足以致命，但从事新药开发的研究人员还是冒着风险，从广泛分布在北美的侏儒响尾蛇 *Sistrurus miliarius barbouri* Gloyd.（图 25-5）中提取出了一种毒素，这一物质具有血小板膜上专一性糖蛋白 GPⅡb/Ⅲa 整联蛋白受体抑制活性，后被命名为 barbourin。在这种毒素结构基础上，科学家研发出了一种抑制血栓形成的血液稀释剂——依替巴肽（eptifibatide，图 25-5），它具有环状 7 肽的结构，属于精氨酸-甘氨酸-天冬氨酸（Arg-Gly-Asp，RGD）模拟物，通过阻断纤维蛋白原与 GPⅡb/Ⅲa 受体的结合，来切断血栓形成的最终通路，从而发挥抗血小板聚集，抗血栓的作用，可由此逆转因血栓形成而导致的缺血状态，用于急性冠脉综合征及经皮冠状动脉介入治疗。此外，依替巴肽还具有半衰期短的特点，有效避免了其蓄积毒性。1998 年 7 月，依替巴肽被 FDA 批准上市，作为 GP Ⅱb/Ⅲa 的第三个抑制剂类药物目前已被广泛接受。

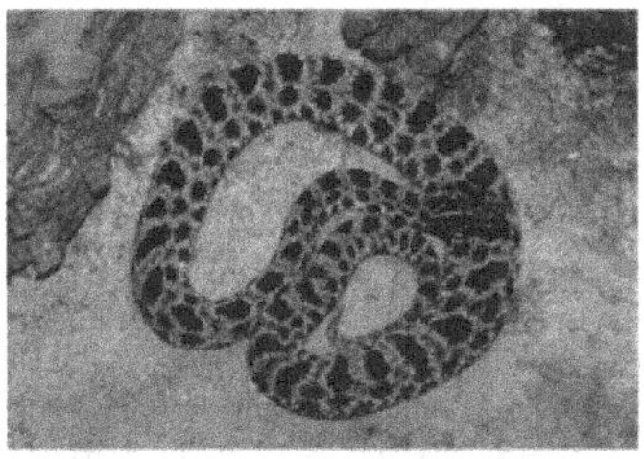

Sistrurus miliarius barbouri Gloyd.

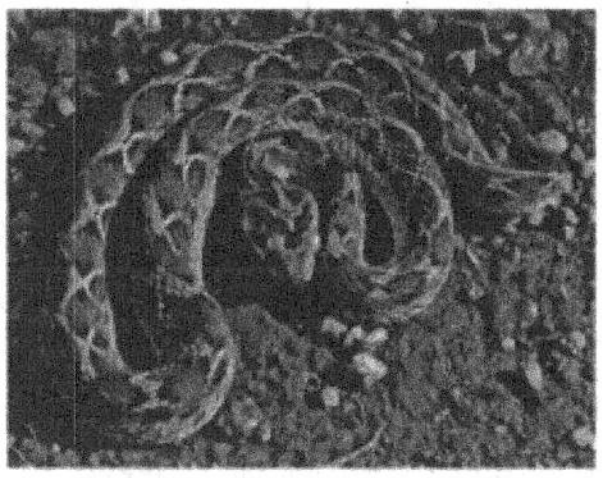

Echis carinatus Schneider.

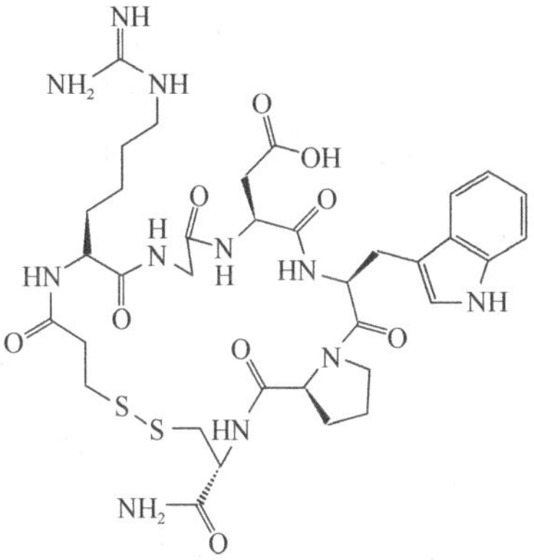

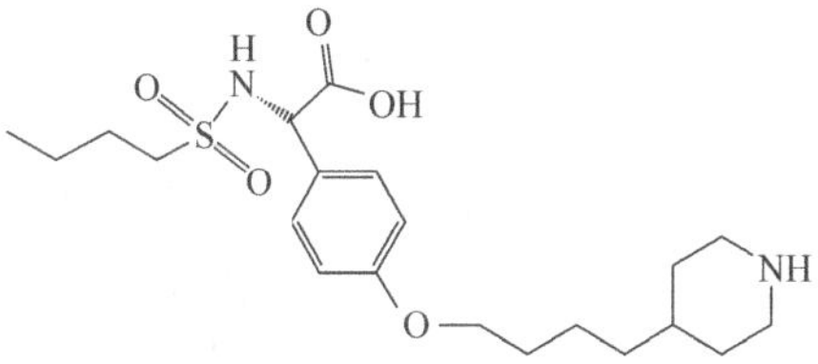

图 25-5　侏儒响尾蛇（上左）与依替巴肽（下左），锯鳞蝰蛇（上右）与替罗非班（下右）

另一种具有类似抗血栓作用的毒素来自于印度最常见的一种毒蛇——锯鳞蝰蛇 *Echis carinatus* Schneider.（图 25-5），那就是锯鳞血抑肽（echistatin，锯鳞蝰素），它是一种可以与血小板膜蛋白受体结合从而抑制血小板聚集的肽类物质。由于其化学结构较为简单，生化反应明确，研发人员将它进行纯化，并运用化学合成手段研发出了蛇静脉酶（ecarin）及替罗非班（tirofiban，图 25-5）。替罗非班是一个含有苯丙氨酸残基的酰胺类化合物，属纤维蛋白原受体 GPⅡb/Ⅲa 拮抗剂，能直接阻断血小板膜 GPⅡb/Ⅲa 与纤维蛋白原的结合而使血小板无法产生交联聚集，对任何刺激因素诱发的血小板聚集都有效，主要用于不稳定性心绞痛或非 Q 波心肌梗死的治疗，于 1998 年在美国上市销售，商品名为 Aggrastat。

三、艾塞那肽

蜥蜴是一种外表看上去令人胆战心惊的爬行动物，但是多数蜥蜴却并无毒性，不会对人构成真正威胁，因此也被作为另类宠物颇受现代人欢迎。然而主要分布在中北美洲的钝尾毒蜥 *Heloderma suspectum* Cope.（吉拉毒蜥，Gila monster，图 25-6）却是一种有毒的蜥蜴，它们行动非常迟缓，

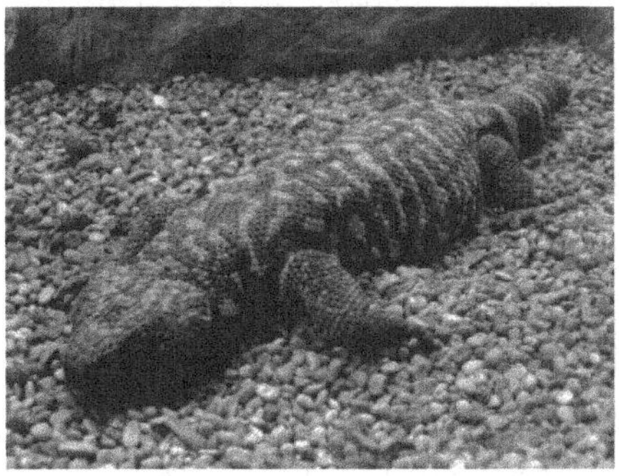

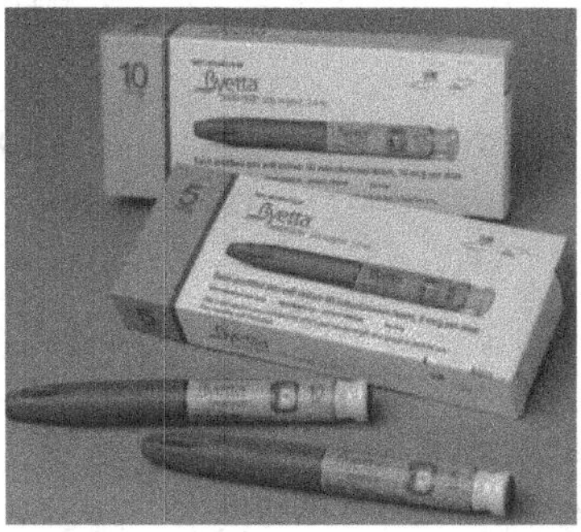

图 25-6　钝尾毒蜥与艾塞那肽注射剂

只有在咬住猎物时才会缓慢的分泌毒液，而且这种毒液中所含的神经毒素并不会带来致命的危害，一般会引发水肿呕吐、四肢麻痹及血压骤降。

经过十余年研究，科学家们从这种大毒蜥身上提取得到多种有医用潜力的蛋白物质及毒素，其中一种名为 exendin-4 的蛋白物质，被检测发现与人体消化系统中的胰高血糖素样肽-1（glucagon-likepeptide1，GLP-1）激素有着高达 53%的相似度。GLP-1 是一种可以和胰岛受体直接结合的激素，能够增加胰岛素分泌，抑制胰高血糖素分泌的双靶点降低血糖，但缺点是半衰期极短且容易失活，因此临床应用受到很大限制。通过进一步的研究后，科学家们惊喜地发现 exendin-4 像 GLP-1 一样具有双靶点控制血糖的功效，在促进胰岛素分泌的同时还受机体血糖水平的反馈调节，能够有效降低血糖却不会引起低血糖症状，可用于治疗 T2DM，同时它对心血管及消化系统也具有保护作用。由于 exendin-4 发挥降糖作用的主要机制是延缓胃排空从而减慢食物的吸收，这样会给患者带来饱腹感使其食欲降低，具有减肥的作用。

Exendin-4 由 39 个氨基酸组成，有机化学家在经典固相技术的基础上，将原肽进行拆分再分别独立合成，再在载体上进行片段组装最后纯化得到了人工合成品，命名为艾塞那肽（exenatide，图 25-6）。2005 年 4 月 28 日，美国 FDA 最终批准使用艾塞那肽上市，商品名为 Byetta。它作为一种全新类型的糖尿病治疗药物，可用于为正在服用二甲双胍、磺酰脲或二者联合使用的 T2DM 患者提供辅助性血糖控制。为了克服艾塞那肽半衰期短的问题并减轻不良反应，研发人员通过特异性聚乙二醇化开发了一种长效艾塞那肽缓释剂型 Bydureon，于 2012 年被 FDA 批准上市。近年来，临床研究方向转向艾塞那肽的突变体、修饰物或是新剂型，期待更多的具有良好控制血糖疗效的长效制剂上市，以期为 T2DM 患者的临床治疗提供新的更加安全有效的药物以供选择。

四、斑蝥素

有一些围绕在我们身边的小昆虫，看上去毫不起眼，但一旦发起攻击对人类也会造成致命伤害，斑蝥（图 25-7）就是其中之一。它体形呈长圆形，有特殊的臭气，被称为世界上最毒的甲虫。人类用斑蝥治病已有很久的历史，早在古希腊时期，医学家希波克拉底就对斑蝥的药效有所记载，斑蝥的翅会被用作研制一种膏药来起到消退水泡的作用，亦可用作抗刺激药。斑蝥是世界知名的毒药，也会被用作为堕胎药、兴奋剂，甚至春药，民间早有利用斑蝥治疗肝癌的秘方。

斑蝥在防御敌害攻击时，其足关节的软组织会分泌一种有剧毒性的毒液，其中的有效成分为斑蝥素（cantharidin，CTD，图 25-7），即斑蝥酸酐，一般以镁盐形式存在，呈无色无味的晶体状。内服 0.6～1g 即可导致中毒，但外用有止痒，促进毛发生长的作用。研究表明，斑蝥素还对多种实验动物肿瘤有一定抑制作用，是有效的抗肿瘤物质，可用于肝癌、乳腺癌、肺癌等多种癌症的治疗，特别是对原发性肝癌有较好的治疗效果。

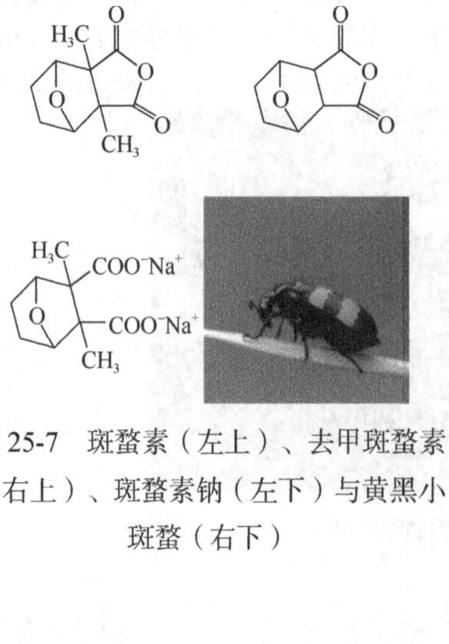

图 25-7　斑蝥素（左上）、去甲斑蝥素（右上）、斑蝥素钠（左下）与黄黑小斑蝥（右下）

1810 年，法国学者 Pierre Jean Robiquet（1780—1840，图 25-8）首次从斑蝥中提取了斑蝥素晶体物质；1887 年 Piceard 确定了斑蝥素的分子式；1914 年 J. Gadamer 确定了斑蝥素的化学结构，证明了它是一种单萜类的化学物质。此后，化学家们为实现斑蝥素全合成做出了不懈的努力。1951 年美国化学家、有机合成泰斗 Gilbert Stork（1921—2017，图 25-8）教授首次成功地完成了斑蝥素全合成，该方法以呋喃和 1,4-二羧酸二甲酯 2-丁炔为原料，经过 11 步反应完成。1953 年 Günther Schenck 提出的合成法中，首先应用

Diels-Alder 反应以 1，4-丁二烯和二甲基马来酸酐为原料，构造出斑蝥素的六元环骨架，然后经过 6 步反应成功地在六元桥上引入桥环，从而完成斑蝥素的合成。美国化学家 William Dauben 于 1976 年提出了两步合成的方法，大大简化了斑蝥素化学全合成工艺。其方法首先以呋喃和用硫原子修饰过的二甲基马来酸酐为原料，在高压下经 Diels-Alder 反应构造出斑蝥素母核；再经加氢还原反应，在消除硫原子的同时还原碳碳双键，最终得到斑蝥素。该法较前两种方法有较大改进，步骤简洁、操作容易，但需经过多次结晶拆分才能得到单一构型的化合物。

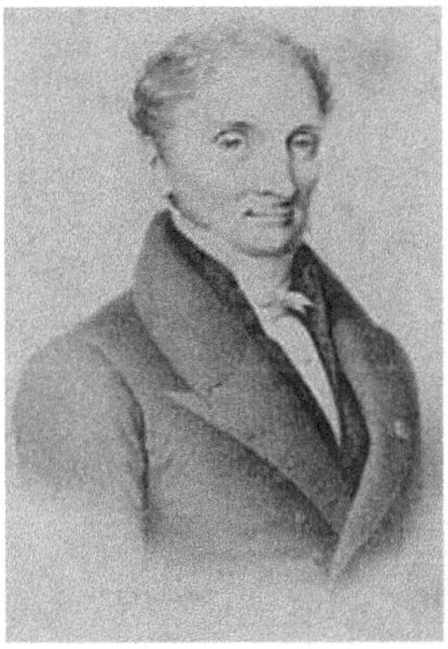

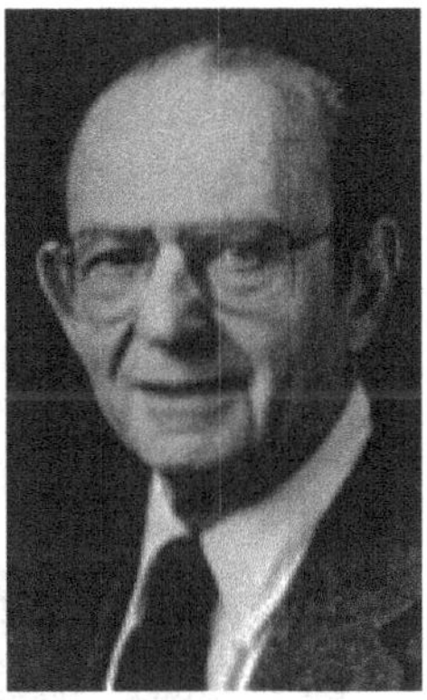

图 25-8 Pierre Jean Robiquet（左）与 Gilbert Stork（右）

现代医学对斑蝥素的化学研究主要集中于对其衍生物的研发，因为斑蝥素虽对原发性肝癌有一定的疗效，但是它也会引发一些严重的不良反应，如强烈的泌尿系统刺激作用及肾功能损害作用。为了开发出新的既保留其抗肿瘤作用，又能尽量避免其毒副作用的斑蝥素衍生物，化学界相继合成了多种新物质，如去甲斑蝥素（norcantharidin，图 25-7）、斑蝥酸钠（cantharidin sodium，图 25-7）等。

去甲斑蝥素是全球第一个具有升高白细胞作用的抗肿瘤药物，是由呋喃及顺丁烯二酸酐通过 Diles-Alder 反应经催化加氢合成制得，构型与斑蝥素相似，仅 2 位上缺少一个甲基。去甲斑蝥素的合成方法简单可行，令人可喜的是，临床试验显示去甲斑蝥素制剂不良反应明显降低，无明显泌尿系统刺激作用，更易使患者接受治疗。斑蝥酸钠是斑蝥素经氢氧化钠水解生成，不仅保留了斑蝥素的抗肿瘤活性，抗肿瘤谱也比较广，除能抑制小鼠腹水肝癌和网织细胞肉瘤 ARS 外，还能抑制小鼠肉瘤 S180、宫颈癌 U14 等肿瘤株，体外亦能抑制 Hela 细胞株，且毒副作用也比斑蝥素小。

关于斑蝥素抗肿瘤机制的探讨也吸引着药理学家们的关注。目前被大家广泛接受的作用机制主要包括：减少癌细胞 DNA、RNA 的前体物摄入从而抑制核酸的代谢；减少癌细胞对氨基酸的摄取从而抑制蛋白质的合成；影响线粒体膜的通透性，增强氧化磷酸化的偶联过程，从而影响癌细胞的能量代谢平衡，控制和缓解癌变发生。

五、水蛭素与比伐卢定

水蛭素（hirudin）是一种从吸血类水蛭（图 25-9）唾液腺及其分泌液中提取的天然活性物质，它是由 65～66 个氨基酸组成的多肽。水蛭素对凝血酶有极强的抑制作用，是迄今为止所发现最强的凝血酶天然特异抑制剂。它还具有抗凝、抗血栓、抑制血小板聚集、降血脂、改善血液流变学、抗肿瘤等多种药理作用，可用于治疗各种血栓疾病。

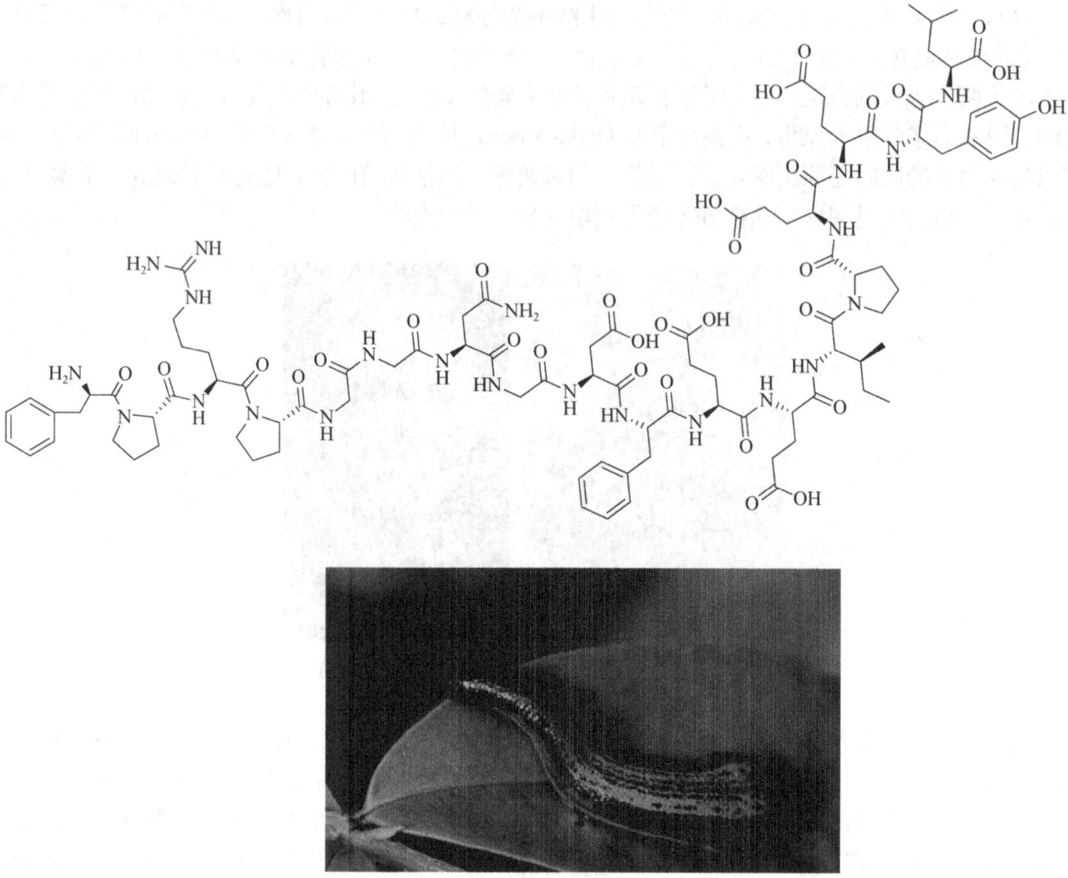

图 25-9　水蛭与比伐卢定

水蛭素的作用机制是它与凝血酶按 1∶1 的比例非共价结合形成一种稳定的复合物，抑制了凝血酶的活性，从而阻止了纤维蛋白原凝固及凝血酶对血小板的作用，达到抗凝的目的，同时水蛭素的作用不依赖于抗凝血酶，其抑制血栓形成的浓度远小于其引起出血的浓度，无明显毒副作用。

在解析水蛭素与凝血酶相互作用的结构基础和分子作用机制上，研究人员通过分子模拟和设计，开发了一类新的凝血酶抑制剂 hirulog。比伐卢定（bivalirudin，图 25-9）是进一步根据 hirulog 的分子结构设计开发出的新型凝血酶抑制剂，它由两个分别可以和凝血酶两个不同结合位点结合的肽段经过中间连接肽段连接而成。目前，比伐卢定是临床上使用最广泛的抗血栓药物之一。

由于水蛭素具有重要开发价值，而水蛭的来源有限，故国内外医药界均着重研究通过基因工程获得重组水蛭素。重组水蛭素的氨基酸序列和结构与天然水蛭素唯一不同的是其在 63 位酪氨酸残基未硫酸化，该特点使其对凝血酶的抑制作用明显降低，仅为天然水蛭素的 1/10。由此看来，利用基因工程生产重组水蛭类多肽药物以取代水蛭素或作为抗凝化瘀药的添加成分，还需要进一步的临床研究，这一点毋庸置疑，重组水蛭素类多肽药物的开发将会带来巨大的社会效益和经济效益。

六、巴曲酶

巴曲酶（batroxobin）是世界卫生组织对矛头蝮蛇 *Bothrops atrox* L.（图 25-10）蛇毒中所含的纤维蛋白原促凝蛋白酶所命名的通用名，是一种不含毒性成分的酶性止血剂，不含神经毒素及其他毒素，具有类凝血激酶样作用，又名凝血酶样酶。巴曲酶能促进血管破损部位的血小板聚集，并释放一系列凝血因子及血小板因子 3（platelet factor 3，PF3），使纤维蛋白原降解生成纤维蛋白 I 单体，进而交联聚合成难溶性纤维蛋白，促使出血部位的血栓形成和止血。此外还有更多来自于蛇毒的药物正在研发中，如草原响尾蛇（prairie rattlesnake）的毒液就是潜在的药物来源，而草原响尾蛇是产生毒液的 20 多万只动物中的一种。

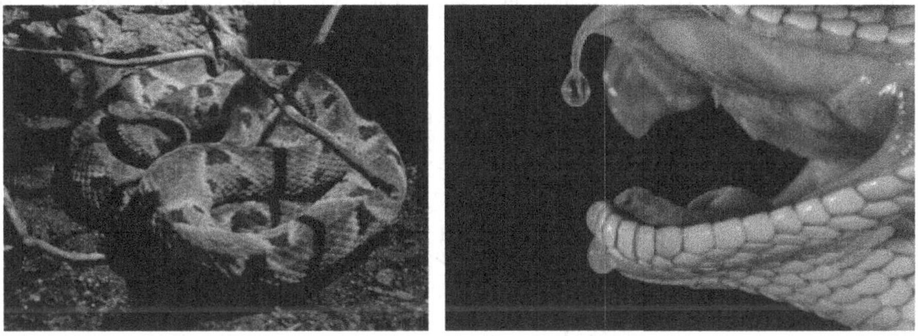

图 25-10　矛头蝮蛇（左）与草原响尾蛇（右）

七、地棘蛙素

地棘蛙素（epibatidine，图 25-11）是 John William Daly（1933-2008，图 25-11）于 1974 年从三色地棘蛙 *Epipedobates tricolor* Boulenger.（图 25-11）皮肤中提取得到的一种结构独特的蛙生物碱，其与神经受体结合导致高血压、癫痫甚至死亡，虽然毒性巨大，但也被发现有高效镇痛活性。1974～1979 年，John William Daly 从厄瓜多尔的各个地点收集了近 3000 只青蛙的皮肤提取物，并发现小鼠在被注射小剂量的提取物后出现镇痛（止痛）症状，且症状与阿片镇痛剂类似。研究发现，它作用于中枢尼古丁乙酰胆碱受体，镇痛作用强，是吗啡的 200 倍以上，而且非成瘾，但其镇痛作用不能被阿片受体拮抗剂纳洛酮所对抗，却可被中枢烟碱受体拮抗剂美加明所逆转。它是目前所知最强的中枢烟碱受体激动剂，但由于其毒性太大而不能应用于临床。

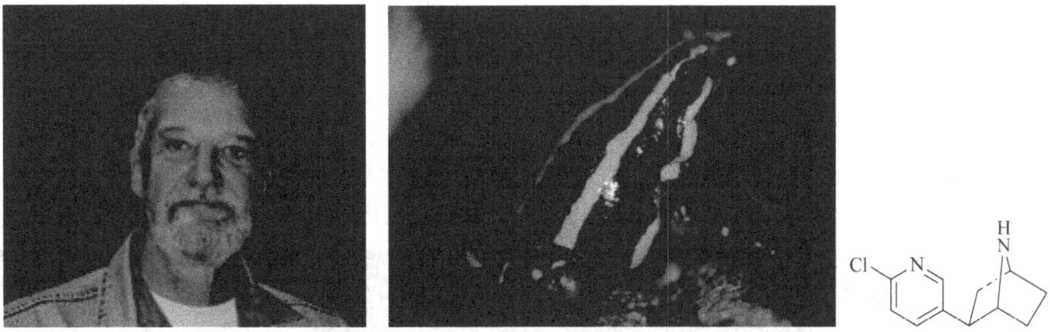

图 25-11　John William Daly 与三色地棘蛙及地棘蛙素

八、倍美力

来源于动物的天然药物并非都是毒素类物质，随着社会的进步、经济的发展和人类生活观念的改变，现代医学越来越重视二便的作用。以动物的粪便入药，帮助医生治疗疾病的中药也越来越常见，如五灵脂、夜明砂、蚕沙、鸽矢白等。除了粪便外，动物的尿液也并非都是废物，甚至有些可以称为灵丹妙药。正在逐渐成为美国最大的处方药之一的天然孕马尿结合态雌激素药物就是其中一例。

美国惠氏-艾尔斯特制药公司（Wyeth-Ayerst Laboratories Inc.）早在 1942 年就上市了结合雌激素药品倍美力（premarine，图 25-12），主要用于激素替代疗法来缓解任何由雌激素分泌不足而出现的临床症状，治疗和预防女性生理或人工绝经后出现的更年期综合征，并预防骨质疏松症和冠心病。许多女性把结合雌激素服用的疗法看作是一种能延缓衰老、保持青春的有效手段，因此该药自上市以来一直畅销不衰。

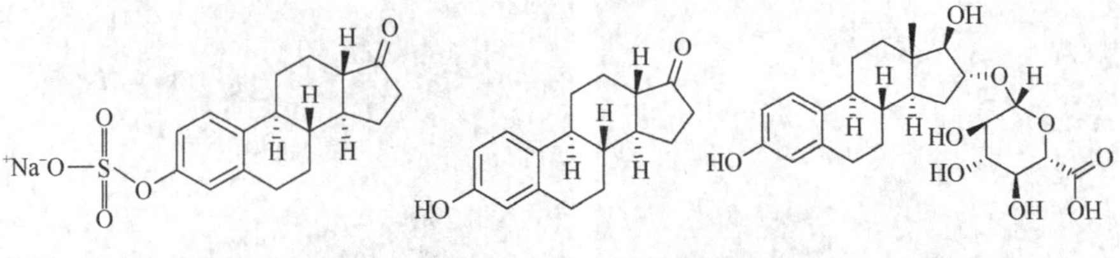

图 25-12　雌酮硫酸钠、倍美力、雌三醇葡萄糖醛酸苷（从左到右）

天然雌激素药物就是从孕马尿中提取的多种天然无毒的结合态雌激素的混合物。结合态雌激素中的主要成分为雌酮硫酸钠（图 25-12）、马烯雌酮硫酸钠、17α-双氢马烯雌酮硫酸钠。雌激素包括雌激素及孕激素两大类，主要促进女性性器官成熟及第二性征出现，并维持正常性欲及生殖功能。

据悉，研发人员曾在多种动物及其脏器中寻找天然雌激素的来源。直到他们研究发现一匹怀孕的母马每天排泄出的 5kg 尿液中，雌激素的含量可达到每升 70～130mg。研究人员由此推算，每匹孕马在孕期可形成 50～100g 的天然雌激素。研究表明，其中含有的包括结合和非结合雌激素类、结合和非结合孕激素类、结合和非结合雄激素类、无机酸和有机酸类及其盐类等化合物至少有 200 种。其雌激素含量明显高于其他任何动物的分泌量，因此可以充分利用孕马尿来提取丰富的天然雌激素。

1929 年，美国科学家、1943 年诺贝尔奖得主 Edward Adelbert Doisy（1893—1986，图 25-13）和 Edgar Allen（1892—1943，图 25-13），以及德国科学家、1939 年诺贝尔奖得主 Adolf Friedrich Johann Butenandt（1903—1995，图 25-13）等完成了孕妇尿液中第一个雌激素雌酚酮（estrone）的提取纯化。1930 年，美国惠氏（Ayerst）药厂的 James Bertram Collip（1892—1965，图 25-13）研究发现在人体胎盘中存在一种名为 emmenin 的雌激素，具有水溶性、口服活性良好的优点。后来经过研发，emmenin 成为最早的口服雌激素。同年，Zondek 等发现怀孕的母马尿液中同样存在大量的雌激素成分，进一步研究证明虽然这些结合态雌激素成分大多具有水溶性，但是很快就会被水解成游离态的水不溶性成分，这为研发人员从孕马尿中提取纯化雌激素带来了巨大的挑战。但科学

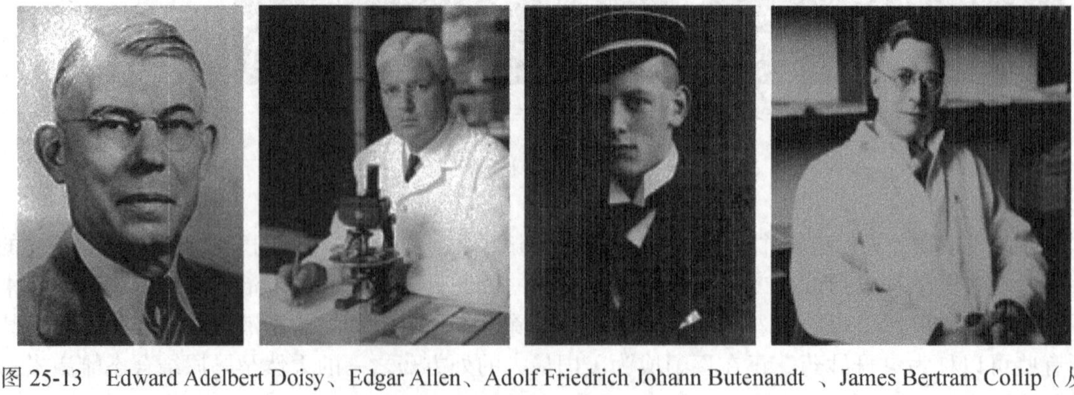

图 25-13　Edward Adelbert Doisy、Edgar Allen、Adolf Friedrich Johann Butenandt 、James Bertram Collip（从左到右）

家们还是不畏困难，在之后的研发过程中利用溶剂萃取法，沉淀结晶法及胶束电色谱法等多种分离纯化方法提纯了包括硫酸盐结合态雌激素、孕激素、尿甾激素、孕酮、脱氢雄甾酮和其他雄激素、促性腺激素、调血管激素、马烯雌酮等多种激素类物质。

先灵公司在德国推出了与 emmenin 相似的一种药物 progynon，用于妇女绝经引发的疾病。其实 emmenin 和 progynon 的主成分是一样的，都是雌激素雌三醇葡萄糖醛酸苷（estriolglucuronide，图 25-12），是一个水溶性的可口服的前药（prodrug），在体内很容易转化成雌激素雌三醇。孕马尿作为生化制药原料，为开发天然雌激素药物做出了巨大的贡献。

九、麝香酮

麝香因其具有甘甜浓郁且经久不散的特殊香气被大家赋予了很多美誉，譬如“诸香之冠”“香料之王”等，《神农本草经》曾将其记录在册，并喻其为上品。麝香名贵稀有，通常只需加入 1/10 000，便可香气袭人，余香持久，很多高档香精都将其作为定香剂使用。在医药学领域中，天然麝香也是一味十分贵重的中药珍品，临床用药已有两千多年的历史，常复方用于开窍醒神、活血化瘀及消肿止痛，近年来还在急危重症的救治过程中屡现奇效。

天然的麝香其实是哺乳纲麝科动物林麝 *Moschus berezovskii* Flerov 或原麝 *Moschus moschiferus* Linnaeus 等成熟雄性个体生殖腺的分泌物（图 25-14），干燥后呈颗粒状或块状，有苦味。每只雄麝鹿在两岁后便可分泌麝香，总量可达 50g 左右。虽然麝香在医药临床及化妆品行业上有着广泛应用，但由于其天然来源产量很低，并且会威胁到麝科动物的生存，以人工麝香代替天然麝香得到越来越广泛的认同，人们很早之前就开始探索人工麝香的合成方法。

1906 年，对麝香化学成分研究取得了重要的突破，Walbaum 将天然麝香经过数天的水蒸气蒸馏，再用乙醚提取分离，后制成缩氨脲，用蒸馏法精制得到一个名为麝香酮（图 25-14）的大环酮类化合物。因其具有麝香的香气引起了众多科学家的关注，后来的研究证明它就是天然麝香的主要活性成分，也是其珍奇香气的主要来源。

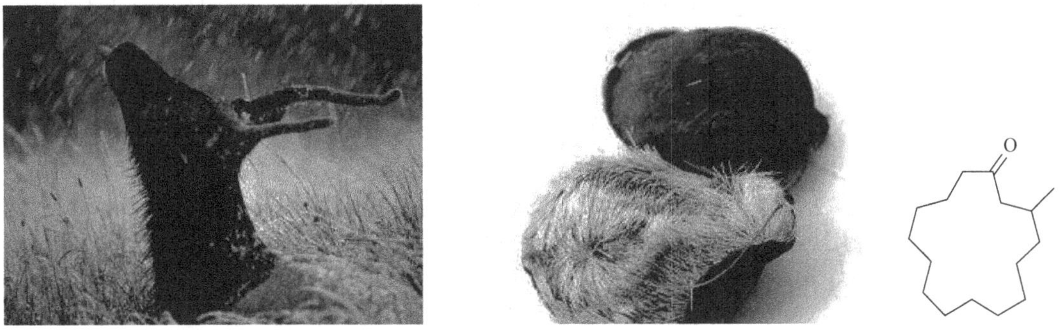

图 25-14　雄麝鹿、麝香与麝香酮

说到麝香酮的化学结构研究，不得不提到一位伟大的科学家，他就是 Leopold Ružička（1887—1976，图 25-15），于 1926 年确定麝香酮分子结构为 3-甲基环十五酮。他对于有机化学的贡献不仅仅使他获得了诺贝尔化学奖，也改变了世界及化学家们对于有机化学的看法。更令人瞩目的是他曾在科学、医学及法律领域获得过 8 个荣誉博士学位，拿过 7 个奖项的奖牌，并且还是 24 个科学协会的荣誉会员。Leopdd Ružička 的第一项研究就是在天然药物化学领域，他研究了杀虫剂的有效成分——除虫菊酯，这使得他接触到了香油中的化学物质——萜烯。这个发现使他对香水行业充满了兴趣，并开始进行研究，很快就和位于日内瓦的 Chuit&Naef 公司展开了一系列的合作。此后，他一生的研究方向都集中于这个领域。

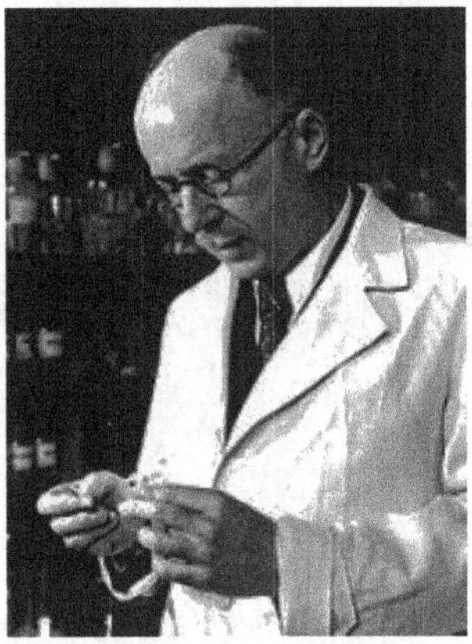
图 25-15 Leopold Ružička

在 1916～1917 年，Leopold Ružička 在德国的霍尔茨明登得到了最古老的香水制造商 Haarman& Reimer 公司的支持，使他在香水的相关领域获得了专业的知识，并在 1918 年成为一名专业的讲师。1923 年，他开始在苏黎世大学担任荣誉讲师，在这里他和他的团队一起发现了分别从麝鹿和麝猫中提取的具有芳香气味的大环化合物麝香酮和灵猫酮的化学结构，这是科学家第一次在天然药物中发现的成环碳原子大于 6 个的大环化合物，此前化学界一直认为有机化合物中不可能有超过 8 个碳原子组成的环状结构。Leopdd Ružička 还大胆地推测在灵猫酮中含有成环碳原子大于 17 个的大环，但当时的合成技术最高只能合成 8 原子的环状化合物。其实早在 1904 年，麝香酮就已经被单独的分离出来，但到 Leopold Ružička 发现了以超过 15 个原子的大环为特征的灵猫酮为止，科学界一直没人能确定它的结构。Leopold Ružička 还研发了一种合成大环化合物的方法，并在 1927 年通过以这种方法制备灵猫酮而证明了其正确性，这种方法就是著名的鲁日奇卡大环合成法。

Leopold Ružička 还曾在 1927 年荷兰乌特勒支大学的有机化学系任主任，但他最终还是回到了化学研究更为先进的苏黎世大学，并在这里开启了他职业生涯最辉煌的时期。在担任教授期间，他不仅拓宽了自己的研究领域，研究了更为高级的萜烯及类固醇类的化学成分，成功合成了性激素，还把他的实验室建设成为世界有机化学中心。在 1939 年因研究环状分子和萜烯（多种植物油中的一种烃，聚亚甲基和高级萜烯）获得诺贝尔化学奖后，他继续在科研的道路上勇攀高峰，于 1950 年将研究方向转向生物化学领域，关注生物进化和起源问题，特别是萜烯的起源，并发表了他对于生物遗传的异戊二烯定律的假设，这也被认为是他科研生涯的顶峰。

自 1933 年首次合成了消旋麝香酮至今，人们对其人工合成做了大量研究工作，其合成方法概括起来主要有以下两类：一是通过开链化合物分子内闭环，常见的有 Emmons-Horner 反应闭环法、羟醛缩合闭环法、Dieckmann 缩合闭环法、分子内酰化闭环法、自由基加成闭环法、醇酮缩合闭环法等；二是通过大环化合物扩环或缩环。在对麝香酮对映异构体的研究中，人们发现（*R*）-麝香酮与（*S*）-麝香酮相比，香味更加饱满强烈，是天然麝香的主要药物活性成分，也是麝香香气的主要来源。伴随着近年来手性合成方法的发展，科研人员在外消旋麝香酮合成的基础上发展出了多种（*R*）-麝香酮的合成方法。其中进行不对称甲基化和从手性原料出发进行不对称催化和不对称反应合成（*R*）-麝香酮的方法研究较多。研究表明，这种合成的麝香酮完全可以代替天然麝香配制中成药，在医药学领域中具有十分重要的意义。

第 26 章　植物激素类天然产物

植物激素（phytohormone，plant hormone）指在植物体内合成、通常从合成部位运往作用部位、对植物的生长发育产生显著调节作用的微量有机化合物，属于一类特殊的次级代谢产物，即植物生长物质（plant growth substances）。它们在植物发育的各个阶段都发挥着极其重要的作用。植物激素是植物细胞内的主要信号通路传导者，对于生物的生长发育、新陈代谢、繁衍生息和适应外部环境等各种生命活动起重要调节作用。阐明激素的作用机制，对于揭示生命现象的本质、提高生物的生存和发展能力具有重要意义。

一、研究历史简介

植物激素的研究历史已有 100 多年。美国植物病理学家和微生物学家 Kenneth Vivian Thimann（1904—1997，图 26-1）教授最早分离得到了一种物质并确定了其结构，将其命名为 auxin（生长素），发现其具有刺激植物生长作用。1948 年 Kenneth Vivian Thimann 教授仿照动物激素（zoohormone，animal hormone）的名称提出了植物激素（phytohormone，plant hormone）的定义。后来 Kenneth Vivian Thimann 与生长素的发现者之一、荷兰科学家 Frits Warmolt Went（1903—1990，图 26-1）还合作出版了有关植物激素的专著 *Phytohormones，Experimental Biology Monographs*（图 26-1）。

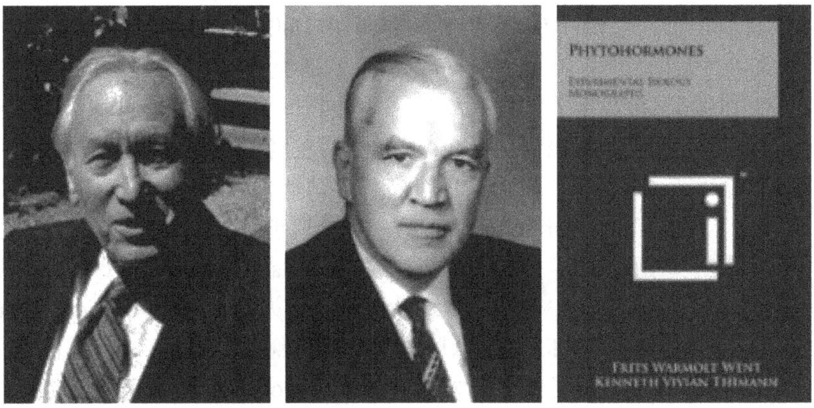

图 26-1　Kenneth Vivian Thimann（左）、Frits Warmdt Went（中）和他们编著的 *Phytohormones，Experimental Biology Monographs*

植物激素与动物激素有某些相似之处，但是它们在生物生长过程中的作用方式和生理效应却明显不同。例如，动物激素的专一性很强，有产生某激素的特殊腺体和确定的“靶”器官，表现出单一的生理效应，而植物没有产生激素的特殊腺体，也没有明显的“靶”器官。植物激素可在植物体的任何部位起作用，且同一激素有多种不同的生理效应，不同种激素之间还有相互促进或相互拮抗的作用。

传统的植物生长物质主要包括生长素（auxin，IAA）、赤霉素（gibberellin，GA）、细胞分裂素（cytokinin，CTK）、脱落酸（abscisic acid，ABA）、乙烯（ethylene，ETH）和油菜素甾醇（brassinosteroid，BR）等六大类。近年还发现并确认独脚金内酯（strigolactone，SL）类为具有诱导寄生植物种子自杀性萌发、调控植物分枝、促进植物与根固氮菌丝共生等生理功能的一种重要激素，再加上新确认的水杨酸类和茉莉酸（酯）类植物激素，目前共计 9 大类。最新报道有苜蓿中的三十烷醇（triacontanol）、菊芋叶中的菊芋素（heliangint）、半支莲叶中的半支莲醛（potulai）、罗汉松中的罗汉松内酯（podolactone）、月光花叶中的月光花素（colonyctin）等也被发现具有一些类似植物激素的作用。还有许多植物代谢物虽然未被定义为植物激素，但在调节植物生长发育的过程中起着不可忽视的作用，如酚类物质中的酚酸成分、肉桂酸类成分及苯醌中的胡桃醌（juglone）等。特别说明，人工合成的具有植物激素活性的物质通常被称为植物生长调节剂。

二、重要的植物激素

1. 生长素类化合物

生长素（auxin，AUX；indole-3-acetic acid，IAA，图 26-2）是第一个被发现的植物激素，其名称最初来源于希腊语 *auxein*，即“生长”或“增长”的意思，又称作茁长素。生长素的发现史可追溯到约 150 年前。据记载，在约 150 年前波兰就有一位园艺学家开始对植物根尖的伸长与向地弯曲进行研究，并提出了一些问题。1880 年，英国科学家 Charles Robert Darwin（1809—1882，图 26-3）和其子 Francis Frank Darwin（1848—1925，图 26-3）在研究植物向性运动时，发现植物幼嫩的尖端受单侧光照射后产生的一种影响，能传到茎的伸长区引起弯曲。1885 年德国生理和病理化学家 Ernst Leopold Salkowski（1844—1923，图 26-3）在发酵物中发现了生长素的存在。在以后的将近 50 年间再也没有关于生长素的报道。1913 年，丹麦科学家 Peter Boysen-Jensen（1883—1959，图 26-3）在向光或背光的胚芽鞘一面插入不透物质的云母片，他们发现只有当云母片放入背光面时，向光性才受到阻碍；如在切下的胚芽鞘尖和胚芽鞘切口间放上一明胶薄片，其向光性仍能发生。随后匈牙利科学家 A. Paal 改进了 Peter Boysen-Jensen 的研究方法。1925 年 H. Soding 发展完善了 A. Paal 的研究方法。1926～1928 年荷兰的一位年轻学者 Frits Warmolt Went（1903—1990，图 26-1）通过对燕麦胚芽鞘尖端的研究证实了有一种称为刺激生长的活性成分的存在，而它正是引起胚芽鞘伸长的物质，因此也曾经有人误认为是 Frits Warmolt Went 第一个分离出了生长素。1931 年荷兰人 Fritz Kögl（1897—1959，图 26-3）和 Arie Jan Haagen-Smit（1900—1977，图 26-3）从人尿中得到一种结晶，经鉴定为 auxentriolic acid（auxin A）。1934 年 Fritz Kögl 又从尿素中分离得到几个与 auxin A 类似的化合物，其中一个就是最初 1885 年 Ernst Leopold Salkowski 发现的生长素。随后 Fritz

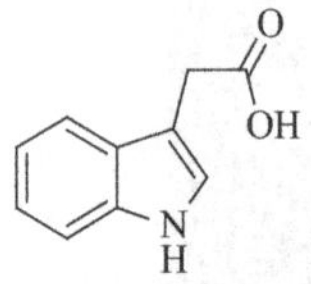

图 26-2 生长素的化学结构

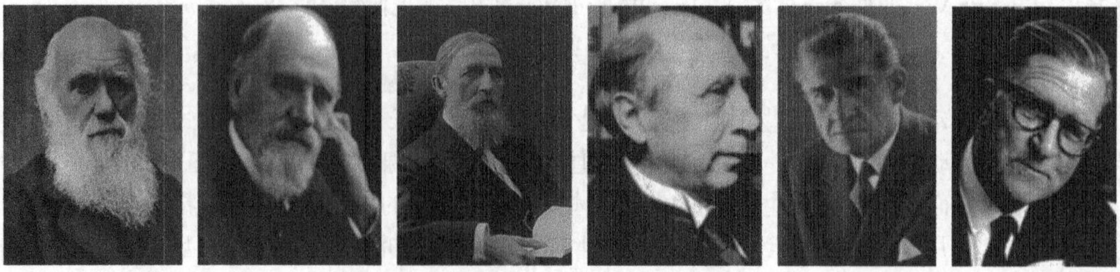

图 26-3 Charles Robert Darwin，Francis Frank Darwin，Ernst Leopold Salkowski，Peter Boysen-Jensen，Fritz Kögl 和 Arie Jan Haagen-Smit（从左至右）

Kögl 等在植物组织中发现了生长素。1954 年植物生理学家们把这一类功能相近、结构相似的物质统称为生长素类物质，简称生长素类（auxins）。例如，在植物体内发现的 4 个生长素类成分（图 26-4）：4-chloroindole-3-acetic acid（4-Cl-IAA）、2-phenylacetic acid（PAA）、indole-3-propionic acid（IPA）和 indole-3-butyric acid（IBA），它们共同的特点是含有苯环和游离的羧基。

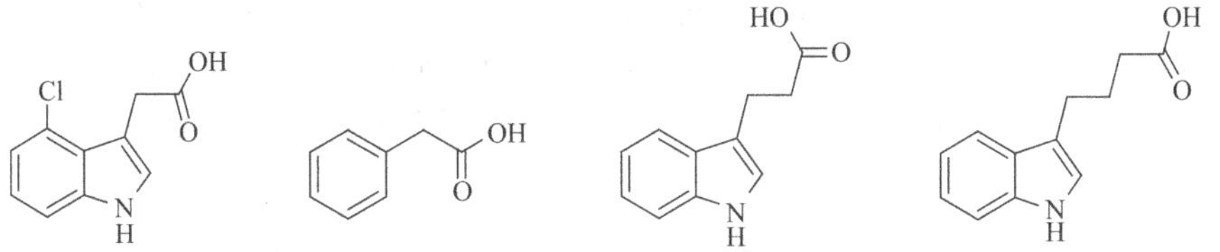

图 26-4　4-Cl-IAA、PAA、IPA 和 IBA（从左至右）的化学结构

生长素具有两重性，不仅能促进植物生长，也能抑制植物生长；在低浓度时有促进器官伸长的作用，可促进植物生长；在过高浓度时抑制植物生长，因此可做选择性除草剂。生长素还能促进 RNA 和蛋白质的合成，促进细胞的分裂与分化。

2. 赤霉素

赤霉素（gibberellin）最早是由日本植物病理学家在研究水稻恶苗病（bakanae-foolish seedlings）时发现的。1898 年，日本科学家掘正太郎（Shotaro Hori，图 26-5）发表了有关水稻恶苗病病因的第一篇论文，指出水稻恶苗病是由一种镰刀菌感染造成的。当时我国台湾发生水稻恶苗病，造成减产高达 40%。1912 年，Sawada 在《台湾农业评论》发表一篇题为 *The Diseases of Crops in Taiwan* 的文章，指出水稻幼苗的徒长可能源于所感染真菌菌丝的刺激。1919 年日本科学家黑泽英一（Kurosawa Ewiti，图 26-5）来到我国台湾调查这件事情。1926 年黑泽英一在水稻恶苗病的研究中，发现感病稻苗的徒长和黄化现象与赤霉菌 *Gibberella fujikuroi* 有关，并断定恶苗病菌通过分泌一种化合物刺激茎的延伸、抑制叶绿素的形成和根的生长。1934 年日本科学家薮田贞治郎（Teijiro Yabuta，1888—1977，图 26-5）和住木谕介（Yusuke Sumuki，1901—1974，图 26-5）从赤霉菌的分泌物中分离出了抑制水稻幼苗生长的活性物质，命名为镰刀菌酸（fusaric acid，图 26-6），后来证明其结构是 5-丁基吡啶-2-甲酸（5-butylpicolic acid）。1935 年薮田贞治郎用日文发表论文，正式将 fusaric acid 命名为赤霉素（gibberellin），这是赤霉素这一名词第一次在文献中出现。1938 年薮田贞治郎和住木谕介又从赤霉菌培养基的过滤液中分离出了两种具有生物活性的结晶，分别命名为“赤霉素 A”（gibberellin A，GA）、“赤霉素 B”（gibberellin B，GB），并证明赤霉素 B 是主要成分，赤霉素 A 就是 5-butylpicolic acid。

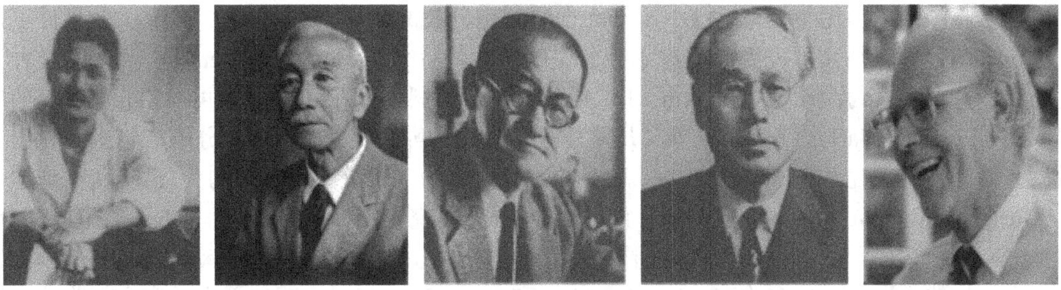

图 26-5　掘正太郎、黑泽英一、薮田贞治郎、住木谕介和 Jake MacMillan（从左至右）

20 世纪 50 年代初，英、美科学家也分别从真菌培养液中获得了具有植物刺激作用的物质，英国科学家将其命名为赤霉酸（gibberellic acid），美国科学家称为赤霉素 X（gibberellin X），后来证明赤霉酸与赤霉素 X 为同一物质。1955 年东京大学的科学家对赤霉素 A 进行了进一步的纯化，从中分离出了三种赤霉素，即赤霉素 A_1（图 26-6）、赤霉素 A_2 和赤霉素 A_3。通过比较发现赤霉素 A_3（图 26-6）与赤霉酸、赤霉素 X 都是同一物质。1957 年东京大学的科学家又分离出了赤霉素 A_4（图 26-6）。此后，对赤霉素 A 系列（赤霉素 A_n，gibberellin A_n）用缩写符号 GA_n 表示。赤霉素最显著的生理效应就是促进植物的生长，这主要是它能促进细胞的伸长和诱导开花。1959 年 B. E. Cross 等确定了 GA_1、GA_3 和 GA_5 的化学结构。

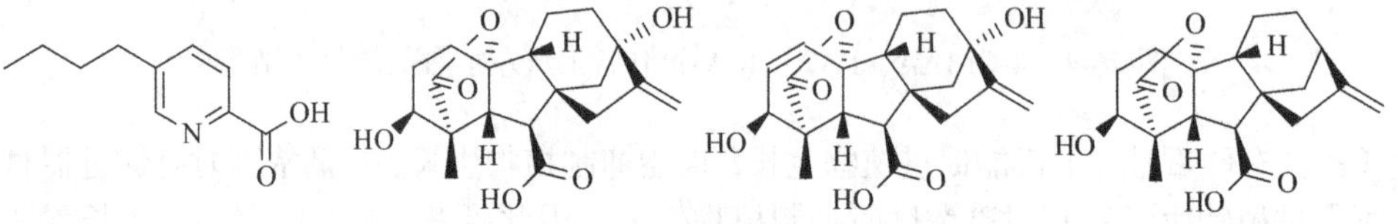

图 26-6 镰刀菌酸、GA_1、GA_3 和 GA_4 的化学结构（从左到右）

赤霉素类物质广泛存在于菌类、藻类、蕨类、裸子植物及被子植物中。1958 年苏格兰科学家 Jake MacMillan（1924—2014，图 26-5）等第一次从高等植物未成熟的红花菜豆 *Phaseolus multiflorus* 中分离得到赤霉素 A_1 的结晶，表明赤霉素类是来自高等植物的天然物质，现已从赤霉菌和高等植物中分离出 130 多种赤霉素类成分，但这些成分并不是都有植物激素活性。从化学结构上看，这些赤霉素类物质都是二萜类化合物，骨架含 19 个或 20 个碳原子，还都含有羧基，因此又称为赤霉酸类物质，通常含 19 个碳的赤霉素分子的活性高于含 20 个碳的。1969 年日本科学家森谦治（Yuji Mori）等首先报道完成了赤霉素类物质的全合成。

3. 细胞分裂素

1913 年，著名德国植物生理学家 Gottlieb Haberlandt（1854—1945，图 26-7）发现土豆韧皮部的一些化合物具有刺激细胞分裂的能力。Gottlieb Haberlandt 还最早提出了组织培养和细胞培养的可能性。1941 年，有科学家发现椰子的乳状胚乳也具有刺激植物细胞分裂的能力。20 世纪 40～50 年代，植物生理学家开始利用植物组织培养来研究细胞分裂和发育。1954 年美国科学家 Folke Karl Skoog（1908—2001，图 26-7）等对 Gottlieb Haberlandt 发现的问题进行深入研究，在寻找促进组织培养中细胞分裂的物质时，发现腺嘌呤在植物生长素存在时具有促进细胞分裂的活性。1955 年 Carlos O. Miller（1923—2012，图 26-7）在 Folke Karl Skoog 实验室读研究生时，偶然将存放了 4 年的鲱鱼精细胞 DNA 加入到烟草髓组织的培养基中，发现其也能诱导细胞的分裂，而且其效果优于腺嘌呤，但用新提取的 DNA 却无促进细胞分裂的活性，如将其在 $pH<4$ 的条件下进行高压灭菌处理，则又可表现出促进细胞分裂的活性。后来 Carlos O. Miller 等分离出了这种活性物质，并命名其为激动素（kinetin，KT）。1955 年有科学家报道激动素可能来自 DNA 的降解产物。1956 年，Carlos O. Miller 等又从高压灭菌处理的鲱鱼精细胞 DNA 分解产物中纯化出了激动素结晶，并鉴定出其分子式为 $C_{10}H_9N_5O$，分子量为 215.2，化学结构为 6-呋喃氨基嘌呤（6-furfurylaminopurine），接着又完成了人工全合成。研究表明，激动素并非 DNA 的组成部分，它是 DNA 在高压灭菌处理过程中发生降解后的重排分子。激动素只存在于动物体内，迄今为止还未在植物体内发现。1956 年 Carlos O. Miller 和 Folke Karl Skoog 阐述了生长素和细胞分裂素（cytokinins）的相互作用。

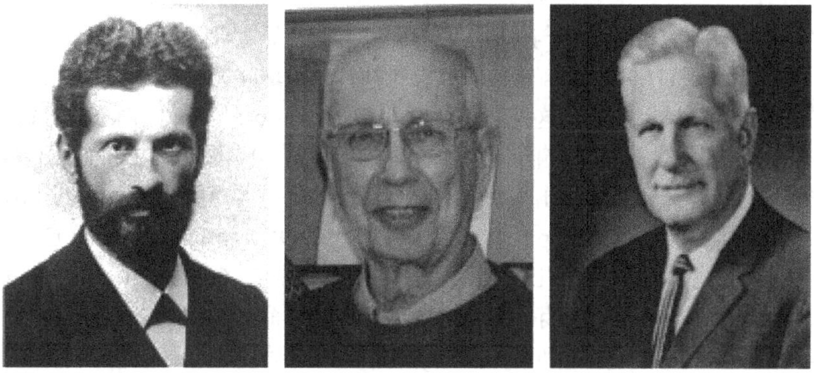

图 26-7　Gottlieb Haberlandt、Carlos O. Miller 和 Folke Karl Skoog（从左到右）

尽管植物体内不存在激动素，但激动素的发现加速了从植物中寻找细胞分裂素的研究，20 世纪 50 年代末至 60 年代初，不同国家的多位科学家通过实验寻找植物体内广泛分布的能促进细胞分裂的物质，包括美国的 Carlos O. Miller、澳大利亚的 D. S. Lethan、美国的 F. Steward 和 Folke Karl Skoog 等科学家。Carlos O. Miller 在 1961 年、D. S. Letham 在 1963 年分别从未成熟的玉米籽粒中分离出了一种类似于激动素的细胞分裂促进物质，命名为玉米素（zeatin，ZT，图 26-8）。1964 年确定了玉米素的化学结构。玉米素是最早发现的植物天然细胞分裂素，其生理活性远强于激动素。

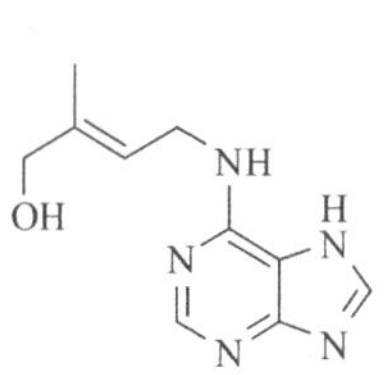

图 26-8　玉米素的化学结构

1965 年 Folke Karl Skoog 等提议将来源于植物、生理活性类似于激动素的化合物统称为细胞分裂素（cytokinins，CTKs，CK）。目前从高等植物中已至少鉴定出了 30 多种细胞分裂素。细胞分裂素可促进植物芽的分化，在组织培养中当它们的含量大于生长素时，愈伤组织容易生芽；反之容易生根；还可用于防止脱落、促进单性结实、疏花疏果、插条生根、防止马铃薯发芽等方面。人工合成的细胞分裂素如苄基腺嘌呤常用于防止莴苣、芹菜、甘蓝等在贮存期间衰老变质。

4. 脱落酸

脱落酸（abscisic acid，ABA）是指能引起植物萌芽休眠、叶子脱落和抑制植物生长等生理作用的一类植物激素。脱落酸是植物的生长平衡因子，也是 20 世纪 50～60 年代研究的热点之一。

在 20 世纪 50 年代末至 70 年代初的越南战争期间，越南民主共和国军队利用丛林游击战给美军重伤，后来美军为了对付南方游击队，研制了一种化学药剂，从飞机上喷洒，使森林中植物大面积落叶、枯死，而且植被几年内难以恢复。这种化学药剂就是脱落酸。又如，采摘棉花可利用棉铃的脱落受脱落酸影响的效果，喷洒脱落酸，使棉铃脱落，然后再机械化收集（图 26-9）。

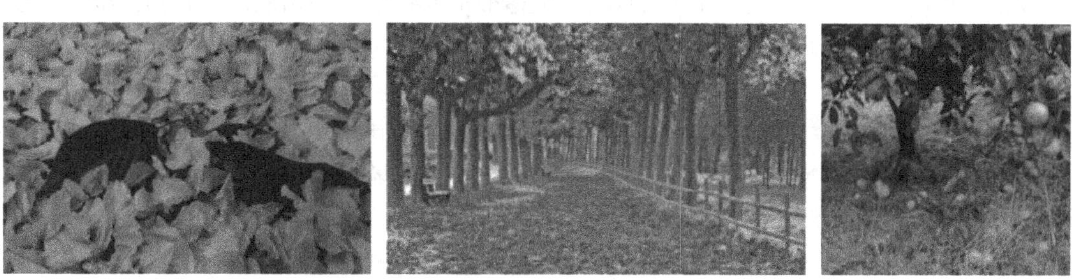

图 26-9　脱落酸造成植物的落花、落叶和落果

脱落酸是科学家在研究植物体内与休眠、脱落和种子萌发等生理过程有关的生长抑制物质时发现的。1961 年，W. C. Liu 和 H. R. Carns 等在研究棉花幼铃的脱落问题时，从成熟的干棉壳中分离纯化出了一种能促进脱落的物质，并命名这种物质为脱落素（abscisin）。Frederick T. Addicott 将其称为脱落素Ⅰ，但并没有鉴定其结构。1963 年，美国加利福尼亚大学的大熊和彦（Ohkuma K.）和 Frederick T. Addicott（图 26-10）等又分离纯化出一种具有高度活性的促进脱落的物质，并将其命名为脱落素Ⅱ（abscisinⅡ）。同时期，英国的 Philip F. Wareing（1914—1996）和 John Warcup Cornforth 领导的小组也正在进行木本植物休眠的研究。几乎在脱落素Ⅱ发现的同时，C. F. Eagles 和 Philip F. Wareing 从桦树叶中提取分离出一种能够抑制顶芽生长的化合物，并将其命名为休眠素（dormin）。1965 年 John Warcup Cornforth 等从干槭树叶中得到了休眠素的纯结晶并且确定了其平面化学结构式，通过与脱落素Ⅱ的分子量、红外光谱和熔点等比较鉴定，最终确定休眠素和脱落素Ⅱ是同一物质。John Warcup Cornforth 后来还对休眠素即脱落素Ⅱ进行了合成和立体结构研究。1966 年新西兰科学家从黄羽扇豆 *Lupinus luteus* 中分离出一种能够促使鲜花脱落的物质。最终在 1967 年渥太华召开的第六届国际生长调节物质会议（IPGSA）上，这种生长调节物质正式被定名为脱落酸（abscisic acid，ABA）。

天然脱落酸（S-ABA）化学结构式是一个 15 碳的以异戊二烯为基本单位的倍半萜羧酸，其分子式为 $C_{15}H_{20}O_4$。后来美国哥伦比亚大学著名天然产物化学家中西香尔完成了对天然脱落酸的绝对构型（6*β*-OH）的修正研究。

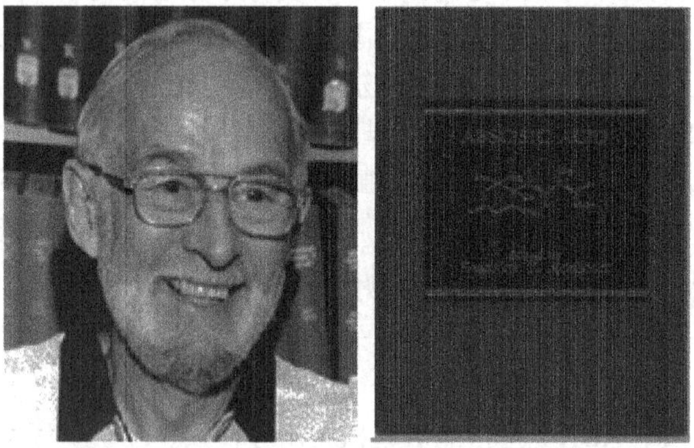

图 26-10　Frederick T. Addicott（左）及其著作（右）

脱落酸可以抑制细胞分裂、抑制种子萌发、促进叶和果实的衰老和脱落。脱落酸也与叶片气孔的开闭有关，小麦叶片干旱时，保卫细胞内脱落酸含量增加，气孔就关闭，从而可减少蒸腾失水。例如，北京奥运会期间，各主要街道、广场、运动场馆处处可见花团锦簇，这些鲜花之所以能够持久绽放，其实是因为使用了脱落酸造成的效果。脱落酸是生物界广泛存在和通用的信号因子，还有可能用于多种人类疾病的治疗（图 26-11、图 26-12）。

5. 乙烯

早在 1864 年就有关于燃气照明街灯漏“气”会促进附近的树落叶的报道，但是直到 1901 年，俄国的植物学家 Dimitry Neljubow 才首先发现是照明气中的乙烯（ethylene，ET，ETH）在起作用，Dimitry Neljubow 还发现乙烯能引起黄化豌豆苗的三重反应。几乎同时俄国植物生理学家 S. L. Doubt 也发现植物能产生一种气体并对邻近植物的生长产生影响，他还发现橘子产生的气体能催熟同船混装的香蕉。直到 1934 年，美国科学家 Richard Gane 从苹果中分离得到一种气体并经过鉴定为乙烯，从而获得植物组织能合成乙烯的化学证据。1935 年，美国科学家 Crocker 提出乙烯是促进果实早熟的植物激素。

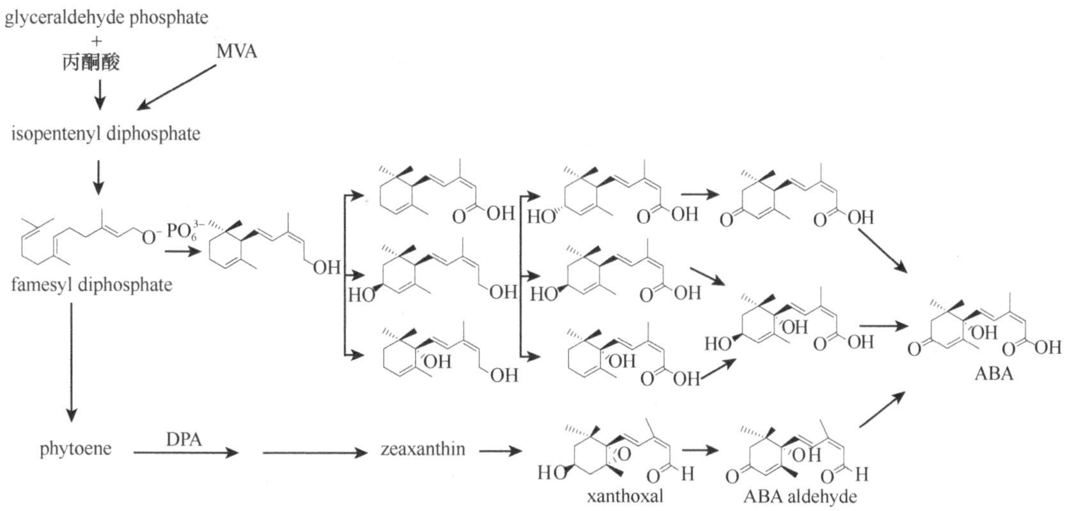
glyceraldehyde phosphate
+
丙酮酸
MVA
isopentenyl diphosphate
famesyl diphosphate
phytoene
DPA
zeaxanthin
xanthoxal
ABA aldehyde
ABA

图 26-11 落叶酸生物合成途径示意图

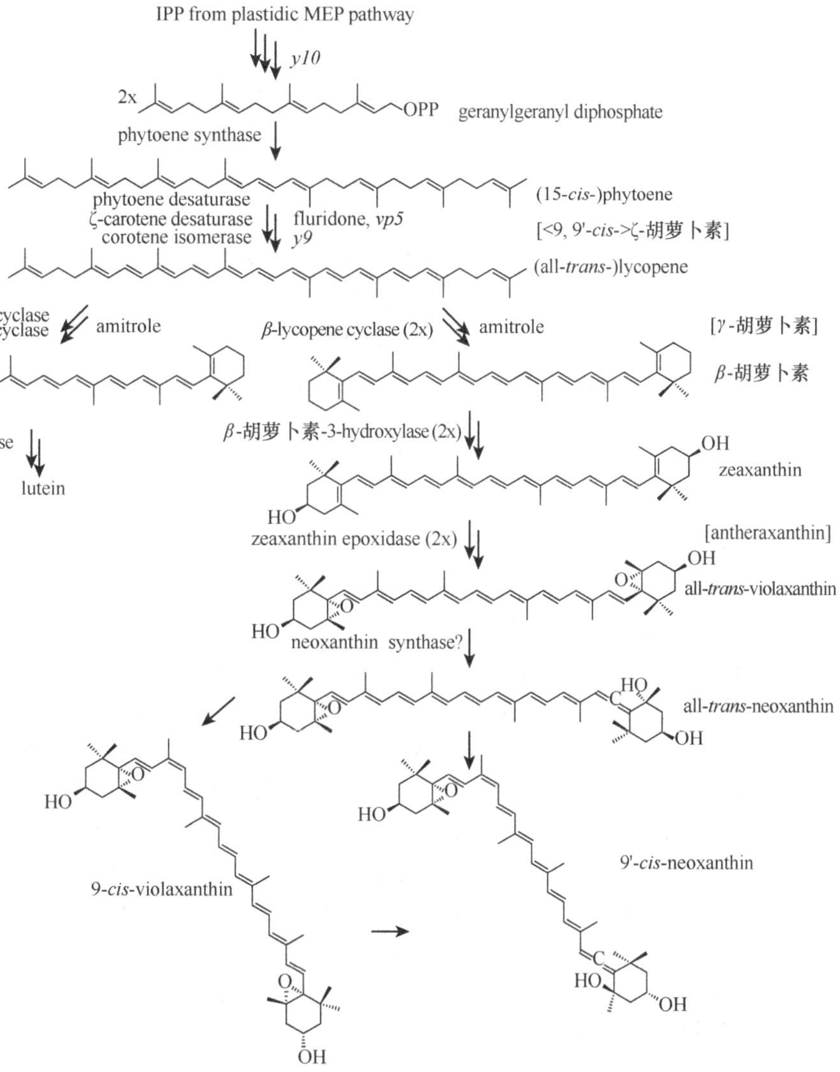
IPP from plastidic MEP pathway
y10
2x
geranylgeranyl diphosphate
phytoene synthase
(15-cis-)phytoene
phytoene desaturase
ζ-carotene desaturase
corotene isomerase
fluridone, vp5
y9
[<9, 9'-cis->ζ-胡萝卜素]
(all-trans-)lycopene
ε-lycopene cyclase
β-lycopene cyclase
amitrole
β-lycopene cyclase (2x)
amitrole
[γ-胡萝卜素]
[δ-胡萝卜素]
α-胡萝卜素
β-胡萝卜素
β-carotene-3-hydroxylase
α-carotene-hydroxylase
lutein
β-胡萝卜素-3-hydroxylase (2x)
zeaxanthin
zeaxanthin epoxidase (2x)
[antheraxanthin]
all-trans-violaxanthin
neoxanthin synthase?
all-trans-neoxanthin
9-cis-violaxanthin
9'-cis-neoxanthin

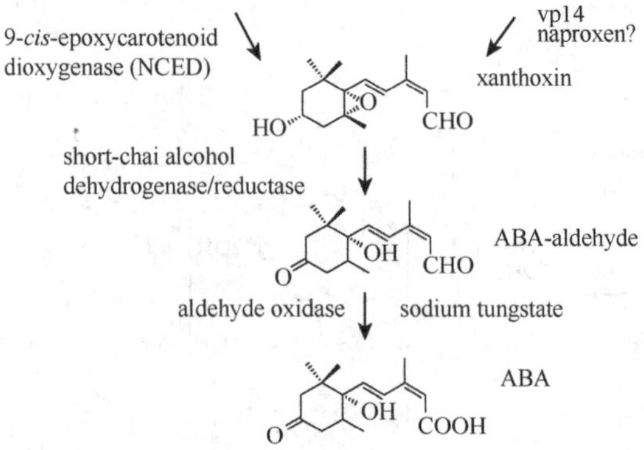

图 26-12　玉米中的类胡萝卜素和落叶酸生物合成途径示意图

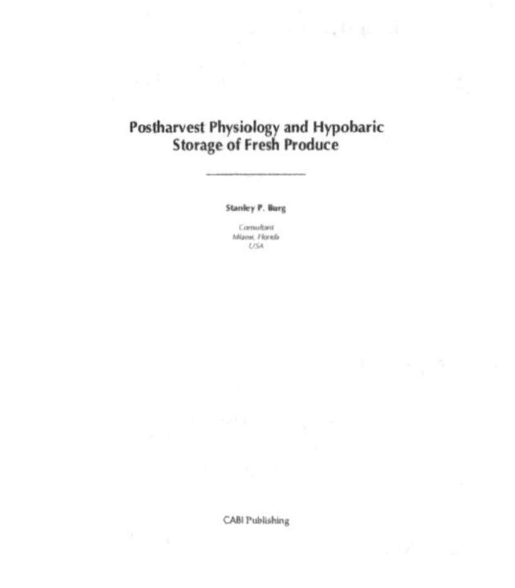

图 26-13　S. P. Burg 编著的《新鲜农产品的采后生理及低压贮存》

1959 年，美国科学家 S. P. Burg 等用气相色谱测出了未成熟果实中有极少量的乙烯产生，而且随着果实的成熟植物产生的乙烯量不断增加。此后在乙烯的生物化学和生理学研究方面取得了许多成果，如证明高等植物的各个部位都能产生乙烯，还发现乙烯对许多生理过程、包括从种子萌发到衰老的整个过程都起重要的调节作用。1965 年，在 S. P. Burg 的提议下，乙烯被认为是植物的天然激素（图 26-13）。

乙烯是一种不饱和烃类化合物，是各种植物激素中分子结构最简单的一种。种子植物、蕨类、苔藓、真菌和细菌都可产生乙烯。乙烯在极低浓度（0.01～0.1μl/L）时就能对植物产生生理效应。乙烯能促进果实成熟，它的产生具有“自促作用”，即乙烯的积累可以刺激更多的乙烯产生。乙烯也有促进器官脱落和衰老的作用。例如，云南省的含苞鲜花运到北京市后立即让它开花，梨、苹果、柿子、芒果等水果和香蕉放在一起封存更易变熟，背后的推手就是我们肉眼看不到但是却真实存在的气体乙烯。

6. 油菜素甾体类化合物

最早有关油菜素（brassinolide）的报道是在 1968 年，日本科学家从金缕梅科蚊母树 *Distylium rasemosun Sieb et Zucc.*（日本人称为 isonuki）的常绿植物分离出三种具有很强的促进植物生长作用的成分。1970 年，美国科学家 J. W. Mitchell 等报道在油菜的花粉中也发现了一种新的能促进植物生长的成分，这种成分能引起油菜幼苗节间伸长、弯曲、裂开等异常生长反应，并将其命名为油菜素（brassin）。1979 年，美国科学家 Michael D. Grove 等从 227kg 欧洲油菜 *Brassica napus* 花粉提取得到 4mg 的高活性结晶物，因鉴定其属甾体内酯类化合物从而将其命名为油菜素内酯（brassinolide，BR_1），其结构与蜕皮甾类（ecdysteroids）非常相似。1982 年日本科学家又从板栗 *Castanea* spp. 中分离得到了与油菜素内酯母体结构一样的粟甾酮（castasterone，油菜素甾酮，图 26-14），粟甾酮被认为是油菜素内酯的前体物。此后，油菜素内酯及多种结构相似的成分被从多种植物中分离出来，这些以甾体为基本母体结构的、具有刺激植物生长活性及其他生物活性的天然产物统称为油菜素甾体类化合物（brassinosteroids，BR，BRs，图 26-14），此类成分是植物中特有的一类多羟基甾体化合物。油菜素甾体类在植物体内含量极少，但生理活性很强。目前已经从天然产物中分离得到 70 多种油菜素甾体类化合物，分别表示为 BR_1、BR_2、…、BR_n。目前，BR 及多种类似化合物已被人工合成并用于进行各种科学试验。

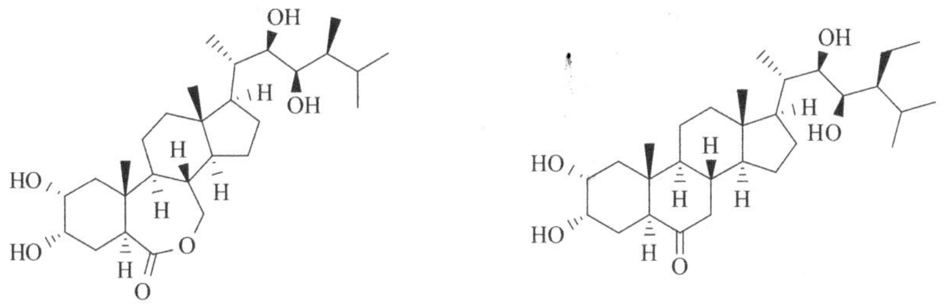

图 26-14　油菜素内酯（左）和粟甾酮（右）的化学结构

油菜素内酯类成分能促进细胞伸长、细胞分裂和促进光合作用、加速组织衰老、促进根的横向发育、提高植物的抗逆性。此外，油菜素内酯类成分还能通过对细胞膜的作用，增强植物对干旱、病害、盐害、除草剂、药害等逆境的抵抗力，因此有人将其称为“逆境缓和激素”。油菜素甾醇的信号转导途径也是目前研究的前沿和热点之一。油菜素内酯类成分主要用于增加农作物产量，减轻环境胁迫，有些也可用于插枝生根和花卉保鲜。一些科学家已提议将油菜素甾醇类列为植物的第六类激素。随着研究的深入，油菜素内酯类成分在农业生产上的应用也将越来越广泛。

7. 茉莉酸类化合物

茉莉酸类化合物（jasmonates，Jas） 是广泛存在于植物体内的一类含有 12 个碳的不饱和脂肪酸衍生物，其分子中含有两个侧链的环戊酮碳骨架。现已从真菌、苔藓、蕨类植物和高等植物中发现了 30 多种茉莉酸类化合物，其中最重要的代表物是茉莉酸（jasmonic acid，JA，图 26-15）和茉莉酸甲酯（methyl jasmonate，JA-Me，图 26-15）。

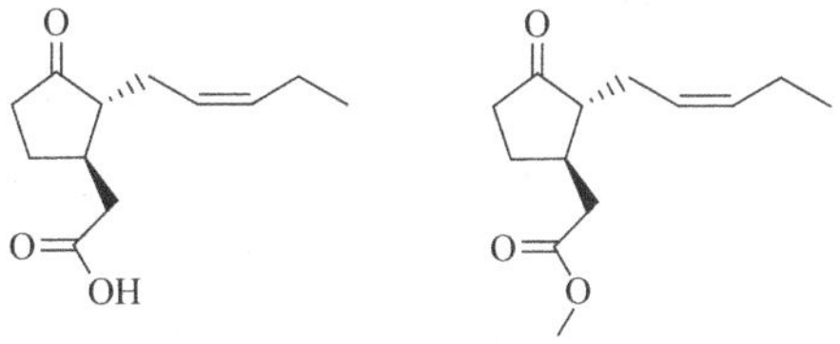

图 26-15　茉莉酸（左）和茉莉酸甲酯（右）的化学结构

茉莉酸最初是从真菌培养滤液中分离出来的，后来发现许多高等植物中也含有，而茉莉酸甲酯则是 1962 年从素馨属 *Jasminum* 植物素馨花 *Jasminum officinale* L. var. *grandiflorum* 中分离出来的挥发油成分。

大多数茉莉酸类化合物的生物活性与脱落酸相似，如抑制植物的生长和萌发、促进生根、促进衰老和提高植物的抗受性。茉莉酸本身也是植物分泌出来的一种防御物质。

8. 水杨酸

水杨酸（salicylic acid，图 26-16）及其衍生物阿司匹林（aspirin）即乙酰水杨酸（acetylsalicylic acid，图 26-16）早已是家喻户晓的天然产物。早在 1763 年，英国人 Edward Stone（1702—1768）首先正式报道了白柳 *Salix alba* 皮有很强的收敛作用，可以治疗疟疾和发热，1828 年德国人 Johann Andreas Buchner（1783—1852，图 26-17）发现是柳树皮中所含的大量水杨酸苷（salicin，图 26-16）在起作用。后来意大利化学家 Raffaele Piria（1814—1865，图 26-17）把水杨苷水解成水杨醇（salicyl alcohol-saligenin），再将水杨醇氧化成水杨酸。1853 年法国化学家 Charles Frédéric Gerhardt

（1816—1856，图 26-17）确定了水杨酸的结构并制备了粗品乙酰水杨酸。1897 年德国拜耳（Bayer）公司的化学家 Felix Hoffmann（1868—1946）和 Arthur Eichengrün（1867—1949）经过研究将乙酰水杨酸转化为药物即著名的阿司匹林。

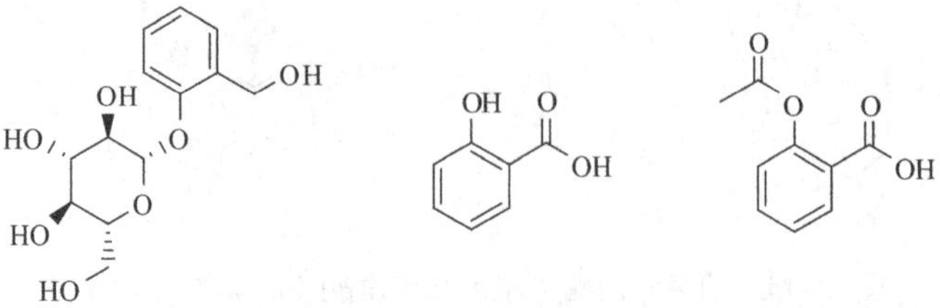

图 26-16 水杨苷、水杨酸和阿司匹林（从左到右）的化学结构

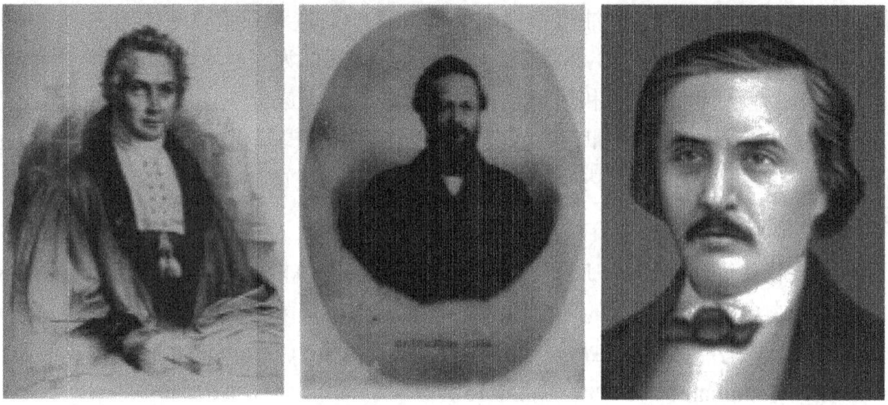

图 26-17 Johann Andreas Buchner、Raffaele Piria 和 Charles Frédéric Gerhardt

20 世纪 60 年代末期，科学家发现水杨酸在植物中起着重要的生理作用。1992 年美国科学家 Ilya Raskin 经过研究认为水杨酸是一种新的植物内源性激素。经过科学家们的大量研究已经表明，水杨酸是植物抗病反应的信号分子和诱导植物对非生物逆境反应的抗逆信号分子，在植物的生长、发育、成熟、衰老调节和抗逆诱导等方面具有广泛的生理作用（图 26-18）。

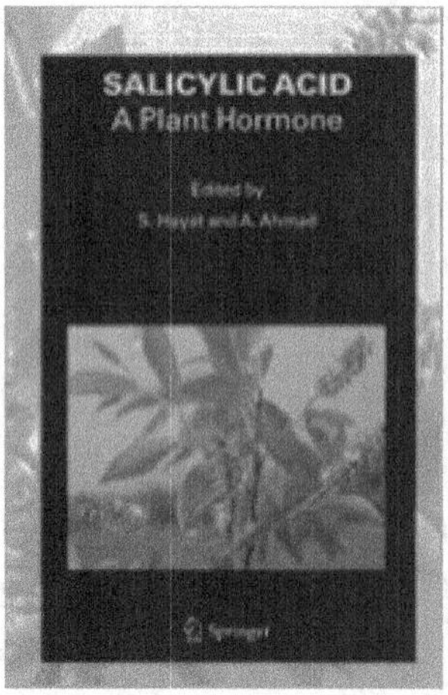

图 26-18 2007 出版的有关水杨酸的专论

9. 独脚金内酯类

地球上能够存在有如此丰富多彩的植物世界，其主要原因之一就是在土壤中存在的各种真菌，这些真菌通过植物的根部给植物的生长发育提供营养。这些真菌是如何生长在土壤中并与植物相互影响呢？在 2008 年，科学家终于宣布找到了在植物与真菌之间扮演重要角色的分子，即发现了调节植物分枝的第三种激素：独脚金内酯类（独脚金萌发素内酯类，strigolactones，SLs，图 26-19）。

独脚金 *Striga asiatica*（L.）O. Kuntze（异名 *Striga lutea* Lour）为玄参科 Scrophulariaceae 独脚金属 *Striga* 植物，属于一种严重的恶性半寄生杂草，它的种子可以等待寄主 15～20 年，感知寄主在附近时就会萌芽，萌芽后的杂草在几天内要依附寄主，吸取水分、矿物质及其他养分以滋生。当它出土发绿时，寄主已被“吸榨”得叶黄干枯，因此独脚金又被称为“巫婆草”（witchweed）。农作物一旦被独脚金侵犯将受损严重，每年仅在非洲、亚洲和澳大利亚就有数万英亩的农作物因为独脚金杂草而严重受损。

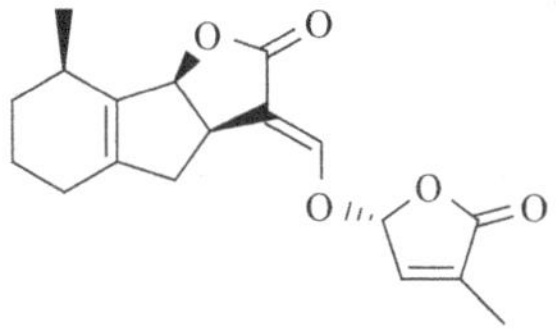

图 26-19　独脚金内酯的化学结构

研究表明，独脚金内酯可以调控植物地上部分的结构，这是一个非常重要的突破，因为此前认为只有生长素和细胞分裂素这两种激素可以调控植物茎的分枝。植物分枝对作物的产量有重要影响。独脚金内酯作为新型植物激素，不仅调控植物分枝等重要生长发育过程，还作为根际信号调节“植物与共生真菌”及“植物与寄生杂草”的互相作用。独脚金内酯可以调控植物分枝的发现对于新型激素研究和植物调控研究都具有非常重要的作用。这一发现引发了这个领域研究热潮。其实早在 20 世纪 60 年代就已经开始对根寄生杂草萌发刺激物质的研究。1966 年从棉花 *Gossypium hirsutum* L. 根的渗出物中分离得到的独脚金醇（strigol），这也是第一个独脚金内酯类化合物，1972 年初步定出了独脚金醇的化学结构，1985 年确定了其化学结构。2003 年又有科学家通过组织培养从蝙蝠葛 *Menispermum dauricum* 中也分离得到了独脚金醇。由于植物根分泌物中此类成分含量甚微，直到 1992 年第二个和第三个独脚金醇类似物高粱酮（高粱内酯，sorgolactone）和 alectrol 才分别从高粱 *Sorghum bicolor* L. Moench 根的分泌物和短豇豆 *Vigna unguiculata* L.（cowpea）根的分泌物中分离鉴定出来。1995 年美国普渡大学的 Larry G. Butler（1934—1997，图 26-20）教授建议这类化合物统称为独脚金内酯类（strigolactones，图 26-21），并为学术界接受。

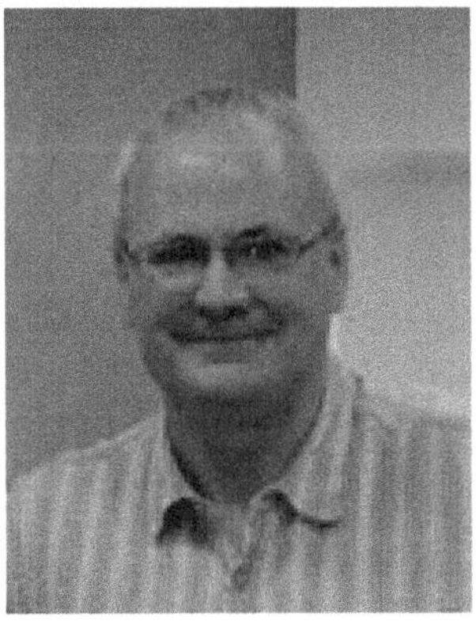

图 26-20　Larry G. Butler

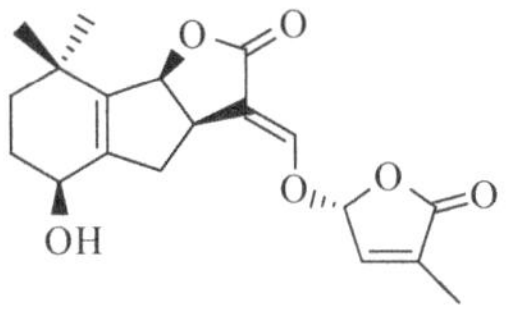

独脚金醇

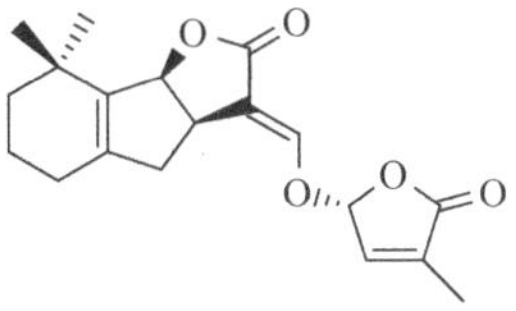

5-去氧独脚金醇

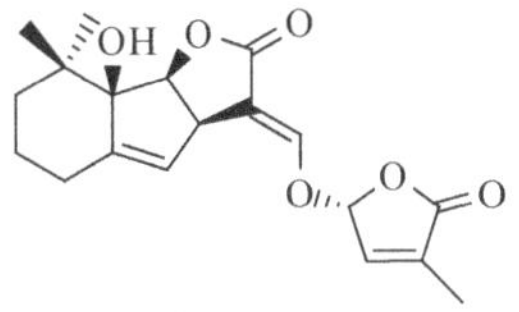

alectrol

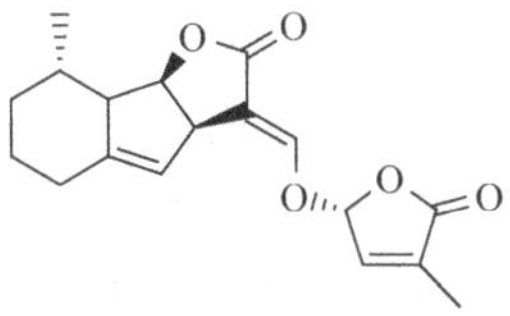

高粱酮

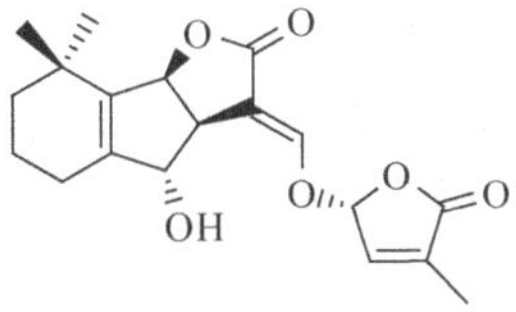

列当醇

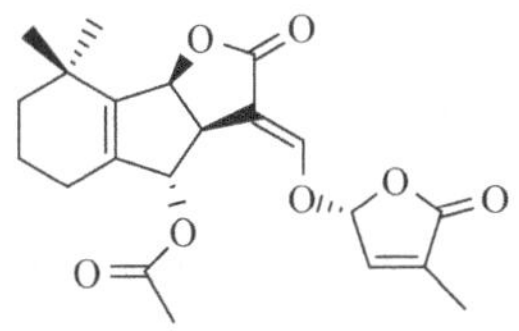

乙酰列当醇

图 26-21　几个独脚金内酯类化合物的化学结构

1998 年从红三叶草 *Trifolium prtense* 中发现了列当醇（orobanchol）和 alectrol。2005 年日本生物化学家 Kohki Akiyama 团队从百脉 *Lotus japonicus* 根中分离得到了 5-去氧独脚金醇（5-deoxy-strigol）。2009 年日本 Koichi Yoneyama 团队从豌豆 *Pisum sativum* L.根的分泌物中分离得到了 fabacyl acetate，2011 年该团队又从 13 种菊科植物中发现 8 种独脚金内酯类激素化合物，其中列当醇（orobanchol）和乙酰列当醇（orobanchol acetate）是其中主要的激素成分。目前已经报道在天然产物中发现的独脚金内酯类化合物约 36 个。独脚金内酯类分子属于含有 14 个碳的降倍半萜类化合物，在三个稠合的环的烯醇上还连有一个五元的丁烯酸内酯环，它们的相同之处是 C 环、D

环部分，不同之处仅仅是 A 环和 B 环上取代基的不同，C 环、D 环部分属于这类化合物的活性基团。根据 B/C 环的稠合方式不同可分为两大类：独脚金醇类和列当醇类。在生源途径上可能源于胡萝卜素（图 26-22）。

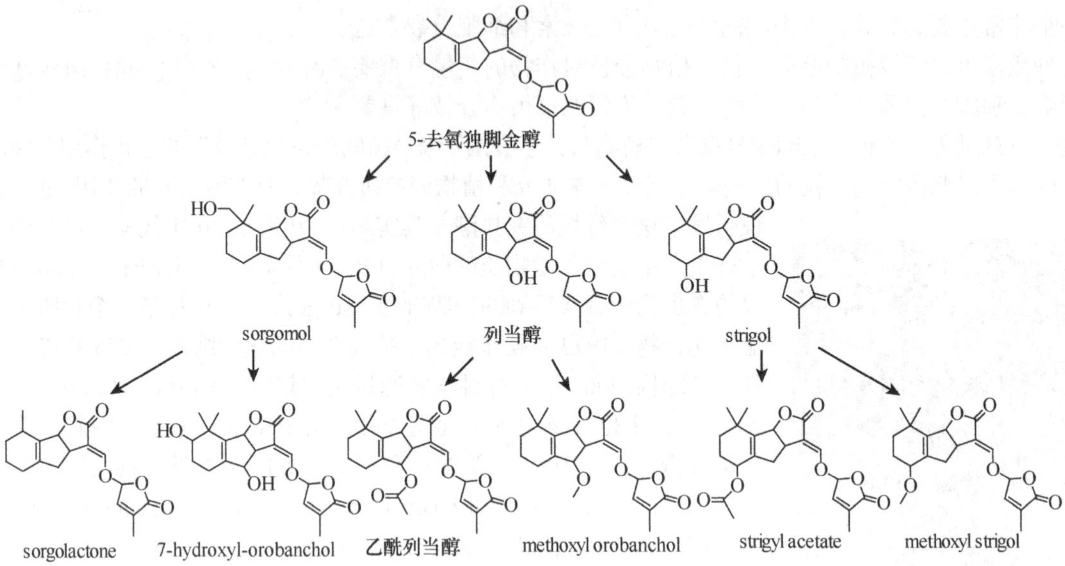

图 26-22　独脚金内酯类化合物之间的相互转化示意图

2006 年日本科学家 Kohki Akiyama 领导的团队把独脚金内酯（strigolactones）作为真菌与植物的分子桥梁。随后的 2008 年，独脚金内酯（strigolactones）被发现是尚未鉴定的 MAX（arbuscular mycorrhizal）途径产生的一种控制植物分枝的新激素，这有别于传统的认为植物茎分枝由生长素和细胞分裂素这两种激素调控的理论，这一发现对于植物激素研究，以及发育调控具有重要意义。独脚金内酯类化合物生物学的研究已成为植物科学的一大研究热点。

三、结语

植物激素是植物自身产生的、能调节植物生长发育的微量有机物质。植物激素是植物细胞接受特定环境信号诱导产生的、低浓度时可调节植物生理反应的活性物质。在细胞分裂与伸长、组织与器官分化、开花与结实、成熟与衰老、休眠与萌发及离体组织培养等方面，分别或相互协调地调控植物的生长发育与分化。虽然已经发现的植物激素类物质大都是结构简单的小分子有机化合物，但是它们在植物生长过程中对植物的影响却是非常重要的。植物激素中如生长素、赤霉素、细胞分裂素等能促进植物生长和发育，而脱落酸和乙烯等则可以抑制植物生长、促进植物的成熟和衰老。这几种激素在植物生长发育的不同时期除各有其独特作用外，还能互相促进或抑制，充分发挥调节植物生长发育的作用。当然，某些矿质养分如氮、磷、钾和土壤逆境胁迫会影响植物根系各种激素的含量和分布，进而调控根系生长（图 26-23）。

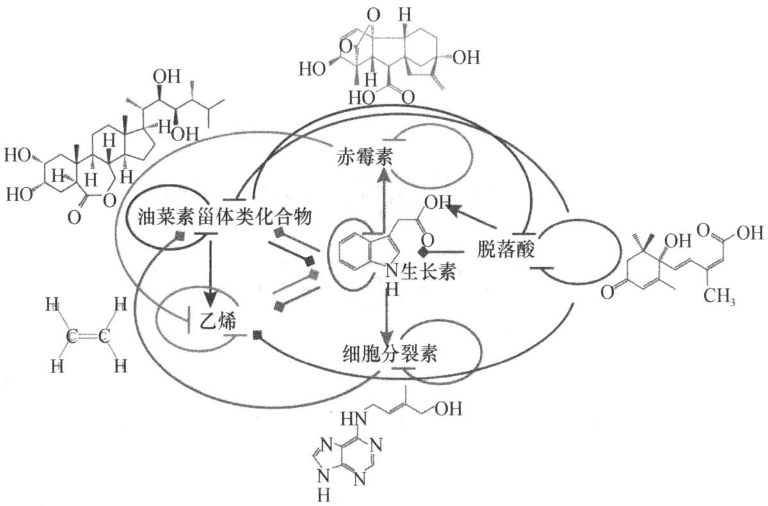

图 26-23　植物激素化学结构及其相互转化

自然界中的生物强大的生命力就是自身的适应和创造能力，其造就的各种物质具有独特的生物活性及新颖的化学结构远远超出了科学家的想象。也正是如此，科学家对天然产物的研究方兴未艾。

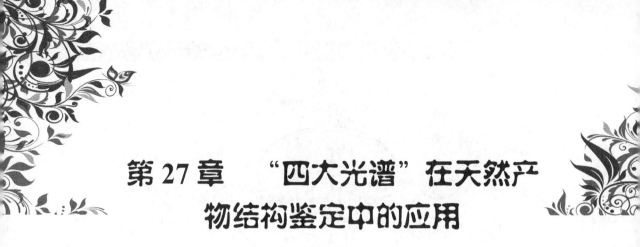

第 27 章 “四大光谱”在天然产物结构鉴定中的应用

对天然产物的研究一直是科学家们特别关注的领域，尤其是天然产物的结构鉴定更被视为其中最为关键的步骤之一，没有结构研究一切后续工作则无从谈起。然而，天然产物数量巨大、结构类型繁多，特别是立体化学结构的测定尤为困难。在人类对天然产物进行的早期研究中，天然产物化学结构的鉴定主要依靠化学方法：首先利用官能团反应预测化合物中各个基团的存在；然后利用各种化学降解法将化合物分解成较小的分子片段，再利用各种分析手段测定小分子结构；最后用化学合成的方法证明化合物结构的准确性。这种烦琐费力的操作过程不仅需要研究者必须具备扎实而深厚的化学功底，还受到当时的化学学科发展所限，所以一个复杂化合物的结构鉴定往往需要花费十几年、几十年甚至上百年的努力。

从 20 世纪开始，随着科学技术的发展，对天然产物结构研究的手段与方法也发生了巨大变化，从最早的化学法为主导逐渐发展成为以仪器分析为主导。近代波谱技术的应用更是促使天然产物的研究速度大为提升，其中红外光谱（infrared spectroscopy，IR）、紫外光谱（ultraviolet spectroscopy，UV）、质谱（mass spectrometry，MS）和核磁共振波谱（nuclear magnetic resonance spectroscopy，NMR）常被人合称为“四大光谱”。在近一百年天然产物结构鉴定研究发展的过程中，“四大光谱”技术日臻成熟与完善，其巨大的应用价值得以充分体现。

一、天然产物结构研究历史简介

早期天然产物的结构鉴定主要依靠化学手段，包括一系列官能团的化学反应、化学降解、制备衍生物、化学转换甚至全合成对照等，这些方法不仅耗时耗力，而且对样品量的需求很大，同时还对研究者的有机化学知识与技能提出了较高的要求，因此被视为一项极其复杂且富有挑战性的艰苦工作。例如，吗啡（morphine，**1**，图 27-1）和士的宁（strychnine，**2**，图 27-1），从分离得到单体到结构确定分别用时 118 年和 127 年，耗费了几代人的心血，整个结构研究的过程跌宕起伏，堪比一部侦探小说。仅仅针对吗啡的结构，英国著名化学家、诺贝尔化学奖获得者 Robert Robison（1886—1975）就先后发表了 50 余篇研究论文，堪称用化学法进行天然产物结构分析的经典（图 27-2）。Robert Robison 凭借自己独特的分析才能，可以把复杂的分子结构分解成简单的合成因子（building block），这使他提出了很多天然产物特别是生物碱的生物合成途径，并且使他所在的牛津大学成为世界天然产物研究中心。1937 年我国著名药物化学家赵承嘏教授从中药植物防己科粉防己 *Stephania tetrandra* S. Moore 中分离得到防己诺林碱（fangchinoline），其化学结构直到 20 年后的 1958 年才由我国著名科学家庄长恭教授和邢其毅教授用化学方法确定。在 20 世纪 60 年代 NMR 技术应用以前，可以说鉴定天然产物的结构主要依靠化学家渊博的化学知识和丰富的想象力，代表作当属美国有机化学大师、诺贝尔奖获得者 Robert Burns Woodward（1917—1979）推测出的土霉素（oxytetracycline，**3**，图 27-1）和青霉素（penicillin，**4**，图 27-1）的结构。但是由于天然产物结构的复杂性，以及当时仪器技术水平和结构鉴定手段的局限性，科学家们有时也会得出错误的结论，如 1927 年和 1928 年诺贝尔化学奖获得者德国化学家 Heinrich Otto Wieland 与 Adolf Otto Reinhold Windaus 推测出的胆固醇（cholesterol，**5**，图 27-1）的结构，在 1932 年就经 X 射线衍射证明是错误的。这种最初推测出的结构后来又被推翻的情况更是在二维核磁共振技术问世后屡屡出现，如著名的印楝素（azadirachtin，图 27-3）的结构确定。

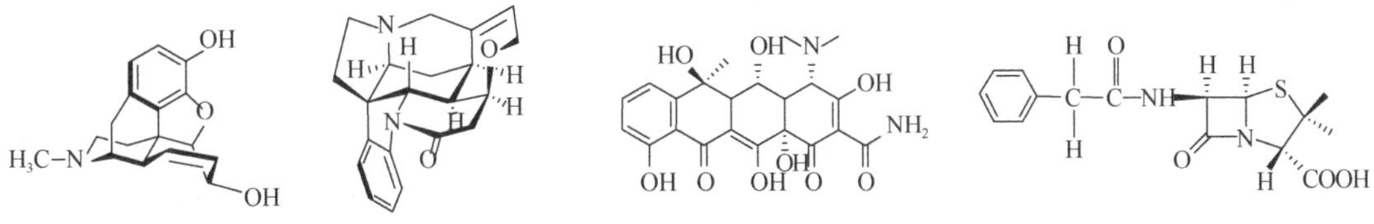

1 吗啡（morphine） **2** 士的宁（strychnine） **3** 土霉素（oxytetracycline） **4** 青霉素（penicillin）

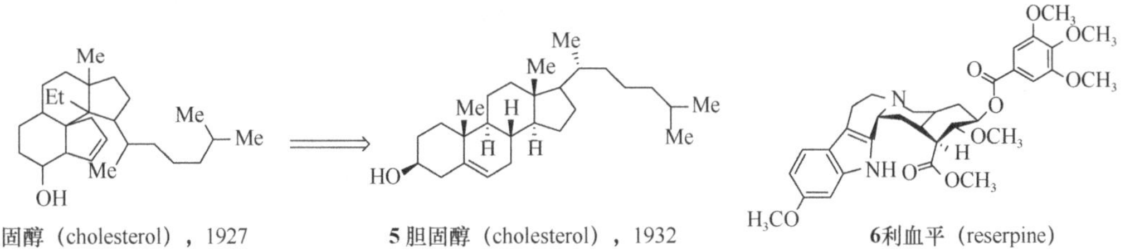

5胆固醇（cholesterol），1927 **5** 胆固醇（cholesterol），1932 **6**利血平（reserpine）

图 27-1 吗啡等天然产物的化学结构

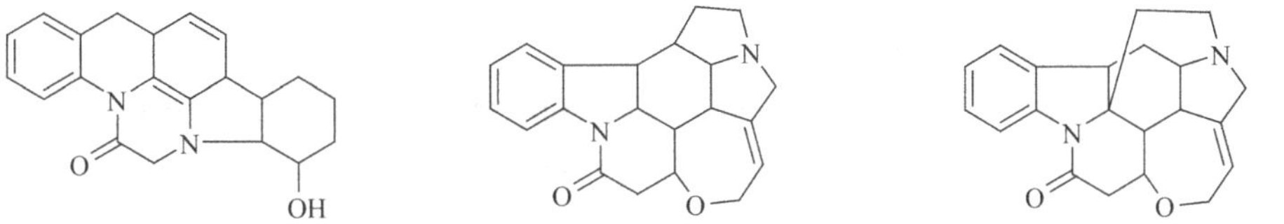

Perkin.Jr. & Robinson 1910 Menon & Robinson 1931 Blount & Robinson 1932

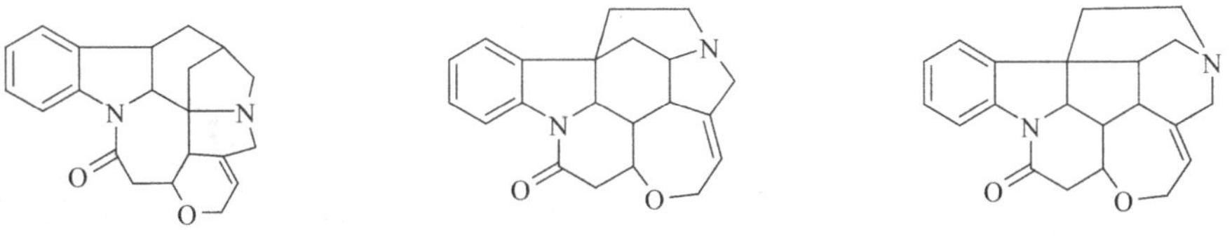

Kotake & Mitsuwa 1932 Menon & Robinson 1932 Holmes & Robinson 1939 Prelog & Szpilfogel 1945

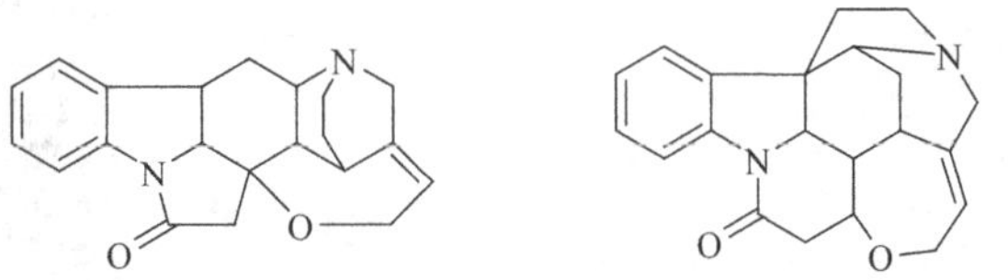

Robinson 1947 Chakravarti & Robinson 1947 Woodward, Brehm & Nelson 1947

图 27-2 士的宁的结构推断过程（Robert Robinson，*Nature* 1947，*159*，263）

进入 20 世纪后半叶，由于 MS 和 NMR 的普遍应用，在天然产物结构鉴定中“四大光谱”的联用技术越来越成熟，逐渐取代了化学法，大大加快了化合物结构鉴定的速度。例如，从夹竹桃科植物萝芙木 *Rauvolfia verticillata* 根部得到的一种结构复杂的生物碱利血平（reserpine，**6**，图 27-1），

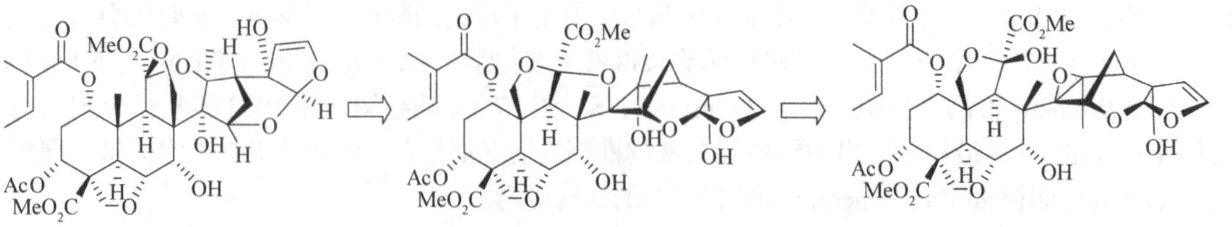

Nakanishi's Azadirachtin 1975　　Ley's Modification 1985　　X-ray 1986 by Ley

图 27-3　印楝素的结构确定（Broughton，H. B.；Ley，S. V. *J. Chem. Soc. Chem. Commun.* 1986，46）

1952 年分离获得纯品，1955 年就确定了其结构，1956 年完成了其全合成，总共历时仅有 4 年。进入 20 世纪 80 年代以后，软离子场解吸质谱（field desorption mass spectrometry，FDMS）的应用和高分辨率 NMR 技术的发展，特别是二维核磁共振技术的应用，使天然产物的结构鉴定发生了颠覆性的技术革命。从此，“四大光谱”成为实验室的常规手段，结构鉴定不再是“令人却步”的工作。

其实把 UV、IR、MS 和 NMR 统称为“四大光谱”的说法并不严格，UV、IR 属于光谱，NMR 属于波谱，MS 是物质粒子的质量谱，但在早年大家习惯称为“四大光谱”，为方便起见，如今很多教科书和文献杂志还在延续这种叫法。

二、四大光谱应用历史介绍

1. UV

1666 年英国科学家牛顿证明一束白光可分解为一系列不同颜色的可见光，并用“光谱”（spectrum）一词来描述这种现象，从此科学家们开始对光谱进行深入研究。紫外线（ultraviolet ray）是德国科学家 J. W. Ritter（1776—1810）于 1801 年发现的。英国化学家 Walter Noel Hartley（1845—1913，有些史料记载其出生于 1846 年或 1847 年，图 27-4）是研究 UV 的先驱，早在 19 世纪 90 年代他就已经用 UV 研究互变异构现象（tautomerism）。麻省理工学院的 Arthur Cobb Hardy（1895—1977，图 27-4）设计了紫外光谱仪，并于 1933 年实现商业化。

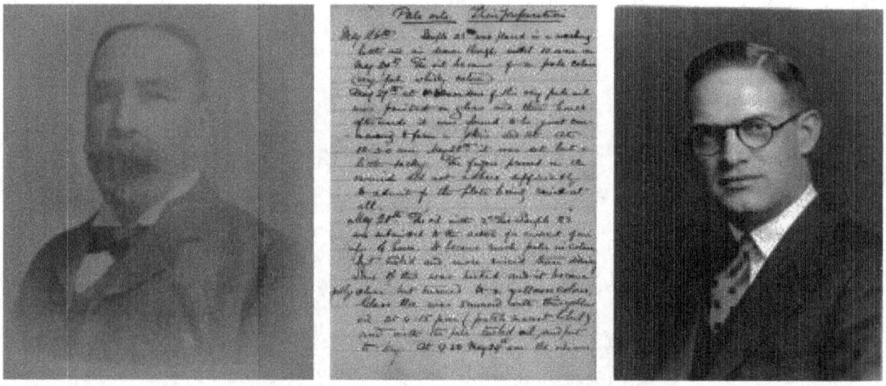

图 27-4　Walter Noel Hartley 及其科研笔记（左）、Arthur Cobb Hardy（右）

UV（一般主要是指 200～400nm 的近紫外区）真正用于化合物的结构研究始于 20 世纪 30 年代，特别是在甾体化合物、维生素 D 等含有共轭双烯键、α, β-不饱和羰基（醛、酮、酸、酯）及芳香环化合物的结构研究中应用最为广泛。1935 年 Robert Runnels Williams（1886—1965，图 27-5）借助 UV 确定了第一个水溶性维生素——维生素 B_1（thiamine，vitamin B_1，图 27-5）的结构，并在

1936 年完成了其合成。著名化学家 Robert Burns Woodward 于 1940 年左右的早期工作就集中在利用 UV 来阐明天然产物分子的结构上，他通过分析大量的实验数据，在 1941～1942 年总结出了“Woodward 规则”（Woodward rules），即著名的“酮规则”（ketone rules），用于计算含有 α，β-不饱和羰基化合物发色团（chromophores）的紫外光最大吸收波长（absorption maximum，λ_{max}），随后经 Louis Frederick Fieser（图 27-6）进行了补充，形成了“Woodward-Fieser 规则”（Woodward-Fieser rules）；后来 Alastair Ian Scott（1928—2007，图 27-7）又发展了芳香羰基化合物 λ_{max} 的计算规则即“Scott 规则”（Scott rules）。1964 年 Alastair Ian Scott 曾出版专著 *Interpretation of the ultraviolet spectra of natural products*，强调了紫外分光光度法在天然产物结构分析中的应用。上述经验规则可以对分子结构的鉴定提供帮助，通过测定化合物的 λ_{max}，推断出化合物中官能团和取代基的情况，改变了沿用已久的冗长烦琐的传统的化学分析方法。例如，在化合物 **8** 的结构确定时，可以先计算孕甾酮（progesteron，**7**，图 27-8）的 λ_{max}，然后再利用测定得到的化合物 **8** 的 UVλ_{max} 来推断其结构。由于 **8** 的 UV 在 200nm 显示末端吸收峰，因此可以排除如 **9** 所示的共轭二烯的结构，从而确定了化合物 **8** 的结构中在 C_4 上存在环外双键。再例，卡罗藻毒素（karlotoxins）是从引起赤潮的剧毒卡罗藻 *Karlodinum veneficum* 中分离得到的一类毒性化合物，根据卡罗藻毒素的 λ_{max} 可将其划分为两大类：KmTx-1（**10**，图 27-9）和 KmTx-2（**11**，图 27-9），其中 KmTx-1 的 λ_{max} 为 225nm，而 KmTx-2 的 λ_{max} 为 235nm，后者就是由于末端共轭二烯的氯取代导致了其家族化合物的 λ_{max} 发生了红移。

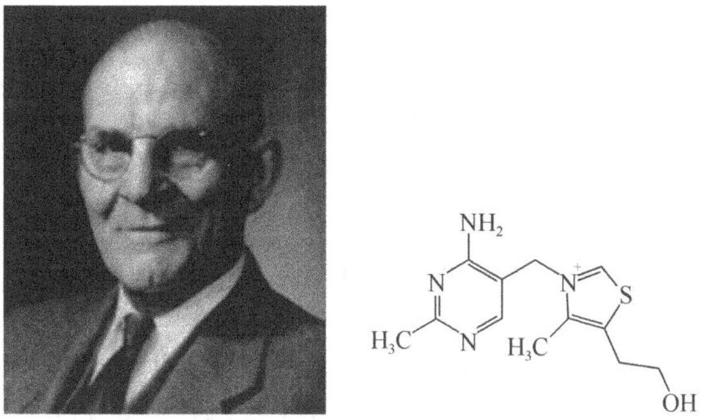

图 27-5 Robert Runnels Williams 与维生素 B_1

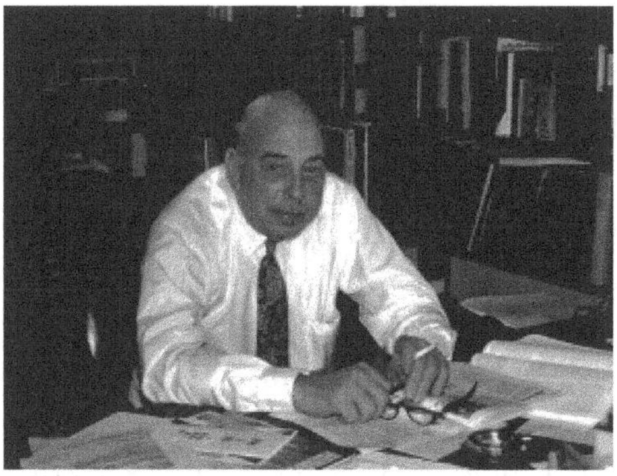
图 27-6 Louis Frederick Fieser

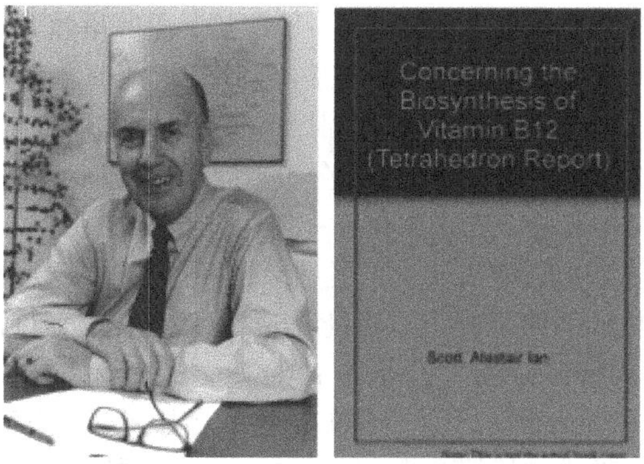

图 27-7 Alastair Ian Scott 及其著作

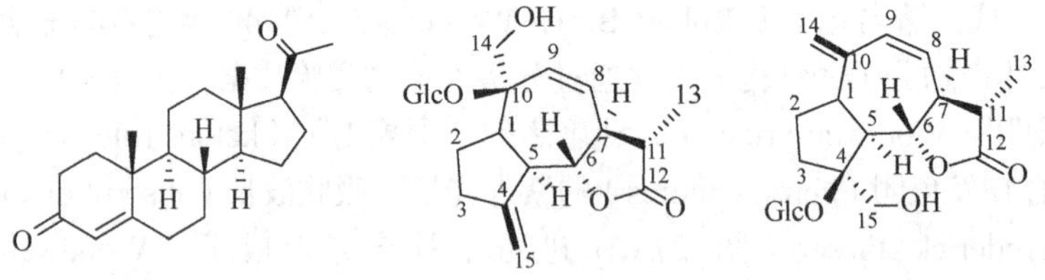

7　　8　　9

图 27-8　孕甾酮（**7**）和化合物 **8**、**9** 的化学结构

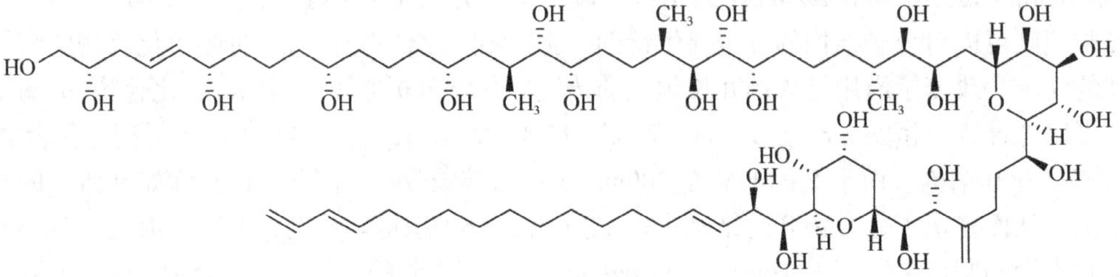

10

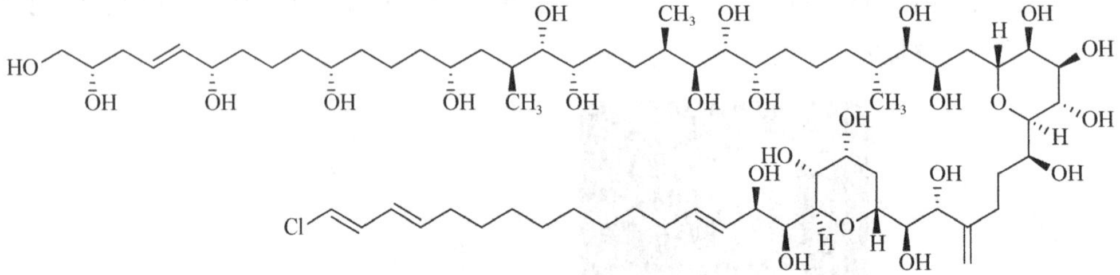

11

图 27-9　化合物 **10**、**11** 的化学结构

UV 具有测定快速、操作简单方便、谱图简单易识别、干扰峰少的特点。一般情况下，可以根据化合物的 UV 中吸收峰的位置、峰型或 λ_{max} 和强度来推测化合物的共轭体系，如推测其可能含有的功能团（发色团和助色团），判断结构上共轭体系中取代基的位置、种类和数目，甚至可以区分化合物的构型、构象和同分异构等，是测定含有共轭双键、α，β-不饱和羰基（醛、酮、酸、酯）及芳香环化合物结构的一种重要手段。虽然 UV 可以反映分子结构中发色团和助色团的特征信息，但其特征性还是不尽人意，若分子结构中含有多个独立的共轭体系则会产生吸收峰的叠加，会对推断整个分子的结构造成混乱，因此只能作为结构鉴定的一个辅助手段，但因为 UV 的灵敏度和准确度高，因此在微量定量分析上应用更为广泛。

紫外分光光度仪在“四大光谱”所用仪器中价格相对低廉，虽然目前很少将它用于复杂天然产物的结构分析，但如果在一些复杂化合物的结构测定工作中应用恰当，特别是在不同的诊断试剂的帮助下，也能迅速准确得出较多待测化合物的结构信息。例如，在天然产物黄酮类（flavonoids）的基本骨架类型、羟基的取代类型及蒽醌类（anthraquinones）、香豆素类（coumarins）化合物的结构测定中，通过测定其 UV 及加入某种诊断试剂后的 UV，比较峰型和吸收波长的变化，就可推断出分子的结构类型、取代基的类型和取代位置、数目及排列方式；UV 也可用来区别甾体类化合物（steroids），如甲型强心苷（A cardiac glycosides，λ_{max} 位于 220nm 附近）和乙型强心苷（B cardiac glycosides，λ_{max} 在 295～300nm 处）。以下是几个化合物紫外吸收图谱的实例（图 27-10～图 27-12）。

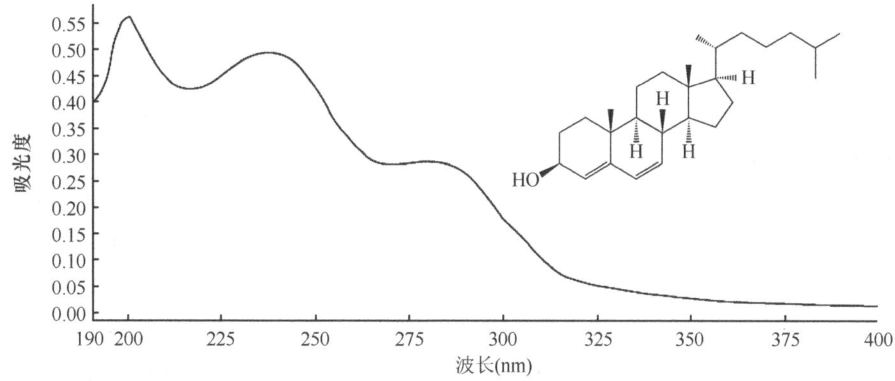

图 27-10 胆甾-4，6-二烯-3β-醇的紫外吸收光谱图

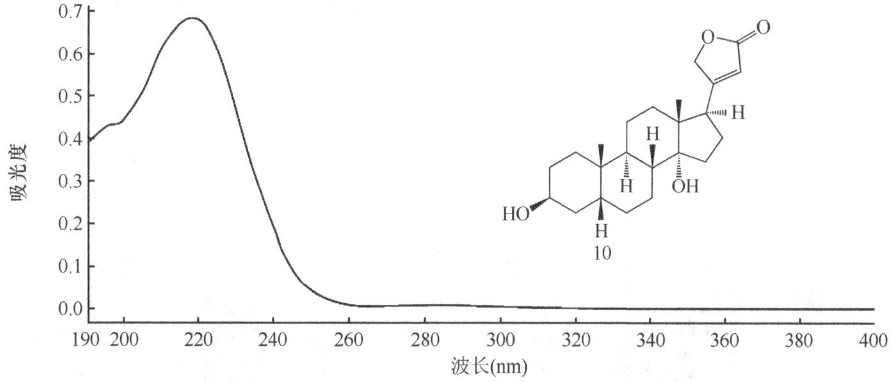

图 27-11 洋地黄毒苷元（digitoxigenin）的紫外吸收光谱图

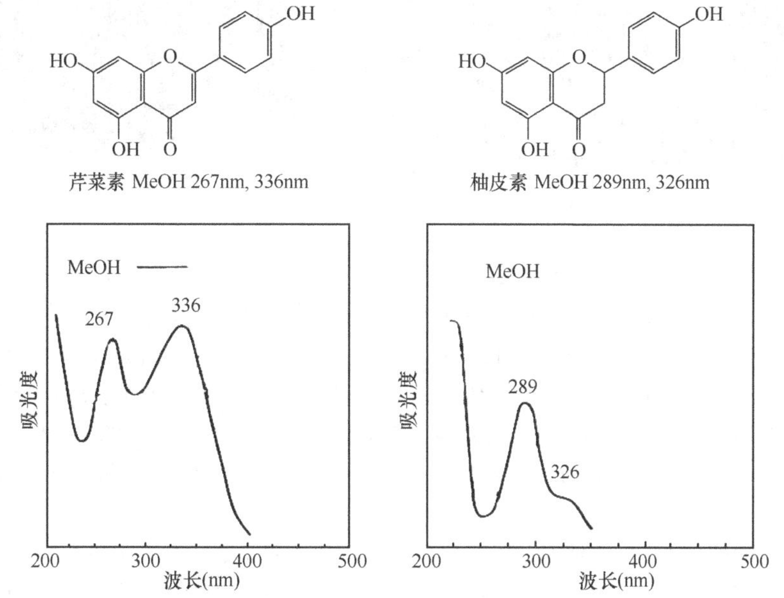

图 27-12 芹菜素和柚皮素在甲醇中的紫外吸收光谱图

UV 在复杂天然产物结构确定中最典型的成功应用实例是利血平（reserpine，**6**，图 27-1）的结构鉴定。1952 年人们分离得到利血平单体，通过 UV 解析分析出其分子中含有吲哚（indole）环和

没食子酸（gallic acid）衍生物两个共轭体系；通过化学法水解得到利血平酸和 3，4，5-三甲氧基苯甲酸；利血平酸经 $LiAlH_4$ 还原后得到利血平醇；将合成的利血平醇与 3，4，5-三甲氧基苯甲酸的 UV 叠加得到的谱线和利血平的紫外吸收曲线基本吻合，从而确定了利血平的基本结构单元，加速了利血平分子结构的确定。利血平分子结构阐明一年后，Robert Burns Woodward 即完成了其全合成。另外，UV 在维生素和抗生素等一系列天然产物结构的解析中也曾发挥过重要作用，如维生素 A_1、维生素 A_2、维生素 B_1、维生素 B_{12}，以及青霉素、链霉素（streptomycin）和土霉素等。

2. IR

1800 年英国科学家 William Herschel（图 27-13）将来自太阳的辐射构成一幅与牛顿所测大致相同的光谱，然后将一支温度计通过不同颜色的光，用另外一支不在光谱中的温度计作为参考，他发现当温度计从光谱的紫色末端向红色末端移动时，温度计的读数逐渐上升。特别令人吃惊的是当温度计移动到红色末端之外的区域时，温度计上的读数达到最高。William Herschel 认为在可见光区域红色末端之外肯定还有看不见的其他辐射区域存在，由于这种射线存在的区域在可见光区末端以外，因而将其称为红外线（infrared ray）。1881 年英国科学家 William de Wiveleslie Abney（1843—1920，图 27-13）和 Edward Robert Festing（1839—1912，图 27-13）第一次将红外线用于分子结构的研究，测定了 46 个有机液体的 IR（700～1200nm），发现它们的吸收谱带都与含氢基团有关。

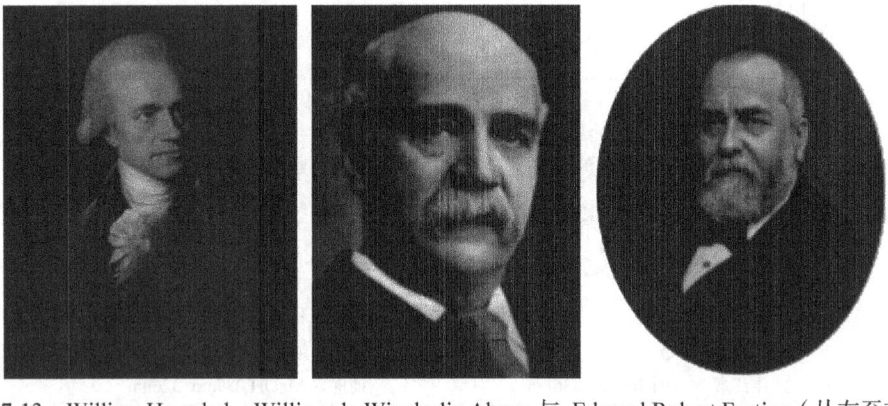

图 27-13 William Herschel、William de Wiveleslie Abney 与 Edward Robert Festing（从左至右）

1889 年瑞典科学家 Knut Johan Angström（1857—1901，图 27-14）采用 NaCl 作棱镜和测辐射热仪作检测器，首次发现 CO 和 CO_2 这两种同由碳原子和氧原子组成的气体分子却具有不同的 IR 光谱图，从而证实红外吸收产生的根源不是原子而是分子，也就是说红外吸收是因为分子中原子间化学键的因素才产生的。现代整个分子光谱学科就是在此基础上建立起来的。1892 年 Willem Henri Julius（1860—1925，图 27-14）发表了 20 个有机化合物的 IR 光谱图，并且将在 $3000cm^{-1}$ 的吸收带指认为甲基的特征吸收峰，第一次将分子的结构特征和 IR 吸收峰的位置直接联系起来。

红外光谱仪的研制可追溯到 20 世纪初期。1901 年，William Weber Coblentz（1873—1962，图 27-15）开始在美国康奈尔大学（Cornell University）攻读硕士及博士学位，毕业后留校担任研究员，在这期间自己装配及校准了一台红外光谱仪（图 27-15），并且扩大了 IR 测量范围，使得测定波长更长（1000～16 000nm）。到 1905 年，William Weber Coblentz 已经用自己组装的仪器测得好几百张 IR 光谱图，并把这些谱图汇编入他于当年出版的著作 *Investigations of Infra-Red Spectra* 之中。

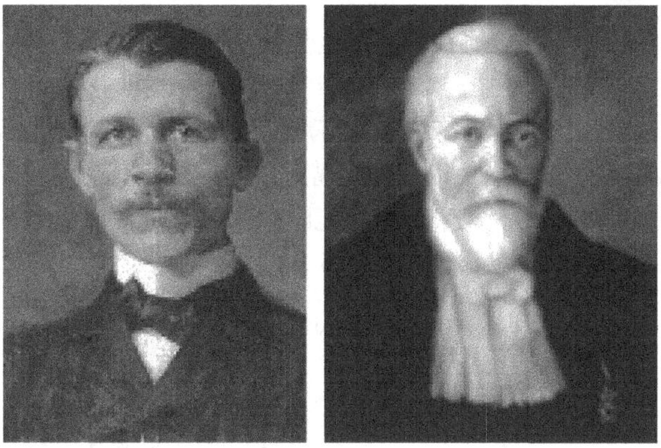

图 27-14　Knut Johan Angström（左）、Willem Henri Julius（右）

William Weber Coblentz 的特殊贡献在于对 IR 的特征吸收峰和分子中的特定官能团有关系的现象进行了总结。虽然以前其他科学家的工作也曾暗示了这种关系，但是没有像 William Weber Coblentz 这样给出大量的数据进行支持。这些丰富的光谱数据可以使得科学家们把分子的 IR 作为化合物的指纹特征，因此 William Weber Coblentz 被后人公认为 IR 的研究先驱。1936 年世界上第一台棱镜分光单光束红外光谱仪问世；1946 年双光束红外光谱仪研制成功，1950 年美国 Perkin-Elmer 公司开始商业化生产名为 Perkin-Elmer 21 的双光束红外光谱仪，此仪器的出现促进了红外光谱仪的普及；20 世纪 60 年代出现了以光栅为色散元件的第二代红外光谱仪；20 世纪 70 年代以傅里叶变换为基础的红外光谱仪（fourier transform infrared spectrometer，简称 FTIR spectrometer）问世，这种仪器具有快速、高信噪比和高分辨率等特点，它的产生可以说是一次革命性的技术飞跃，直至目前 FTIR spectrometer 仍在医药化工等多个行业里被广泛应用。

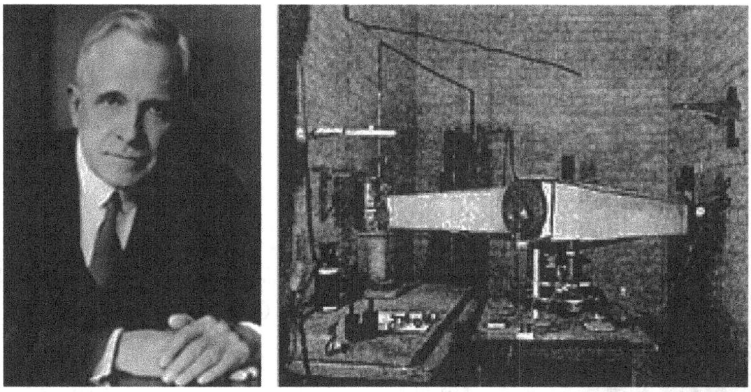

图 27-15　William Weber Coblentz 及其在康奈尔大学使用的红外光谱仪

IR 主要是通过测定分子结构中化学键的振动频率来推测化合物中所含有的官能团，确定化合物的主要结构类型，如芳香族、脂肪族、饱和与不饱和及环的大小，区别甲型强心苷和乙型强心苷等。有时 IR 还能提供关于化合物精细结构的一些信息，如直链、支链、链长、结构异构及官能团之间的关系等。由于一个官能团会有多种振动方式，在 IR 中将产生多组相应的吸收峰，即特征峰之外的相关吸收峰，所以相关峰的存在是官能团存在与否的有力佐证。习惯上，人们将 IR 光谱图分为特征区（4000～1330cm^{-1}）与指纹区（1330～400cm^{-1}）。指纹区是单键振动和因变形振动产生的复杂光谱区，当分子结构稍有不同时，该区的吸收就会出现细微的差异，这对于区别结构类似的化合物大有助益。指纹区的主要价值在于表示整个分子的特征，因而适用于与标准图谱或已知物图谱的对照，以得出未知物与已知物是否相同的准确结论，任何两个不同结构化合物的指纹区特征都是不相同的，因此在核对和确认化合物时非常有用。有关化合物的标准图谱可以参考国际著名的光谱数据库《萨特勒谱图集》，该图集以红外光谱库最为权威，其中涵盖 IR 光谱图多达 259 000 张。需要强调的是，根据特征峰的有无来确定官能团存在与否时，否定比肯定更可靠。图 27-16 为香草醛（vanillin）的红外吸收光谱实例（图 27-16）。

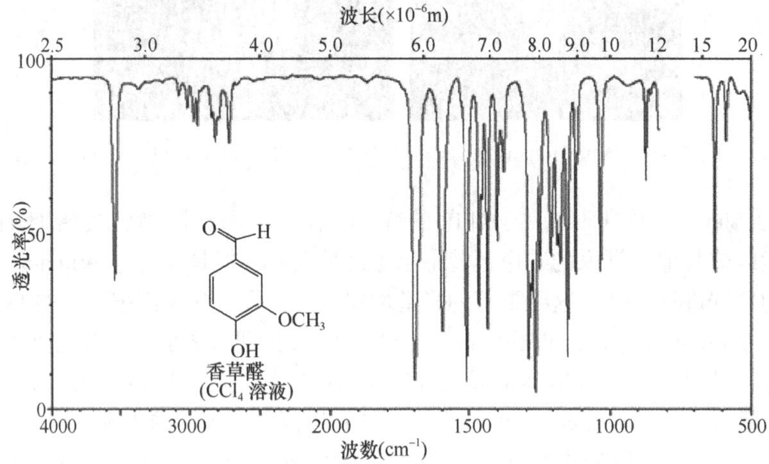

图 27-16 香草醛（vanillin）的红外吸收光谱

1957 年，德国著名的植物化学家 Ferdinand Bohlmann（1921—1991，图 27-17）发现，在某些叔胺中，当 N 的 α-C 上至少有 2 个 H 与 N 上孤对电子处于反式直立（且 N 上孤对电子不参与共轭）时，在 2800～2700cm^{-1} 处有 2 个以上明显 C-H 吸收带。而且，此区域吸收带强度与 N 上未共用电子对处在反位同平面 α-C 上 H 的数目成正比，这一特异的 IR 现象被称为 Bohlmann-bands。

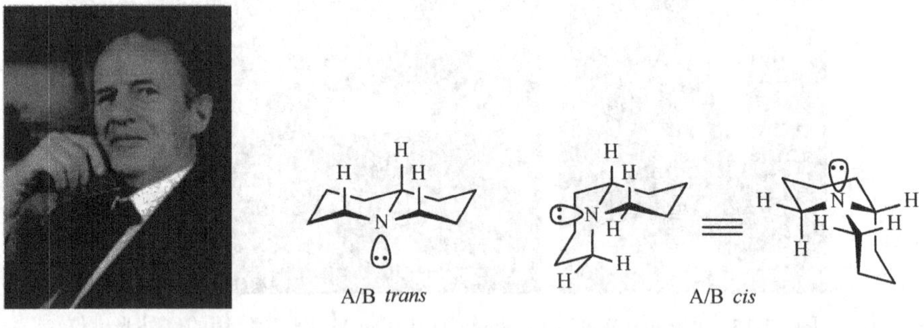

图 27-17 Ferdinand Bohlmann 与喹喏里西丁的顺反构型

利用 Bohlmann-bands 可检测含喹喏里西丁（quinolizidine，图 27-17）结构单元生物碱的顺反构型。在含喹喏里西丁结构分子中，若两环处于反式，N 的邻 C 上有 3 个直立 H 与 N 孤对电子处于反式，在 2800～2700cm^{-1} 区域有 2 个以上明显 C-H 吸收峰[（2800±5）cm^{-1}强吸收，（2675±15）cm^{-1} 中等或弱吸收]；若两环处于顺式，N 的邻 C 上有 1 个直立 H 与 N 孤对电子处于反式，在 2800～2700cm^{-1} 区域无峰或极弱。

哥伦比亚大学的中西香尔（Nakanishi Koji，生于 1925，图 27-18）教授对 IR 在天然产物结构鉴定中的应用也颇有造诣，曾经编写过多部关于 IR 分析的专著，在 20 世纪 50～70 年代为 IR 法应用于天然产物的结构鉴定起到很好的推广示范作用。

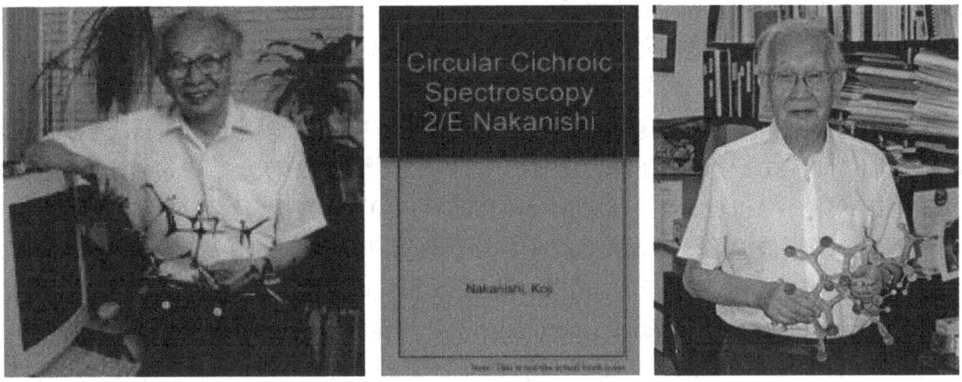

图 27-18 中西香尔教授及其相关著作

根据 IR 分析的三大要素——吸收峰的位置、强度和峰形，解析 IR 的一般程序如下：先特征，后指纹；先强峰，后次强峰；先粗查，后细找；先否定，后肯定；最后寻找解析一组相关峰。20 世纪 50 年代 Robert Burns Woodward 在合成降压药利血平的论文中，所附的 IR 光谱图达 30 张之多，他曾对 IR 做出过这样的评价：“不管反应所得的化合物纯度多么差，可生成预期产物的希望多么渺茫，如果用常规的红外光谱做常规的检测，往往可为重大的发现提供某些线索，这是其他方法难以胜任的。”此评价道出了 IR 在结构确认中的重要性。

但是在 IR 中，由于在特征吸收峰处的对应官能团可能有 2～3 种，因此利用其做未知化合物的结构推定时具有较大的不确定性。如果再有样品的浓度、纯度和仪器等因素的影响，更加会给结构测定带来困扰，所以目前在结构鉴定工作中，IR 已基本成为 NMR 结构解析的辅助工具，通常是在未知化合物结构解析出来后，再用 IR 加以佐证，以便将鉴定未知化合物的错误率降至最低。例如，在推测青蒿素（artemisinin，**12**，图 27-19）的结构时，除用 NMR 和 MS 解析外，还通过 IR 中在 831cm^{-1}、881cm^{-1}、1115cm^{-1} 处的特征吸收峰，进一步佐证过氧桥的存在；又如，在 1978 年，美国科学家 Moore 等从瓦胡岛的卡哈拉（Kahala）海滩浅水层的蓝藻门林氏藻属植物 *Majuscula* sp. 中首次分离得到了一个手性不饱和脂肪酸（**13**，图 27-19），根据它的 IR 在 970cm^{-1} 处有特征吸收峰从而确定了其双键为反式构型。

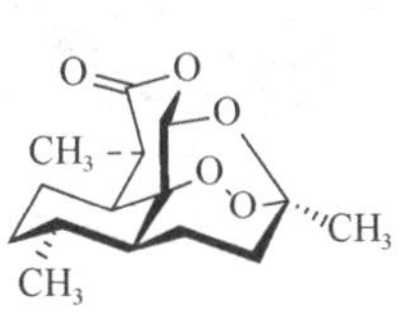

12 青蒿素（artemisinin）

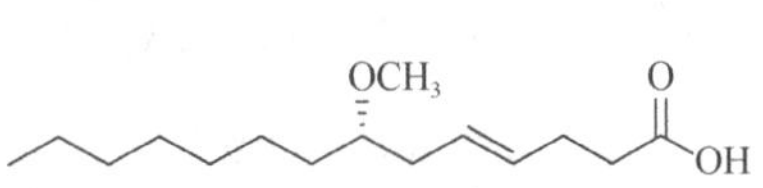

13

图 27-19 青蒿素和化合物 **13** 的化学结构

3. MS

MS 是利用物理学科中的电磁学原理，通过测定分子或分子裂解成若干碎片的质核比（*m/z*）来推测分子的结构，不同结构的分子会裂解成不同的碎片。MS 的最大优点是灵敏度高、需要样品量极少——只要微克级甚至纳克级的样品即可得到分析结果，而且能够给出众多碎片，通过分析这些碎片离子可以获得化合物的分子量及其结构特征、裂解规律和由单分子分解形成的某些离子间相互关系等信息。高分辨 MS 是目前最常用的能给出准确分子量甚至确定分子式的技术手段，能够帮助推断结构中是否含有杂原子、推算不饱和度进而判断化合物中是否含有双键、三键及环的数量，甚至结构的对称性等，这在天然产物的结构分析中非常重要，因此该技术已成为天然产物结构研究的重要手段之一。

MS 分析方法的产生和发展可以追溯到 1886 年德国科学家 Eugen Goldstein（1850—1930）发现阳极射线（anode rays）；1898 年 W. Wien（1864—1928）发现带正电荷的离子束在磁场中可发生偏转；1906 年诺贝尔奖获得者英国物理学家 Joseph John Thomson（1856—1940，图 27-20）及其助手——英国化学家、物理学家、英国皇家学会院士、1922 年诺贝尔奖获得者 Francis William Aston（1887—1945，图 27-21）建造了能够测量质核比的仪器（图 27-21D），并成功测出了首张化合物分子的质谱图；1918 年 Arthur Jeffrey Dempster（1886—1950，图 27-22）发现采用电子轰击技术（EI）可使分子离子化，发展成为第一台现代意义上的质谱仪；1919 年 Francis William Aston 又研制出了第一台速度聚焦质谱仪（图 27-21E）；在 20 世纪 40 年代以前 MS 主要用于同位素的研究。1942 年美国 CEC（Consolidated Engineering Corporation）公司推出第一台商用质谱仪，当时主要应用在石油精炼和橡胶工业领域。英国帝国化学工业（Imperial Chemical Industries）有限公司的物理化学家 John Herbert Beynon（1923—2015，图 27-22 右），1954 年在 *Nature* 上发表文章阐明 MS 可用于已

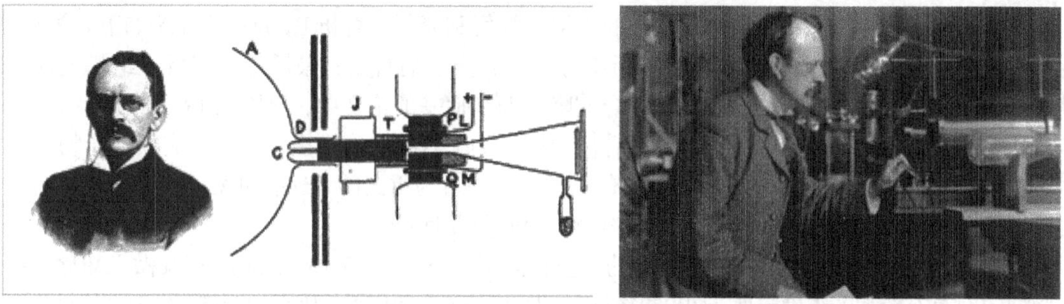

图 27-20　Joseph John Thomson 及其工作照

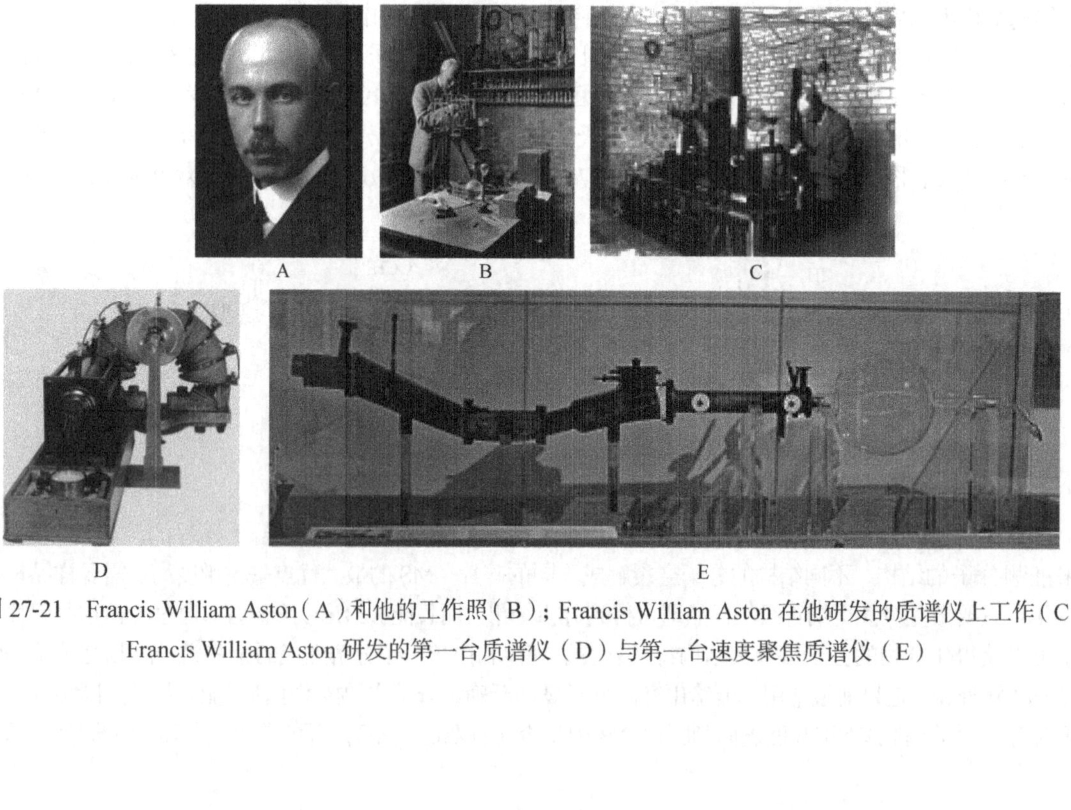

图 27-21　Francis William Aston（A）和他的工作照（B）；Francis William Aston 在他研发的质谱仪上工作（C）Francis William Aston 研发的第一台质谱仪（D）与第一台速度聚焦质谱仪（E）

知化合物的定性分析，MS 解析中经常会用到的“贝农表”也是取自 John Herbert Beynon 的名字。1946 年，宾夕法尼亚大学的 William E. Stephens 提出了飞行时间（time-of-flight、TOF）质谱的概念。1956 年美国 Bendix 公司的 William C. Wiley 开发出飞行时间质谱仪。

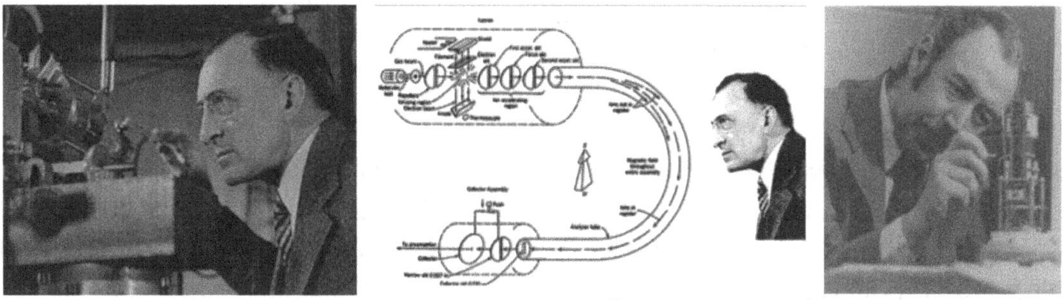

A　B　C

图 27-22　Arthur Jeffrey Dempster（A）和他设计的质谱结构示意图（B）；John Herbert Beynon（C）

据“质谱学之父”、麻省理工学院 Klaus Biemann（1926—2016，图 27-23）教授的回忆文章中记载：在 1957 年以前，美国的大学中都还没有质谱仪。1958 年 5 月，麻省理工学院在系主任 Arthur Clay Cope 的支持下为 Klaus Biemann 教授购入了第一台质谱仪用于天然产物的结构分析，这台仪器当时已价值 5 万美元。Klaus Biemann 在 1960 年 8 月于澳大利亚举办的国际天然产物化学大会（International Symposium on the Chemistry of Natural Products in Melbourne）上做了题为“质谱在天然产物研究中的应用”（Application of Mass Spectrometry to Natural Products）报告，引起了包括 Robert Burns Woodward、Carl Djerassi 在内的著名科学家的广泛关注。1961 年 Klaus Biemann 又发表了一系列关于 MS 在有机化学中应用的文章，1962 年出版了划时代意义的第一部关于天然产物质谱的书籍 *Mass Spectrometry：Organic Chemical Applications*。Klaus Biemann 曾用 MS 谱技术鉴定了两个具有完全相同碎片的吲哚生物碱 ajmaline 和 sarpagine 的结构，并开发出了质谱变换技术（mass spectrometric shift technique）。作为应用质谱技术鉴定天然产物结构的开拓者，Klaus Biemann 于 1963 年荣升麻省理工学院（MIT）全职教授，并应邀参加了 1962 年和 1964 年 IUPAC 大会并作大会报告。从此 MS 技术引发众多科学家的研究兴趣，得到了突飞猛进的发展。为纪念 Klaus Biemann 教授，Klaus Biemann 教授的学生、博士后联合组织和其朋友共同捐赠设立了 Biemann 奖章（Biemann Medal），奖励在学术生涯的早期（获得了博士学位 15 年之内）在基础和应用 MS 领域获得显著成就的科学家。受 Klaus Biemann 教授工作的启发，Carl Djerassi（1923—2015，图 27-23）教授在 20 世纪 60 年代对于甾体化合物的 MS 做了大量研究，成为质谱学在结构解析方面的开拓者之一。

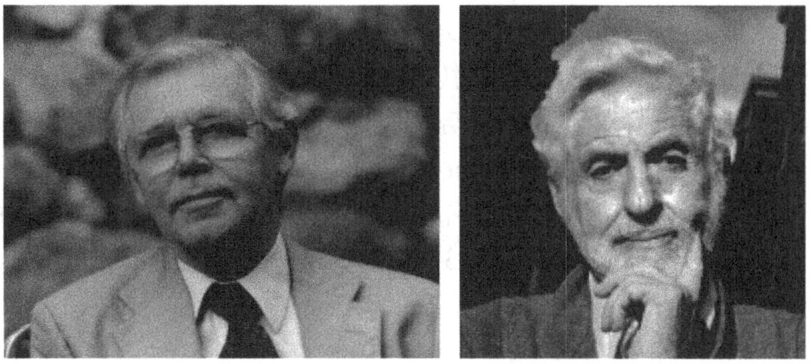

图 27-23　Klaus Biemann（左）和 Carl Djerassi（右）

1965 年 MS 开始用于天然产物中吲哚类生物碱的结构分析，如对生物碱 cassipourine（**14**，图 27-24）的结构鉴定。20 世纪 60 年代末 70 年代初，科学家开始使用 MS 对甾体化合物结构进行研究，这大大加快了甾体结构鉴定的速度，如应用 MS 阐明了麦角甾-4，6，8，22-四烯-3-酮（4，6，8，22-ergostatetraen-3-one，**15**，图 27-24）的化学结构。在此期间，美国普渡大学（Purdue University）的 Robert Graham Cooks 教授（图 27-25）和 Jerry L. McLaughlin 教授发表了大量关于天然产物 MS 研究的文章。Robert Graham Cooks 教授是世界最著名的专门从事 MS 基础研究和质谱仪研发、应用的科学家，他发明和改进了二十多种质谱仪，对串联质谱的发展起到了关键作用。Robert Graham Cooks 教授发表了近 1000 篇论文，是 ISI 检索引用率最高的 100 名化学家之一。他是美国艺术与科学学院（American Academy of Arts and Science）院士、国际质谱学会主席，1985 年获得了质谱学领域的最高荣誉 Thomson 奖，2002 年曾经获得过诺贝尔化学奖提名，2013 年获得化学科学领域德雷福斯奖（Dreyfus Prize）。

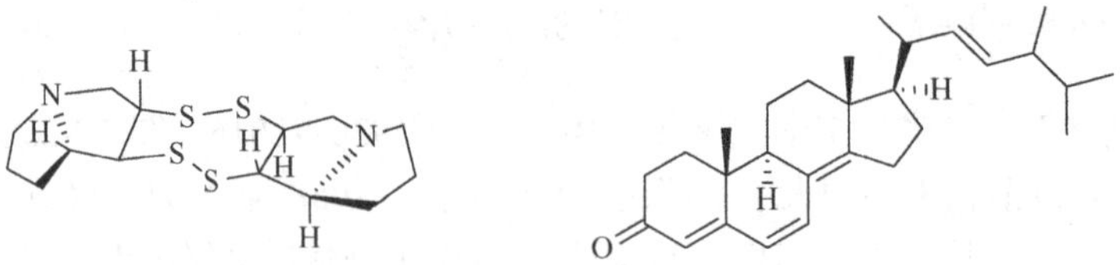

14 **15**

图 27-24 化合物 **14** 和 **15** 的化学结构

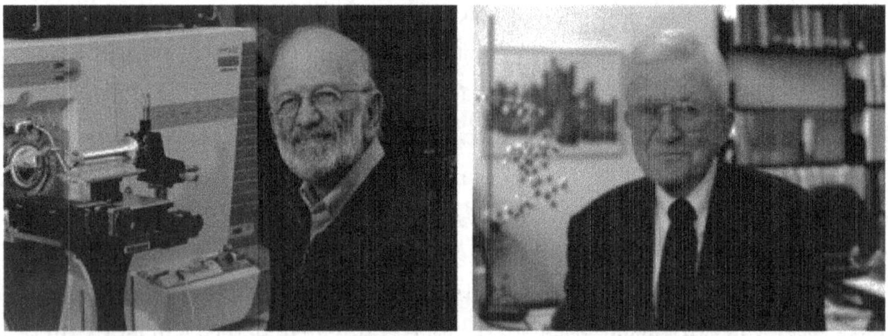

图 27-25 Robert Graham Cooks 和 Fred Warren McLafferty

1969 年德国科学家 Hans Dieter Beckey（1921—1992）发展了场解吸（field desorption，FD）质谱；1981 年英国曼彻斯特大学的 Michael Barber（1934—1991，图 27-26）开发了快原子轰击质谱法（fast-atom-bombardment Mass Spectrometry）。1985 年，以开发激光微探针质量分析仪而闻名的德国科学家 Franz Hillenkamp（1936—2014，图 27-26）和 Michael Karas（生于 1952，图 27-26）提出了基质辅助激光解吸/电离作用（matrix-assisted laser desorption ionization，MALDI）。有学者认为 Franz Hillenkamp 对质谱研究与发展做出的贡献不亚于田中耕一，应该分享 2002 年诺贝尔奖。美国洛克菲勒大学（Rockefeller University）的 Beavis 和 Chait 在 Franz Hillenkamp 发现 MALDI 的几个月后，就成功做出第一台用于大分子分析的实用 MALDI-TOF 质谱仪。1989 年德国物理学家 Wolfgang Paul（1913—1993，图 27-26）因开发离子阱（ion trap）技术而获得诺贝尔物理奖。

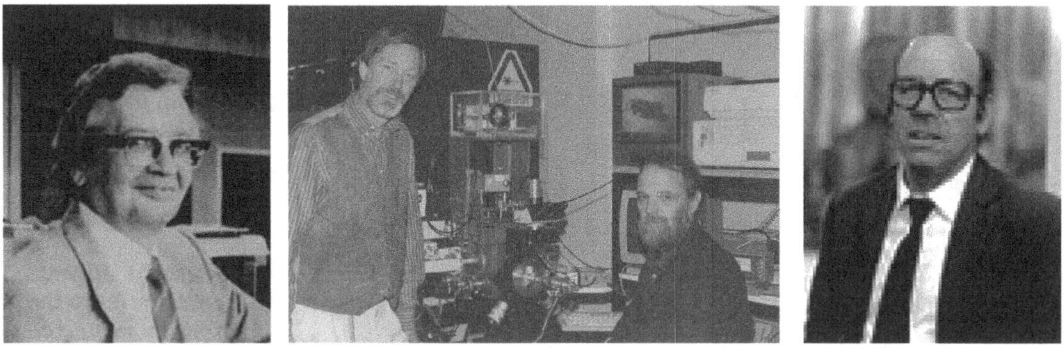

A B C

图 27-26 Michael Barber（A）；Franz Hillenkamp（B 左）和 Michael Karas（B 右）；Wolfgang Paul（C）

在质谱学发展及应用的历史中，还有一位著名科学家也做出了突出贡献，他就是美国康奈尔大学的 Fred Warren McLafferty 教授（生于 1923，图 27-25）。Fred Warren McLafferty 教授于 1956 年发现了 Fred Warren McLafferty 重排（McLafferty rearrangement），并且最早将 MS 运用于探究化学反应机制和阐明化学结构，20 世纪 50 年代他还和 Roland Gohlke 一起开发了气质联用（gas chromatography-mass spectrometry），因此也被称为“质谱之人”（Man of the Masses）。其于 1996 年获得美国化学先驱奖（Chemical Pioneer Award）。1987 年，中国医学科学院北京协和医学院药用植物研究所的丛浦珠（图 27-27）研究员编写了我国第一部天然产物 MS 的经典专著《质谱学在天然有机化学中的应用》，2003 年再版时更名为《天然有机质谱学》，为 MS 在我国天然药物化学领域的推广及应用起到了重要作用。图 27-28 是一种紫杉烷类化合物的质谱解析实例。

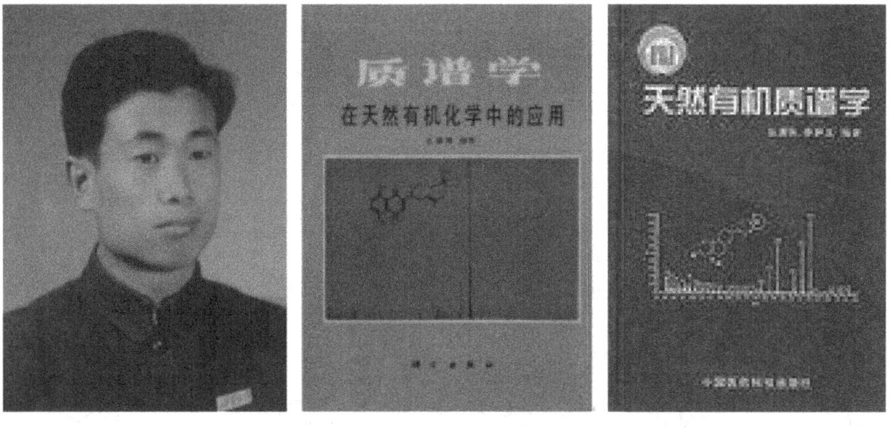

图 27-27 丛浦珠研究员及其著作

20 世纪 80 年代以后 MS 技术进步飞速。1981 年，Michael Barber 等开发出快速原子轰击电离（fast atom bombardment，FAB）技术，较好地解决了易分解、难挥发的中低等极性化合物的 MS 测定问题，大大提高了 MS 的应用范围，成为天然产物结构中常用的离子化手段。1984 年中国医学科学院协和药物研究所的梁晓天研究员就是根据质谱中碎片离子 M—CH_2OH，确定了从民间治疗支气管炎的中药猫眼草 *Euphorbia lunulata* Bge 中分离到的新化合物猫眼草素（maoyancaosu）的化学结构是 **17** 而非 **16**（图 27-29）。

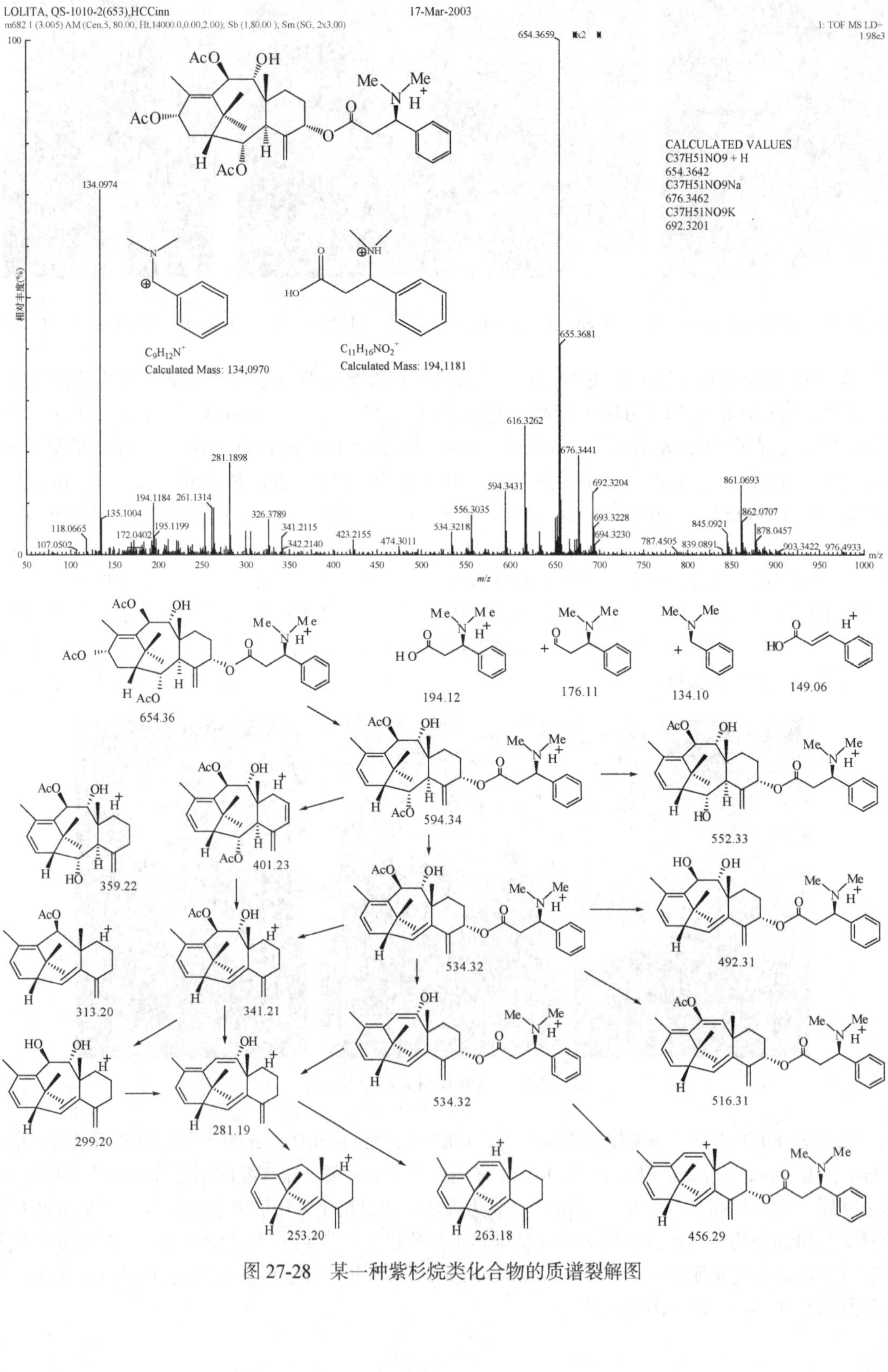

图 27-28 某一种紫杉烷类化合物的质谱裂解图

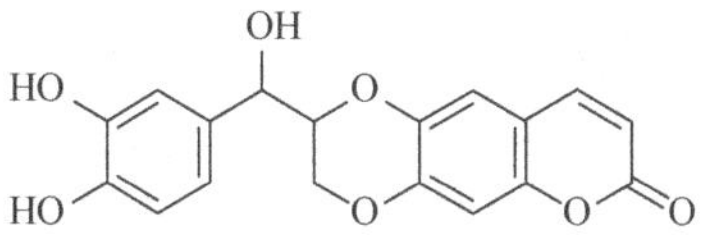

16

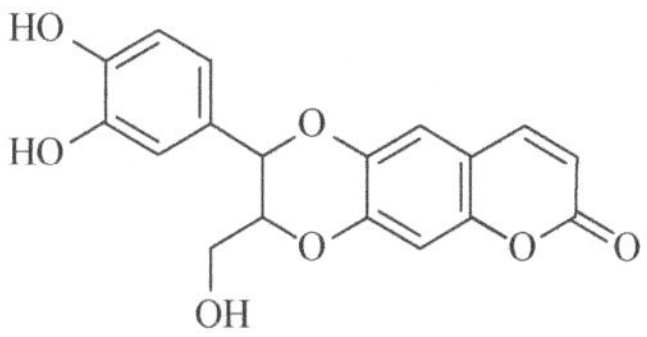

17

图 27-29 化合物 **16** 和 **17** 的化学结构

1981 年，Fred Warren McLafferty 开发出了串联质谱技术，并在 *Science* 上发表。随后诸多软电离技术，如场致电离（field ionization，FI）、场解吸电离（field desorption，FD）、二次离子质谱（second ion mass spectrometry，SI-MS）、基质辅助激光解析电离（matrix-assisted laser desorption ionization，MALDI）、电喷雾质谱技术（electrospray ionization MS，ESI-MS）等得到开发并运用到实际研究工作中。美国科学家 John Bennett Fenn（1917—2010，图 27-30）和日本科学家田中耕一（Koichi Tanaka，图 27-31）因“发明了对生物大分子的质谱分析法”而共同荣获 2002 年诺贝尔化学奖。

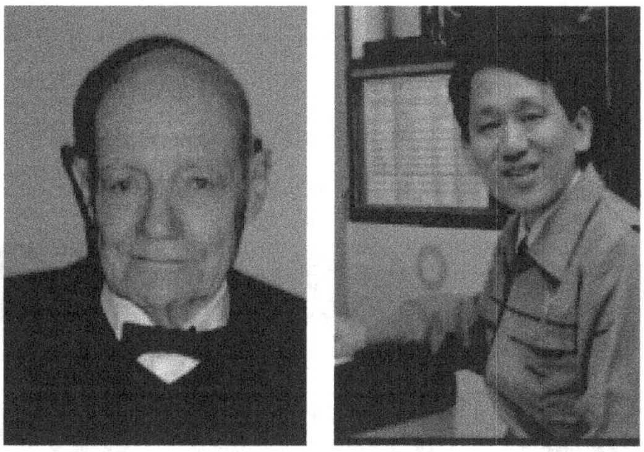

图 27-30 John Bennett Fenn（左）与田中耕一（右）

电子轰击质谱（electron impact mass spectrometry，EI-MS）一直是天然产物结构测定中应用最多的 MS 方法之一，因易出现分子离子峰，而且重现性好，被用于测定分子量、分子式、碎片离子的元素组成和分子的裂解方式等，其中裂解碎片离子峰在不少情况下对推断化合物的分子骨架很有用，可以确定某些特定类型化合物分子结构片段的连接顺序。以齐墩果酸（oleanolic acid）为例，由于其分子在 C_{12}-C_{13} 存在双键，在 EI-MS 中的优势裂解方式是 RDA 裂解（retro Diels-Alder fragmentation，图 27-31），而 RDA 裂解会产生两个关键的碎片离子峰，一个是以 A、B 环为骨架的碎片离子峰 *m/z* 208；另一个是以 D、E 环为骨架的碎片离子峰 *m/z* 248（通常为基峰或强峰），这两个离子可称为互补离子，二者之和为分子量。因此当该化合物的 A 环和（或）D 环、E 环上有取代基时，上述两种离子的质量数会根据取代基的质量数发生有规律的变化，即如果 D 环或 E 环上连有一个羟基，那么相对应于 *m/z* 248 的离子就会增加 16 个质量单位变为 *m/z* 264，这对于推断齐墩果酸类三萜骨架取代基的位置很有

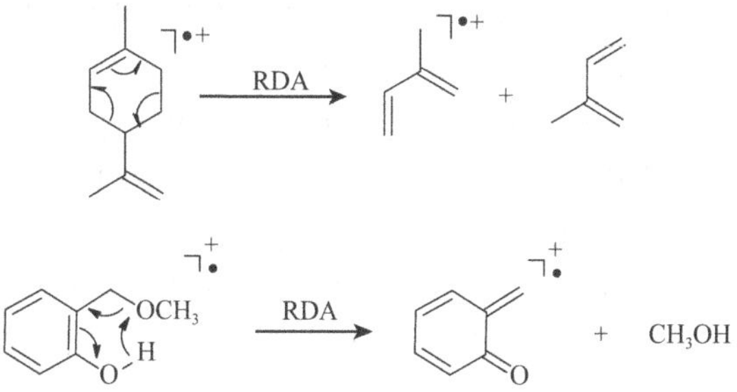

图 27-31 RDA 裂解

用。不仅仅是齐墩果酸，含 C_{12}-C_{13} 双键的所有五环三萜和类似物都存在这个规律，如乌苏酸（ursolic acid）是齐墩果酸的同分异构体，也含 C_{12}-C_{13} 双键，二者的 EI-MS 几乎完全一致，但是当 C_{11} 存在羰基同时 C_{12}-C_{13} 位存在双键时，除了 RDA 裂解，还会发生麦氏重排。在黄酮类化合物中也有同样的 RDA 裂解，产生两个分别以 A 环、B 环为骨架的碎片离子 A_1 *m/z* 120 和 B_1 *m/z* 102，这两个离子也可称为互补离子，二者之和即为黄酮母核的分子量。根据黄酮类化合物 A 环、B 环碎片离子的质量可以推测 A 环、B 环上的取代情况。例如，A_1 *m/z* 136，增加的 16 个质量单位说明在 A 环上有 1 个羟基取代；如果 A 环碎片离子增加了 32 个质量单位则说明在 A 环上有 2 个羟基取代，增加 30 个质量单位说明在 A 环上有 1 个甲氧基或羟甲基取代；同理，B 环上取代基所对应的质量单位变化也是一样。蒽醌、香豆素、甾体化合物等都有明确的裂解规律可循，更详细的知识可参考有关教科书和文献。

4. NMR

低能电磁波（波长为 106～109μm）与暴露在磁场中的磁性核相互作用，使其在外磁场中发生能级的共振跃迁而产生吸收信号，即为 NMR。1943 年，德裔美籍物理学家 Otto Stern（1888—1969）因发现自旋现象获得了诺贝尔物理奖。一年后，Otto Stern 的学生、美国物理学家 Isidor Isaac Rabi（1898—1988，图 27-32）因 1938 年首次观测到了 NMR 现象，也获得了诺贝尔物理学奖。1946 年美国斯坦福大学的 Felix Bloch（1905—1983，图 27-32）和哈佛大学的 Edward Mills Purcell（1912—1997，图 27-32）分别首次独立观测到 NMR 信号，两人因此分享了 1952 年的诺贝尔物理学奖。Edward Mills Purcell 还曾担任过 Dwight Eisenhower、肯尼迪和约翰逊三位总统的科学顾问。

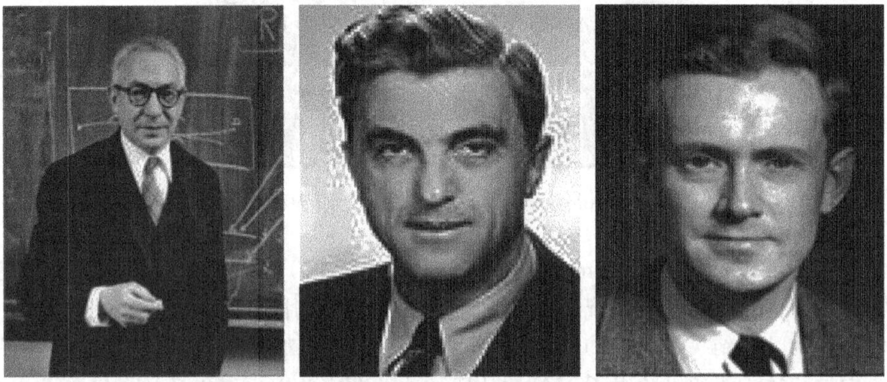

图 27-32　Isidor Isaac Rabi、Felix Bloch 与 Edward Mills Purcell（从左至右）

1950 年斯坦福大学的 Warren G. Proctor 和 Fu Chun Yu（图 27-33）发现了化学位移（chemical shifts）。Fu Chun Yu 为著名物理学家，1936 年毕业于北京大学，1946～1949 年，他在美国俄亥俄州立大学获得博士学位，1949 年入职于斯坦福大学与 Felix Bloch 一起工作，是 NMR 技术研究史上做出突出贡献的鲜有的中国人。1951 年，当时还是斯坦福大学博士后的 James T. Arnold 测得了世界上第一张 NMR 图谱，后来他进入美国瓦里安（Varian）公司工作。1952 年瓦里安公司开发出世界首台商用核磁共振波谱仪，当时的分辨率仅有 30MHz，而后瓦里安公司逐渐成长为全球范围内最主要的核磁共振波谱仪生产商之一。2009 年，瓦里安公司核磁业务被安捷伦（Agilent）公司收购。1952～1953 年，Warren G. Proctor、Fu Chun Yu 及伊利诺大学厄巴纳-香槟分校的 Herbert S. Gutowsky（1919—2000，图 27-33）与其学生 David McCall（图 27-33）、Charles Pence Slichter（1924—2018，图 27-33）相继发现了自旋-自旋耦合（spin-spin coupling，简称自旋耦合）现象。Herbert S. Gutowsky 因在把 NMR 应用到化学结构的测定，特别是在化学位移、偶合常数和化学结构的关系方面做出杰出贡献而成为 1982 年沃尔夫化学奖（Wolff Prize in Chemistry）得主。Charles Pence Slichter 以其在 NMR 和超导方面的杰出工作而闻名，被誉为“相位检测之父”（father of phase detection），曾于 2007 年获得美国国家科学奖，除了与 Herbert S. Gutowsky、David McCall 共同发现自旋耦合现象外，他还与自己的学生 Tom Carver 一起用实验首次证实了 Albert W. Overhauser 对“Overhauser effect”预测的正确性，同时还证明了动态核极化现象，为促进 NMR 成为揭示液体和固体基本分子性质的有力工具起到极大的推动作用。Charles Pence Slichter 还是一位杰出的教育家，培养了 64 名博士生和 50 名博士后，包括 2003 年诺贝尔生理学或医学奖得主、核磁共振成像的发明者之一、英国科学家 Peter Mansfield。

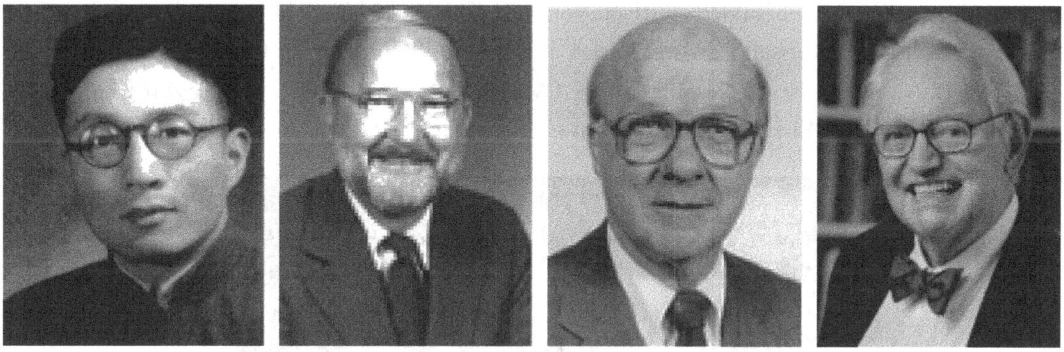

图 27-33 Fu Chun Yu、Herbert S. Gutowsky、David McCall 与 Charles Pence Slichter（从左至右）

1956 年美国加州理工学院的化学系主任 Linus Carl Pauling（1901—1994，图 27-34）为化学家 John Dombrowski Roberts（1918—2016，图 27-34）购进了美国大学里的第一台核磁共振波谱仪（40MHz，图 27-34），正是这一年，38 岁的 John Dombrowski Roberts 当选美国科学院院士。John Dombrowski Roberts 后来被公认为 NMR 波谱领域的世界级权威之一，他的突出贡献是提出了“自旋耦合”的概念（其中部分工作他是与学生 George McClelland Whitesides 一起完成的），并把 NMR 技术应用到解决复杂化合物的结构。

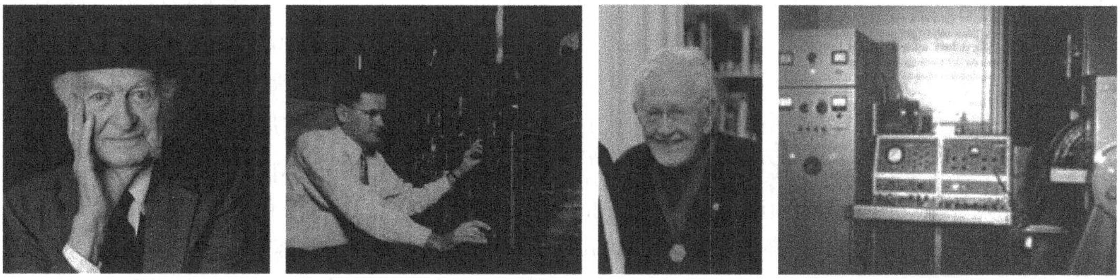

A B C

图 27-34 Linus Carl Pauling（A）与 John Dombrowski Roberts（B）；1956 年，世界首台安装在大学中的 NMR 波谱仪，一直工作到 1989 年才停用报废（C）

John Dombrowski Roberts 先后发表了 500 篇论文，撰写并出版了十部著作，其中包括 NMR 领域的重要著作 *Nuclear Magnetic Resonance*（1959 年）及 *An Introduction to the Analysis of Spin-Spin Splittings in High Resolution Nuclear Magnetic Resonance Spectra*（1961 年）。他一生获奖众多，其中包括普利斯特里奖（Joseph Priestley Medal，1987）、美国国家科学奖（the National Medal of Science，1990）、美国化学先驱奖（Chemical Pioneer Award，1996 年和 Kyriacos Costa Nicolaou 一起获奖）

和美国国家科学院奖（the National Academy of Sciences Award in Chemical Sciences，1999）、中西香尔奖（Nakanishi Prize，2001）等，曾被 Linus Carl Pauling 赞誉为“美国最有前途、最有能力、最有创新性的有机化学家之一”（one of the most promising，able and original organic chemists in the country）。《纽约时报》（*The New York Times*）曾评价 John Dombrowski Roberts——“他带来了有机化学领域的革命”（He revolutionized the field of organic chemistry）。

1946 年 7 月，帮助美国军方研究微波雷达的 Russell Harrison Varian（1898—1959，图 27-35）回到了斯坦福大学，作为物理学教授 William Webster Hansen（1909—1949）的助手。Russell Harrison Varian 敏锐地意识到了 NMR 技术在化学领域的广阔应用前景。尽管 Felix Bloch 和 William Webster Hansen 对此并不以为然，可 Russell Harrison Varian 还是促使他们在 1948 年共同取得了这一技术的专利权。1948 年 4 月，Russell Harrison Varian 和他的弟弟 Sigurd Varian（1901—1961，图 27-35）共同创建了以 NMR 技术应用为目的的瓦里安（Varian）公司，1953 年，瓦里安公司研制出了世界上第一台商用核磁共振波谱仪（Varian HR-30）。

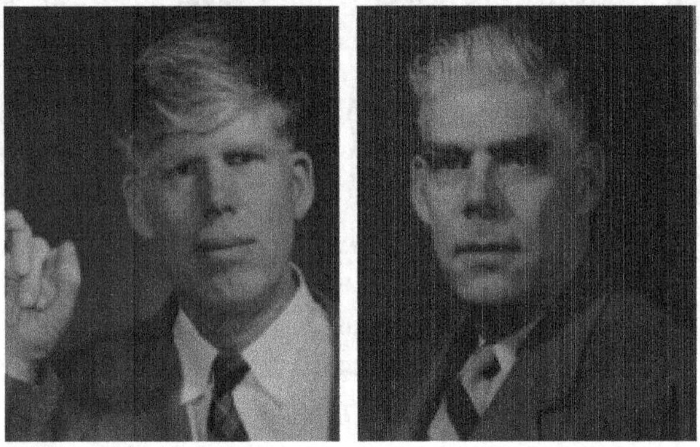

图 27-35　Russell Harrison Varian（左）和 Sigurd Varian（右）兄弟

1958 年英国物理学家 Edward Raymond Andrew（1921—2001，图 27-36）、A. Bradbury 和 R. G. Eades 首次描述了魔角旋转（magic angle Spinning）问题，为后来固相核磁共振和核磁成像奠定了基础。1959 年 Martin Karplus（生于 1930，图 27-36）发现偶合常数（coupling constant）取决于邻位氢的二面夹角，并于 1963 年发表了计算偶合常数和邻位氢的二面夹角关系的 Karplus 公式（Karplus equation），为确定分子结构找到了重要规律，也为后来蓬勃发展的结构生物学奠定了基础。该论文的引用率在《美国化学会志》历史上名列第 17 位。Martin Karplus 从哈佛大学毕业后进入加州理工学院（California Institute of Technology），师从两次获诺贝尔化学奖并曾因反核武器而获诺贝尔和平奖的价键理论大师 Linus Carl Pauling（1901—1994）进行深造，于 1953 年获得博士学位。Martin Karplus 在理论化学和物理化学的多个领域都有杰出贡献，于 2013 年获得诺贝尔化学奖。1962 年第一台 220MHz 的超导核磁共振仪问世。1965 年美国科学家 Albert W. Overhauser（1925—2011，图 27-36）发现了 NOE（nuclear overhauser effect）现象，1965 年加利福尼亚大学 Frank A. L. Anet（生于 1926，图 27-36）首次把 NOE 应用于化合物的构象研究。

1966 年，瑞士物理化学家 Richard Robert Ernst（生于 1933，图 27-37）把脉冲傅里叶变换（Fourier transform）技术应用到 NMR 领域，使信号采集由频域变为时域，大大提高了检测灵敏度，同时这种方法可以利用不同的脉冲组合来得到所需要的分子信息。1969 年第一台 90MHz 的傅里叶变换核磁共振仪由布鲁克（Bruker）公司实现商业化生产，这家公司现在仍是世界知名的核磁共振

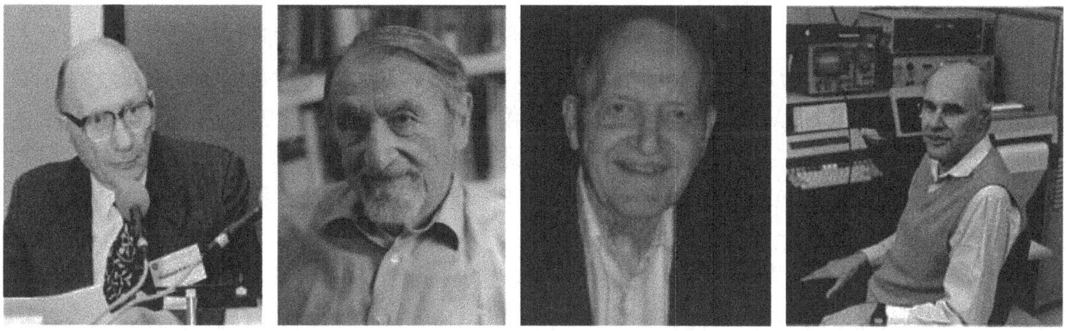

图 27-36 Edward Raymond Andrew、Martin Karplus、Albert W. Overhauser、Frank A. L. Anet（从左至右）

波谱仪生产商。1971 年，Richard Robert Ernst 的导师、比利时物理化学家 Jean Louis Charles Jeener（生于 1931，图 27-37）提出具有两个独立时间变量的二维核磁共振概念。1975 年 Richard Robert Ernst 和他领导的研究组研究出二维核磁共振（2D NMR）技术，从此 NMR 技术进入了一个崭新的时代。

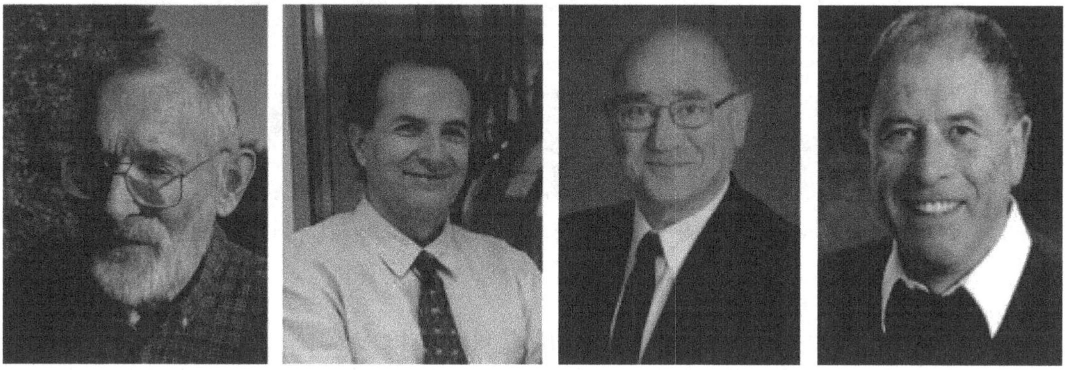

图 27-37 Jean Louis Charles Jeener、Richard Robert Ernst、Alexander Pines、Kurt Wüthrich（从左至右）

从 1976 年开始，Richard Robert Ernst 团队在发展二维和多维核磁共振波谱方面做了大量的工作，他与学生 G. Bodenhausen、A. Wokaun 合作出版了专著《一维和二维核磁共振原理》被国际 NMR 领域誉为 NMR 发展史上的里程碑。1991 年 Richard Robert Ernst 因创立脉冲傅里叶变换核磁共振（FT-NMR）及对二维核磁共振的贡献独享了诺贝尔化学奖，他在核磁共振成像（MRI）方面也做出过重要贡献。在这一时期，美国化学家 Alexander Pines（生于 1945，图 27-37）在固相核磁共振和多量子和高自旋核磁共振方面做出了突出贡献，他在 1991 年和 Richard Robert Ernst 一起获得了沃尔夫化学奖。

自 20 世纪 70 年代起，核磁共振碳谱开始成为结构鉴定的常规分析方法。1979 年碳氢相关二维核磁共振谱（HMQC）和二维 NOE 谱（NOESY）被三个研究团队观测到。1981 年 NMR 技术被应用于医疗诊断。1986 年碳氢远程相关二维核磁共振谱（HMBC）被观测到，并被成功应用到抗生素沙漠霉素(desertomycin)的结构鉴定中。由于二维核磁共振谱是将化学位移、偶合常数等 NMR 参数展开在二维平面上，这样在一维谱中重叠在一个频率坐标轴上的信号分别在两个独立的频率坐标轴上展开，不仅减少了谱线的拥挤和重叠，而且提供了自旋核之间相互作用的信息，对推断一维核磁共振谱图中难以解析的复杂天然产物的结构具有重要作用。1987 年瓦里安公司推出 600MHz 的超导核磁共振仪。20 世纪 80 年代以后，瑞士科学家 Kurt Wüthrich(图 27-37)发展了一套将 NMR

技术应用于测定生物大分子结构领域的思路，并发明了一套系统方法，即将每一个 NMR 信号与生物大分子的氢质子一一对应起来，并把这种方法称为“序列指认”，为 NMR 研究生物大分子奠定了基础。1985 年利用 Kurt Wüthrich 的方法确定了第一个蛋白质的结构。2002 年诺贝尔化学奖的一半就授予了 Kurt Wüthrich，以表彰他用多维核磁共振波谱学在测定溶液中蛋白质结构的三维构象方面的开创性贡献。Kurt Wüthrich 已经发表了 790 多篇论文及综述，撰写并发表了与 NMR 在生物大分子结构中应用相关的专著三部。

1992 年 750MHz 的超导核磁共振仪被用于结构鉴定，现在 800MHz 和 900MHz 的 NMR 也已经可以用于生物大分子的结构分析。2009 年世界上首台 1000MHz 超高场核磁共振波谱仪在法国里昂成功安装（图 27-38）。

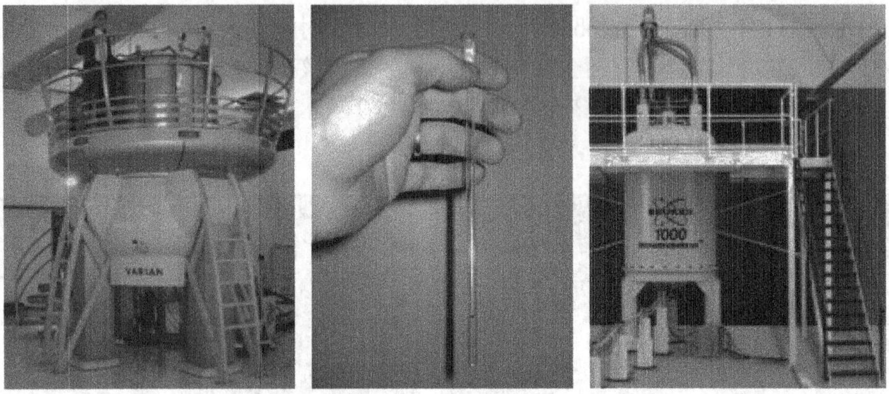

图 27-38　900MHz 核磁共振波谱仪(瓦里安公司生产,左);装有样品的核磁样品管(中);世界上首台 1000MHz 核磁共振波谱仪（布鲁克公司生产右）

目前，NMR 已成为一门有完整理论体系的新学科，NMR 谱图被誉为有机化合物的指纹，它的应用使天然产物的结构鉴定进入了全新时代,尤其适用于不能获得单晶的化合物或液态化合物的构型、构象的结构分析。随着 NMR 技术的进步，其在化学及医疗领域应用前景的不断展现，这项技术不仅使物理学家为之着迷,越来越多的化学家、生物学家、生物物理学家和医学家也涉足其中,并且成了 NMR 及自旋系统最大的受益者，研究成果得以不断涌现，如村田（Michio Murata）创立的根据邻位的偶合常数决定构型的方法（Murata’s method of J-based configurational assignment），岸义人（Yoshito Kishi）创立的核磁数据库（Kishi’s NMR database method），能够确定天然产物的相对构型（relative configuration）的 Mosher 酯衍生物分析法（Mosher ester analysis）等。

科学界认为对 NMR 在天然产物结构鉴定中的应用主要分为三个阶段：在 20 世纪 60 年代主要应用的是氢谱（^{1}H-NMR），1961 年第一个完成核磁共振氢谱归属的天然产物是从柏木 *Cupressus pygmaea* 心材中得到的α-侧柏酚（α-thujaplicinol，**18**，图 27-39），次年紧接着完成了从豌豆 *Pisum sativum* 中得到的植物抗毒素豌豆素（pisatin，**19**，图 27-39）的结构测定，1963 年根据甲基的远程偶合确定了白桦脂醇（betulin，**20**，图 27-39）中甲基的相对立体构型，并修正了由 X 射线衍射确定的 morellin（**21**，图 27-39）的结构；20 世纪 70 年代出现了碳谱（^{13}C-NMR）；20 世纪 80 年代发展了二维核磁谱。这些 NMR 技术的应用给复杂天然产物化学的结构研究带来了革命性的发展。

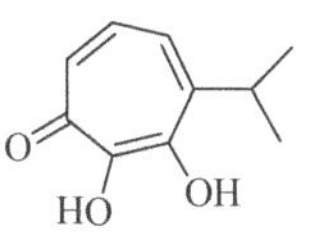
18

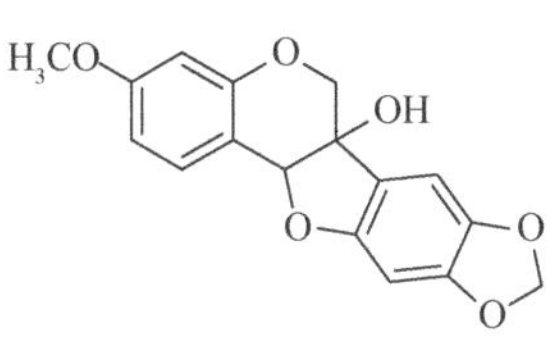
19

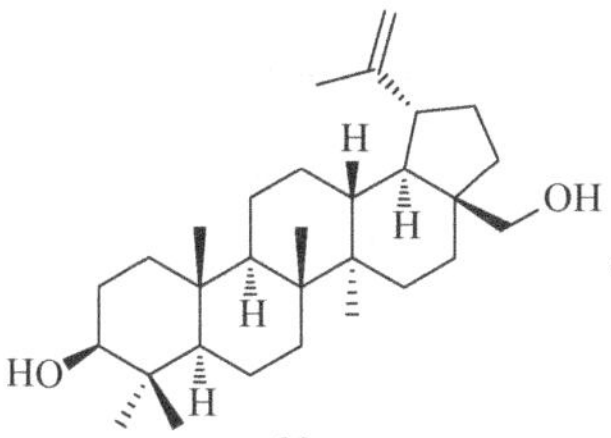
20

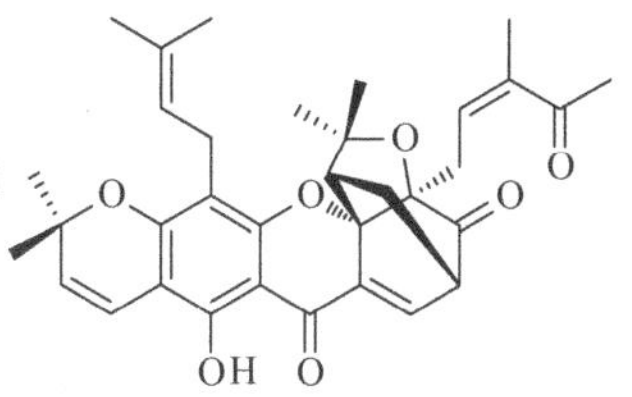
21

图 27-39 化合物 **18**～**21** 的化学结构

20 世纪 60 年代，中西香尔教授利用 NMR 对紫杉宁（taxinine）的立体结构和银杏内酯 B（ginkgolide B，**22**，图 27-40）结构的研究，代表了当时应用 NMR 进行复杂天然产物结构鉴定的最高水平。银杏内酯虽然分子量并不太大，但它具有非常紧凑而奇特的骨架结构，骨架上碳原子高度官能团化，还具有自然界很少出现的叔丁基、11 个手性中心、两个季碳和 6 个五元环，整个结构看上去令人头晕眼花，但 NMR 技术的运用却成功地解决了其结构鉴定的难题。中西香尔教授也是最早用 NOE 技术确定化合物立体结构的化学家。20 世纪 70 年代 NMR 用于结构确定的代表作是 1975 年印楝素（azadirachtin，**23**，图 27-40）的结构鉴定，其成就也应当属于中西香尔，尽管该结构在 1986 年被证实有一个环的环化位置出现了错误。20 世纪 80 年代NMR技术应用的最高水平当属从岩沙海葵 *Palythoa toxicus* 中分离得到的一个复杂的超级长链聚醚化合物岩沙海葵毒素（palytoxin，PTX，**24**，图 27-40）的结构鉴定，其分子量高达 2677，分子式为 $C_{129}H_{221}O_{54}N_3$，耗费 10 年时间，于 1981 年底完成了其分子结构的测定，1982 年日本的平田义正（Yoshimasa Hirata）小组和美国的 Moor 小组同时报道了它的立体构型，这是一个光谱技术和化学方法相结合进行结构鉴定的经典实例。另一个典型范例是 1985 年日本科学家上村大浦（Daisuke Uemura）和平田义正确定了大田软海绵素 B（halichondrin B，**25**，图 27-40）的结构。1992 年日本科学家安元健（Takeshi Yasumoto）和村田道雄（Michio Murata）对刺尾鱼毒素（maitotoxin，MTX，**26**，图 27-41）结构鉴定的完成无疑代表了 NMR 在天然产物结构鉴定中的最高水平，MTX 的分子式为 $C_{164}H_{256}O_{68}S_2Na_2$，分子量高达 3422，是目前发现的最复杂的天然化合物。

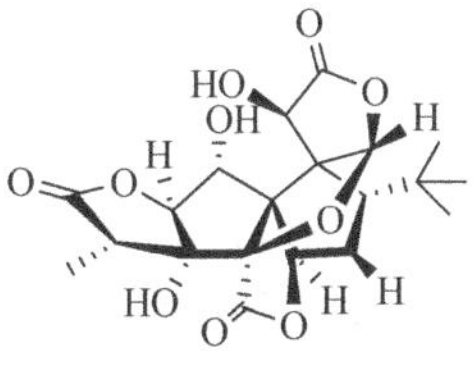
银杏内酯B22

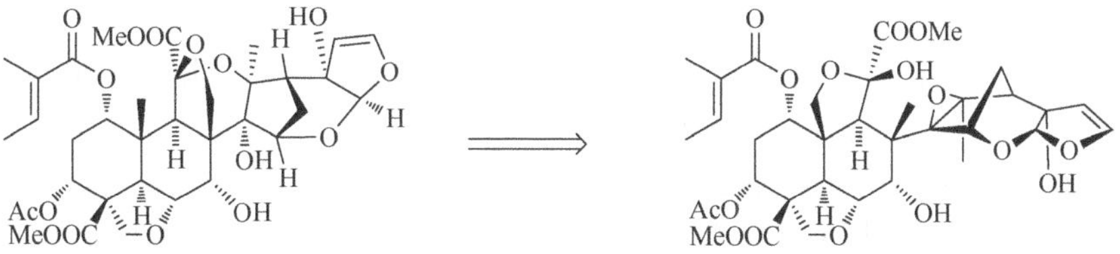
23 印楝素（azadirachtin），1975　　**23** 印楝素（azadirachtin），1986

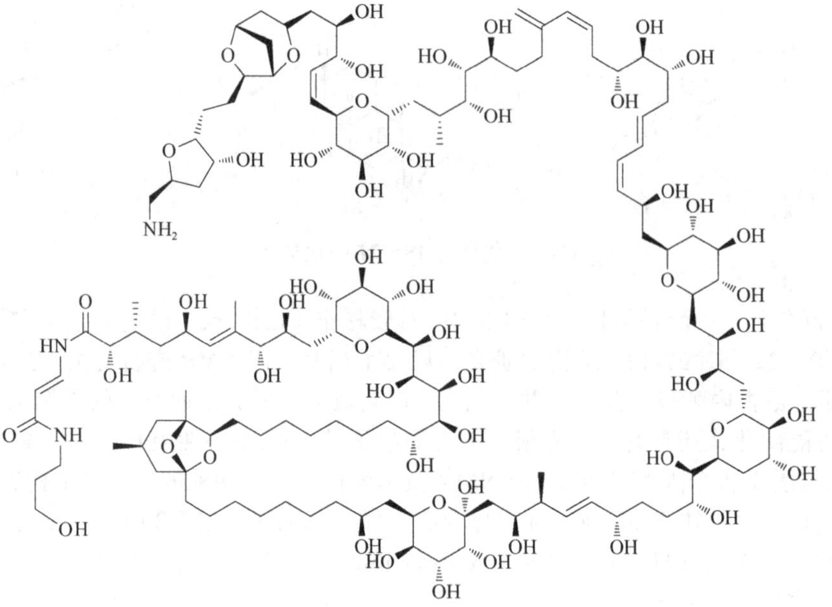

24

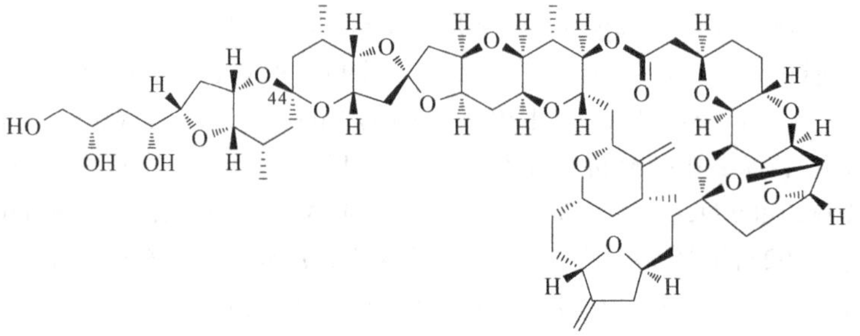

25

图 27-40　化合物 **22**～**25** 的化学结构

从 20 世纪 60～70 年代起，我国科学家在 NMR 技术研究与应用中也做出过重要贡献。中科院院士、药物化学家梁晓天（图 27-42）是我国 NMR 技术的开拓者，曾编写过《核磁共振光谱解释简编》（1964 年）和《核磁共振高分辨氢谱的解析和应用》（1976 年）两本专著，对于在我国推广和普及 NMR 技术起到非常重要的作用。梁晓天院士先后完成了一叶荻碱（securinine，**27**，图 27-42）、川楝素（toosendanin）、鹤草酚（agrimophol）、鹰爪甲素（yingzhaosu A，**28**，图 27-42）、鹰爪乙素（yingzhaosu B）、创新霉素（creatmycin）、亮菌甲素（armillarisin A）、芍药新苷（lactiflorin）、杜鹃素（farrerol）及一些二萜生物碱类等数十个复杂天然产物的结构鉴定。尽管有关鹰爪甲素结构的论文比青蒿素结构的论文发表得略晚，但鹰爪甲素中的过氧桥结构对于青蒿素的结构鉴定起到一定的启发作用。

^{1}H-NMR 对于结构鉴定提供的信息主要有如下几点。① 吸收峰的组数，对一级图谱而言，能清楚表明分子中化学环境不同的质子有几组。②积分曲线高度说明各基团的质子数之比。③确定活泼氢的数目，在非极性溶剂如氘代氯仿中活泼氢的信号往往看不到，换成极性溶剂如氘代丙酮和氘代二甲基亚砜就能看到。④质子的化学位移值 δ，说明分子中的不同的质子情况。⑤峰的分裂个

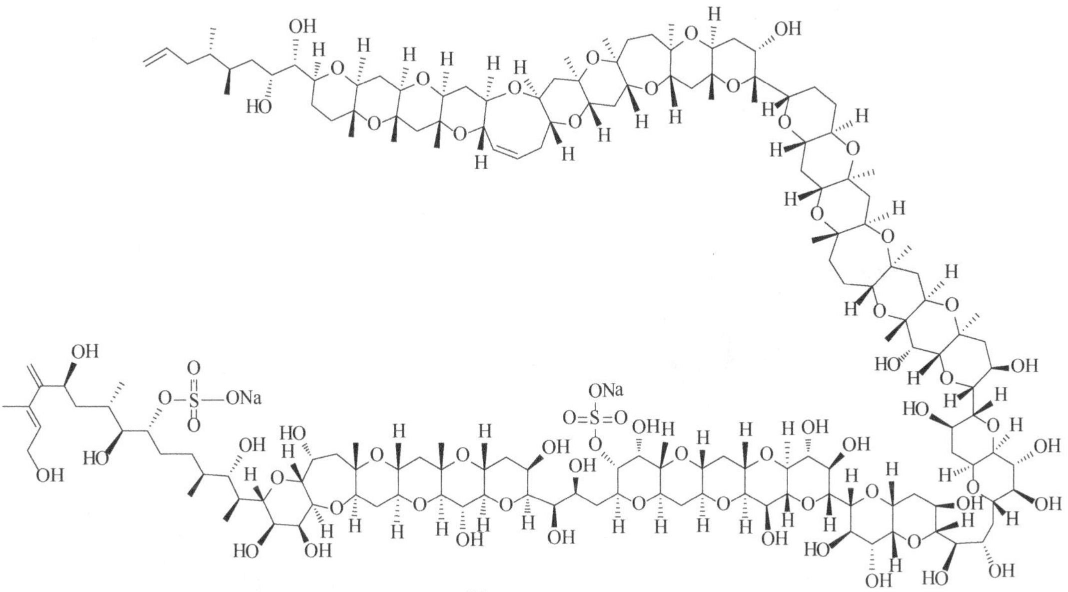

26

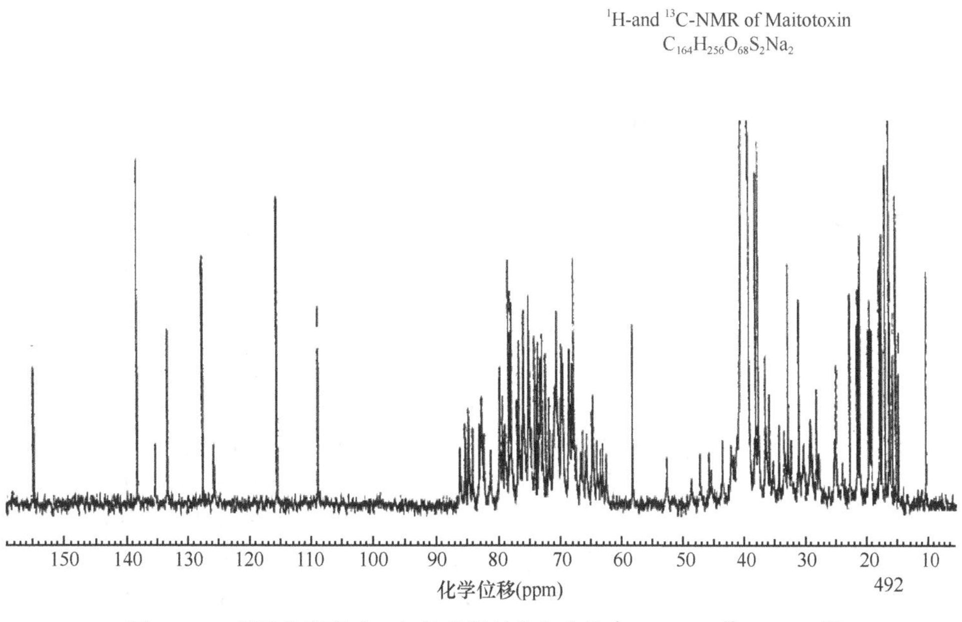

图 27-41　刺尾鱼毒素（**26**）的化学结构和它的 ^{1}H-NMR、^{13}C-NMR 谱

数及偶合常数 *J*，主要说明各不同的质子之间的连接关系，最常利用二面夹角和偶合常数的关系确定相对构型。⑥利用端基质子的偶合常数和端基碳的化学位移值判断苷键构型（α 或 β），但并非适用于所有的糖，主要是用来确定吡喃醛糖（aldopyranosides）的苷键构型，有时还需要借助 ^{13}C-NMR 谱的数据分析。后附薄荷醇（menthol）的 ^{1}H-NMR 谱图作为实例（图 27-43）。⑦氢-氢相关谱（^{1}H-^{1}H COSY）可以把相互有偶合关系的质子关联起来。⑧碳-氢相关谱[HMQC-^{1}H 检测的

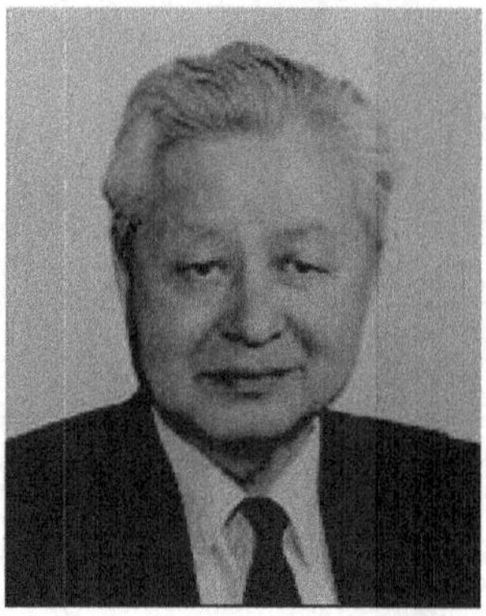

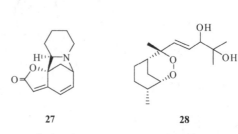

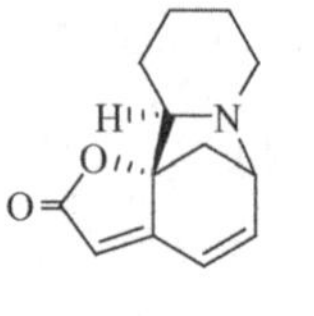

27

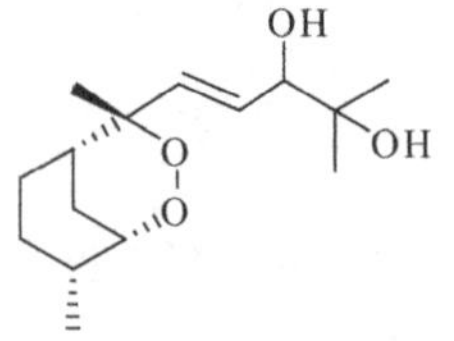

28

图 27-42 梁晓天院士及一叶荻碱、鹰爪甲素的化学结构

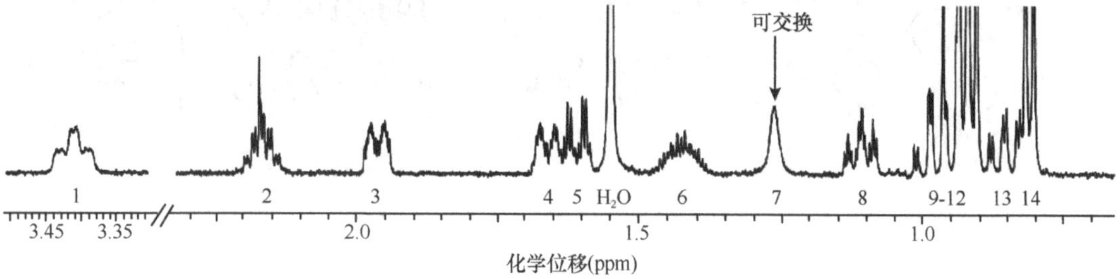

图 27-43 薄荷醇的 ^{1}H-NMR 谱图

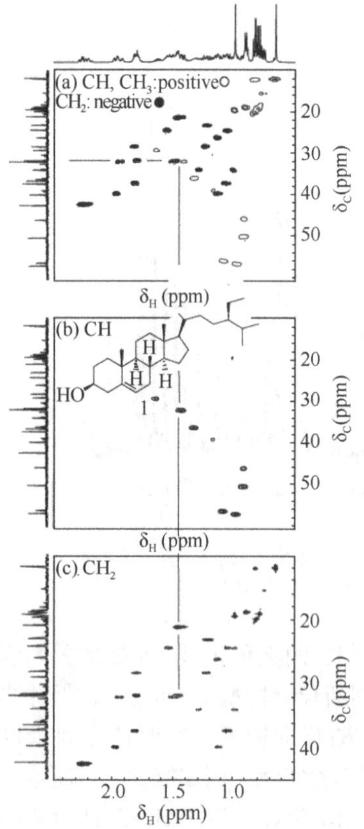

图 27-44 *β*-谷甾醇的 E-HSQC 图谱

异核多量子相干实验（^{1}H detected heteronuclear muliple quantum coherence）或 HSQC-^{1}H 检测的异核单量子相干实验（^{1}H detected heteronuclear single quantum coherence）]可以把分子中各个碳原子上的质子直接归属起来，而碳-氢远程相关谱[HMBC-异核多键相关谱（heteronuclear multiple bond correlation）]可以把因为有杂原子或季碳原子而断开的质子链（有时相邻质子间二面夹角等于或接近 90°时，偶合常数等于零也可能导致断链）相互连接起来勾画出化合物的平面结构；再利用 NOESY（nuclear Overhauser effect spectroscopy）或 ROESY（rotating frame Overhause effect spectroscopy）确定各个质子在三维空间上的分布。相关图谱可以参考下面的 *β*-谷甾醇（*β*-sitosterol）的 E-HSQC（editing HSQC）图谱（图 27-44）、一个黄酮分子的 HMBC 图谱（图 27-45）、一个倍半萜分子的 HMBC（图 27-46）和另一个倍半萜分子的 ^{13}C-NMR 和 NOESY 图谱（图 27-47）。⑨利用 NOE 效应，不仅可以用来确定分子中某些基团的位置、立体构型，还可以确定糖与糖及糖苷链与苷元的连接位置，是研究立体构型和优势构象的重要方法。在有些情况下，还可以利用 NOE 差谱来帮助推断化合物的结构，特别是由于分子中含有较多季碳原子或杂原子相连而用碳氢远程偶合无法判断时，可借助 NOE 差谱来完成碎片的连接。从举例化合物的 HMBC 图谱可以看出，碳-氢远程相关谱是所有图谱中最为复杂的，分析起来也最为困难，但只有碳-氢远程相关谱才能把因为有杂原子或季碳原子而断开的质子链

相互关联起来，所以在天然产物结构鉴定中尤为重要。专家一般建议分析 HMBC 图谱最好从最强的甲基信号开始。

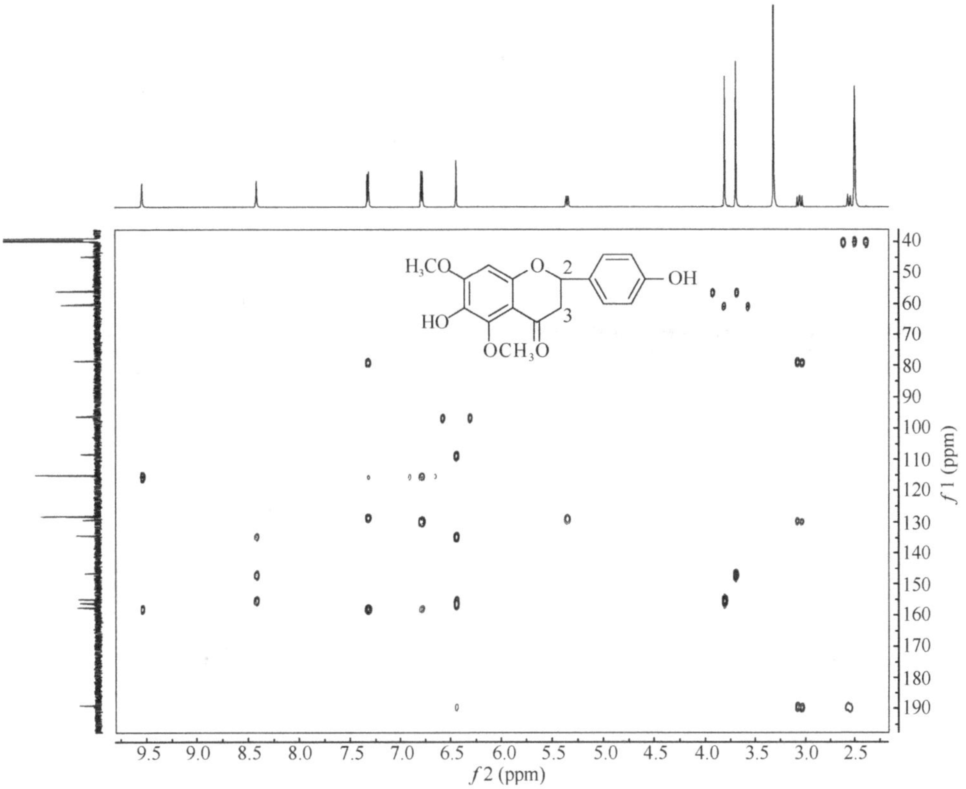

图 27-45　一个黄酮的化学结构及它的 HMBC 谱

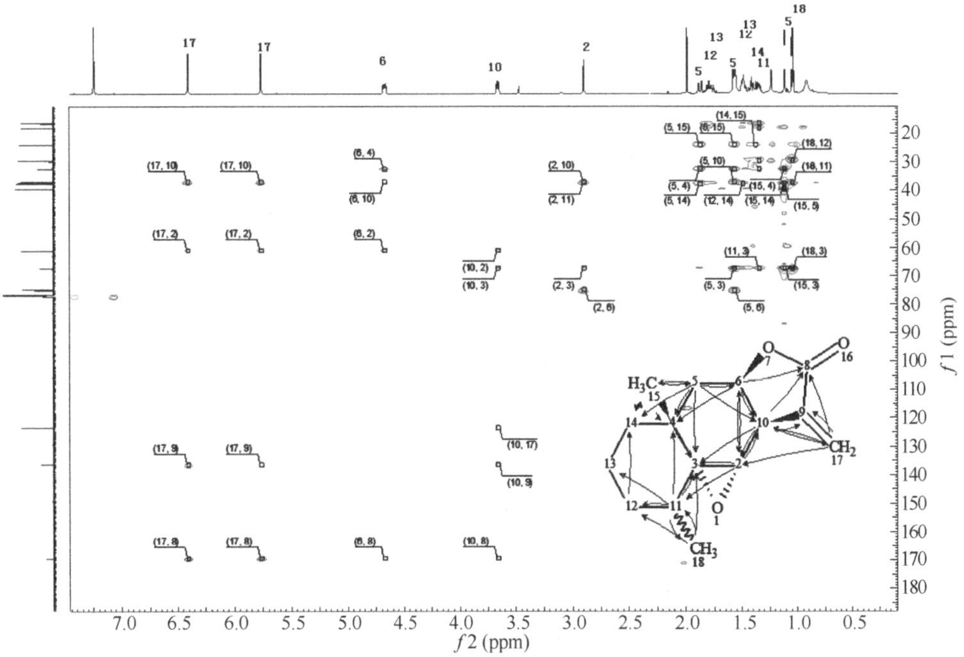

图 27-46　一个倍半萜分子的化学结构及它的 HMBC 谱

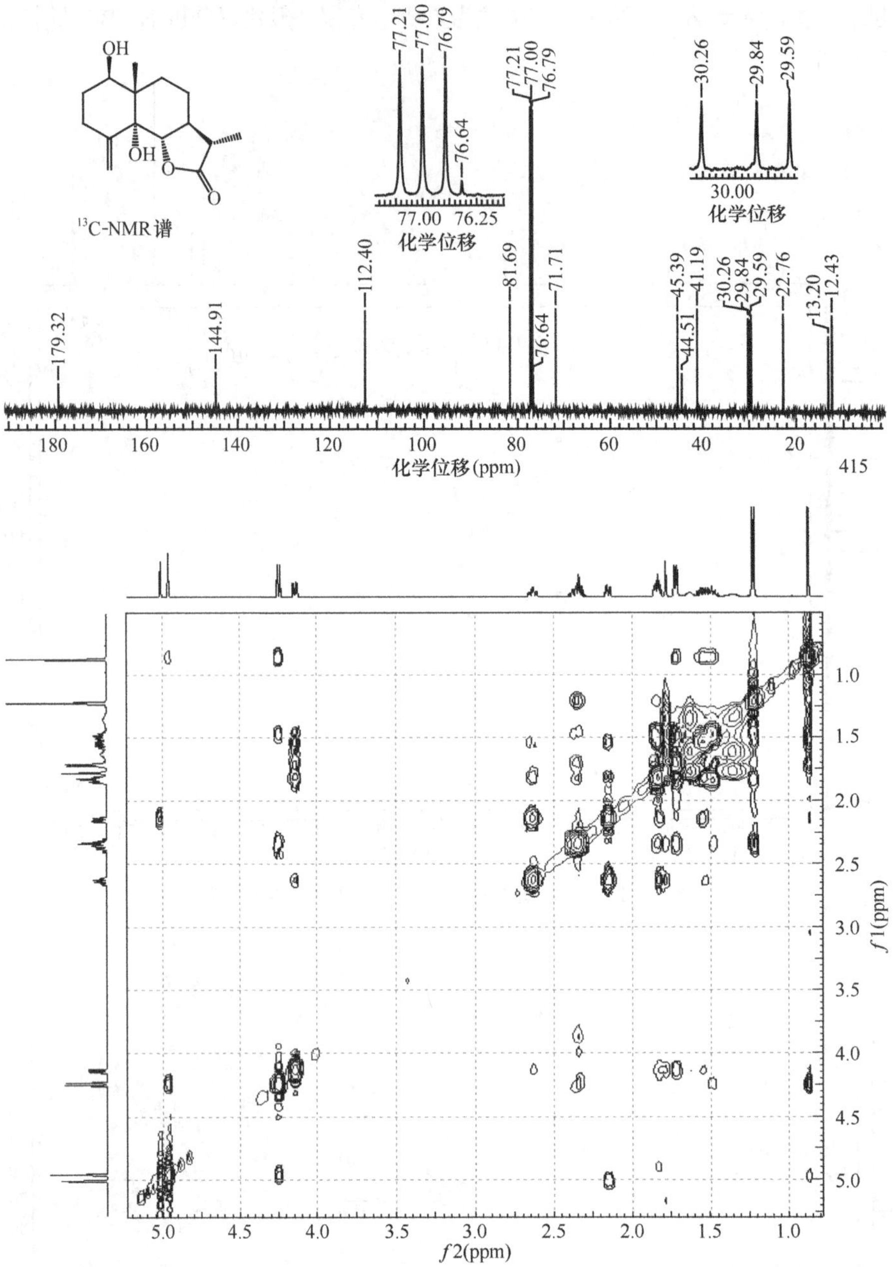

图 27-47　一个倍半萜分子的化学结构及其 ^{13}C-NMR 谱与 NOESY 谱

^{13}C-NMR 谱提供的最重要的信息也是化学位移。根据化学位移数据可以判断碳原子是 sp^2 杂化还是 sp^3 杂化、确定碳原子级数、准确测定弛豫时间、帮助指认碳原子及确定是否连有杂原子；如果是羰基碳，还可初步判断羰基的类型，即酮羰基还是醛羰基或是酯基上的羰基碳。碳原子的化学位移值范围非常大，甚至可超过 200ppm，而且碳原子对所处的化学环境比质子更敏感，如碳原子处于不同的构型和构象中，在碳谱中很少有信号完全重叠。对于季碳原子的判断，碳谱比氢谱更加具有优势。但是 ^{13}C-NMR 也有缺点，如灵敏度较低（在同等实验条件下是氢谱的 1/6000）、信噪比差等。需要特别提醒的是，在解析时不要遗漏季碳的谱线，因为季碳信号非常弱，有时不注意容易被忽视。此外，解析时还需注意区分杂质峰和溶剂峰，以避免不必要的干扰。

尽管 NMR 仪器的灵敏度还远远不如质谱的灵敏度高，但现在使用微量探头（microprobe）或超低温微量探头测定 0.5mg 以下微量样品的结构鉴定已经不成问题。例如，1992 年出现了 3mm 样品管，样品用量由 600μl 降至 140μl 并且灵敏度（*S*/*N*）增加；1995 年利用一维和二维核磁共振技术用 800μg 样品完成了复杂结构短裸甲藻毒素 C（brevetoxin C，**29**，图 27-48）的 ^{1}H-NMR 和 ^{13}C-NMR 数据的归属；2000 年发展的低温探头进一步增加大约 3.5 倍的灵敏度，现在 1mm 的样品管需要样品量已经降到纳摩尔级别。例如，用毛细管 NMR 法（capillary NMR，CapNMR）测定下列两个从昆虫中得到的甾体化合物（**30**、**31**，图 27-48）的结构仅需 40nmol 样品，测定马钱子碱的 HMBC 谱仅需 15nmol（5.4μg）。低温超导探头的应用也将 NMR 的灵敏度大大提高，可使原来需要几天的实验缩短为几个小时。

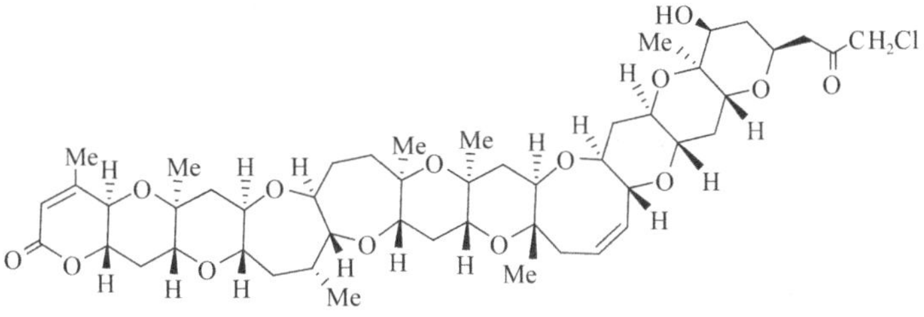

29

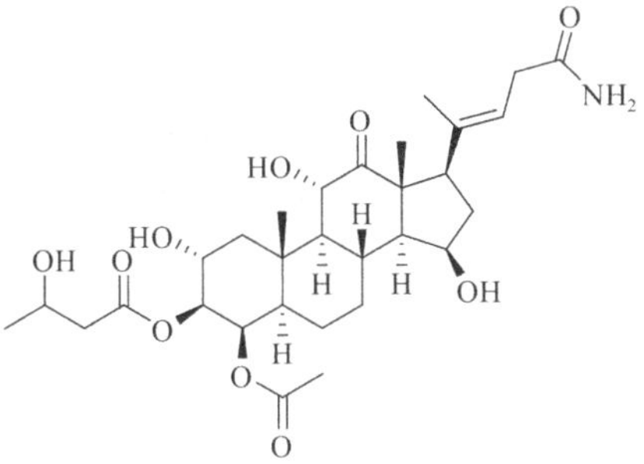

30

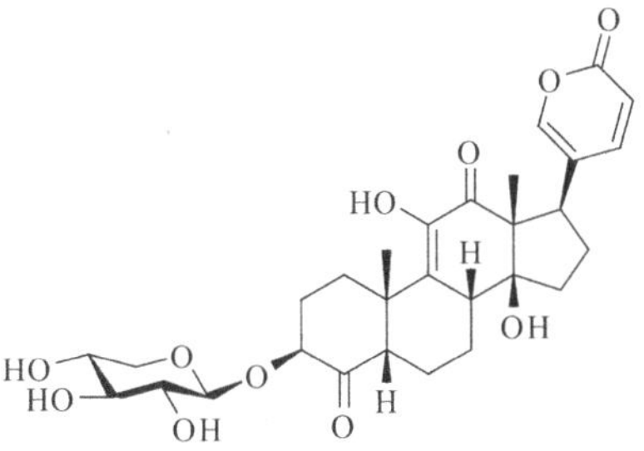

31

A

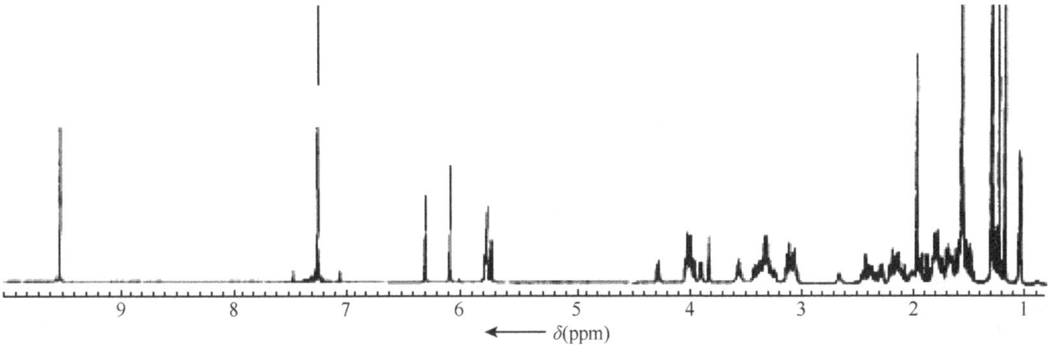

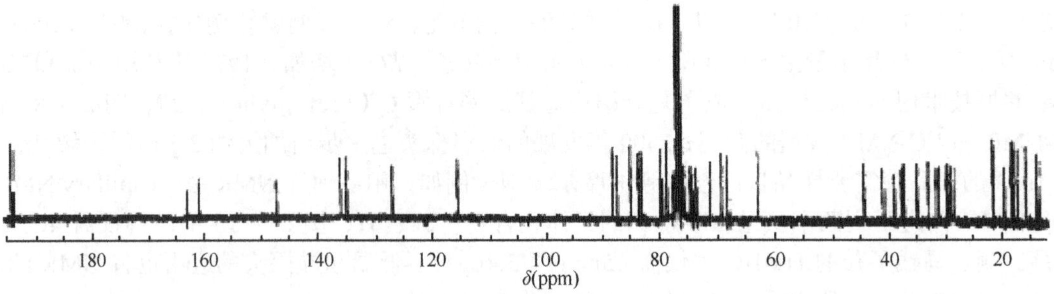

图 27-48 短裸甲藻毒素 B（**29**）及化合物 **30**、**31** 的化学结构（上）；短裸甲藻毒素 B 的 ^{1}H-NMR、^{13}C-NMR 谱图（下）

特别值得一提的是，近年来发展起来的三维核磁共振（3D NMR）、固相核磁共振和气相核磁共振，以及碳-碳偶合、碳-氢偶合常数计算机辅助数据处理等技术也已经应用到结构鉴定中。800 兆以上的超高场超导核磁共振仪将在生命科学研究领域特别是蛋白质的结构测定中发挥越来越重要的作用。美国科学家首次利用 NMR 技术测定分子间的相互作用、活性分子和受体结构的构象并提出用 NMR 研究药物构效关系，这将为小分子药物的结构优化和新的药物的研发带来更大的帮助。总之，近二十年来，新的 NMR 在不断地被发明及应用，相信在将来天然产物的结构鉴定水平还会迈上一个新的台阶。

虽然"四大光谱"技术已经日臻完善，但在结构鉴定中，尤其是在海洋天然产物的立体结构的确定中也时有错误发生。有文献总结了近年被修正的天然产物的结构，如 2001 年上村大浦从日本海绵 *Pseudoceratina purpurea* 中分离得到的 zamamistatin（**32**，图 27-49），用二维核磁共振技术确定了平面结构并用 Mosher 法确定了其立体构型，但于 2006 年对该结构进行了修正。

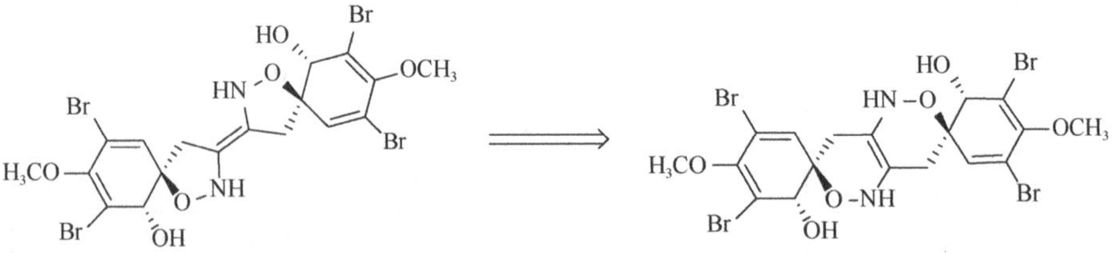

32 zamamistatin, 2001　　**32** zamamistatin, 2006

图 27-49 zamamistatin 的化学结构

从专业文献查阅及本书作者曾经研究的课题看，天然产物结构确定中错误比较集中的当属 11（15→1）重排紫杉烷类化合物的结构，这类化合物最初都是被当作最常见的正常 6/8/6 环系紫杉烷类化合物。Brevifoliol（**33**，图 27-50）是分离得到的第一个具有这种骨架的紫杉烷类二萜，最初将其结构误定为 6/8/6 环系，1993 年才更正为 5/7/6 环，事实上这种新的紫杉烷骨架早在 1992 年就被中国的吴大刚和日本京都大学的富士熏（Fuji K.）等两个研究小组同时分离得到，但因为吴大刚以中文发表研究论文所以未引起人们的注意，后来一大批该类化合物都是通过和文献比较来确定结构，再后来具有这种重排骨架的紫杉烷越来越多地被分离出来，直到从日本红豆杉中得到的 taxuspine A（**34**，图 27-50），正确确定了 11（15→1）重排紫杉烷的结构并第一个用英文发表后，研究者才开始重新对比这类化合物和正常的 6/8/6 环系紫杉烷类化合物的波谱区别，导致一批此类化合物的结构被修正。为什么会出现判断错误？经过认真对比，发现这两个骨架的化合物的

^{1}H-NMR 谱基本一致，^{13}C-NMR 谱的差别主要在 C_1 和 C_{15} 上，实际上在 11（15→1）骨架的紫杉烷中 C_1 比正常 6/8/6 环系紫杉烷类化合物明显向低场位移，出现这种错误的根本原因是没有做或没有做好 HMBC 谱。在 HMBC 谱中，11（15→1）骨架的紫杉烷中看不到 C_{16}、C_{17} 甲基上质子和 C_{11} 的远程偶合，而这个远程偶合在正常 6/8/6 环系紫杉烷类化合物很明显；相反，在 11（15→1）骨架的紫杉烷中可以看到 H_{14} 和 C_{11} 的远程偶合，而这个偶合在正常 6/8/6 环系紫杉烷类化合物却是看不到的。

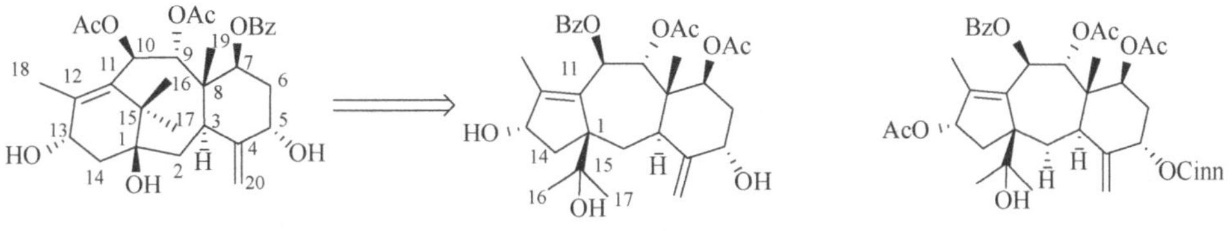

33 brevifoliol, 1991　**33** brevifoliol, 1993　**34** taxuspine A

图 27-50 化合物 **33**、**34** 的化学结构

三、天然产物构型的确定方法

1. 单晶 X 射线衍射

在天然产物结构推断的过程中，绝对构型（absolute configuration）的确定是非常关键，也是非常困难的。可靠的测定方法目前是单晶 X 射线衍射法，这项技术也是结构鉴定中应用最早的技术之一。1901 年首届诺贝尔物理奖就授予了发现 X 射线的德国实验物理学家威廉·康拉德·伦琴（William Conrad Röntgen，1854—1923，图 27-51）。1895 年 10 月 William Conrad Röntgen 用一种未知的射线拍摄了他夫人的手的照片，显示出手的骨骼结构引起巨大反响，同年 12 月，他向德国物理和医学学会递交了第一篇研究通讯《一种新射线——初步报告》。次年 1 月，他又用这种射线拍摄了维尔茨堡大学著名解剖学教授克利克尔一只手的照片。因为当时无法确定这一新射线的本质，William Conrad Röntgen 在他的通讯中把这一新射线称为 X 射线。自此 X 射线被迅速应用到医学领域，为人类利用 X 射线诊断与治疗疾病开拓了新途径。

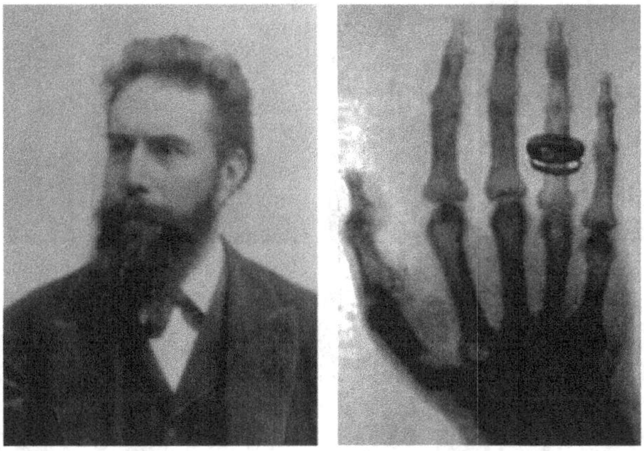

图 27-51 William Conrad Röntgen 及其拍摄的手部 X 射线照片

百余年来，多位科学家在 X 射线研究和应用领域做出了杰出的贡献（图 27-52）。1906 年英国物理学家 Charles Glover Barkla（1877—1944）发现 X 射线具有偏振性和标识 X 射线，并因此在 1917 年获得了诺贝尔物理学奖。1914 年诺贝尔物理奖授予了发现 X 射线的波动性（衍射现象）和晶体内部结构的周期性的德国科学家 Max Theoder Felix von Laue（1879—1960），*Nature* 把这一发

现称为“我们时代最伟大、意义最深远的发现”。1915 年 William Henry Bragg（1862—1942）和 William Lawrence Bragg（1890—1971）父子因在 X 射线衍射用于单晶结构测定方面的成就获得诺贝尔物理奖，当时 William Lawrence Bragg 年仅 25 岁，他是历史上最年轻的诺贝尔物理学奖获得者。瑞典物理学家 Karl Manne Georg Siegbahn（1886—1978）因对 X 射线光谱学方面所取得的杰出成就，在 1924 年获得了诺贝尔物理学奖。美国物理学家 Arthur Holy Compton（1892—1962）因发现了 X 射线的 Compton 效应获得了 1924 年诺贝尔物理学奖。1945 年 5 月英国晶体化学家 Dorothy Mary Hodgkin（1964 年诺贝尔化学奖获得者）用单晶 X 射线衍射阐明青霉素的化学结构，1955 年 5 月又用单晶 X 射线衍射阐明了维生素 B_{12} 的结构。1951 年荷兰化学家 Johannes Martin Bijvoet（1892—1980）建立了用 X 射线衍射确定化合物绝对构型的方法。后来，X 射线分析方法逐步应用到蛋白质大分子。最为著名的是 1953 年 Rosalind Elsie Franklin（1920—1958）用 X 射线衍射阐明了 DNA 的双螺旋结构，1959 年 John Cowdery Kendrew 和 Max Ferdinand Perutz 测定出肌红蛋白和血红蛋白的晶体结构，并获 1962 年度诺贝尔化学奖。麦角甾醇（ergosterol）和青霉素可能属于第一批用单晶 X 射线衍射阐明结构的天然产物。而 heliespirone B 可能是第一个用单晶 X 射线衍射阐明绝对构型的含氧天然化合物。

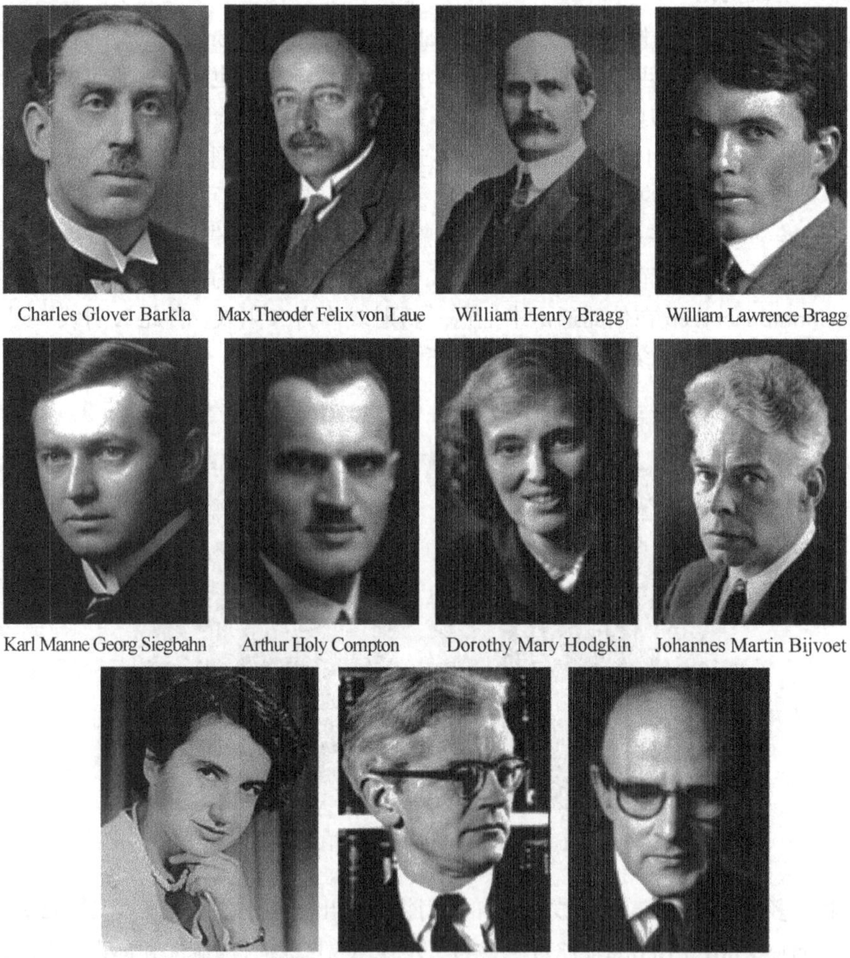

图 27-52　在 X 射线研究和应用领域做出杰出贡献的科学家们

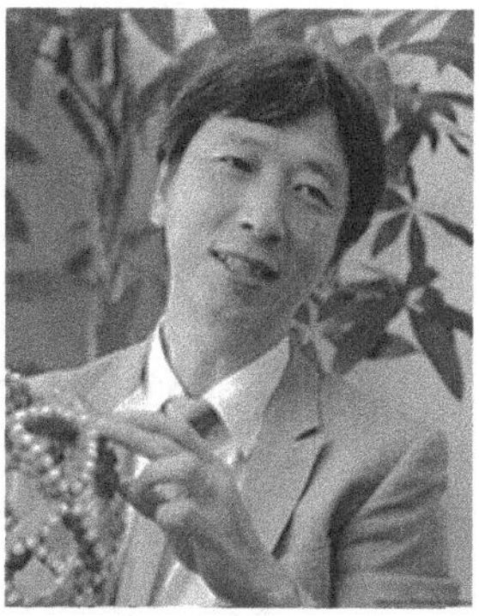

图 27-53 藤田诚教授

虽然单晶 X 射线衍射对于新颖结构的天然产物分析来说非常重要，能给出其他分析手段无法提供的结构信息，但是单晶 X 射线衍射的最大限制是需要足够的样品，天然产物往往样品量少，很难获得足够的样品用于培养单晶。近年来，日本东京大学教授藤田诚（Makoto Fujita，图 27-53）通过将待分析的小分子有机物吸收到具有特殊孔径的“晶体海绵”（crystal sponge）里，然后直接去做单晶衍射分析，得到待测物的分子结构信息。这种方法把分析样品的检测限往下推了 1000 倍，完全改变了单晶 X 射线衍射分析的样品制备方式。藤田诚因此获得 2018 年度沃尔夫化学奖。

2. 其他构型确定技术

鉴于单晶 X 射线衍射对于不易结晶或含量很少的天然产物来说具有很大的局限性，所以一直以来人们也在不断寻找其他可以确定化合物构型的可行技术：20 世纪 50 年代，旋光色散光谱法（optical rotatory dispersion，ORD）和圆二色谱（circular dichroism，CD）被广泛应用于天然产物的绝对构型研究；1961 年 Carl Djerassi 收集了大量甾体化合物的数据并归纳出了著名的“八区律”（octet rules）；20 世纪 60 年代，中西香尔提出“CD 激子手性法”（exciton chirality CD method，ECCD）确定化合物的绝对构型，但是这些方法都需要专门的技术及复杂的计算。

四、结语

现在“四大光谱”技术在结构鉴定中的应用越来越普及，化学鉴定法已经基本处于辅助角色。光谱鉴定法凭借样品用量少、省时、操作简便等特点在天然产物结构鉴定中占据绝对优势，特别是 MS 和 NMR，高分辨 MS 可以解决“是什么”的问题，而 NMR 谱则三维上解决它“是什么样子”的问题。但是需要注意的是，保证光谱法推断结构中的“一致性”至关重要，即“四大光谱”要相互佐证、相互支持、相互吻合，如果出现不一致或矛盾的情况，则说明推测出的结构一定存在问题。

由清华大学宁永成教授（图 27-54）编著、由梁晓天院士和 1991 年诺贝尔化学奖得主 Richard Robert Ernst 教授签名作序的《有机化合物结构鉴定与有机波谱学》自 1989 年以来已经出了第 4 版（图 27-54）；由 Robert M. Silverstein，Francis X. Webster 和 David J. Kiemle（图 27-55）合著的 *Spectrometric Identification of Organic Compounds* 自 1963 年以来已经出了第 7 版（图 27-55），是该领域最受欢迎的参考书和研究生用书。

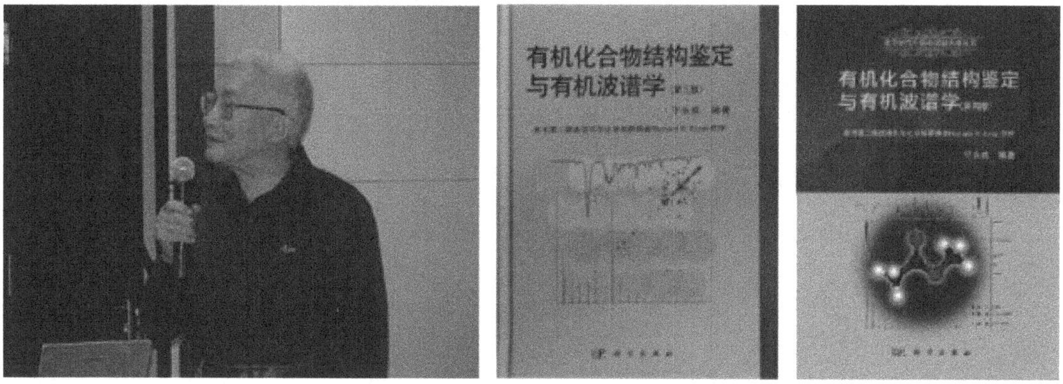

图 27-54 宁永成教授和他编著的《有机化合物结构鉴定与有机波谱学》

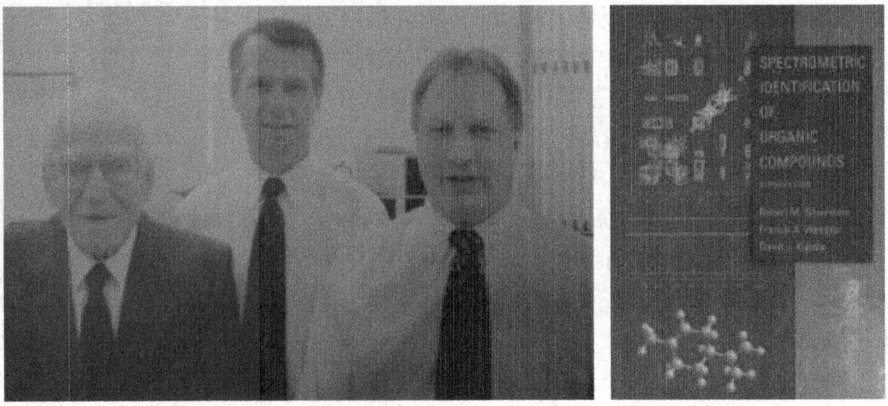

图 27-55 Robert M. Silverstein、Francis X. Webster、David J. Kiemle（从左至右）和他们合著的 *Spectrometric Identification of Organic Compounds*

第 28 章　天然产物的生物合成

一、生物合成假说的提出

德国化学家 Otta Wallach（1847—1931，图 28-1）1869 年在哥廷根大学（University of Göttingen）取得博士学位，经过短暂的兵役之后，1872 年进入波恩大学 Friedrich August Kekulé（1829—1896）实验室开始他的挥发油研究。在从天然植物中提取挥发油的研究过程中，Otto Wallach 发现其主要成分是低分子量、不饱和的有机分子，这些分子与以前认识的低分子量有机烃类化合物的性质大不相同，同时他还发现，作为挥发油中主成分的这些小分子有机化合物之间存在着某种联系，大都是由 2 个或 2 个以上异戊二烯（isoprene，C_5H_8）单位构成的含氧聚合物（polymers），他将这类化合物命名为萜烯（terpenes）。Otto Wallach 曾运用最简单的化学试剂，如 HCl、HBr 等解析了许多天然精油中的 $C_{10}H_{16}$ 组分萜烯结构（图 28-2），于 1887 年首先总结提出了“异戊二烯规则”（isoprene rule）：天然萜类化合物都是异戊二烯的聚合体，或者说自然界存在的萜类化合物都是由异戊二烯头尾（head-to-tail）相连聚合并衍变的。此规则也被称为“一般的异戊二烯规则”（general isoprene rule）、“经验的异戊二烯规则”（empirical isoprene rule）或“化学的异戊二烯规则”（chemical isoprene rule）。1909 年他发表了达 600 余页的学术著作《萜类与樟脑》（*Terpene and Campher*）。在人类历史上，挥发油的应用由来已久，挥发油的研究在有机化学发展的初期就已经出现，但直到 19 世纪末因为 Otta Wallach 的研究才归纳出挥发油中萜类化合物的结构单元，这也为现代香料科学的发展奠定了基础，因此 Otto Wallach 获得了 1910 年的诺贝尔化学奖。

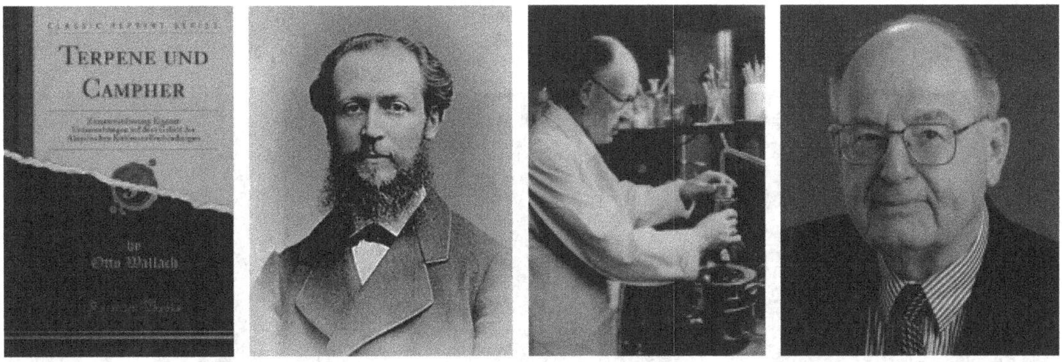

图 28-1 《萜类与樟脑》封面、Otta Wallach、Leopold Ružička 及 Albert Eschenmoser（从左到右）

瑞士苏黎世联邦理工学院（ETH Zürich）化学家 Leopold Ružička（1887—1976，图 28-1）的导师是德国化学家、高分子之父——Hermann Staudinger（1881—1965，1953 年诺贝尔化学奖获得者），Leopold Ružička 在 Otto Wallach 的研究基础上，进一步对萜类化合物进行深入研究，发现异戊二烯本身并不直接参与萜类化合物的形成过程，而是异戊二烯的活化形式异戊烯基二磷酸（isopentenyl pyrophosphate，IPP）和二甲丙烯二磷酸（dimethylallyl pyrophosphate，DMAPP）直

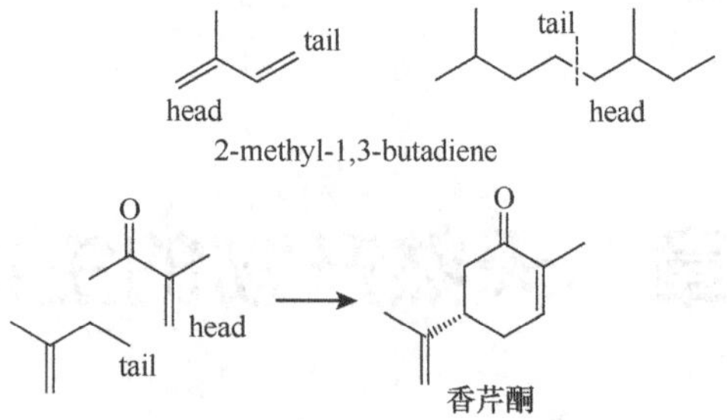

图 28-2　异戊二烯头尾相连合成香芹酮

接参与萜类化合物的生物合成。1953 年他提出了“生源的异戊二烯规则”（biogenetic isoprene rule）：所有天然萜类化合物都是经甲戊二羟酸（mevalonic acid，MVA）途径衍生出来的化合物，或者说萜类化合物都有一个活性的异戊二烯前体化合物（图 28-3）。由于 Leopold Ružička 在萜类化合物、甾体激素、植物杀虫剂等方面的巨大成就，他的实验室成为世界有机化学的研究中心。Leopold Ružička 也因此获得了 1939 年诺贝尔化学奖。曾经在化学史特别是萜类化合物研究上取得辉煌成就的 Otto Wallach 也被 Leopold Ružička 的光芒所掩盖了。其实，这期间 Leopold Ružička 的博士生、世界著名化学家 Albert Eschenmoser（生于 1925，图 28-1）也做出了相当大的贡献，后面会有介绍。

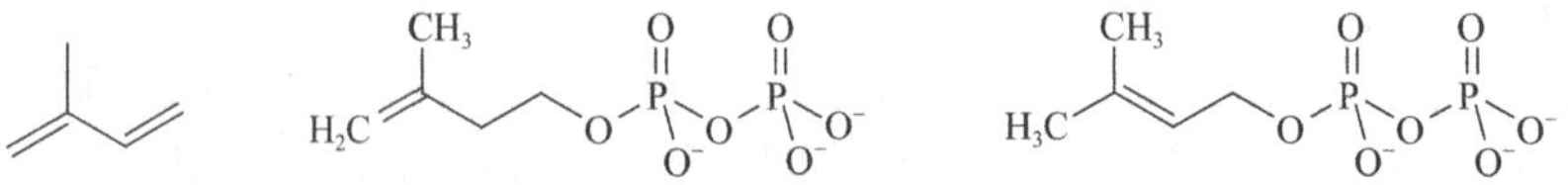

图 28-3　异戊二烯、异戊烯基二磷酸 及二甲丙烯二磷酸（从左到右）

二、聚酮理论

1893 年英国化学家 John Norman Collie（1859—1942，图 28-4）从地衣中分离出酚性化合物苔黑素（orcinol，图 28-5），接着在 1907 年又分离出苔色酸（orsellinic acid，图 28-5），他和他的学生推测这类化合物可能是通过乙酰基首尾相连或烯酮（ketene，$CH_2=C=O$）聚合而成，并把它们称为聚乙酰（polyacetyl）类化合物，这就是聚酮（polyketide）理论的雏形。

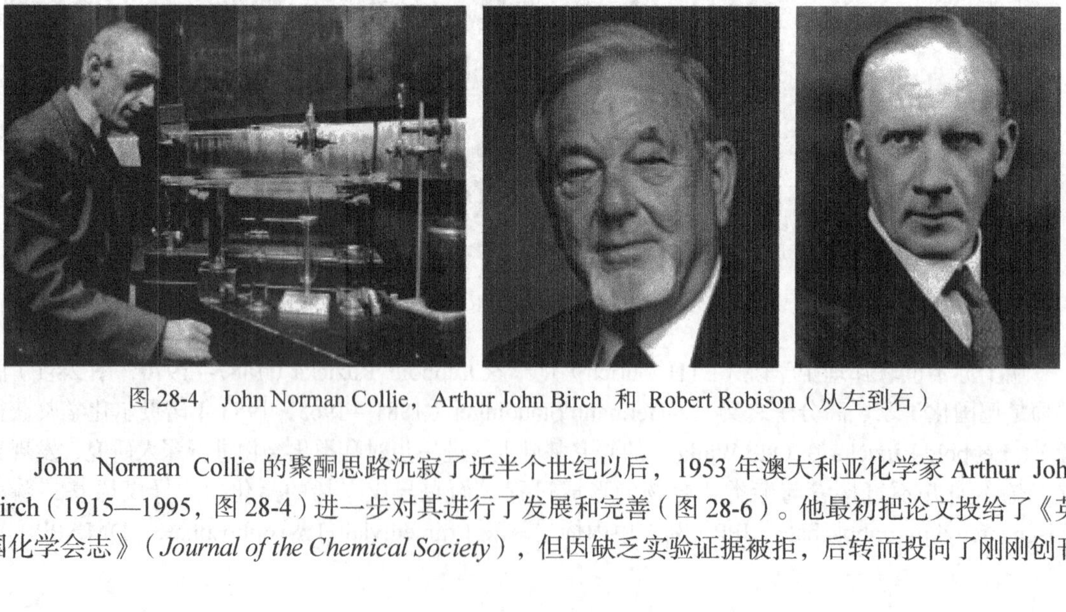

图 28-4　John Norman Collie，Arthur John Birch 和 Robert Robison（从左到右）

John Norman Collie 的聚酮思路沉寂了近半个世纪以后，1953 年澳大利亚化学家 Arthur John Birch（1915—1995，图 28-4）进一步对其进行了发展和完善（图 28-6）。他最初把论文投给了《英国化学会志》（*Journal of the Chemical Society*），但因缺乏实验证据被拒，后转而投向了刚刚创刊不久的《澳大利亚化学会志》(*Australian Journal of Chemistry*),并陆续发表了多篇相关研究。当时利用反射性同位素标记技术已经产生。1955 年开始用同位素标记的乙酸酯证实了聚酮类化合物来源于乙酰的聚合。到了 20 世纪 50 年代中期 Robert Robison(1886—1975,图 28-4)发现了几类天然产物结构之间的生源关系,在 1955 年牛津大学出版了他所著《天然产物的结构关系》(*The Structural Relations of Natural Products*)一书提出了著名的生源学说,包括所谓"聚酮次甲理论"(polyketonmethylene theory),首次采用"聚酮生物合成"(polyketide biosynthesis)进行表述。有趣的是,Arthur John Birch 和 Robert Robison 是师生关系,也算是这一理论的相承和延续。

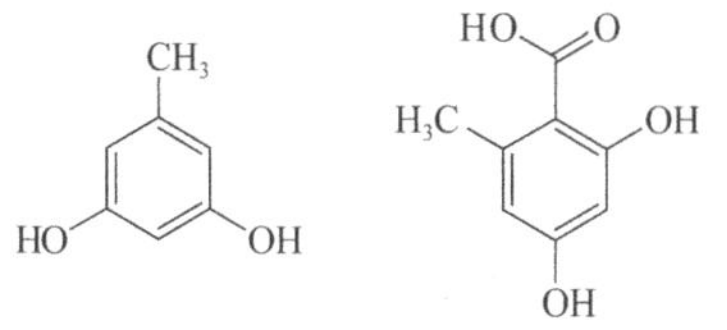

图 28-5 苔黑素(左)和 苷色酸(右)

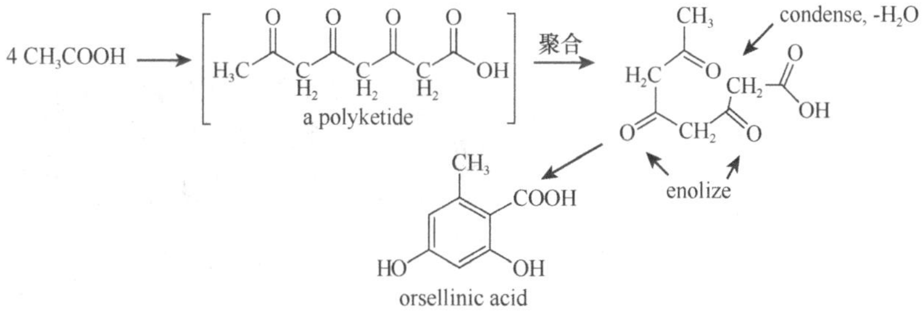

图 28-6 四个乙酸单元聚合得到中间产物聚酮,进一步反应得到聚乙酰。聚酮只是中间产物并不真实存在

三、同位素示踪法

同位素示踪法(isotopic tracer method)是利用放射性核素作为示踪剂对研究对象进行标记的微量分析方法。1896 年英国化学家,也是 1921 年获诺贝尔化学奖得主 Frederick Soddy(1877—1956,图 28-7)发现了放射现象,而后发现了同位素的存在,1913 年正式引进同位素(isotopes)一词。1912 年瑞典化学家、核医学之父 George Charles de Hevesy(1885—1966,图 28-7)首先试用同位素示踪技术,并陆续做了许多工作,并因其开创性贡献获得了 1943 年的诺贝尔化学奖。1932 年美国哥伦比亚大学化学家 Harold Clayton Urey(1893—1981,图 28-7)发现了重氢(deuterium)同位素用于探索追踪生物合成途径,并因发现氢的同位素氘获得 1934 年诺贝尔化学奖。1934 年法国科学家、1935 年诺贝尔化学奖获得者 Frederic Joliot-Curie(1900—1958,图 28-7)和 Irène Joliot-Curie(1897—1956,图 28-7)夫妇发现了人工放射性(artificial radioactivity),20 世纪 40 年代末至 50 年代初发现了放射性同位素 ^{14}C,为放射性同位素示踪法更快的发展和在生命科学、医学、化学等领域广泛应用提供了基本的条件和有力的保障,为人们认识世界开辟了一个新的途径。

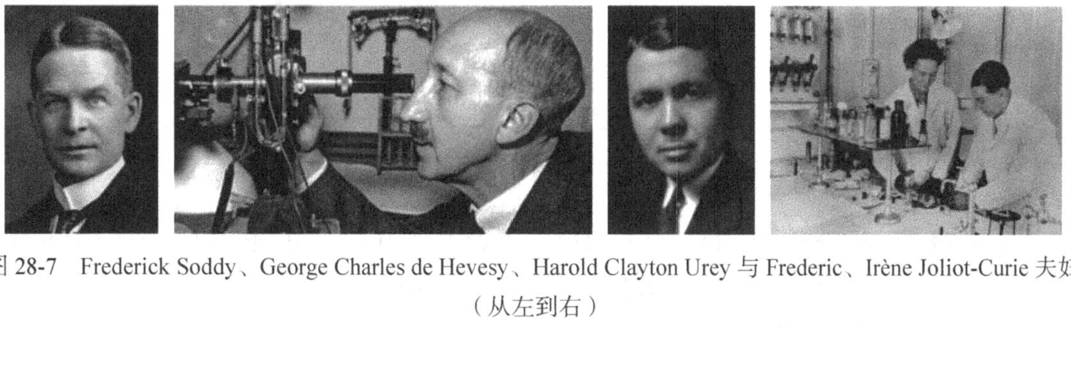

图 28-7 Frederick Soddy、George Charles de Hevesy、Harold Clayton Urey 与 Frederic、Irène Joliot-Curie 夫妇(从左到右)

20 世纪 30 年代美国哥伦比亚大学生物化学家 Rudolph Schoenheimer（1898—1941，图 28-8）建立了用同位素追踪生物代谢产物的方法，可惜 Rudolph Schoenheimer 博士英年早逝，否则，他也可能会是诺贝尔奖获得者。幸运的是 Rudolph Schoenheimer 团队的 Konrad Emil Bloch（1912—2000，图 28-8）博士掌握了这种方法，并把它用于胆固醇的研究，弄清楚了胆固醇的生物合成途径，并阐明胆酸、性激素和维生素 D 均来源于胆固醇。德国科学家 Feodor Felix Konrad Lynen（1911—1979，图 28-8）确定了合成胆固醇的原料乙酰辅酶 A（acetyl-coenzyme A，图 28-9）的结构及它和脂肪酸的关系（图 28-9），二人分享了 1964 年的诺贝尔生理学或医学奖。在这以前，Fritz Albert Lipmann（1899—1986）因为发现 coenzyme A（CoA），获得了 1953 年的诺贝尔生理学或医学奖。其实，在 1953 年，美国化学家、1965 年诺贝尔化学奖获得者 Robert Burns Woodward（1917—1979）和英国化学家、1947 年诺贝尔化学奖获得者 Robert Robinson（1886—1975）都对胆固醇的生物合成提出了自己的假说。

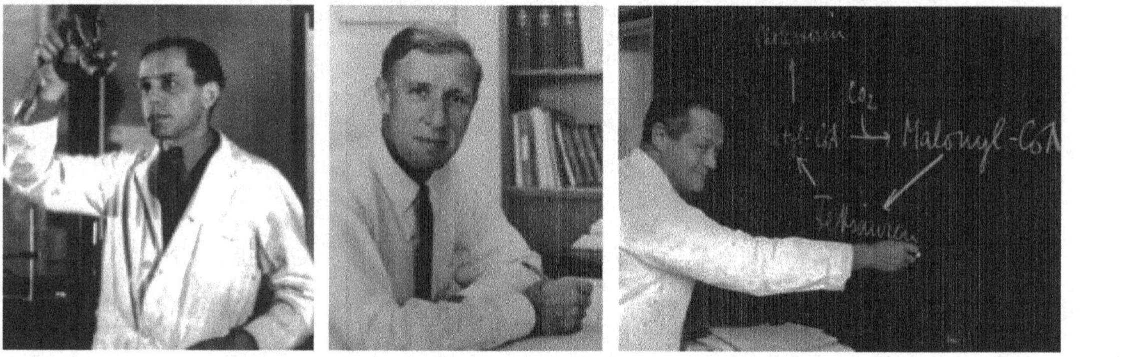

图 28-8 Rudolph Schoenheimer、Konrad Emil Bloch 和 Feodor Felix Konrad Lynen（从左到右）

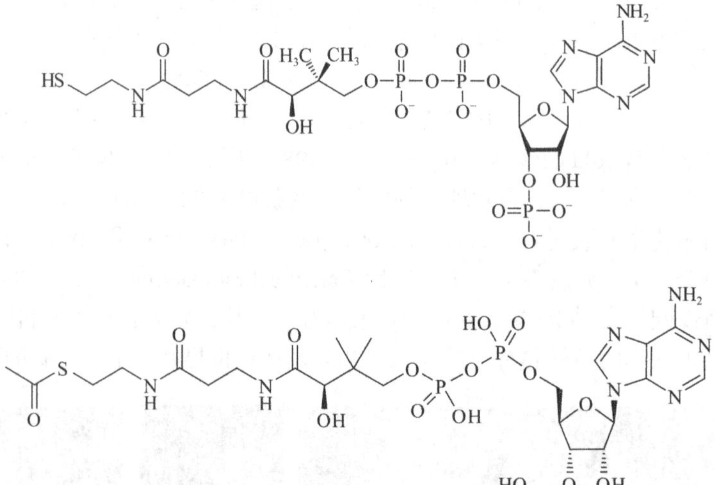

图 28-9 辅酶 A（上）和乙酰辅酶 A（下）

生物合成理论研究的辉煌时代是在 20 世纪 60 年代中期，其重要的标志是异戊二烯途径和氨基酸途径的确立。用放射性同位素追踪标记方法验证了 Leopold Ruzicka 提出的“生源的异戊二烯规则”（biogenetic isoprene rule），发现甲戊二羟酸（mevalonic acid，MVA）可作为乙酸替代物而起作用，进而确立了异戊二烯途径（isoprene pathway）在萜和甾体类化合物生物合成中的重要作用。1950 年德国生物化学家 Feodor Felix Konrad Lynen 发现了焦磷酸异戊烯酯（IPP）的存在。1956 年美国默克公司化学家 Karl August Folkers（1906—1997，图 28-10）发现了甲羟戊酸（MVA）的存在，由此证明了“生源的异戊二烯规则”假设成立（图 28-11）。1993 年法国学者 Michel Rohmer（生于 1948，图 28-10）等又发现了新的非甲戊二羟酸合成途径（non-mevalonic acid pathway，mevalonate-independent pathway，图 28-12）并进行了相关研究。

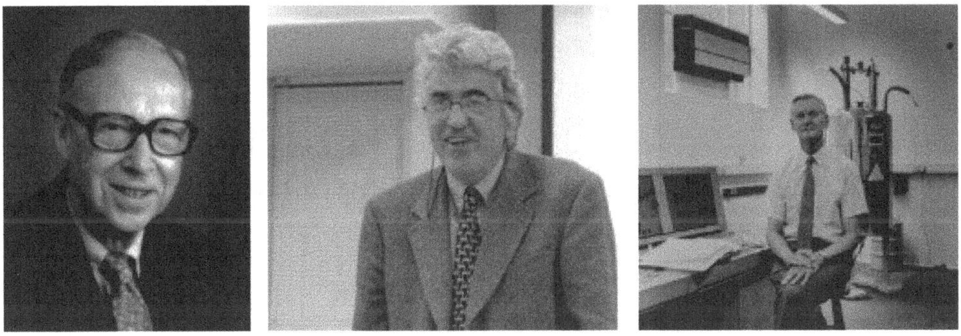

图 28-10　Karl August Folkers、Michel Rohmer 和 Alan Rushton Battersby（从左到右）

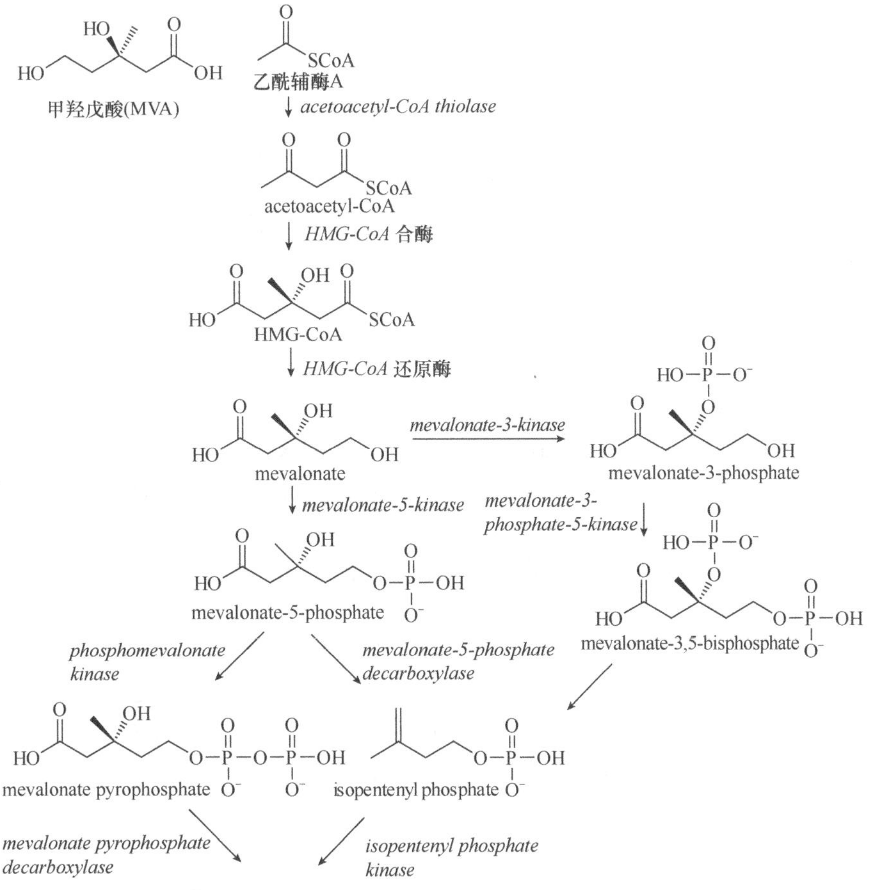

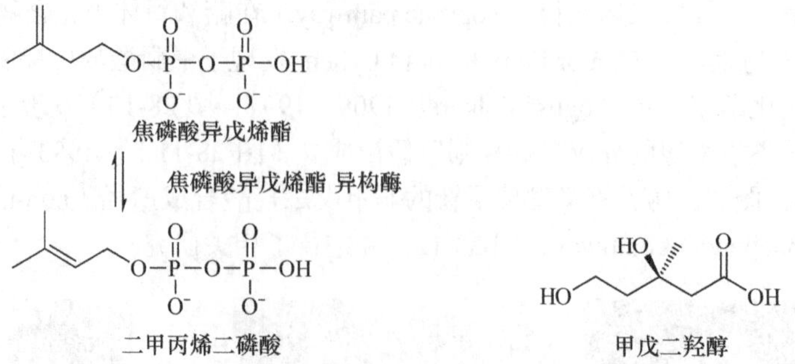

图 28-11 甲羟戊酸合成途径

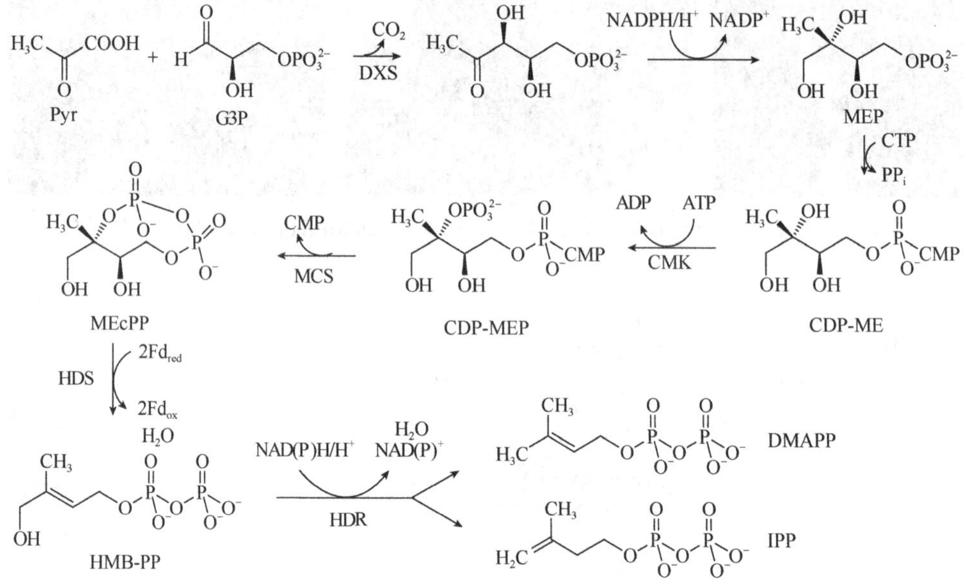

图 28-12 非甲戊二羟酸合成途径

20 世纪 50 年代中期（Robert Robinson）还提出了氨基酸是生物碱的生物合成前体物，在 1960 年被英国剑桥大学 Alan Rushton Battersby（1925—2018，图 28-10）等学者用放射性同位素标记方法所证实。迄今为止，生物合成已经发展成为颇具生命力的学科，其研究范围已几乎涉及所有类型的天然产物。

从 1945 年开始，美国著名生化学家、加利福尼亚大学伯克利分校教授、劳伦斯伯克利国家实验室研究员 Melvin Ellis Calvin（1911—1997，图 28-13）与他的助手 Andrew Alm Benson（1917—2015，图 28-13）和学生 James Alan Bassham（1922—2012）用放射性同位素（^{14}C，^{3}H）追踪标记方法，开创性地探索生物合成途径，发现植物通过光合作用固定空气中 CO_2 的途径，称其为卡尔文循环（Calvin cycle），又称光合碳循环（碳反应），也称 Calvin–Benson 循环、Benson–Calvin 循环或称 Calvin-Benson-Bassham 循环，Melvin Ellis Calvin 也以此成就获得了 1961 年诺贝尔化学奖。

四、三羧酸循环

最初，生物化学和天然药物化学联系非常密切。因对细胞化学（特别是蛋白质和核酸）有卓越

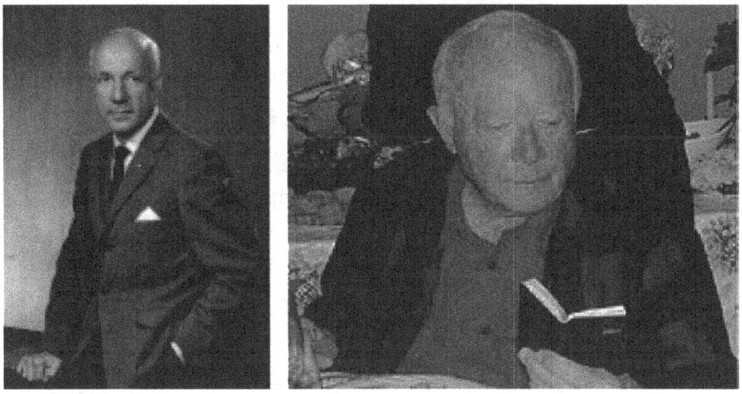

图 28-13 Melvin Ellis Calvin 与 Andrew Alm Benson

的研究成就而获得 1910 年的诺贝尔生理学或医学奖的德国著名的生物化学家 Ludwig Albrecht Kossel（1853—1927，图 28-14），细胞化学的奠基人，于 1891 年首次提出初级代谢产物和次级代谢产物的概念。他还首次分离出了茶碱，为茶叶和咖啡的有效成分。

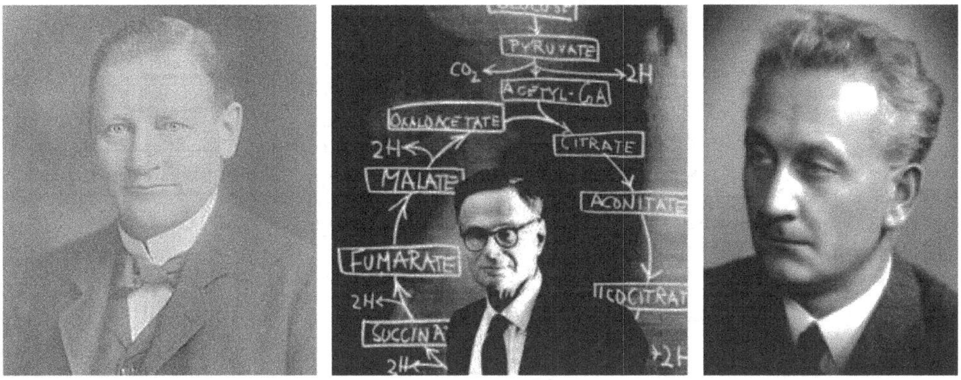

图 28-14 Albrecht Kossel，Hans Adolf Krebs 和 Albert Szent-Györgyi（从左到右）

绿色植物和藻类植物体内碳的代谢途径都是从光合作用开始的，通常可将代谢过程大致分为 4 个区（A～D 区），A 区是光合作用产生的葡萄糖及其糖酶解，这部分是全部代谢的基源；B 区主要是葡萄糖代谢产生的主要有机酸；C 区是前体物；D 区是次级代谢产物。三羧酸循环（tricarboxylic acid cycle）在其中起了重要作用。

三羧酸循环以循环中一个重要中间体柠檬酸（citric acid）命名，亦作柠檬酸循环（citric acid cycle，CAC），因柠檬酸本身是一种三元羧酸（tricarboxylic acid），因此也称为三羧酸循环。该循环是 1937 年由德裔英国生物化学家 Hans Adolf Krebs（1900—1981，图 28-14）发现的，因而也被称为 Krebs cycle。Hans Adolf Krebs 获 1953 年诺贝尔生理学或医学奖。最初于 1937 年 6 月 10 日，Hans Adolf Krebs 把这个重要的发现投到了英国的 *Nature*，6 月 14 日就被拒稿了，后转而投向荷兰的 *Enzymologia* 才得以发表。早在 20 世纪 30 年代，匈牙利生化学家 Albert Szent-Györgyi（1893—1986，图 28-14）就阐明了柠檬酸循环中的一个重要中间体延胡索酸（fumaric acid）并对其进行研究，获得了 1937 年诺贝尔生理学或医学奖。

葡萄糖经糖酵解（glycolysis）产生的丙酮酸（pyruvic acid）经过丙酮酸脱氢酶系氧化，生成乙酰辅酶 A 后，与由苹果酸（malic acid）生成的四碳二元羧酸草酰乙酸（oxaloacetic acid）缩合，生成柠檬酸，进入柠檬酸循环。随后，经过一系列反应（biological combustion process），两个碳原子转化为二氧化碳（CO_2）分子，柠檬酸中蕴藏的化学能释放转化至还原的辅酶中。柠檬酸循环的终产物仍然是草酰乙酸，这使得该循环能源源不断地氧化输入循环的乙酰辅酶 A。乙酰辅酶 A 既可通过脂肪酸的β-氧化生成，也可以作为脂肪酸的前体合成脂肪酸（图 28-15）。

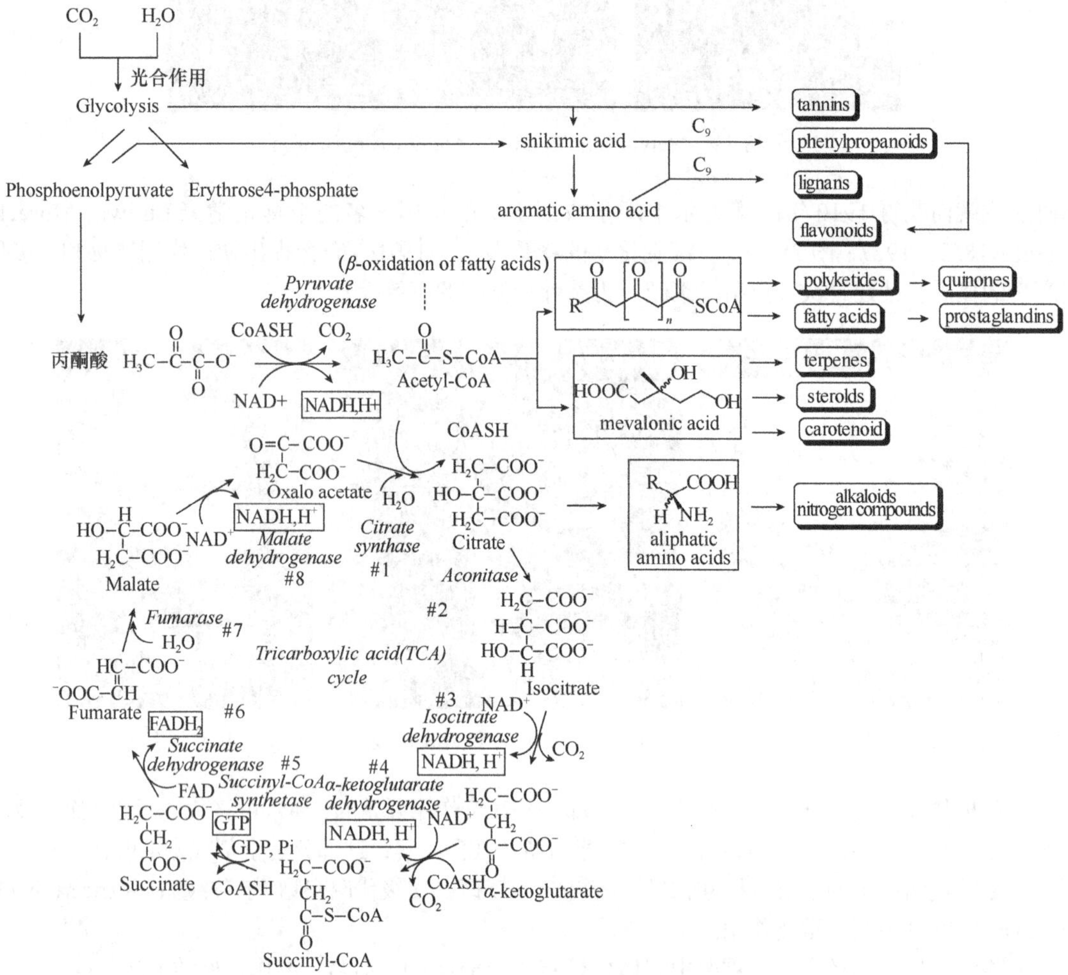

图 28-15 三羧酸循环得到一次及二次代谢产物

五、遗传学引导的天然产物生物合成研究

通过研究天然产物的生物合成让我们能够了解这些千变万化的小分子在自然界是怎样形成的。天然产物生物合成的研究大致经历了三个阶段：第一阶段主要是在 20 世纪初到 50 年代，是根据结构特点结合化学性质提出生源假说，如乙酸假说、异戊二烯规则等；第二个阶段大概是在 20 世纪 50～80 年代，主要是通过同位素标记前体喂饲实验来确定生物合成途径，这一阶段的研究使得生物合成的研究从假说变成可通过实验验证的科学，此后又发展出了刺激实验法，洗涤菌丝法，无细胞提取液转化、遗传诱变等方法来确定生物合成途径；第三个阶段主要是 20 世纪 80 年代以后，结合现代分子遗传学方法和生物化学的方法来具体研究天然产物的生物合成，即 modern genetic-guided 生物合成研究。一般以英国 John Innes Centre 的 David Alan Hopwood 于 1984 年在 *Nature* 发表成果为标志，将天然产物跟对应的生物合成基因联系了起来，这方面尤其以聚酮合成酶（PKS）和非核糖化聚肽合成酶（NPPS）类化合物的生物合成机制最为突出，近年来已经取得了重大的突破，伴随着其研究过程还发展出了组合生物合成、全生物合成等新的研究方向。

六、生物合成研究的意义

1. 有助于天然产物的结构鉴定

在 NMR 和 X 射线衍射高度发展的今天，生物合成在这方面的应用虽然已经显得无足轻重，但在 20 世纪 50 年代以前还是很重要的，是天然产物结构推测的重要手段。如果在 1920 年以前就搞清了胆固醇和甾体化合物的生物合成途径，1928 年诺贝尔化学奖获得者 Adolf Otto Reinhold Windaus（1876—1959）关于胆固醇的错误结构就可能避免（图 28-16）。

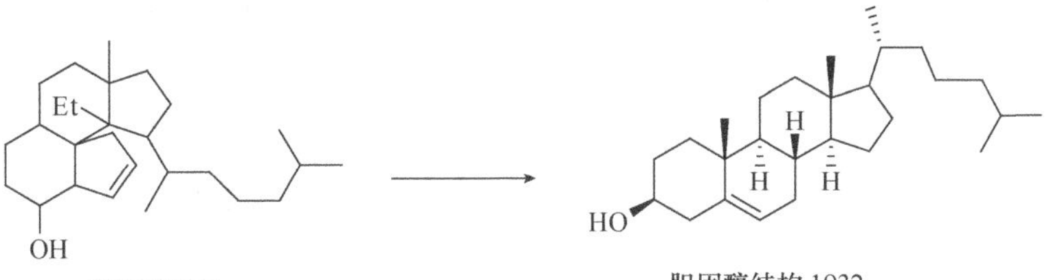

图 28-16　胆固醇最初确定的结构及正确的结构

2. 有助于天然产物的仿生合成

大自然是科学家最好的老师，仿生合成（biomimetic synthesis）就是在一个天然产物的体内生物合成途径被阐明后，按照其生源合成途径，模仿生物合成步骤对其进行化学合成的方法，这也为生源假说提供了真实的证据。1917 年 Robert Robinson（1886—1975）利用曼尼希（Mannich）反应进行的第一次仿生合成颠茄碱（图 28-17）标志着仿生合成的开始。

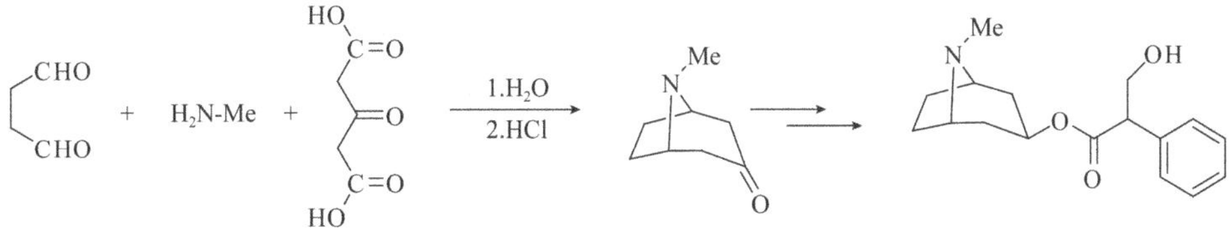

图 28-17　阿托品的仿生合成

20 世纪 50～70 年代堪称甾体化合物的辉煌时代，继 Robert Burns Woodward 和 Carl Djerassi 合成可的松后，20 世纪 50 年代，哥伦比亚大学的 Gilbert Stork（1921—2017，图 28-18）、瑞士化学家苏黎世联邦理工学院的 Albert Eschenmoser 和斯坦福大学的 William Summer Johnson（1913—1995，图 28-18）等在前人研究胆固醇生物合成的基础上，提出多烯环合的假说。20 世纪 70 年代哥伦比亚大学的 Ronald Charles D. Breslow（1931—2017，图 28-18）提出了仿生化学的概念。

William Summer Johnson 博士把甾体化合物的全合成推向了极致，采用巧妙的仿生合成方法完成了孕甾酮（progesterone）的全合成（图 28-19），这是天然产物全合成历史上的一个里程碑。英国诺丁汉（Nottingham）大学的 Gerald Pattenden（生于 1940，图 28-18）发明了用一步反应合成甾体化合物四个环和 7 个手性中心的简易巧妙方法（图 28-20）。

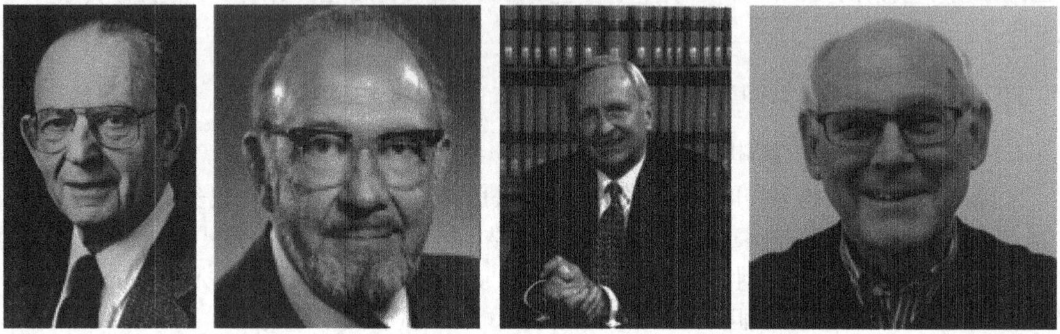

图 28-18　Gilbert Stork、William Summer Johnson、Ronald Charles D. Breslow 和 Gerald Pattenden（从左到右）

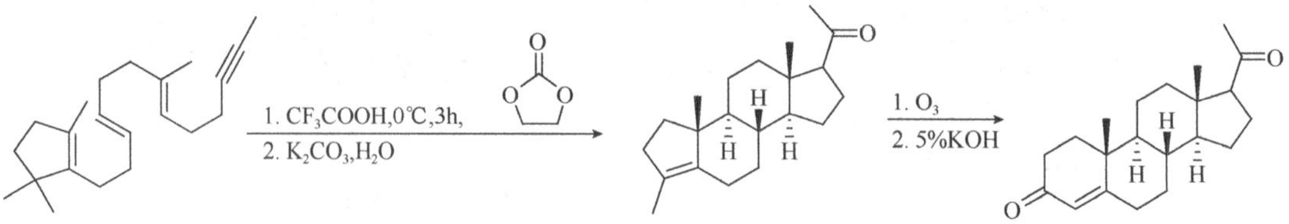

图 28-19　孕甾酮的仿生合成

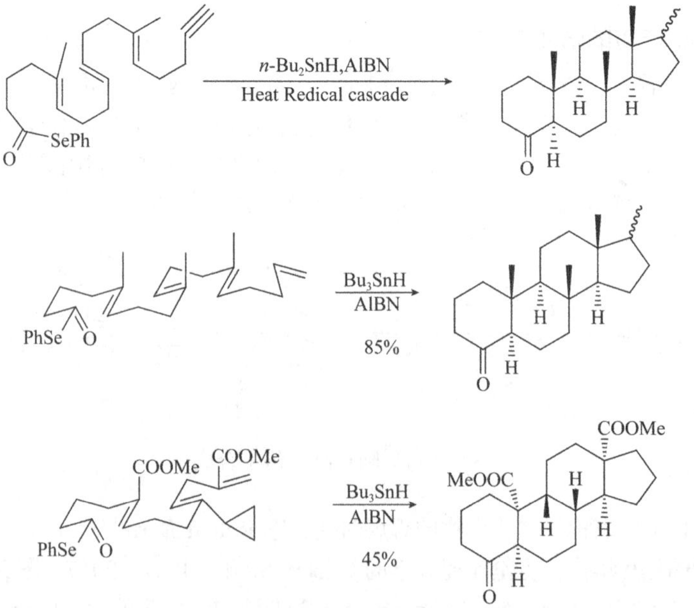

图 28-20　甾体母核的一步合成

1992 年加利福尼亚大学 Clayton Heathcock（生于 1936）等依据仿生合成原理合成了虎皮楠生物碱（daphniphyllum alkaloid）中的 dihydro-proto-daphniphylline，在烯醇化物合成中的立体选择性做了大量研究。他们采用甲酰化的角鲨烯经曼尼希反应，环合、水解合成得到 dihydro-proto-daphniphylline（图 28-21）。

1997 年诺贝尔化学奖得主，哈佛大学的 Elias James Corey，在首次报道了运用仿生方法立体选择性的合成出 scalarane 型二倍半萜类化合物——达马烷二烯醇（dammaradienol，图 28-22）。二倍半萜类化合物是海洋萜类天然产物中的一大家族，在陆生植物中极其少见，其结构主要有三种类型：manoalide 型、hyrtiosane 型和 scalarane 型。其中 scalarane 型最为常见，具有很好的抗肿瘤、抗感染活性。

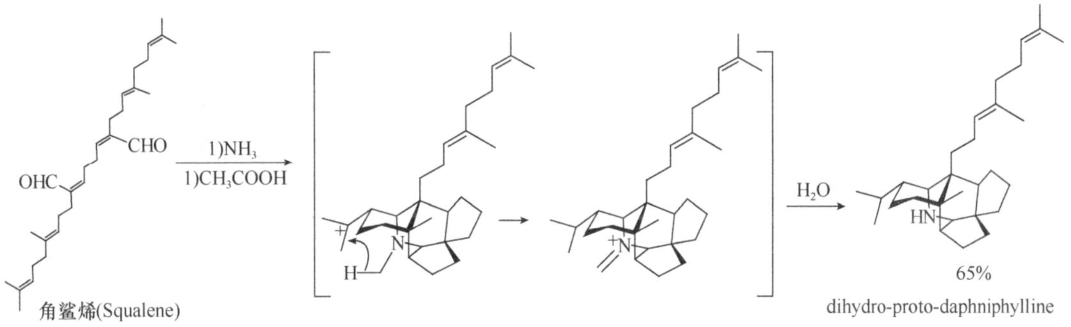

图 28-21 虎皮楠生物碱 dihydro-proto-daphniphylline 仿生合成

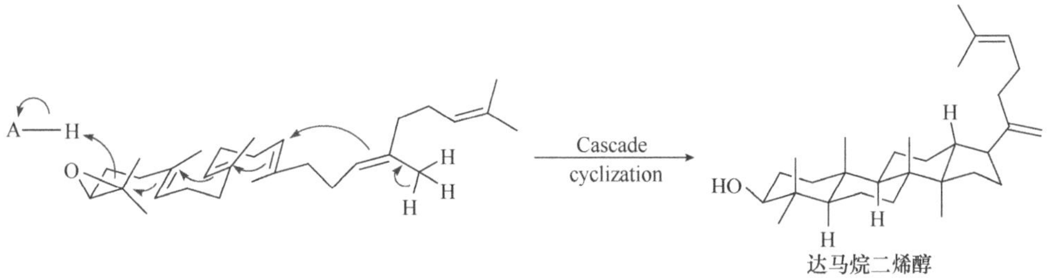

图 28-22 达马烷二烯醇的仿生合成

土楠酸类化合物结构中虽然有很多不对称中心，但整个分子是消旋的，因此人们设想这类化合物在生物合成的前几步是由一系列非手性的非酶的电环合反应中产生的。这一设想在 1982 年被 Kyriacos Costa Nicolaou 所证实。他在相当温和的条件下，经过土楠酸串联反应生成了土楠酸 A、土楠酸 B、土楠酸 C（图 28-23）。

3. 通过生物工程有利于定向合成所需的天然产物——从青霉素到头孢霉素

青霉素和头孢霉素的共同特点是它们都含有 β-内酰胺环（β-lactam），这两类抗生素约占了整个抗生素市场的 65%。它们在结构上有许多相似之处，均由类似的母核与侧链组成。所不同的是青霉素骈合的是五元环噻唑环（thiazolidinic ring），而头孢霉素骈合的是六元二氢噻唑环（dihydrothiazolidinic ring）。后者不易被青霉素酶（penicilinase）降解，因此，和青霉素相比，不易产生耐药性。很早以前就发现，在使用青霉菌发酵青霉素时，发酵液中多多少少的还同时有一个孪生兄弟头孢霉素。青霉素和头孢霉素的生物合成途径均已清楚，在合成的开始阶段青霉素和头孢霉素有共同的前体，它们是三个氨基酸：*L*-*α*-氨基己二酸（*L*-*α*-aminoadipic acid）、半胱氨酸（*L*-cystein）和缬氨酸（*L*-valine）。它们在 ACV 合成酶和 isopenicillin N 合成酶的作用下形成第一个有活性的共同的前体物 isopenicillin N，而后在合成路径上出现了分枝，在分支点上，有一个重要的“调节阀门”——扩环酶（DAOC synthase），母核的五元环不扩大，直接进行下去进入了青霉素合成途径，如果扩大成为六元环，则进入头孢霉素合成途径。因此，现在人们利用基因工程方法，增加扩环酶基因，相当于将“调节阀门”打开，同时利用基因工程方法使流向青霉素合成的基因“关闭”，使头孢霉素的合成“流”加大，即可增加头孢霉素的合成产量。青霉菌经过这样的技术改造，可以在工业上大量生产头孢霉素。同样头孢霉素也可以将侧链切掉，获得母核，然后再接上一个新的侧链，获得半合成头孢霉素（图 28-24）。

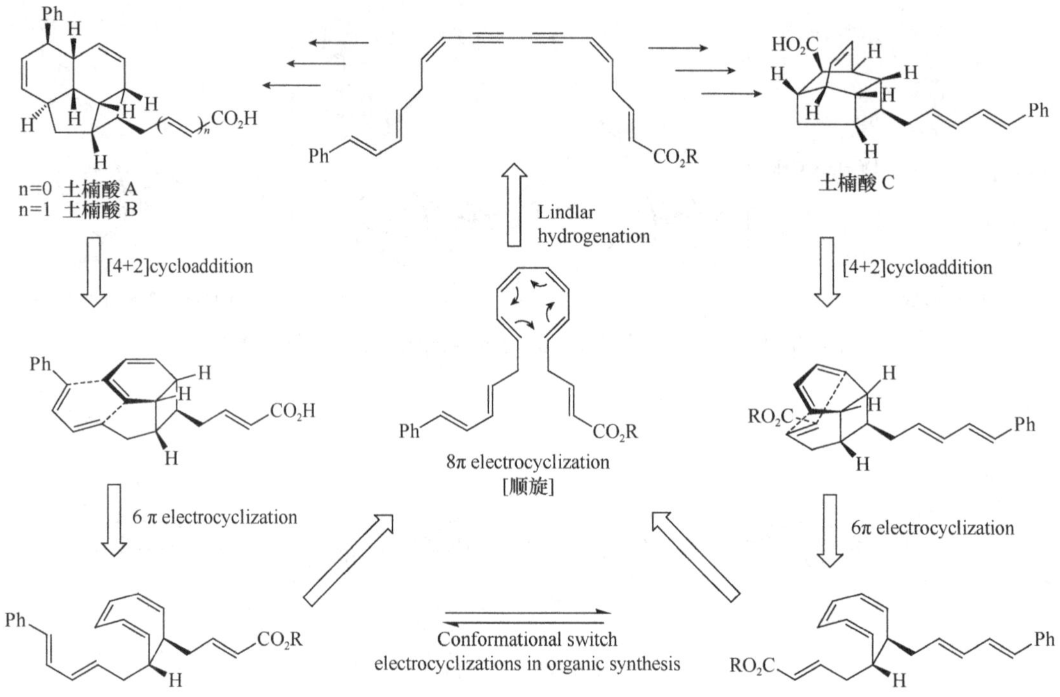

图 28-23 土楠酸 A、土楠酸 B、土楠酸 C 的合成路线

4. Diels-Alder 反应合成酶的发现

Diels-Alder 反应又称双烯加成反应，1928 年德国化学家 Otto Paul Hermann Diels（1876—1954，图 28-25）和他的学生 Kurt Alder（1902—1958，图 28-25）首次发现并报道了这种新型反应，他们也因此获得了 1950 年的诺贝尔化学奖。Diels-Alder 反应是现代有机合成特别是天然产物全合成中非常常用的一个反应，被 Robert Burns Woodward 和 Kyriacos Costa Nicolaou 等合成大师们青睐。最近 20 年，约有 400 余个天然的 Diels-Alder 反应加成物被不断分离、鉴定，探究植物中存在的 Diels-Alder 反应合成酶也成为化学家和生物学家研究得热点。有关进展可参考日本北海道大学及川英秋（Hideaki Oikawa，生于 1956，图 28-25）和 Robert M. Williams（生于 1953，图 28-25）的文章。

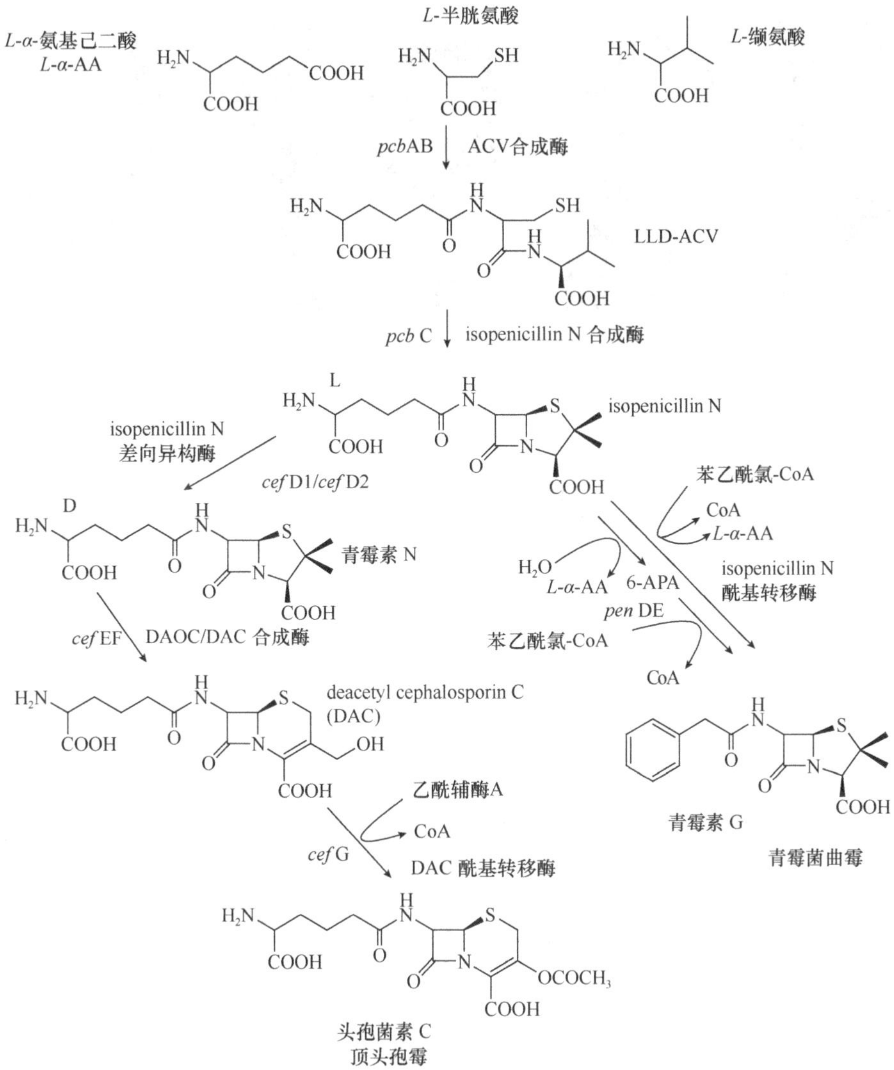

图 28-24　青霉素和头孢霉素的生物合成途径

5. 基于生物合成作用机制的药物发现——Statins

20 世纪 50 年代美国生化学家、1964 年的诺贝尔生理学或医学奖获得者 Konrad Emil Bloch（1912—2000）阐明了胆固醇生物合成途径（图 28-26）。当时胆固醇超标和心脏疾病之间具有一定联系的观点已经得到共识。1973 年，高尔斯坦（Goldstein）和布朗（Brown）教授成功建立了胆固醇合成速度分析技术，就是通过分析成纤维细胞 HMG-CoA 还原酶的活性，间接了解细胞合成胆固醇的能力。然后利用这一简单技术，他们确定了血液中低密度脂蛋白就是抑制胆固醇合成的关键信号。二人也因此获得了 1985 年诺贝尔医学奖。受发现青霉素和链霉素的启发，日本科学家远藤章认为某种菌类可能会产生可以抑制胆固醇合成的物质。这些微生物代谢产物有可能阻止 HMG-CoA 还原酶。

1972 年，日本学者远藤章（Akira Endo）在筛选了 3800 种真菌后，终于发现了桔青酶 *Penicillium citrinum* 提取物能够有效地抑制胆固醇的合成，一年后他成功的提纯了其中的活性物质，命名为 ML-236B，也就是世界上第一个降低血脂的天然化合物——美伐他汀（mevastatin）。他汀（statins）

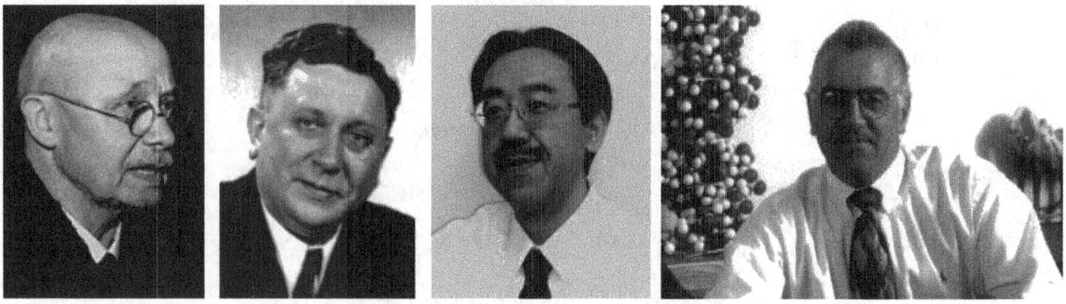

图 28-25 Otto Paul Hermann Diels、Kurt Alder、川英秋和 Robert M. Williams（从左到右）

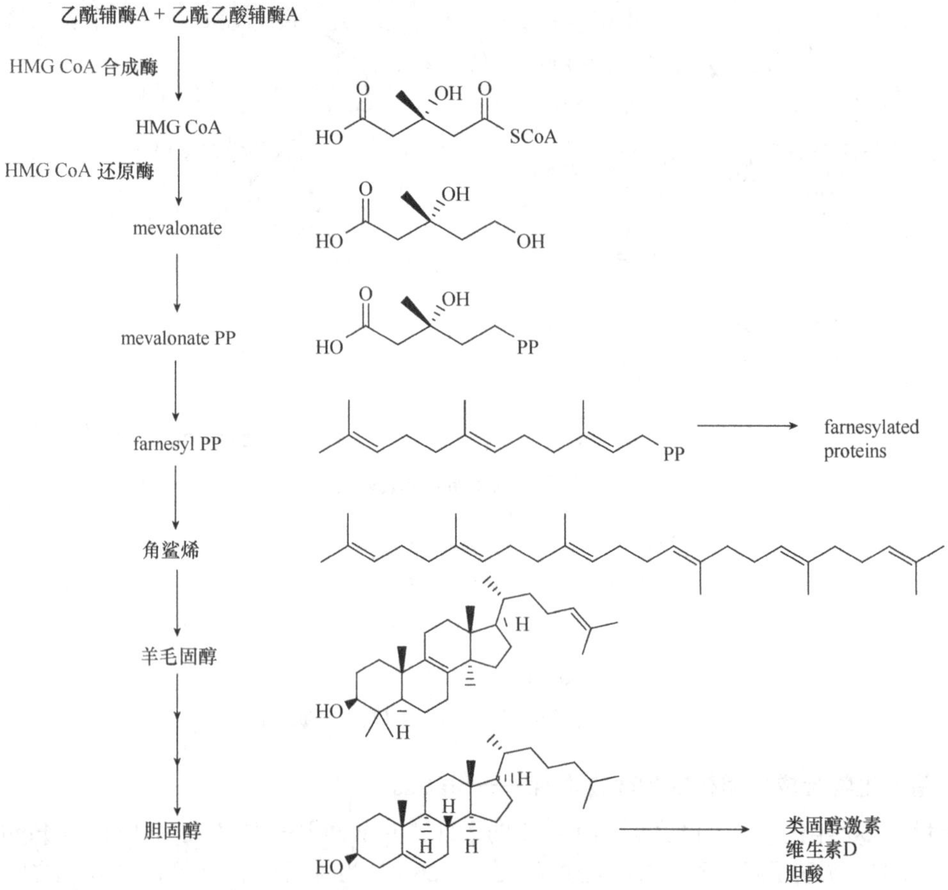

图 28-26 胆固醇的生物合成

又称为 HMG-CoA 还原酶抑制剂（HMG-CoA reductase inhibitors）。而 HMG-CoA 还原酶（HMGR）正是胆固醇生物合成过程中的一个关键限速酶。他汀类药物的活性部位就是与甲瓦龙酸相似的羟基戊酸部分。1979 年由远藤章首次从红曲霉 *Monascus rubber* 中分离出。几乎同一时间，默克公司的 Alfred W. Alberts 博士从土曲霉 *Aspergillus terreus* 中也分离出一个对于 HMG-CoA 还原酶有抑制作用的化合物，称为 mevinolin。后来证实 monacolin K 与 mevinolin 为同一物质，即洛伐他汀（lovastatin）。1987 年，洛伐他汀，商品名美降脂（Mevacor®），被 FDA 批准成为第一个上市的他汀药物。受天然他汀类药物的活性部位的启发，1985 年 8 月，Warner-Lambert 公司的青年化学家 Bruce D. Roth 成功地研发出阿托伐他汀（atorvastatin），1996 年底，美国 FDA 批准了这一药物上市，商品名为“立普妥”，从此开启了一段人类医药商业史上的传奇。

6. 为植物化学分类提供依据

植物化学分类学（phytochemotaxonomy）是以植物的化学成分及其生物合成途径为依据，配合经典分类学及有关学科，对植物加以分类和记述，研究各个类群之间的亲缘关系，探讨植物界的演化规律的一门学科。不同的化学成分往往分布在特定的种属，如银杏叶内酯只分布在银杏中；紫杉烷类化合物只分布在红豆杉属植物；其他的还有虎皮楠生物碱、乌头生物碱等。倍半萜内酯类化合物如愈创木烷（guaiane）型倍半萜内酯（A）、吉马烷型（germacrane）倍半萜内酯（B）、桉叶烷型（eudesmane）倍半萜内酯（C）和榄烷型（eleman）倍半萜内酯（D）在菊科 Compositae 和伞形科 Umbelliferae（apiaceae）的分布就有一定的规律，这些规律对于解析化合物的结构和植物分类提供帮助（图 28-27）。

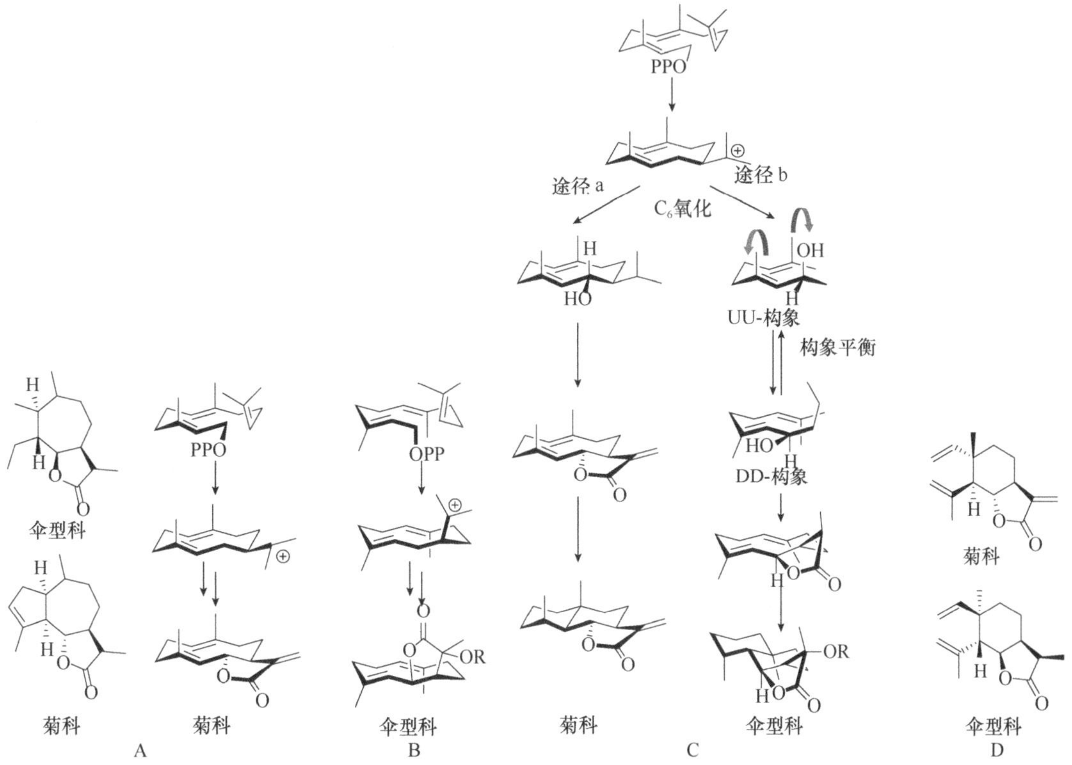

图 28-27　基于生合成研究的植物分类

七、结语

天然产物产生于自然，其化学结构和功能是在自然界长期的进化过程中得以选择和优化的结果，它们所具有的独特结构特征赋予了天然产物与特定靶点专一性结合的能力并表现出良好的生物活性，是生物活性前体化合物和药物发现的重要源泉。自然界的天然产物已逾 10 万余种，结构千差万别。天然产物生物合成研究把这些包罗万象的结构从生源上进行系统分类，厘清了这些天然产物内在的联系。

天然药物化学的任务之一是阐明具有生物活性的天然产物的结构及其全合成，生物合成的理论有助于天然产物合成的设计和结构的推导，如 Robert Robinson 对吗啡结构的推导就是典型的例子之一。在生物体内，一次代谢形成的几百个化合物中只有几个是二次代谢产物的原料，由这些简单的原料进一步转化构成数目庞大、结构各异的天然化合物，如何对其形成的原理、涉及反应的类型及机制进行科学的分类引起了人们极大的兴趣。生物合成的反应很多也符合有机化学反应机制，甚至包括立体化学机制。通过生源合成途径研究，阐明一类化合物的生物合成的每个步骤，探索天然产物的形成规律，阐明天然化合物结构之间的联系及一次代谢和二次代谢产生的生源关系，解释复杂多变的天然药物化学成分之间的内在逻辑，对天然产物的全合成具有指导意义。以天然产物化学及分子生物学的发展和融合为基础的化学生物学（chemical biology）与合成生物学（synthetic biology）的诞生将催生下一次生物技术革命。

第 29 章　Robert Burns Woodward

——20 世纪最伟大的天然有机化学家

天然产物是指自然界生物在千百万年的进化过程中逐渐合成的次生代谢产物，因其来源广泛、结构新颖、活性多样，天然产物已成为发现治疗重大疾病药物或重要先导化合物的主要源泉。19 世纪初，德国药剂师 Friedrich Wilhelm Adam Sertürner 从罂粟中首次分离出单体化合物吗啡，开创了从天然产物中寻找活性成分的先河，也标志着现代意义上的天然产物化学初级阶段形成。此后，更多著名的天然产物陆续被人们从药用植物中分离出来，如吗啡（morphine，1805）、吐根碱（emetine，1817）、叶绿素（chlorophyl，1817）、士的宁（strychnine，1818）、马钱子碱（brucine，1819）、奎宁（quinine，1820）、秋水仙碱（colchicin，1820）、咖啡因（caffeine，1821）、小檗碱（berberine，1826）、尼古丁（nicodine，1828）、阿托品（atropine，1831）等。在之后很长的一段时期内，对于天然产物的研究热点从最早的甾体化合物（Adolf Otto Reinhdd Windaus，1928 年诺贝尔化学奖）、抗坏血酸（Norman Haworth，1937 年诺贝尔化学奖），再到生物碱（Robert Robinson，1947 年诺贝尔化学奖）与多肽（V. du. Vigneand，1955 年诺贝尔化学奖）逐渐深入，但主要还是停留在结构研究阶段，同时由于化学理论、仪器技术和实验方法的局限使得研究进展缓慢。

直到 20 世纪 40 年代，Robert Burns Woodward（1917—1979，图 29-1）首次引入物理学手段用于天然产物的结构鉴定，这大大提高了对化合物结构的研究水平，他先后鉴定了青霉素（penicillin）、士的宁（strychnine）、土霉素（oxytetracycline）等著名的天然产物的化学结构。人工合成结构复杂的天然产物分子一直是有机化学的研究重点，Robert Burns Woodward 以其独创思维和高超技艺，先后合成了奎宁（quinine）、胆固醇（cholesterol）、可的松（cortisone）、叶绿素（chlorophyll）和利血平（reserpine）等一系列复杂有机化合物，因此他获得 1965 年诺贝尔化学奖。同时 Robert Burns Woodward 可能也是获奖前被提名次数最多的候选人之一，共计 111 次。诺贝尔化学奖获得者 Adolf Otto Reinhdd Windaus 和 Leopold Ruzicka 提名 Robert Burns Woodward 次数最多。

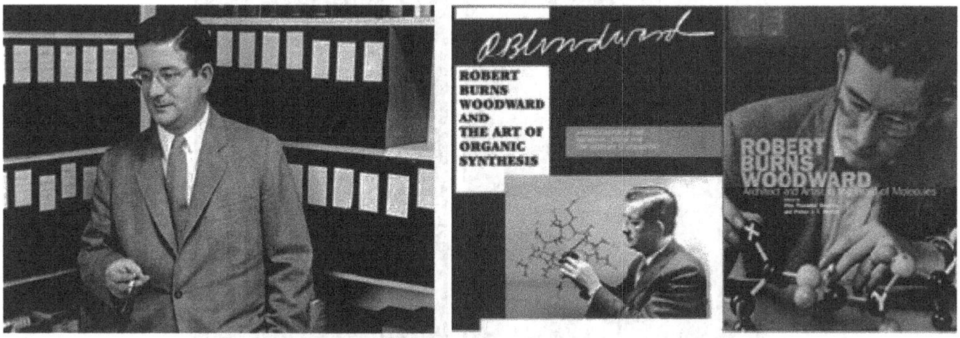

图 29-1　Robert Burns Woodward 及其传记封面

获得诺贝尔奖后，Robert Burns Woodward 又提出了分子轨道对称守恒原理，并合成了结构复杂的维生素 B_{12} 等化合物，使得有机天然产物全合成进入了一个全新的阶段。Robert Burns Woodward 的工作主要是围绕着天然产物开展的。这一系列卓越贡献大大推进了天然产物化学研究的发展，Robert Burns Woodward 也被誉为 20 世纪最伟大的天然有机化学家和有机合成之父。

一、Robert Burns Woodward 生平简介

1917 年 4 月 10 日 Robert Burns Woodward（图 29-2）生于美国马萨诸塞州波士顿，从小就对化学抱有浓厚的兴趣，据说他在 12 岁时就完成了《有机化学的实用方法》（Ludwig Gattermann's *Practical Methodsof Organic Chemistry*）一书中所有的实验。1933 年 Robert Burns Woodward 就读于麻省理工学院（Massachusetts Institute of Technology，MIT），入学一年后，由于只专注于化学课程的学习，Robert Burns Woodward 其他课程的成绩并不理想，因此一度面临退学，学校专门为他召开校务会议进行讨论，决定灵活变通。此时曾主持 Robert Burns Woodward 面试的 James Flack Norris 教授（1871—1940）认为他是个难得的化学天才，帮助其留在麻省理工学院完成了学业。学校特意为他安排专门的课程表，让他有充分的时间自行支配来进行科学研究。校方还专门安排了两名教师对 Robert Burns Woodward 进行指导。Robert Burns Woodward 于 1936 年取得了学士学位。取得学士学位一年后的 1937 年，年仅 20 岁的 Robert Burns Woodward（图 29-2）在 James Flack Norris 与 Avery Adrian Morton（1892—1987，图 29-3）两位教授的指导下，完成了雌酮（estrone，**1**，图 29-4）的合成，并以《雌酮的化学合成》（*A synthetic attack on the oestrone problem*）为毕业论文获得了博士学位。

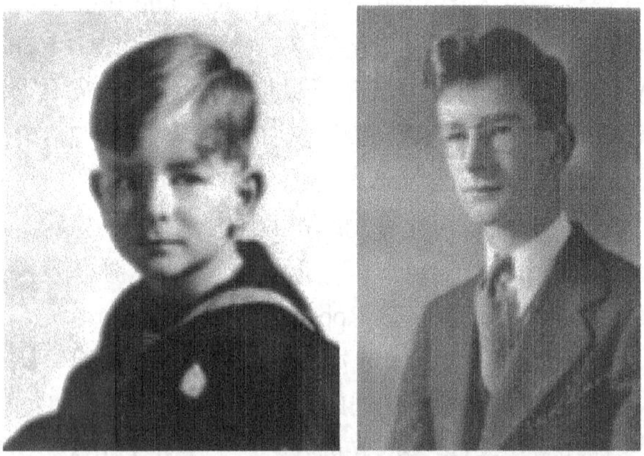

图 29-2　儿童时期和学生时代的 Robert Burns Woodward

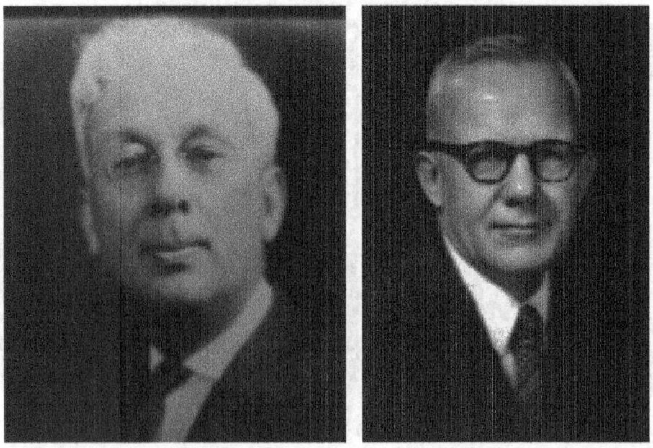

图 29-3　James Flack Norris 教授（左）与 Avery Adrian Morton 教授（右）

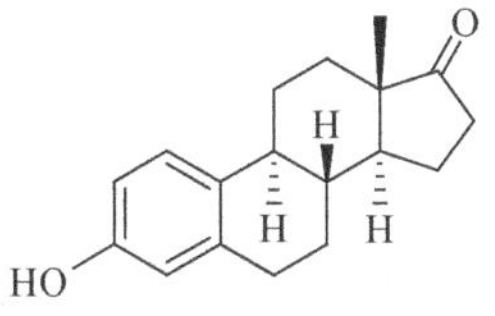

1

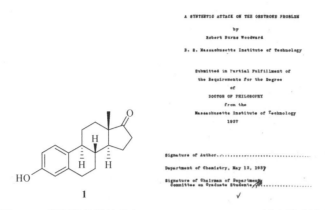
A SYNTHETIC ATTACK ON THE OESTRONE PROBLEM

by

Robert Burns Woodward

B. S. Massachusetts Institute of Technology

Submitted in Partial Fulfillment of
the Requirements for the Degree
of
DOCTOR OF PHILOSOPHY
from the
Massachusetts Institute of Technology
1937

Signature of Author..

Department of Chemistry, May 13, 1937

Signature of Chairman of Department
Committee on Graduate Students..........................

图 29-4 雌酮的化学结构与 Robert Burns Woodward 博士毕业论文首页

毕业后的 Robert Burns Woodward 于 1937 在伊利诺伊大学（University of Illinois）担任了一段时间博士研究员（instructorship），同年夏天回到哈佛大学任 Elmer Peter Kohler 教授（1865—1938）的研究助理，一年后成为哈佛研究员协会（Harvard Society of Fellows）初级会员。1941 年 1 月 Robert Burns Woodward 成为哈佛大学化学系讲师，于 1944 年晋升为助理教授；1946 年，29 岁的 Robert Burns Woodward 升为副教授，并被聘为终身教授（tenured professor），1950 年升为正教授，终生在哈佛任教。Robert Burns Woodward 从博士毕业到成为教授仅仅用了 13 年时间，这一晋升速度在美国学界并不多见。其于 1953 年 36 岁当选为美国科学院院士，同时还担任辉瑞（Pfizer）和汽巴-嘉基（CIBA-Geigy）等制药企业的顾问。1963 年汽巴-嘉基公司为 Robert Burns Woodward 在瑞士巴塞尔（Basel）设立伍德沃德研究所（the Woodward Research Institute），Robert Burns Woodward 出任所长，他在此没有行政琐事，不承担教学任务，能够全身心投入感兴趣的研究项目，并享有很高的学术自由。1934 年 Robert Burns Woodward 发表第一篇研究论文，1979 年去世时已发表论文 196 篇，1993 年他的最后一篇署名论文发表，至此总共发表论文数量达 200 篇。Robert Burns Woodward 教授一生培养了 400 多名博士生、博士后及进修生，在有机化学理论，紫外光谱、红外光谱和旋光谱研究，生物合成，天然产物结构研究，天然产物全合成等多个领域都取得了举世瞩目的成就。Robert Burns Woodward 的工作都是在哈佛大学完成的，他一生获得 25 个荣誉学位和超过 30 个学术奖。

二、紫外光谱、红外光谱和旋光谱研究

在 20 世纪 40 年代以前，现代波谱和质谱技术及核磁共振技术尚未发展起来，天然产物的结构鉴定还是件相当困难的事情，不仅工作量大，而且费时，既需要无比的耐心与细致，更离不开深厚的化学功底，即便如此，错误仍然难以避免。例如，1927 年诺贝尔奖获得者 Heinrich Otto Wieland（1877—1957）在发表获诺贝尔奖演讲时所给出的胆固醇（cholesterol）甾体母核结构也存在错误，直到 1929 年、1932 年才被 Otto Paul Hermann Diels（1876—1954）的脱氢反应和 X 射线衍射更正（图 29-5）。然而 Robert Burns Woodward 的首个重要贡献就是将各种光谱手段引入天然产物结构研究，这也是他进行化合物结构鉴定的一大特色。

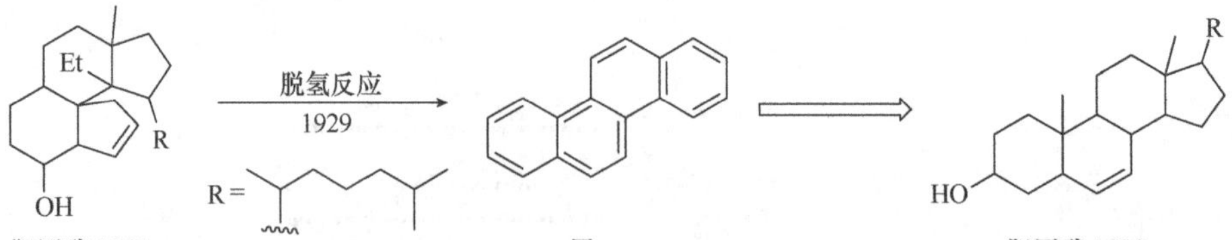

胆固醇 1927　　屈　　胆固醇 1932

图 29-5　1927 年提出的胆固醇结构，经 1929 年脱氢反应、1932 年 X 射线衍射检测更正的胆固醇结构

1940～1942 年，Robert Burns Woodward 先后发表多篇论文详细地描述了紫外光谱（ultraviolet spectroscopy，UV）和分子结构之间的关系，证实了研究有机化合物结构时利用物理方法比化学方法更为有效，通过分析已发表的含有双键的甾体化合物的紫外光谱数据，他在 1945 年总结出了众所周知的“伍德沃德规则”（Woodward rules），即著名的“酮规则”（ketone rules），用来计算含有共轭双烯衍生物的发色基团（chromophores）紫外光图谱的最大吸收波长（absorption maximum，λ_{max}）。利用这个规则，可以预算烷基或羰基取代的共轭二烯或三烯等的紫外吸收峰与化合物的关系，所得的结果与实验数据非常吻合，其准确度一般可达 2～3nm 误差范内。这不仅是理论上的一个突破，更是最早（除旋光计外）把仪器方法系统应用于结构鉴定。

同一时期，在哈佛大学的资深教授、甾体化学家 Louis Frederick Fieser（1899—1977，图 29-6）在 1959 年利用新的实验数据修正了伍德沃德规则，形成了适合多烯化合物的 Woodward-Fieser 规则。Robert Burns Woodward 曾用该方法将 3-acetoxy-6- keto-7-hydroxy-Δ4- chloestene（**2**，图 29-7）的结构修正为 3-acetoxy-Δ5-（6）-norcholestene- 7-carboxylic instead（**3**，图 29-7）。

Louis Frederick Fieser 曾因合成维生素 K 而成为 1941 年和 1942 年诺贝尔奖竞争者，他同时也是著名天然产物化学家中西香尔教授、美国天然药物化学先驱 Jonathan L. Hartwell 博士及甾体化学家 William Summer Johnson（1913—1995）、Newman 投影式的发明人 Melvin Spencer Newman 和 Seymour Lieberman 的导师；20 世纪 40 年代，我国著名化学家黄鸣龙曾在 Louis Frederick Fieser 实验室工作学习，发明了著名的“黄鸣龙还原法”，也称 Wolff-Kishner-黄鸣龙还原反应，这是第一个以我国科学家名字命名的重要有机化学反应，被写进了各国有机化学教科书中。

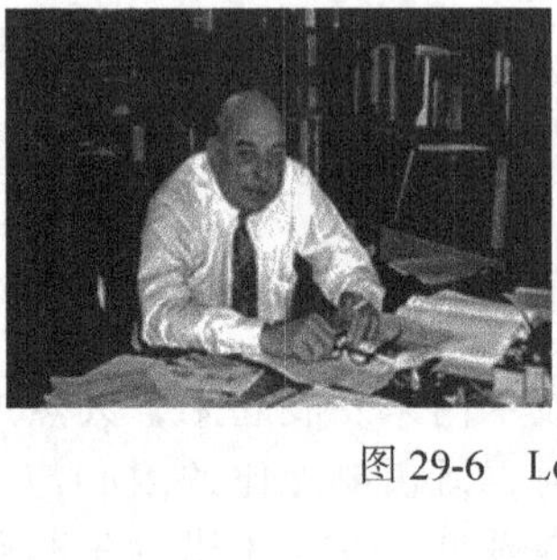
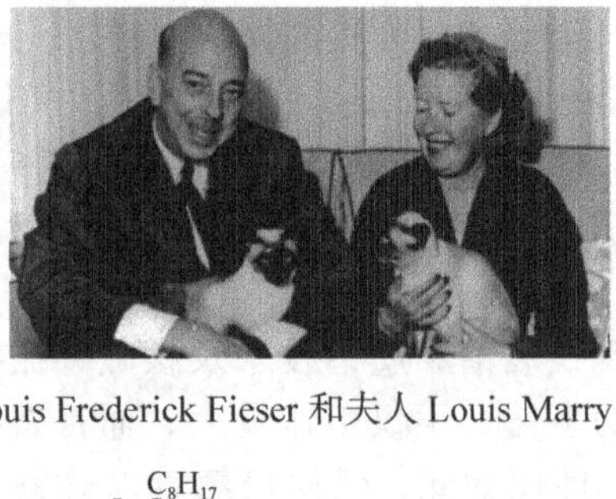
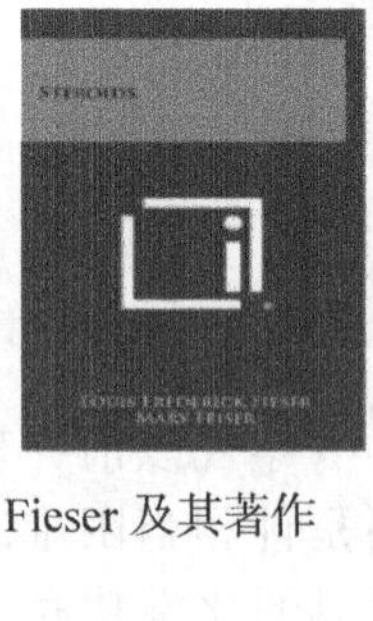

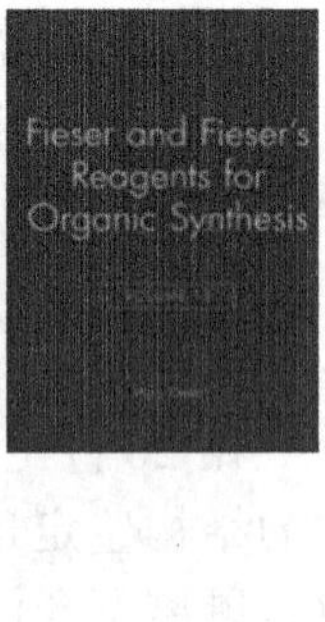

图 29-6　Louis Frederick Fieser 和夫人 Louis Marry Fieser 及其著作

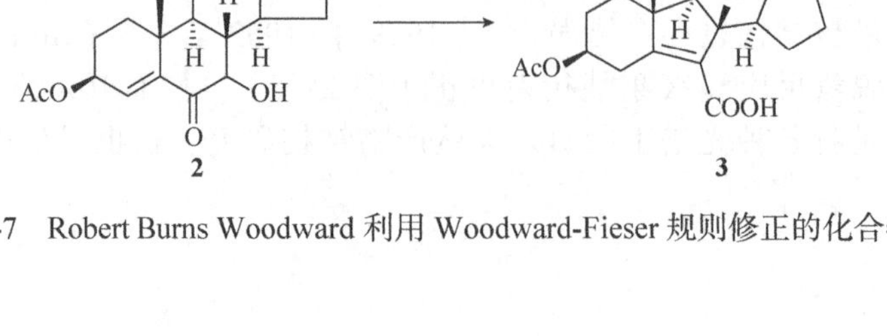

2　　3

图 29-7　Robert Burns Woodward 利用 Woodward-Fieser 规则修正的化合物结构

进入 1950 年，Robert Burns Woodward 又意识到红外光谱的重要意义，并在红外光谱（infrared pectroscopy，IR）鉴定有机物结构方面做出了重要的奠基工作。在合成利血平时，他测试了 30 余张红外光谱用以监测反应进程，并首次将混合物进行红外光谱分析，纠正了当时许多化学家把红外光谱仅用于测定纯有机物的习惯，Robert Burns Woodward 认为这不仅会限制红外光谱的使用范围，也会降低这一方法的检测效果。他号召化学家应将其运用于反应进行时混合物的测定，这不但可以获得产物的结构，还可以为反应的进行及机制研究提供重要的线索。Robert Burns Woodward 这些开创性工作给波谱学应用带来了一场革命，也为日后质谱和核磁共振技术应用于化合物结构研究起到了重要的推动作用。

20 世纪 50 年代，旋光分散法（optical rotatory dispersion，ORD）开始被广泛应用于确定有机化合物的绝对构型（absolute configuration）。1952～1957 年，美国州立韦恩大学（Wayne State University）从事甾体化合物研究的避孕药之父 Carl Djerassi 教授（1923—2015，图 29-8）收集了大量甾体化合物的旋光数据。1958 年 Carl Djerassi 教授在哈佛一个讲座中遇到 Robert Burns Woodward，以及 William E. Moffitt 教授（1925—1958，图 29-8）与他的学生 Albert Moscowitz（1929—1996），他们开始一起研究旋光分散法的理论，总结出了八区律规则（octant rule），并于 1961 年发表。八区律规则的一个经典实例是用于环酮（cyclic ketones）的结构预测：将 3-甲基环己酮（3*R* or 3*S*-methylcyclohexanone）置于坐标系统中，羰基周围的空间被相互垂直的平面分为 8 个区域，其中羰基位于 *Z* 轴，与羰基相连的 2 个原子 a、b 处于 *YZ* 平面上（图 29-9）。周围原子通过影响羰基（λ_{max}=284nm）π-p*跃迁（π-p* transition），产生贡献不同的 Cotton 效应（Cotton effect），根据分析各个区域中原子的 Cotton 效应贡献，从而预测 3-甲基环己酮的立体构造（图 29-9）。Cotton 效应是由法国物理学家 Aimé Auguste Cotton（1869—1951，图 29-9）提出的。

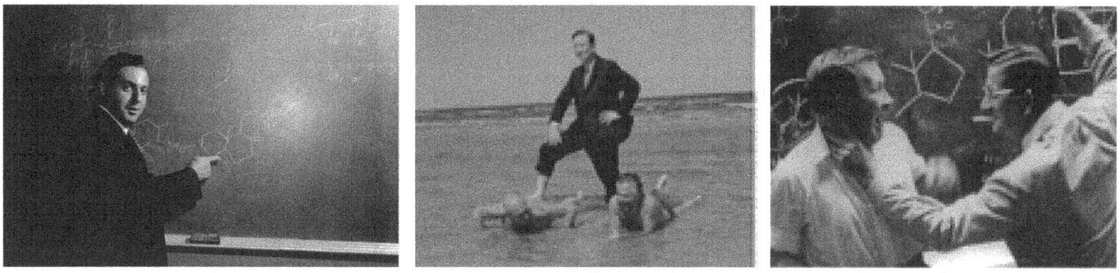

A B C

图 29-8 Carl Djerassi 教授（A）；Robert Burns Woodward 和两位科学家在海边的合影，站立者为 Robert Burns Woodward，趴在沙滩上左边为 Vladimir Prelog，右边为 Carl Djerassi（B）；Robert Burns Woodward 与量子化学家 William E. Moffitt 佯装打架的趣味照片（C）

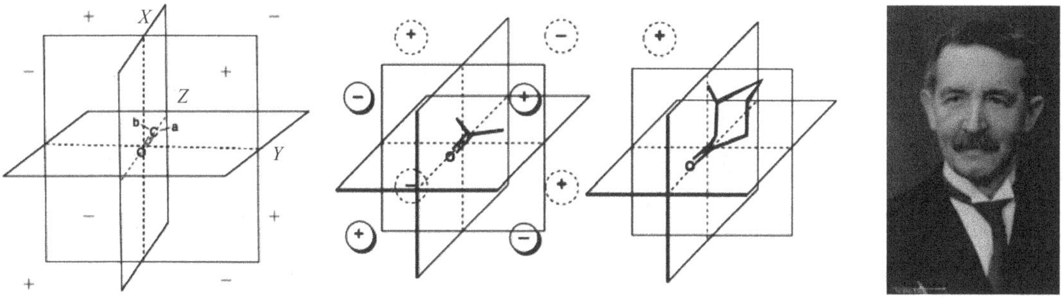

A B C

图 29-9 八区律规则（A）；3*R*-甲基环己酮结构预测，符合正 Cotton 效应（B）；Aimé Auguste Cotton（C）

三、有机化合物结构研究

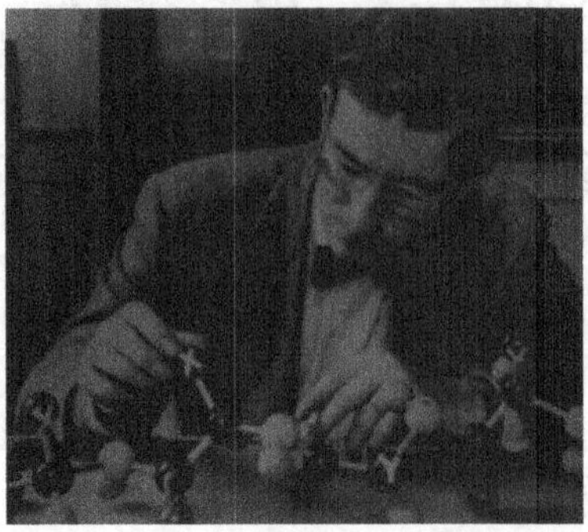

图 29-10 1947 年 Robert Burns Woodward 研究分子模型

1945～1964 年，Robert Burns Woodward（图 29-10）利用多种光谱方法完成了 10 余个化合物（图 29-11）的结构鉴定，包括青霉素（penicillin，1945，**4**）、士的宁（strychnine，1947，**5**）、棒曲霉素（patulin，展青霉素，1948，**6**）、山道年酸（santonic acid，1948，**7**）、二茂铁（ferrocene，1952，**8**）、土霉素（terramycin，合霉素、地霉素，1952，**9**）、cevine（1954，**10**，与 Derek Harold Richard Barton 共同完成）、碳霉素（carbomycin，magnamycin，卡波霉素，1957，**11**）、胶毒素（gliotoxin，1958，**12**）、玫瑰树碱（ellipticine，1959，**13**）、蜡梅碱（calycanthine，1960，**14**）、竹桃霉素（oleandomycin，1960，**15**）、链黑菌素（streptonigrin，1963，**16**）与河豚毒素（tetrodotoxin，1964，**17**）。

在这些天然产物中，对于青霉素、士的宁的结构鉴定结果还引发了 Robert Burns Woodward 与另一位化学大师——1947 年诺贝尔奖获得者 Robert Robinson 教授（1886—1975，图 29-12）间的学术争论。二战时期英美两国合作共同研究青霉素，Robert Robinson 关于青霉素的结构提出了噻

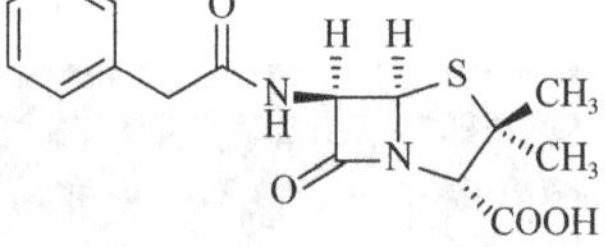

4 penicillin G

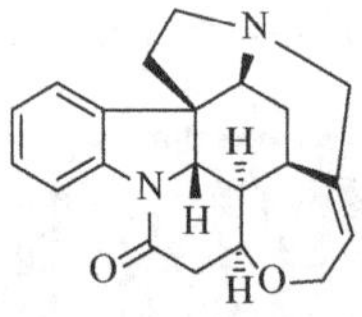

5 strychnine

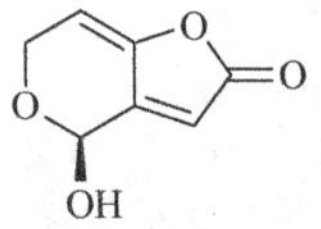

6 patulin

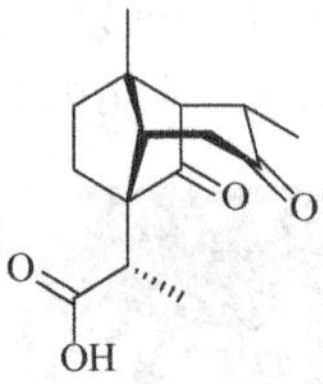

7 santonic acid

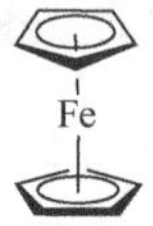

8 ferrocene

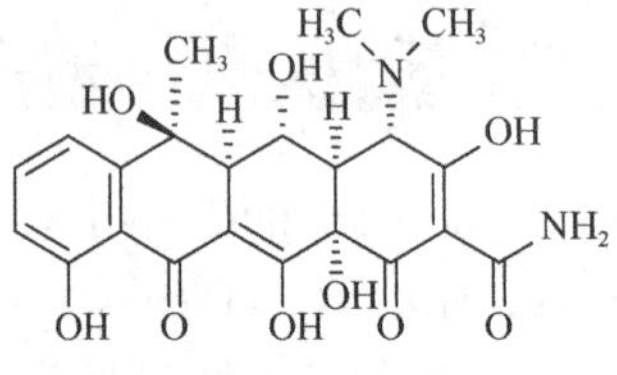

9 terramycin

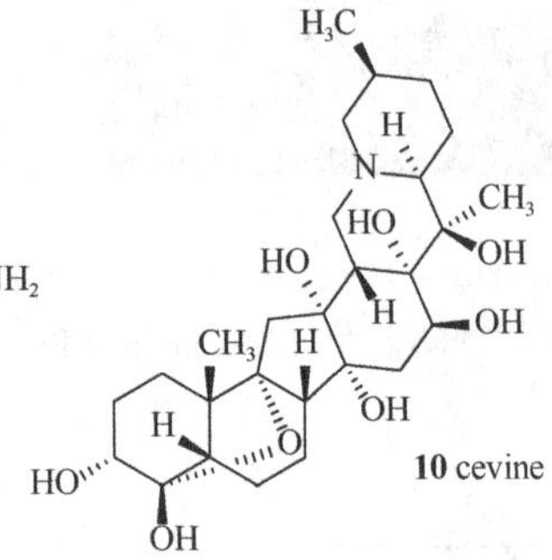

10 cevine

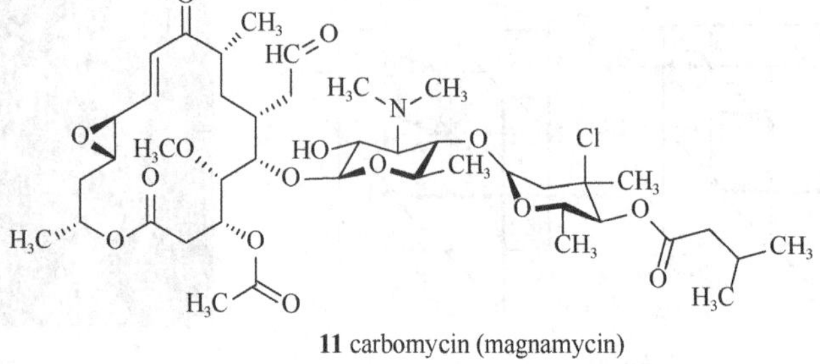

11 carbomycin (magnamycin)

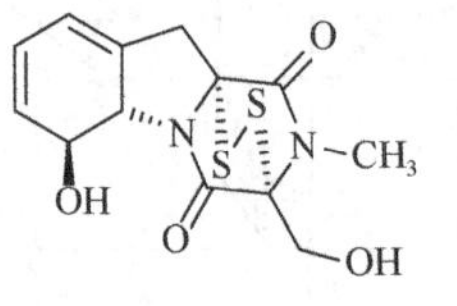

12 gliotoxin

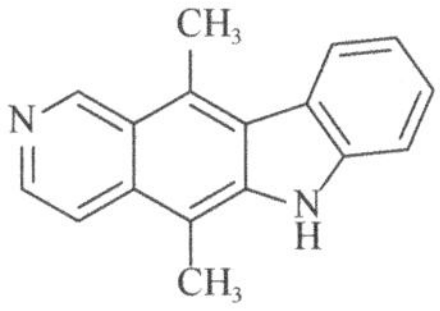

13 ellipticine

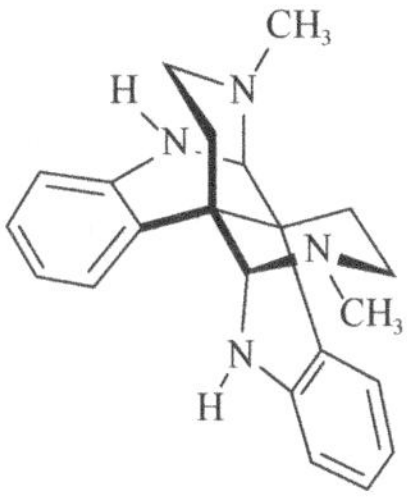

14 calycanthine

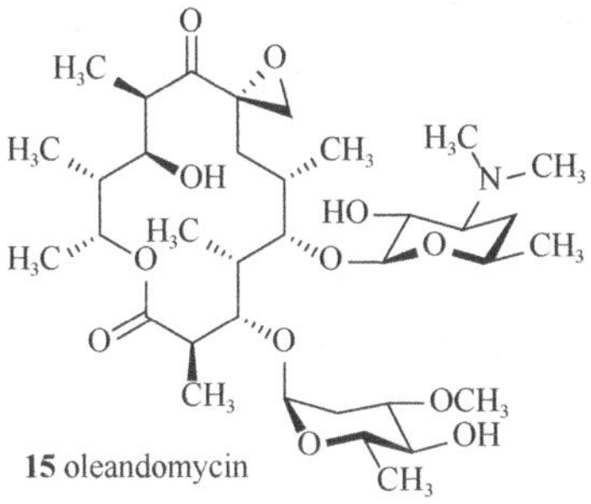

15 oleandomycin

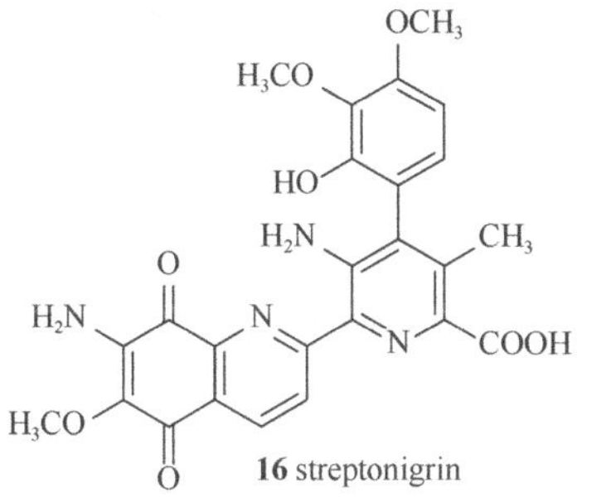

16 streptonigrin

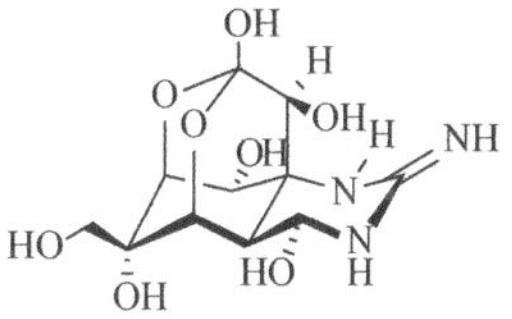

17 tetrodotoxin

图 29-11 Robert Burns Woodward 鉴定的天然产物结构

唑啉-噁唑环结构（thiazolidine-oxazolone，**19**）假设，而 Robert Burns Woodward 则支持四元内酰胺结构（β-lactam，**18**）假设（图 29-13）。Robert Robinson 极力反对四元内酰胺结构，其学生，1975 年诺贝尔化学奖得主 John Warcup Cornforth 曾说，如果青霉素具有四元 β-内酰胺结构，我将放弃化学研究去种植蘑菇。后来，牛津大学的女科学家 Dorothy Mary Hodgkin（1910—1994，图 29-12）于 1945 年通过 X 射线衍射确定了青霉素的结构，证明 Robert Burns Woodward 等提出四元环不饱和内酰胺结构设想是正确的。

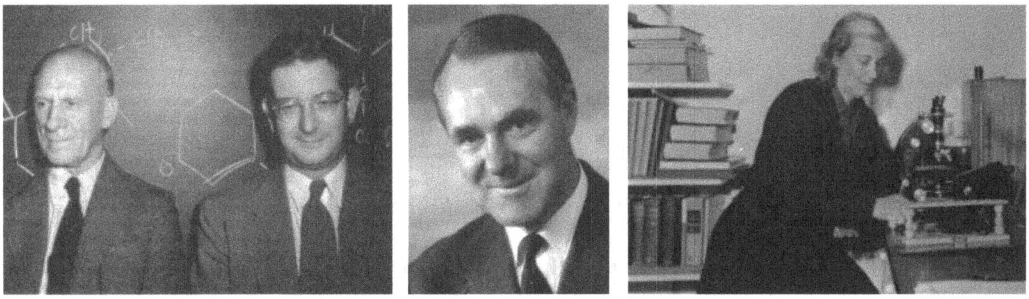

图 29-12 Robert Robinson 与 Robert Burns Woodward（左）、John Warcup Cornforth（中）和 Dorothy Mary Hodgkin（右）

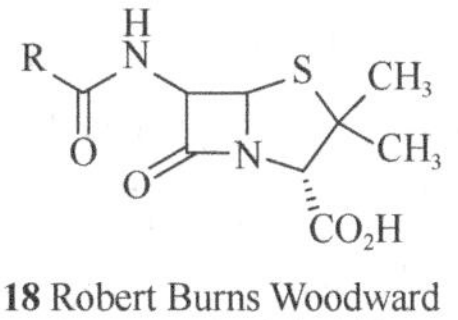

18 Robert Burns Woodward 正确的四元内酰胺结构

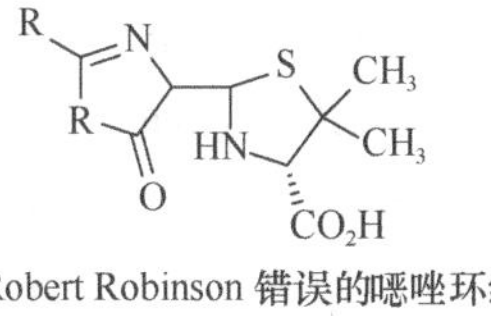

19 Robert Robinson 错误的噁唑环结构

图 29-13 Robert Burns Woodward 与 Robert Robinson 推测的青霉素化学结构

士的宁是 1818 年 Pierre Joseph Pelletier 和 Joseph Bienaimé Caventou 分离得到的剧毒生物碱。

1838 年，Victor Regnaut 测定出其分子式是 $C_{21}H_{22}N_2O_2$。士的宁的结构鉴定问题在当时被认为是这一领域的一座学术高峰，这也是 Robert Robert Robinson 教授毕生研究的一项重要课题，他一生共发表 54 篇关于士的宁化学结构的论文。1910～1932 年 Robert Robinson 和他的导师 William Henry Perkin Jr.（1860—1929）发表了一系列文章，证明士的宁是一个吲哚衍生物；1932 年 Robert Robinson 又与德国化学家 Friedrich Hermann Leuchs（1879—1945）证明了环-Ⅲ和环-Ⅳ；1945 年 Vladimir Prelog（1906—1998）证明环-Ⅵ是一个六元环；1947 年 Robert Burns Woodward 证明环-Ⅴ是一个五元环，而不是 Robert Robinson 所提出的结构（图 29-14），1954 年 Robert Burns Woodward 又完成了士的宁的全合成。在解决青霉素和士的宁的结构过程中，以及在甾体化合物生物合成途径方面的见解，年轻的 Robert Burns Woodward 力克久负盛名的老一辈化学家 Robert Robinson。

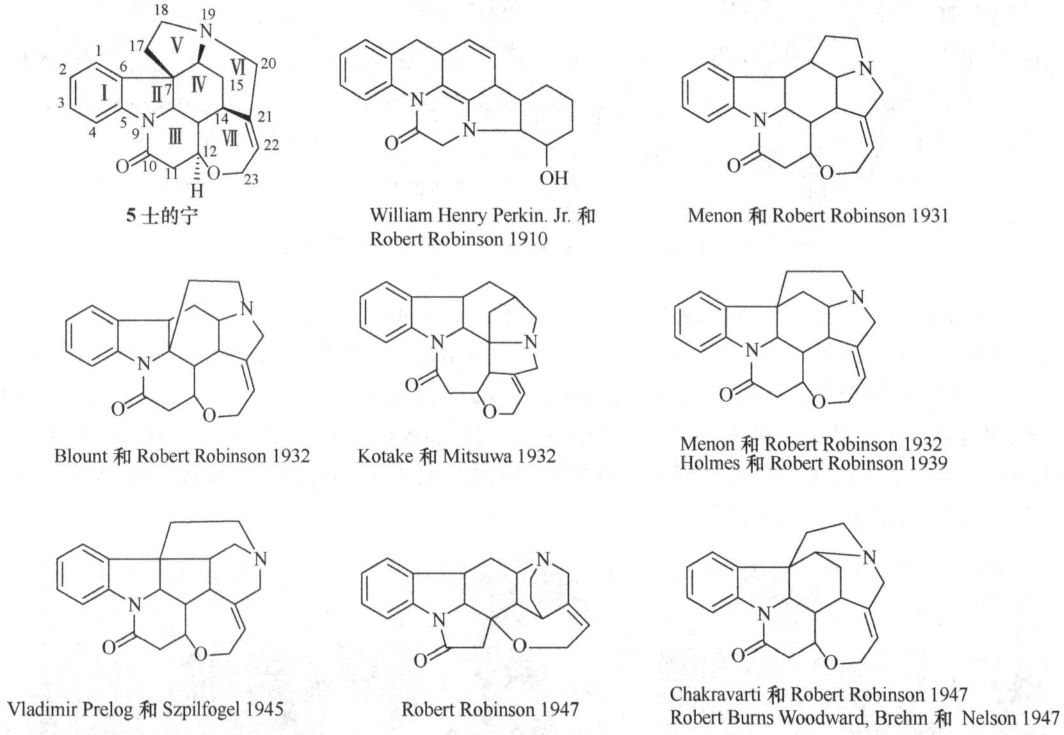

图 29-14 士的宁的结构确定

土霉素也称为“地霉素”或氧四环素（oxytetracycline），在 20 世纪中期它的结构鉴定是学术界的一大难题。Robert Burns Woodward 的同事、1969 年诺贝尔奖获得者 Derek Harold Richard Barton（1918—1998）曾评论道，最天才的结构分析当属解决土霉素的结构问题，这个问题工业价值很大，引得众多杰出的化学家们纷纷投入这项工作中来。在研究过程中，许多实验虽然在操作上没有出现问题，但是却得不到正确的结果，这使得研究数据过于繁多，容易引起误导。据说 Robert Burns Woodward 在听取报告后，拿出一大张卡片将全部研究数据写在上面，静思良久后，便推导得出了土霉素的正确结构。这在当时是无人能及的。通过这一实例，Robert Burns Woodward 展现了深厚的化学理论功底、高超的综合思维能力与敏锐的科研直觉（图 29-15）。

1951 年，杜肯大学（Duquesne University）的 Peter Ludwig Pauson（1925—2013）和他的学生 Tom J. Kealy 发现了一个金属有机化合物（图 29-16），并将成果发表在 *Nature* 上。1952 年 Robert Burns Woodward 和在哈佛工作的英国化学家 Geoffrey Wilkinson（1921—1996，图 29-16）读到了这篇文章，并认为其中关于结构的分析结果不正确。Robert Burns Woodward 与 Geoffrey Wilkinson 一道提出了二茂铁（图 29-16）新颖的四方反棱柱（antiprismatic）结构。二茂铁分子由有机分子和铁原子构成。二茂铁也引发了金属有机化学的研究热潮，这个事件被当作是金属有机化学的开端。Geoffrey Wilkinson 也因为此项工作所取得的成绩而荣获 1973 年的诺贝尔化学奖。

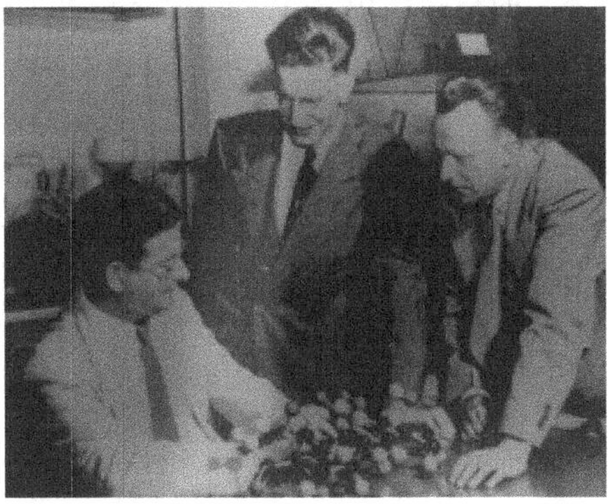

图 29-15 Robert Burns Woodward 和 Pfizer 公司的化学家讨论土霉素（terramycin）的结构

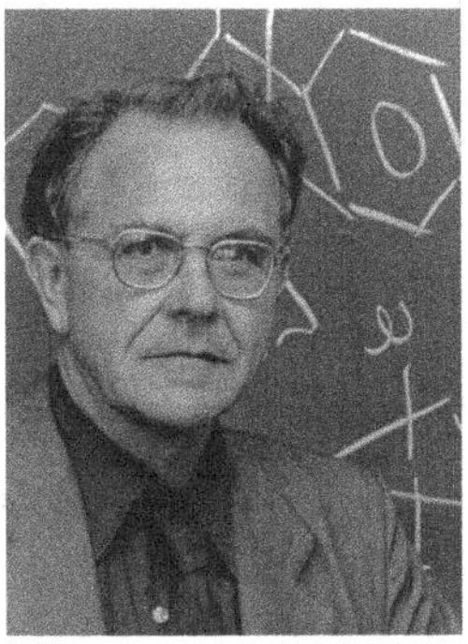

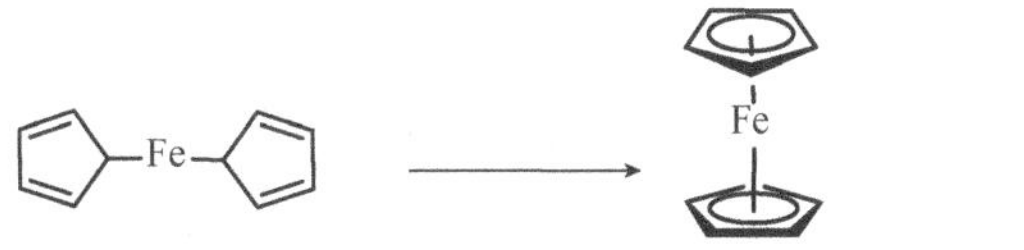

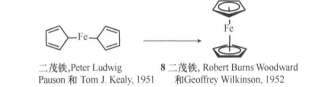

二茂铁,Peter Ludwig Pauson 和 Tom J. Kealy, 1951

8 二茂铁, Robert Burns Woodward 和Geoffrey Wilkinson, 1952

图 29-16 Geoffrey Wilkinson 与二茂铁的结构确定

四、天然产物全合成研究

20 世纪 40 年代前，有机化学发展的主流还是天然产物的结构鉴定，天然产物的全合成还是一件让人望而生畏的工作，是 Robert Burns Woodward 开创了天然产物的全合成的先河。从现在的角度来看，他的一些合成工作似乎并不困难如奎宁，但是在 20 世纪 40～60 年代不对称合成尚未兴起，那时在合成过程中构建一个手性中心是很困难的。Robert Burns Woodward 凭借构建刚性骨架，迫使分子采取一定的构型，以此来构建手性中心，先后合成了奎宁（quinine，**20**，1944）、可的松（cortisone，**21**，1951）、胆固醇（cholesterol，**22**，1951）、士的宁（strychnine，**5**，1954）、秋水仙碱（colchicine，**23**，1953）、麦角酸（lysergic acid，**24**，1956）、利血平（reserpine，**25**，1956）、前列腺素（prostaglandin F_{2a}，**26**，1973）、红霉素（erythromycin，**27**，1981）、头孢菌素（cephalosporin，**28**，1966）、维生素 B_{12}（vitamin B_{12}，**29**，1973）等化合物。他将有机合成的技巧提高到一个前所未有的水平，因此被尊称为现代有机合成之父。本文仅在 Robert Burns Woodward 全合成的众多天然产物（图 29-17）中选取几个经典案例进行简要介绍。

1. 奎宁的全合成

奎宁（20，图 29-17）是著名的抗疟药物，1820 年由 Joseph Bienaimé Caventou 和 Pierre Joseph Pelletier 从金鸡纳树皮中分离得到。1907 年，德国化学家 Paul Rabe（1869—1952，图 29-18）提出

了奎宁的结构。1918 年 Paul Rabe 和 Karl Kindler（图 29-18）提出了合成奎宁的最后一步。1943 年在宝丽来公司（Polaroid Corporation）创始人之一、著名化学家 Edwin Herbert Land 博士（1909—1991，图 29-18）的资助下，Robert Burns Woodward 和他的博士后 William von Eggers Doering（1917—2011，图 29-18）一起开始了奎宁的全合成（图 29-19，图 29-20）。

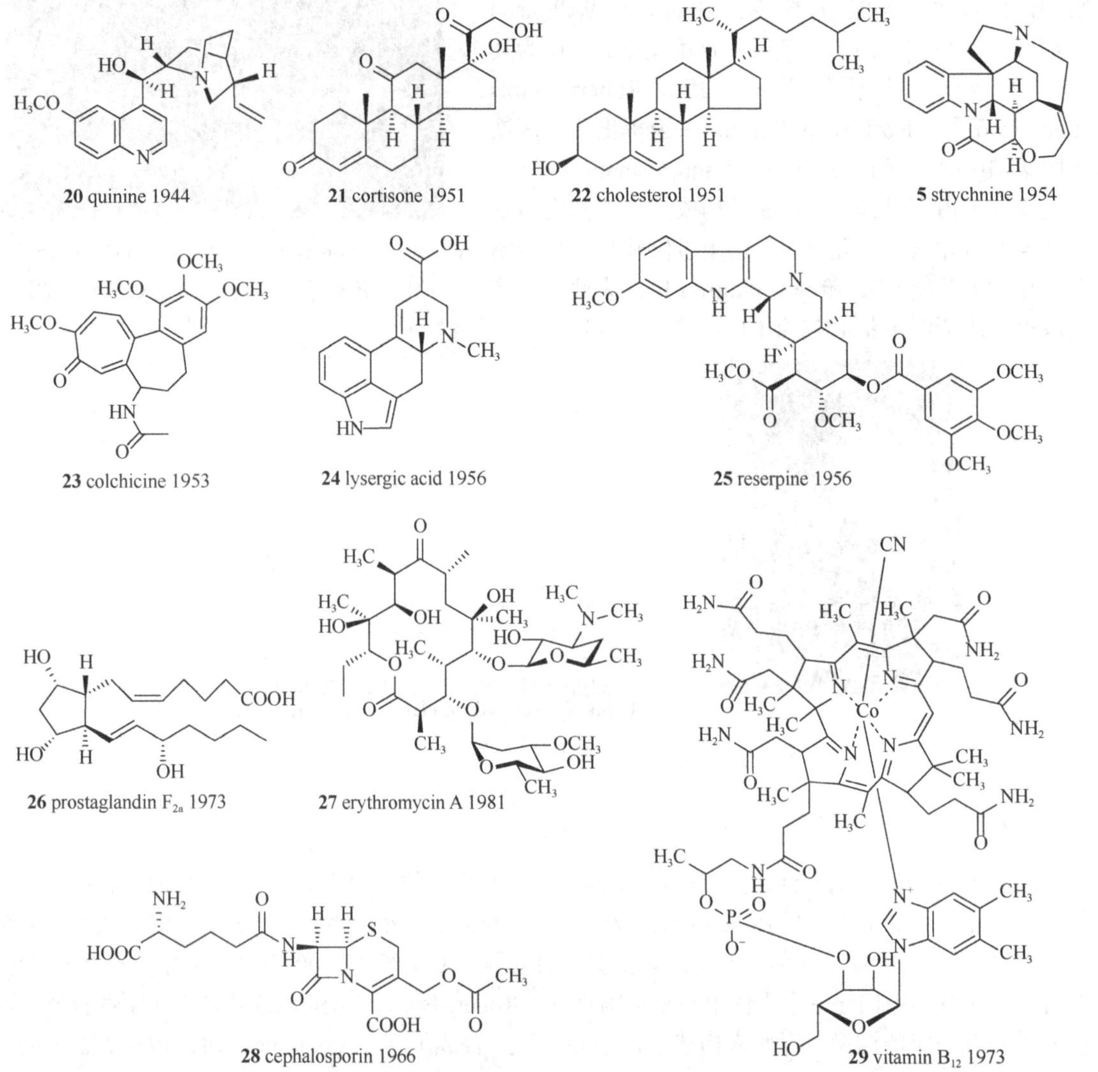

图 29-17 Robert Burns Woodward 合成的天然产物

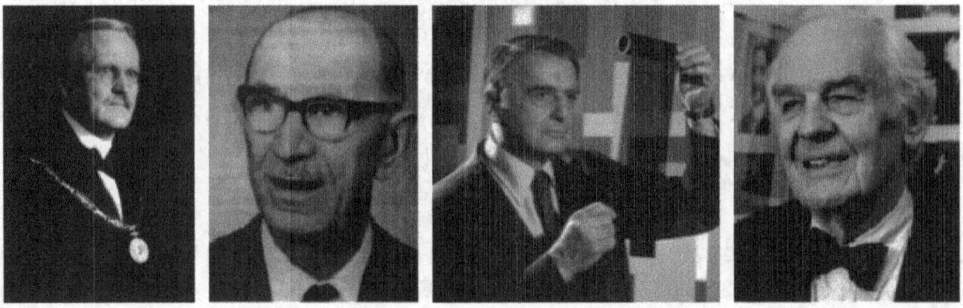

图 29-18 Paul Rabe、Karl Kindler、Edwin Herbert Land 和 William von Eggers Doering（从左到右）

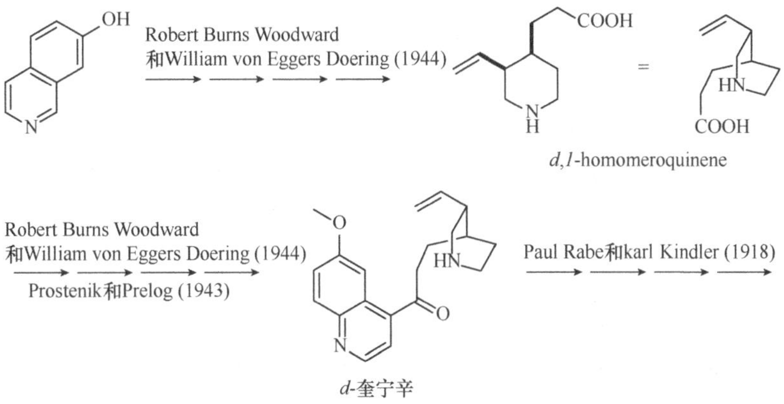

图 29-19 奎宁的合成

William von Eggers Doering 教授不仅是国际著名的化学家，卡宾化学（carbene chemistry）的开拓者之一，而且对中国抱有十分友好的感情，热衷于为中国培养化学人才，并终生关注中国化学的发展。

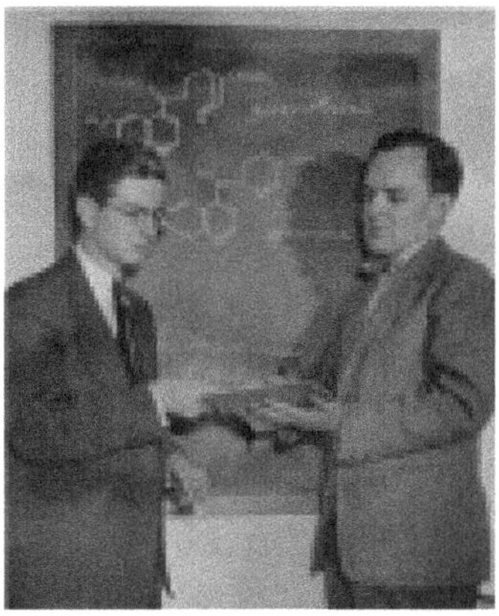

图 29-20 Robert Burns Woodward 和 William von Eggers Doering 讨论奎宁的合成（1944 年）

在这以前，还没有用有机化学方法成功合成复杂天然产物的先例，Robert Burns Woodward 通过合理的设计，成功地展示了应用合成技术在构造复杂天然化合物的合成中的潜力：可以利用反应和结构的知识理解并进行有机合成，同时他也首次提出了立体选择性反应（stereoselective reaction）和全合成（total synthesis）的概念。从此，有机全合成登上了科学的舞台，这一贡献是有机化学界公认的里程碑式的成就，这也给全合成化学家极大的鼓舞和信心，使他们克服了面对复杂天然产物的畏难心理。奎宁的全合成是 Robert Burns Woodward 一生完成的无数极端复杂而精妙的合成里的第一个代表作品，它的合成结束了对奎宁合成长达百年的探索。《纽约时报》（*The New York Times*）报道：“One of the greatest scientific achievements ina century。”严格来讲，Robert Burns Woodward 的奎宁全合成只是表全合成（formal total synthesis），合成路线只进行到了奎宁辛（quinotoxine），而从奎宁辛至奎宁的合成已有前人报道（图 29-17）。2001 年哥伦比亚大学 Gilbert Stork（1921—2017）教授首次实现奎宁全合成。

20 世纪初，有机化学总体上还是一门实验学科，没人认为复杂的分子还可以被人工合成出来。正是 Robert Burns Woodward 通过奎宁的合成展示了有机合成可以成为一门理论学科，利用反应和结构的知识可以帮助实现复杂的有机合成。从奎宁开始，Robert Burns Woodward 又合成了许多复杂的天然产物分子，开创了有机合成的一个新纪元，这通常被人们称为“Woodward 时代”。

2. 胆固醇与可的松的全合成

胆固醇（**22**，图 29-17）是一种重要的甾体化合物（steroids），广泛存在于人和动物体内。1769 年被 Francois-Poulletier de La Salle 从胆汁中发现，1815 年由法国化学家 Michel Eugène Chevreul（1786—1889）命名。另一个甾体化合物可的松（**21**，图 29-17）为肾上腺皮质激素，由美国科学家 Philip Showalter Hench（1896—1965）、Edward Calvin Kendall（1886—1972）等发现、分离纯化并用于临床治疗风湿性关节炎，他们也因此分享了 1950 年诺贝尔生理学或医学奖。1951 年，

Robert Burns Woodward 完成了胆固醇与可的松的全合成。

3. 利血平的合成

利血平（**25**，图 29-17）是 1951 年 Emil Schlittler（1906—1979）和他的学生 J. M. Muller 与 Karl Heusler 从夹竹桃科植物萝芙木 *Rauvolfia verticillata* 的根中分离得到的具有降压活性的生物碱。1953 年瑞士 Ciba 公司（后并入诺华公司）的研究人员阐明了利血平的化学结构，并将其推入市场，1955 年其构型得到确定。

利血平具有末端多取代、多手性的环己烷结构，在当时对于其全合成是一个极大的挑战。Robert Burns Woodward 带领学生 Franz Sondheimer（1926—1981，当代有机合成大师 Kyriacos Costa Nicolaou 的导师）、William McLamore（1921—2010）、David Taub（生于 1925）、Karl Heusler（生于 1923），于 1956 年春天完成了利血平全合成（图 29-21），距离阐明其结构不足一年。这一全合成需要解决 6 个手性中心的构建，Robert Burns Woodward 提出的路线清晰、简洁、高效，因此成为他的又一经典代表作，对有机合成化学也做出了重大贡献，令当时的所有化学家为之叹服。1957 年 Robert Burns Woodward 把有关合成利血平的未公开的资料给了瑞士 Sandoz 公司，2 年后 Sandoz 公司进一步优化后用于商业生产。1958 年法国的 Roussel-Uclaf 公司也采用 Robert Burns Woodward 的合成方法用于利血平的工业生产。

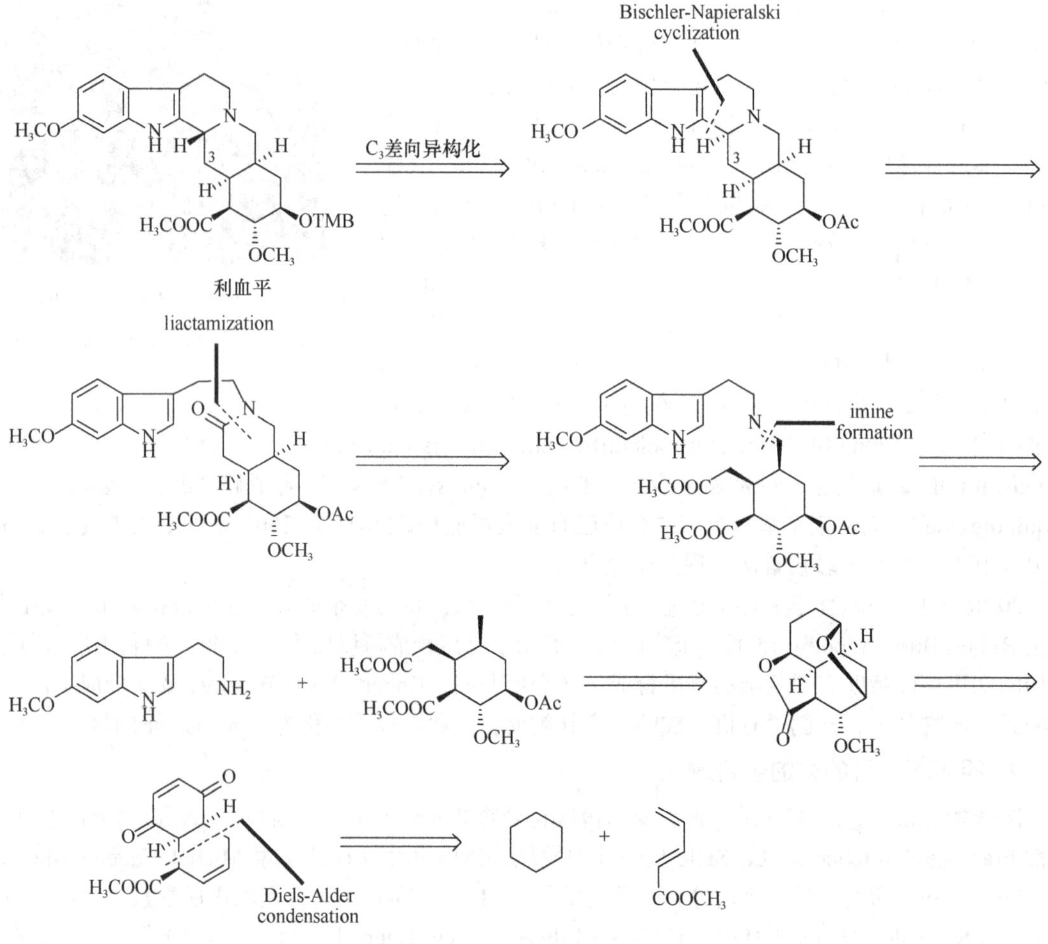

图 29-21　利血平逆合成分析

4. 叶绿素的全合成

1818 年，叶绿素（chlorophyll，**30**，图 29-22）由 Pierre Joseph Pelletier（1788—1842）和 Joseph Bienaimé Caventou（1795—1877）分离得到，Richard Martin Willstätter（1872—1942）在 1905～1914 年证明叶绿素含有镁离子，并因此获得 1915 年诺贝尔奖。20 世纪 40～50 年代，Hans Fischer 与 R. P. Linstead 等先后提出了叶绿素的结构。Robert Burns Woodward 团队用了 4 年时间于 1960 年在实验室合成了叶绿素，同时也证实了叶绿素的结构（图 29-22）。

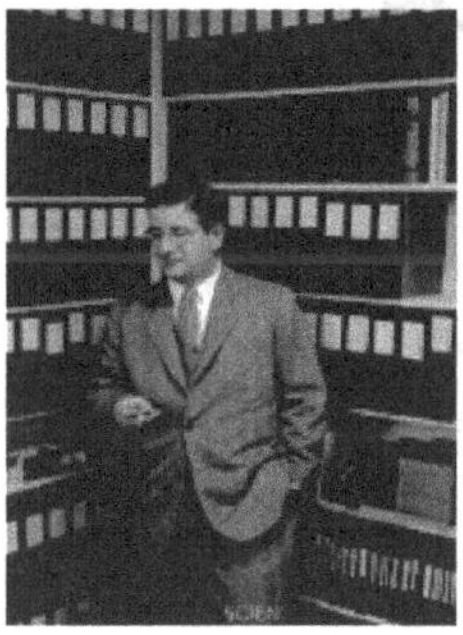

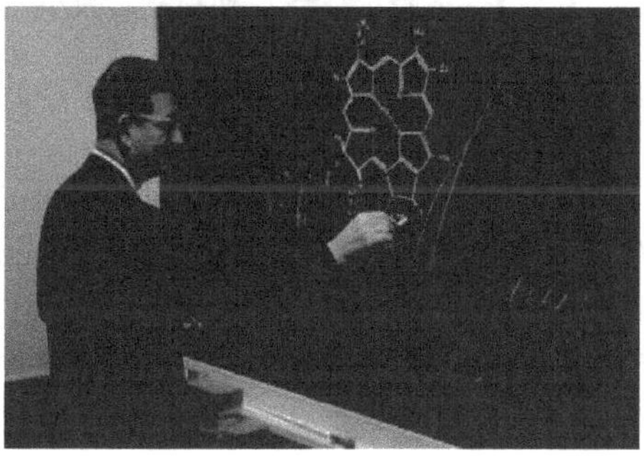

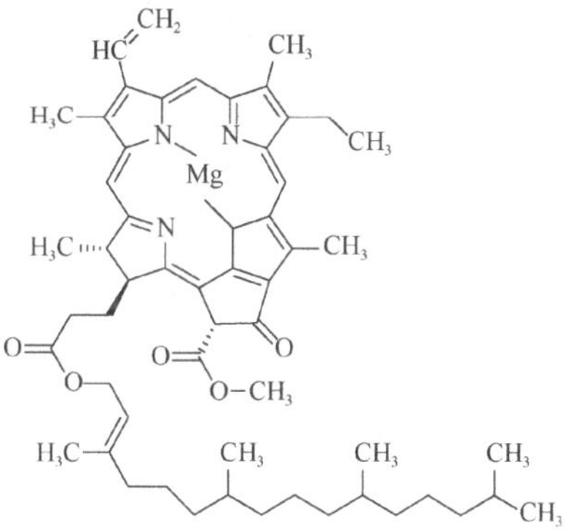

30

图 29-22　Robert Burns Woodward 与叶绿素的结构

5. 维生素 B_{12} 的全合成

维生素 B_{12}（**29**，图 29-17）是默克（Merck）公司的 Karl August Folkers（1906—1997，图 29-23）等分离得到的具有 181 个原子的结构复杂的生物活性大分子。Robert Burns Woodward 与 Albert Eschenmoser（生于 1925，图 29-23）等共同研究，设计了一个先合成维生素 B_{12} 的各个局部，然后再把各个局部拼接起来的合成策略。首先是 Albert Eschenmoser 于 1959 年开始 corrin 部分合成、1960 年开始 B、C 环的合成，1960～1961 年 Robert Burns Woodward 团队开始西半球 A、D 环的合成，1965 年开始整体分子的组装合成，总共 20 余个国家 100 多研究者一同实现了维生素 B_{12} 的全合成（图 29-24）。

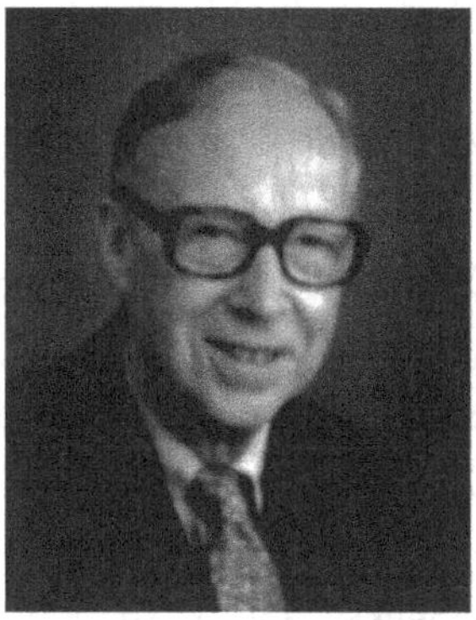

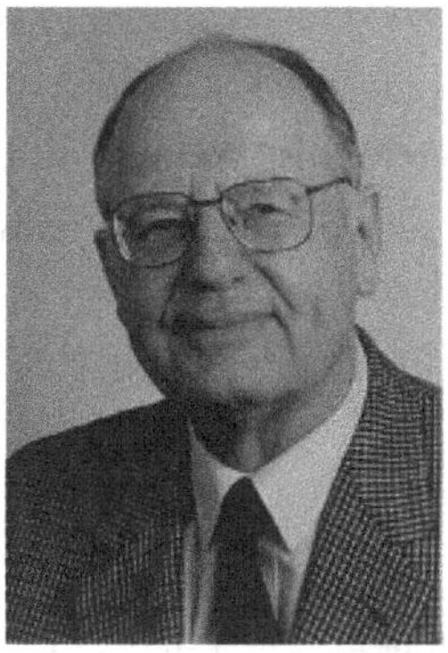

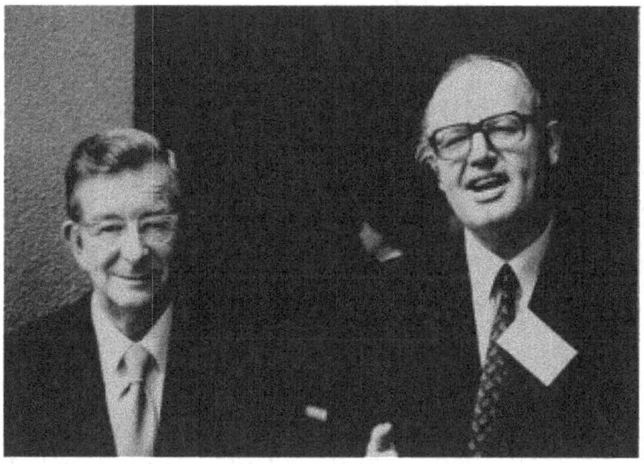

图 29-23　Karl August Folkers、Albert Eschenmoser、Robert Burns Woodward 与 Albert Eschenmoser（从左到右）

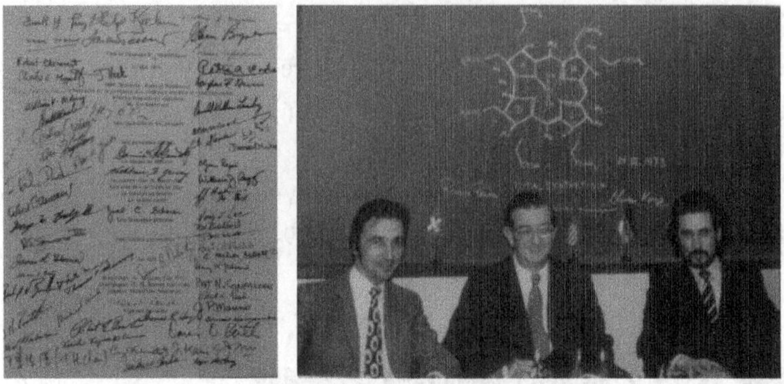

A B

图 29-24 庆祝维生素 B_{12} 全合成参加人员签名（A），Robert Burns Woodward 与维生素 B_{12} 结构板书（B）

维生素 B_{12} 这一常见分子因其复杂的结构，整体设计之美妙、实验工程之艰巨，在天然产物全合成领域前无古人，到 2017 年也没有第二个此类化合物合成的报道。Robert Burns Woodward 与 Albert Eschenmoser 开创性的研究成果将有机合成产物的范围从比较简单的有机小分子扩展到结构复杂的具有生物活性的有机大分子，而且创造出了先合成各个局部，再将各部分对接起来合成有机大分子的方法。这一开创性工作成为有机化学发展史上的一座高峰。

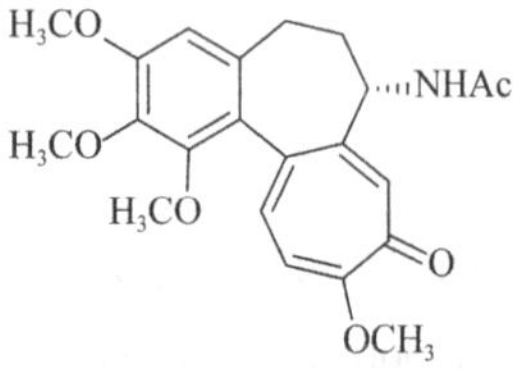

图 29-25 秋水仙碱结构

瑞士苏黎世理工大学的 Albert Eschenmoser（生于 1925）教授曾经师从著名化学家 Leopold Ružička 教授。他在有机化学诸多领域有杰出的科学贡献，如在合成方法学、结构解析学、天然产物合成和生物合成、天然分子的化学起源等诸多方面都有颇有建树。1959 年，年仅 34 岁的 Albert Eschenmoser 完成了秋水仙碱的全合成（图 29-25）。曾获美国化学会 Arthur Clay Cope 奖和以色列 Wolf 化学奖（the Wolf Prize in Chemistry）等多项重要的化学学术表彰。

6. 红霉素的全合成

红霉素（**27**，图 29-17）是人类发现的第一个大环内酯类（macrolides）抗菌药物，1949～1952 年由礼来公司（Eli Lilly）的 J. M. McGuire 研究团队从来自菲律宾土壤样品的菌株 *Streptomyces erythreus*（后名称更正为 *Saccharopoly-spora erythraea*）的代谢物中分离得到，最初命名为 ilotycin，1952 年以 Ilosone 为商品名上市。

红霉素结构复杂，手性中心较多，即使 Robert Burns Woodward 也曾在 20 世纪 50 年代一度认为其合成难度很大，几乎不可能完成。尽管如此，Robert Burns Woodward 仍然迎难而上，组织研究团队开始了红霉素的全合成。遗憾的是他并没有亲自完成这一工作就于 1979 年离世。Robert Burns Woodward 逝世后，他的学生岸义人（Yoshito Kishi）教授接替了他的研究组负责指导红霉素全合成，于 1981 年完成了剩下的工作。

五、有机化学理论的创建

在合成工作中，Robert Burns Woodward 注重理论与实验的结合，他能够将有机反应中规律性的现象总结成为经典化学理论，在实际工作中又将化学理论用于指导合成实验。

1952 年福井谦一（Fukui Kenichi，1918—1998）提出了前线轨道理论（frontier molecular orbital theory），用于研究分子动态化学反应。在维生素 B_{12} 合成的长期过程中，Robert Burns Woodward 观察到分子轨道对称性，而且其对反应的难易和产物的构型起决定作用，他认识到这是有机反应的一个基本规律。由此，他于 1965 年与量子化学专家 Roald Hoffmann（生于 1937，图 29-26）合作将前线轨道理论进行发展，提出了“轨道对称性守恒原理”（conservation of orbital symmetry），这一理论用对称性简单直观地解释了许多有机化学反应过程,如电环合反应过程、环加成反应过程、σ 键迁移过程等。该原理指出，反应物分子外层轨道对称一致时，反应就易进行，称为“对称性允许”，反应物分子外层轨道对称性不一致时，反应就不易进行，称为“对称性禁阻”。分子轨道理论通常称为 Woodward-Hoffmann 规则（Woodward-Hoffmann Rules）（图 29-27），可用于解释和预测一系列反应的难易程度和产物的立体构型。这些理论被认为是人们对有机化学反应认识发展历程上的重要里程碑，这个理论也可能是 20 世纪 60 年代有机化学领域最著名的发现。

1981 年,福井谦一和 Roald Hoffman 因建立分子轨道理论获得当年诺贝尔化学奖,而此时 Robert Burns Woodward 已去世 2 年。学术界普遍认为如果 Robert Burns Woodward 当时健在，他将成为两次获得诺贝尔奖的少数科学家之一。凭借此项成果，Robert Burns Woodward 与 Roald Hoffmann 共同获得了 1972 年美国化学会（American Chemical Society）首届 Arthur Clay Cope 奖（Arthur Clay Cope Award）。

有趣的是，在 Robert Burns Woodward 去世 25 年后，在 2004 年的 Priestley Medal 颁奖大会上，1990 年诺贝尔化学奖获得者 Elias James Corey（生于 1928）宣布：轨道对称守恒规则的原始设想是出于他对 Robert Burns Woodward 的建议，并非 Robert Burns Woodward 的原创。这一言论震惊了整个学术界，Roald Hoffman 随即在德国《应用化学杂志》撰文反驳。这也成为科学史上一段著名的公案。

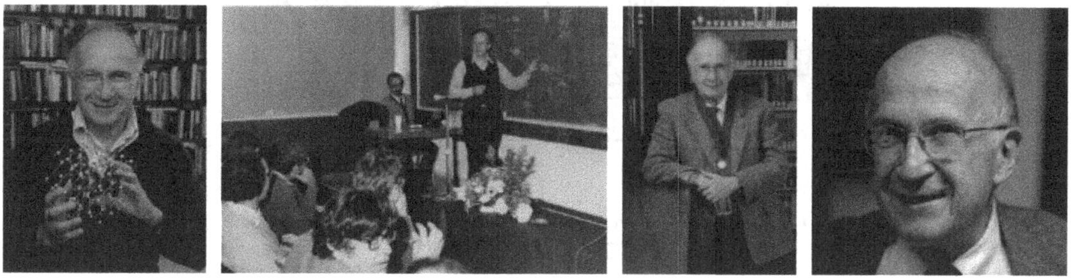

图 29-26 Roald Hoffmann 教授

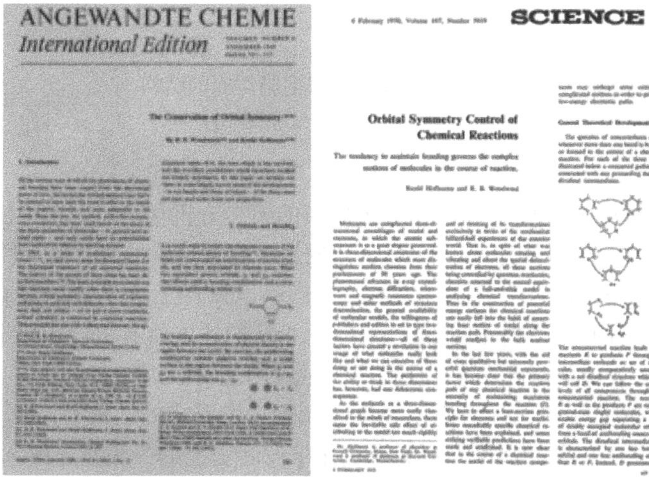
ANGEWANDTE CHEMIE
International Edition

SCIENCE

Orbital Symmetry Control of Chemical Reactions

图 29-27 Robert Burns Woodward 与 Roald Hoffmann 关于轨道对称性守恒原理的报道

六、生物合成

20 世纪 40～50 年代，甾体化合物一直是学术界的研究热点。Robert Burns Woodward 和 Konrad Emil Bloch（1912—2000，图 29-28）在合成胆固醇和羊毛脂甾醇（lanostenol）的过程中，首先提出甾体激素的正确生物合成理论，包括著名的角鲨烯的连续环化（cascade cyclisation of squalene）。Konrad Emil Bloch 用同位素标记方法，继续开展了角鲨烯（squalene，**31**，图 29-29）向羊毛脂甾醇（lanosterol，**32**）与胆固醇体外转化研究，阐明了萜烯与甾体（terpene-sterol）的生源关系，这些成果使他获得 1964 年诺贝尔生理学或医学奖。

碳霉素（carbomycin，**11**，图 29-11）是由链霉菌 *Streptomyces halstedii* 产生的大环内酯抗生素，Robert Burns Woodward 在测定碳霉素的结构时发现其具有一种前所未知的母核结构，并将这类天然产物命名为大环内酯，同时提出了在自然界形成可能的生物合成途径。

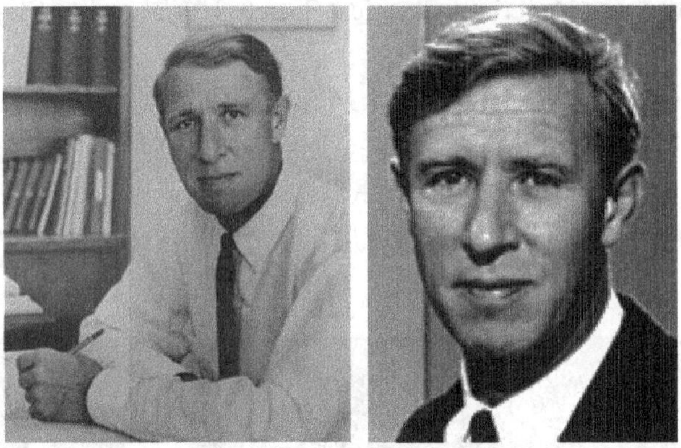

图 29-28 Konrad Emil Bloch

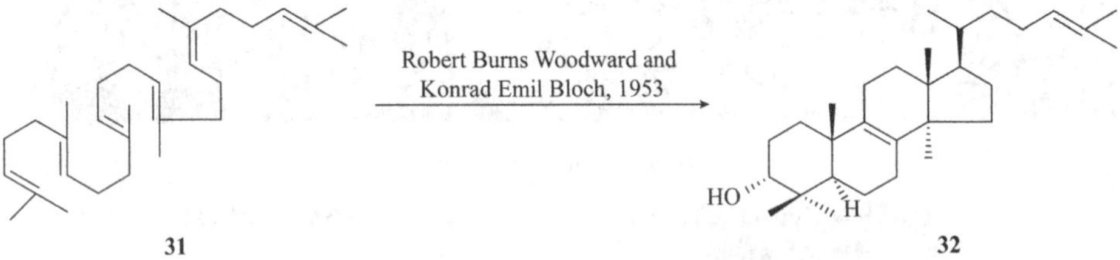

31 **32**

图 29-29 角鲨烯与羊毛脂甾醇的结构

七、结语

Robert Burns Woodward 被誉为“20 世纪最伟大的天然有机化学家”，他的成就首先就是对有机合成的贡献。在 20 世纪上半叶，有机化学全合成是一门最难、最具有挑战性的工作，20 步以上的复杂合成，即使每步反应的产率都高达 80%，总产率也只有 1.2%，当时只有几个大师有办法挑战这样的全合成。Robert Burns Woodward 以其不可否认的才能将有机合成化学提升到了合成艺术的境界，开创了有机合成的新纪元，他在研究中大量应用当时新兴的紫外光谱、红外光谱和核磁共振技术，并注重合成中的立体专一性问题。从奎宁到最后未完成的红霉素，其每一个全合成代表作品几乎都达到了前人无法想象的高度，成为有机化学发展史上的一座座丰碑。20 世纪有机合成化学因 Robert Burns Woodward 而光彩夺目，而天然产物全合成工作也是在他之后才真正蓬勃发展起来，“有机合成之父”的称号 Robert Burns Woodward 当之无愧。

在仪器分析技术尚不完善的时候，Robert Burns Woodward 率先将各种光谱技术用于结构分析，在天然产物结构鉴别领域也做出了开创性贡献。同时善于总结，能够把实验中观察到的现象上升到理论高度，也是一位有机化学理论研究的大师。Robert Burns Woodward 发明的化学术语包括顺旋/对旋（conrotatory/disrotatory）、大环内酯（macrolide）和全合成（total synthesis）等。

Robert Burns Woodward 谦虚友善、淡泊名利、善于与他人合作，学术界中和他共事过的人都对他的高尚品质众口称赞，包括很多著名科学家和著名诺贝尔奖获得者，如 Konrad Emil Bloch（1964 年诺贝尔奖获得者），Derek Harold Richard Barton（1969 年诺贝尔奖获得者），Geoffrey Wilkinson（1973 年诺贝尔奖获得者），Vladimir Prelog（1975 年诺贝尔奖获得者），Roald Hoffmann（1981 年诺贝尔奖获得者）等。Robert Burns Woodward 总结自己的工作时曾说过："之所以能取得一些成绩，是因为有幸和世界上众多能干又热心的化学家合作。"

Robert Burns Woodward 对化学教育尽心竭力，他通过言传身教告诉学生倾心做学问的乐趣，通过研讨会和讲座的形式诠释有机化学的魅力、启发学生理性思考。他的好朋友，获得 1969 年诺贝尔化学奖的 Derek Harold Richard Barton 回忆到在 1948 年首次聆听 Robert Burns Woodward 讲座时的感受时写道：在那时从来没有听过任何一个人以如此清晰而又逻辑的方式来提出问题和解决问题。当时的化学家不会对于天然产物化学进行机理性的思考，Robert Burns Woodward 是第一个向他们展示化学问题能以这种思考方式来获得解决的人。Robert Burns Woodward 一生共培养研究生、进修生 400 多人，学生已遍布世界各地，其中多人后来成为著名的学者，最著名的有完成海葵毒素、河豚毒素和 halichondrin B 全合成的哈佛大学岸义人教授、化学生物学的开拓者 Stuart L. Schreiber 教授（哈佛大学）、Christopher S. Foote 教授（加利福尼亚大学洛杉矶分校，UCLA）、Kendall Houk 教授（UCLA）、William Roush 教授（UCLA）、Steven Benner（哈佛大学），以及海洋天然产物之父 Paul J. Scheuer 和海洋天然产物研究大家 John Faulkner 等（图 29-30）。其他著名化学家还有 Robert M. Williams、Lawrence T. Scott、David R. Williams、Jean-Marie Lehn、Thomas J. Katz 等。1942 年高振衡到美国哈佛大学研究生院留学，于 1946 年获得博士学位。同年离开了 Robert Burns Woodward 研究室中断了继续研究的机会，回到了战火纷飞的祖国，应约到天津南开大学执教，曾任南开大学化学系教授、系主任。香港中文大学的黄乃正院士可能是我国唯一的一位 Robert Burns Woodward 的学生，他曾于 1976～1978 年在哈佛大学从事 2 年的博士后研究。

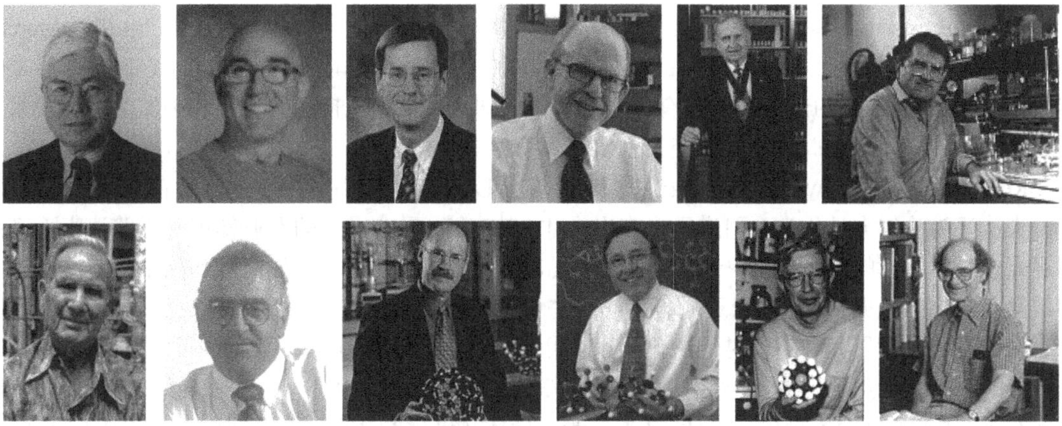

图 29-30　岸义人、Stuart L. Schreiber、William Roush、K. N. Houk、Ronald C. D. Breslow、John Faulkner、Paul J. Scheuer、Robert M. Williams、Lawrence T. Scott、David R. Williams、Jean-Marie Lehn、Thomas J. Katz（从左至右）

Robert Burns Woodward 与自己的第一个学生，印度有机化学界元老 Subramania Ranganathan（1934—2016）于 1970 年撰写的《全合成的艺术》（*Art of Total Synthesis*）是第一本通过个案讲解全合成的专业著作；1973 年，Robert Burns Woodward 的另一位学生，剑桥大学的 Ian Fleming（生于 1935）采用相似的风格写成了《全合成精选》（*Selected Organic Syntheses*，Wiley，London，1973）一书，都是学习有机化学合成时的经典参考书籍。

Robert Burns Woodward 一生最喜爱的化学反应就是 Diels-Alder 反应，在可的松和利血平的合成中都以这个反应开始。其实早在 1942 年，他便讨论过 Diels-Alder 反应的机制，又在 1959 年，与学生、现哥伦比亚大学教授 Thomas J. Katz 发表过对于该反应的精彩实验，Thomas J. Katz 也是著名化学家 Kyriacos Costa Nicolaou 教授博士后时期的导师。

Robert Burns Woodward 善于使用新理论、新技术和新手段，刚刚开发的紫外、红外光谱、核磁共振技术在他的结构研究和合成中都得到广泛利用，同时他也不遗余力地推广了许多技术与仪器在化学研究中的应用。20 世纪 70 年代初，在接近完成合成维生素 B_{12} 工作，需要精密分析及控制反应结果，配合了沃特世（Waters）公司高效液相色谱仪器的开发，进行一起的测试和改进。在印度举行的天然物化学大会演讲中，Robert Burns Woodward 对沃特世（Waters）公司生产的高效液相色谱仪器还做了有力的宣传（图 29-31）。

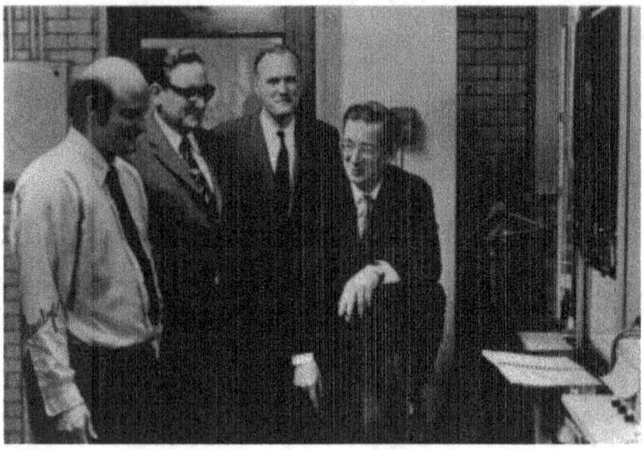

图 29-31　三位同事和 Robert Burns Woodward（从左至右）及一台 ALC-100 高效液相色谱仪

Robert Burns Woodward 重视和企业的联系，长期担任诸多知名制药企业比如 Eli Lilly、Merck、Mallinckrodt Pharmaceuticals、Monsanto、Polaroid 和 Pfizer 等公司的顾问，并与 Ciba（即后来的 Ciba-Geigy，Novartis 的前身）公司有长期的合作。同时，他还把自己的研究和国家的需要联系在一起，如二战期间合成战争急需的奎宁和研究青霉素的结构。

Robert Burns Woodward 勤奋、谦逊的大师风范和人格魅力吸引着许多一流学者愿意与其合作，其博大胸怀为哈佛大学化学系引进不少杰出人才；其广博、融会贯通的专业知识和思路清晰而又极富逻辑性与启发性的演讲与讨论，教会了他周围的化学家如何去思考、如何理解化学反应原理进而构筑复杂的化学合成、如何综合运用各种信息去解决错综复杂的化学结构问题，通过自己的方式影响后来的有机化学研究和那个时代的化学家。可惜的是，不健康的生活习惯：喝酒、烟不离手，忘我工作，每天只休息 3～5h 导致了这位天才科学家的英年早逝。1979 年 7 月 8 日，Robert Burns Woodward 因心脏病突发逝世，享年 62 岁，当时他还在进行着红霉素全合成的工作。Robert Burns Woodward 教授以其过人的学术天才、不断探索的进取精神及卓越的学术成就影响了一代又一代有志于从事有机化学和天然产物研究的科学家（图 29-32）。

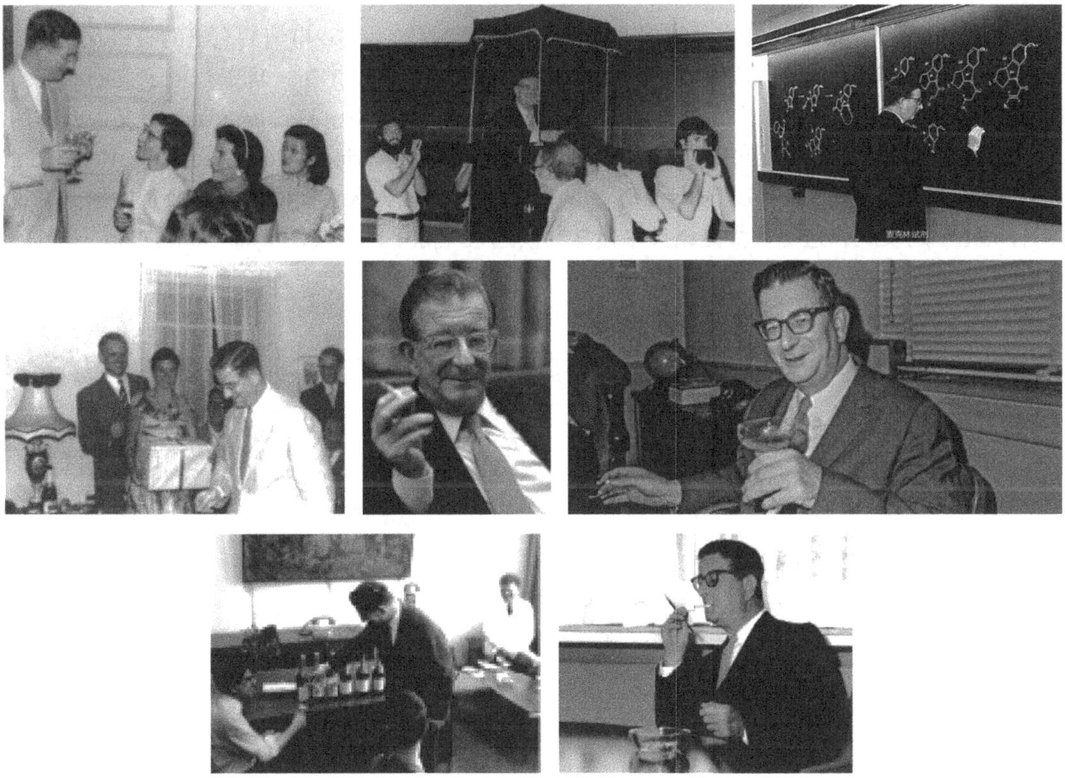

图 29-32　Robert Burns Woodward 教授的生活照片，可见他日常素爱烟酒

据报道，2001 年美国化学遗产基金会（Chemical Heritage Foundation）出版了一本 600 多页的巨著 *Robert Burns Woodward：Architect and Artist in the World of Molecules*，可能是关于 Robert Burns Woodward 最详细的读本。随着 Robert Burns Woodward 教授的遗稿被人发现、得到整理，他在更多领域的早期探索与科研思想成就还在被学界不断发掘出来，至今仍能给科研工作者以启示（图 29-33）。化学史科普作家 Jeffrey I. Seeman 和 Robert Burns Woodward 的学生写过许多回忆纪念文章，部分已在参考文献中列出，广大读者若有兴趣可按图索骥，查阅原文，并深入研读，以便更好地学习 Robert Burns Woodward 教授的科研事迹，领略大师风采。

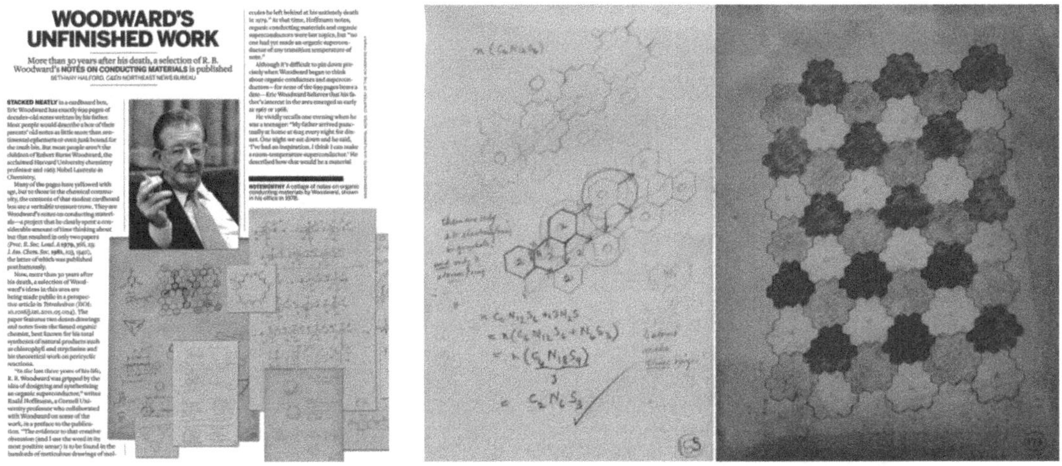

图 29-33　在整理 Robert Burns Woodward 教授遗物时，发现他还曾经设计过超导材料的合成

Robert Burns Woodward 开启了天然产物全合成的新时代，是 20 世纪最杰出的有机化学家。60 年代以后，一大批杰出的化学家投入到天然产物的全合成工作中，如 Elias James Corey、Derek Harold Richard Barton、Gilbert Stork 及其弟子 Samuel J. Danishefsky、Albert Eschenmose、岸义人及他的弟子福山透(Tohru Fukuyama), 向山光昭(Teruaki Mukaiyama)、Kyriacos Costa Nicolaou、Barry Martin Trost、David A. Evans、Larry E. Overman、Steven. Ley 等，使得天然产物的全合成走向繁荣，也推动了有机化学的发展，这些人都是诺贝尔化学奖候选人（除了已获奖的 Elias James Corey 和 Derek Harold Richard Barton）。

第 30 章　开创我国中草药成分化学研究的大师们

在我国，人们使用天然药物的历史源远流长。2500 年前的《诗经》中就已经描述了 100 多种草药；此后出现的《黄帝内经》标志着中医理论体系的诞生，在此理论基础上，我国特有的天然药物体系——中药体系开始形成；出现于公元元年左右的《神农本草经》是我国第一部药物专著，共载药物 365 种，采用上、中、下三品的分类法，每种药物下记有异名（一名）、气味、出处、主治等；到了明代，杰出医药学家李时珍（1518—1593）在公元 16 世纪编写的《本草纲目》是中国古代药物成熟的标志，书中记载药物 1892 种，其中矿物药 355 种、植物药 1094 种、动物药 443 种，是古代本草中记载药物最多的一本。

在化学药物尚未兴起之前，使用天然药物是治疗疾病最为重要的一种手段。世界上许多民族，尤其是在中国、印度、希腊、埃及这些历史悠久的国家，至今还有不少流传了几千年的天然药物仍在使用。天然药物因其成本低及某些特殊疗效而受到重视，但其成分复杂、有效成分不明、质量难以控制的问题始终困扰着人们。1805 年德国药剂师 Friedrich Wilhelm Adam Sertürner 发现吗啡，标志着天然药物化学研究的开始，而奎宁的发现和成功提取见证了 19 世纪中西医学的划分，此后经过 200 多年的发展，天然产物已经成为药物开发的一个重要源泉。

我国天然药物化学研究起步较晚，发展至今不足百年，在 20 世纪前 50 年中还经历了日本野蛮的侵华战争和国家内战，使得我国科学研究甫一诞生就备受摧残、步履维艰，关于中草药成分化学的研究更是规模较小。但是在赵承嘏、陈克恢、赵燏黄、张昌绍、朱子清、朱任宏、曾广方、许植方等老一辈科学家的努力下，于极其艰苦和简陋的科研条件下仅用 20 余年就取得了举世瞩目的成就。改革开放以后，曾有多篇文章十分全面地介绍了新中国成立后我国植物化学的研究概况，本文将对新中国成立前我国从事天然药物化学——主要是中草药成分化学研究的部分代表性人物及其主要工作进行简要介绍。

一、赵承嘏、陈克恢、赵燏黄——我国研究中草药成分化学的一代宗师

虽然在 20 世纪初，有机化学学科有了很大发展，但是当时各种色谱分离方法尚未普及，紫外光谱、红外光谱、核磁共振、质谱等分析技术也未出现，研究天然产物所使用的分离手段与结构测定方法仍十分传统，我国天然药物化学领域的先驱们在极其有限的条件下，对中草药成分化学进行探索并取得成果，更体现出老一辈科学家深厚的化学理论功底与高超的实验能力。我国植物化学和天然药物研究的开拓者赵承嘏先生就是其中的杰出代表。

赵承嘏（1885—1966，图 30-1），江苏省江阴县（今江阴市）人，出生在一个中药铺主家庭，自幼好学，曾于清末考中秀才。1905 年，时年 20 岁的赵承嘏通过江苏省官费留学生考试，赴英留学。在英国中学苦读一年后，于 1906 年进入曼彻斯特大学化学系学习，并于 1910 年获理学学士学位。在曼彻斯特大学有机化学首席教授 William Henry Perkin Jr.（1860—1929，图 30-2）的指导

下，赵承嘏以萜烯类化合物合成作为研究课题继续攻读理科硕士学位，他的毕业论文发表于 1911 年，据考证这可能是中国学者在西方科技期刊上发表的第一篇学术论文。

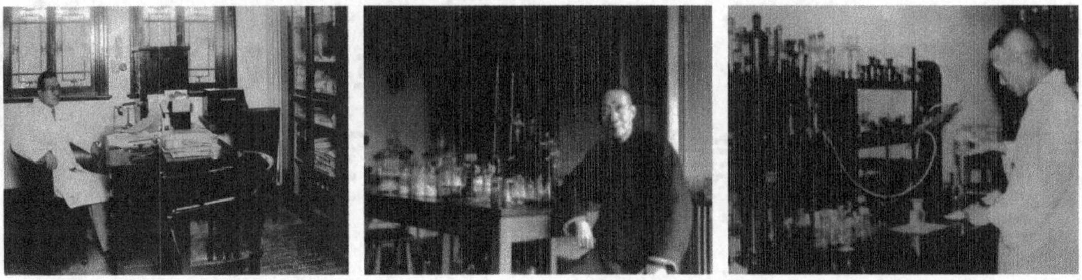

图 30-1 赵承嘏教授在办公室和实验室

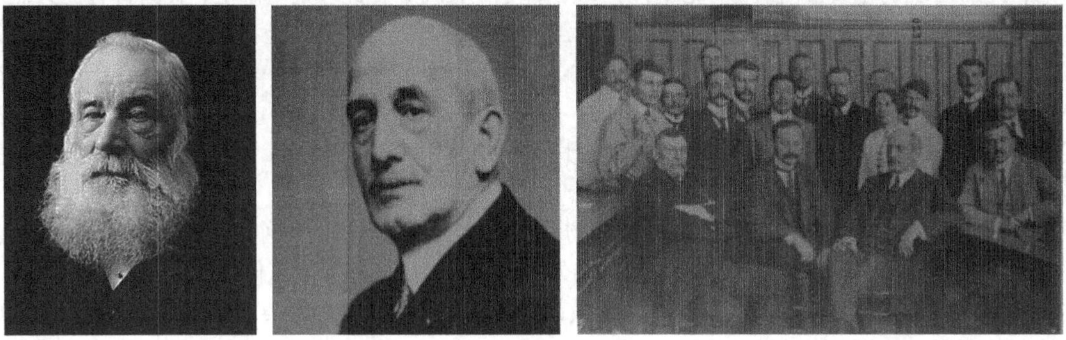

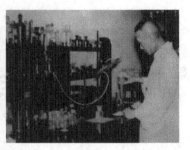

图 30-2 William Henry Perkin Jr.（左）与 Amé Pictet 教授（中），赵承嘏（第二排左起三）在日内瓦大学时与同事合影（右）

值得一提的是，赵承嘏的导师 William Henry Perkin Jr. 教授既是一位出色的化学家，同时也是一位优秀的教育者，他在曼彻斯特大学培养了许多化学人才，其中包括 1937 年诺贝尔化学奖获得者 Norman Haworth 教授（1883—1950），1947 年诺贝尔化学奖获得者 Robert Robinson，以及犹太裔化学家、以色列首位总理、被称作"以色列之父"的 Chaim Azriel Weizmann（1874—1952）。同时，William Henry Perkin Jr. 教授也是著名有机化学家、合成染料的创始人 William Henry Perkin（1838—1907）的长子。

在曼彻斯特大学获得硕士学位后，赵承嘏先生进入瑞士日内瓦大学（Université de Genève），在著名有机化学家 Amé Pictet（1857—1937，图 30-2）教授指导下进行关于天然产物全合成的博士课题研究。通过使用 Amé Pictet 教授 1911 年发展的芳香乙胺与醛的缩合反应（即著名的 Pictet–Spengler 反应），赵承嘏完成了紫堇碱（延胡索甲素，corydaline，图 30-3）的全合成，于

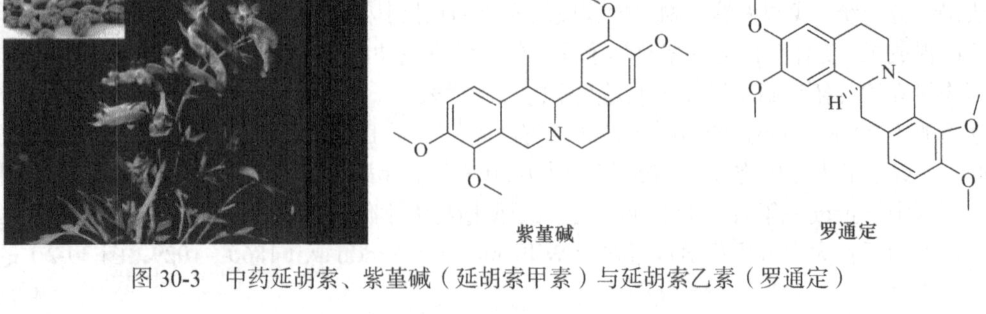

紫堇碱 罗通定

图 30-3 中药延胡索、紫堇碱（延胡索甲素）与延胡索乙素（罗通定）

1914 年获 Ph. D. 学位，成为中国第一位化学博士。此后，他先在日内瓦大学任助教 2 年，又在罗克药厂研究部工作 7 年，曾设计局部麻醉药普鲁卡因（procaine）的生产新工艺并取得专利，因其工作出色被提升为研究部主任。

1923 年，赵承嘏先生回到祖国，受聘于南京高等师范学校（后并入国立东南大学，即中央大学前身），又于 1925 年至北京协和医学院（Peking Union Medical College，PUMC）任药物化学教授兼药理系代主任，在我国最早开始了中草药成分化学研究的工作，成为中国天然药物化学研究的先驱。1929 年 9 月，“国民党四大元老”之一李石曾创办国立北平研究院，邀请赵承嘏成立药物所，赵先生欣然应邀，辞去协和医学院职务，于 1932 年 6 月成立北平研究院药物研究所，出任所长兼专任研究员，同年 9 月 1 日正式开始工作。药物研究所为北平研究院与中法大学合作共建，是我国第一所用现代化学方法系统研究中草药化学成分的专门研究机构，也是中国科学院药物研究所前身。

此后，赵承嘏一直在北平药物研究所从事系统整理和研究中草药的工作，为中国现代中药研究和药物研发体系的建设奠定了坚实的基础。尽管当年的专聘助理员只有朱任宏、梅斌夫、张泳泉 3 人，但取得的研究成果甚丰。以后梁普先生、朱子清先生受邀来所工作。1942 年庄长恭先生被聘为客座研究员，高怡生随庄长恭来所为助理研究员。这些曾在药物研究所工作过的研究者中，多位都是天然药物化学领域杰出的科学家，他们为我国中草药化学研究乃至天然产物化学与有机化学研究都做出了重要贡献，在国际上也颇具声誉。

从北平药物研究所开始，赵承嘏先生开展了应用现代化学技术进行中草药有效成分的分离、结构鉴定和活性筛选工作，成为中国植物化学的奠基人。当时，国际通用的提取植物有效成分的经典方法是乙醇浸泡，这样得到的粗提物成分复杂，不易提纯得到结晶。赵承嘏先生根据许多植物有效成分多属生物碱的特性，独创了碱磨苯浸法，很大程度降低了分离单体的难度，往往能从一份样本中提取得到多种结晶，纯度也较好。他根据化学性质差异，将粗提物分为几个部分，然后利用化合物或其盐类在常用溶剂中溶解度的不同，将其结晶纯化。通过反复实验，可以从结晶母液中获取其他成分。在赵承嘏的实验室里，排列有许多标明编号与实验时间的三角瓶，用于提取样品结晶。只要有结晶析出，根据标记便可从实验记录中找到此成分来源于哪种植物及其具体提取部位。在 20 世纪 30 年代，分离纯化的理论与技术尚未形成，赵承嘏先生工作的困难程度不言而喻，但这也代表了当时我国中草药研究的最高成就。利用这种提取分离方法，赵承嘏带领学生和其他研究人员系统研究了雷公藤、细辛、三七、贝母、防己、钩吻、麻黄、延胡索、常山等 30 多种中草药的化学成分，得到了许多新结构类型生物碱的单体结晶，提供给药理工作者进行药理研究，并选择其中有价值的天然产物进行临床试验，从而建立了系统研究整理祖国医药学的一套科学方法。与此同时，他和学生们在国内外著名杂志上发表了许多论文，为中外学者所重视和赞赏。

赵承嘏先生长期从事中药延胡索 *Corydalis yanhusuo*（元胡，图 30-3）的研究，从中系统分离得到 13 种生物碱结晶，将其命名为延胡索素甲、延胡索素乙、延胡索素丙、延胡索素丁、延胡索素戊、延胡索素己、延胡索素庚、延胡索素辛等，并确定了这些化合物的结构和化学性质，在其生物活性和治疗功能方面也有所探索。巧合的是，赵承嘏通过结构鉴定发现，从延胡索中得到的天然产物延胡索甲素原来就是在一个世纪以前的 1826 年由德国化学家 Heinrich Wilhelm Ferdinand Wackenroder 从罂粟中提取的紫堇碱，而赵承嘏先生早年的博士课题正是紫堇碱的全合成。限于当时开展药理实验的条件，对于延胡索生物碱镇痛作用的研究一时并无进展。直到新中国成立后，赵承嘏先生将自己珍藏几十年的延胡索生物碱样品，转交给 1955 年从苏联回国的胥彬先生、金国章院士继续进行深入研究，终于发现了延胡索乙素（四氢巴马汀）具有镇痛和镇静双重作用，并发展为具有良好镇痛、镇静催眠作用的新药罗通定（rutundine，*L*-tetrahydropalmat，又称颅痛定、左旋四氢巴马汀、左旋延胡索乙素，图 30-3），该药于 1964 年通过成果鉴定，后列入《中华人民共和国药典》并沿用至今。

20 世纪 40 年代，赵承嘏先生与上海医科大学的张昌绍先生合作研制抗疟药物，他们从中药常山中发现多个活性超过奎宁的生物碱，其中常山碱丙（γ-dichroine）的抗疟作用为奎宁的 148 倍。赵承嘏先生等的天然产物提取和结构鉴定结果发表在《美国化学会志》等刊物上，张昌绍先生等的研究结果发表于 *Nature* 和 *Science*。这项研究成为 20 世纪 40 年代世界抗疟研究中的一个高峰，使中国抗疟药物研发居于国际领先地位。

赵承嘏先生筹办并主持工作的北平药物研究所是一所重要的科研机构，在我国药学与天然产物化学史上占有着极为关键的地位。1932～1936 年短短数年中，赵承嘏先生在这里完成了有关麻黄、贝母、延胡索等一系列传统中药的研究，并取得了丰厚的成果，享誉中外学术界。同时，许多杰出的中草药化学成分研究者都在该研究所工作过，如朱任宏、梅斌夫、朱子清、庄长恭、高怡生等，陈克恢先生也曾作为特约研究员从事药理研究工作，这些人才为我国中草药成分化学研究发展做出了开创性的贡献。1933 年，北平药物研究所迁往上海市，后经战乱，勉力维持，至 1947 年，赵承嘏才又开始科研工作，关于常山抗疟成分的研究就是在这一时期完成。赵承嘏的研究成果奠定了他在国内学术界的地位，1926 年起他就任中国生物学会主席，1935 年，当选为中央研究院评议员，这是当时我国科学界最高荣誉职务，化学方面只有他和庄长恭、侯德榜、吴宪 4 人当选为评议员。1949 年上海解放后，药物研究所被中国科学院接收，1952 年，原中国科学院有机化学研究所独立为中国科学院上海药物研究所，所长为赵承嘏。1966 年赵承嘏病故，由高怡生任所长，嵇汝运任副所长。

20 世纪初，随着生理学和化学，特别是有机化学相结合而形成并发展了药理学与实验治疗学。此后不久，药理学研究在我国也逐渐发展起来，在北京协和医学院工作的陈克恢先生在这一时期对麻黄碱的药理作用进行研究并取得了卓越的成果，这是第一个采用现代科技方法阐明中药有效成分的药理作用并成功地应用于临床的范例。这一工作被视为我国中草药活性成分药理研究的开端。陈克恢先生是国际药理学界公认的一位大师，被尊为中国现代药理学研究的创始人，同时他也是我国从药理方面开展天然药物化学研究的一位重要先驱者。

陈克恢（1898—1988，图 30-4），出生于上海郊区农村，幼年丧父，5 岁起随当中医的舅父周寿南学习旧学，10 岁时进入公立学校。1916 年中学毕业，考入用庚子赔款成立的留美预备学校清华学堂，两年后赴美国威斯康星大学（University of Wisconsin）插班在药学系三年级。1920 年毕业获得药学学士学位后，他进入该校医学院，于 1923 年获生理学博士学位后回国在协和医学院工作。两年后，陈克恢先生又回威斯康星大学医学院继续其医学教育，1926 年转到约翰斯霍普金斯大学，1927 年获医学博士学位。随后，他在美国药理学家 John Jacob Abel（1857—1938）的实验室任助教并继续开展科研工作。

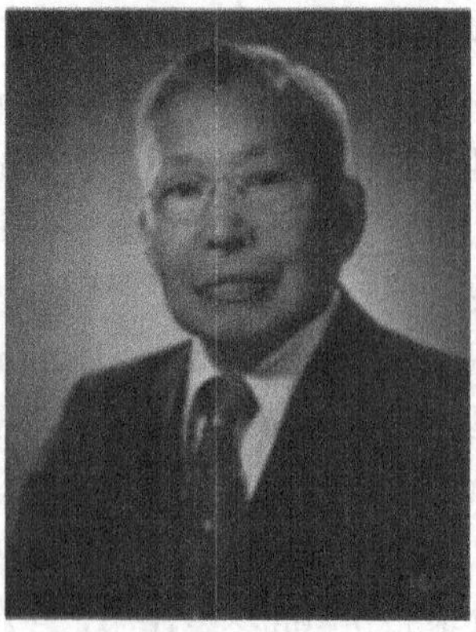

图 30-4 陈克恢（K. K. Chen）教授

20 世纪 20 年代，北京协和医学院、湖南湘雅医学院、上海医学院、同济大学医学院等均开设了药理学课程，许多著名药理学家先后在这些学校授课并进行科研工作，其中北京协和医学院是当时国内研究中药药理最主要的机构。北京协和医学堂于 1906 年首先由伦敦教会创办，1915 年洛克菲勒驻华医社与伦敦教会协商达成协定接办该校。1920 年代初，北京协和医学院完成了新旧交替，经过整顿后，扩充了设备，聘请了一批科学工作者，中药药理研究也逐渐步入正轨。陈克恢先生就是此时回国来到协和医学院药理室，在系主任 Carl Frederic Schmidt 的支持下开展中药研究的，他接受舅父周寿南的建议，将麻黄（图 30-5）作为研究对象。

实际上，对麻黄的研究工作最初是由日本科学家开始的。1885 年，山梨（G. Yamanashi）最先从中国的麻黄中分离得到不纯的麻黄碱。1887 年，日本药学界元老、日本现代医药化学的奠基人长井长义得到纯的麻黄结晶，阐明了它的结构，定名为麻黄碱（麻黄素，ephedrine）并将它合成出来。同年，三浦谨之助（1864—1950）发现麻黄碱可扩大瞳孔，但他并没有进行后续深入的药理研究，中断 30 年后，沈阳南满医科大学的日本人久保田晴光等重新开始研究，在 1917 年指出麻黄碱有类似肾上腺素的交感神经兴奋作用，但因论文是用日文发表的，这一结果未引起国际上的注意。

1923 年，陈克恢开始对麻黄进行研究。由于不知道长井长义等此前的进展，所有工作均需要从头开始。他将麻黄药材进行蒸馏，把提取得到的液体注射到犬体内，结果显示犬的心跳速率增加，血压上升，这说明提取到的物质具有生物活性。为了进一步阐明麻黄中活性成分的药理作用，在短短几周内，陈克恢从麻黄中分离出左旋麻黄碱，在之后的 6 个月中，他和 Carl Frederic Schmidt 发现给麻醉犬或毁脑脊髓猫静脉注射麻黄碱 1～5mg 后，可使其颈动脉压升高，心肌收缩力增强，血管收缩，支气管舒张，离体子宫收缩，并且对中枢神经有兴奋作用，这些作用都和肾上腺素相同，所不同的是口服有效，且作用时间长，毒性较低。1924 年，陈克恢和 Carl Frederic Schmidt 将实验结果在美国实验生物与医学学会北京分会上作了初步报告。经过系统的实验研究后，陈克恢与 Carl Frederic Schmidt 教授同年将研究结果发表在美国权威的《药理学与实验治疗学杂志》（*Journal of Pharmacology and Experimental Therapeutics*）上。文章指出麻黄的有效成分麻黄碱的生理作用与肾上腺素类似且较持久，其效能完全与交感神经兴奋剂相同。这一研究成果揭示出中药的有效成分具有与内源性肾上腺素和去甲肾上腺素的类似功能，开创了交感神经受体外源性药物研究，陈克恢的研究成果震惊了世界药理学界，也影响了日后我国中草药化学成分的研究。

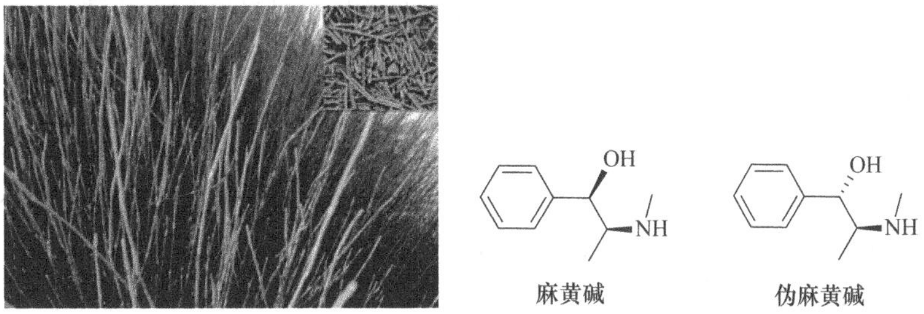

图 30-5　中药草麻黄、麻黄碱与伪麻黄碱

在陈克恢对麻黄碱进行药理研究的同时，当时同在协和医学院工作的赵承嘏对麻黄生物碱盐类的性质进行了研究，利用它们的草酸盐在水中溶解度的不同分离得到了麻黄碱（ephedrine，图 30-5）和伪麻黄碱（pseudoephedrine，图 30-5），并将二者的物理化学性质加以详细鉴定。陈克恢与赵承嘏两位志同道合的大师分别从药理和化学方面对麻黄进行研究，从此建立了非常默契的关系，即便后来陈克恢返回美国继续学业，后又任职于礼来公司，二人仍一直保持密切联系，赵承嘏将自己从中药中提取的，几乎所有的生物碱成分都寄给陈克恢，请他协助做药理研究。药理和化学并重、注重团队合作，进行天然药物化学研究时的这些重要理念早在 20 世纪 20 年代起就在陈克恢与赵承嘏两位大师身上完美地展现出来，他们用现代科技的手段为研究中草药的有效成分和药理机制开辟了新的道路，扩大了世界对中药的了解。

自 1925 年起，陈克恢单独或领衔发表论文 20 余篇，从生药、药化、药理、临床等方面研究麻黄碱和伪麻黄碱，掀起了国际拟交感神经药物研究的高潮。1930 年陈克恢和 Carl Frederic Schmidt 出版了《麻黄碱及其相关化合物》（*Ephedrine and Related Substances*）一书，该书参考了 1929 年以前发表的论文 600 余篇，详细阐述了麻黄碱的用法用量和毒副作用，成为麻黄碱研究的权威著作。陈克恢还分析了世界各地产的麻黄草，确认只有中国和东南亚地区产的含左旋麻黄碱。这一研究成果也受到了礼来公司（Eli Lilly and Company）的重视。1926 年，麻黄素获得美国 FDA 许可，礼来公司将麻黄碱推向市场，开始在美国销售，随后在世界范围内得到了广泛的应用。

1929 年陈克恢担任了礼来公司第一任药理研究部主任，在礼来公司，陈克恢也建立了从天然产物特别是从中草药中寻找、开发新药的典范，他发表研究论文和综述共达 350 余篇。1937 年起，陈克恢兼任印第安纳大学医学院药理学教授。1948 年，他获选为第一届中华民国中央研究院院士。1951 年他被美国药理与实验治疗学会推选为第 21 任会长，1952 年他还担任了美国实验生物学会联合会（Federation of American Societies for Experimental Biology，FASEB）主席，1963 年他从礼来公司退休，1968 年又从印第安纳大学退休，1972 年被选为国际药理联合会名誉主席。1974 年，在陈克恢先生有关麻黄碱药理研究的第一篇论文发表 50 周年时，他亲自撰写了一篇标题为《麻黄碱的半个世纪》（*Half a Century of Ephedrine*）的纪念文章。1981 年，83 岁高龄的陈克恢先生在 *Annual Review of Pharmacology and Toxicology* 杂志上发表专门文章，对自己的科研生涯进行了回顾。

在我国传统中医药学体系中，本草学是其中一个重要的部分。18 世纪末，深受我国本草学影响的日本开始接受瑞典植物学家林奈（Carl von Linné，1707—1778）的植物分类学理论和方法；发展至明治维新后，大井玄洞于 1880 年最早用汉字"生药学"来翻译 phamrkognoise 一词，并将 droge 译作"生药"；此后山下顺一郎（1853—1912）教授开创了日本的生药学学科，并于 1890 年编著《生药学》一书。日本的现代生药学对我国产生了直接的影响，而本草学的传统积累则决定了我国生药学发展所具备的优势和特色，赵燏黄先生是我国公认的现代生药学、本草学的开拓者与奠基人。

赵燏黄（1883—1960，图 30-6），江苏省武进县（今江苏省常州市武进区）人，幼年受私塾教育，1905 年赴日本留学，1907 年入东京药学专门学校（今日本东京药科大学前身）学习，毕业后考入东京帝国大学药学科（今日本东京大学药学部前身）深造，最初在生药学教室山下顺一郎教授指导下学习生药学，后又在药物化学教室长井长义教授指导下学习生药化学。

在日本期间，赵燏黄先生积极参与学术活动。1908 年秋，中国留学日本的药学生成立中华药学会，选举王焕文为会长，伍晟为总干事，赵燏黄为书记；1910 年，他在中华药学会报告会上宣读了《川厚朴挥发油结晶成分之研究》和《胡麻油之分析化学》两篇论文。

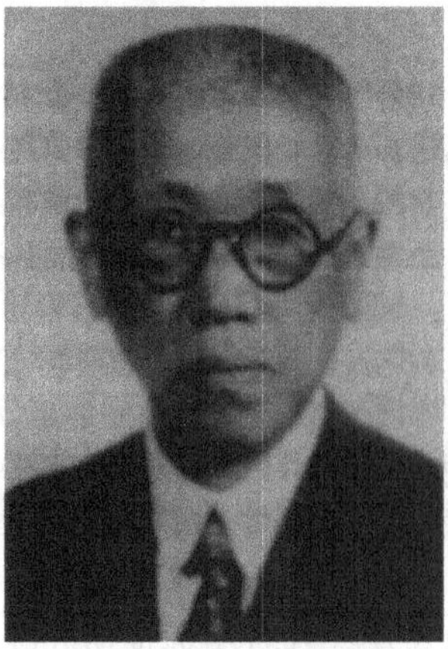

图 30-6 赵燏黄教授

1911 年，赵燏黄先生归国投身辛亥革命，后在北京参与政事。1915 年被聘为浙江省立医药专门学校（今浙江大学医学院前身）教授，继续教育与科研工作，他将"生药学"一词从日本带到了中国，开创了中国的生药学学科。1930～1934 年，赵燏黄任中央研究院化学研究所研究员期间，同徐伯鋆编著出版了《现代本草——生药学（上册）》，这是我国第一部收载有中药材的生药学教科书。赵燏黄参与拟订《研究国产药材计划方针》，主张对中药传统进行科学系统的研究，并着手对《本草纲目》等经典中药著作进行整理，发表有《中国新本草图志》两卷。1935～1937 年，赵燏黄任北平研究院生理研究所研究员，他发表的《祁州药志》第一集（菊科、川续断科）开创了我国按植物分类系统研究本草之先河。

赵燏黄先生倡导实业，主张自力更生发展我国制药工业，曾于 1940 年出任北平新亚药厂华北分厂厂长、总技师。那时我国药学界以赵承嘏与陈克恢两位大师为代表的科学先驱，对麻黄碱已经有了深入的研究并取得了相当的成就，但当时中国工业水平落后，制药能力不足，医用麻黄碱基本依赖进口。赵燏黄任北平新亚药厂华北分厂厂长期间，专门从事利用华北等地区产麻黄草提取麻黄碱的研究，创造了石灰法生产麻黄碱的新工艺。1940～1945 年，将麻黄碱年产量由十余公斤增加到百余公斤，并培养了一批技术骨干。在此期间，赵燏黄先生同时兼任北京大学医学院药学系教授、北京大学医学院中药研究所研究员、所长。

赵燏黄先生十分注重人才培养，我国老一代药学家如黄鸣驹、黄鸣龙兄弟，王殿翔，叶三多，刘寿山，谢海洲等都出于其门下。赵先生毕生致力于中草药事业，在国际上也享有盛名，如英国生理学家 Bernard Emms Read（1887—1949）在著作《本草新注》的序言开头就提出赵燏黄先生对中药研究做出的大量工作；日本药学家木村康一（1901—1989）等编的《药学大全书》第二册《和汉药》中，着重提及赵燏黄教授对中药研究的贡献，用一节的篇幅介绍了他的工作。

二、张昌绍、刘绍光——被忽略的中草药成分化学研究奠基者

张昌绍（1906—1967，图 30-7），上海市嘉定县（今上海市嘉定区）人。1928 年考入南京中央大学医学院，后该医学院迁至上海，独立成为上海医学院。1934 年毕业后，张昌绍留校任药理学助教。1937 年，张昌绍考取公费赴英国留学，在伦敦大学医学院著名神经药理学大师 John Henry Gaddum 教授（1900—1965）的指导下攻读博士学位，从事肾上腺素能神经药理的研究，后因二战爆发，John Henry Gaddum 教授需进行国防科研，张昌绍被介绍至牛津大学继续学业，1939 年他获得医学与哲学博士学位，同年成为英国皇家学会会员。1940 年，张昌绍至美国哈佛大学医学院访问进修，期间美方曾多次以优厚待遇邀请他留在美国工作，但他始终心系处于抗日战争中的祖国与同胞，于是毅然返回故土。

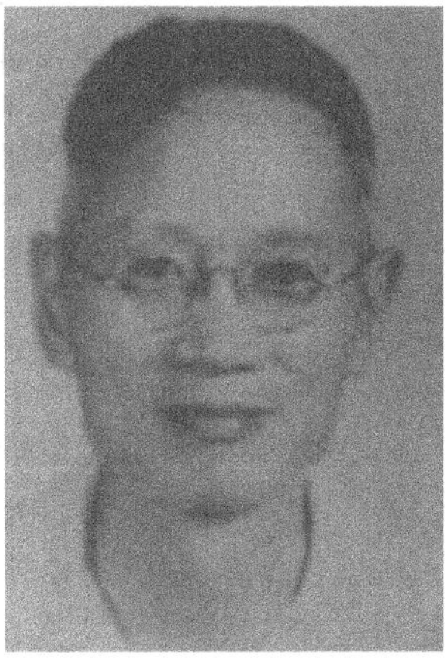

图 30-7　张昌绍教授

1941 年张昌绍回国，当时上海医学院内迁重庆，他前往母校担任药理学副教授，并兼任中央卫生实验院药理研究室主任。抗战全面爆发后，大量人口迁往西南后方，中国军民饱受疟疾困扰，由于东南亚金鸡纳产地已被占领，日本控制了全世界 90%以上的奎宁来源，我国进口奎宁更为困难，研制新的抗疟药物成为当时亟待解决的问题，于是一大批科学工作者纷纷在极为艰苦的环境中，投入到这项重大工作中来。张昌绍也从国家大局考虑，暂时中断了自主神经系统药理研究工作，转向开辟抗疟药物探索的新领域。

1943 年，张昌绍与助手周廷冲（1917—1996，1980 年当选为中国科学院院士）的论文报道了 13 位疟疾患者直接口服常山（图 30-8）的临床实验结果，发现常山降热速度与奎宁相似，而抗疟作用较奎宁稍慢。1945 年，张昌绍与王进英、傅丰永用鸡疟疾动物实验模型证明常山可以治疟，并发现常山生物碱治疟效果比奎宁高数十倍，此外他们还初步分析了常山成分的化学特性。1946 年，张昌绍研究团队从常山中提取并结晶了 4 种分子，其中只有常山碱 B（dichroine B）有治疟作用，这一成果发表于 *Science*。

此时，赵承嘏与陈克恢等也开始关注常山碱的研究。1947 年，赵承嘏与张昌绍、傅丰永（1914—1979）、高怡生、黄琪章在中国的《科学》杂志发表文章，确定有治疟作用的常山碱分子

式为 $C_{16}H_{19}O_3N_3$。1948 年，赵承瑕、傅丰永和高怡生在《美国化学会志》发表文章将常山碱的分子式定为 $C_{16}H_{21}O_3N_3$，较 1947 年的初步报道多了两个 H 原子，他们还从常山中分离到 4-喹唑酮（4-quinozolone，$C_{18}H_{23}O_3N_3$）。

1948 年，张昌绍与傅丰永从常山获得 6 个单体化合物，其中 2 个为中性物质（dichrin A 与 dichrin B），另 4 个是生物碱，而这些生物碱中的 3 个是分子式为 $C_{16}H_{21}O_3N_3$ 的异构体，被命名为常山碱甲（α-dichroine）、常山碱乙（β-dichroine，图 30-8）与常山碱丙（γ- dichroine），三者都是喹唑啉（quinazoline）衍生物，彼此间可以互变。其中常山碱丙的抗疟活性约为奎宁的 100 倍，常山碱甲、常山碱乙的活性与奎宁大致相同。同年，张昌绍将本团队截至 1947 年对常山中化学成分、其主要物理性质及抗疟活性的研究成果在 *Nature* 发表，他们从常山中获得 2 个中性物质和 5 个生物碱——常山碱甲、常山碱乙、常山碱丙、常山次碱（dichroidine）及喹唑酮（quinazolone），几个生物碱的抗疟活性由强至弱依次为常山碱丙、常山碱甲与常山碱乙、常山次碱、喹唑酮。

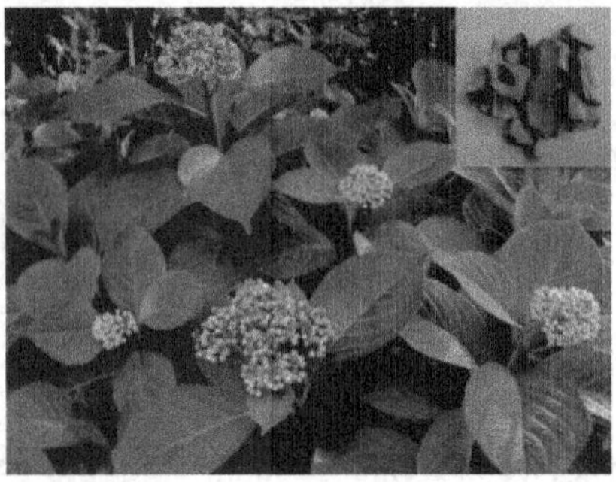

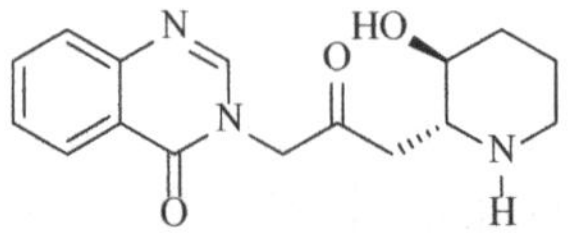

β-常山次碱

图 30-8　中药常山与常山碱乙

20 世纪 40 年代，美国礼来、默克等制药公司与加州理工大学（California Institute of Technology，CIT）及英国国家医学研究院（National Institute for Medical Research，NIMR）等著名企业与科研机构也曾高度关注常山的抗疟活性，并投入大量人力物力进行研究。以张昌绍为代表的中国天然药物研究者在战争时期恶劣的研究环境中，几度领先于国外团队，对常山研究做出了杰出的贡献，足以令世人叹服。常山碱不但可以治疟、降热，还有降压等其他药理作用，然而因其具有恶心和呕吐等比较严重的不良反应，因此未能作为抗疟药物得到应用与推广。

张昌绍教授对教育也付出大量心血，为我国培养了大量的药理学人才，曾编著《磺胺类化学治疗学》《青霉素治疗学》《青霉素、链霉素及其他抗生素》《花柳病化学治疗学》《实用药理学》《现代治疗学》等书（图 30-9），详细介绍当时最新的医药进展，并主编《药理学》教材（图 30-9），成为当时重要的医学教科书；张教授曾任《中华医学杂志》主编，并长期担任《生理学报》的药理主编，为我国学术刊物审稿无数，他被公认为我国药理学的奠基人之一。1949 年张昌绍教授撰写《三十年来中药之科学研究》一文，并于 20 世纪 50 年代出版《现代的中药研究》（图 30-9），对我国早期中药化学成分研究与中西医结合进行了科学整理与初步探索，这些著作对后来我国中草药化学成分研究具有深远的影响。1967 年，张昌绍教授不幸过早逝世，无疑是中国药学界乃至科学界的一个重大损失，令后人无限惋惜。

张昌绍教授是著名演员陈冲女士的外祖父，2014 年中央电视台历史寻根真人秀纪录片《客从何处来》中，陈冲作为嘉宾追溯了张昌绍教授的早年求学、研究历程，给观众留下了深刻的印象。

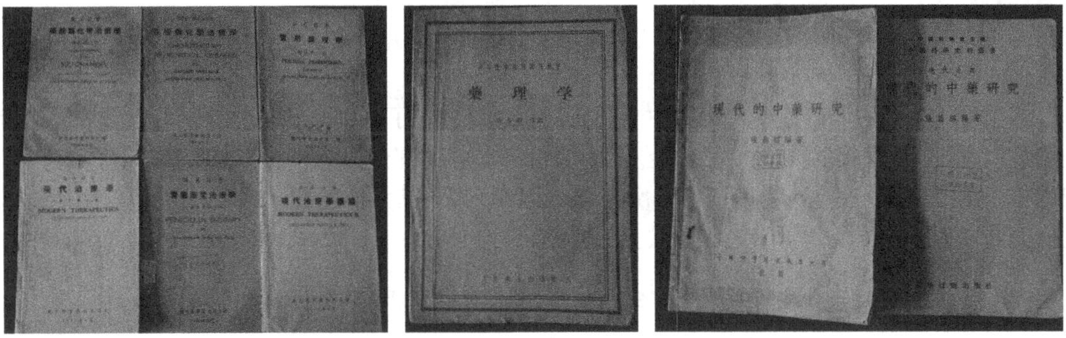

图 30-9　张昌绍教授的著作

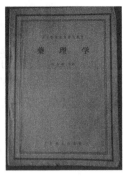

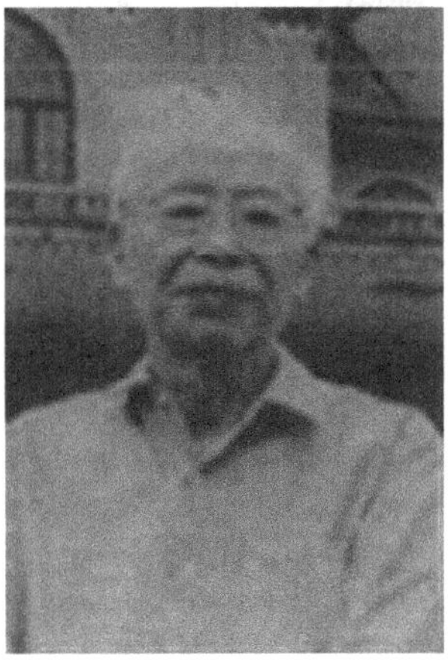

图 30-10　刘绍光教授

刘绍光（1897—1990，图 30-10），湖北省嘉鱼县人，他对中药研究做出了历史性贡献，也是一位全才型的科学大师，却并未得到我国学术界应有的重视。1916 年，刘绍光从长沙雅礼大学预科毕业，1917 年考入北京协和医学院，1924 年成为北京协和医学院首届三位毕业生之一，获中国教育部首颁的医学博士学位，同时他的学业成绩和博士论文被美国医学界认可，美国纽约大学也授予了刘绍光医学博士学位。

同年，刘绍光考取湖北省公费留欧，先到英国剑桥大学进修，后又考入德国柏林大学。刘绍光先生不仅从事医学、药理、生理学研究，同时也进行了生物物理、物理化学学习，他对于每个学科并非仅是涉猎，而是进行了深入的研究，并表现出超人的天才。1925 年，刘绍光在柏林大学第二医学院院长戈尔泰的指导下，学习理论医学、毒理学和心脏学，同时主持实验室工作，校方甚至专为他配备了一位德裔医学博士做助手，在 2 年多的时间中刘绍光解决了当时几个重大的科研项目。与此同时，刘绍光先生还进修了勃朗克的量子力学，爱因斯坦的相对论，并赴法国参加过居里夫人（Madame Curie）、朗之万（Paul Langevin）等科学家的学术报告，他前往居里夫人的实验室参观时受到了热情接待。1927 年，刘绍光获医学博士学位，毕业论文《血液化学的三度测量》被德国皇家科学院授予“最高荣誉奖”（Maximum Cun Lauda）。1928 年，刘绍光先生考取罗氏基金会（洛克菲勒基金会，Rockefeller Foundation）公费留美，在美国芝加哥大学学习生物物理与物理化学，仅一年后就获得美国芝加哥大学哲学博士学位。1930 年，刘绍光先生返回德国，进行渗透理论与准量分子化力学研究。

1932 年，刘绍光先生谢绝国外高薪，返回祖国，在南京卫生署工作，筹办了中央药物研究室，1937 年改为教育部中央药物研究所，刘绍光担任所长。当时只有两名研究人员，3 名大学毕业生，加上总务、技工，全室不足 10 人。由于经费困难，仪器设备不全，刘绍光便将自己所有的医药学书籍和从国外购置的精密仪器全部搬来公用。1932～1937 年，刘绍光先生对疗效高、毒性低、产量大、用量多、价格低的常用中草药当归、防己、黄芩、红花、贝母、益母草、远志、香附子、牛膝、海藻、金鸡纳等进行药理和药化方面的实验研究，在艰苦条件下取得了一系列丰厚的成果。

1937 年抗日战争全面爆发，在一次空袭中药物研究所的实验室全部被炸毁，刘绍光先生仅抢救出部分书籍与实验仪器设备，于 1938 年与另外 5 名科研人员跋涉转移到云南省昆明市。在 20 世纪 40 年代政府组织以研究抗疟中药之前，刘绍光先生就从云南植物白枪杆 *Fraxinus sinica*（又名根根药）中发掘并研制了药效高出奎宁 20 倍的“瘴灵”（chunine）和“新灵”（sinine）等生物碱；还开发了特效抗痢药"鸦胆宁"和"泥丘散"；重新鉴定并整理了止血消炎特效药"云南白药"和"保险子"。

刘绍光先生为中药研究现代化和中成药研制科学化奠定了基础，同时他对自然科学的诸多领域如数学、物理、化学等的很多方面都进行了一系列开拓性的理论探索和科学实验。刘绍光先生早年曾就"一元数理论"问题与爱因斯坦多次探讨，爱因斯坦对其大加赞赏，此后刘绍光毕生均致力于此研究并取得了突出成就，成为享誉欧美的科学家。

三、庄长恭、纪育沣与高怡生——一脉相承的中草药成分化学研究开拓者

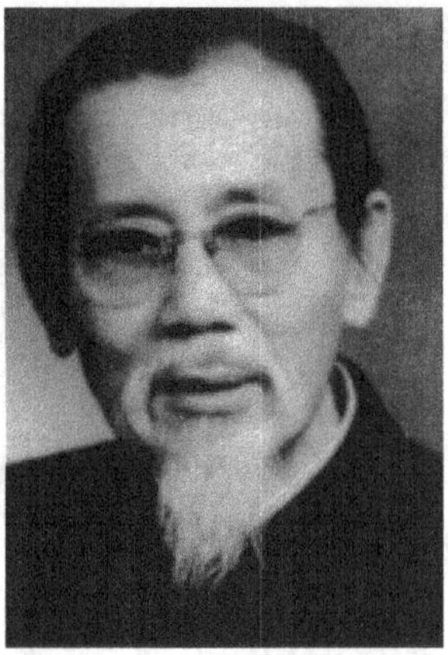

图 30-11　庄长恭教授

庄长恭（1894—1962，图 30-11），福建泉州人。1918 年毕业于北京农业专科学校。1919 年进入美国芝加哥大学化学系学习，于 1921 年获学士学位，1924 年获博士学位。同年归国，任东北大学教授、化学系主任。1931 年东北沦陷，庄长恭先生不愿屈身日寇，于是再度出国，在德国哥廷根大学（Georg-August-University of Göttingen）及慕尼黑大学（Ludwig-Maximilians-Universität München）任客座教授研究有机化学。1933 年回国，先后任南京国立中央大学（今南京大学）理学院院长、中央研究院化学研究所所长，1948 年任台湾大学校长并当选为中央研究院院士。中华人民共和国成立后，庄长恭先生于 1950 年任中国科学院有机化学研究所所长。1955 年当选为中国科学院学部委员。

庄长恭先生曾对玄参、狼毒、泽泻等中草药中的化学成分进行研究，并取得了一定成果。1933 年，他在哥廷根大学对麦角甾醇（ergosterol）的结构进行研究，在麦角甾烷（ergostane）的铬酸氧化产物中，庄长恭先生发现有难溶性的钠盐悬浮于乙醚层与水层之间，将它分离酸化得到失碳异胆酸（nor-allocholanic acid），7g 的麦角甾烷氧化只能得到 20mg 的失碳异胆酸，数量极微。通过与已知结构的异胆酸酯降解产物进行比较，二者为同一物质，从而证明了麦角甾烷的结构并推测得出了麦角甾醇的化学结构。1934～1938 年，庄长恭先生进行了一系列甾体化合物和多环化合物的合成工作，极大地推进了当时多环化合物化学研究的发展。回国后，庄长恭先生和学生、同事又开展了关于中草药生物碱成分的研究。他们从中药汉防己（图 30-12）中分离得到两种结晶，一种证明为防己碱（tetrandrin，汉肌松，图 30-12），另一种定名为防己诺林（fangchinolin，图 30-12）。

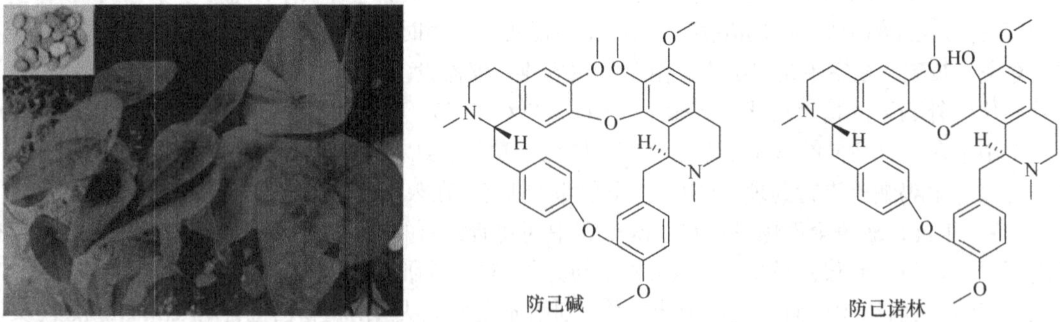

图 30-12　中药汉防己与防己碱、防己诺林

庄长恭先生对新的科学技术进展极为关注。他在德国从事研究工作时曾到维也纳大学学习当时刚出现的有机微量分析技术，回国后立即亲手指导学生，首次在我国建立了这门分析技术。此外，庄长恭先生还很重视中文中的有机化学名词，他常说这是有机化学事业中重要的一环，也是化学在中国生长的先决问题。现在一些常用名词，如吲哚、吡咯等杂环化合物的名称都是由他倡议使用的。

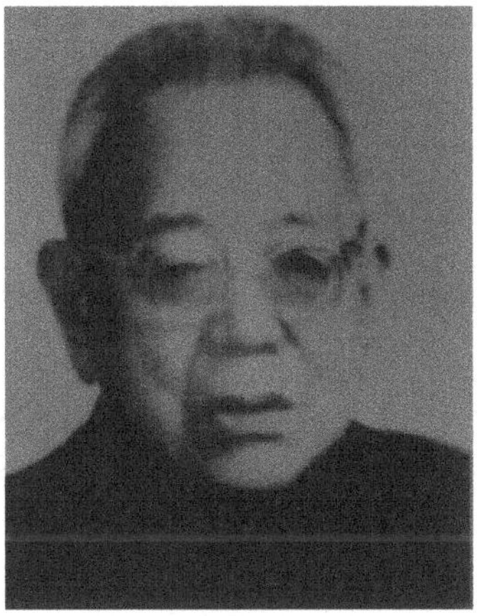

图 30-13　纪育沣教授

庄长恭先生毕生从事科学研究和化学教育工作，对有机合成特别是和甾体有关的化合物合成，以及天然有机化合物的结构研究做出卓越的贡献，是我国有机化学研究的先驱和有机微量分析的奠基人。

纪育沣（1899—1982，图 30-13），浙江省鄞县（今宁波市鄞州区）人。1921 年于上海沪江大学化学系毕业后，赴美国芝加哥大学学习，与庄长恭先生是同学，1923 年获美国芝加哥大学化学硕士学位。此后进入美国耶鲁大学，在当时嘧啶化学研究领域的权威 Treat Baldwin Johnson 教授（1875—1947）的指导下进行关于嘧啶的研究，于 1928 年获博士学位。

纪育沣先生曾任东北大学、厦门大学、浙江大学、广西大学、上海医学院、西南联合大学等校教授，20 世纪 30 年代初在雷士德医学研究院工作，与英国生理学家 Bernard Emms Read 合作。1934 年纪育沣任中央研究院化学研究所研究员，当时中央研究院化学研究所的所长正是庄长恭先生，其实早在庄长恭任职于东北大学时期，纪、庄二人的合作就开始了。1946 年，纪育沣前往因抗日战争迁至昆明的北平研究院药物研究所进行科研工作，期间再度与庄长恭共事。纪育沣先生主要研究方向为嘧啶化学，也曾先后对中草药柴胡、淫羊藿、贝母、钩吻的有效化学成分进行过研究。

纪育沣先生一生藏书颇丰，逝世后其后人或学生将珍藏的科技文献刊物，如 1928～1964 年全套美国《化学文摘》、1921～1980 年《美国化学会志》、1928～1980 年的《英国化学会志》、1938～1980 年的《有机化学杂志》等 33 种 3000 余册全部赠送给中国科学院新疆化学研究所。

高怡生（1910—1992，图 30-14），江苏南京人，1930 年考入南京国立中央大学（今南京大学）理学院化学系，在庄长恭先生指导下完成毕业论文《甾体化合物的定性分析研究》。1934 年毕业后经庄长恭推荐进入国立中央研究院化学研究所任助理研究员，主要随纪育沣先生从事研究工作，完成了几种嘧啶衍生物的合成，对中药淫羊藿的化学成分进行了研究，分离与鉴定了贝母、钩吻中的生物碱成分，这是较早的对中草药作化学分析的研究工作。1940 年，高怡生随庄长恭进入北京研究院药物研究所任助理研究员，在庄长恭的指导下，从事汉防己新生物碱的结构研究，证明此碱为脱甲基汉防己碱，论文发表在《德国化学会志》。这一工作标志着中国化学结构研究的开端。

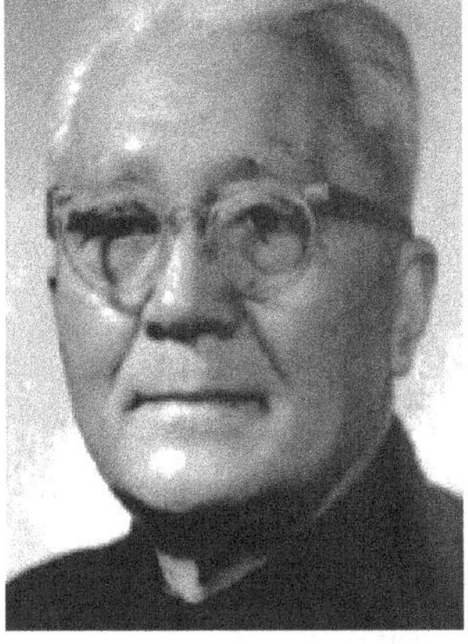

图 30-14　高怡生教授

1948 年，高怡生经赵承嘏教授推荐前往英国牛津大学，在著名天然有机化学家、1947 年诺贝尔化学奖得主 Robert Robinson（1886—1975）教授的实验室进修，进行精细有机合成的研究，1950 年获得博士学位。回国后高怡生先生长期在中国科学院上海药物研究所领导药物化学和天然有机化学两个领域的研究工作，取得了显著成就。

四、朱子清、朱任宏、傅丰永、梅斌夫——承前启后的中草药成分化学研究先驱

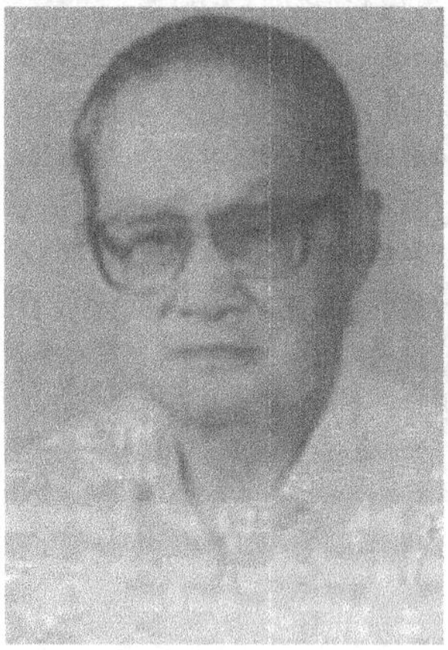

图 30-15 朱子清教授

朱子清（1900—1989，图 30-15），安徽省桐城县（今安徽省桐城市）人。1926 年毕业于南京国立东南大学化学系，1929 年前往美国伊利诺伊大学（University of Illinois）学习，1933 年获博士学位。同年由伊利诺大学研究院化学系主任、美国有机化学家 Roger Adams（1889—1971）推荐进入德国慕尼黑大学，师从 1927 年诺贝尔化学奖获得者 Heinrich Otto Wieland（1877—1957）继续进行有机化学研究。1934 年转赴奥地利格拉茨大学（University of Graz），在微量化学的创始人、1923 年诺贝尔化学奖得主 Fritz Pregl 建立的实验室中学习微量分析，1935 年学成回国后将此技术用于科研，成为我国微量分析创始人之一。此前进行植物化学研究时都是使用非常传统的化学方法，样品需要量大，因此要求研究者具备相当的化学基础与科研经验。20 世纪 30 年代引入了微量元素分析法后，所需样品量大大减少，降到毫克级。

1935～1949 年，朱子清先生历任南京应用化学研究所研究员，北平研究院药物研究所研究员、代理所长，暨南大学化学系教授兼系主任，中央研究院化学研究所研究员，同济大学教授，在马钱子碱、钩吻素、贝母素的研究领域取得了一定成果。朱子清先生最主要的研究工作是在中华人民共和国成立后完成的，他主持的研究小组在 50 年代中期开始对贝母（图 30-16）生物碱进行了深入系统的探索，贝母生物碱种类很多，且多具有很强的生理活性，早在 1888 年德国科学家 K. Fragner 就开始对贝母植物碱进行研究，之后，日本、中国、苏联等国也陆续开展了这方面的研究，但因该类植物碱结构复杂，结构式长期未得到建立，仅仅停留在测定实验式或官能团的阶段，而且这些实验式大多是错误的。朱子清团队首先确定了贝母素甲（peimine，图 30-16）结构的基本骨架为变形甾体，这一成就引起了世界化学界的重视，1977 年加拿大研究者人工合成贝母素甲成功，进一步证明当时朱子清所确定的结构骨架正确无误。1955 年，朱子清先生从上海复旦大学前往兰州大学建立生物碱实验室，从此一直工作在西北，为我国天然产物化学研究与教育事业做出了不可磨灭的贡献，正是以朱子清先生为代表的老一辈科学家的默默奉献，奠定了兰州大学天然有机化学研究在世界上的地位，也为我国培养了数十位天然有机化学研究领域的领军人物和中坚力量，遍布中国的各个主要研究机构和高等院校，为我国天然有机化学的发展做出了突出的贡献。

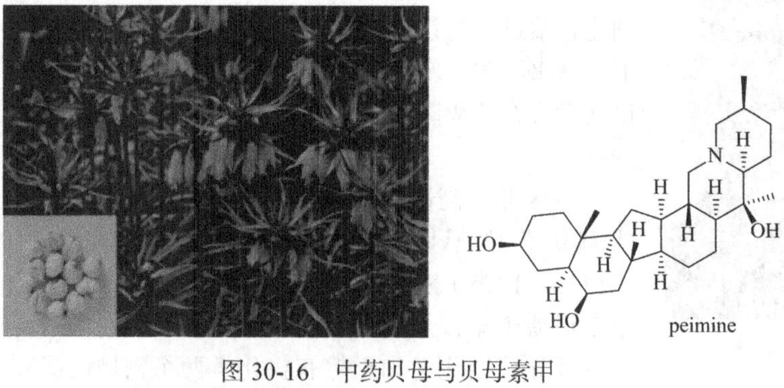

图 30-16 中药贝母与贝母素甲

朱任宏（1900—1998，图 30-17），广东省新宁县人，1924 年毕业于南京高等师范学校数理化部，曾在暨南大学附中及中法大学执教。1932 年，赵承嘏教授创办北平研究院药物研究所，朱任宏即进入该所跟随赵承嘏先生开始了漫长的研究生涯，成为我国研究中草药有效成分最早的天然药物化学家之一。

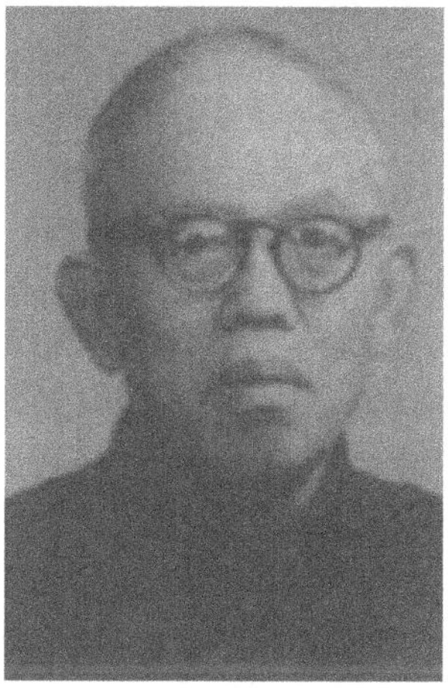

图 30-17　朱任宏教授

在赵先生指导下，朱任宏 1934 年发表了第一篇研究论文，题为《中国除虫菊之研究》，其在细辛和三七的研究中也颇有成绩。朱任宏发现了中药三七中的皂苷元乙素也是人参中的主要有效成分之一——人参二醇（panaxadiol，图 30-18），这一成果的取得比日本著名生药学家刈米达夫（1893—1977）早 20 余年。赵承嘏曾从中药延胡索中分离得到 10 余种生物碱，其中延胡索乙素具有镇痛作用，但由于含量低无法广泛用于临床，后来朱任宏发现野生植物黄藤所含主要成分是巴马亭，得率可达 4%以上，经一步还原即可得到延胡索乙素。此项成果很快被推荐到药厂，经临床验证后投产，1964 年获得国家科委二等奖。

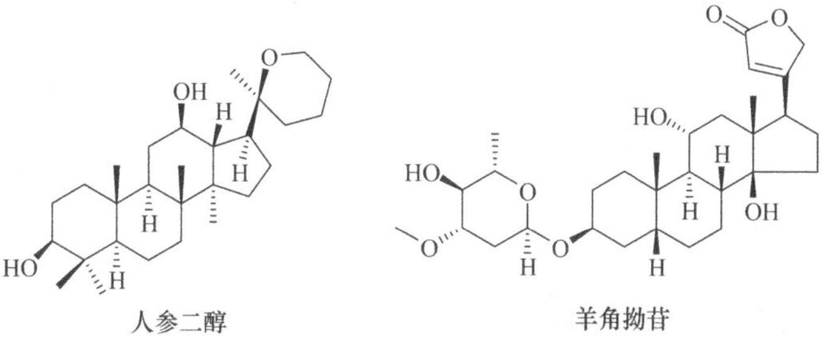

图 30-18　人参二醇与羊角拗苷

朱任宏先生基于中医素有“以毒攻毒”的思路，在 20 世纪 40 年代对羊角拗等有毒植物进行了研究。他从羊角拗中提取到的强心有效成分羊角拗苷（divaside，图 30-18），经药理试验表明它对治疗心力衰竭与毒毛花苷 K 有相似的疗效，但毒性较小，有效剂量也仅为毒毛花苷 K 的 2/3，可代替进口的毒毛花苷 K。这表明在植物化学研究中朱任宏先生的选题方法是值得采纳的。1947 年，朱任宏发现川萆薢 *Dioscoreas ativa*（图 30-19）味苦，不能食用，其中的主要成分是皂苷，经水解后曾分得薯蓣皂苷元（diosgenin，图 30-19）。后来，美国为了合成甾体激素筛选了几百种原料，结果认为薯蓣皂苷元是最有前途的原料，他的这一发现为中国 50 年代合成甾体激素类药物奠定了基础。此外，朱任宏先生也是我国最早对乌头生物碱进行研究的科学家之一。

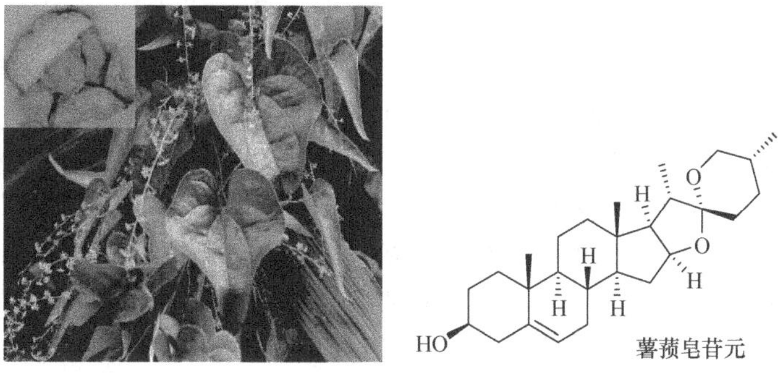

图 30-19　川萆薢与薯蓣皂苷元

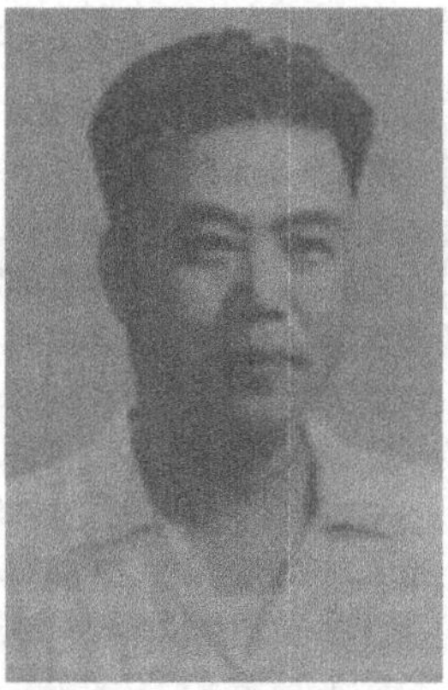

图 30-20 傅丰永教授

傅丰永（1914—1979，图 30-20）是我国天然药物化学研究的开拓者之一，长期致力于从中草药中寻找有效药物。早在 20 世纪 40 年代，他跟随赵承嘏教授对中药常山进行研究，从中首次分离得到抗疟有效成分常山碱甲、常山碱乙、常山碱丙等，并用经典的化学方法推定了部分化学结构，达到了当时国际同类研究中的先进水平。在抗疟疾、抗肿瘤、防治心脑血管疾病和气管炎等药物的研究工作中取得多项成果，为祖国医药事业做出了积极的贡献。

梅斌夫（1900—1992）研究员，江苏省吴江区人。1926 年毕业于金陵大学化学系。1932 年在北平药物研究所被聘为赵承嘏教授的研究助理员，此后他长期从事植物有效成分研究，如链霉素、榛皮素、大蒜素、麻黄、雷公藤等，并取得了杰出的成果。

五、曾广方、许植方、黄鸣龙等——其他为中草药成分化学研究做出贡献的科学先辈

曾广方（1902—1979，图 30-21），广东省中山县（今广东省中山市）人。1928 年进入日本东京帝国大学（今东京大学）医学部药学科研究生院深造，在中尾万三博士指导下进行瑞香科植物中药芫花成分芫花素（genkwanin，图 30-22）的分离及结构研究，1932 年获药学博士学位，成为第一位在东京帝国大学获得博士学位的中国留学生，其毕业论文题目为《芫花素的分离，结构及全合成研究》。

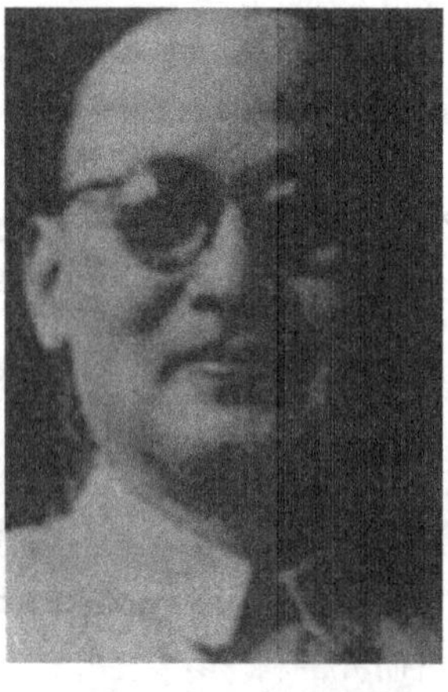

图 30-21 曾广方教授

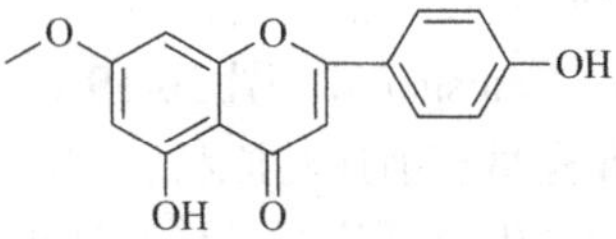

图 30-22 芫花素的化学结构

学成回国后，曾广方先生先后在上海自然科学研究所、浙江医药专科学校药科、上海中法大学药科、新亚药物研究所等单位任教授、研究员等职。1937 年至英国牛津大学，在当时世界顶级有机化学大师 Robert Robinson 门下进修，对四川产陈皮新成分进行研究，其成果发表于 1938 年的英国化学会志上。Robert Robinson 教授与我国老一辈天然药物化学家渊源颇深，他与赵承嘏先生是同门师兄弟，并于 1948～1950 年担任高怡生教授的博士生导师，指导其进行精细有机合成研究。

除对芫花素、陈皮的研究外，曾广方教授还曾对橘络、黄芩、川芎、桑寄生、黄连、密蒙花等中草药进行了化学成分研究，他也是我国从事中药化学成分特别是黄酮类成分研究最早的科学家之一。曾广方教授是中国药学会早期刊物《中华药学杂志》（后更名为《药学学报》）的创刊人之一，

并长期担任主编，为我国药学事业做出了贡献。

许植方（1897—1902，图 30-23），浙江省黄岩县人。1916 年考入南京高等师范学校理科，1920 年毕业后在齐鲁大学化学系、金陵大学化学系任助教。1924 年前往菲律宾，先在菲律宾华侨中学任训导主任兼教员，后进菲律宾大学化学系深造，半工半读，专攻植物化学和植物油脂化学等专业。1927 年 3 月回国任黄岩县立中学校长，一年后至杭州建设厅化验室任技师，负责农业化学工作。1931 年初至上海中央研究院化学所任助理研究员，从事中药研究。

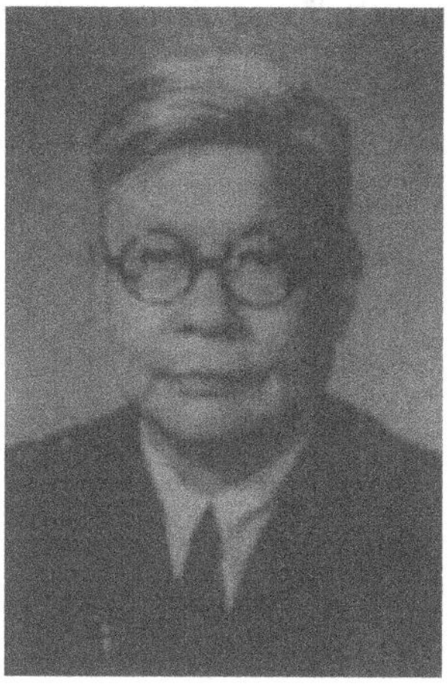

图 30-23　许植方教授

许植方先生曾对多种中草药进行过系统调查研究，主要包括益母草的果实茺蔚子、驱虫药海人草（鹧鸪菜）、三七等，也曾从抗疟药常山中分离出多种结晶性成分。他早年潜心研究汉防己生物碱，分离出汉防己甲素、汉防己乙素、汉防己丙素等，并对其分子结构进行测定，证实汉防己甲素即粉防己碱（tetrandrine），汉防己乙素即防己诺林碱（fangchinoline），汉防己丙素结构未能完全阐明。

许植方先生性情耿直，十分爱国。他曾多次讲过：日本人在植物化学方面比我们领先 20 年，若不迎头赶上，会愧对后人。他晚年回到家乡黄岩，已是八十高龄，还以仅有的生活费用，添置仪器，建立家庭实验室，仍孜孜不倦地进行研究与写作，同时对家乡的县办化工小厂给予技术指导，培养年轻好学的技术员使之成长，将生命中最后的光和热也无私地贡献给了科学事业。

黄鸣龙（1898—1979，图 30-24），江苏省扬州市人。1919 年毕业于浙江医药专科学校（浙江医科大学前身），后赴瑞士、德国留学，1924 年获德国柏林大学博士学位。在国外时曾在欧洲先灵（Schering）公司、美国哈佛大学、默克公司等处从事研究工作，回国先后在上海同德医学专科学校、浙江省医药专科学校、前中央研究院化学研究所及西南联合大学任教授及研究员。

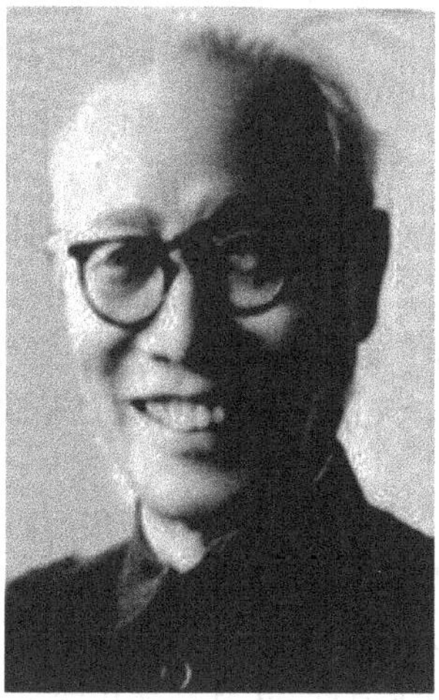

图 30-24　黄鸣龙教授

1935 年黄鸣龙先生前往德国维尔茨堡大学（Julius-Maximilians-Universität Würzburg）化学研究所进修，在此期间曾对中药延胡索、细辛的有效化学成分进行过研究。后来他研究甾体化学，1938 年与合作者最先发现甾族化合物中的“双烯酮酚”反应，可用于合成雌性激素。1940～1943 年，正值抗战时期，黄鸣龙先生在昆明前中央研究院化学研究所利用当时只能购到的植物驱蛔虫药山道年，以及仅有的盐酸、氢氧化钠、乙醇等最简单的试剂，发现了变质山道年 4 个立体异构体的循环转变。这一现象是分子内临近手性中心间引起非对映选择性反应的结果，是立体化学发展史中一个极具启发性的实例。当代有机化学大师 Elias James Corey 教授（生于 1928，1990 年诺贝尔奖获得者）曾对这一精彩发现做出了高度评价。

黄鸣龙所改良的 Kishner-Wolff 还原法为世界各国广泛应用，并普遍称为黄鸣龙还原法，这是首例以我国科学家名字命名的重要有机化学反应，被写进了各国有机化学教科书中。中华人民共和国成立后，黄鸣龙先生对中国甾族激素的基础或应用研究做出了重大贡献，是我国有机化学的先驱、中国甾族激素药物工业的奠基人，被世人尊称为“中国避孕药之父”。

薛愚（1894—1988，图 30-25），湖北省襄阳市人，1925 年毕业于齐鲁大学理学院化学系，1930 年赴法国深造，在巴黎大学药学院进行了大量植物化学成分的分析研究，1933 年以《中药醉鱼草成分研究》为毕业论文获得理学博士学位，并在会上报告了论文《植物体中甙类成分的形成与变化》。

他从中药醉鱼草中成功分离出醉鱼草素甲（buddeoflavonoloside）及醉鱼草素乙（buddleoside），并测定了其化学结构，对其理化性质也进行了研究。

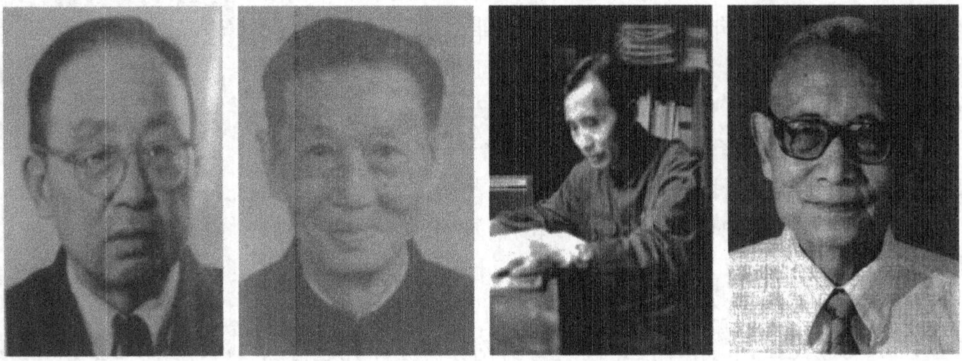

图 30-25 薛愚、姜达衢、龙康侯、王宪楷教授

1933 年学成归国后，薛愚先生先后在河南大学、上海暨南学堂任教，1936 年至西北农林专科学校任教，并创建了农化系并任系主任。1939～1944 年转至在齐鲁大学任教，于 1940 年创建了齐鲁大学药学系。在齐鲁大学任教期间，薛愚先生对茶、汉木鳖子、川芎等中草药化学成分进行研究，尤其对含挥发性成分的中药研究较多，曾测定四川产的 60 余种中药的挥发性成分。薛愚教授是一位杰出药物化学家，也是我国药学教育事业的重要开拓者之一。

姜达衢（1905—1987，图 30-25），江西省都阳县人。1928 年毕业于浙江省立医药专科学校药科，1931 年赴德留学进修生药鉴定学、毒物化学和天然产物化学，1938 年因木质素研究成果获德国柏林大学自然科学博士学位。

回国后，姜达衢在重庆创建中国特效药研究所（前中央政治学校医务室），与生药学家管光地、药理学胡成儒等一起全面系统地研究了治疗疟疾的中药常山，包括原植物的考证、生药组织鉴别、化学成分分析、药理毒性实验、临床疗效验证、引种栽培等，均取得了进展。这项工作是我国中药研究史上开展系统研究的一次成功的尝试。中华人民共和国成立后，姜达衢先生在支援广西药物研究所的工作中，做出了重要贡献。

龙康侯（1912—1994，图 30-25），湖南省攸县人，1932 年清华大学毕业，1938 年获得柏林大学自然科学博士学位。1947～1949 年，他在南京中国特效药研究所工作，从川常山中提取出有很强的抗疟疾效果的成分，并对田三七的两个皂苷成分进行了研究。龙康侯先生是我国海洋天然产物化学研究的开拓者，对南海珊瑚类生物的化学成分进行了系统的研究，先后发现了 50 多个新的化合物，共发表论文近百篇。

王宪楷（1916—2005，图 30-25），四川省德阳县（今四川省德，阳市）人。1942 年于华西协和大学理学院制药系毕业，并获得美国纽约州立大学理学学士学位。他毕生致力于天然药物化学的教育和研究，是较早在大学开展中药成分研究和教学的专家之一。王宪楷教授主编了 1977 年恢复高考后的第一部全国统编教材《中草药成分化学》，1985 年后在他的建议下改称《天然药物化学》。

此外，我国著名的药物化学家和教育家汤腾汉教授（1900—1988），第一位应用近代植物分类学、科学地对中国历代本草所载和民间习用的植物药进行考证和报道的裴鉴教授（1902—1969），以及著名生药学家和教育家李承祜教授（1905—1995）等老前辈，均从各自领域对中草药成分化学研究做出了贡献，极大地推动了我国天然产物与药学研究的发展。

六、结语

在我国的高等院校，早期的中草药成分化学主要包括在生药学、分析化学和药物化学等专业课程中，中华人民共和国成立以后才逐渐作为一门独立的学科，最早称为“植物化学”“中草药成分化学”。作为药学专业的主要专业课程，源于 20 世纪 70 年代。20 世纪 70 年代曾一度名为“中草药化学”，后来受日本刈米达夫编著的《植物化学》一书的中译本影响，又把“中草药化学”简称为“植物化学”。改革开放后，从 1977 级开始药学专业都开设“中草药成分化学”。1985 年，王宪楷教授提出建立“天然药物化学”（medicinal chemistry of natural products）学科，并于 1986 年亲自主编了第一版《天然药物化学》，后又经姚新生和吴立军两位主编的努力一直在更新，现已出版了第 7 版（裴月湖、娄红祥主编），并且其他多个版本的《天然药物化学》业已问世。而有些中医药院校则把《天然药物化学》改名为《中药化学》，研究内容大大缩小。经过几代人的努力，我国天然药物化学的研究已经在很多领域都已达到世界领先水平，海洋天然药物化学的研究也在蓬勃发展之中，天然药物化学研究人数之众，出版刊物之多也是世界上其他国家无法比拟的。

回顾 20 世纪我国天然药物化学研究起步之时，虽然国家积贫积弱，饱经战乱，但是中国第一代药学研究者依然披荆斩棘、筚路蓝缕，在传统中草药这个巨大宝库中潜心发掘，开创出一番蓬勃的局面。在这一时期的大师中，相当一部分人具有海外留学背景与国外研究经历，学术背景深厚，他们利用西方的知识与技术及科学的视角，反诸自身所熟悉的中医药，从有机化学、药理学、生药学等多个领域全方面进行中草药成分化学研究，开中国利用现代科学方法进行天然产物研究之先河，也迈出了中西医结合与中医药现代化的第一步。赵承嘏、陈克恢、赵燏黄、张昌绍、黄鸣龙、朱子清等前辈就是他们其中杰出的代表。张昌绍教授曾将早期中药科学研究分为三个阶段：20 世纪 20 年代以陈克恢、赵承嘏对麻黄的研究为代表；20 世纪 30 年代以赵承嘏等对贝母、防己的研究为代表；20 世纪 40 年代则是对常山、瘴灵等抗疟中药的研究为代表。这些成就均达到了世界领先水平。

药学前辈们不仅个人学术造诣颇深，而且还从无到有地创建了研究院所与药学院系，如赵承嘏先生创办的北平药物研究所和上海药物研究所，庄长恭先生主持中央研究院化学研究所工作，刘绍光先生创办中央药物研究室，赵燏黄先生参与筹建北京大学药学系，汤腾汉先生创办山东大学药学系，薛愚先生创建齐鲁大学化学系等，在艰苦岁月为我国药学研究与教育打下基础，并培养出大批人才。中草药成分化学研究早期阶段，中国科学前辈有大量学术成果发表在世界一流学术期刊上，如 *Nature*、*Science*、《美国化学会志》等，与此同时中国国内也出现了一批优秀的医药学术刊物，如《中华医学杂志》《中国生理学杂志》等，其中《中国生理学杂志》（*Chinese Journal of Physiology*）为 1927～1952 年由中国生理学会主办的刊物，所刊论文以英文为主，并附中文提要，投稿发行均面向国际，涉及生理、药理、生物化学等领域，因其取材严格、刊印精良、学术水平高，引起了国际关注，在世界上享有盛誉、颇具地位。赵承嘏、张昌绍等前辈诸多重要论文均发行在此刊之上。

重温多位大师生平事迹之时，常为他们赤诚的爱国热情所感动，科学前辈们在国家危难之际，学成后纷纷归国，希望以所学专业振兴中华，虽然在战乱之中四处辗转飘零，但仍能不改其志，在恶劣环境下以数倍于常人的努力取得了辉煌的成就。前辈风范，高山仰止，在此仅以本文纪念在我国早期天然药物研究中付出努力、取得成就的科学前辈，向他们致以最为崇高的敬意，并以此勉励有志于天然药物研究的科学工作者。

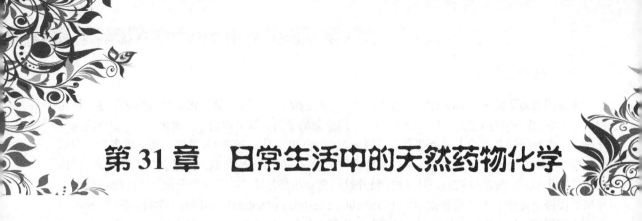

第 31 章　日常生活中的天然药物化学

在广告里我们常能听到“纯天然”“非化学”之类的宣传语，但事实上世间万物都是由原子或分子构成，一些所谓“天然草本精华”或是“有机绿色无公害产品”中也包含各种不同的化学物质。从本质上讲，我们的世界就是一个化学的世界，通过对化合物的研究探索及合理应用，反过来也能改变我们的生活。在很多人的印象里，天然药物只存在于实验室、药厂和医院药房之中，其实我们的日常生活中处处都能找到天然产物的“身影”，化学也就在我们身边，人类离不开化学，很多天然产物，就“藏”在我们十分熟悉的蔬菜、水果、调料之中。

我们吃辣椒时会感觉到辣，是因为其中存在一种无色小分子生物碱——辣椒素（capsaicin，辣椒碱，图 31-1）。1816 年，德国药剂师、化学家 Christian Friedrich Bucholz（1770—1818）从辣椒中首次分离得到粗品。1876 年又由英国化学家 John Clough Thresh（1850—1932）分离得到纯品。辣椒的系统命名为 *Capsicum annuum*，因此这一化合物被 John Clough Thresh 称作 capsaicin，即辣椒素，并沿用至今。一直到 1919 年，E. K. Nelson 通过对辣椒素的元素分析，确定了它的分子式及部分结构。1930 年，奥地利化学家 Ernst Späth（1886—1946）和 Stephen F. Darling 首次实现了辣椒素的人工合成。1961 年日本化学家 S. Kosuge 和 Y. Inagaki 从辣椒中分离出类似的多种其他物质，并将这些物质统称为 capsaicinoids，即辣椒素类物质，包括高辣椒碱（homocapsaicin，图 31-2）、二氢辣椒碱（dihydrocapsaicin，图 31-2）、去甲二氢辣椒碱（nordihydrocapsaicin，图 31-2）等。辣椒素可以和我们哺乳动物体内感觉神经元的香草素受体亚型 1（vanilloid receptors，VR1）结合，从而产生一种所谓的“辣”灼烧的感觉，刺激释放内啡肽，内啡肽主要是用来止痛，但同时也会产生欣快感，有的人吃辣成瘾，可能就是由于这个缘故。

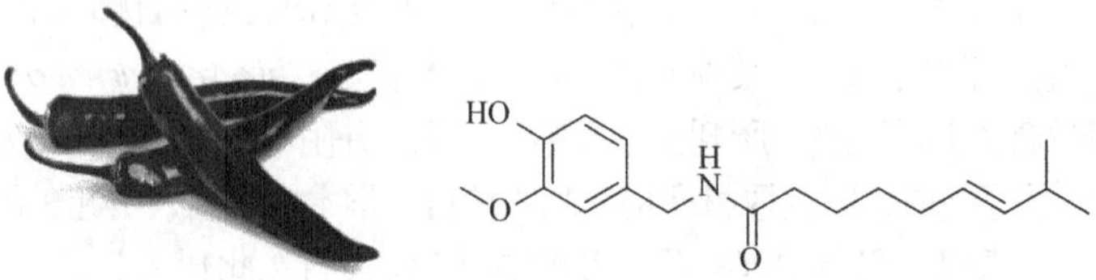

图 31-1　辣椒中的辣椒素

1912 年，美国药剂师 Wilbur Lincoln Scoville（1865—1942，图 31-3）通过感官分析（Scoville organoleptic test）制订了一个衡量食物及化学物质中辣椒素含量及辣味体验强弱的一项指标，称为“斯科维尔指标”（Scoville scale），并在国际上进行了推广。大戟科 Euphorbiaceae 大戟属白角麒麟 *Euphorbia resinifera* 中的树胶脂毒素（resiniferatoxin），其辣度是辣椒素的 500～1000 倍，可用于减轻癌症患者的疼痛。树胶脂毒素的同系物亭牙毒素（tinyatoxin）也具有相同的止痛作用，但强度仅有其 1/3。

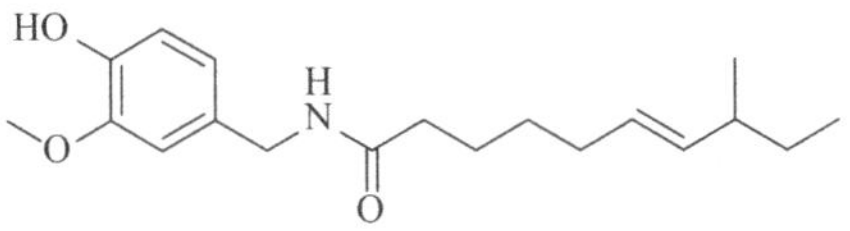

高辣椒碱

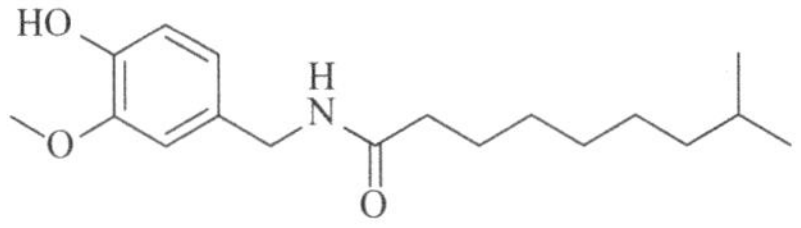

二氢辣椒碱

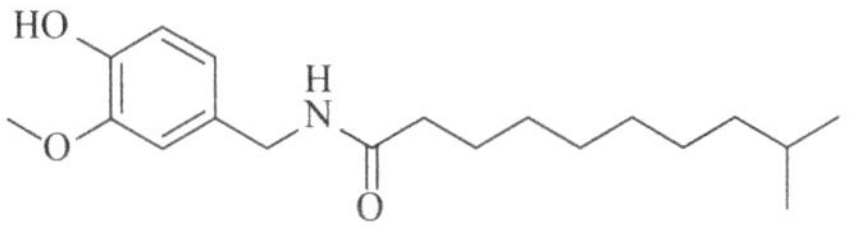

去甲二氢辣椒碱

图 31-2 几种辣椒素类物质的化学结构

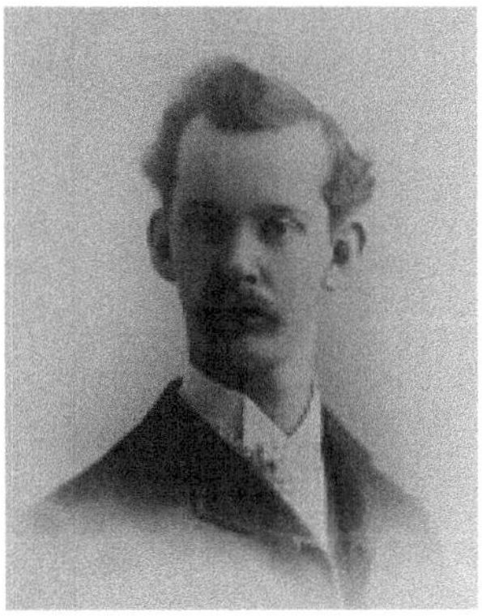

图 31-3 辣味强弱指标的制订者 Wilbur Lincoln Scoville

辣椒素不仅可促进人体荷尔蒙的分泌，加速新陈代谢，也可以抑制脂肪合成并预防肥胖，还可以改善血管功能及降低血压、抑制恶性肿瘤的发生。也有报道辣椒素有降血压和降低胆固醇的功效，在很大程度上可预防心脏病。辣椒素用途广泛，可以作为广谱高效的戒毒药物，还可以制作催泪弹，也是绿色生化农药、驱蚊剂和海洋防止船舶污染的天然驱避剂，不杀死海洋生物，具有明显的生态效益。辣椒素制剂还可用于镇痛、止痒，其镇痛作用与吗啡等同，但较吗啡作用持久，已经广泛应用于治疗风湿性关节炎、骨关节炎、肌肉疼痛、背痛、运动扭伤和糖尿病性神经病变等导致的疼痛症状等疾病。2009 年 5 月 21 日，欧盟医药管理局批准德国的处方药 Qutenza 上市，这是一种 8%辣椒素的皮肤外用贴剂，用于治疗非糖尿病患者的外周神经性疼痛，如带状疱疹后神经痛等。同年 11 月 16 日，Qutenza 又成为第一个经 FDA 批准的含有高浓度合成辣椒素的处方药，成功在美国上市。

作为镇痛药物，辣椒素对人和动物都能适用，但是在奥运马术比赛中，辣椒素却是一种会被严查的违禁药物。如果对马匹使用辣椒素来镇痛，则可以让马匹在跳跃中感觉到很舒服，从而增强马匹的竞争力，最终会造成不公平竞争。2008 年北京奥运会马术比赛中来自德国、爱尔兰、挪威的 4 匹马因服用了违禁药物 Equi-block（有效成分就是辣椒素）而被取消资格。

为什么完整的大蒜没有明显的味道，而切碎马上就会“蒜味熏人”？这是因为无味无臭的蒜氨酸（alliin，*S*-烯丙基-*L*-半胱氨酸亚砜，*S*-allyl-*L*-（+）-cysteine sulfoxid，SACS，图 31-4）在大蒜酶（alliinase，蒜氨酸酶）作用下迅速转化为有大蒜味道的大蒜素（allicin，图 31-4）。完整大蒜中蒜氨酸和大蒜酶被细胞膜隔开分别存在，但当大蒜结构遭到破坏后，细胞膜破裂，这两种物质发生化学反应，就会生成蒜素这种具有特殊气味的化合物，大蒜素不稳定，可进一步转化为二烯丙基二硫（diallyl disulfide，图 31-5）。

1944 年，美国化学家 Chester J. Cavallito（1915—2010，图 31-6）首先分离得到大蒜素，并确定了它的化学结构。1948 年，瑞士巴塞尔山道士公司 Seeback Stoll 和 Ewald Arthur 首次得到了蒜氨酸，1951 年 Seeback Stoll 和 Ewald Arthur 报道了蒜氨酸的合成。目前，从大蒜中已经分离出 30

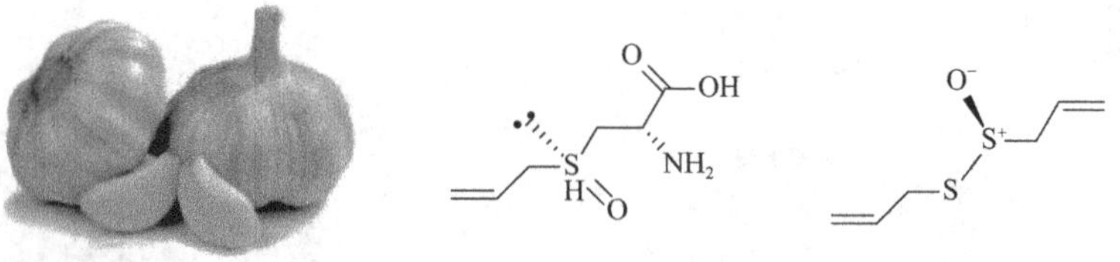

蒜氨醇　　大蒜素

图 31-4　大蒜与蒜氨酸、大蒜素

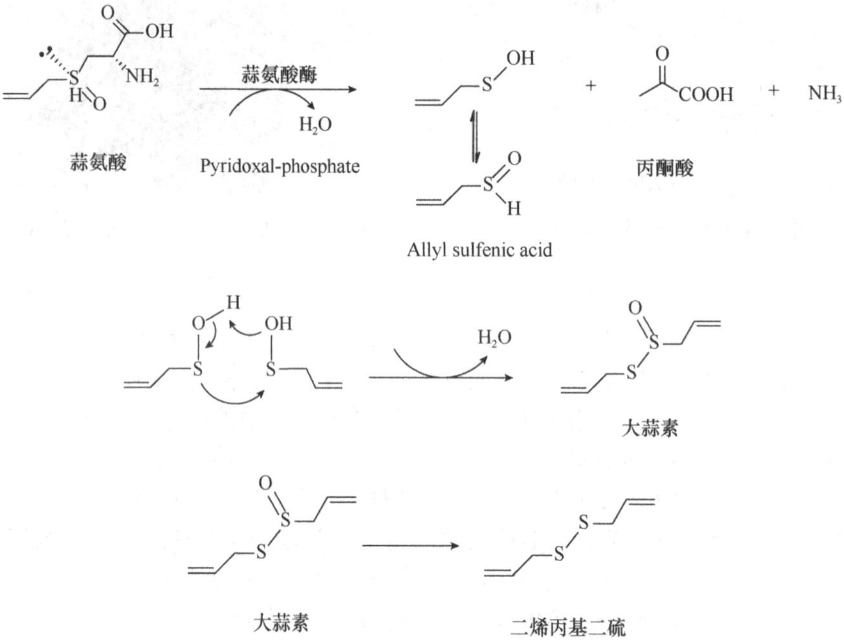

图 31-5　蒜氨酸转化成为大蒜素及其相关的一系列反应

余种含硫化合物，烯丙硫醇（allyl mercaptan，AM）是其中最有效的组蛋白去乙酰化酶抑制剂（histone deacetylase inhibitor，HDAC inhibitor）。蒜氨酸是大蒜中主要生物活性物质之一，也是大蒜中独有的含硫化合物，作为大蒜中独特的非蛋白类含硫氨基酸，占大蒜干重的 0.6%～2%。

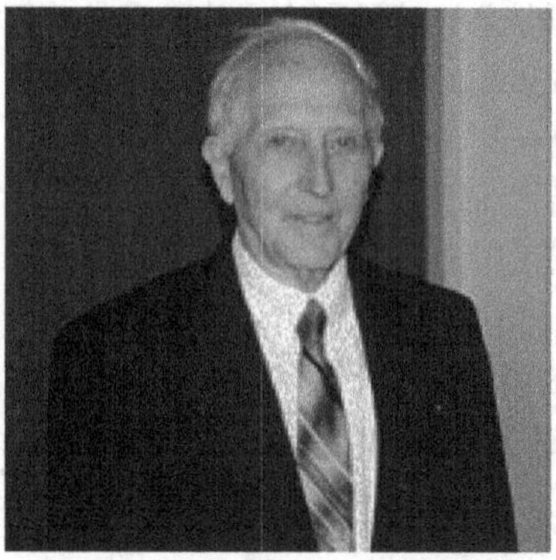

图 31-6　Chester J. Cavallito

另一种我们所熟悉的蔬菜中也含有大蒜酶，这就是“催人泪下”的洋葱。当洋葱细胞被切破，释放出的大蒜酶将细胞中的氨基酸亚砜分解，产生一种次磺酸（1-propenesulfenic acid），这种酸又在另一种催泪因子合成酶（lacrimatory factor synthase，LFS）的作用下产生具有强挥发性的顺式-丙硫醛-*S*-氧化物（*syn*-propanethial-*S*-oxide，SPSO，图 31-7），扩散到眼睛附近，眼睛出于自保，会促进泪腺分泌眼泪来稀释降低 SPSO 浓度，并将其冲走。

洋葱是少数含有前列腺素 A 的蔬菜。前列腺素 A 是一种较强的血管扩张剂，能减轻身体炎性反应，具有扩张血管、降低血液黏度的作用，对预防血栓形成有一定的作用。洋葱中含量丰富的槲皮素，有助于防止低密度脂蛋白（LDL）的氧化，对于动脉粥样硬化，能提供重要的保护作用。

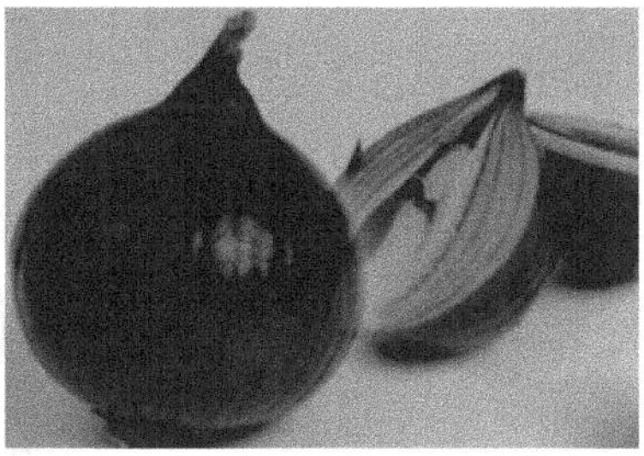

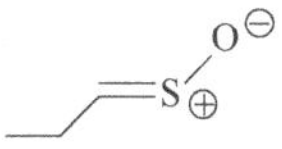

SPSO

图 31-7　切洋葱时会产生催泪作用的化学物质

姜的特殊辛辣味道来自它的主要成分姜辣素（gingerols，图 31-8）、姜油酮（zingerone，图 31-8）、姜烯酚（shogaols，图 31-8）和倍半萜姜烯（zingiberene，图 31-8）等挥发性成分。早在 1879 年，曾分离得到辣椒素纯品的 John Clough Thresh 就从姜的根中分离出姜辣素，1917 年才确定了其结构。姜在干燥过程中或者加热时，姜辣素很容易转化成辛辣味道更强的姜油酮和辛辣味道较温和的姜烯酚，后者在新鲜的姜并不存在。1917 年，日本科学家 Hiroshi Nomura 首次从干姜中分离出姜油酮。

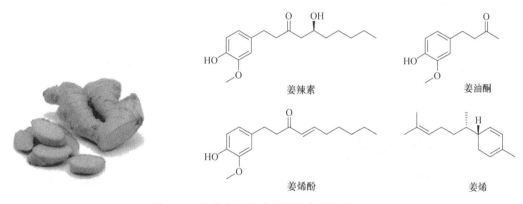

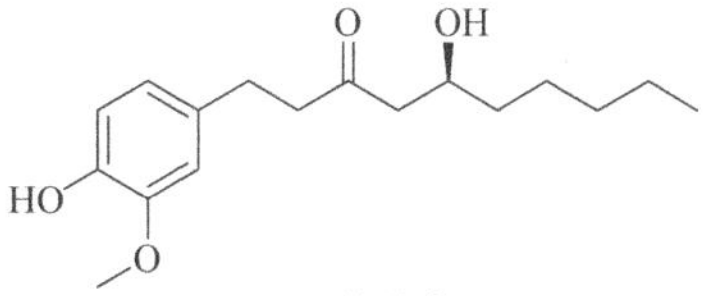

姜辣素

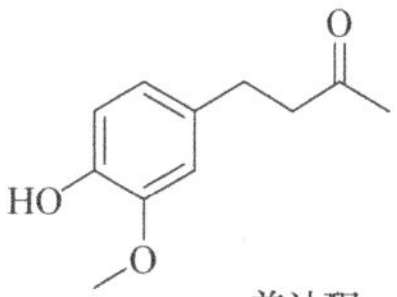

姜油酮

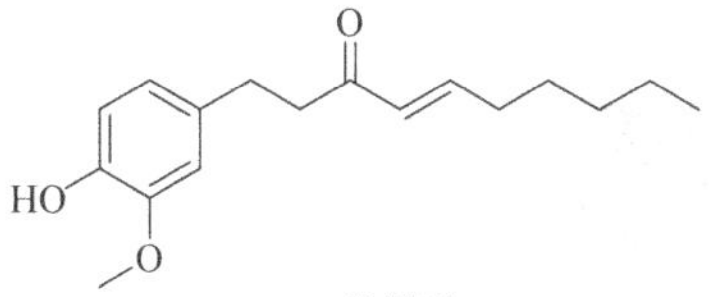

姜烯酚

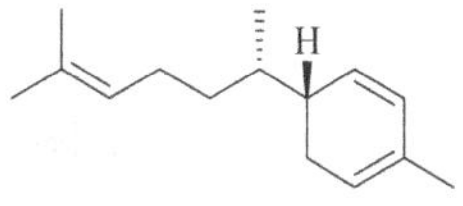

姜烯

图 31-8　生姜中的天然产物及有关物质

姜辣素除具有抑制血小板聚集、改善心血管功能、治疗眩晕、呕吐、改善胃肠道功能、增强免疫力等作用，还具有很强的抗氧化能力。此外还能增强肠道的蠕动，治疗消化障碍、便秘、痢疾等多种消化道疾病。姜辣素类成分还能抑制前列腺素的合成，可用于治疗风湿性关节炎，有解毒散寒作用。姜油酮则是非常有效的自由基清除剂。

胡椒是厨房中常用佐料，其中的主要辛辣成分胡椒碱（piperine，图 31-9），是丹麦科学家 Hans Christian Ørsted 于 1819 年从胡椒的果实中分离得到的。此外还有异胡椒碱（chavicine，图 31-9）、胡椒醛（piperonal，图 31-9）等成分。胡椒碱有广谱抗惊厥作用。20 世纪 70 年代初，根据当年知青提供的西双版纳当地居民以白胡椒加萝卜治疗癫痫的民间经验，北京医学院（现在的北京大学医学部）基础部药理教研室裴印权教授等确定白胡椒有抗惊厥作用，后证实其抗惊厥成分为胡椒碱。北京医学院药化教研组刘维勤教授等对胡椒碱及其衍生物的构效关系进行了深入研究，并与北京医药学院附属药厂合作，于 1974 年首次成功合成了胡椒碱的衍生物伊来西胺（ilepcimide，图 31-10），其结构属于桂皮酰胺（cinnomamide）类化合物，完全不同于其他常用抗癫痫药物，由此开发出了抗惊厥药“抗痫灵”，后更名为伊来西胺，在北大药业生产。

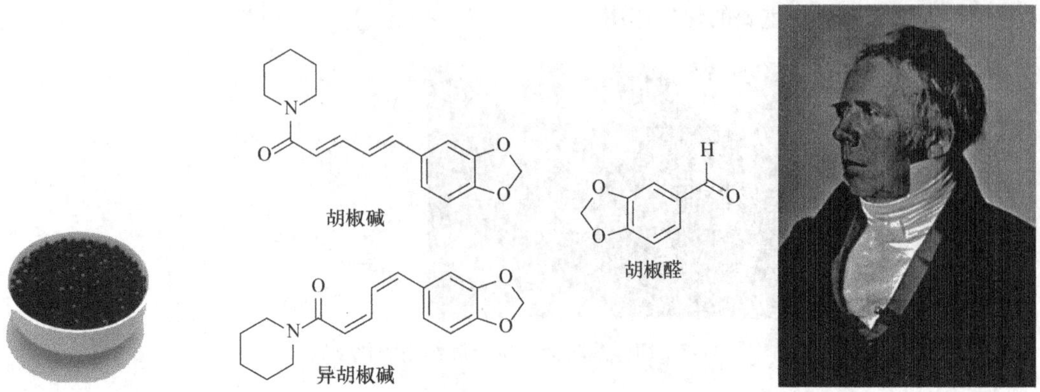

图 31-9　胡椒中的天然产物和胡椒碱的发现者 Hans Christian Ørsted

桂皮为樟科植物肉桂的干燥树皮，也是厨房的常用香料。桂皮挥发油中肉桂醛（cinnamaldehyde，图 31-11）的含量占 50%以上。八角，又名八角茴香、大科，也是我们熟悉的一种常用佐料，其中主要成分为莽草酸（shikimic acid，图 31-11）。1885 年，荷兰化学家 Johan Fredrik Eykman（1851—1915）从日本八角 *Illicium anisatum* 中分离出主要成分莽草酸（shikimic acid）。目前，世界上约 90%的八角被用于提取莽草酸，莽草酸可作为原料合成抗病毒药奥司他韦（oseltamivir，图 31-12），商品名达菲（Tamiflu）。奥司他韦是现在唯一能口服给药的神经氨酸酶抑制药，1999 年美国批准上市，用于因甲型和乙型流感病毒引起的流感。

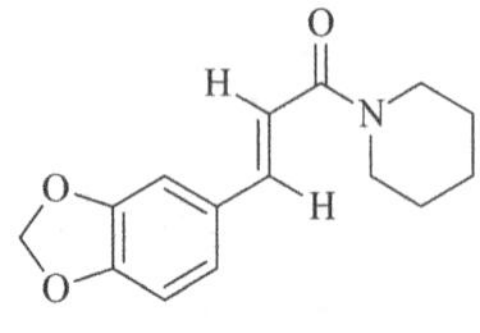

图 31-10　伊来西胺的化学结构

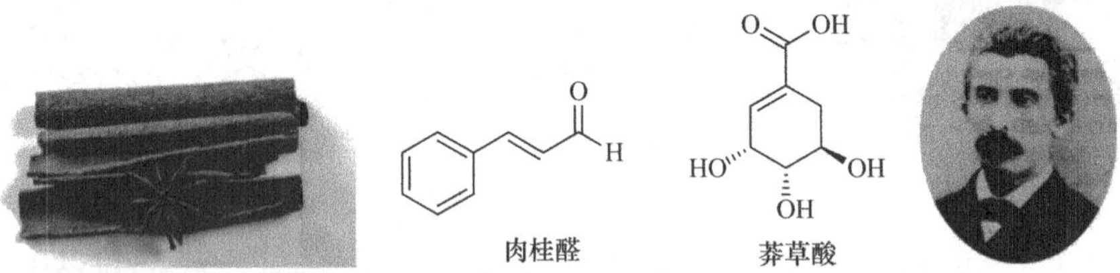

图 31-11　来自桂皮的肉桂醛和八角中的莽草酸及 Johan Fredrik Eykman

甜菜碱（betaine，图 31-13）系从甜菜中分离得到，又称三甲基甘氨酸（trimethylglycine，TMG），性质稳定，水溶性好，具有清洁作用，又安全不伤肌肤。甜菜碱的保湿性很强，大概是甘油的 12 倍，山梨醇的 3 倍，可用作洗护发用品、沐浴用品和护肤用品中的保湿剂、调节剂、乳化剂等。此外，作为一个天然高效的甲基供给体，甜菜碱具有保护肾脏、抗脂肪肝、明目和治疗动脉粥样硬化等心血管疾病的作用；美国 FDA 已批准甜菜碱治疗遗传性体内巯基丁氨酸堆积。

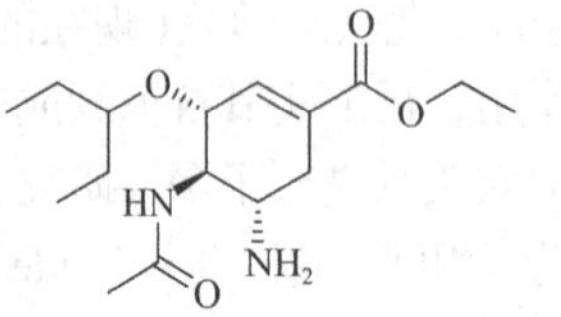

图 31-12　在治疗禽流感中表现不凡的奥司他韦

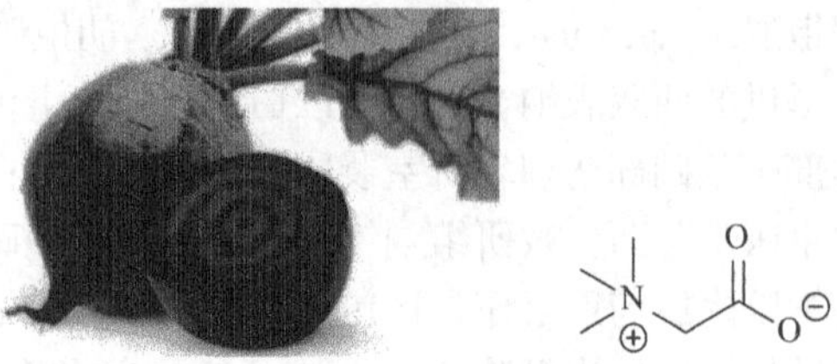

图 31-13　甜菜中的甜菜碱

姜黄素（curcumin）是从姜科植物姜黄的根茎中提取得到的一种黄色色素类成分，是植物界很稀少的具有二酮结构的色素（图 31-14）。姜黄的块茎磨成粉，是调味品咖喱的主要成分。印度民间食用姜黄已有 5000 多年的历史，在印度草药医学（ayurvedic medicine）亦有医用记载。姜黄素最初是 1815 年由法国化学家兼药剂师 Pierre Joseph Pelletier（1788—1842）首次分离得到，1910 年才确定了其结构。姜黄素主要有抗癌、防癌、抗氧化、抗炎作用，也可用于治疗 T2DM。

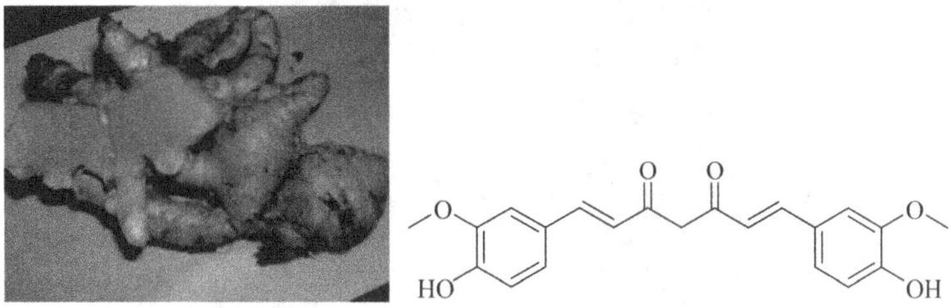

图 31-14　从姜黄的根茎中提取得到的姜黄素

番茄红素（lycopene）存在于许多带有红色的水果和蔬菜中，主要存在于番茄和番茄制品中，还有西瓜、葡萄、柚和木瓜等水果中。1910 年，德国化学家、1915 年诺贝尔化学奖得主 Richard Martin Willstätter 首次报道了提取分离这一化学物质的方法，1913 年 Schunk 首次将其命名为 lycopene，其结构于 1931 年得到确定（图 31-15）。20 世纪 50 年代，瑞士化学家、1937 年诺贝尔化学奖得主 Paul Karrer 完成了番茄红素的化学合成。从化学结构上开来，番茄红素属于含有 13 个全反式双键的脂溶性胡萝卜素类化合物。因此，它也具有与其他类胡萝卜素相似的抗氧化作用，是“自由基的捕获剂”，对防治前列腺癌、肺癌、乳腺癌、子宫癌等有显著效果，可以有效抑制癌细胞的扩散和复制，还有预防心脑血管疾病等功效。

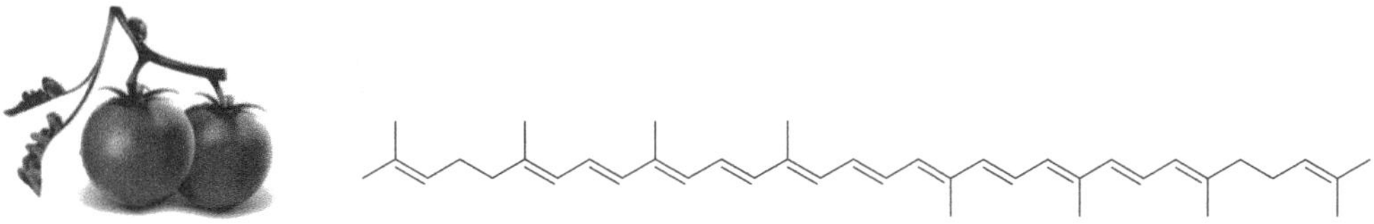

图 31-15　番茄与番茄红素

味精最初来源于海带中的天然成分谷氨酸钠。1908 年，曾留学欧洲的东京帝国大学教授、日本化学家池田菊苗（1864—1936）发现海带的味道源自谷氨酸钠（monosodium glutamate，图 31-16），谷氨酸盐能产生鲜味的感觉。其后他取得味精的专利，命名为“味之素”（味の素，ajinomoto，essence of flavor）。

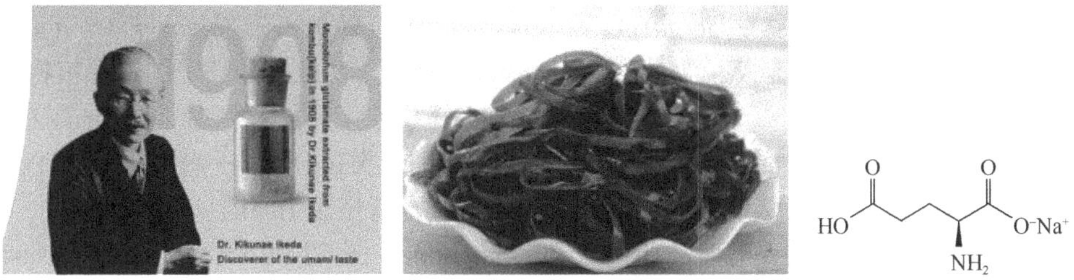

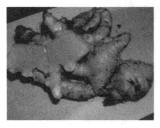

图 31-16　池田菊苗和味精的成分谷氨酸钠

大皂角皂荚 *Gleditsia sinensis* Lam.（图 31-17），是我国特有的豆科皂荚属树种之一，又名皂角树。皂角中含有丰富的皂苷成分，在工业肥皂出现之前，可作为一种天然的清洁剂服务人们的日常生活。油茶籽是油茶树的种子，其中也含有茶皂素，油茶籽一般都用于榨油，而榨油剩下的残渣就可以作为天然清洁用品。

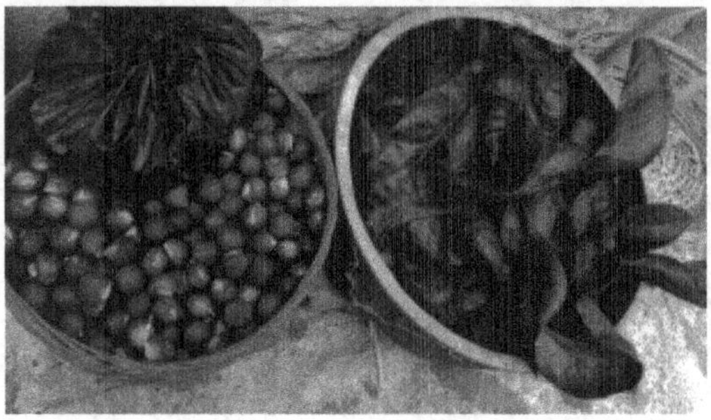

图 31-17　大皂角皂荚

另有一种富含皂苷的植物名叫无患子 *Sapindus mukorossi* Gaertn，多生长于中国南方，以及印度、日本、东南亚等地。多种无患子皂苷（sapindoside，图 31-18）大量存在于无患子果皮中，作为一种强效天然表面活性剂（natural surfactants），具有很好的去污清洁能力，是理想的天然洗涤剂原料。

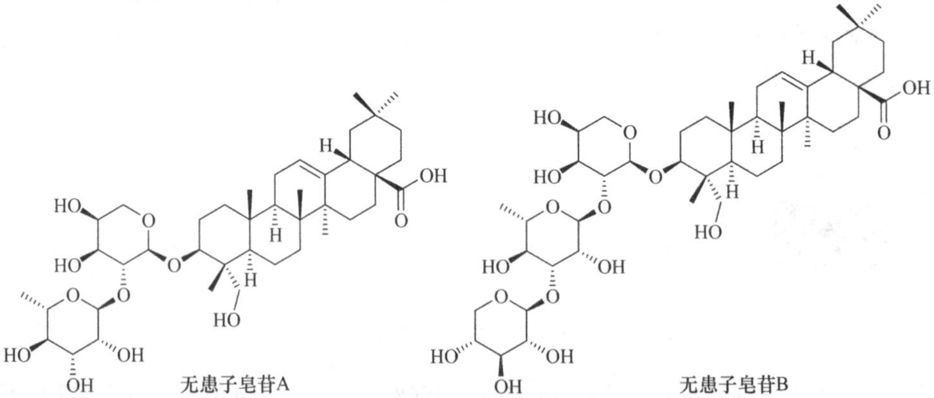

无患子皂苷A　　无患子皂苷B

图 31-18　两种无患子皂苷的化学结构

在我们日常生活中，并不是所有的天然产物都那么“友善”，有的天然产物因为毒性剧烈，也会扮演反派角色潜伏在我们身边，如果稍不留神就会引发生命危险。例如，大家经常吃的阳芋 *Solanum tuberosum*（土豆）、番茄 *Solanum lycopersicum*（西红柿）和茄 *Solanum melongena* L.，这三种蔬菜看上去完全不同，但是从植物分类学角度来看，土豆、西红柿和茄子的来源植物都属于茄科 Solanaceae 茄属 *Solanum*。这类植物在生长过程中会产生一类毒性成分配糖生物碱（glycoalkaloids），这是一类由甾体生物碱和糖结合而成的苷类化合物。一些食品安全小知识中经常会介绍长芽发青的土豆、未熟的青西红柿和青茄子有毒，就是这个原因。

茄属植物中的毒性成分主要有澳洲茄边碱（solamargine，图 31-19）、卡茄碱（α-chaconine，图 31-19）和龙葵素（solanine，马铃薯毒素，图 31-19）。1820 年 Defosses 首先从欧洲龙葵 *Solanum nigrum*（black nightshade）中分离得到龙葵素，龙葵素对胃肠道黏膜有刺激性、腐蚀性，以及有中枢麻痹作用，作用机制是通过抑制胆碱酯酶的活性造成乙酰胆碱不能被清除而引起中毒，另外还有致畸效应。龙葵素有弱碱性，在高温下遇酸会发生分解，所以食物煮熟后会破坏龙葵素。澳洲茄边碱水解生成苷元（aglycone）——澳洲茄次碱（solasodine，澳洲茄胺，图 31-19）可作为合成避孕药的前体物。

 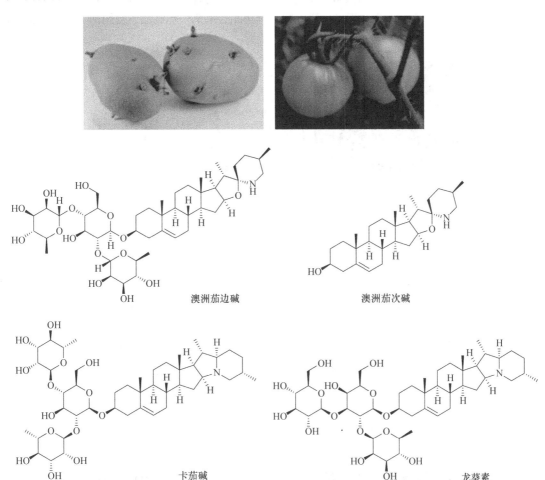

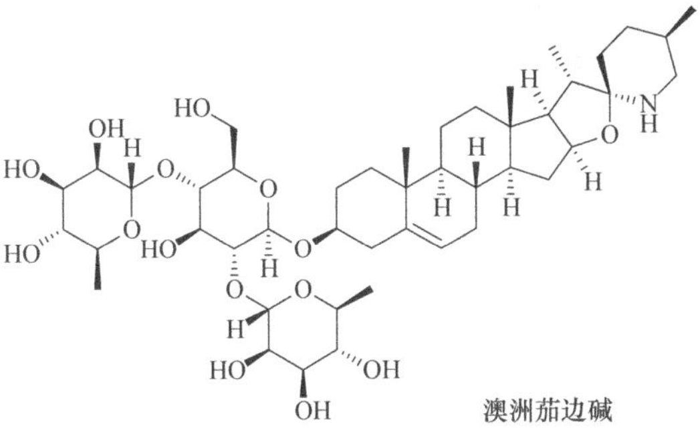

澳洲茄边碱

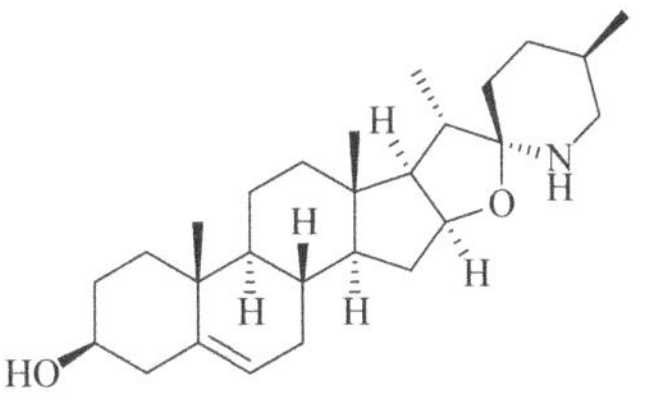

澳洲茄次碱

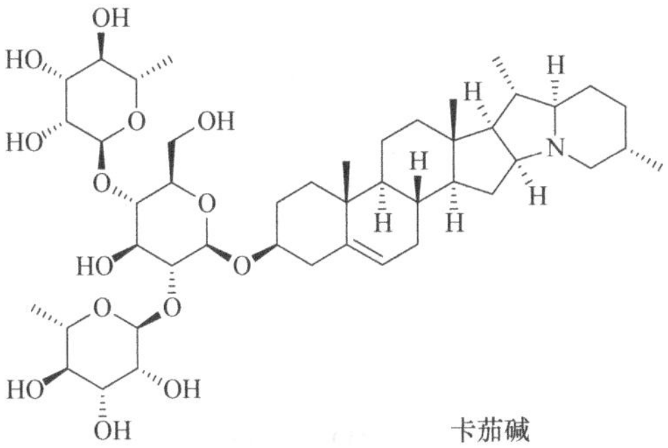

卡茄碱

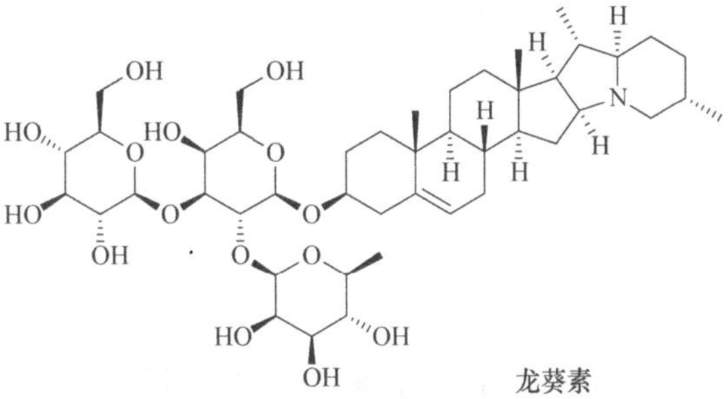

龙葵素

图 31-19　茄属植物中的生物碱类化合物

在我国南方，有咀嚼槟榔的习惯，有人嗜槟榔成瘾。因槟榔中存在一种称为槟榔碱（arecoline，图 31-20）的化合物，像烟碱（尼古丁）一样会让人上瘾。槟榔碱有拟胆碱作用，在医学上可用于治疗青光眼，对于中枢神经系统退化性疾病如帕金森症也有一定作用；也可用作驱绦虫药。合理使用槟榔碱能发挥其药用价值，但长期咀嚼槟榔对人体却会造成很大的危害。目前槟榔已被国际癌症研究中心（International Agency for Research on Cancer，IARC）认定为一级致癌物。其致癌原因主要有槟榔生物碱的细胞毒性、槟榔纤维造成的口腔黏膜局部外伤与黏膜损伤等。

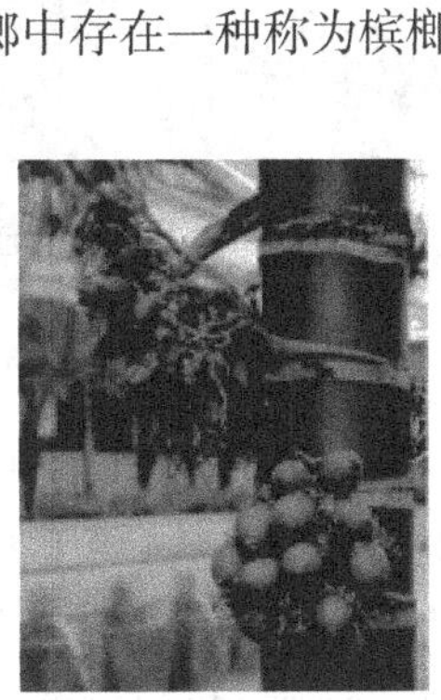
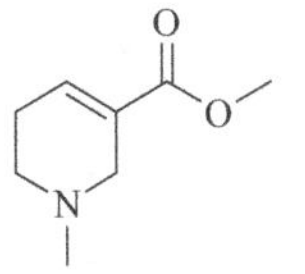

图 31-20　槟榔中的槟榔碱

微生物代谢产物也是天然药物的一个重要来源，但同时很多菌类也会产生能够致命的毒素，黄曲霉菌 *Aspergillus*

flavus 生成的黄曲霉素（aflatoxin，图 31-21）就是这样一个有毒天然产物。黄曲霉素是角型双呋喃香豆素类化合物，被世界卫生组织划定为一类致癌物，毒性比砒霜大 68 倍，仅次于肉毒菌素，是目前已知霉菌中毒性最强的。20 世纪 60 年代曾有 10 万余只火鸡因黄曲霉污染的饲料而死于急性重型肝炎症状的恶性案例。发霉的玉米、花生和茶叶，动植物各种坚果，特别是花生和核桃中都含有黄曲霉，在大豆、稻谷、大米、玉米、通心粉、调味品、牛奶、奶制品、食用油等制品中也经常发现黄曲霉毒素。

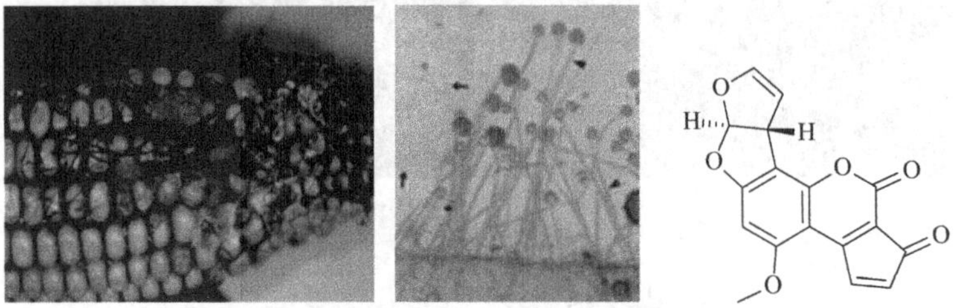

图 31-21　黄曲霉菌产生的毒素——黄曲霉素

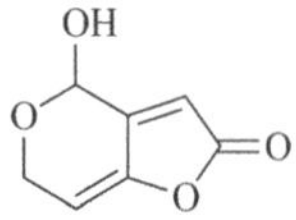

图 31-22　展青霉素的化学结构

展青霉素（patulin，图 31-22）又称展青霉毒素、棒曲霉素、珊瑚青霉毒素，由曲霉（penicillium）、青霉（aspergillus）和丝衣霉（byssochlamys）等真菌产生，首先在霉烂苹果和苹果汁中发现，广泛存在于各种霉变水果和青贮饲料中。其对热稳定，一般加热消毒方法不能将其破坏。展青霉素抗菌谱广，但对胃有刺激作用，导致反胃、呕吐等不良反应；同时也是一种神经毒素，具有致畸、致癌和免疫毒性，会使人神经麻痹、肺水肿、甚至肾功能衰竭。因此美国 FDA 严格限制其摄入量。

在世界各地都曾发生过因误食有毒蘑菇而中毒的事件，主要原因是食用含有毒蕈碱的蘑菇引起中毒。毒蕈碱（muscarine，毒绳碱，图 31-23）是一种天然神经精神毒素生物碱，是毒蘑菇毒蝇菌 *Amanita muscaria* 的毒性成分，此蘑菇因可以毒杀苍蝇而得名。毒蕈碱最初由德国药理学家，现代药理学之父 Oswald Schmiedeberg 在 1869 年分离得到，其立体结构直到 1957 年才通过 X 射线衍射确定下来。

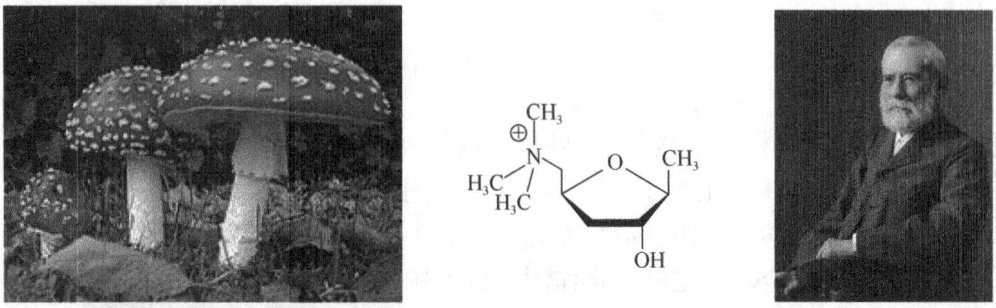

图 31-23　毒蘑菇毒蝇菌中的毒蕈碱及发现者 Oswald Schmiedeberg

毒蕈碱为经典 M 胆碱受体激动药，是研究过的第一种副交感神经化合物，其效应与节后胆碱能神经兴奋症状相似。毒蕈碱样中毒症状主要表现为体内多种腺体分泌增加及平滑肌收缩，症状与有机磷农药中毒相似，阿托品为其专属解毒剂。

苦杏仁（semen armeniacae amarum）为蔷薇科植物山杏的晒干种子。具有降气止咳平喘、润肠通便之功效。临床上用于咳嗽气喘、胸满痰多、血虚津枯、肠燥便秘。苦杏仁中含苦杏仁苷

（amygdalin，图 31-24）约 3%，脂肪油约 50%，并含少量李苷（prunasin，图 31-24）、苦杏仁酶（emulsin）、苦杏仁苷酶（amygdalase）、樱叶酶（prunase）、醇腈酶（oxynitrilase）等成分。苹果仁中也含有苦杏仁苷。

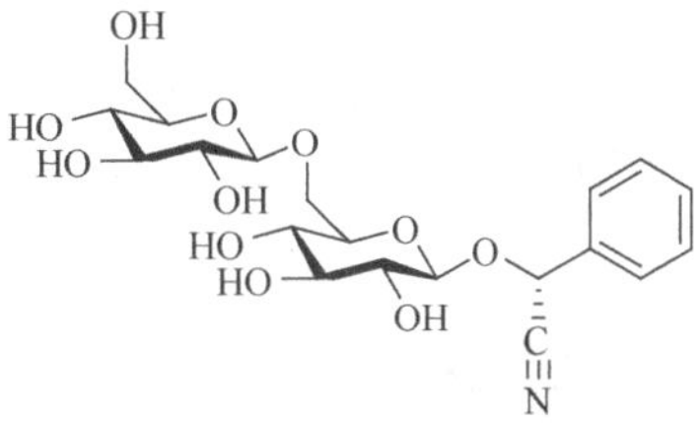

苦杏仁苷

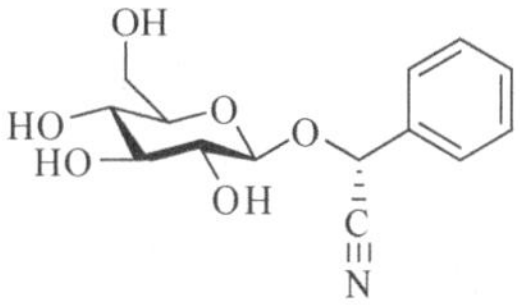

李苷

图 31-24　苦杏仁中的苦杏仁苷及李苷

苦杏仁苷在杏仁酶或胃酸的作用下水解最终得氢氰酸，后者具有组织呼吸抑制作用。氰离子与含铁的细胞色素氧化酶结合，妨碍正常呼吸，导致组织缺氧，机体陷入窒息状态。氢氰酸还能作用于呼吸中枢和血管运动中枢，使之麻痹，最后导致死亡。

苦杏仁苷最初是法国化学家 Pierre Jean Robiquet（1780—1840，图 31-25）于 1830 年从苦扁桃 *Prunus dulcis* 种子分离得到。早在 1837 年德国化学家 Friedrich Wöhler（1800—1882，图 31-25）和 Justus von Liebig（1803—1873，图 31-25）就发现苦杏仁苷可以水解成苯甲醛、氢氰酸和葡萄糖（图 31-25）。1845 年苦杏仁苷在俄罗斯开始用于癌症的治疗，20 世纪 20 年代开始在美国用于癌症治疗。

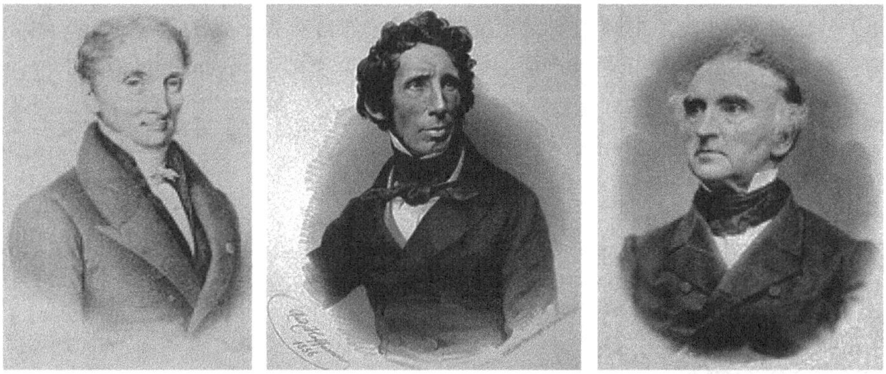

图 31-25　Pierre Jean Robiquet、Riedrich Wöhler 和 Justus von Liebig

蕨菜 *Pteridium aquilinum* var.*latiusculum* 系蕨科 Pteridiaceae 蕨属 *Pteridium* 植物。1983 年，日本科学家山田等从蕨菜中提取了一种被称为“原蕨苷”（ptaquiloside，图 31-26）的物质。吃蕨菜

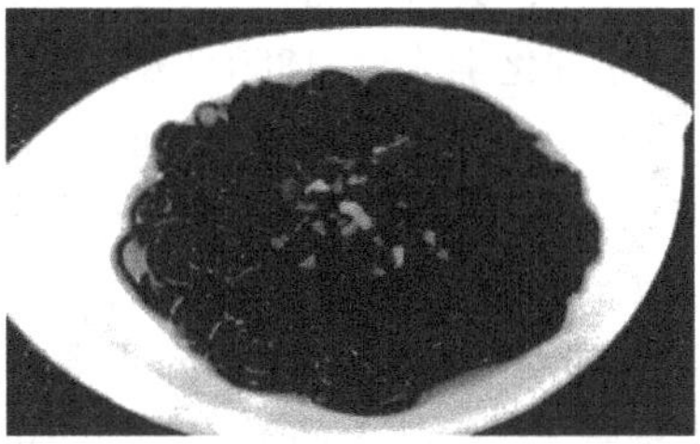

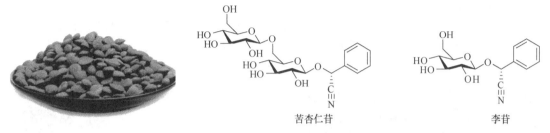

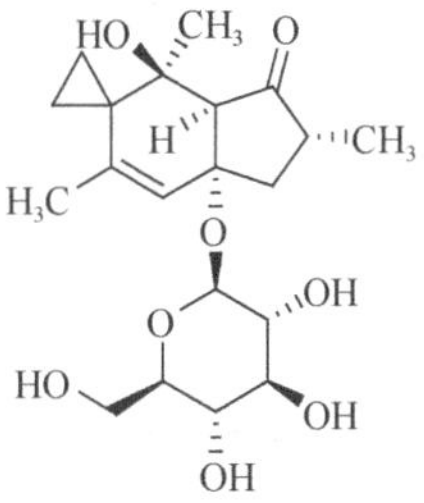

图 31-26　原蕨苷的化学结构

会导致食道癌、胃癌的发生率变高，“原蕨苷”是导致上述症状的罪魁祸首。因此，原蕨苷被国际癌症研究机构评级为 2 类致癌物。

在我们日常旅游中，有时会因接触一些植物引起过敏，毒葛就是常见的一种导致过敏的植物。毒葛（poison ivy）为漆树科漆属野生植物毒漆藤 *Toxicodendron radicans*，广泛生长于美洲地区，其油质具有很强的致敏性，可引起接触性中毒，接触后出现严重的皮肤炎症和水泡，称为毒葛皮炎。毒葛树叶燃烧时的烟雾亦可使敏感人群发生变态反应，其主要毒性物质为漆酚（urushiol，图 31-27）。此外，青的芒果皮中也含有此类成分。

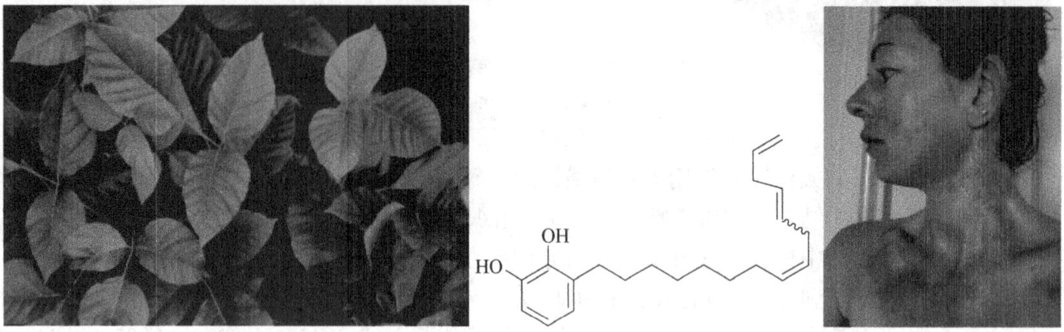

图 31-27　毒葛（poison ivy）和引起过敏成分漆酚（urushiol）的结构

夏天的晚上，有时室内的灯光会吸引一种隐翅虫（rove beetle）飞入室内爬上人身，若不自觉用手将其拍死，它的体液沾到的皮肤便会使皮肤溃烂。1968 年科学家从中分离出毒性成分青腰虫素（pederin），1971 年通过 X 射线衍射确定了其结构，为自然界罕见的 *N*-酰胺链连接起来的四氢吡喃环结构，直到 1988 年才从新西兰产海绵中分离出一个类似物 mycalamide A 和 psymberin（图 31-28）。

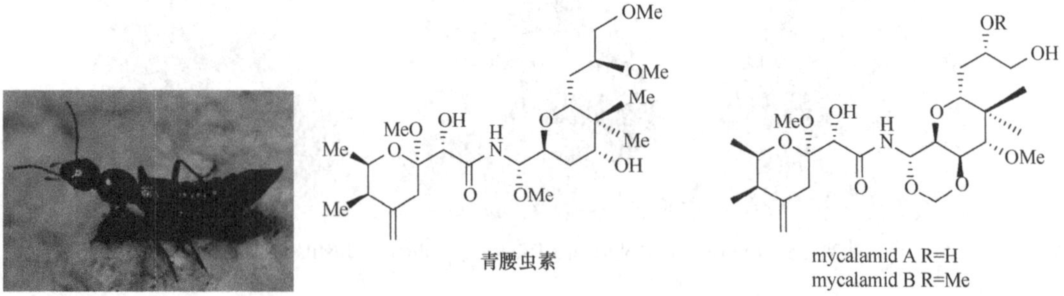

图 31-28　隐翅虫及青腰虫素 pederin 和 mycalamid

东莨菪碱（hyoscine，scopolamine，图 31-29），具有镇痛、麻醉、抗晕动症等作用。容易晕车的人出门旅游必备的晕车药、晕车贴中就含有这种化学成分。1880 年德国化学家 Albert Ladenburg（1842—1911，图 31-29）首次从茄科植物曼陀罗 *Datura stramonium* Linn.（图 31-29）中提取分离出东莨菪碱，所以东莨菪碱也是较早应用于临床的单体成分。但若说对东莨菪碱药理活性的研究，则可以追溯到公元 2 世纪“神医”华佗的麻沸散。麻沸散主要的一味药材就是曼陀罗，也就是洋金花，其有效成分就是东莨菪碱。西医中，直到 1899 年 Dr. Schneiderlin 才将东莨菪碱推荐到外科临床作为麻醉药使用。东莨菪碱属于莨菪烷类生物碱，后续从天仙子 *Hyoscyamus niger* L.中分离出的天仙子胺（hyoscyamine，图 31-29）等都属于这一类生物碱。这类生物碱虽然有很好的药理活性，但是大剂量使用，则会产生致幻作用，故而它们也都是危险的“致幻药”（hallucinogen），在西方被称为“魔鬼呼吸”或“吐真剂”（truth serum）。冷战时期，美国情报局把这种药用作审讯间谍的工具，让人在无意识状态下准确地回答问题。

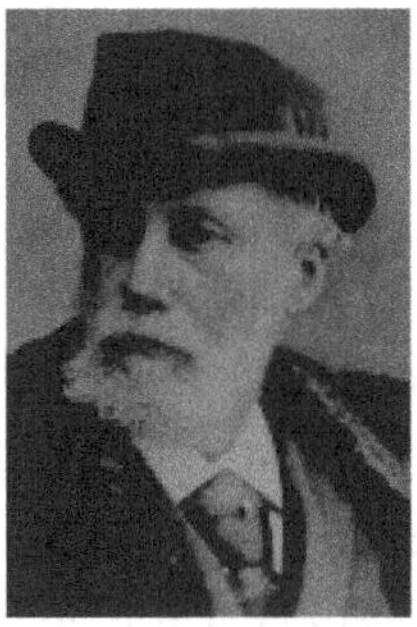
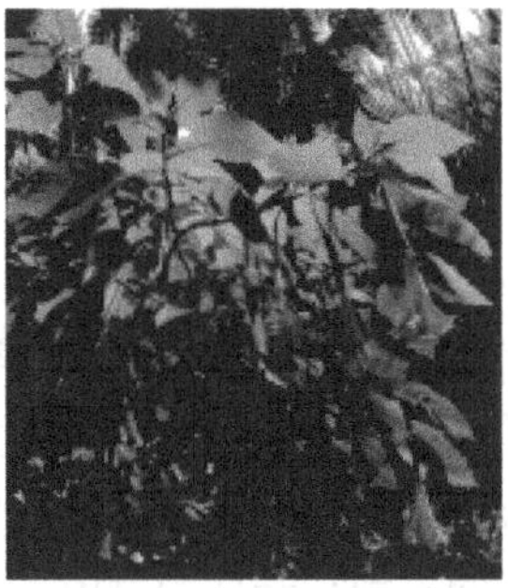 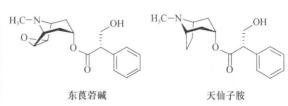
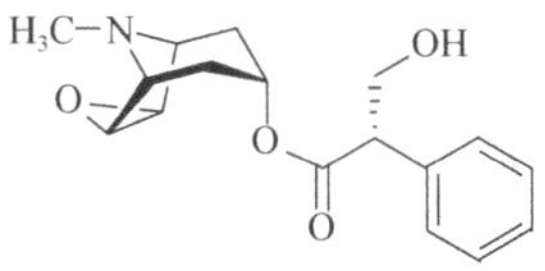
东莨菪碱
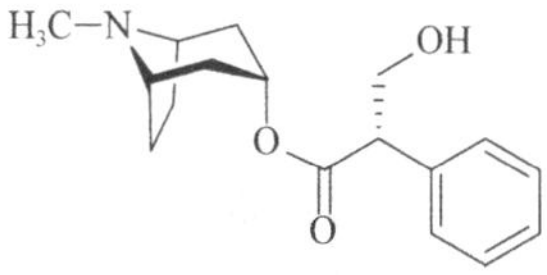
天仙子胺

图 31-29　Albert Ladenburg、曼陀罗与东莨菪碱和天仙子胺的化学结构

2015 年 7 月底，曾有商家在媒体推出一则主题为“我们恨化学”的广告，因为错误的观点及对消费者的误导，遭到了舆论抨击。一时间，又将化学推到了风口浪尖上。反对化学的一方，真正反对的其实是食品中过多的添加剂，以及不法商人为谋取利益对某些化学成分的滥用。在这里，我们要给“化学”正个名，错不在“化学”，而在于滥用化学的“人”。

化学和化学成分并不能简单地理解为好或坏，对或错。从前文中的叙述我们可以看到，日常生活中的蔬菜、水果、茶饮里面都含有各式各样的化学成分，甚至人体完成各种生理功能也是依赖于化学递质的传递或化学反应。所以，我们的生活与化学是息息相关、密不可分的。电视广告上的脑白金，其主要成分褪黑素（melatonin）是 1958 年耶鲁大学的皮肤病教授 Aaron Bunsen Lerner（1920—2007）从牛的松果体中分离出来的，核桃里面也含有褪黑素。自然界经过了几十亿年的发展和进化，合成出了人类无法想象的巨大的化合物库，这也是自然赐予人类的一笔取之不尽、用之不竭的宝贵财富。很多人工合成的产物其实都是在大自然这位导师的指导下，对大自然的模仿。对人类有益的，我们加以利用；有害的，我们予以驱避。只有这样才能无愧于大自然对人类的馈赠。人与自然和谐发展，人与化学同样也能够和谐发展。

后 记

编写这本小册子的目的是为学习“天然药物化学”这门课程的学生提供一些课外读物，同时也为年轻老师备课提供一点背景知识。书中包括了众多的明星分子：从柳树皮到百年老药的传奇故事——第一个非甾体抗炎药（non-steroidal anti-inflammatory drug，NSAID）阿司匹林（aspirin）；奎宁——一个意外成就一个翻天覆地、足以改变历史的发现；一棵小草改变世界的青蒿素；20 世纪最伟大的发明之一——避孕药；复活节岛的真不老药、新一代免疫抑制药——雷帕霉素；药物发展史上第一畅销药、有印钞机之称的他汀药物——立普妥；大地的礼物、来自高尔夫球场的发现——伊维菌素；来自古老的南美洲的印第安植物文化——箭毒；从灭鼠药到口服抗凝剂华丽转身的华法林；变敌为友的第一个口服有效的降血压药物——卡托普利；为构效关系理论的建立立下功劳的可卡因（cocaine，古柯碱）；既是天使的礼物又是恶魔的诱惑——吗啡（morphine）；被誉为癌症的最后一道防线的紫杉醇（taxol）；被称为“生命的钥匙”（keys to Life）的甾体（steroids）类化合物；毒性最大的非蛋白类天然产物刺尾鱼毒素（maitotoxin）；最美天然小分子河豚毒素（tetrodotoxin）、马钱子碱（strychnine）、银杏叶内酯（ginkgolide）等，希望同学们在一个个优美结构背后的传奇故事中了解药物的发现历史，增加对这门课程学习的兴趣。

在编写过程中，特别是这些大师和科学家的研究历史中，我们也学到很多，我们被科学家们的精神所感染。有在中国设立奖学金、为中国培养人才、2005 年当选为首批中国工程院外籍院士、“拯救了 2 亿人光明的化学家”大村智先生；有中法科技交流的先驱者 Pierre Potier 教授；有通过个人努力，把自己的实验室建设成所在研究领域世界中心的生物碱之父 Robert Robinson。有机合成的教父 Robert Burns Woodward，开启了复杂天然产物全合成的先河，仅在合成维生素 B_{12} 时，就做了近千个复杂的有机合成实验，来自全世界的 100 余名博士、博士后和化学家参与其中，历时 11 年，才完成维生素 B_{12} 的全合成工作。Robert Burns Woodward 惊人的毅力、夜以继日忘我地勤奋工作，加之 Robert Burns Woodward 的谦虚和善，不计名利，善于与人合作的科学素养，都是我们学习的榜样；在 27 岁和 Robert Burns Woodward 一起合成奎宁的哈佛大学 William von Eggers Doering 教授不仅是国际著名的化学家、美国科学院院士，更是非常热衷于为我国培养化学人才，1982 年，作为一个外国人，倡导发起的中美化学研究生项目（China-United States Chemistry Graduate Program，简称 CGP），是我国改革开放初期，化学学科规模最大的公派留学项目，为我国化学人才的培养做出了杰出贡献。在此之前，只有美籍物理学家、诺贝尔奖获得者、哥伦比亚大学的李政道教授在 1979 年发起中美物理学联合招生项目（China-United States Physics Examination and Application Program，简称 CUSPEA 项目）和 1981 年康奈尔大学教授、重组 DNA 技术和植物基因工程植物领域的先驱吴瑞教授（其父亲是我国近现代生物化学的主要创始人吴宪博士）发起的“中美生物化学联合招生项目”（China-United States Biochemistry and Molecular Biology Examination and Administration Program，简称 CUSBEA 项目）。书中还有海洋天然产物研究之父 Paul. J. Scheuer；天然产物化学结构分析大师、被誉为将天然产物彻底改变的科学家、学术界的魔术大师、“世界构造生物有机化学之父”中西香尔教授；英国有机化学家，立体构象分析奠基人、

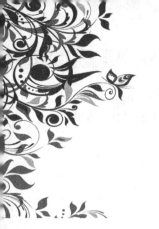

1969 年诺贝尔化学奖获得者 Derek Harold Richard Barton，不仅是一位杰出的有机化学家，还精通物理化学、光谱学和生物化学，一生勤奋工作，每天工作 15～16h；有萜类化合物生物合成大师、瑞士科学家 Leopold Ružička 及他的学生、立体化学家 Vladimir Prelog；德国化学家、甾醇类化合物大师 Adolf Otto Reinhold Windaus 及其学生、激素和信息素研究大师 Adolf Friedrich Johann Butenandt 等，不仅为解释人类生命现象提供了充分的科学根据，还为医学的临床应用和畜牧业的发展做出了重大贡献。

这本小册子还涉及许多著名的科学家，如生命力学说倡导者、现代化学之父之一的 Jakob Berzelius；植物化学奠基人、瑞典科学家 Carl Wilhelm Scheele；有机合成化学之父 Friedrich Wöhler；有机定量分析之父 Justus von Liebig；微生物学之父 Louis Pasteur；维生素之父 Frederick Hopkins；匈牙利科学家、“英国海军卫生学之父”、维生素 C 之父 Albert Szent-Györgyi；染料合成大师 Adolf von Baeyer 及其学生、生物化学之父、“糖化学之父” Emil Fischer，以及对立体化学做出贡献并阐明众多天然产物结构的 Adolf von Baeyer 和 Vladimir Prelog；甾体化合物之父 Adolf Otto Reinhold Windaus；有机微量分析大师 Fritz Pregl；蟾蜍毒素之父 John William Daly 博士；青霉素之父 Alexander Fleming；具有“土壤之人”之称的“抗生素”之父 Selman Abraham Waksman；“洋地黄之父” William Withering；阐明阿司匹林抗炎机制、为开发非甾体抗炎药（nonsteroidal anti-inflammatory drugs，NSAID）奠定基础的 John Robert Vane；卡宾化学的开拓者 William von Eggers Doering；维生素博士 Elmer Verner McCollum；被誉为“农民出身的天才化学家”的 Eduard Buchner；曾被预言他的发现可能为我们提供了对抗一种人类痼疾——心血管病的有力武器、揭示了胆固醇合成的整套机制的 Konrad Emil Bloch；他汀药之父遠藤章；“质谱学之父” Klaus Biemann 等。

从这些科学家的研究过程中还可以发现很多感人故事：1939 年美国宾夕法尼亚州立大学有机化学教授 Russell E. Marker 冒险在墨西哥寻找墨西哥薯蓣 *Dioscorea mexicana*，经过不懈努力，10 年后又在墨西哥丛林中找了资源更为丰富，且甾体成分含量较墨西哥薯蓣高出 5～10 倍的近缘植物菊叶薯蓣 *Dioscorea composite*，并研究出了著名的 Marker 降解（Marker degradation），使孕甾酮的价格降到了原来的 1/200。这为后来大规模工业生产激素避孕药奠定了基础。还有顶着世俗和宗教的压力推动避孕药研究的“避孕药之母” Margaret Higgins Sanger 和美国著名生物学家、“避孕药之父”Gregory Goodwin Pincus 等。20 世纪 40 年代中期，1957 年诺贝尔生理或医学奖获得者 Daniel Bovet 博士全力研究南美洲箭毒的肌肉松弛作用，为了获取翔实的研究资料，亲身前往巴西腹地危险重重的印第安人部落，前后用了 8 年的时间，详细调查箭毒的分类及使用情况，这种大无畏的精神，值得我们学习。

本书介绍的众位科学家中也不乏多才多艺的，如法国化学家 Pierre Joseph Pelletier，同时还是数学家、医学家、诗人；丹麦科学家 Hans Christian Ørsted 不仅是化学家，分离出了胡椒碱，而且更是一位伟大的物理学家，发现了电流可以产生磁场，即电流的磁效应，也是科学史上重大的发现，带动了后来一系列的新发现；因发现是蚊虫传播疟疾而获得了 1902 年诺贝尔生理学或医学奖的英国医生 Ronald Ross，既是诗人、小说家、作曲家，还是数学家；法国著名微生物学家 Louis Pasteur，不仅是世界近代微生物学的奠基人，还是化学家，26 岁时首次发现手性（chirality）现象，开创了一个新的科学研究领域；因发现大量非放射性元素的同位素，以及阐明了整数法则、研制了第一台质谱仪被授予 1922 年诺贝尔化学奖的英国化学家、物理学家 Francis William Aston 不仅是越野滑雪、滑雪、自行车、游泳、高尔夫、网球等运动的高手，曾在英格兰、威尔士和爱尔兰等地举行的一些公开赛中获奖，同时还是钢琴、小提琴和大提琴演奏家，时常在剑桥演出；因发明青霉素而获诺贝尔奖的犹太人天才科学家 Ernst Boris Chain 同时还是极具天赋有专业水准的钢琴家；“生物碱之父”Robert Robinson 则喜欢爬山、听音乐、欣赏歌剧，同时还是一位出色的业余国际象棋高手，曾率牛津大学参加比赛（图后-1）。具有“人工避孕药之父”之称的优秀化学家 Carl Djerassi，同时还是高产的小说家、剧作家，研究领域涉及天然产物化学（如类固醇、生物碱、抗生素、萜类化合物等）、物理测量（旋光色散、八区律、质谱分析等）的化学应用及从电脑人工智能技术到有机化学的各种问题（图后-1）；Carl Djerassi 在 Syntex 公司的上司 George Rosenkranz 博士，不仅是甾体药物研发生产的先驱和组织者，更是罕见的世界级桥牌高手和桥牌理论家，在世界桥牌大赛上屡获大奖，著有 10 余本桥牌专著（图后-1）。1985 年的诺贝尔生理学或医学奖获得者 Joseph Leonard Goldstein 是拉斯克奖评委会主席（图后-2），每年评选出拉斯克奖获得者以后，他都写一篇有趣的科普文章，深入探讨科学和艺术的关系并配有风趣的插图发表在 *Cell* 或 *Nature* 等杂志上。1981 年诺贝尔化学奖得主 Roald Hoffmann，不仅是个出色的量子化学家，同时还是诗人、科普作家、电视节目主持人（图后-3）；中西香尔教授不仅是结构解析大师，还是一位出色的魔术表演家，80 岁以后还在坚持工作（图后-4）。还有很多著名的科学家也是一直工作到 80 岁以后，如 Albert Eschenmoser、Elias James Corey、Paul J. Scheuer、Derek Harold Richard Barton 等。

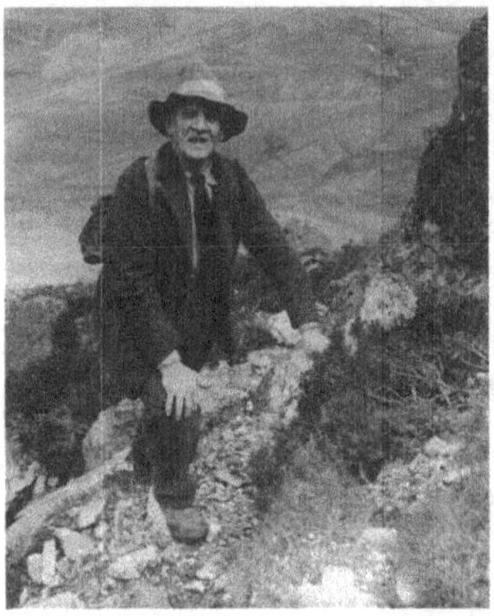
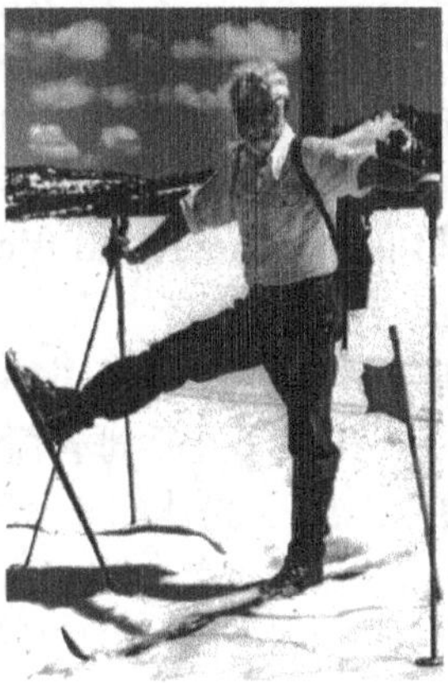
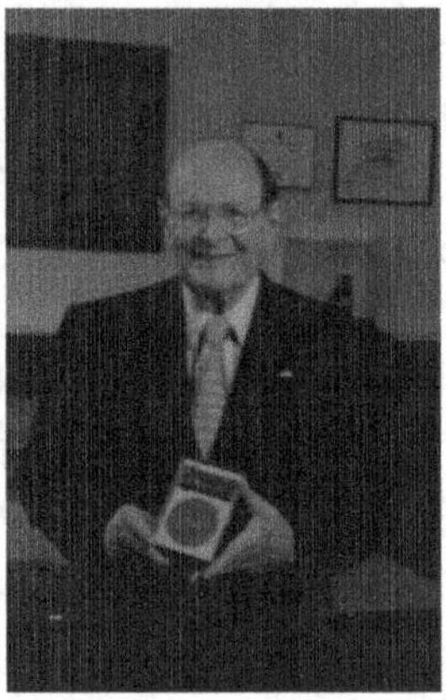

图后-1　登山中的 Robert Robinson，Carl Djerassi 滑雪游和世界级桥牌高手 George Rosenkranz（从左至右）

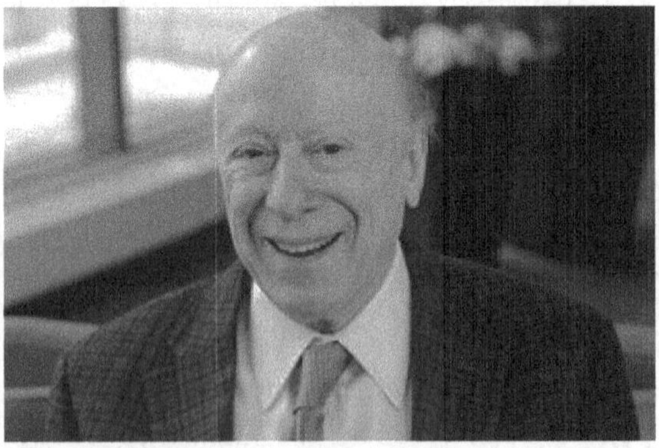

图后-2　拉斯克奖评委会主席 Joseph Leonard Goldstein

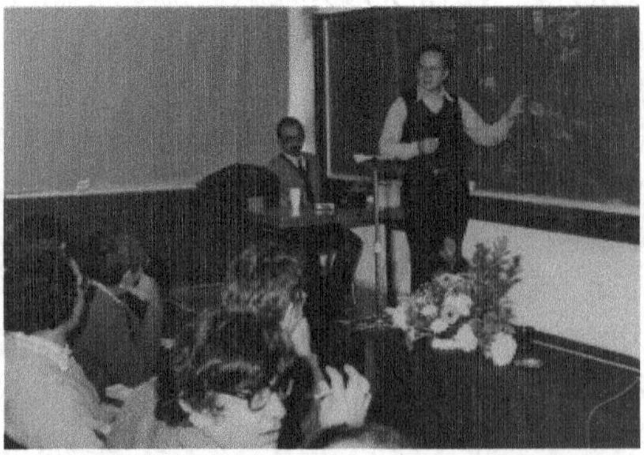

图后-3　量子化学家 Roald Hoffmann 讲解有机金属化学

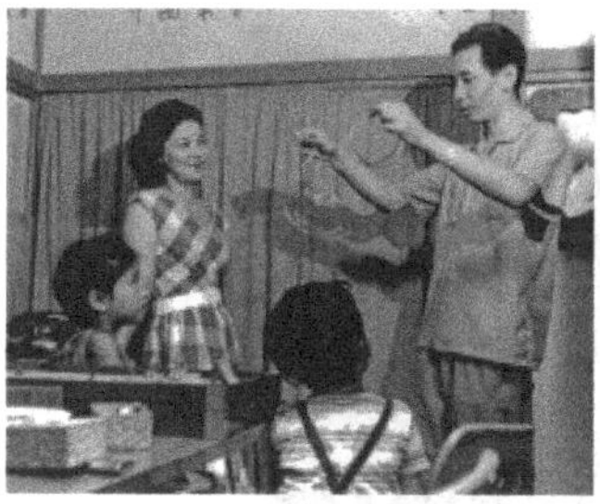
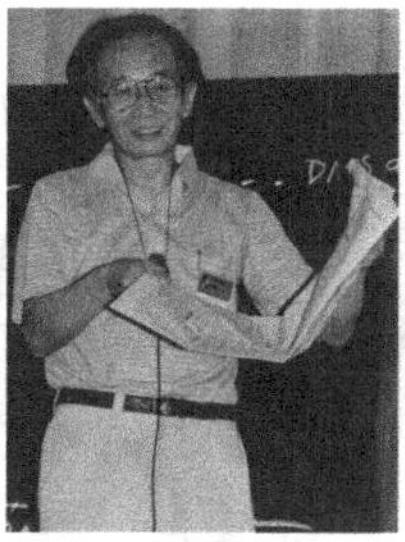
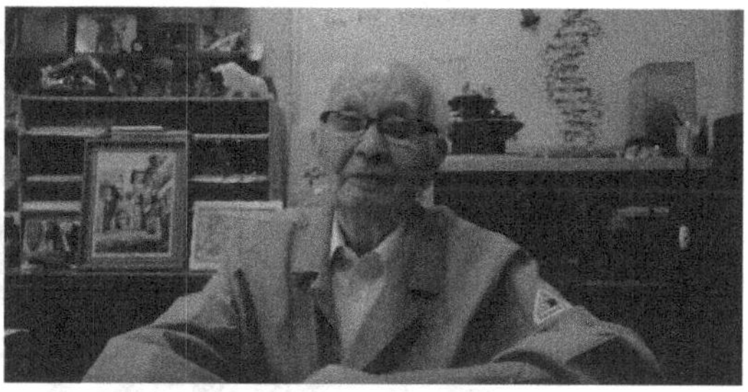

图后-4　中西香尔教授在家里和在学术会议上表演魔术

大师的成功也离不开背后默默支持他们的妻子兼助手，如 Robert Robinson 和他的妻子兼助手 Lady（Gertrude）Robinson（图后-5）；"青霉素之父" Howard Florey 和他的第一任妻子兼助手 Mary Ethel Florey 指导了临床研究，第二任夫人兼助手 Margaret Jennings 博士指导了青霉素毒性研究（图后-6）；甾体化学大师、哈佛大学资深化学家 Louis Frederick Fiese 和他夫人兼助手 Louis Marry Fieser 一起编著了 8 本有机化学专著（图后-7）；因发现绿色荧光蛋白（GFP）而获得 2008 年诺贝尔化学奖的日裔美国科学家下村修也有一位默默当了一辈子助手的妻子下村明美，协助下村修打捞了一辈子发光水母，大概共抓了 85 万只水母，退休后下村修更是把实验室搬到了自家住宅地下室继续研究，80 岁以后还用家庭地址发表文章（图后-8）。2015 年诺贝尔奖获得者大村智也爱好多种体育运动、美术，还是画家，还兼任女子美术大学理事长、名誉理事长 20 余年（图后-9）。在大村智的钱包里，总有小塑料袋和羹匙，把所到之处的泥土带回研究室进行分析。大村智也有一位默默支持他的妻子大村文子。

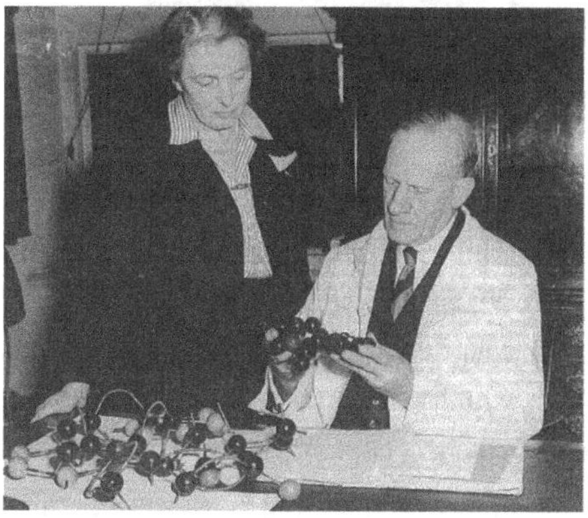

图后-5　Robert Robinson 和他夫人兼助手 Lady Robinson

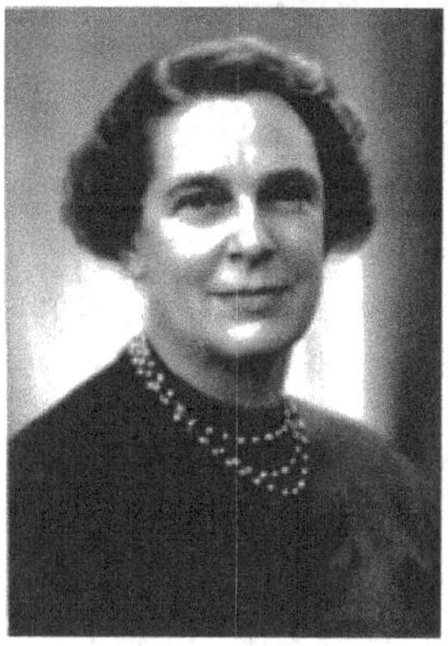
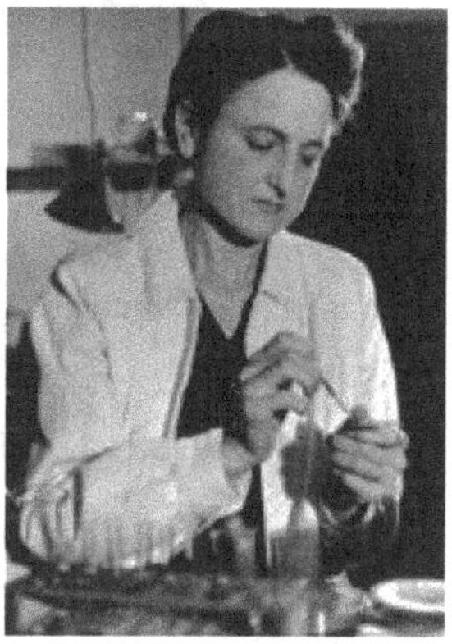

图后-6　Mary Ethel Florey Margaret Jennings

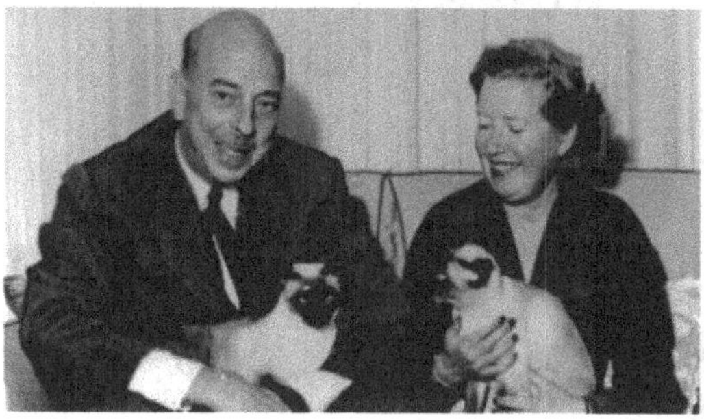

图后-7　Louis Frederick Fieser 和他夫人兼助手 Louis Marry Fieser

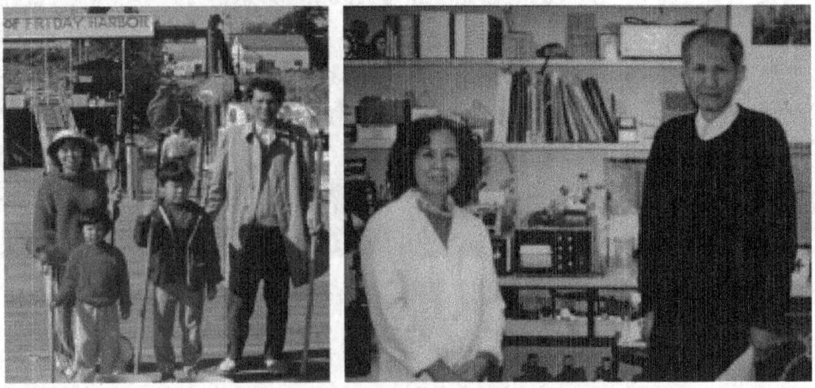

图后-8　下村修夫妇及其孩子

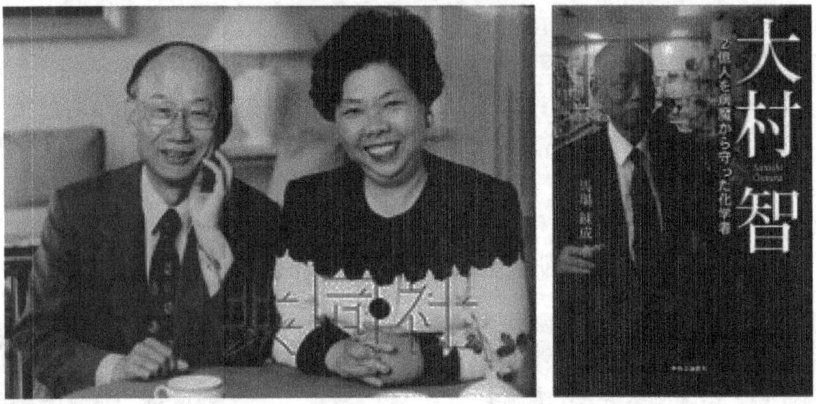

图后-9　大村智夫妇（妻子大村文子）和他的传记

书中有在纳粹时期冒着危险保护犹太学生的德国化学家 Heinrich Otto Wieland；也有带领默克开发出了全球第一个他汀类降脂产品洛伐他汀及一款治疗非洲河盲症的抗寄生虫药物，慈善家、医药工业界领袖、医生与生物化学家、美国科学院院士——Pindaros Roy Vagelos 博士。特别提及的是 Pindaros Roy Vagelos 博士为我国乙肝疫苗的生产做出了杰出贡献。作为默克公司当时的首席执行官 Pindaros Roy Vagelos 博士还开了向非洲和拉丁美洲贫困地区免费赠药的先河（图后-10）。

在书中介绍的诺贝尔奖获得者中，既有未曾获得博士学位、凭借自己不懈努力而获得诺贝尔奖的田中耕一（日本东北大学本科）、屠呦呦（北京医学院本科）；也有在读博士期间因做出重大发现而和导师一起获得诺贝尔化学奖的学生 Kurt Alder。还有利用 X 射线衍射学研究蛋白质大分子结构的先驱之一、热爱中国、帮助中国科学事业、提携中国科技人才，曾 8 次访问中国支持中国晶体科学发展的英国第一位也是唯一一位女性诺贝尔奖获得者、既是好妻子又是好母亲的晶体结构分析大师、“晶体化学皇后”Dorothy Mary Hodgkin。特别是她身患风湿病，在忍受病痛折磨的同时还在事业、家庭方面都取得了圆满成功（图后-11）。

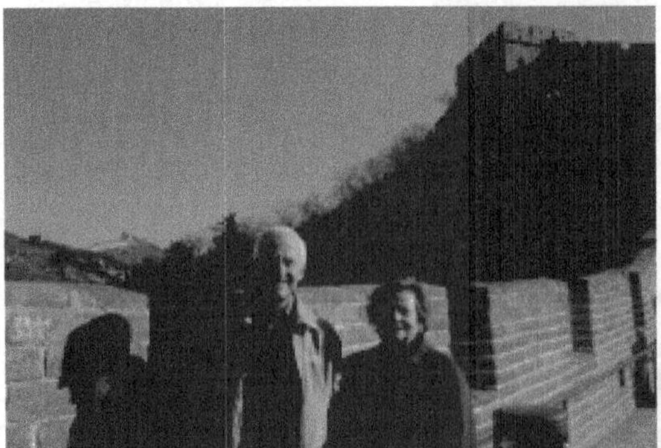

图后-10　Pindaros Roy Vagelos 博士和他夫人

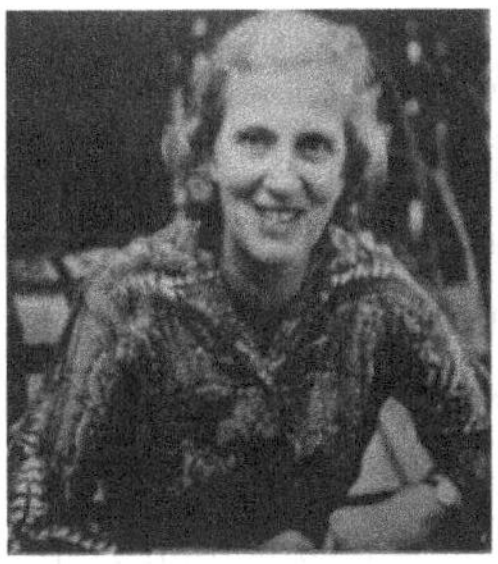

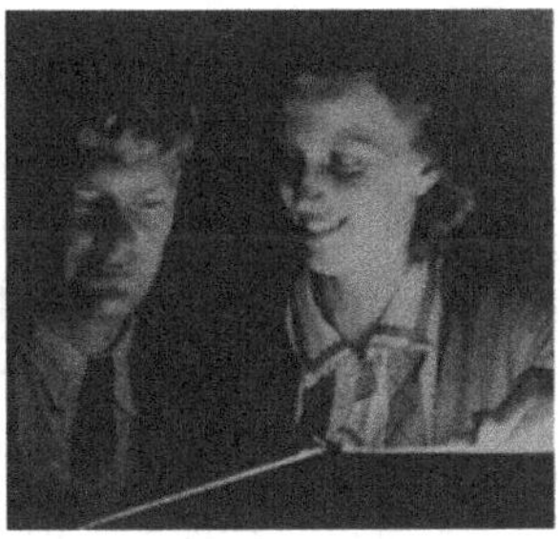

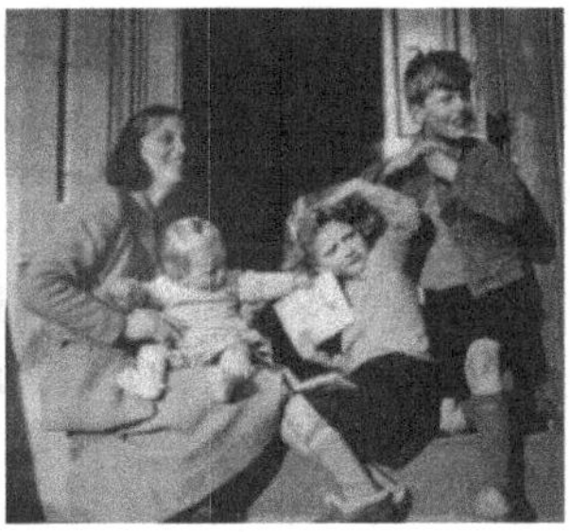

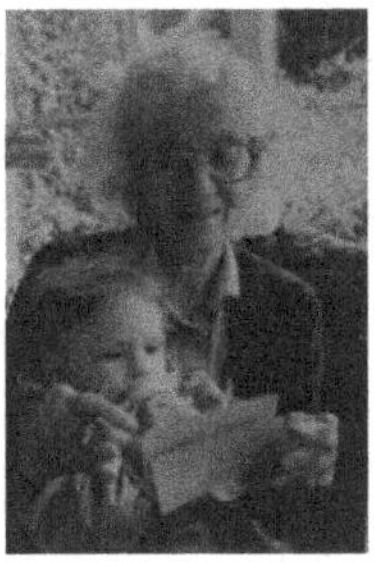

图后-11 Dorothy Mary Hodgkin 分别与其丈夫、三个孩子和曾孙子在一起

科研需要团队合作。最早的黄金搭档是法国化学家 Joseph Bienaimé Caventou 和 Pierre Joseph Pelletier，他们共同发现了许多重要的生物碱。赵承嘏和张昌绍、朱子清等老一辈大师在艰苦条件下坚持研究并孜孜以求，发表了大量的高水平论文；也有 523 研究团队的空前绝后的大合作；青霉素的研究更是集中了英、美两国的科学家、主要公司和美国军方的通力协作，大大加快了青霉素的研究步伐，在第二次世界大战中拯救了无数士兵的生命，也开创了一个药物新领域。其实，早在 1928 年英国伦敦大学细菌学教授 Alexander Fleming 偶然发现了青霉菌具有杀菌作用，然而后续研究时他却遇到了他个人无法解决的巨大困难（毕竟他是个细菌学家）：青霉素的不稳定性、很难提纯、产量极低。此后的 10 年里，青霉素都无人问津。10 年后，德国生物化学家 Ernst Boris Chain 发现了 Alexander Fleming 的论文，在善于化学分析的生物化学家 Norman Heatley 等的合作努力下，解决了 Alexander Fleming 遇到的问题。因此青霉素能迅速走向应用，是不同学科科学家通力合作的结果。青霉素的发现成了人类和细菌搏斗的转折点，从此进入抗生素的黄金时代。

英国神经科学家 Henry Hallett Dale 爵士和德国生理学家 Otto Loewi 之间存在 60 多年的友谊合作，因证明了乙酰胆碱作为神经递质在神经系统的重要性，二人一起获得了 1936 年的诺贝尔生理学或医学奖（图后-12）。Hermann Staudinger（1881—1965，1953 NP）和 Leopold Ružička 的出色合作，阐明了除虫菊素Ⅰ（pyrethrin Ⅰ）和除虫菊素Ⅱ的结构；Robert Burns Woodward 和 Derek Harold Richard Barton 及众多科学家之间存在合作和友谊；美国得克萨斯州的西南医学中心，当年年轻的科学家 Joseph Leonard Goldstein 与 Michael Stuart Brown 长达数十年的精诚合作，弄清了胆固醇合成的调节机制（图后-13）；发现紫杉醇和喜树碱的 Mansukh C. Wani 和 Monroe E. Wall 有着 30 余年的合作，2004 年美国生药学会曾在 J. Nat. Prod.杂志上为二人一起出了一期纪念专辑（图后-14）；发现第一个血管紧张素转换酶抑制剂（ACE inhibitors）降压药卡托普利(captopril)的施贵宝医学研究所(Squibb Institute for Medical Research）生物化学家 David Cushman 和化学家 Miguel Angel Ondetti 曾有密切合作（图后-15）；因二维核磁技术获得 1991 年沃尔夫化学奖和 1991 年诺贝尔化学奖的瑞士物理化学家 Richard Robert Ernst（生于 1933）和 2002 年诺贝尔化学奖的瑞士物理化学家 Kurt Wüthrich 也是一对黄金搭档，并且一同获得了 1991 年的霍维茨奖（Horwitz Prize）（图后-16）。1823 年取得外科医学博士学位，但因人工合成了尿素从而打破了有机化合物的生命力学说（vitalist hypothesis）而闻名的德国化学家 Friedrich Wöhler（1800—1882)一生工作勤勉、为人谦和，与很多同时代的化学家都有着深厚的友谊，和导师 Jakob Berzelius（1779—1848）保持了

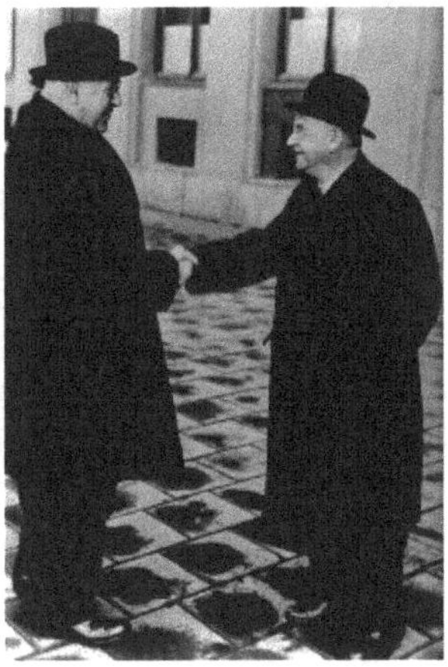

图后-12 Henry Hallett Dale（左）和 Otto Loewi（右）

25年间书信来往无一个月中断。Friedrich Wöhler 和历史上最伟大的化学教育家之一、德国化学家 Justus von Liebig（1803—1873）尽管有争论，但由于献身化学和追求真理是共同的愿望，二人保持了 44 年的友谊，成为"生死之交"，在化学史上堪称佳话。Justus von Liebig 和他的学生 August Wilhelm von Hofmann（1818—1892，生物碱结构研究中常用的 Hofmann elimination，又称 Hofmann exhaustive methylation 的发明者）开创了有机化学著名的吉森（Giessen）学派，即李比希学派，使德国成为世界化学的中心和近代化学教育的圣地。在最早的60名诺贝尔化学奖获得者中有42人是他学生的学生（图后-17）。英国国家医学科学研究所所长、药理和生理学家 Henry Hallett Dale 和德国药理学家、精神生物学家 Otto Loewi 因发现乙酰胆碱（acetylcholine）阐明了乙酰胆碱作为神经递质在神经系统的作用，二人一起获得了1936年的诺贝尔生理学或医学奖，他们自1902年在英国相遇后便保持了终生的友谊。这些科学家中，不仅有夫妻，也有父子,还有师生、同学和同门之间的合作。另外，青蒿素、避孕药、他汀类药物等也是多方科学家通力合作的成果，这些科学家的名字将永远留在科学史的里程碑上，更是我们学习的榜样。

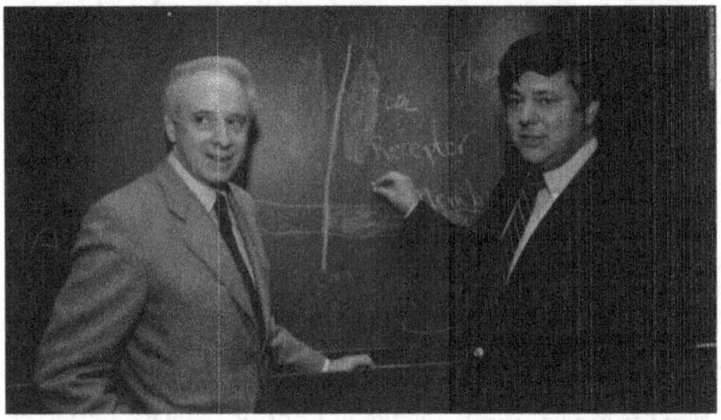

图后-13　低密度脂蛋白胆固醇受体发现者 Joseph Leonard Goldstein 博士（左）和 Michael Stuart. Brown（右）

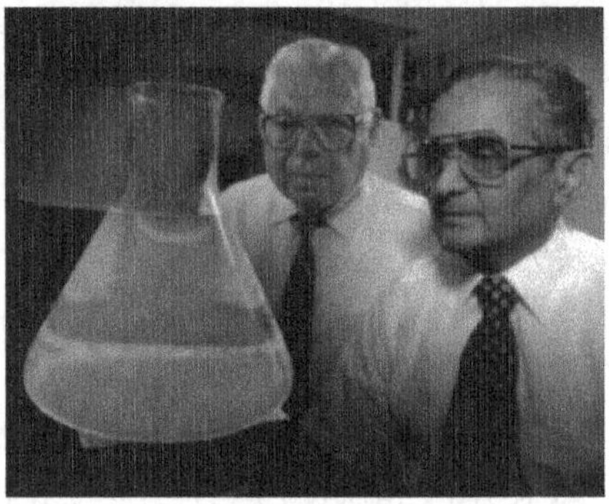

图后-14　紫杉醇和喜树碱的发现者 Monroe E.Wall 博士（左）和 Mansukh C. Wani 博士（右）

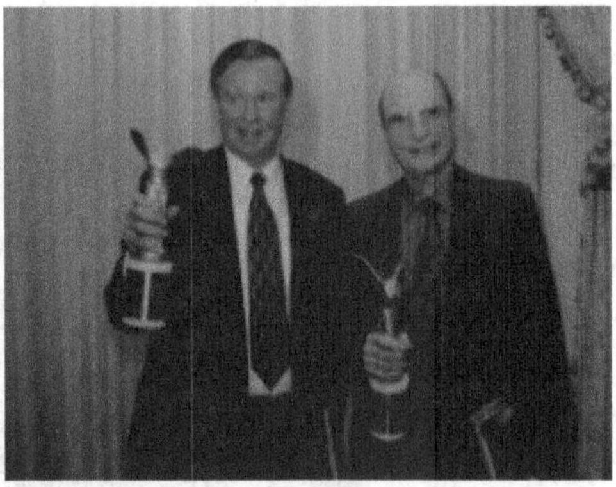

图后-15　卡托普利（Captoprial）的研发者 David Cushman（左）和 Miguel Angel Ondetti 博士（右）

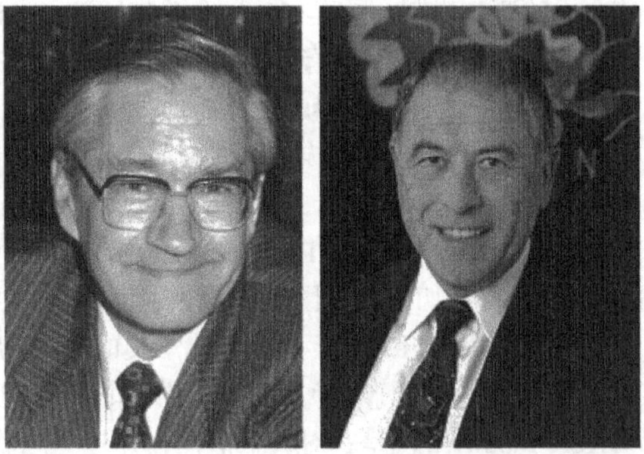

图后-16　Richard Robert Ernst（左）和 Kurt Wiithrich（右）

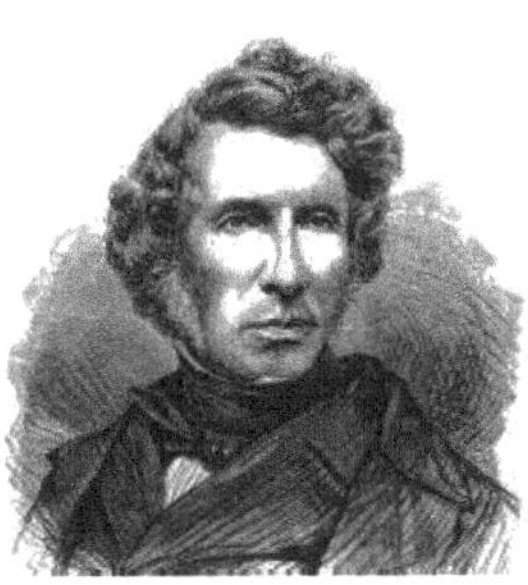
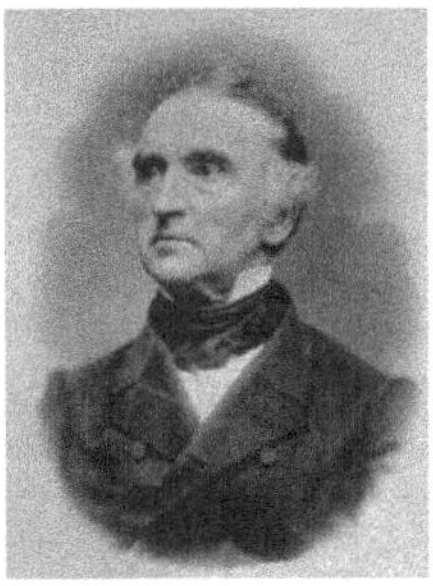
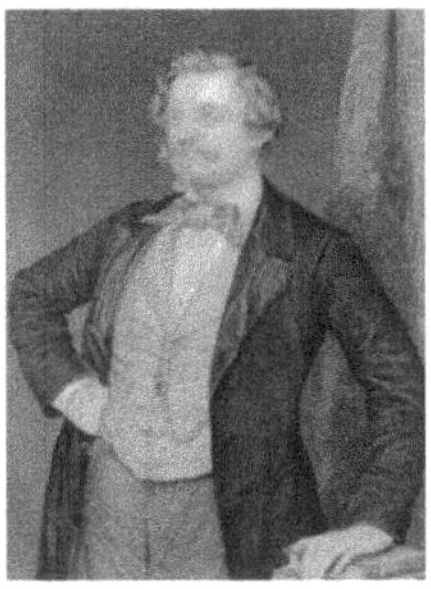

图后-17 Friedrich Wöhler 、Justus von Liebig 和 August Wilhelm von Hofmann（从左至右）

20 世纪，人类经历了化学和生物学科学的迅猛发展及化学生物学的诞生，21 世纪将实现生物学从“分析时代”到“合成时代”的跨越，合成生物学可能会领跑生命科学最前沿。用合成生物学的理论与方法，利用、改造和优化现有自然生物体系，利用各种生物元件在异源宿主中重新构建生物合成途径来合成生产新的天然产物，造福人类，是科学家们的不懈追求。

从这些科学家的故事中我们不难发现，有些科学家通过个人的努力，在非常年轻时就做出了惊人的发现或成绩：只有小学学历、35 岁被选为瑞典科学院院士的 18 世纪下半叶的传奇化学家 Carl Wilhelm Scheele（1742—1786），他在 27 岁时从酿酒副产物酒石中离析出酒石酸开始了天然产物化学研究的新篇章。21 岁的 Friedrich Wilhelm Adam Sertürner 从鸦片中分离出第一个碱性天然有机化合物吗啡，开创了一个天然药物化学新时代。26 岁的 Louis Pasteur 用显微镜分离到两种不同晶型的酒石酸，观察酒石酸的旋光性，开创了一个全新的研究领域。18 岁的 William Henry Perkin 合成了第一个人工染料苯胺紫，开创了染料工业。26 岁的本科生 Luis E. Miramontes（1925—2004）合成了避孕药炔诺酮（norethisterone）。Richard Laurence Millington Synge（1914—1994）在 1941 年 27 岁发明了分配色谱法（partition chromatography），在当时那个年代，这一方法不仅帮助很多化学家分离出许多新的物质，而且还有助于科学家更好地研究生物体内的代谢途径。1944 年，澳大利亚化学家 Arthur John Birch 在牛津大学 Robert Robinson 研究室读博士期间发现了一个新的还原方法——Birch reduction，为合成第一个口服避孕药复方炔诺酮奠定了基础。出身贫困的 Arthur John Birch 早在悉尼大学读大学四年级时就发表了 7 篇研究论文，其中 4 篇是唯一作者。更有不少科学家在 30 岁左右就成为大学教授，如 Robert Burns Woodward、Elias James Corey、中西香尔、Gilbert Stork、Kyriacos Costa Nicolaou、Phil S. Baran 等，他们不仅个人取得了丰硕的科研成就，更是培养出大批杰出专业人才，甚至形成了独树一帜的教学、科研方法，对于整个高等教育和人才培养都产生了重要的影响，此外，还包括最早的德国的吉森学派、伊利诺伊大学 Roger Adams 教授、瑞士化学家 Leopold Ruzicka 教授及名古屋大学平田义正教授和我国兰州大学的朱子清教授（以朱子清教授为代表的兰州大学为天然有机化学领域培养了大批杰出人才，包括院士、长江学者、国家杰出青年和中科院百人）等。学习天然药物化学这门课程的学生如能在这些科学家的故事中得到一些启发、激发出学习这门课的热情和兴趣，将是我们编写这本小册子的最大心愿。

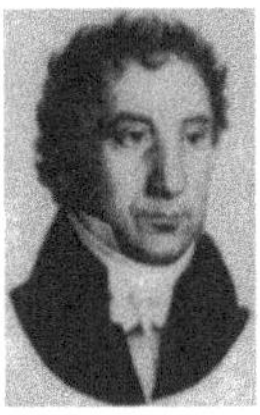
Friedrich Wilhelm Adam Sertürner

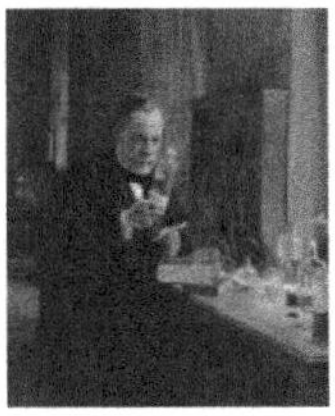
Louis Pasteur

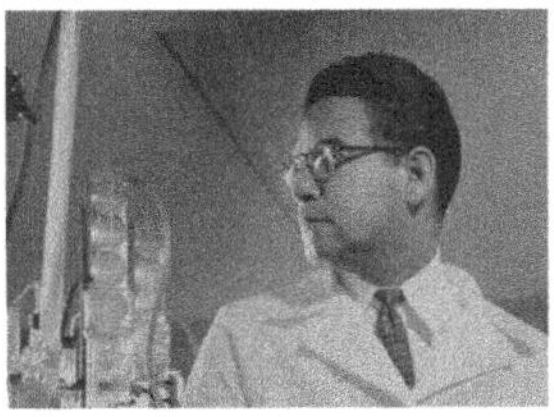
Luis E. Miramontes

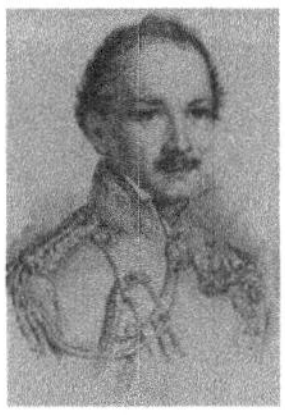
Carl Wilhelm. Scheele

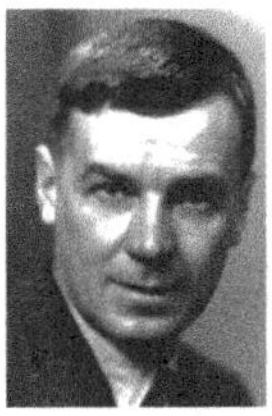
Richard Laurence Millington Synge

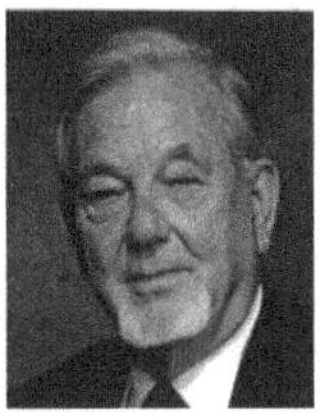
Arthur John Birch

编 者

2019 年 1 月 20 日